U0198244

脊柱微创手术
Minimally Invasive Spine Surgery

主　编　（美）路易斯·曼努埃尔·图米亚兰
Luis Manuel Tumialán, MD
Associate Professor of Neurosurgery
Barrow Neurological Institute
St. Joseph's Hospital and Medical Center
Phoenix, Arizona, USA

Director of Minimally Invasive Spine Surgery
Greenbaum Surgical Specialty Hospital
HonorHealth Neuroscience Research Institute
Scottsdale, Arizona, USA

插　图　（美）乔书亚·赖
Joshua Lai, MSc, BMC
Medical Illustrator
Neuroscience Publications
Barrow Neurological Institute
St. Joseph's Hospital and Medical Center
Phoenix, Arizona

主　译　文天林　祝　斌　丁　凡

北方联合出版传媒（集团）股份有限公司
辽宁科学技术出版社

Original title:
Minimally Invasive Spine Surgery by Luis Manuel Tumialán, Illustrated by Joshua Lai.

图书在版编目（CIP）数据

脊柱微创手术 / (美) 路易斯・曼努埃尔・图米亚兰（Luis Manuel Tumialán）主编；文天林，祝斌，丁凡主译. —沈阳：辽宁科学技术出版社，2024.5

ISBN 978-7-5591-3208-6

Ⅰ.①脊… Ⅱ.①路… ②文… ③祝… ④丁… Ⅲ.①柱病—显微外科学 Ⅳ.①R681.5

中国国家版本馆CIP数据核字（2023）第155875号

出版发行：辽宁科学技术出版社
（地址：沈阳市和平区十一纬路25号　邮编：110003）
印 刷 者：辽宁新华印务有限公司
经 销 者：各地新华书店
幅面尺寸：210mm×285mm
印　　张：30.5
插　　页：4
字　　数：650千字
出版时间：2024年5月第1版
印刷时间：2024年5月第1次印刷
责任编辑：吴兰兰
封面设计：顾　娜
版式设计：袁　舒
责任校对：闻　洋

书　　号：ISBN 978-7-5591-3208-6
定　　价：398.00元

编辑电话：024-23284363
邮购热线：024-23284502
邮箱：2145249267@qq.com

译者名单

主　译

文天林　北京中医药大学东直门医院
祝　斌　首都医科大学附属北京友谊医院
丁　凡　武汉科技大学附属普仁医院

副主译

贾治伟　北京中医药大学东直门医院
吕　晗　首都医科大学附属北京友谊医院

译　者（按姓氏拼音排序）

陈　东　武汉科技大学附属普仁医院
陈　伟　武汉科技大学附属普仁医院
程　枚　武汉科技大学附属普仁医院
黄梓君　武汉科技大学附属普仁医院
李佳衡　武汉科技大学附属普仁医院
李　俊　武汉科技大学附属普仁医院
李　强　武汉科技大学附属普仁医院
李星萱　北京中医药大学东直门医院
刘东华　北京中医药大学东直门医院
刘　宁　首都医科大学附属北京友谊医院
彭　京　武汉科技大学附属普仁医院
邵　睿　天津市人民医院
申　楠　北京中医药大学东直门医院
孙　旗　北京中医药大学东直门医院
谭海宁　首都医科大学附属北京友谊医院
唐　昊　北京中医药大学东直门医院
田　宇　武汉科技大学附属普仁医院
万　松　武汉科技大学附属普仁医院
王　强　北京中医药大学东直门医院
王　懿　北京中医药大学东直门医院
魏明珠　北京中医药大学东直门医院
谢学虎　首都医科大学附属北京友谊医院
谢宗均　北京中医药大学东直门医院
徐　教　北京中医药大学东直门医院
殷　实　北京中医药大学东直门医院
于凌佳　首都医科大学附属北京友谊医院
余双奇　武汉科技大学附属普仁医院
张厚君　北京中医药大学东直门医院
张陇豫　北京中医药大学东直门医院
张啟维　北京中医药大学东直门医院
张学俊　武汉科技大学附属普仁医院

译者简介

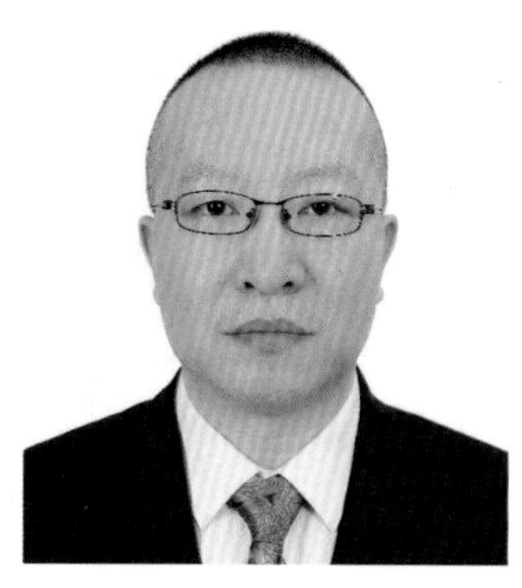

文天林，北京中医药大学东直门医院骨科六区主任，主任医师，教授，医学博士，博士后，博士研究生导师。北京航空航天大学生物医学工程学院兼职教授，硕士研究生导师。加拿大 University of British Columbia 博士后，美国 Twin Cities Spine Centre、美国 Thomas Jefferson University Hospital、美国 Arizona Institute for Minimally Invasive Spine Care 访问学者。中国解剖学会神经外科分会副主任委员，北京解剖学会骨科解剖分会主任委员，北京转化医学学会秘书长，中国中医药学会脊柱微创委员会常务委员，世界中医药联合会脊柱微创委员会常务委员，世界微创脊柱融合联盟副主席。主译《微创脊柱外科手术技巧》《后纵韧带骨化（第 3 版）》《脊柱 MRI》《脊柱内镜手术》《脊柱激光手术》，副主译《高级骨科学精要》《实用骨科学精要》，参编《实用骨科学》《脊柱运动保留》《院前创伤救治教程》等 10 余部骨科专著，发表学术论文 40 余篇，主持参与包括国家自然科学基金在内各级课题 10 余项，主研《退行性腰椎滑脱症的微创手术治疗》获全军医疗成果三等奖。目前的主要研究方向为微创脊柱外科。

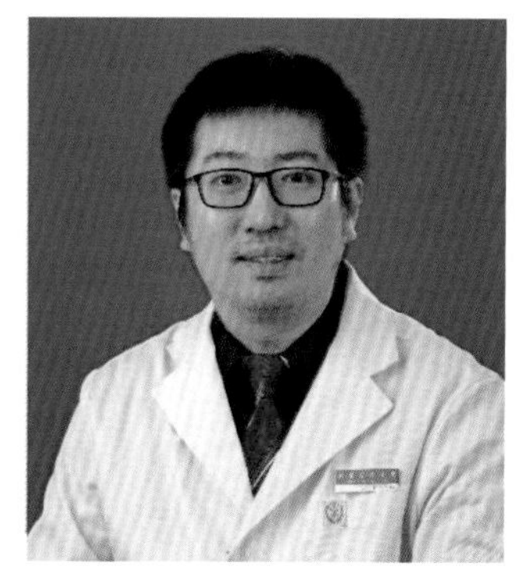

祝斌，首都医科大学附属北京友谊医院脊柱外科副主任。单人累计完成脊柱内镜手术超过 8000 例，位居国际领先地位。担任北京医学会骨科分会微创学组副组长兼秘书长，中华医学会骨科分会微创学组青委会副主任委员，中国老年学与老年医学会骨科分会微创学组副组长等。曾获北京大学青年岗位能手（标兵）称号。国家重点研发计划课题及国家自然科学基金面上项目负责人。获北京医管中心“青苗”及“扬帆”人才项目支持。以第一作者 / 责任作者在 Advanced Materials、JMCB、Polymer Testing、European Spine Journal 等杂志发表论文 30 余篇，牵头发布专家共识 / 指南 2 部。

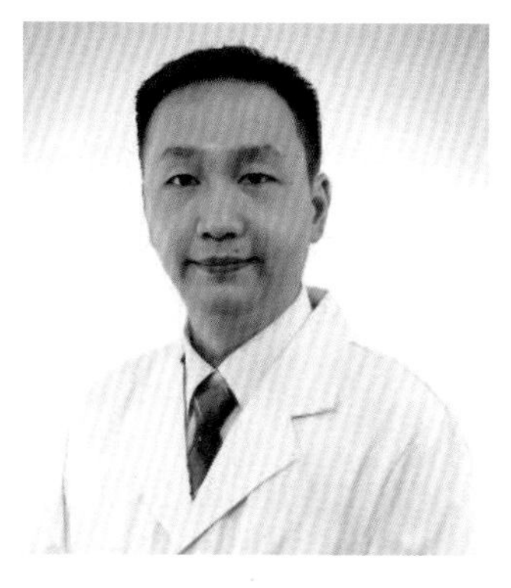

丁凡，医学博士，主任医师，硕士研究生导师，武汉科技大学附属普仁医院副院长，脊柱骨科主任。中华中医药协会脊柱微创专业委员会委员、世界中医联合会骨与关节疾病委员会常务理事、中国中医药研究会常务理事、武汉医学会骨科内镜分会委员、武汉市骨科医疗质量控制委员会委员。开展各类脊柱微创手术、颈椎手术、脊柱脊髓肿瘤手术、脊柱畸形矫正手术等，5 年内完成脊柱四级手术 3000 余例。Spine 审稿人，《中国矫形外科杂志》优秀同行评议专家，《后纵韧带骨化（第 3 版）》副主译，在脊柱权威杂志 Spine、European Spine Journal、World Neurosurgery 等发表 SCI 文章 10 余篇，中华牌及北大核心期刊文章 10 余篇。主持国家自然科学基金 1 项，省部级课题 3 项，市级课题 1 项。

序言

在我认识 Luis Manuel Tumialán 的 10 年里，他一直站在脊柱外科微创治疗方法的最前沿。这本入门读物体现了他热衷于改善患者的预后，并努力提高对脊柱微创手术技术与科学知识的理解。

这本入门读物是一本全面的、详细的关于包括颈椎、胸椎和腰椎在内的脊柱微创手术的图书。它用详细的 3D 插图、图示和诊断性研究对脊柱微创手术进行了极好的说明。在这本书中，Tumialán 博士不仅详细介绍了脊柱微创手术的手术技术和细微差别，同时还描述了这些技术演变成他常规使用的微创手术的过程和历史背景。在每一章中，他强调手术干预的依据以及使用微创技术的优势，并对手术解剖进行了细致、精美的说明。在这本书中，他强调了脊柱在每个节段上的独特解剖。对读者来说，幸运的是，Tumialán 博士运用他在脊柱微创手术方面的丰富经验，像协助手术一样指导读者理解每项技术。

第 1 章介绍了脊柱开放手术向微创手术转变的历史。第 2~6 章描述了微创椎间盘切除术、微创腰椎椎板切除术、微创经椎间孔腰椎融合术、微创极外侧显微椎间盘切除术和微创经侧方腰大肌入路腰椎融合术。第 7~9 章描述了颈椎微创技术，并详细描述了微创颈椎后路椎间孔切开术、微创颈椎后路椎板切除术和颈椎前路椎间盘切除联合置换术或融合术。第 10 章和第 11 章介绍了在切除胸椎硬膜内髓外病变的同时，对转移性脊柱疾病进行脊髓减压的微创手术。最后，第 12 章和第 13 章重点介绍了透视和辐射安全在脊柱微创手术中的运用。

Tumialán 博士还仔细研究了熟练掌握微创技术的学习曲线，始终以最大限度地减少对椎骨和肌肉组织的破坏为目标来完成手术工作。在整本书中，他强调了每个手术的历史方面，以及他个人是如何从早期特立独行的外科医生那里学习并使他们的技术适应微创方法。他用有启发性的案例描述了在脊柱的每个节段转换到微创入路的优势与劣势。例如，在第 3 章中，他描述了腰椎管狭窄症患者的黄韧带切除，揭示了从分段切除到整体切除的转变，并讨论了后者的优点。他不仅详细描述了每个特定手术的过程，还强调了潜在的并发症以及应对这些并发症的治疗措施。在过去的几十年里，脊柱微创手术已经发生了巨大的变化，已经从最基本的方法发展成为更精确的微创技术。

这本特别的书涵盖了基础和复杂的脊柱微创技术，应该出现在每个脊柱和矫形外科医生的阅读清单和参考书架上，甚至在手术室里。这本入门读物及其附带的视频对于希望学习和发展脊柱微创手术专业知识的外科医生、住院医师或研究员来说当然是必不可少的。

Volker K.H. Sonntag, MD
Emeritus Professor, Vice Chairman, and Spine Section Chief
Department of Neurosurgery
Barrow Neurological Institute
St. Joseph's Hospital and Medical Center
Phoenix, Arizona
2019 年 12 月

前言

每个人都来自过去，孩子们应当知道他们传承了什么，他们应该知道，生命是由过去到未来、由无数人的生命编织起来的一条人类共同纽带，而不是被简单定义为一个个体由生到死的生命过程。

Russell Baker

脊柱外科的实践是了不起的，因为我见过的每一位脊柱外科医生都非常愿意与我分享他们的经验，教我他们的诀窍，和我谈论他们的失败和成功。我们所有专业会议的整个内容是分享我们在脊柱管理方面的最新经验，并讨论其手术治疗的新发展。目标既简单又高尚：指导其他外科医生如何帮助患者。这样的开放环境只会促进一个领域的技术快速发展和进步。现代脊柱手术确实是一个快速进步的例子，它只有不到 100 年的历史。尽管这可能很难理解，但就在 85 年前，Mixter 和 Barr 首次报道了通过切除压迫神经根的突出腰椎间盘进行神经根病的手术治疗。我有一位患者，他出生的时间比 Mixter 和 Barr 首次报道手术的时间还要早。自 Cloward、Smith 和 Robinson 描述颈椎前路手术彻底改变了神经根型颈椎病和脊髓型颈椎病的治疗以来，已经有 61 年了。我的大多数患者都早于这个时间出生。Roy-Camille 从 1986 年开始常规使用腰椎弓根螺钉，然而我的年龄比这项技术的使用时间更长。

所有这些进展的共同点是，这些外科先驱医生发现了一个可以通过手术解决的结构性问题。无论颈椎或腰椎的神经根受压，还是动力学不稳，外科医生都会构思并实施手术干预，分析结果并发表他们的成果。无论成功还是失败，他们都没有隐瞒任何事情。他们与世界分享了他们的经验。他们教会了一代又一代外科医生如何进行这些手术。反过来，每一代外科医生都为改进手术做出了贡献，或者在某些情况下，他们开发了一些全新的技术。脊柱微创手术的发展就是这一连续体的一部分。

在几十年的发展和迭代中，外科医生建立了模式和传统，这些模式和传统也不可避免地被传承下来。同样，我儿子可能会说出我父亲的祖母说过的一句格言，因为这句格言他从我嘴里听了很多遍。同样，我们确实必须在手术室里发表声明，若没有我们的导师，我们不一定知道这些传统的来源。但我们的导师可能从他们的导师那里得到重复，而他们的导师可能又重复了另一代人的相同观点。

这本入门读物是开放思想的延续，这是脊柱外科的专长。在最简单的形式下，它只不过是对我们过去所处位置的历史描述，对我们目前所处位置的时间快照，以及对我们有潜力去往何处的适度暗示。这本书中的内容来自“无数人的生命编织起来的一条人类共同纽带”，这一点在我们的同行评议文献中得到了很好的引用。对于每一次手术，我都收集了首创外科医生的著作，回顾了最近对我们同行评议的文献进行的严格分析，并将它们与导师们的睿智话语和一路教给我的诀窍放在一起。我试图以一种对医学生、住院医师、研究人员或实习脊柱外科医生有益的方式来展示这些材料。目的是了解手术的起源、解剖学基础和手术技术的细微差别。希望这本书的内容能协助外科医生帮助他们的患者，就像我们脊柱文献中的导师、朋友和永恒的声音协助我帮助我的患者一样。因此，套用已故的 Russell Baker 的话开始这篇序言，在开始阅读这本《脊柱微创手术》入门读物之前，我想给读者传达以下想法：

我们都来自过去，脊柱外科医生应该知道是什么赋予了我们常规地进行现今简单和复杂脊柱手术的能力。要知道，我们的专业是由“无数人的生命编织起来的一条人类共同纽带”，既有成功的，也有失败的，这些经历从很久以前就开始延伸，不能用从担任住院医师到退休的单一旅程来定义。

Luis Manuel Tumialán

Phoenix, Arizona

2019 年 12 月

致谢

4 年前，当我充满喜悦地开始编写这本书时，我并不确切地知道这本书最终会采取什么形式。但有一件事是肯定的：虽然在那个时候，我不知道如何将脑海中的图像赋予生命，如何组织一个完整的术中照片、磁共振成像和手术录像库，甚至是如何恰当地组合所有章节；但我所知道的是，有一本书的概念在我的脑海中渗透，我就开始了打字。事实上，编写一本像这本初级读物这样的书是一项名副其实的工程，需要一个完整的专业团队。我很幸运在 Barrow 神经科学出版部有这样一个专家团队。如果没有这个团队，该书就不会以最终完全成熟的形式展现在您的面前。确切地说，它永远不会看到曙光，这仍将是一个在我脑海中萦绕的半生不熟的想法。

该项目的领头人是领导神经科学出版团队的 Mark Schornak。Mark 熟练地协调了动画师、插画师和视频编辑的工作，而 Mary Ann Clifft 领导了早期的编辑过程。他们为我一次又一次来部门访问时带来的难题创造了解决方法。在提交各章的过程中，Lynda Orescanin 对我错综复杂的文字进行了整理，并对我使用的隐喻进行了适当的调整。她限制了我对手术器械拟人化的渴望，但同时，她鼓励我在写作中表达自己的声音，这让我在这本书的页面中抛弃了中性的学术声音。不知何故，Lynda 达到了完美的平衡。一次又一次，Lynda 敏锐的目光会寻找机会来澄清一个观点或调整句子结构。于是，以新词“‘Orescan’一个章节”来描述 Lynda 的工作就应运而生了。熟练的“Orescanning”致使该入门读物成为一个极大改进的产品。

很明显，在这个项目的早期，为了传达脊柱微创手术的核心概念或想法，“艺术品”必须描绘外科医生通过手术显微镜看到的东西。艺术家们在这个项目的早期创作了精彩的手绘艺术，但这些作品无法捕捉到用操作显微镜看到的空间照明和立体视觉，特别是通过一个最小的入口时。显微镜下的二维照片也不能捕捉到深层的本质，所以在这个项目的早期就做出了一个重要的决定，即投入所需的时间来建立一个计算机模型，该模型将涉及必要的视角，以便更好地传达在脊柱微创手术中看到的图像。在几个月的时间里，Joshua Lai 将我们的脊柱模型（被亲切地称为 Gilgamesh）呈现在现实生活中，随之而来的是脊柱微创手术艺术品的新视角。虽然 Gilgamesh 的创作打破了完成这本书的所有时间表，但我相信这是一次值得的努力。我感谢 Mark Schornak 在整个创作过程中提供的帮助，以及巴罗神经研究所的支持，才能使本书得以完成。我相信读者会从为这部作品制作的各种计算机生成的图像中真正受益。

感谢 Michael Hickman，他将那些需要动画才能极好地传达观点的概念变为现实。Phillip Hoppes 在第 12 章和第 13 章中用插图和动画巧妙地为辐射物理学注入了活力。Phil 的工作对读者理解和吸收原本深奥主题的能力产生了积极的影响，并帮助他们在脊柱外科职业生涯中减少辐射暴露。

Cassandra Todd 以某种方式组织了一个包含 1000 多张图片的图片库，为之前发布的图片寻求必要的版权许可，并编辑了无数张图片，添加了能提供清晰度的尺寸、箭头或高亮度显示。Marie Clarkson 编写了我的旁白，使其与手术视频片段、Josh 壮观的插图以及 Mike 和 Phil 创作的动画相对应，为每一章制作了一段无缝的视频，总结了关键点。Danielle VanBrabant 和 Peter Lawrence 也为该项目贡献了自己的才华，即增强、修改或创建图像，以填补在最后一刻发现的空白。

最后，在 Samantha Soto 仔细审核之前，没有一章被认为是完整的。Samantha 找出了作者犯下的明显疏漏，并系统地编排了每一章的格式，使每一章和整本书都有了进一步的秩序和组织。Samantha 的工作最适合用新词“Sotorization”来表达，意思是对一章的形式、内容和结构进行全面而详尽的分析和更正。Samantha 没有留下未画线的“t”，也没有未加点的“i”。没有这支由深思熟虑的领头人协调的卓越专业团队，就不会有此书的诞生。

我感谢 Greenbaum 外科专科医院的微创团队，在那里我完成了我在这本书中介绍的大部分手术。该团队无与伦比的专业水平使我能够为我的患者提供更高水平的关怀。

最后，我要感谢委托我照顾的患者。如果没有这种信任，我永远不会获得创作这部作品的知识和经验。他们对我的信任，是我坚持不懈地致力于继续推进脊柱外科领域的根基。归根结底，这本入门读物是对这种信任和信念微不足道的感谢。

Luis Manuel Tumialán
Phoenix, Arizona
2019 年 12 月

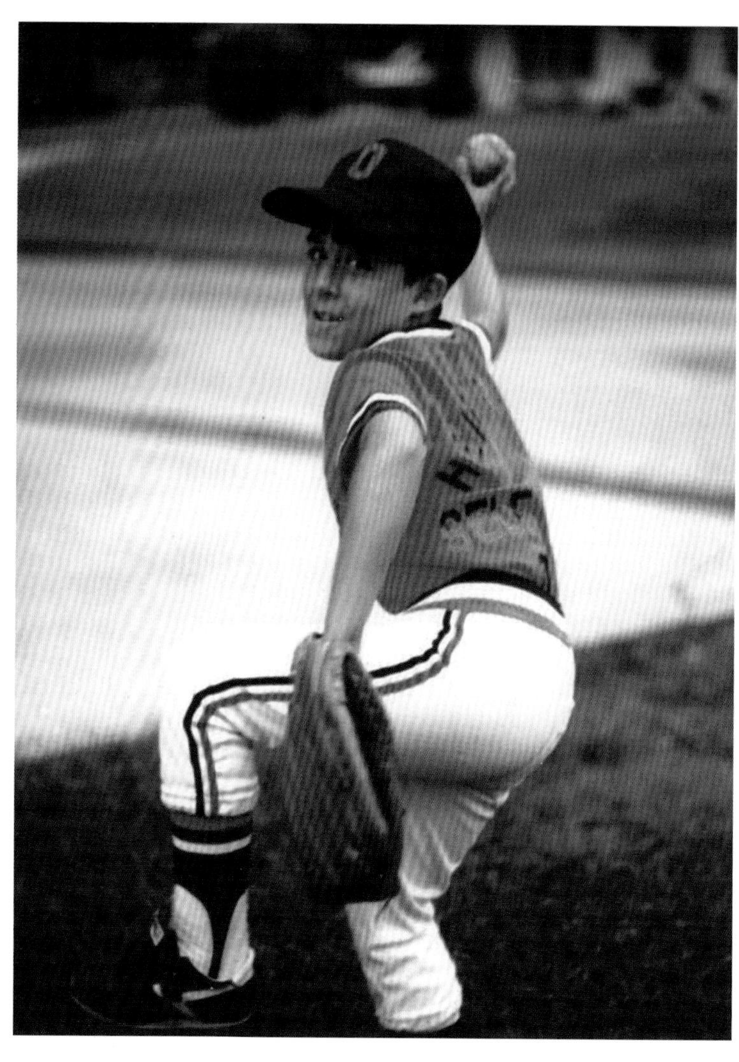

献给 Jorge
1975 年 8 月 11 日—2001 年 9 月 19 日

目录

视频目录

简介

我清楚地记得我第一次向下凝视一个微创通道时的心情，我觉得很失落，彻底失去了信心。我的视野里只有一簇肌肉，甚至连些许骨头给我带来的一丝兴奋都没有。初步的暴露看起来与我前一天晚上读到的那篇文章中的图像完全不同。当我研究那个直径 14mm 的微创通道口提供给我的每一毫米图像时，我清楚地记得我当时的焦虑。我想知道从哪里开始以及如何开始。当我从显微镜中拉远镜头时，我想知道如何通过这样一个受限的设备进行手术。当我拉回镜头时，我再次确认我的目标是给颈椎神经根减压。我知道如果我只是盯着这个洞看，任何事情都不会发生，我必须真的做点什么。唯一的问题是，当我看着这个通道口底部的未知景观时，我想不出如何才能完成手头的任务。怀着极度畏惧的心情，我拿起电刀轻轻地触碰了这簇肌肉。通过这简单一步，我的微创脊柱外科职业生涯开始了。

当我继续工作时，我不能确定中线结构，也担心显露问题。我不想冒险进入椎管，但同时，我也不想打断小关节。我迫切需要想象椎板、小关节或任何骨质突起，以获得一些定位目标。即使当我开始暴露时，我仍然不知道相对于中线结构的位置。带着不祥的预感，我开始揭开藏在下面的骨性解剖结构的面纱。我慢慢地开始识别出颈椎后方的部分结构。有了无数的正位、侧位甚至关节突的透视图像，再加上部分暴露的骨性解剖结构的暗示，我终于能够在脑海深处组装这些结构。随着信心的增强，我的焦虑也随之消退。最后，我暴露出了必要的解剖结构，并开始非常缓慢地磨除骨质。地形仍然陌生，但至少解剖结构的标志现在可以辨认出来了。没有人比我更惊讶于我最终能够实现手术目标。我的第一次微创手术效率不高，实际上花了几个小时。尽管我内心挣扎，但当看到患者后来恢复得如此之好时，我真的感到惊讶。虽然我与大家分享的这个案例代表了我在微创脊柱外科职业生涯的开始，但我不希望它成为你的开始。出于这个原因，我编写了这本书。

几年前完成住院医师培训后，我对将微创技术应用于我正在进行的各种脊柱手术产生了浓厚的兴趣。但我所追求的并不存在：一本传达脊柱微创手术要领的实用入门级图书。我确实找到了数篇由多人撰写的综合性文章，但没有一篇文章可以作为入门读物。没有一本我能从头读到尾的书，也没有一本书能让我选择其中一章作为颈椎后路椎间孔切开术等手术的实用指南。在我们庞大的脊柱文献中有几篇精彩的外科手术技术文章，但它们受到科学写作的限制，这阻碍了读者头脑中积极的声音在手术过程中进行交谈。同样重要的是手术操作的实践环节，如手术室布置、器械推荐和手术技巧，所有这些都很难在同行评议的技术论文中传达出来。当我查询教科书的情况时，我觉得有必要填补现有阅读材料的空白，这些材料是为对脊柱微创手术感兴趣的住院医师和研究人员而提供的。此书代表了我为此所做的努力。但是，当我开始为填补这一空白而撰写本书时，我意识到我需要更多地了解如何从脊柱开放手术思维转变到脊柱微创手术思维。

当我反思自己的学习经历，看着有幸与之共事的住院医师和同事的早期经历时，我问自己：为什么微创手术会存在如此多的障碍？毕竟，脊柱的解剖结构不会仅仅因为在 Williams 牵开器上选择了一个微创通道而改变。此外，微创暴露虽然有限，但应该与开放暴露没有什么不同。事实上，必要暴露的解剖结构应该是完全相同的。现在的逻辑问题变成了：脊柱微创手术和传统的后正中入路开放脊柱手术之间的本质区别是什么？也许这个问题的答案中蕴含着一条学习如何在脊柱上进行微创手术的前进之路。你们面前的这几页文字代表了我试图回答这个问题。但首先，我必须从比较脊柱微创手术与传统的后正中入路开放脊柱手术开始。

脊柱微创手术的前提

长期以来，我一直惊叹于实际上用来完成脊柱手术的开放显露是如此之少。在过去的几年里，我经常在单节段融合或简单的腰椎减压结束时低头看着牵开器牵开的伤口，肌肉和皮肤的回缩程度令我震惊。无论显微椎间盘切除术还是腰椎融合术，显露更多的是中线入路的结果，而不是按实际需要暴露必要的解剖结构来完成手头的手术。问题是显而易见的。暴露的大部分解剖结构是从中线开始的，但需要足够的横向暴露，以达到椎弓根螺钉进入点和横突进行内固定融合，或者到达椎板的外侧进行减压。

当冒险进行脊柱微创手术时，我注意到了恰恰相反的情况：几乎用了微创通道允许的每一毫米来显露。我不得不这么做，因为暴露的解剖结构对手术来说几乎没有什么是不必要的，所以最好是在正确的地方。从上述观察中我得出了自认为是脊柱微创手术的 3 个前提。第一个前提是外科医生只使用传统中线切开暴露的一小部分区域来进行实际手术。多余的暴露是中线入路的必然结果。第二个前提是同样的手术可以在精确聚焦但有限的暴露下进行，外科医生利用几乎所有的暴露来进行手术。可以考虑用第二个前提来表示暴露的效率，这是一个值得进一步解释的概念。

如果把暴露的效率视为实际进行手术所需的解剖结构与实际暴露解剖结构的比率，那么微创暴露的效率是很高的。Caspar 在回顾腰椎神经根病变患者的治疗时，首先引入了手术目标与手术暴露之间比率的概念。Caspar 认为，相对于手术目标，这些患者的预后受到了不成比例的大范围暴露的影响。在 1977 年发表的关于显微椎间盘切除术的文章中，Caspar 提倡经精确的单节段单侧进入腰椎节段，同时尽量减少对椎旁肌肉组织的破坏。最重要的是，他强调了最大限度地减少相对于手术目标的手术暴露范围的重要性。为了感谢 Caspar 对推进这一微创手术核心原则的贡献，我将在本书中将手术暴露的效率称为 Caspar 比率（即手术目标与手术暴露范围的比率）。

手术暴露效率 = 手术靶点面积（mm^2）/ 手术暴露面积（mm^2）=Caspar 比率

争取使 Caspar 比率为 1 是该入门读物的中心主题。毕竟，争取手术暴露和目标的等效性是脊柱微创手术的基础（图 1）。

第三个也是最后一个前提，微创手术必须与其相应的开放手术没有区别。最后一个前提可以追溯到 Richard Fessler 博士深思熟虑撰写的前言，该前言存在于 2002 年出版的关于脊柱微创手术的《神经外科学》中，对于任何开始学习脊柱微创手术的人来说，这是一本必读的书。

这些前提将作为我们在本入门读物的各个章节中的指南。它们是我们衡量每一种微创手术和技术的标准。

本书内容框架

本书共 13 章。前 11 章介绍腰椎、颈椎和胸椎的各种微创手术。我发现大多数微创的图书都是从颈椎开始的，从解剖学的角度来看，这是合乎逻辑的方式。然而，在本书中我选择从腰椎开始，因为这是开始微创手术最实用的地方。我建议读者不要以颈椎后路椎间孔切开术开始你的微创职业生涯（就像我做的那样）。

在腰椎部分，我从腰椎显微椎间盘切除术开始讲起。如果存在一种微创手术能从中获得经验，那就是显微椎间盘切除术。它是微创手术的最佳入门操作，主要基于以下几个原因。手术解剖结构的显露类似于开放入路，因此外科医生很熟悉。外科医生头脑中必须进行的深部解剖重建是有限的，因为它离中线太近了。因此，外科医生可以相对直截了当地把看得见的东西和看不见的东西联系起来。在显微椎间盘切除术中，这些线很短，因为相关的手术解剖结构就在中线之外。也许微创显微椎间盘切除术最重要的是，它提供了熟悉各种卡口器械的机会，并在微创通道的限制下使用它们。这也是一个让你在使用微创磨钻时感到舒适的机会。

随着对卡口器械熟悉程度的提高，以及对精确放置微创通道舒适度的提高，你将能够逐步使用各种微创器械。将微创通道向中线倾斜而不是仅仅在神经根上方实现全椎管减压。微创椎板切除术是下一个合乎逻辑的步骤。角度的增加会影响保持定向的能力，但建立在你的大脑已经习惯于显微椎间盘切除术的微妙角度的基础上，弥合这一差距不是一次飞跃，而更多的是不可避免的一步。这两个过程相结合所获得的技能将构成开始微创经椎间孔腰椎融合术的基础。

同样，经椎间孔腰椎融合术获得的专业技术可以立即转化为极外侧显微椎间盘切除术，这将在第 5 章中介绍。极外侧显微椎间盘切除术使外科医生

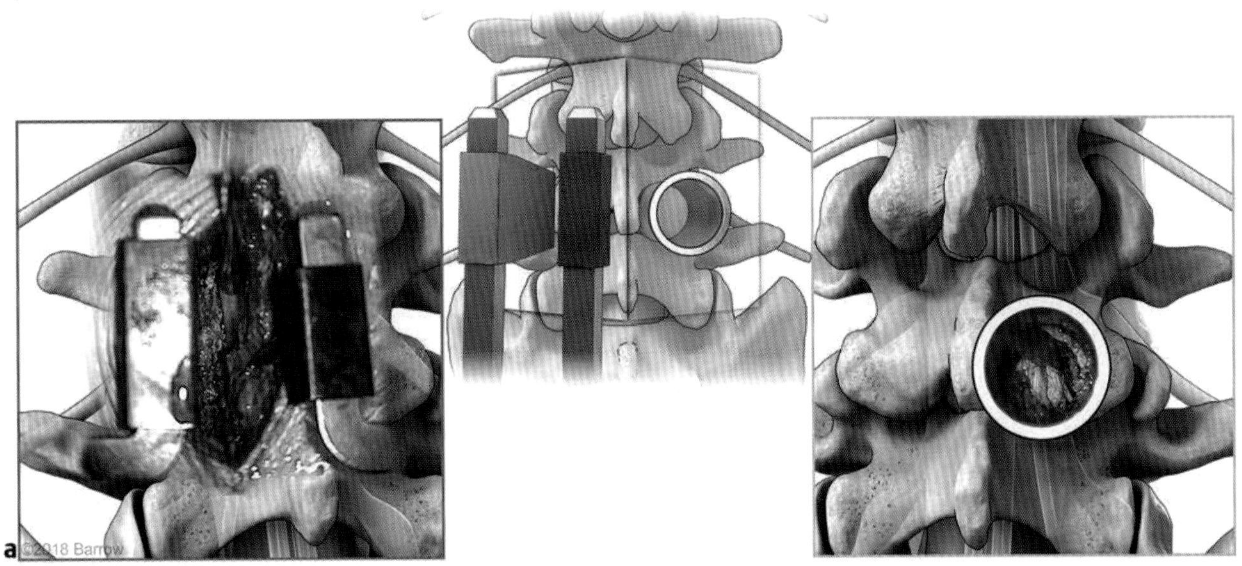

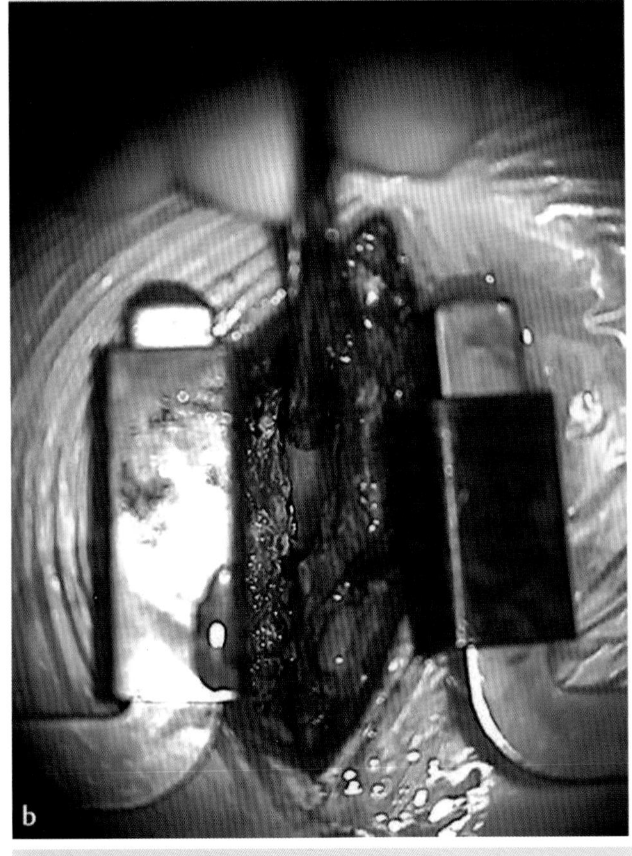

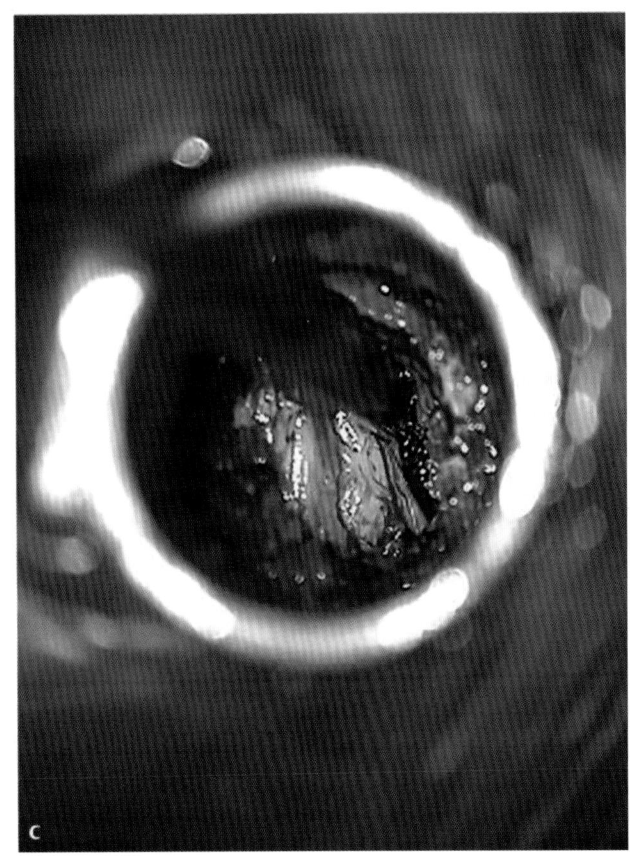

图 1 两种显微椎间盘切除术显露范围的对比图。a. 就其本质而言，传统的正中入路（紫色轮廓）比微创入路（蓝色轮廓）需要更多的暴露，但手术所需的必要解剖结构保持不变。b. 使用 McCulloch 牵开器的传统后正中开放入路行左侧 L4~L5 显微椎间盘切除术的放大视图。为了在正中入路中充分显示必要的解剖结构，外科医生需要做更长的切口并暴露更多的解剖结构。c. 在这张术中照片中，L4~L5 节段已显露，为微创显微椎间盘切除做准备。神经根拉钩就位，牵开 L5 神经根。椎间隙位于神经根外侧。在必要的解剖结构上精确放置一个 16mm 微创通道也可以达到同样的目的。当暴露效率是必要解剖范围与暴露解剖范围的比值时，微创暴露是高效的

远离中线，因此有可能最令人迷失方向。在我早期的经验中，我发现这个手术相当有挑战性。我现在很清楚为什么会是这样。在极外侧入路中，手术目标的轮廓距离中线结构最远。在该手术过程中，我脑海里有着最大量需要深度重建的解剖结构，比其他任何手术都要多。与中线的距离突出了一个恒定的主题，这个主题将在你的意识转换中得到发展：中线是你定向的基础。因此，离中线越远，你迷失方向的可能性就越大。

第 6 章介绍了腰椎的经腰大肌入路。自引入腰椎间隙的外侧入路以来，脊柱外科领域发生了翻天覆地的变化，特别是在治疗邻近节段退变、冠状位失衡和脊柱侧弯方面。

第 7~9 章介绍了颈椎的微创手术方式。颈椎部分内容与腰椎部分结构类似。从颈椎后路椎间孔切开术开始逐渐转到颈椎后路椎板切除术，最后到颈椎前路椎间盘切除术。包含了一章关于颈椎前路椎间盘切除术，可能会让外科医生和研究人员感到困惑。这一章乍一看似乎与本书无关且不合时宜，但我希望读者在阅读之后，可以理解我将其附在书内的逻辑，并发现它与整体内容的相关性。

第 10 章深入探讨了更复杂的临床病例的微创治疗，如腰椎和胸椎的神经鞘瘤和转移性肿瘤的治疗。第 11 章介绍了一系列髓外硬膜内病变的微创治疗，包括血管病变和肿瘤病变。

第 12 章和 13 章讨论了一个不仅对患者，而且对脊柱外科医生和其手术室工作人员都很重要的话题。这一部分中的素材本可以与另一部分甚至本前言的内容结合在一起，但我选择将其放在单独的部分，以强调其重要性。主题是脊柱微创手术中的辐射暴露。我相信，现在这一代外科医生和研究人员，即我们的后辈们，比我们暴露在更多的电离辐射中。在我们的职业生涯结束之前，我们可能不会具体了解辐射暴露的增加会产生什么影响。到那时，对此采取任何行动都为时已晚。因此，这一关于辐射意识的部分不仅是为了提高我们对辐射暴露的认识，也是为了讨论减少辐射暴露的方法。了解透视的基本原理（我将在第 12 章回顾）是减少辐射暴露的重要组成部分。这一理解将构成我在第 13 章讨论低剂量辐射方案的基础。我希望微创脊柱外科医生能利用这种理解和某种形式的方案来减少他们一生中的辐射暴露。

我对辐射暴露的担忧也可以解释为什么明显缺乏一章涉及经皮穿刺技术。在没有导航的情况下，我认为置入经皮椎弓根螺钉所承受的辐射太大了。诚然，计算机辅助导航立即消除了这一论点，但正如读者将在微创经椎间孔腰椎融合术那一章中看到的那样，我不再使用经皮穿刺技术还有其他原因。关于经皮穿刺技术资料的缺乏不应该被误解为对这项技术的批评，我的一些同事每天都在使用这项技术来改善患者的生活。最重要的是，它代表了我在经历自己的学习曲线、探索各种微创器械选项时所遇到的困难。

这本入门读物中每章的组织结构在整本书中都是一致的，从手术的概述、演变和历史开始，然后讨论该特定手术的微创入路的解剖学基础。随后讨论了从手术室设置到手术过程和手术细微差别的技巧。每章最后回顾了应用微创手术的临床病例。

最后，对每章末尾的参考文献进行说明。我在本书中引用脊柱外科文献的方式与我之前的任何作品都不同。要想成为本书的参考文献，它必须符合以下标准：我必须拥有文章全文（不仅仅是摘要），而且必须经常不止一次地阅读整篇文章。如果不符合这些标准，我将向读者保证，这些参考文献不会写进文献目录。我希望这种严谨的方式能为读者提供一份有意义且值得阅读的文献目录。通过这样做，我希望弥补我过去写过的各种图书章节和文章中关于参考文献的缺陷：这些章节和文章看似包含了无穷无尽的参考文献，并且通过文献管理软件可以很容易地获得这些参考文献，但其实并不实用。

脊柱外科微创手术理念和免责声明

我欣然承认，这本书的内容代表了一名外科医生对脊柱进行微创手术的方法。当然，这不是全部或最终的方法。没有一个手术是由任何两名外科医生以完全相同的方式进行的，即使是那些经过同一位导师培训过相同项目的医生也是如此。我们都根据自己的经验和训练，在每个手术中发展自己的技术。我希望仅以此书为对微创技术感兴趣的脊柱外科医生提供一个起点。这样的框架可以帮助住院医师为第二天的病例做准备，帮助经验丰富的研究人员检查微创入路的解剖学基础，并帮助开始在执业中应用微创技术的外科医生。阅读本书的每名外科医生无疑都会发展自己的技术，整合或忽略每章的各种元素。我不仅期待这种反应，而且还鼓励这种反应。我毫不怀疑，在某种情况下，这本书的读者会为书中提到的某个手术开发出一种更好的技术。或许读者甚至会开发出一种在撰写本书时根本没有提到或者甚至没有构思的新技术。在接下来的几年里，我希望我的读者超越当前工作的内容，推进我们的专科发展，为患者提供更好的服务。

最重要的是，这本书的内容反映了我自己的学习历程。我想和大家分享一些经验，通过循序渐进的方式先介绍常规的微创手术，然后再引入更先进的技术来解决更复杂的临床情况。希望为读者消除在学习过程中困扰的陷阱并铺平道路，以便读者能无缝衔接到微创领域。没有一本书可以减少学习微创手术的挑战或消除其复杂性。但也许本书的内容可以作为一个“镜头”，通过它你可以看到并开始理解你的大脑必须解开什么才能变得精通。

在本书中，我讨论的所有手术都遵循关于脊柱微创手术简单而一致的哲学原则。第一个也是最重要的一个原则，建立在前面介绍的第三个前提的基础上，值得重复的是，微创手术和传统中线入路手术之间应该没有区别。切口的长度和位置可能不同，但在深处进行的操作应该别无二致。第二个原则是最小化电离辐射的重要性。文献中充斥着报告脊柱微创手术中辐射暴露增加的论文。辐射暴露使微创手术方式经常受到的批评。一些外科医生认为这是微创技术应用的障碍。我希望读者树立这样一种心态，即没有理由不能用比开放手术更少的辐射来进行微创手术。事实上，也没有理由不能用比以往更少的辐射来完成这些手术。

历史回顾

在结束这一章之前，我想请读者考虑一下微创外科的兴起，这是从我们专业初期开始的连续体的一部分。起初，我错误地认为微创脊柱外科的兴起是 21 世纪初脊柱外科的一次突然巨变。在编写本书的过程中，我发现我最初的想法与历史现实相差不远。对于面临各种脊柱退行性和肿瘤性疾病挑战的外科医生来说，侵入性较小的技术一直是创新精神的一部分。多年来，外科医生无疑看到了广泛暴露的不良后果。术后疼痛导致的残疾，以及有时术后患者的不稳定，必然会促使这些外科医生产生一种“希望用更少的暴露做更多的事情”的心态。

对手术步骤的改进是为了坚持外科医生心中认为原生脊柱结构不必破坏的理念。自从第一次将突出的腰椎间盘描述为神经根病的病因以来，用更少的暴露做更多的事情的愿望就一直是这个连续体的一部分。事实上，几十年来，没有一种手术比腰椎间盘突出症的外科治疗更能体现外科医生希望越来越少地破坏解剖结构并完成手术的心愿。出于这个原因，我以该手术的演变和改进来结束这篇入门评论。

正如 Mixter 和 Barr 所描述的那样，腰椎间盘切除术最初是通过双侧椎板切除和经硬膜切除椎间盘来进行的，后来迅速演变为双侧椎板切除和经硬膜外切除椎间盘。在很短的时间里，Semmes 和 Love 描述了椎间盘切除术中的半椎板切除，此后不久，Love 描述了经椎板间入路进行椎间盘切除，根本不去除骨组织。这种演变发生在 Dandy 最初描述这一临床实践的短短 11 年后。随后的几十年，Yasargil 和 Caspar 推出了手术显微镜，很快 Williams 对其进一步改进，最大限度地减少了手术暴露的范围。最近一次改进，是从棘突和椎板的骨膜下剥离演变为经旁正中肌间隙入路，利用微创通道精确而直接地进入椎板小关节交界处，正如 Foley 和 Smith 所描述的那样。从骨膜下剥离到直接进入脊柱的转变开创了本书中所述的微创技术的现代时代，但微创手术的发展始于几十年前。显微椎间盘切除术的下一步演变等待着另一位创新的外科医生来揭开面纱，或许他正在阅读本书。如果认为未来腰椎间盘突出症的治疗不会有进一步发展，那我们就大错特错了。

显微椎间盘切除术的演变只是其中一个例子。腰椎椎板切除术的演变则是另一个例子。即使是硬膜内髓外病变的切除也遵循同样的模式，即外科医生冒险偏离中线操作，以实现曾经认为只有通过中线入路才能实现的切除。早在 1982 年，Lin 就描述了在不破坏中线的情况下采用腰椎减压术治疗腰椎管狭窄症。Yasargil 于 1991 年描述了单侧半椎板切除术治疗硬膜内髓外病变。当我阅读这些手稿时，我几乎可以听到作者的声音，敦促我不要认为中线是对椎管内病变的阻碍。无论你是在处理腰椎管狭窄症还是硬脑膜动静脉瘘，当从三维角度观察时，无须破坏中线即可轻松进入椎管。早在开发微创通道之前，另一个主题就已经在最具创新精神的外科医生中盛行：保留脊柱中线结构。

从上述观点来看，微创手术的理念并不超前。本书的内容是这种心态的另一种表现。“用更少的暴露做更多的事情”的心态是我们传统的一部分。定义必要的解剖结构和有效地接近手术目标，一直是所有试图用更少的暴露做更多事情的外科医生的努力方向，这就是脊柱微创手术精神。我希望在这本入门读物中，你会听到过去外科医生的声音，劝说我们不要将中线因素视为对中央管的阻碍。他们会迫切地要求我们保留后方张力带、韧带结构和椎旁肌，同时鼓励我们通过更有效和更有针对性的暴露来完成同样的手术。本着同样的精神，从本书第一章开始，请你考虑转换到微创思维模式。

参考文献

[1] Caspar W. A new surgical procedure for lumbar disc herniation causing less tissue damage through a microsurgical approach. Berlin: Springer-Verlag; 1977.

[2] Fessler RG. Minimally invasive spine surgery. Neurosurgery.Nov 2002;51(5 Suppl):Siii-iv.

[3] Dandy WE. Recent advances in the diagnosis and treatment of ruptured intervertebral disks. Ann Surg. Apr 1942;115(4):514–520.

[4] Maroon JC. Current concepts in minimally invasive discectomy. Neurosurgery. Nov 2002;51(5 Suppl):S137–S145.

[5] Perez-Cruet MJ, Foley KT, Isaacs RE, et al. Microendoscopic lumbar discectomy: technical note. Neurosurgery. Nov 2002; 51(5 Suppl):S129–S136.

[6] Lin PM. Internal decompression for multiple levels of lumbar spinal stenosis: a technical note. Neurosurgery. Oct 1982;11(4):546–549.

[7] Yaşargil MG, Tranmer BI, Adamson TE, Roth P. Unilateral partial hemi-laminectomy for the removal of extra- and intramedullary tumours and AVMs. Adv Tech Stand Neurosurg. 1991;18:113–132.

第 1 章　微创视角的转换

摘要

与开放暴露相比，大脑处理微创暴露的方式存在明显差异。在没有中线结构的情况下，定向的基础是不同的。在脊柱上由外侧向内侧的会聚角度改变了原本熟悉的表面解剖结构的外观。缺乏可识别的中线结构，以及不熟悉的表面解剖结构的视角，有可能使大脑失去方向感。本章分析了这些暴露之间的差异，并探讨了在没有中线结构的微创入路中，大脑如何能够定向。深入研究对于脊柱解剖结构的回忆记忆和识别记忆，可以进一步了解定向和定向障碍的基础。解构微创入路中定向障碍的起源成为建立脊柱微创手术更有效学习曲线的基础。本章最后介绍了脊柱外科微创手术的基本组成部分，并回顾了脊柱外科微创手术的前提和原则，这将是本入门书后续章节的基础。

关键词：暴露，小关节，椎板，学习曲线，定向，回忆记忆，识别记忆，棘突，三维脊柱解剖

大脑一旦顿悟，就不会再迷失。

Thomas Paine

1.1　引言

在没有中线结构的情况下，在深度重建脊柱解剖结构以确定方向的思维能力是脊柱微创手术的精髓。在传统的开放入路中，我们从中线开始向外操作。在此过程中，我们按顺序暴露棘突、椎板、关节突关节和横突的标志。这些标志引导我们的思维，让我们自信并高效地完成整个手术过程。这些中线标志的可视化为我们提供了一定的解剖认识。在微创入路中，我们既没有中线，也没有常规暴露这些标志物。取而代之的是，我们必须依靠眼中的可视解剖结构来了解看不见甚至不被暴露的解剖结构。虽然可能只有一点点关节突关节被暴露出来，但是脑中必须将整个关节突关节形象化。利用有限的暴露来重建解剖结构的能力将防止大脑迷失方向。保持定向的能力将直接影响脊柱微创手术的学习曲线。因此，本章的重点是在脊柱微创手术中如何引导我们的大脑定向。

借用航海类比，我们应该思考当我们学习航海时，我们是怎样不明智地忽略海岸线的。海岸线引导着船员的大脑识别东、南、西、北这些基本方向。你通过中线曝光完成的是一个对脊柱解剖的深度揭露。通过船在海岸线上来回航行为船员提供了一个在海上越走越远的冒险的基础。最终船员不再需要看到海岸线来保持方向。通过了解太阳、星星、六分仪的位置，甚至使用计算机辅助导航，船员可以安全地将船驶回避风港。

在传统的中线开放脊柱手术中，这些中线结构是外科医生形成定向基础的海岸线。认识到这一点，有助于外科医生理解微创入路中线的缺失是导致迷失方向的根本原因。这与海岸线的缺失可能导致新船员迷失方向是一样的。读者们必须时刻将这一重要原则记在脑中。当通过 16mm 直径微创通道进行观察时，有限暴露的横突或下关节突关节是难以辨别的。

大脑必须对解剖结构进行重建来代替这些视觉参考点。微创入路与脊柱会聚的角度或者其头尾侧之间的轨迹会进一步影响解剖重建。虽然这些因素在开放手术中并没有关系，但是可以在微创手术中改变整个视野。一方面，传统的中线暴露会提供棘突、椎板和关节突关节的视觉线索（图 1.2）。这些参考点有助于你在操作中保持方向。另一方面，微创入路不会暴露任何这些中线的骨性标志。取而代之的是，这些标志有限暴露的部分是孤立的，用来引导术者的大脑定向。最后，微创入路比开放手术需要更多的大脑思考。

中线暴露的完成是对深度脊柱解剖的完全揭示。因此，如图 1.1 所示，不需要在大脑里重建解剖结构的任何组成部分，或者也无须去推测一个骨性突起是关节突关节还是横突。无论你意识到与否，你的眼睛都会在开放暴露手术中不断观察这些视觉线索以保持引导你的大脑定向。在中线开放入路中，你永远不会看不见“海岸线”。

微创暴露是完全不同的。它迫使你的大脑具有定向性，并且在没有中线和较小的脊柱解剖视野中保持定向性。虽然相对于手术暴露而言，这是一种对手术目标的高效暴露，但这是在没有中线并且只有很少的解剖结构作为参考点去观察下进行的。你

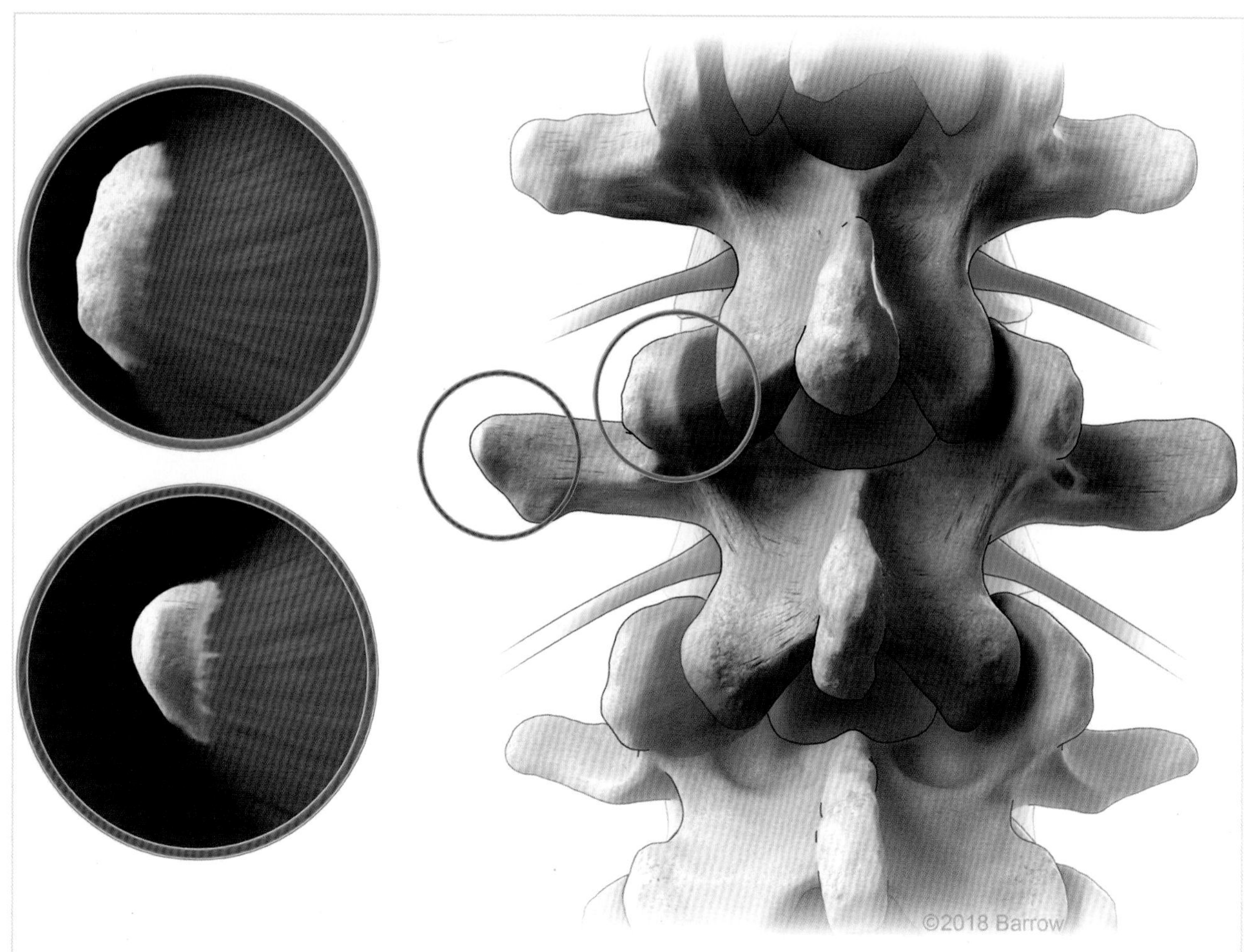

图 1.1 两种暴露的并列。通过一个 16mm 的微创入口看到两种微创暴露。这两种暴露第一眼看起来非常相似。然而，每一种都代表了脊柱外侧完全不同的解剖结构，如右侧完全解剖暴露所示。在缺乏中线结构的情况下，利用有限暴露的定向可能相当具有挑战性。最后，一种暴露似乎非常适合椎间孔入路，而另一种暴露太靠外侧而无法进入椎间孔。微创入口直径和从中线开始的距离通过通道的会聚共同指导大脑的定向

的大脑是围绕着微创通道提供的有限暴露去重建解剖结构的。虽然开放入路教会我们解剖，但是由于开放暴露的特征，解剖重建不是必需的。我们可以看到一切。因此，准确高效的重建解剖结构的能力是脊柱微创手术一种独特的后天技能。为了自信方便地进行手术，微创外科医生必须学会怎样将看得到的和看不到的解剖线连接起来。大脑还必须考虑到会聚的三角关系及其对深度暴露的影响。图 1.3 通过演示会聚角度如何在相同切口的情况下产生两种不同的暴露来说明这一点。你会发现，随着微创入路深度的增加，会聚角度在达到预想的理想暴露位置中起到了不利的作用。

你不能认为脊柱解剖结构的深度重建仅仅依赖于有限暴露的椎板、关节突关节或横突。除直接可视的结构外，还有一些要素可供使用。精确的切口规划可以将暴露置于熟悉和相关的解剖结构附近。用初始扩张器探测解剖结构将提供关于关节突关节、椎板和椎板间隙位置的触觉反馈。侧位和正位透视图像可以显示会聚角度并确认位置。在你从微创通道口向下观察之前，将所有这些要素结合起来提供的信息用于重建过程。结合这些要素的各个方面填补了由于缺乏广泛暴露和中线定向结构而造成的空白。当你最终从微创通道口向下观察时，你的眼睛将从所有这些要素的集成中获得绝对确定的位置。再强调一次，在有限的暴露和缺乏中线结构的情况下，深度重建脊柱解剖结构是脊柱微创手术的精髓。这是必须掌握的技能。在介绍了定向的概念之后，我想从不同的角度来研究脊柱微创手术中经常讨论

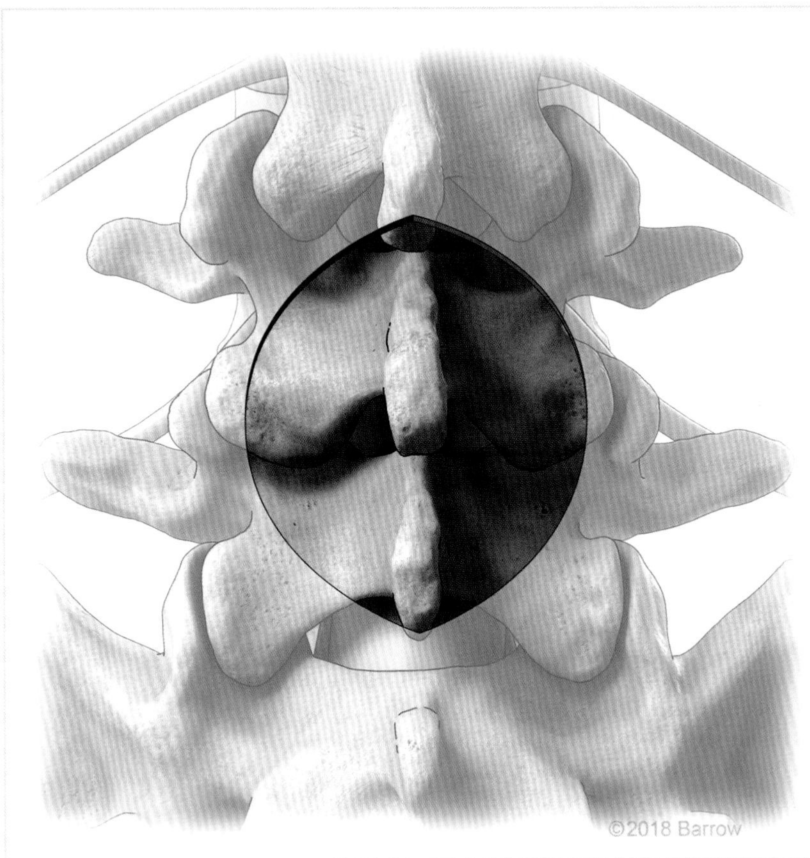

图 1.2　腰椎椎板切除术的传统中线开放暴露。图中显示了保持在外科医生视野内的中线要素。在整个手术过程中，中线保持了大脑的定向。微创暴露中缺少这些中线要素会使骨性突起彼此相似，如图 1.1 所示

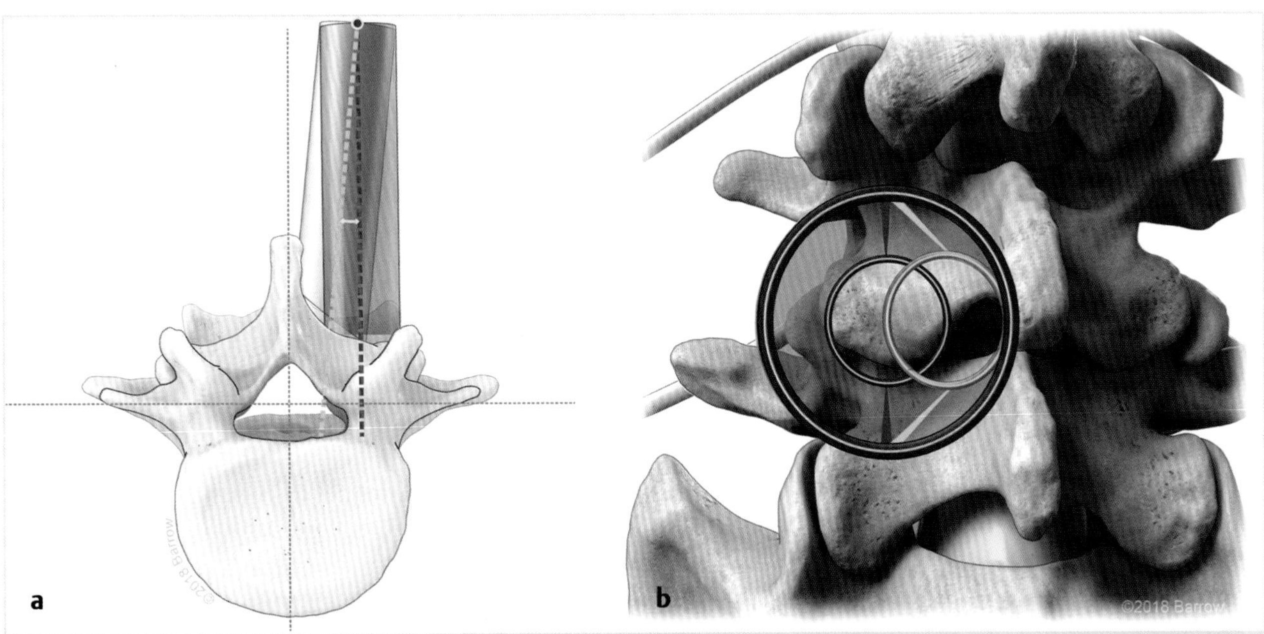

图 1.3　会聚的影响。a. 腰椎节段轴位插图显示了通过同一入口（直径 16mm，长度 7cm）的两种暴露（内侧，绿色虚线；外侧，红色虚线）。大脑必须考虑一些因素来深度重建脊柱解剖结构。切口离开中线的位置、会聚角度和头尾间通道共同影响着暴露的深度解剖结构。b. 前一张轴位图像的脊柱后视图再次表明，两个切口都可以设置在离中线 2cm 的位置。根据会聚角度，可能会导致不同深度的解剖暴露。大的暗环代表皮肤水平的入口近端，小的彩色环代表脊柱水平的入口。会聚角度导致这两种暴露的差异，否则在切口位置和微创入口长度方面是相同的。内侧暴露（绿环）是显微椎间盘切除术的理想位置，而较外侧暴露（红环）太靠外侧，次优于手术

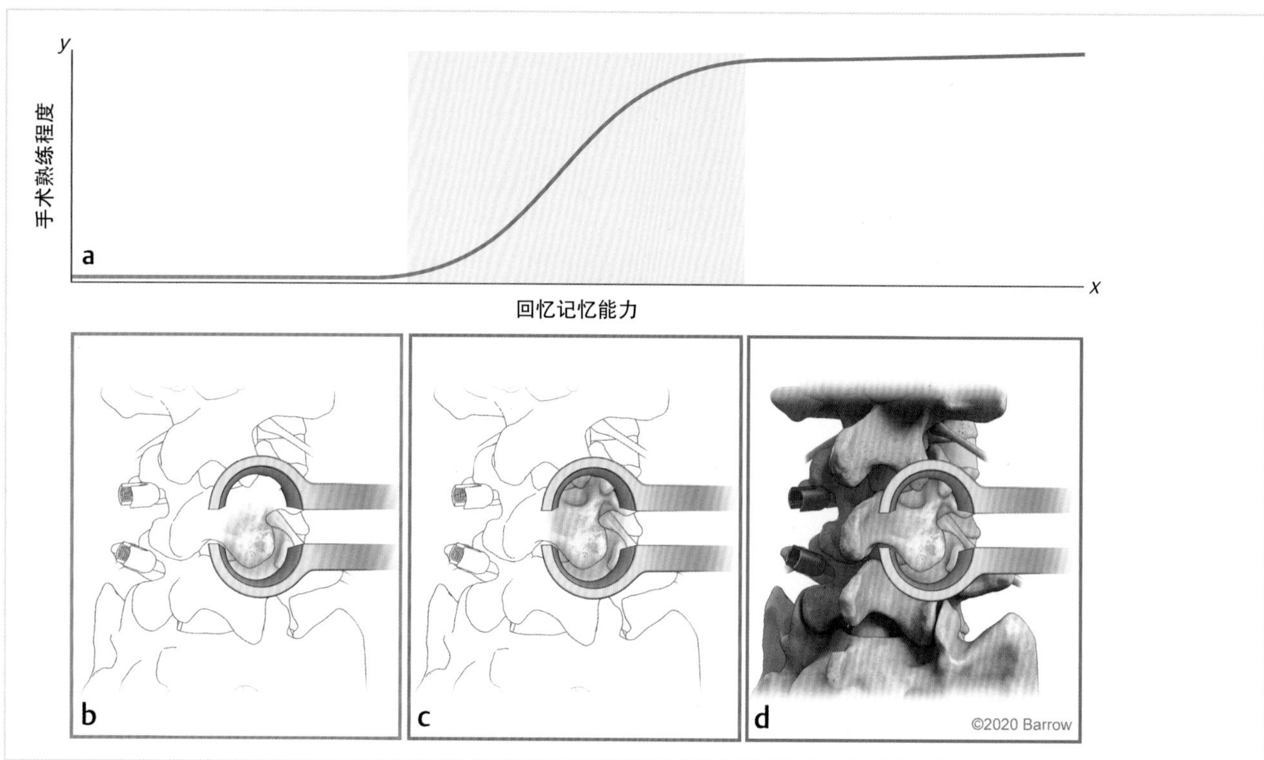

图 1.4 微创学习曲线。a. 学习微创手术应该更多地强调了解曲线下区域发生了什么，而不是关注曲线向上的陡峭。曲线下方的区域表示大脑获得深度重建脊柱解剖结构的能力，外科医生能够更自信地完成暴露和手术。b. 最初，外科医生的眼睛只能看到直接暴露的结构。由于深度重建解剖结构的能力有限，在这个时候，手术熟练程度将是最低的。c. 随着脊柱解剖结构的回忆能力的建立，大脑可以"看到"比看到的更多的结构。d. 当外科医生的回忆记忆能力最高时，大脑将能够在如图所示的深度重建解剖结构"看到"超过暴露的结构。此时，手术的熟练程度将是最高的，这是由于回忆记忆能力的提高，不一定是由于完成病例数量的增加

的学习曲线。

1.2 众所周知的学习曲线

脊柱微创手术的学习曲线是陡峭的。我在一次又一次的课程和讲座中听到外科医生重复这句话。然而，我从未发现这句话对希望使用微创技术的脊柱外科医生特别有用。如果有的话，那就是潜在的威慑作用。我认为这样的说法确实具有真理的核心，但需要从不同的方面进行进一步的探讨。我经常告诉住院医师和同事忘记陡峭的学习曲线，取而代之考虑的是曲线下区域的实际情况是什么（图 1.4）。随着沿 x 轴病例的持续积累，以及沿 y 轴随手术量增加的手术熟练度，发生了什么？究竟是什么原因导致了这种变化？

对于曲线下区域发生的事情，唯一令人满意的解释是头脑中某种形式的转换。随着外科医生学习脊柱微创手术，大脑在没有常规可视线索的情况下，对相关但有限暴露的深度外科解剖有了更深入的理解，以及对在脊柱上的通道轨迹有了更深入的了解。这些可视线索是前面提到的熟悉的、定向的中线结构。值得注意的是，有限的暴露会挑战外科医生的大脑重建解剖结构的能力，他们需要将可见的暴露结构与不可见的未暴露结构联系起来。这些看不见的元素是开放手术中的定向结构，因为它们是中线结构。这就是学习曲线的精髓：教会大脑在不能直接观察中线结构的情况下如何引导自己。从这个视角来看，图 1.4 中 x 轴的一个更合适的标签可能是深度重建脊柱解剖结构的能力，而不是病例数量。毕竟，只有有限的可视结构在大脑的"眼睛"中重建解剖结构的能力的提高才能促使 y 轴熟练程度的提高。不一定是病例的数量，而是从这些病例中学习解剖的熟练程度改变了学习曲线的陡峭程度。

在我的学习曲线开始的时候，我的速度很慢，

这是因为我信心不足，以及还不善于在没有常规暴露的情况下指导我的大脑。我无法有效地整合透视图像、解剖结构的触觉，以及会聚角度提供的信息。因此，我花了更多的时间在那些早期的病例中，确认我想看到的或重新定位微创入口。有时我会放置在次优轨迹上。没有海岸线，我好像在海上迷路了。然而，随着经验的增长，我深度重建解剖结构的能力有所提高，变得更善于定向。我利用较少的暴露识别解剖结构，可以通过识别并纠正之前的错误来防止迷失方向。我变得更善于整合间接可视线索，如扩张器提供给我的触觉反馈或侧位透视图像呈现的细微解剖。当我开始感觉更确定时，我变得更高效。通过从这些不可视的线索中提取信息，我能够深度重建解剖结构，这使我能够像利用星星来航行一样。

随着经验的增加，你学习到了如何将间接可视线索整合到脊柱解剖的大脑图像中。渐渐地，通道的入口随之越来越精确。探测扩张器的触觉将为大脑提供更多有意义的信息。透视图像上的细微信息也会促进即时调整。作为一名新的微创外科医生，你应该关注不断积累的经验，而不是前方陡峭的学习曲线。通过专注于学习如何在没有中线结构的情况下指导你的大脑，你将开始学习脊柱微创手术。始终记住，微创通道的使用，并不会使深度解剖结构发生变化，只有可视线索不同。

1.3 回归中线

本章从脊柱微创手术的第一条原则开始：中线是脊柱开放手术定向的基础。请允许我以一个例子来阐述这一重要概念。在前面介绍的概念的基础上，当外科医生进行开放腰椎融合术时，首先要在中线切口，这样可以立即指导大脑定向。手术以合乎逻辑的解剖方式进行，显露棘突、椎板、关节突关节、峡部和横突。如果在任何时候解剖结构不明确，可以通过延长切口和扩张牵开器来获得更多的暴露。外科医生的眼睛可以同时观察所有这些解剖结构，这使得大脑可以不断观察骨性结构来保持定向。这样的暴露几乎不可能将横突误认为是关节突关节。然而，更多的暴露解剖结构是中线入路不可避免的结果，而不是手术的必需。正如在前言中提到的一样，这一前提是脊柱微创手术中的一个重要方面。在开放手术暴露中，经验丰富的脊柱外科医生承认暴露的解剖结构中只有一部分是完成手术所有目标所必需的。其余的暴露是中线切口不可避免的结果（图 1.5）。

与开放中线入路不同，脊柱微创手术几乎利用了微创入口提供的所有暴露的结构。在没有熟悉的中线指导大脑定向的可视参考点的情况下，使用微创技术实施同样的手术需要精确定位微创入口和有限的解剖结构暴露。因此，微创脊柱外科医生的大脑必须重建看不见的解剖结构，才能自信、高效、安全地进行手术。如果没有中线结构来指导大脑，一个骨性突起是下关节突关节的一部分还是横突并不总是完全清楚的。如图 1.1 所示，这两个骨性突起可能看起来完全相同。同样的道理，骨性突起的不确定性会减慢手术过程，而绝对确定骨性突起所代表的结构会加速手术过程。

在最简单的形式中，学习曲线下的区域发生的是转换。你将发展这项技能，让你的大脑将看得见的与看不见的解剖线连接起来。中线将在你的大脑中重建。第一个扩张器触诊的棘突基底部将取代暴露的棘突。在椎板切除术中，你将利用正位和侧位透视图像来填补微创暴露无法提供的空白结构，而不是可视化整个椎板。触觉和透视图像的结合将提供间接的视觉化数据点。整合所有这些要素将使你能够准确地知道自己在哪里，需要去哪里，同样重要的是不能去哪里。尽管通道较小、暴露更有限，但手术的定向性、高效性和流畅性仍然存在。简而言之，脊柱微创手术的关键在于能够将所有间接视觉要素整合到有限的视野中，来完成开放手术中需要更长的切口和更广泛暴露的手术。

1.4 三维脊柱解剖的识别记忆与回忆记忆

进一步分析我们的大脑如何学习脊柱微创手术的完美框架是识别记忆与回忆记忆的记忆提取模型。这两种类型记忆激活的主要区别在于激活记忆提取的线索数量和激活所需的知识深度。例如，在街上简单地认出某人是一件事；回忆起那个人的名字、那个人来自哪里，以及你如何认识那个人是完全不同的另一件事。前者类似于脊柱开放手术；后者类似于微创手术。

在脊柱开放手术中，大脑主要利用识别记忆进

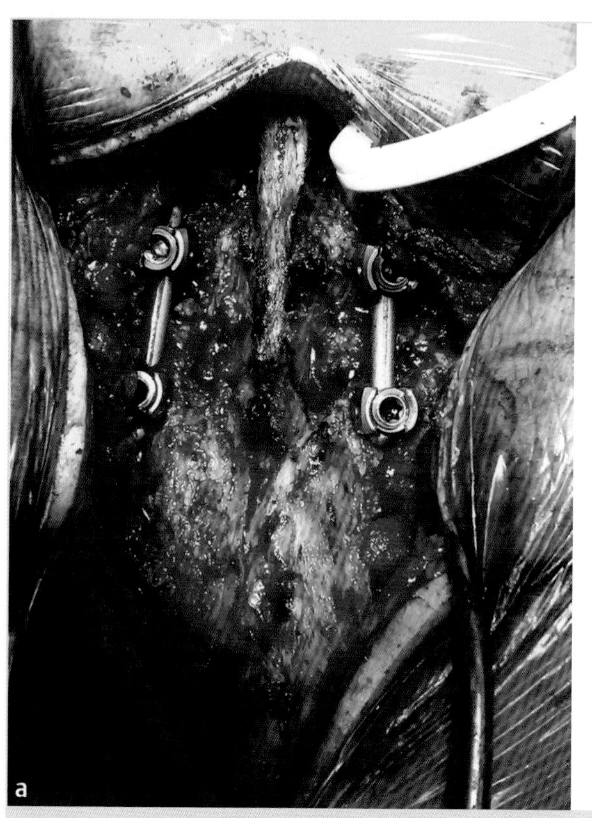

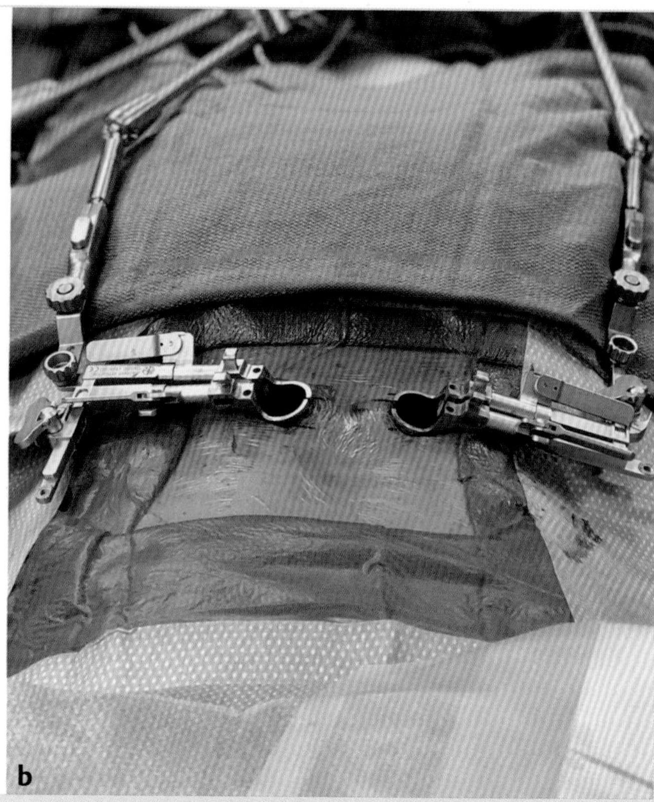

图 1.5 并列的两种经椎间孔腰椎融合术。照片显示术中 L3~L4 经椎间孔腰椎融合的暴露情况。a. 中线开放手术显示了从中线开始的暴露范围，这是从中线开始到侧方螺钉入点和椎间孔通道不可避免的暴露结果。实际上仅有暴露的一部分是手术所需的。b. 同样的手术可以通过两个微创入口操作。在这种手术中，几乎使用了全部暴露。从这个角度来看，微创暴露是高效的

行手术。随着解剖结构的暴露，线索不断积累，直到暴露的结构被大脑完全识别。通过开放暴露获得的可视化线索从记忆的一些部分扩散激活。从不需要仅凭记忆来重建关节突关节或横突的三维（3D）形状。你只需识别这些结构和形状。如果你不完全认识一些结构，你可以进一步暴露它们，直到你认识。记忆激活所需的知识深度不需要超过对解剖结构的认识。暴露提供的可视化线索为识别做好了准备。

相反，微创手术主要利用回忆记忆。它们提供较少的暴露，因此从解剖学上获得的直接视觉线索较少。激活回忆记忆需要更深入的 3D 解剖知识。如前所述，头脑必须用更少的线索做更多的事情。间接视觉线索，如探测解剖结构、检查解剖结构上的通道以及使用透视图像，必须取代直接的视觉线索。大脑必须整合这些间接线索和有限的暴露来激活记忆中的 3D 脊柱解剖结构。做到这样需要远超过激活识别记忆所需的 3D 解剖知识的深度。

回忆 3D 解剖知识的深度是另一项在微创手术中必须训练熟练的技能。你可以通过被动学习模型和进行手术来做到。随着时间的推移，知识的深度将不断积累。我建议你可以更积极地发展这项技能。从记忆中组装自己的腰椎、胸椎和颈椎节段模型可能是获得微创暴露所必需的 3D 解剖知识深度的最有效方式。

在进行微创手术的早期，我试图用我儿子的彩色模型（Play-Doh）构建一个腰椎模型。我震惊地发现，我完成的紫红色作品实际上只构建了很少的解剖结构。我没有真正地了解关节突关节之间的距离或椎板进入棘突的曲度。我可以辨认出所有的解剖结构，但不能很好地回忆清楚来构建一个精确的模型。在第一次尝试结束后，我制作的东西几乎不能被认出是哺乳动物的椎体。从那以后，我更专注于建立精确尺寸的椎体模型。我专注于峡部的厚度、关节突关节的序列和横突的形状。用了大量的儿童模型来制作腰椎的 3D 模型迫使我发现知识深度中的漏洞，而这些正是激活回忆记忆所需的。制作腰椎、

胸椎和颈椎椎体模型并一次又一次地重复这一过程填补了我知识的空白。随着时间的推移，我的模型具有更高的解剖精度。我的脊柱模型制作的尝试提高了我激活回忆记忆的能力，而这正是脊柱微创手术中所需要的。在这个练习中所发现的价值即使在今天也是对我有益的。

如果我们将回忆记忆和 3D 脊柱模型构建熟练度放在学习曲线的框架中，则 x 轴可能标记为所构建模型的尝试次数和分析次数，y 轴可能标记为 3D 脊柱解剖的回忆记忆能力。随着每次重复，只要对模型进行适当的分析，脊柱模型将变得越来越精确。这个思维实验的结果如图 1.6 所示。当我们将这一概念转换到图 1.4 时，很明显的是，重要的不是病例的数量，而是大脑从病例中学到的。回忆记忆能力的不断提高使熟练程度的提高成为可能。再重复一次，当谈到众所周知的学习曲线时，我希望你们专注于你大脑中发生了什么，而少专注于曲线本身的形状上。我想让你们专注于学习 3D 解剖，并在没有中线的情况下指导你的大脑（视频 1.1）。

1.5　附文

你将无法通过阅读这本书或阅读任何其他相关书籍来实现这种转换。在一本关于脊柱微创手术的初级读物中读到这样一条警告可能会令人惊讶。我相信在这种微创转换过程中你的大脑中所发生的事情根本无法在任何文本中被复制。相反，这是不知疲劳的操作、解剖、检查影像学研究、深入地研究脊柱解剖和增加解剖知识深度的产物，从而使识别记忆发展为回忆记忆。它甚至来自制作模型（Play-Doh）。你可能会问自己：那么，阅读这本初级读物的目的是什么？简单的回答是增加正在你大脑成熟过程中的认识。我

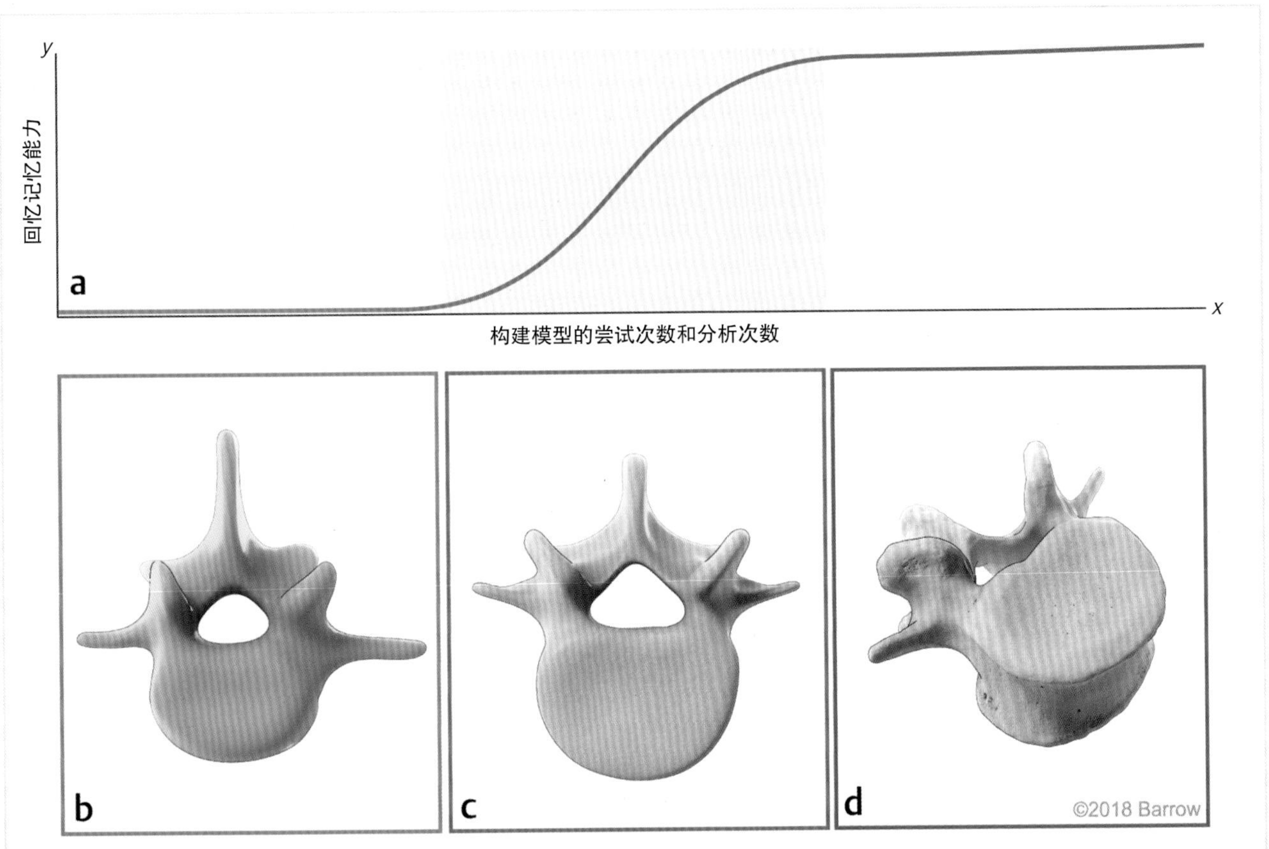

图 1.6　开发回忆记忆。a. 与图 1.4 相同，但 x 轴和 y 轴的标记不同。在这张图中，y 轴代表回忆三维脊柱解剖结构的能力。随着这种能力的增强，你构建的脊柱解剖模型变得越来越精确。当这种能力应用于微创学习曲线时，显而易见，回忆记忆和保持定向的能力决定了熟练的程度。完成病例数量的增加不一定会促使熟练程度的提高。b. 在回忆记忆能力较低时，早期脊柱模型是一个例子。c. 随着大脑对解剖学的理解不断加深，模型变得更加精确。d. 最后，达到对脊柱精确的理解，结果是一个完全可以从回忆记忆中创建的脊柱模型。当你能达到这一点时，你对微创手术的熟练程度将是最高的

相信这种认识本身将有助于转变过程。

我希望这本初级读物中的章节能改变你观察脊柱解剖的视角。你将开始从内向外观察脊柱，而不是从外向内。在这一转换过程中，有限的暴露会挑战你大脑深度重建解剖结构的能力。一旦你达到了熟练重建深度解剖结构的水平，你将自信、高效、安全地在椎弓根内固定螺钉，去除突出的椎间盘，或者甚至切除硬膜内髓外病变。在此过程中，这些章节将通过回顾手术的解剖基础、列出解剖学测量并强调脊柱上的轨迹为这种转换提供背景。

当你的微创思维转换发生时，你会以完全不同的角度找到自己查看放射片、计算机断层扫描和磁共振成像的方式。你将开始看到一个离中线 20mm 的切口，以 30° 角的轨迹是如何将你完美地置于神经压迫的轴向平面内的。随着继续使用微创技术，你深度重建脊柱解剖结构的能力将会提高，直到你开始感觉仿佛你有 X 线视野。你将需要较少的透视来放置微创入口、置入椎弓根螺钉和实现减压。暴露将变得更加明显，你将更高效地执行操作。

当你通过传统的中线入路进行手术时，不可避免地会出现这种情况，对你来说值得注意的手术所需暴露的解剖结构是多么的少。到那时，你的转换将完成。借用本章开头 Thomas Paine 的话来说，“大脑一旦顿悟，就不会再迷失”。我希望这本初级读物将积极强化正在开始学习微创技术医生的学习曲线下的区域。我希望读者发现，本书的内容将促进和激励这种转换。

1.6 基本要素

1.6.1 可旋转 Jackson 手术台

微创脊柱外科医生的基本工具在这一部分值得强调。它们包括手术台、显微镜、电钻、透视机和手术室团队。让我们从当你做这些手术时患者所躺的手术台开始。尽管这些手术可以在任何手术台上进行，但可旋转的 Jackson 手术台是所有腰椎和胸椎手术的理想选择（图 1.7）。除颈椎后路椎间孔切开术和颈椎后路椎板切除术外，我使用 Wilson 架在 Jackson 手术台上对所有微创手术进行单纯减压，或不使用 Wilson 架进行器械融合。由于手术台中心没有底部，Jackson 手术台的设计允许透视机容易地、无障碍地进出手术区域。它还允许透视机轻松滑动到头侧或尾侧。然而，并非所有的 Jackson 手术台都可以旋转，因此需要一个可以旋转的手术台。你很快就会了解到，将手术台旋转到远离外科医生的位置的功能对于中线减压具有巨大价值。这种手术台

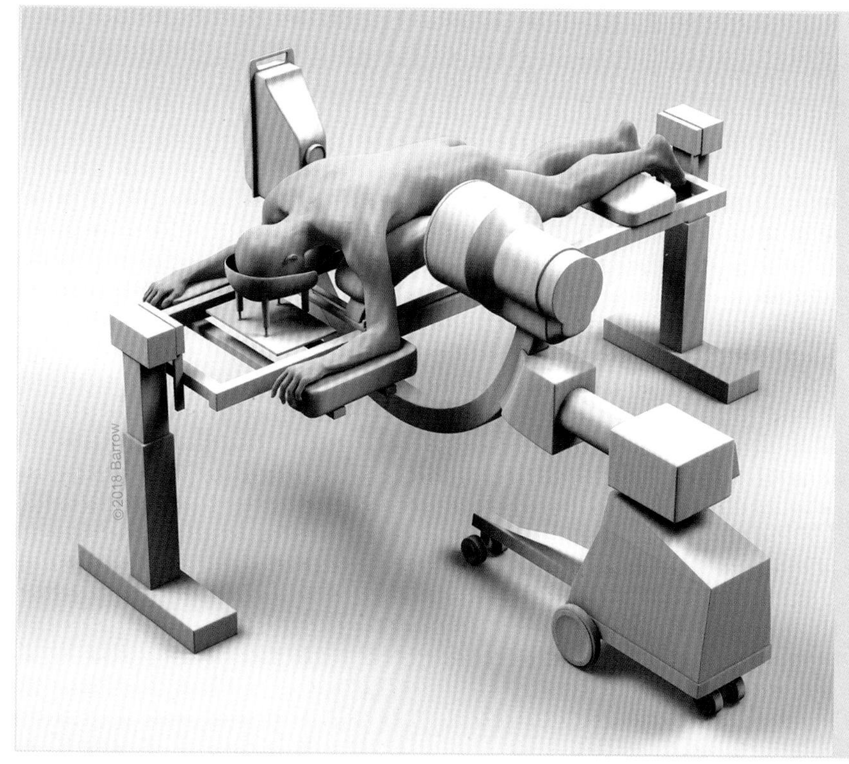

图 1.7 画者对可旋转 Jackson 手术台的演绎。手术台中央没有底部使得透视机可以方便地进入。这样也可以无障碍地进入头侧和尾侧

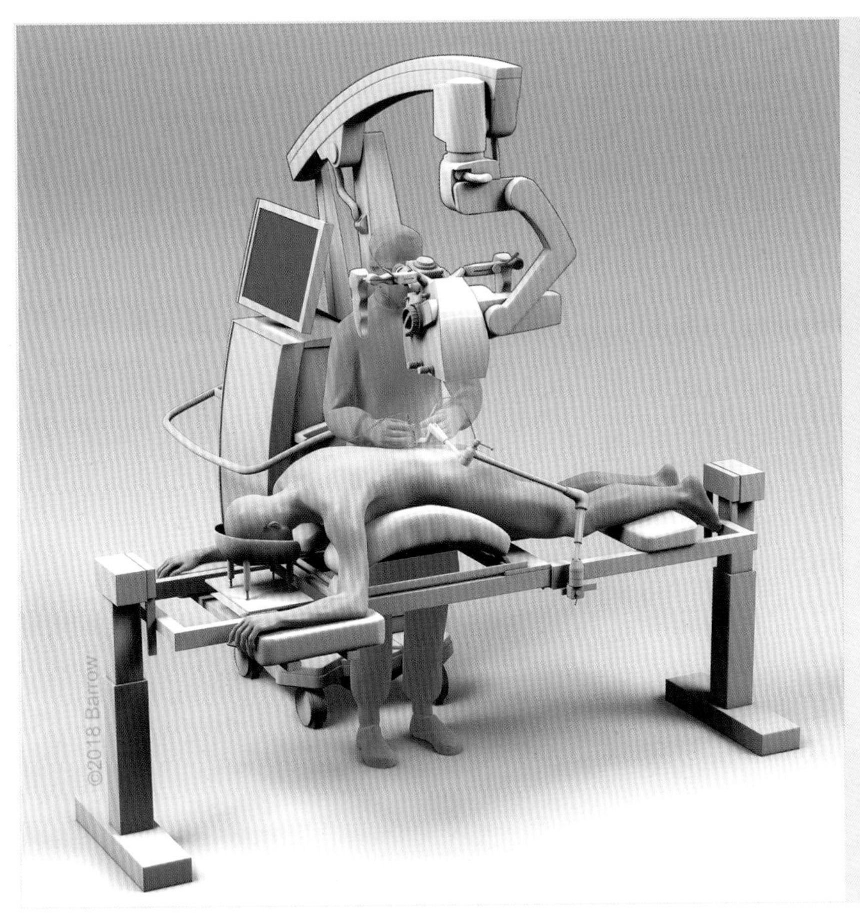

图 1.8　画者对手术显微镜的演绎。手术显微镜不仅可以放大和照亮视野，还可以记录手术录像。回顾手术录像可以提供如何提高和优化效率的即刻反馈

的好处有许多，但这一点就足以说明，一个可以旋转远离和靠近外科医生的手术台优化了医生的视线和人体工程学，同时方便了透视机的进出。

1.6.2　手术显微镜

在微创手术中使用手术显微镜进行减压的好处怎么强调都不为过（图 1.8）。微创手术中的工作通道已经受到限制，因此使得每毫米暴露的照明和放大变得重要。当与可旋转 Jackson 手术台结合使用时，该显微镜可使外科医生获得理想的人体工程学位置，从而优化中线、棘突下方和对侧隐窝的可视化效果。可视化和通道的结合使得对侧完全减压成为可能。虽然使用手术放大镜和头灯进行微创手术是可行的，但显微镜扫除了所有艰难操作。

手术显微镜的另一个好处是它可以记录手术录像。回顾你的手术录像具有巨大的价值，尤其是在你职业生涯的早期。它将帮助你提高你的技术。你将识别多余的步骤、犹豫的点和可以节省时间的区域。当你回顾你的手术录像时，你已经知道暴露会是什么样的，以及为了达到理想的位置和定位你进行了哪些调整。再次观察自己的手术将为你提供反馈，这能立即应用于下一次手术。

1.6.3　电钻附件

电钻的微创附件代表了脊柱手术电钻的自然演进。广泛回顾了 Ralph Cloward 博士的各种著作和他创新的脊柱外科手术入路，如果他看到了微创电钻附件的配置，我认为他会立即将其用于他的外科手术中。钻头的平缓曲度可以让人看到钻头尖端，同时优化了手中的稳定性和人体工程学（图 1.9）。使用这种电钻的舒适度几乎立即提高，与传统的直钻和斜钻附件相比，其优势显而易见。虽然没有更好的电钻配置可用于直径为 14mm 的微创入口，但我发现这种配置同样适用于在颈椎前路椎间盘切除术中钻后部骨赘或在颈椎后路椎板切除术中钻槽。

1.7　微创手术团队

成功的微创手术转换的最后，也是最重要的因素，那就是手术室团队。手术室护士、器械护士、

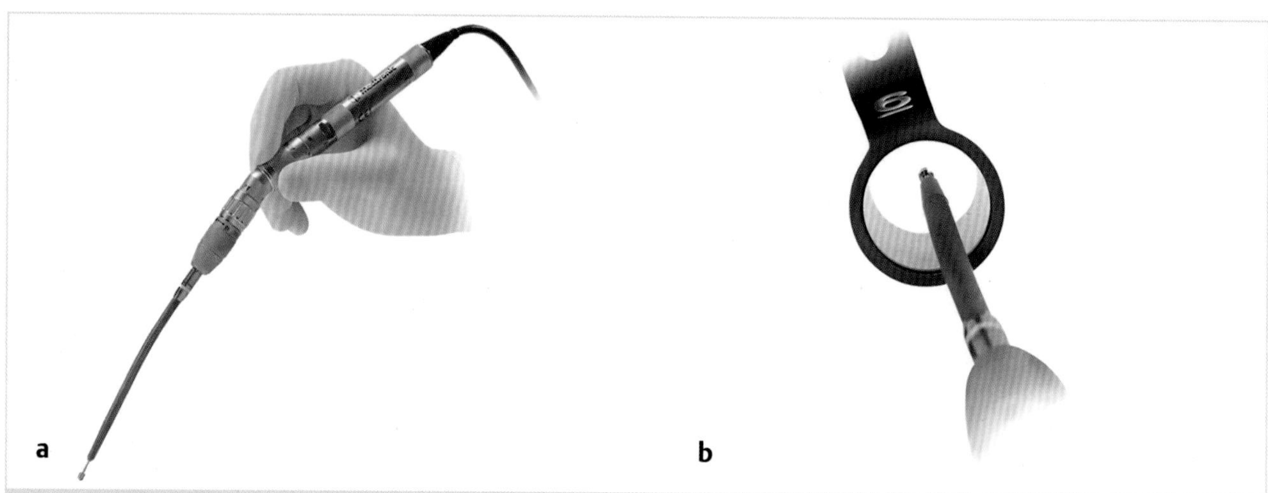

图 1.9 微创电钻附件。a、b. 照片展示了电钻附件的曲度如何在手中创造一个理想的人体工程学位置，并通过受限的微创通道优化视野（微创 Midas Rex 电钻，美敦力有限公司。经美敦力有限公司许可使用）

麻醉师和放射技师一起组成了我所说的“微创手术团队”。只有借助微创手术团队，你才能提高手术的效率、降低辐射暴露、尽量缩短患者的麻醉时间，并成功地、有效地治疗信任你的患者。让团队的所有成员都知道他们在操作中的角色可以优化手术的效率。当器械护士需要移动电切和双极电凝电线及吸引器时，花时间提供培训并解释显微镜位置和固定手术台固定臂重要性背后的原理共同优化了手术的效率。我在本初级读物的各个章节中都强调了这些要素。组成这一团队可以立即获得在手术室花费时间的红利。

能够识别次优的侧位图像，并在没有提示的情况下凭直觉调整的放射技术人员的价值是无法衡量的。当发现了这样一位技术专家时，他应该被认为是团队中宝贵的成员。放射技师是使用较少透视从而减少辐射的关键。发现一位有积极性的技术专家，并共同讨论减少辐射的方法，有可能降低你一生的辐射剂量。在本初级读物中的最后两章讨论透视的基本原理和减少辐射的方法。放射技师在减少每个人的辐射暴露方面起着至关重要的作用。

1.8 并发症

我希望在阅读以下内容时，读者能找到一条更清晰的途径来理解脊柱微创技术的原理。没有什么能代替显微镜下的时间，也没有什么能阻止不可避免的过失导致并发症。当这些情况发生时，每种情况都会提供一个学习机会。失败永远是最好的老师。重要的是要仔细分析任何不良结果根源的最核心的部分。重新审视一切：回顾切口位置、入口的轨迹、减压技术和椎弓根螺钉入点；任何或所有这些因素都可能导致椎弓根螺钉错位、次优的减压或硬膜撕裂。

通过坚持不懈的努力，你会发现，虽然微创受限的通道为你提供了有限的解剖，但是看不见的脊柱解剖结构将会适时变得明显。你将不再感到迷失方向。你不会仅仅识别解剖结构，而是会从你的深度知识中回忆出脊柱的细微结构并构建它。看得见的和看不见的结构之间的线将毫不费力地在你的大脑中连接起来。你的微创转换将会完成。毕竟，正如 Thomas Paine 所说，“大脑一旦顿悟，就不会再迷失”。

脊柱微创手术的前提

1. 中线开放手术只需要暴露解剖结构的一小部分；剩余部分的暴露是中线暴露不可避免的结果。
2. 微创暴露利用了手术中几乎所有暴露的解剖结构；因此，微创入口的精确定位至关重要。
3. 微创手术在深处进行的操作与开放手术应是相同的。

学习脊柱微创手术的原则

1. 中线是脊柱手术定向的基础。
2. 我们越是冒险离开中线，暴露就越会变得迷失方向。
3. 微创手术比开放手术对你的大脑要求更高。
4. 促进微创手术暴露需要的是回忆记忆而不是识别记忆。
5. 尽量减少电离辐射。

第 2 章　微创椎间盘切除术

摘要

微创椎间盘切除术与开放椎间盘切除术在暴露方面的相似性大于差异性。认识到这些相似性可以让大脑获得深度重建解剖结构的技能，而不需要中线原理提供的方向。因此，当你开始学习脊柱微创手术时，微创椎间盘切除术是一种理想的手术方式。你将能够把更多的精力集中在熟悉微创器械和磨钻上，而不是试图保持固定模式。这种相似性减少了迷失方向的可能性，让你专注于为更复杂的微创技术打下基础。本章讨论了微创椎间盘切除术的发展，它代表了 Caspar 规则的必然结果，即最小化手术目标与手术暴露的比率。从这里开始，本章在必要的解剖背景下阐述了切口直径的基本原理，从而为微创手术建立解剖学基础。在详细讨论定位、手术室设置和手术技术之前，将进一步详细介绍定位微创工作通道的细微差别及通过外科医生将其精确放置在压迫部位轴向平面所提供的优势。本章最后讨论了微创椎间盘切除翻修术、避免并发症和一个独特的病例说明。

关键词：椎间盘突出症，腰椎，微创椎间盘切除术，微创，神经根病变，外科技术

2.1　引言

脊柱微创手术从一开始就很困难。一开始，操作微创工具和在受限的工作通道上操作弯曲的钻头总是很棘手。即使是经验最丰富的外科医生，第一次尝试在圆柱形通道内操作这些器械时也显得很笨拙。因此，当你开始考虑脊柱微创手术时，你的理想方法是用一个熟悉的手术来建立信心，无论开放手术还是微创手术。据我了解，微创椎间盘切除术就是这样的手术。这项手术将把你的技能与开放手术联系起来，让你将其转化为微创手术。

如前一章所述，学习微创手术的本质是提高大脑在没有传统地标可视化的情况下深度重建解剖结构的能力。在我们开始这一章的微创椎间盘切除术时，定位的基本原则也值得反复强调：我们在脊柱手术中的方向来自中线结构。相关外科解剖越靠近中线，手术就越简单。当你冒险离开中线时，角度开始改变你观察表面解剖结构的方式，结果是导致迷失方向。由于微创椎间盘切除术直接在中线外进行，因此该手术是最合理的微创手术。当向下窥视直径为 16mm 的工作通道时，你会发现，与棘突和椎板的定向结构之间的距离仅限于毫米，这种情况可能会让你感到舒适。你的大脑可能很容易从 16mm 直径范围内提供的暴露推断出那些定向中线结构。从中线暴露到微创暴露进行微创椎间盘切除术所需要的跨越并不遥远。

2.2　基本原理

我的同事经常提醒我，他们经常进行脊柱开放手术，他们的开放椎间盘切除术和我的微创手术之间几乎没有区别。那句话是真实的。毕竟，关于微创和开放椎间盘切除术的前瞻性研究已经证明其临床结果是等效的。这一观察结果表明，我将在本章中介绍的假定益处可能没有足够大的临床意义。循环争论又开始了，微创手术的批评者们会质疑在开发一套不显示临床结果差异的技能时投入时间和精力的意义。我不会争辩说，这些差异实际上存在，并且可能没有被当前文献中的结果数据充分捕捉到。相反，我要强调的是，微创椎间盘切除术是更广泛的脊柱微创手术的入门程序。当微创手术是治疗 I 级活动性腰椎滑脱的腰椎融合术或导致脊髓压迫的转移性病变的胸椎减压时，微创手术和传统中线手术之间的临床结果差距显著增大。

开始微创椎间盘切除术时的目标是熟悉微创器械，你需要在受限的工作通道中灵活操作微创器械。同样重要的是，将微创工作通道精确放置在理想位置和完成手术的轨迹上。微创椎间盘切除术开始了一个过程，即教会大脑如何开始从椎旁入路重建深层解剖结构，以及如何在微创手术过程中保持定向，而不以棘突或整个椎板作为参考点。因此，将微创技术应用于微创椎间盘切除术为微创手术提供了基础，明确地证明了对患者的临床益处。

2.3 肌肉–牵开器界面的历史观点

微创手术的真正优点不是减少了切口的长度，而是减少了肌肉–牵开器界面上的压力。在传统的中线入路椎间盘切除术中，由于棘突和肌肉同时受力，自持式牵开器保持在原位。当牵开器打开时，肌肉–牵开器界面上的压力增加。为增加暴露面积和稳定需使用牵开器对肌肉施加压力，以达到某一点，从而使牵开器不会移动。例如，当使用McCulloch牵开器时，钩接触棘突，允许牵开器刀片对皮肤和椎旁肌肉产生不对称力。正是这种对棘突的锚定使皮肤和肌肉移位，从而为手术提供了暴露。这种移位的必然结果是流向椎旁肌的血流骤降（图2.1）。

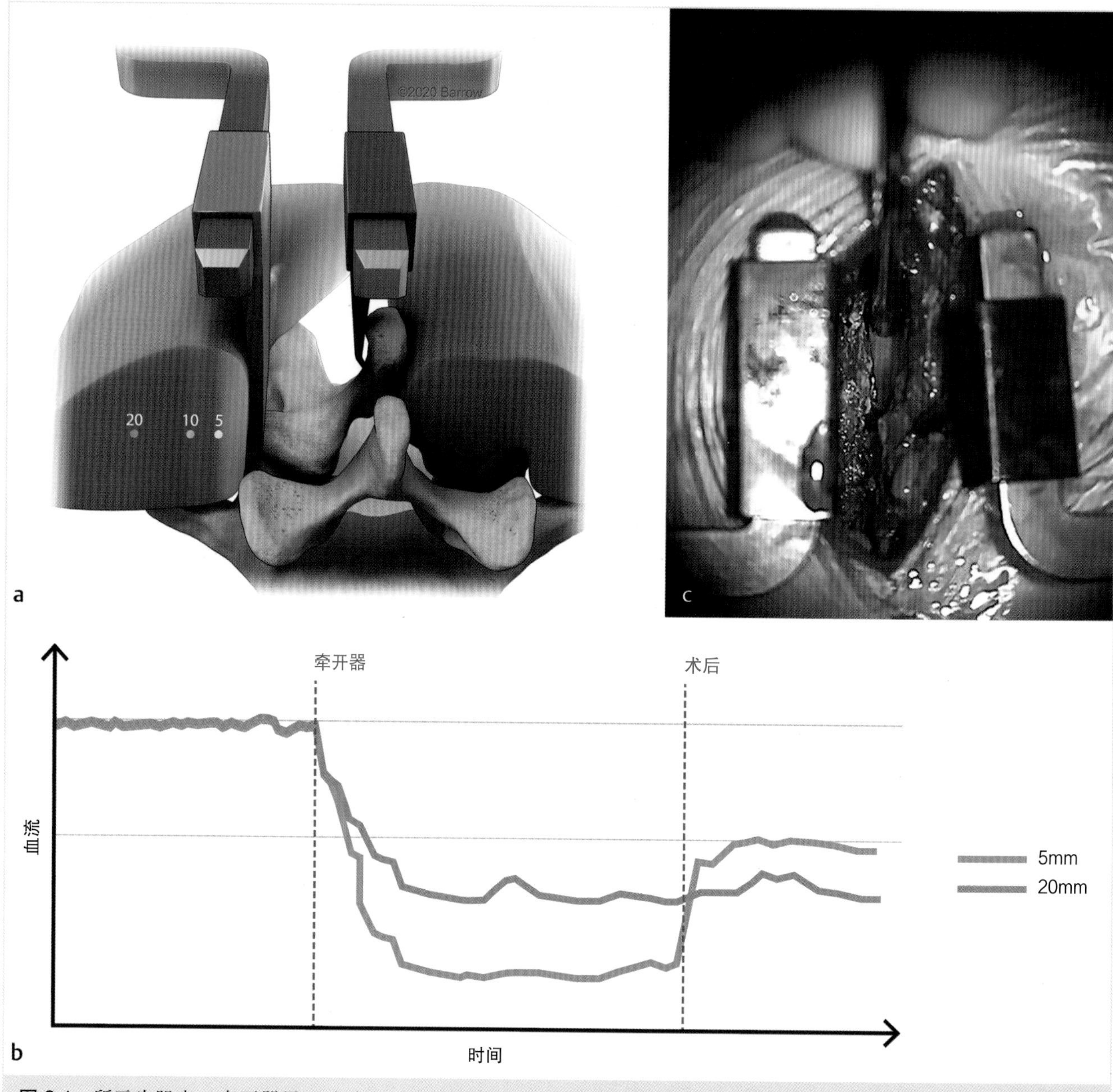

图2.1 所示为肌肉–牵开器界面（a），以及根据Kawaguchi等修改的相应血流图（b）。当牵开器打开且对肌肉的压力增加时，可实现自持式牵开器（如McCulloch牵开器）的稳定性。肌肉–牵开器界面处的压力增加对应于血流减少。Kawaguchi和同事报告的猪模型表明，发生在最靠近肌肉–牵开器界面（灰色线）处的压力最大，因此对血流的影响最大。但即使距离肌肉–牵开器界面20mm远，流向肌肉的血流也会受到影响（紫色线）。手术中McCulloch牵开器在开放椎间盘切除术中的位置照片（c）。随着牵引力的增加，肌肉–牵开器界面的血流量减少。牵开器的更大牵张力转化为更大的稳定性和侧向暴露。额外暴露的后果是肌肉和皮肤的血流量减少

在脊柱开放中线暴露中，牵开器打开得越大，暴露得越多，对皮肤和肌肉的血流影响越大。暴露和血液流动是截然相反的。随着时间的推移，肌肉－牵开器界面的血流持续受损会增加患者术后的不适感，并可能导致术后多年磁共振成像（MRI）观察到的萎缩。持续牵张对皮肤边缘血流的潜在影响也可能导致微创手术和开放手术之间感染率的差异。

几十年来，脊柱外科医生一直对肌肉－牵开器界面感兴趣。早在现代脊柱微创手术兴起之前，脊柱手术文献中就充满了对脊柱手术中肌肉收缩引发的后果的担忧。这本书读起来几乎像是集体的呼吁，以寻求更好的方式。Kawaguchi 和同事们发表了一篇也许是最好的文章之一，阐述了传统中线牵开器对血流的即时影响。一个经过仔细考虑的猪椎板切除术模型优雅地展示了牵开器对血流的影响，并为腰椎椎板切除术后出现的萎缩提供了最清晰的解释（图 2.2）。最值得注意的是，他们的文章发表早于 Foley 和 Smith，他们描述了一种经椎旁肌入路安装在手术台上的工作通道，他们共同解决了肌肉－牵开器界面和皮肤边缘的血流问题。

在微创手术中，微创工作通道不是通过肌肉－牵开器接口处产生的压力来保持其位置，而是通过一个安装在手术台上的固定臂（图 2.3）。这就是微创手术的主要优点：压力从椎旁肌释放，并转移到桌上安装的固定臂上。与开放暴露不同，微创暴露对一侧皮肤和肌肉没有明显的作用力。工作通道的稳定性取决于安装在手术台上的固定臂，而不是肌肉－牵开器界面产生的压力（图 2.4）。因此，流向肌肉或皮肤的血流没有明显减少。可能的好处是减少术后不适和减少椎旁肌萎缩。据报道，微创手术的感染率极低，这进一步支持了皮肤和肌肉－牵开器界面血流的优化。

同样重要的是圆柱形微创工作通道。从概念上讲，圆柱形是将压力分布到切口和肌肉整个周长的最有效形状。将力均匀分布在皮肤和肌肉上可防止切口一侧的不对称压缩。因此，肌肉－牵开器界面存在的任何力均沿工作通道的圆柱形均匀分布（图 2.4）。

Caspar（1977）在他关于微创椎间盘切除术进展的一章中，真正引入圆柱代替自持式牵开器概念。在脊柱手术中，他观察到暴露对于手术目标的比例太大。Caspar 的目标是降低必要解剖结构与手术暴露的比率。为此，他开发了一种窥镜式牵开器，可以精确地放置在需要的解剖结构上（图 2.5）。

尽管 Caspar 似乎是第一个描述使用圆柱形工作通道来最小化组织损伤的人，但这一章的重点是使

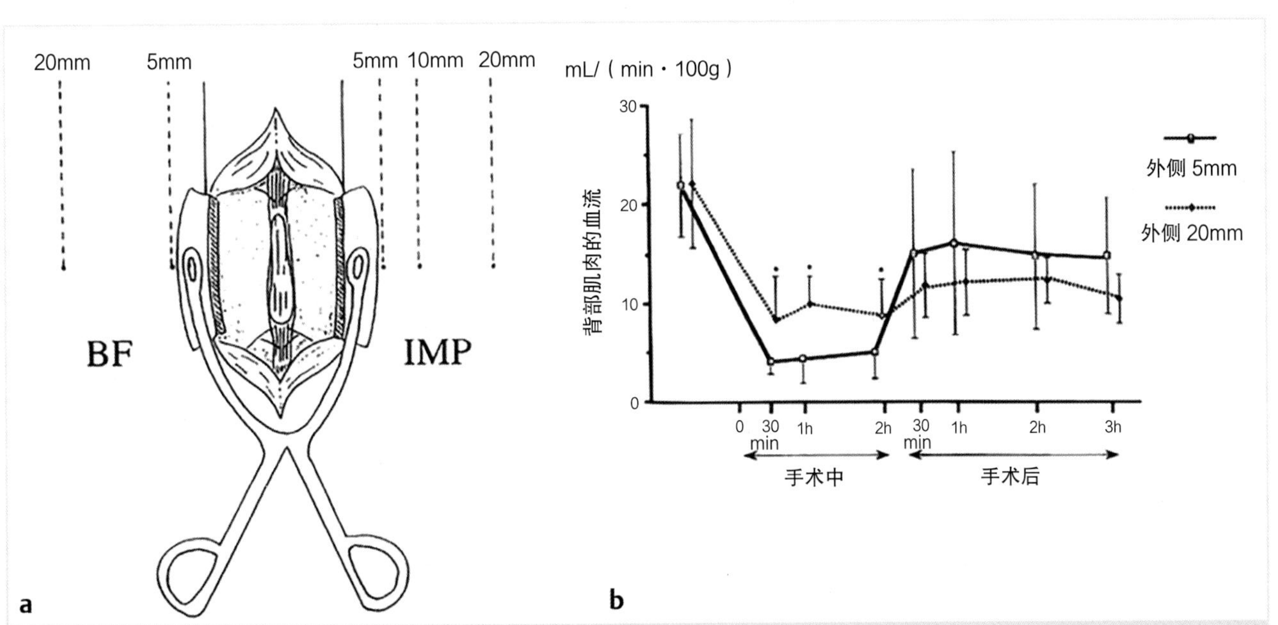

图 2.2 Kawaguchi 等的插图（a）和图表（b）显示，在距切口不同距离处，自持式牵开器处于适当位置时，血液流向椎旁肌。一旦撑开了牵开器，流向肌肉的血液就会直线下降。即使在移除牵开器后，血流在移除后数小时内也不会恢复到术前水平

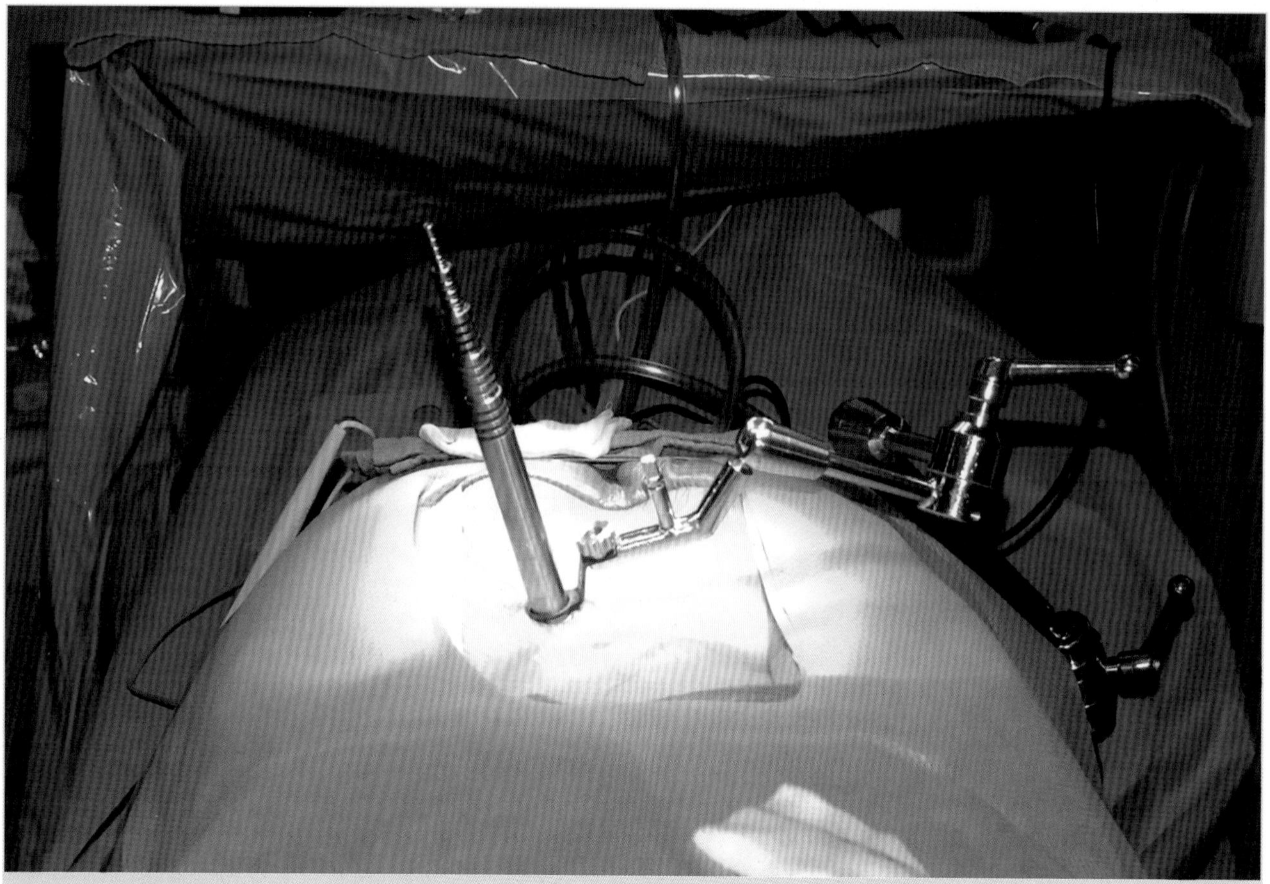

图 2.3 术中照片显示了 Foley 和 Smith 设想的微创工作通道，该工作通道通过在手术台上安装固定臂固定到位。所有的力不是转移到肌肉和皮肤上，而是转移到手术台上安装的固定臂上。圆柱形工作通道进一步将力均匀分布到周围的皮肤和肌肉

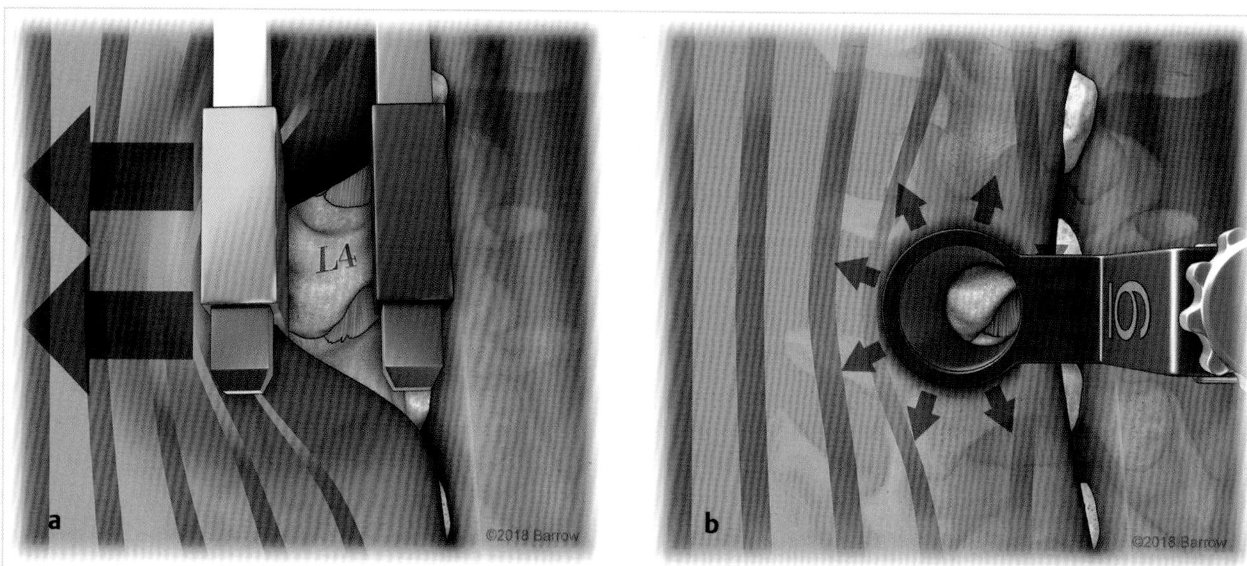

图 2.4 开放暴露与微创暴露时肌肉－牵开器界面处的力大小。a. L4~L5 微创椎间盘切除术中暴露时矢量力大小的视觉渲染。流向肌肉的血流由垂直红线表示。自持式牵开器的方向性和大小会影响血流，如肌肉－牵开器界面处的深紫色所示。b. 力较小，且力按圆柱形均匀分布。精确地将微创工作通道直接放置在必要的解剖结构上，避免了从中线暴露解剖结构所需的大矢量力。安装在手术台上的固定臂将工作通道固定到位，而不是借助牵开器产生的力。其结果是微创工作通道对肌肉接触处的血流影响较小

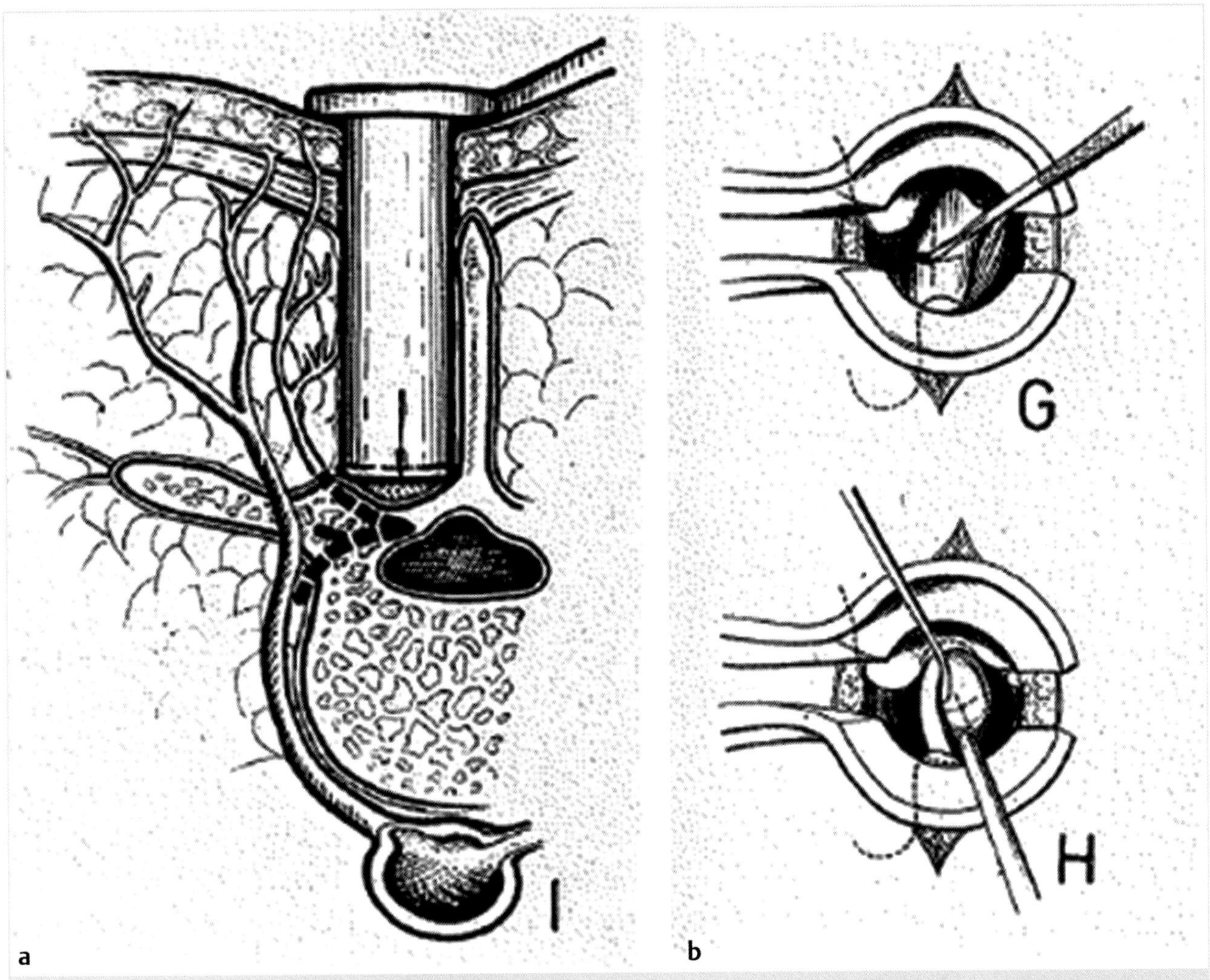

图 2.5　Caspar（1977）关于微创腰椎间盘切除术外科技术的插图。a. 一个圆柱形的工作通道与目前的微创工作通道惊人地相似，它被放置在腰部的位置上。b. Caspar 认识到肌肉 – 牵开器界面的可靠性："器械的光滑圆形轮廓不会对肌肉组织造成任何值得注意的压力损伤"

用手术显微镜来优化可视化，他和 Yasargil 都支持这一点。Caspar 专注于与现代的工作通道极为相似的圆柱形工作通道，但这似乎在很大程度上已被历史所遗忘。Caspar 在其极具洞察力的手稿开头写道：

经验表明，腰椎间盘突出症手术治疗后，局部背部不适的发生率很高（不幸的是，有时也是永久性的）。手术效果因此而降低，有时甚至会受到质疑。我们认为，相当一部分主诉必须归因于手术创伤，特别是肌肉损伤。这一观点得到了经验丰富的外科医生的支持，如 Kuhlenedahl、Lange、Love、Youmans 等，他们长期以来一直主张采取尽可能准确、范围有限和温和的干预措施……与手术靶区的尺寸相比，迄今为止的手术方法需要过大的通道。

Caspar 观察到，与必要的解剖结构相比，暴露过大，这表明他意识到需要提高手术暴露的效率。Caspar 比率（我在简介中提到）精确地定义了手术效率，即手术目标与手术暴露的比率。争取使 Caspar 比率为 1 是脊柱微创手术的中心原则。为了弥补在他那个时代进行的腰椎间盘突出症手术的缺陷，Caspar 提出了以下标准：

（1）精确的单节段通道。

（2）接近实际手术区域的最小损伤。

（3）视觉清晰度更好（使用手术显微镜），因此对神经根和硬膜囊的操作更温和。

这些标准现在听起来和 Caspar 在 1977 年写下它们时一样真实。总的来说，坚持这些措施将形成一条轨迹，这条轨迹使我们今天拥有当前的微创技术。这些技术是完全实现和遵守 Caspar 标准的必然结果。

Caspar 的圆柱形工作通道概念解决了肌肉－牵开器界面的几个方面问题，将力均匀地分布到皮肤和肌肉上。这一概念是一个重要的进步，但由于无法保持工作通道的稳定性而未能实现。我与尝试通过内镜进行手术的外科医生的交谈表明，缺乏稳定性可能是限制 Caspar 概念广泛采用的原因。20 年后，Foley 和 Smith 引入了在手术台上安装的固定臂，解决了圆柱形工作通道的稳定性问题。将力从切口移开并转移到手术台安装的固定臂上，进一步将肌肉－牵开器界面最小化。Foley 和 Smith 改进了工作通道，将切口完全从中线移开，从而避免骨膜下剥离，改为使用经椎旁肌入路到达脊柱。虽然最初使用的是内镜可视化，但如今显微镜已成为一种更实用的可视化形式。微创椎间盘切除术是我在本章中介绍的技术，它通过固定在手术台上的经椎旁肌微创工作通道进行，并通过显微镜进行可视化。

2.4 必要的解剖学

当我们第一次一起进行微创椎间盘切除术时，我给我的住院医师和同事们的建议是，他们不要改头换面。换言之，他们不应该将微创椎间盘切除术视为与开放椎间盘切除术不同的手术。当住院医师和同事们与我轮换时，他们已经积累了一些微创椎间盘切除术的重要经验。他们已经协助了数十例开放椎间盘切除术，并且很可能自己完成了几例。他们对深度解剖的熟悉使他们能够成功地进行开放手术，或者至少认识到应该如何暴露。这些住院医师和研究人员在他们的训练中已经达到了一个阶段，从记忆中重建解剖学的时机已经成熟。因此，我向他们强调的第一件事是，通过微创工作通道进行暴露，如果是中线开放操作方法，那这正是他们希望看到的。重要的是要认识到，微创手术中的暴露本质上需要回忆记忆的元素。当微创工作通道处于适当位置时，你无法在暴露的视野中看到所有必要的骨性标志，请停止并重新评估。对你不确定的解剖结构进行操作不会有什么好处。

在考虑微创椎间盘切除术时，第一个逻辑问题是：开放或微创椎间盘切除术所需的解剖结构是什么？比较传统中线椎间盘切除术暴露与微创椎间盘切除术暴露，以及手术所需的解剖结构（图 2.6），它由 Williams 定义，并由 Maroon 证实。

在图 2.6 中，腰椎右侧的黄色突出显示区域表示微创椎间盘切除术所需的解剖结构。无论你使用哪种技术，都必须观察硬膜囊的侧面、穿过的神经根和椎间隙，以便你能够执行该操作。请注意，手术本身不需要中线。图 2.6c 显示了开放入路和微创入路暴露发生的重叠。

在开放手术中，1in（1in=2.54cm）左右的切口要么在中线上，要么在症状神经根方向稍微偏离中线处。棘突内侧暴露，允许对棘旁肌进行骨膜下剥离，以暴露椎板。小心暴露内侧小关节，以免损伤小关节囊。通常，Williams 牵开器、McCulloch 牵开器或相同作用的牵开器固定在棘突内，用于在剥离后将椎板上方的肌肉收缩至小关节内侧面。

微创暴露和开放暴露之间的唯一区别是棘突和内侧椎板的内侧面不存在，这两种情况实际上都不是手术所需的。棘突和内侧椎板下方的手术不需要神经解剖结构。它们的暴露是中线方法的必然结果。值得一提的是，在 Caspar 于 1977 年描述的微创椎间盘切除术中，棘突和内侧椎板都不是暴露的一部分。除此之外，暴露应相同。作为一名微创外科医生，你必须接受这样一种观念，使用微创入路的微创椎间盘切除术仅仅是另一种方法，也可以进行与中线切口和常规牵开器相同的手术。

2.5 暴露效率

如图 2.7 中所示，Williams 认为需要暴露的必要解剖结构是头侧椎板的下外侧面、内侧面以及尾侧椎板的上侧面和外侧面。直径为 16mm 的定位良好的工作通道（图 2.7b）很容易能够包含这些必要的解剖结构。采用常规牵开器的中线入路不会暴露更多必要的解剖结构，只会暴露更多手术不需要的解剖结构（图 2.7c）。记住，没有必要尝试改头换面。试图使微创操作与你已经熟悉的操作有所不同是错误的。我们的目标是利用从开放椎间盘切除术中获得的经验和技能，并将其应用于微创方法，以便你能够熟悉器械和入路改变对表面解剖外观带来的微

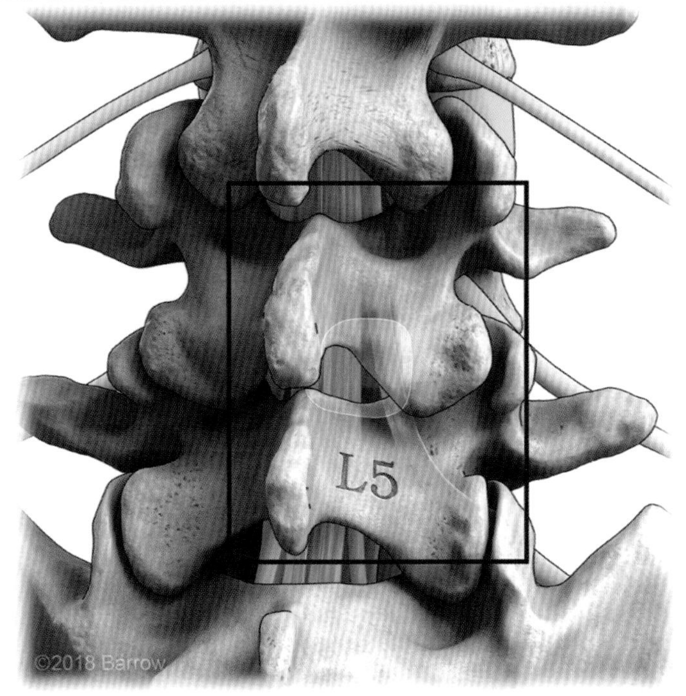

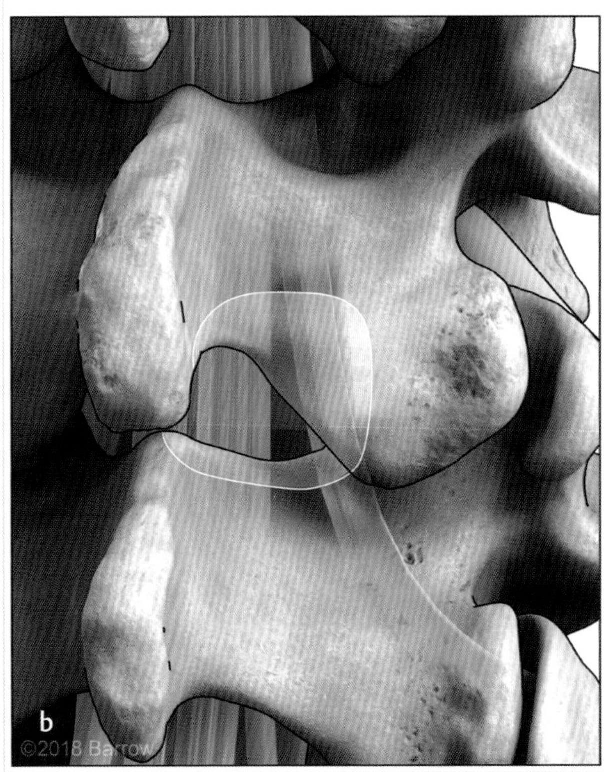

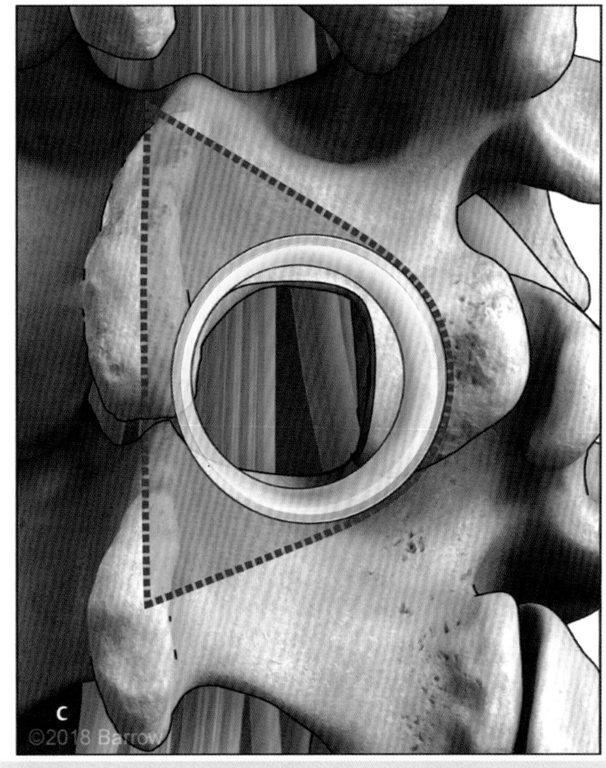

图 2.6　插图显示了 Williams 定义的微创椎间盘切除术所需的解剖暴露。a. 腰椎右侧的黄色突出显示区域代表微创椎间盘切除术的必要解剖结构。请注意，执行该操作不需要中线，因此不会突出显示中线。黑色矩形是图 b 和图 c 的焦点区域。b. 微创椎间盘切除术所需解剖结构的放大视图。相对于椎板和小关节以及椎间隙，可以看到 L5 神经根。c. 开放入路（红色阴影）和微创入路（由微创工作通道包围）的叠加暴露。两种暴露都包括必要的解剖。然而，微创暴露更有效，因为它只暴露必要的解剖结构，而中线入路暴露非必要的解剖结构（红色阴影）。非必要解剖结构暴露是中线开始暴露不可避免的结果

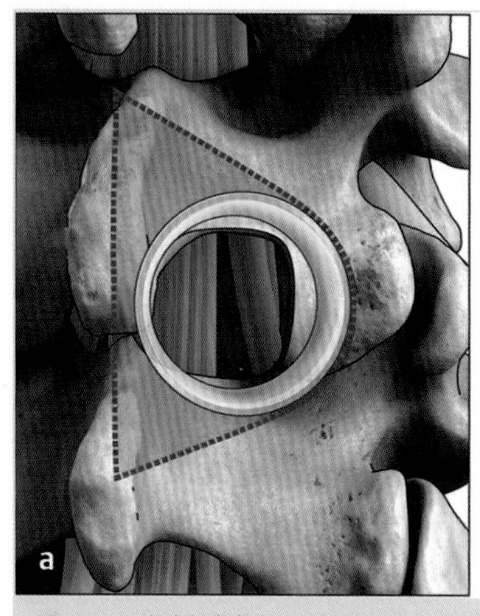

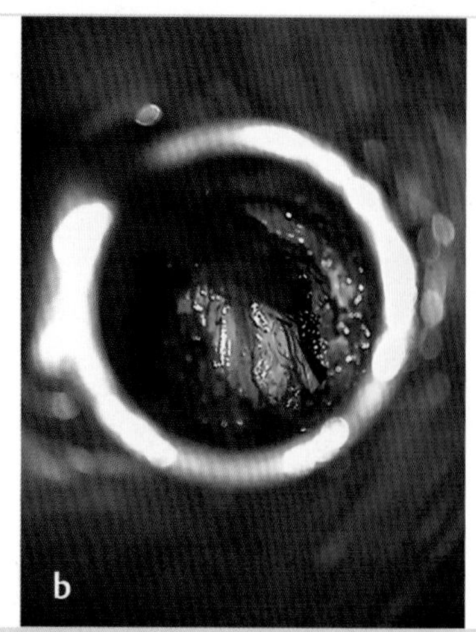

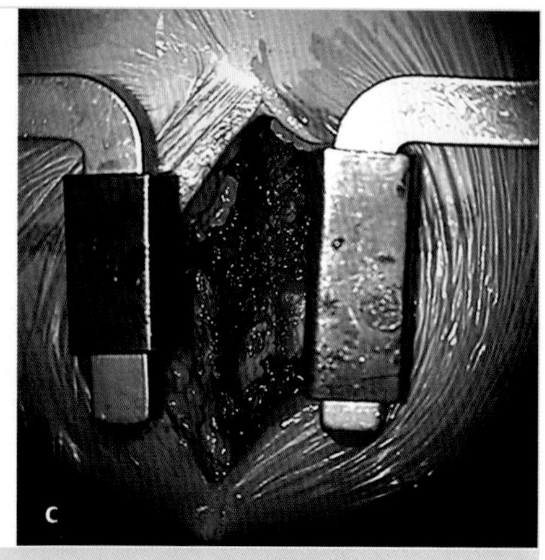

图 2.7　微创手术的基本原理。a. 必要解剖结构的图示（放大版的图 2.6c）。直径为 16mm 的工作通道包含该手术所需的所有解剖结构。开放式中线入路（红色阴影）不提供任何额外的必要解剖暴露，在工作通道（灰色圆圈）内可见。b. 一个直径 16mm 微创工作通道的术中照片显示，该工作通道包括必要的解剖结构和高效的暴露。c. 右侧 L4~L5 微创椎间盘切除术中暴露椎板的 McCulloch 牵开器的术中照片。中线入路不能提供更多必要解剖结构的暴露；它暴露了更多手术不需要的解剖结构

妙影响。

传统腰椎牵开器的中线切口实际上超出了进行手术所需的范围（图 2.7c）。就其本质而言，这种方法需要切口向头侧延伸更多，以使肌肉和皮肤侧向移位，从而露出必要的解剖结构。暴露更多的原因是中线切口需要足够的长度，以允许足够的暴露到达小关节内侧面。其结果是导致一个三角形的暴露，三角形的头侧和尾侧是暴露的结果，但手术根本不需要这些。值得注意的是，中线入路并不能比一个位置良好的微创通道提供更多的手术所必需的解剖结构暴露。

暴露必要解剖结构的最有效形状是圆形，正如 Caspar 在 1977 年倡导的那样。如果暴露的效率是通过必要解剖结构与暴露解剖结构的比率来衡量的，那么一个位置良好的圆柱形工作通道将比三角形的常规中线暴露显示出更高的效率。尽管微创椎间盘切除术的差异可能很小，但必要解剖结构越靠近侧边，暴露之间效率的差距就越显著。极外侧微创椎间盘切除术是这一概念的完美例证。

2.6　解剖学基础

当住院医师和研究人员开始执行这些操作时，我可以感觉到他们对手术所需的暴露量以及他们是否能够通过微创工作通道获得足够暴露量的担忧。因此，在不同直径的工作通道情况下，有必要说一两句关于手术解剖学基础的话。当你开始探索微创椎间盘切除术时，进行一些必要的解剖学测量是非常有价值的。开启这一章的古老的 Panchatantra 名言在这里尤其正确：“知识是真正的视觉器官。”在这种情况下，解剖学知识将有助于确定你们的思维方向，增加你们对深层解剖学的把握。你不需要看到所有东西就知道所有东西在哪里。所以，你必须具备系统的解剖学知识，才能在微创手术中获得“真正的视觉器官”。这些知识超出了你对普通解剖学的认识。你的目标必须是从记忆中完全回忆起解剖结构，并有能力深度重建解剖结构。

请记住，涉及腰椎时，常量多于变量。即使在同一患者中，椎间盘高度也可能不同，这取决于退变程度，椎管直径和椎弓根之间的距离非常恒定。图 2.8 和图 2.9 显示了椎管直径、椎弓根间距离、椎弓根内距离和椎间孔高度的各种测量结果。当你向下凝视一个直径为 16mm 的工作通道，想知道底部是什么时，对这些测量结果有一个大致的感觉会给你带来信心。

根据 Panjabi 等的测定，椎弓根内距离（即同一椎体的椎弓根之间的距离）平均为 24mm（范围：23~27mm）。棘突（中线）到椎弓根的距离很少超

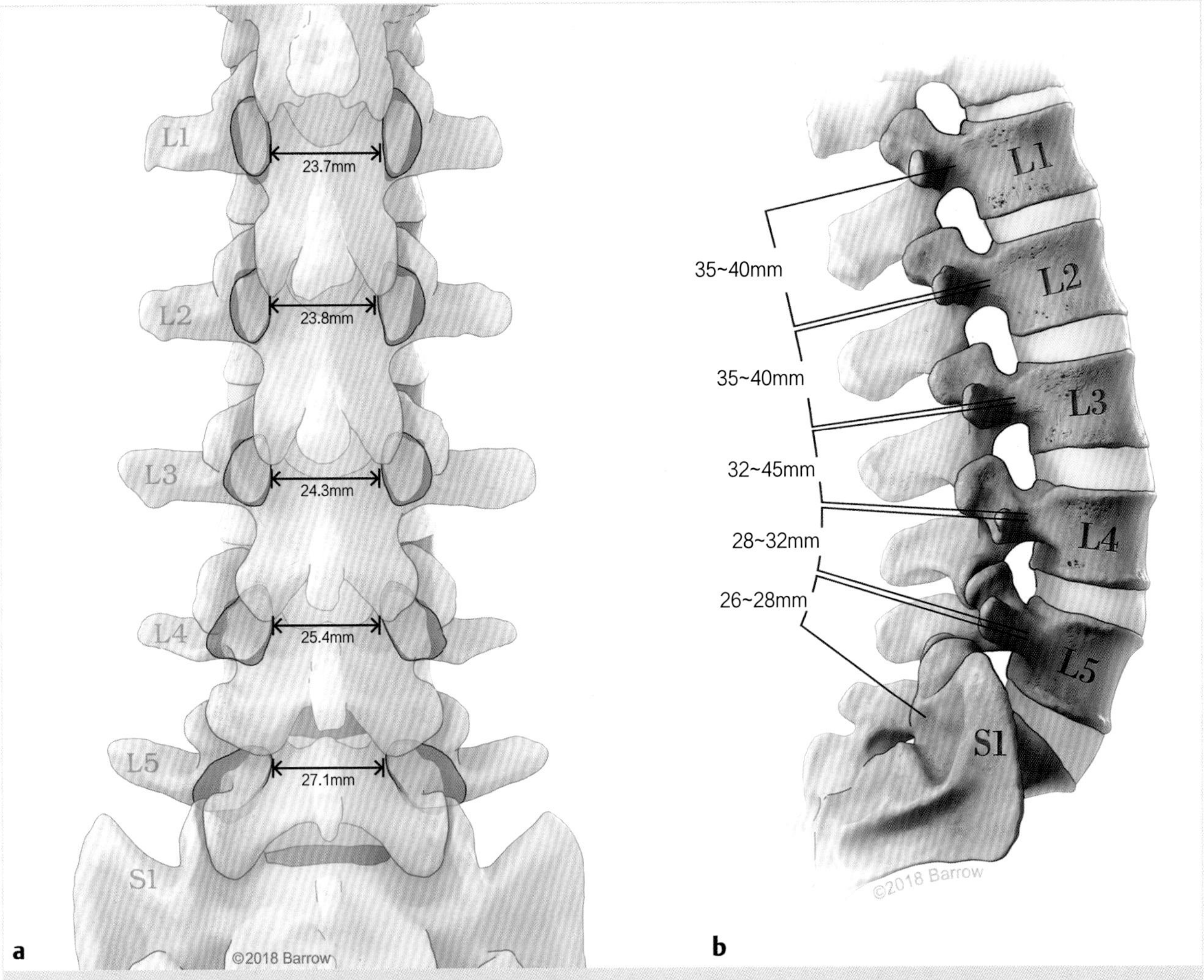

图 2.8 插图显示了腰椎 L1~S1 的同一节段两侧椎弓根之间的距离（a）和同侧相邻节段椎弓根间的距离（b），如 Panjabi 等报告的。由同一节段两侧椎弓根之间的距离可确定椎管的宽度。L1~L5，距离为 23~27mm，很明显，直径 16mm 的工作通道可以很容易地将解剖结构包围在工作通道中。同侧相邻节段椎弓根间距离在 L5~S1 处为 26mm，L1~L2 处为 40mm。这些测量开始为腰椎微创手术奠定基础

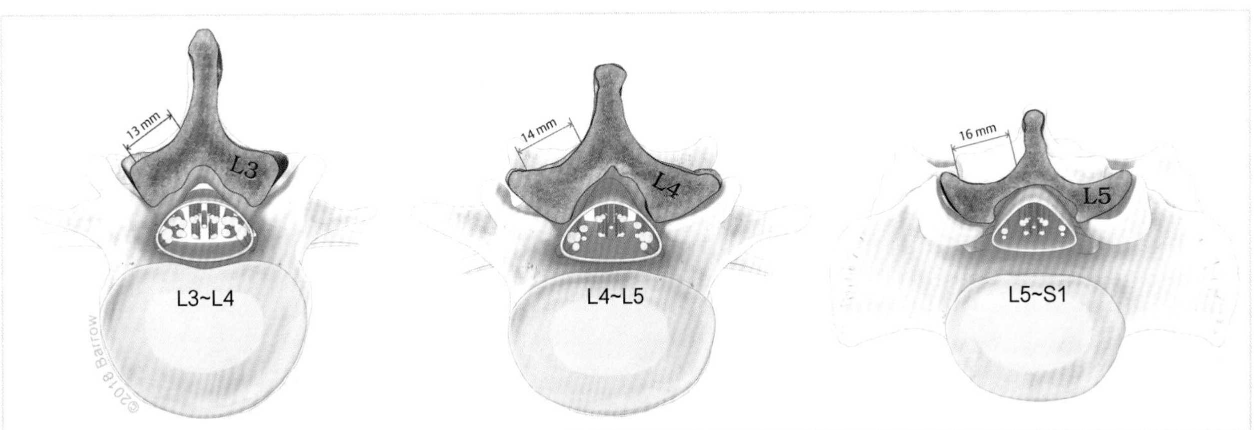

图 2.9 L3~L4、L4~L5 和 L5~S1 椎间隙处 L3、L4 和 L5 椎板的腰椎轴向视图说明，棘突底部到小关节内侧的距离小于 16mm。因此，一个位置良好、直径为 16~18mm 的工作通道将提供足够的暴露。较大的直径会暴露小关节，这是不必要的

过 12mm。椎弓根间距离（即相邻椎弓根之间的距离）与椎间盘间隙和水平面有内在联系。椎间盘塌陷患者的椎弓根间距离要小于健康人。在 L5~S1，前凸最大，因此椎弓根最接近，椎弓根间距离最小（通常约 28mm），而在 L3~L4，节段性前凸较少，椎弓根距离可增加至 35mm。最后的测量值为椎间盘高度。虽然椎间盘高度与退变程度直接相关，但即使在健康椎间盘中，高度也很少超过 14mm。总的来说，这些测量为微创椎间盘切除术的解剖学基础指明了方向。图 2.9 显示了从棘突底部和椎板交界处到小关节内侧面和椎间隙顶部的各种距离。直径 16mm 的工作通道提供了充分的空间去暴露神经和骨骼解剖结构，使你能够轻松地进行手术。

当然，一个位置不好的工作通道会使得操作几乎不可能完成。当你只有一个直径为 16mm 的工作通道时，该通道的精确位置是必要的。当电刀清除了椎板顶部的软组织时，如何确保必要的深部解剖结构存在？答案有 3 个：术前计划、透视指导和解剖探查。

用于微创椎间盘切除术的切口位置可能会有所不同。就像我们放置脑室导管一样，我们可以从眉间后 11cm 中线旁开 2cm 处将导管插入第三脑室，也可以从眉间后 10cm 中线旁开 3cm 处将导管插入第三脑室。有的外科医生建议切口距离中线 1cm、2cm 或 3cm。这些距离中的任何一个都可能起作用。然而，我更喜欢在中线外 1.5cm 处切开，正如 Foley 和 Smith 所建议的那样，原因我将在后面阐述。一些外科医生主张横向切口，认为有好处，而另一些医生认为没有理由不直接从相关解剖结构开始。再次强调，与其说是切口或位置，不如说是你通过这个切口来完成必要的暴露。

微创工作通道直径的解剖学基础

在这一点上，微创工作通道的直径和手术是密切相关的。在各种可用直径中，18mm 是理想的起始直径。尽管直径可达 22mm，但图 2.9 的测量值仍表明，微创椎间盘切除术使用如此大的直径没有解剖学基础。如果有什么区别的话，那么直径大于 18mm 可能是一种缺点而不是优势。这样的直径会破坏手术所需解剖结构之外的结构。图 2.9 中所示的腰椎轴向视图显示了从棘突外侧到 L3~L5 内侧面的距离均不超过 16mm。

如图 2.10 所示，在 L3~L5 处，从椎间隙中心到椎弓根内侧的距离不超过 18mm。

图 2.9 和图 2.10 列出的测量值表明开放或微创椎间盘切除术的必要暴露不需要超过棘突外侧 18mm 的位置。事实上，超过 18mm 可能是一种负担，因为它可能会暴露小关节囊。此外，考虑到这些测量结果，可以认为一个位置良好的 16mm，甚至 14mm 的微创工作通道从中外侧的角度也能提供充分的必要解剖暴露。理想的位置和轨迹对于这些通道至关重要，因为每毫米的曝光都是手术必不可少的。

从头尾之间的角度看，从椎间盘间隙上方到椎间孔的距离约为 16mm。图 2.11 中腰椎在冠状面投影中的图示显示，16mm 允许 S1 处神经根由椎管内侧向外侧走行进入椎间孔。

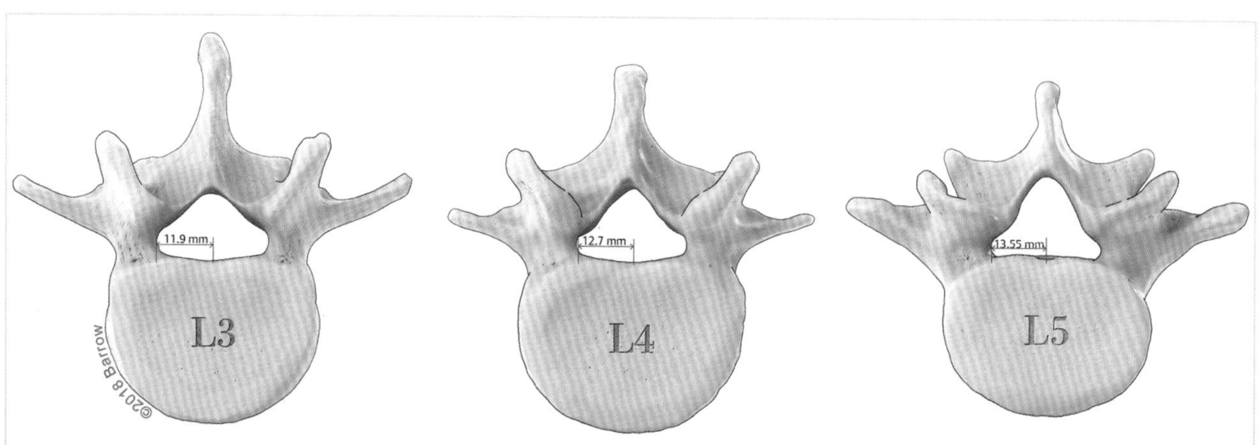

图 2.10 L3~L5 椎体的图示表明，从中线到椎弓根的距离小于 18mm。因此，一个直径 16mm 的工作通道将提供从棘突底部到椎弓根的暴露。微创椎间盘切除术所需的解剖结构在该直径范围内

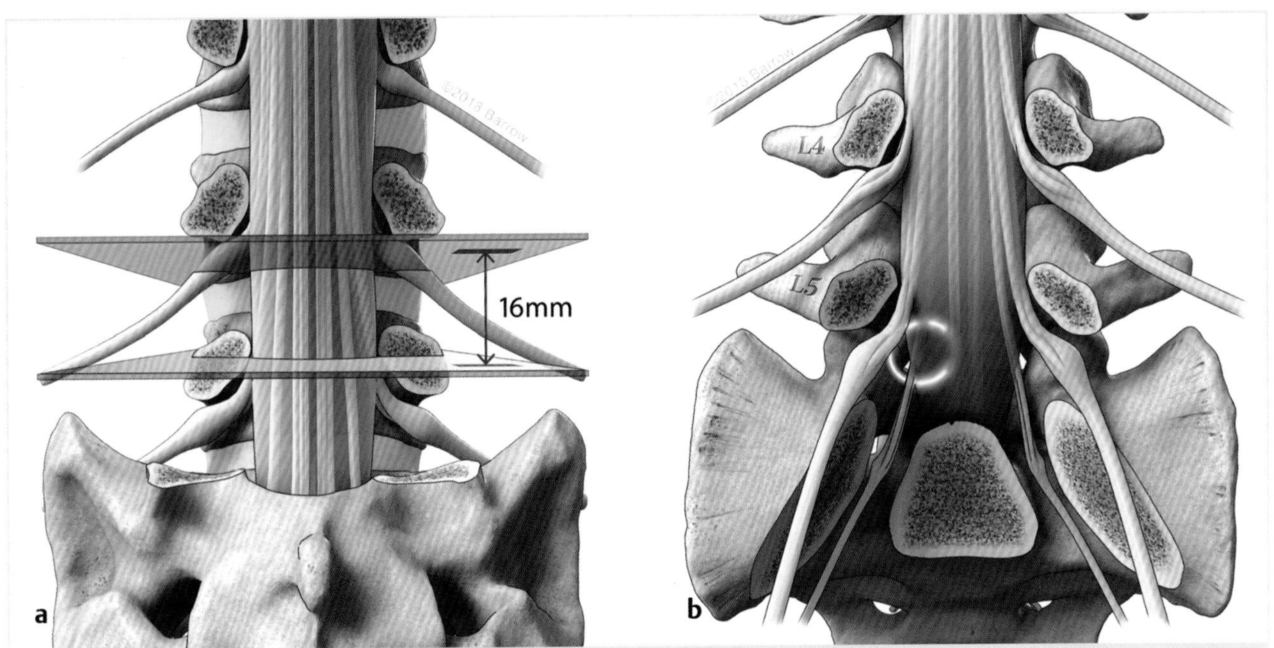

图 2.11　图显示了冠状面投影中的腰椎。a. 后视图，去除后视元素。从 L4~L5 椎间隙顶部到穿过 L5 椎弓根中部的平面约为 16mm。b. 移除椎体后的前视图显示，在 L5~S1 微创椎间盘切除术中，S1 神经根顶部上方有一个直径为 16mm 的微创工作通道（光环）。椎管内部的视图显示，这样的直径提供了完成所有手术目标所需的所有暴露

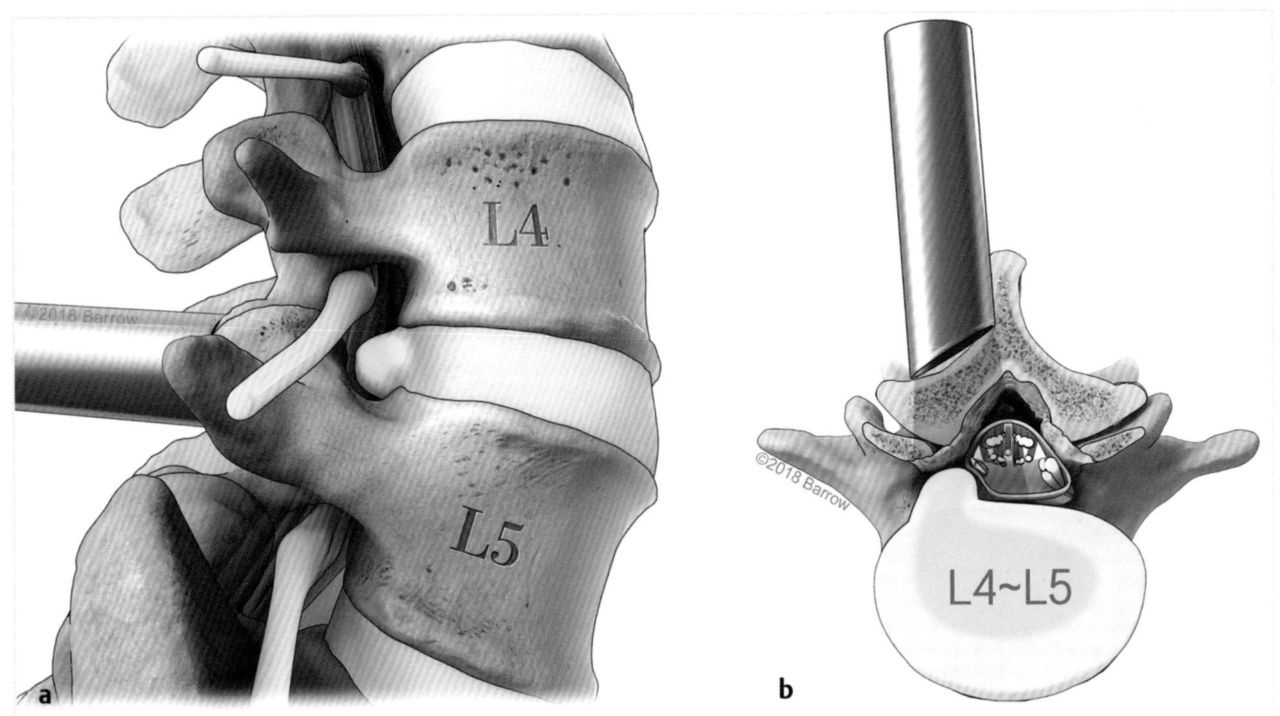

图 2.12　腰椎图示为 L4~L5 右侧椎间盘突出，并有一个直径 16mm 的工作通道。侧斜投影显示了神经根受压的精确轴向平面上微创工作通道的轨迹（a），以及轴向投影显示压缩轴向平面中的工作通道（b）。很明显，直径为 16mm 的工作通道提供了必要解剖结构的曝光，如视野所示（浅紫色阴影）

这些头尾之间和中外侧测量为微创椎间盘切除术中使用的直径奠定了解剖学基础。从这些测量结果可以很快看出，直径为 18mm 的工作通道提供了充足的暴露。根据经验，直径 16mm 的工作通道甚至直径 14mm 的工作通道将成为一个可行的选择（图 2.12）。

2.7 手术室设置

当患者处于麻醉状态时，始终以优化手术流程和减少空闲时间的方式设置布置手术室。空闲时间可能发生在过渡点，例如等待显微镜或在手术台上安装固定臂时。为了防止延误，洗手护士、手术室护士和放射技师都应该知道他们的角色，以便让你更有效地进行切口、对接工作通道和在手术显微镜下工作。

对于手术室设置，我一般将显微镜放在俯卧患者症状的一侧，C 臂放在神经根病变的另一侧。在对患者进行麻醉时，技师开始准备显微镜。因此，当微创工作通道就位时，从外科领域转换到显微镜操作就不会有延迟（图 2.13）。

手术室护士固定手术台支架和将固定臂安装到手术台上等这些步骤在铺单之前，需要在患者定位结束后立即执行（图 2.14）。

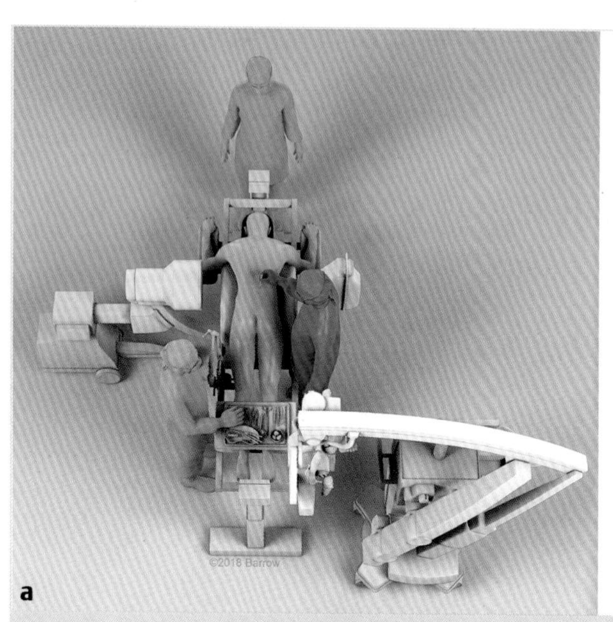

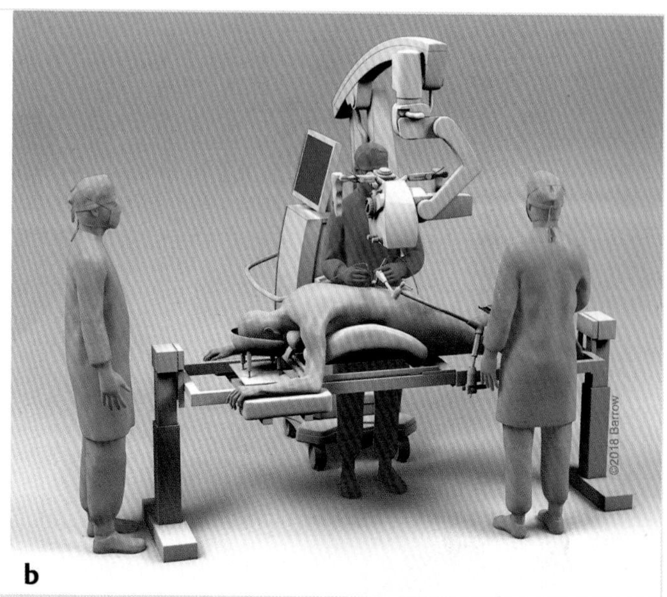

图 2.13 三维模型演示手术室人员和设备设置。a. 患者俯卧在 Wilson 架上方的 Jackson 手术台上进行右侧微创椎间盘切除术的鸟瞰图。外科医生站在有症状的一边。手术台上安装固定臂的卡箍位于症状侧对面的位置。C 臂的影像增强器位于症状侧的对面，X 线管位于症状侧。如图所示，C 臂在操作开始时已就位，显微镜已盖好并准备就绪。安装在手术台上的固定臂已就位，一旦微创工作通道就位，即可将其固定。这样的配置使得 C 臂可以很容易地推出，显微镜可以毫无延迟地移入。b. 从手术室的前角可以看到外科医生正在显微镜下手术。当显微镜到位时，C 臂被收起，微创工作通道被固定在手术台上安装的固定臂上

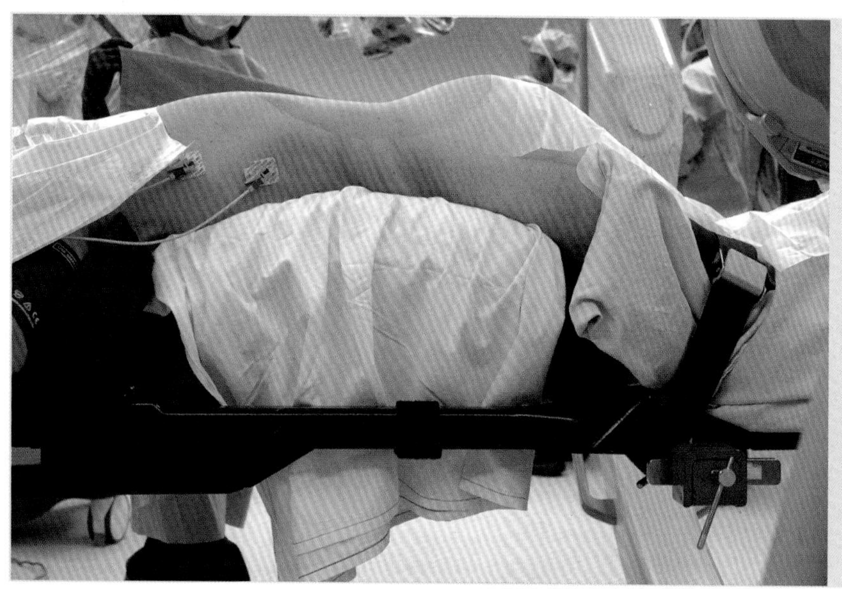

图 2.14 术前照片显示患者进行右侧 L4~L5 微创椎间盘切除术的位置。患者俯卧在 Jackson 手术台上完全展开的 Wilson 架上。在患者被覆盖之前，固定装置已经就位，这避免了手术室工作人员等待将夹钳固定在覆盖物下的任何空闲时间。手术显微镜已经覆盖在俯卧患者的症状侧，夹钳已经放置在症状侧的对面

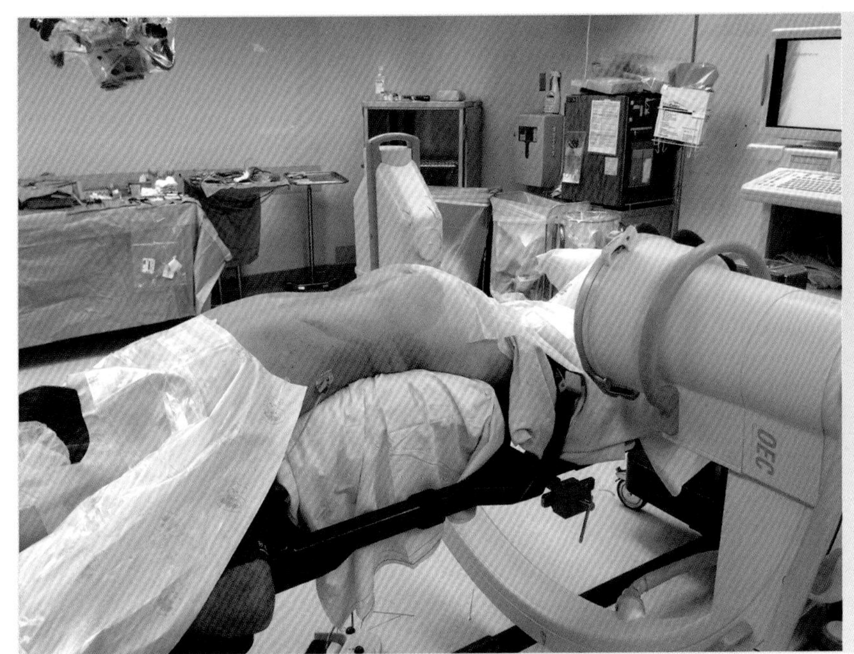

图 2.15　术前照片显示了右侧 L4~L5 微创椎间盘切除术的手术室设置。透视装置在患者被覆盖之前定位。将 C 臂放置在患者膝关节水平处有助于以无菌方式覆盖装置。X 线管放在外科医生站立的一侧。笨重的影像增强器放在外科医生对面。在照片的左上角可以看到显微镜，它已经被遮盖起来，一旦固定了微创工作通道，就可以将其卷起

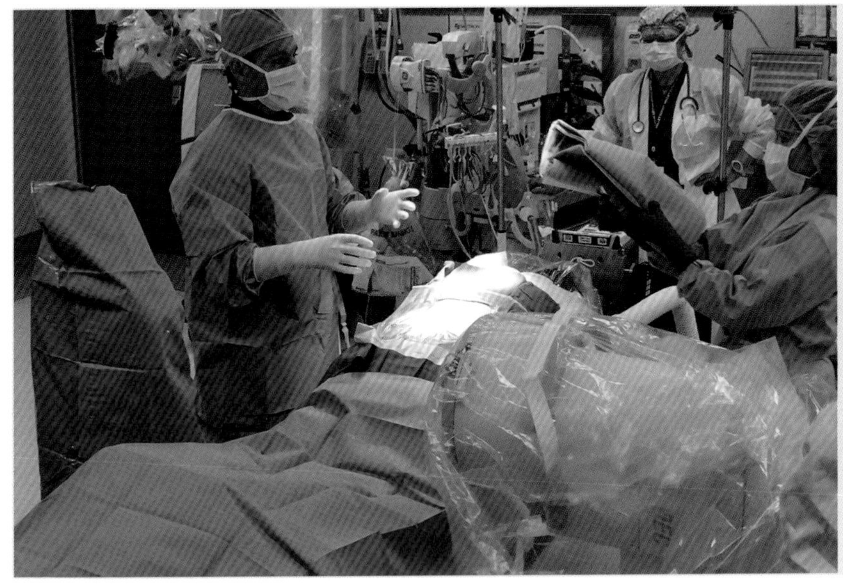

图 2.16　左侧 L4~L5 微创椎间盘切除术的手术室设置。悬垂式显微镜随时可以使用，悬垂式 C 臂可以在患者完成悬垂后滚动到位进行成像。定位可在技师将磨钻和电刀以及吸引器安装就绪时开始

放射技师将透视装置带入，并将其放置在患者膝关节的水平位置，以便于透视（图 2.15）。较小的 X 线管位于外科医生一侧，而笨重的影像增强器位于外科医生对面的无症状一侧。这种配置有助于将 C 臂悬垂到手术区域，并最终允许有效地移除 C 臂并过渡到手术显微镜。无须术前透视图像，与尽量减少辐射照射的重点一致。术前透视不会消除固定工作通道时获取图像的需要，因此，最好在实际操作时进行透视。

在患者和 C 臂上放置无菌布帘后，放射技师在手术室护士的协助下，将无菌臂固定在手术台支架上，然后再将 Mayo 支架放入。一旦切口扩张完成，并且准备好了微创工作通道，这种主动操作就可以消除延迟。所有这些步骤都是微创团队的一部分，强调了组建这样一个团队的重要性（图 2.16）。

2.8　患者定位

我更喜欢在 Jackson 手术台上使用 Wilson 架进行微创椎间盘切除术。Jackson 手术台允许 C 臂在手术台底部上下无阻碍地通行。患者就位后，打开 Wilson 架，使其弯曲度完全扩大。由完全扩张的 Wilson 架形成的弧形打开椎板间隙，从而减少了进入椎管外侧、活动神经根和移除突出椎间盘所需的

骨性操作。Wilson 架还能指示手术台上安装固定臂夹具的理想位置。我把这个夹子放在 Wilson 架的底部，与症状侧相对（图 2.13 和图 2.15）。这个特殊位置为手术台安装固定臂创造了一个理想的配置，以便以低轮廓的方式轻松固定微创工作通道。对于 L2~L3 和 L1~L2 椎间盘突出症，应将该夹钳移到 Wilson 架的中部。如前所述，固定夹钳应该是微创手术顺利进行的一部分。

Jackson 手术台不是绝对必要的，但更可取，因为它有助于透视装置的定位，并允许其移动到手术台尾侧或头侧。尝试在标准手术室手术台的底部进行透视导航可能更具挑战性，并且会破坏手术流程。

2.9 手术技术

2.9.1 概念化微创工作通道的位置

一个位置良好的微创工作通道允许外科医生在引入显微镜后立即开始操作，而不用担心工作通道没有理想地放置在必要的解剖结构上。在向下观察手术显微镜之前，要确保工作通道底部的暴露与通过中线方法可以完成的暴露相同，需要遵守某些原则。第一个原则是确保手术通道精确位于椎间盘突出的轴向平面上。这种定位是通过保持微创工作通道与椎间隙完全平行来实现的。达到该位置的第一步需要精确规划切口（图 2.17）。

术前透视没有什么益处，因为在手术过程中，微创工作通道需要用透视固定在手术台安装的框架上。因此，术前透视变得多余。正如本书简介中所强调的，微创脊柱外科医生必须尽一切努力减少电离辐射的暴露。

2.9.2 设计切口

为了设计切口，医生应首先通过皮肤触诊骨性标志，正如 Williams 所描述的那样。用食指触诊髂前上棘，用拇指接近 L4~L5 间隙（视频 2.1）。然后在棘突之间的中线标记计划操作的节段。如果在 L5~S1 节段上操作，将棘突间隙标记为从假定的 L4~L5 水平向下的一个间隙；如果在 L3~L4 上操作，那么应向上移动一个间隙，以此类推（图 2.18）。一条突出的线将标记脊柱的中线。牢固地建立和标记中线是定向的基本组成部分。虽然你可能无法直接看到棘突或椎板，但你仍然需要知道它在哪里。从这一点开始，手术的深度解剖重建就开始了。

Caspar、Yasargil、Williams 和 Love 提出了微创椎间盘切除术中骨性操作的指导原则。阅读这些经典文章是值得的。我发现每一项都确立了永恒的原则，并为微创腰椎间盘切除术提供了宝贵的见解。无论以开放还是微创方式进行椎间盘切除术，其重点始终是去除最少的骨质，以便安全地牵拉神经根和去除椎间盘突出物，必须尽一切努力防止损伤小关节囊或小关节内侧面。考虑到这一点，我从中线向外侧测量 1.5cm，并标记我建议的切口（图

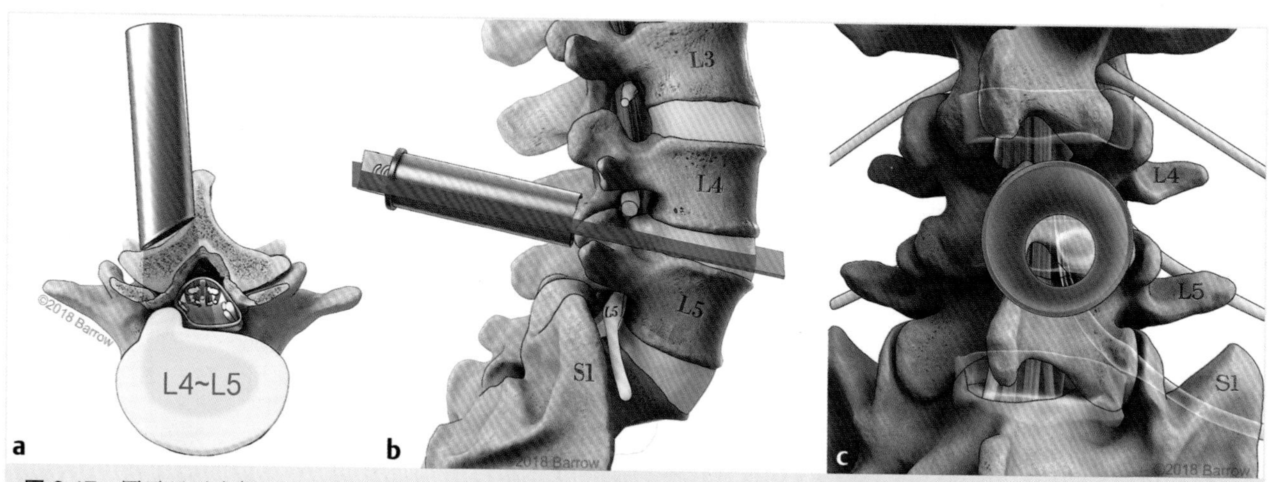

图 2.17　图示显示右侧 L4~L5 椎间盘突出症压迫的轴向平面。a. 在神经根受压的精确轴向平面上，微创工作通道停靠在椎板上。b. 平行于椎间隙的同一工作通道的侧位视图，工作通道的轨迹位于椎间盘突出的精确轴向平面上。这种精确的定位对于优化必要解剖结构的暴露是必要的。c. 直径 16mm 的工作通道位置的后视图（手术视图），在受压神经根的精确轴向平面上具有到脊柱的最佳轨迹

2.19）。我选这个距离的理由有两个。首先，从前面讨论的解剖测量中知道，整个腰椎从中线到椎弓根的距离为 12~14mm。摆在我们面前的解剖结构决定了暴露的参数，超出解剖结构所规定的范围几乎没有用处。其次，最小化在脊柱上的角度。离中线任何较大距离的切口都可能增加暴露侧隐窝的角度

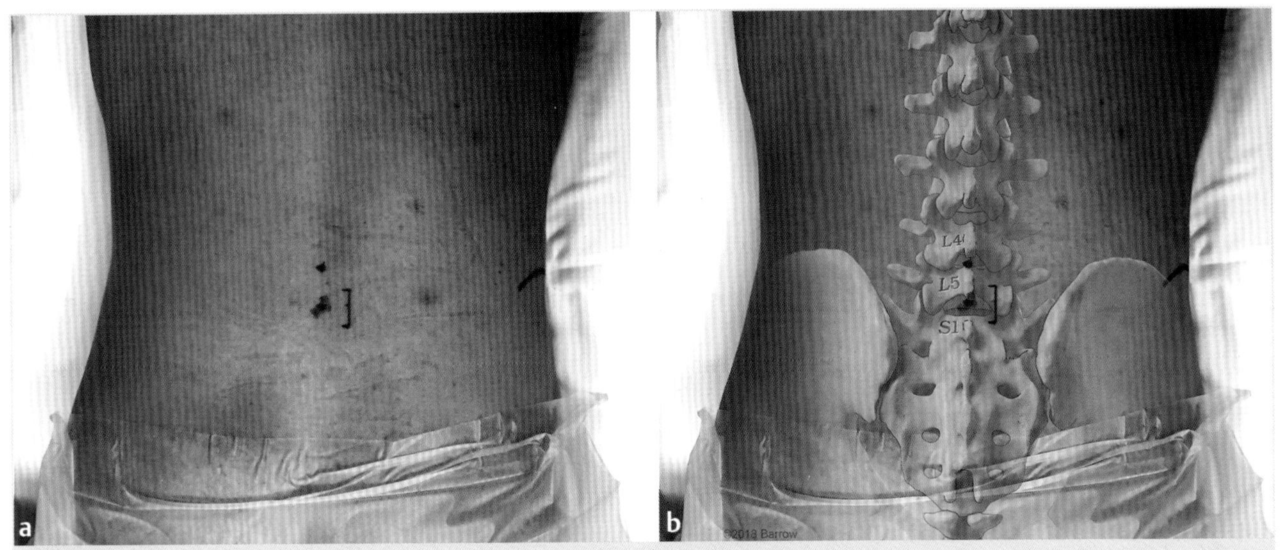

图 2.18　规划右侧 L5~S1 微创椎间盘切除术的切口。a. 触诊髂前上棘（在右侧用曲线标记）；近似地标记 L4~L5 棘突间操作空间（上点）。将 L5~S1（下点）定位为 L4~L5 的下一个间隙。从下位间隙开始，计划从旁中线（直线）1.5cm 处切开。b. 脊柱解剖结构在图 a 中重影，显示了与设计切口相关的触诊解剖结构

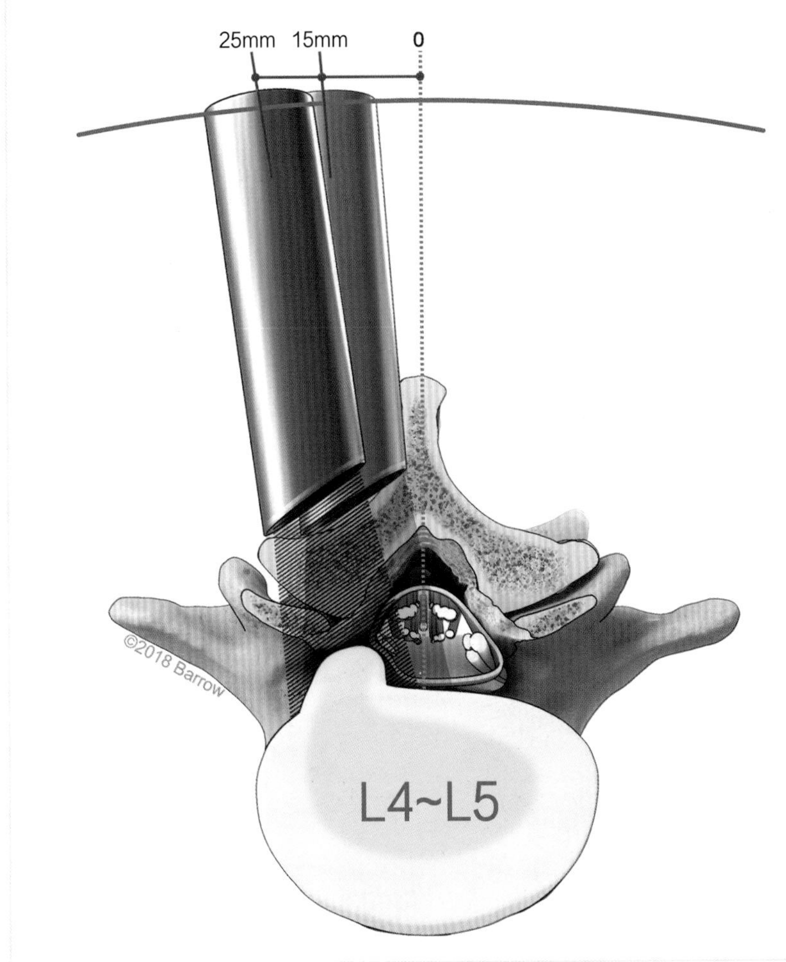

图 2.19　距中线 1.5cm 处切口的基本原理。图显示了在距中线 1.5cm 和 2.5cm 处切口形成的角度。切口距中线 2.5cm 时，在神经根上形成次优轨迹，更多的小关节覆盖神经根，而切口距中线 1.5cm 时，通路的轨迹就在神经根上方

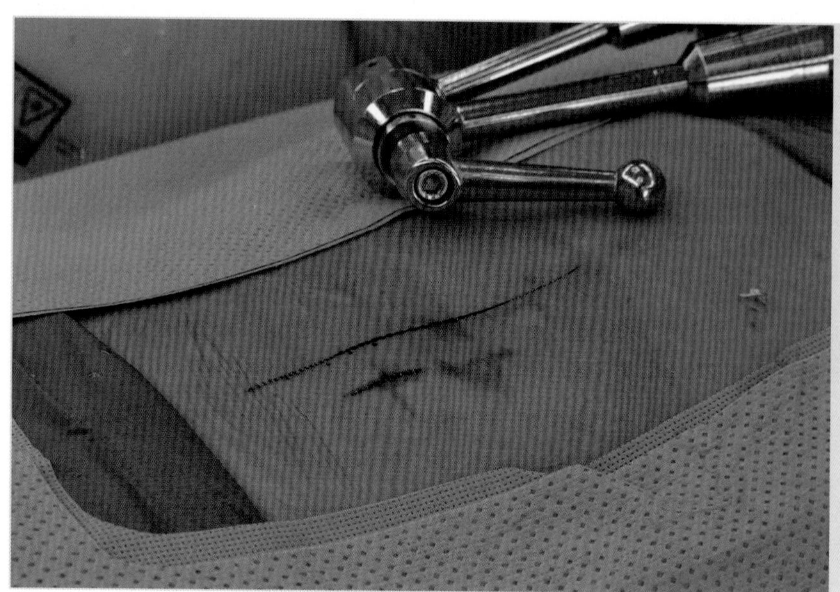

图 2.20 术中照片显示标记切口。长的垂直线表示中线。切口设计在中线外1.5cm处，然后进行标记。第一个透视图像是在脊柱针到达椎板后获得的，以确定节段。然后进行任何必要的调整，并用局部麻醉剂浸润设计的切口部位

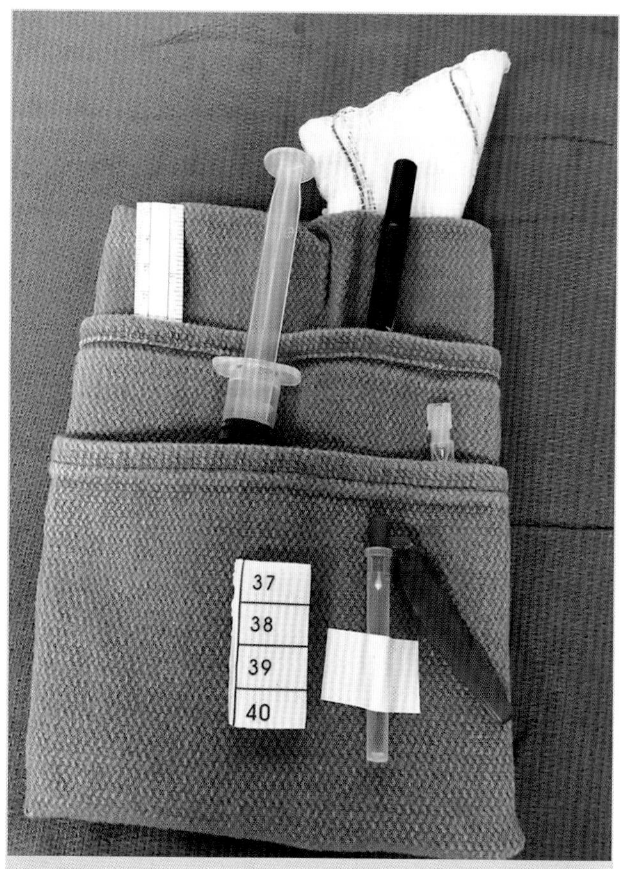

图 2.21 麻醉和设计切口用品的照片。在手术开始时，外科医生可以获得一根脊柱针、一个充满局部麻醉剂的注射器、一根皮下注射针、一支记号笔和一把尺子，以确定节段并优化切口，同时技师准备手术。在技师准备Mayo支架并接通电线和吸引器时，能够同时确认、重新标记和局麻切口，这进一步提高了手术的效率

并限制侧隐窝的可见性。在微创椎间盘切除术中，增加脊柱角度将需要切除更多的骨质，以显示侧隐窝并移动横行的神经根。

关于切口的长度，我通常会在打算使用的微创工作通道的直径上增加2mm。例如，如果我计划使用一个直径为16mm的工作通道，那么我将做一个18mm的切口，这样可以使工作通道更容易通过，并最大限度地减少对皮肤的牵拉。我只是根据我对骨性标志的触诊来做切口的初步标记。同样，我没有获得任何术前透视图像有两个原因：第一是为了尽量减少对手术室团队和我自己的辐射照射；第二，因为术前透视图像不会避免接下来置入工作通道对获取图像的需求。简而言之，它节省了时间并减少了辐射暴露（图 2.20）。

在标记了中线和拟定的切口后，我开始贴膜，以防需要在头侧或尾侧方向调整切口。放射技师将先前准备的透视装置卷起，在感兴趣的水平上进行横向成像。

手术的工作流程可以通过在技术人员传递电线和吸管，以及放置和准备手术用Mayo支架之前，将脊柱针头、带有局部麻醉剂的注射器、尺子和记号笔放在手术毛巾中来优化（图 2.21）。通过这种方式，我在洗手护士准备手术的同时，确认切口的水平并优化切口的位置。当我准备好做切口时，技师已经准备好了Mayo支架、吸引器和电刀。

将一根20号的脊柱针穿过标记的切口，插到椎板上（图 2.22）。我把它的角度从中线移开，以防

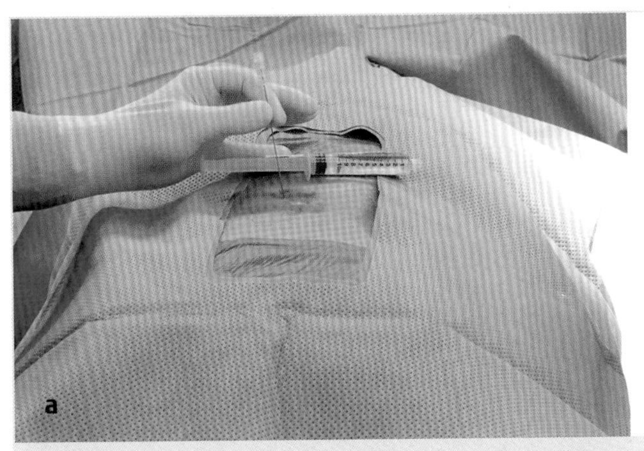

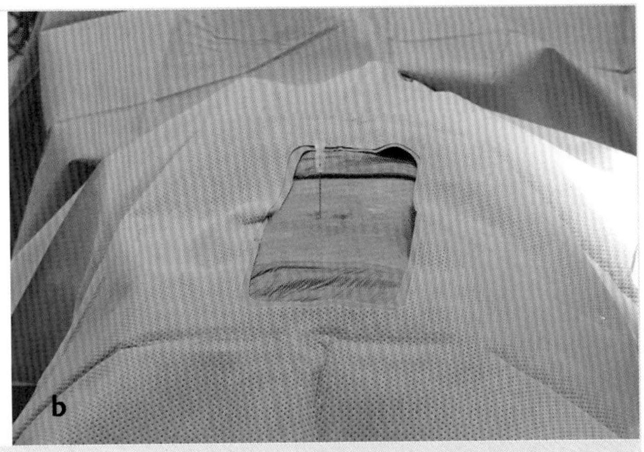

图 2.22　术中照片显示了脊柱针的位置。a. 脊柱针通过椎板小关节连接处。b. 脊柱针就位后，可以拍摄第一张透视图像

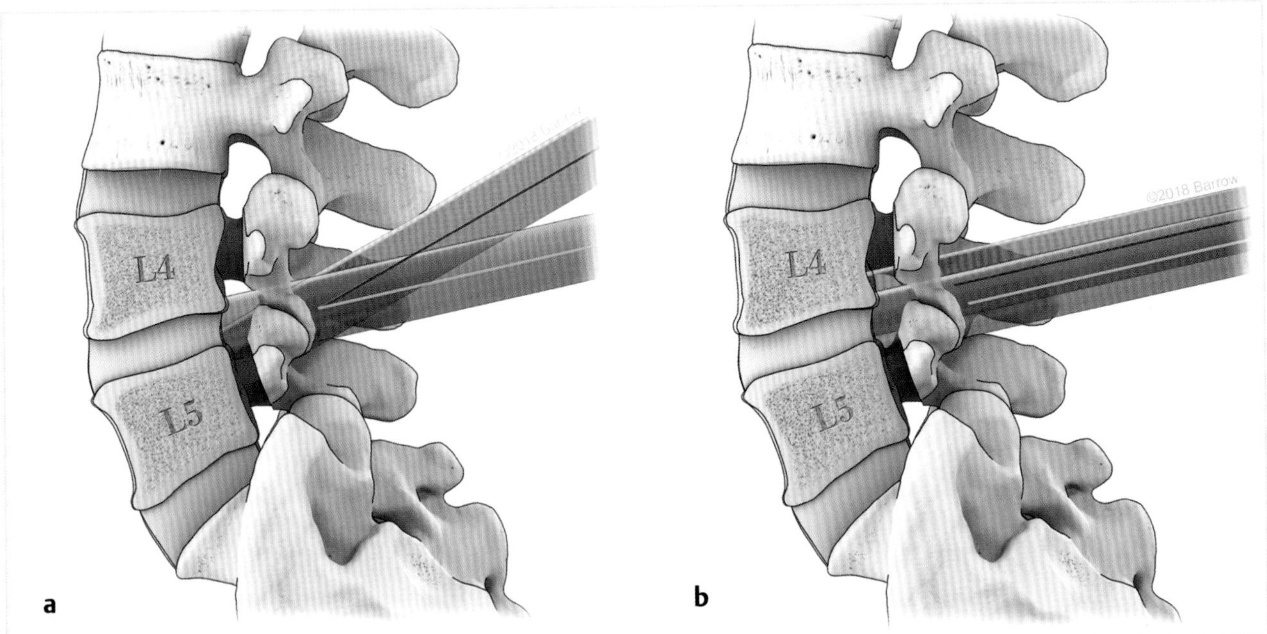

图 2.23　L4~L5 微创椎间盘切除术的次优轨迹或起点的潜在缺陷。脊柱的侧面投影显示切口有两个不同的起点。图中的线代表脊柱针。a. 脊柱上的红色投影与椎间隙不平行。起点太高了。从这一点开始设计的切口处于正确的节段，但不允许在椎间隙和神经根上形成最佳轨迹。如图所示，视线将位于椎间隙下方。b. 在这种情况下，红色投影平行于椎间隙，但起点太高。当从该点开始设计的切口处于正确的节段时，选择的平面将导致 L4 椎体后部的暴露而不是椎间隙。图 a、图 b 两张图像中的绿色投影都精确地位于椎间隙的轴向平面上，将为 L4~L5 手术提供最佳轨迹

止针尖穿过椎板间并刺穿硬膜的可能性。刺穿硬膜曾经发生在我身上，我永远不会忘记。自从那次意外事件发生以来，我采取了一切可能的措施，确保它不再发生。当针头碰到椎板 – 小关节连接处时，我会尽可能远离 X 线管，然后拍摄第一张透视图像。针应完全平行于椎间盘突出物轴向平面上的椎间隙。图 2.17b 说明了理想轨迹的概念，而图 2.23 显示了次优轨迹的潜在缺陷。应重新定位针头，以实现完美的位置和轨迹，从而确保切口的理想位置，达到微创工作通道的理想轨迹。

必须认识到，针在矢状面上的轨迹决定了该节段上微创工作通道的轨迹。针在皮肤水平的入针点将重新定义切口。任何调整针头都将提示需要重新标记切口。对于直径为 16mm 的工作通道来说，精确规划切口势在必行。工作通道可能处于正确的手术节段，但切口规划不当，将导致其轨迹的不理想。偏离椎间隙的轨迹可能无法优化视线，以充分显示神经根和去除突出的椎间盘。平行轨迹必须显示工

作通道已经精确地放置在神经根受压的轴向平面上（图 2.23）。

一旦透视图像显示脊柱针处于正确的水平，处于理想的位置和轨迹，我将从脊柱针上取下针芯，将脊柱针从椎板处拉回 1~2mm，并将利多卡因与肾上腺素和布比卡因的混合物注射到微创工作通道未来的轨迹中。这种混合物不仅有助于通过肾上腺素收缩血管来控制肌肉出血，而且还有助于控制术后疼痛。目的是让患者在手术后的最初几个小时内感觉不到切口。在注射混合物后，取出整个脊柱针，然后用皮下注射针浸润切口的 4 个象限（图 2.24）。

我用 15 号刀片切开皮肤，用电刀止血，解剖过程一直持续到腰骶筋膜。如前所述，在前言和第 1 章中描述过，中线结构可以维持你的定向，如果没有中线结构，可能会迷失方向。因此，在打开腰骶筋膜之前，我通过触摸切口内的棘突，将注意力重新定位到中线。这样做可以为我的大脑提供另一个数据点，帮助深度重建解剖结构。有时，切口似乎在一个理想的位置，但触诊棘突显示正好在中线上方，或者距离棘突整整 2cm 远。这种情况尤其会发生在体重指数高的患者身上。当无法直接观察中线结构时，触诊棘突可以改变医生的思维方向。对中线的自信感觉使我能够用电刀将筋膜切口定位在离棘突约 1mm 的位置。尽管皮肤切口比微创工作通道大 2mm，但筋膜切口的大小应与微创工作通道的大小完全相同，这将进一步稳定筋膜切口（图 2.25）。

2.9.3 固定微创工作通道

我在做切口时，让技师和手术室护士将安装在手术台上的固定臂固定到手术台旁边的夹子中，从而优化手术效率。在患者被覆盖之前，固定臂的夹钳已固定在 Wilson 架底部切口的对面，因此手术期间，手术台上安装的固定臂将具有最小的轮廓。一

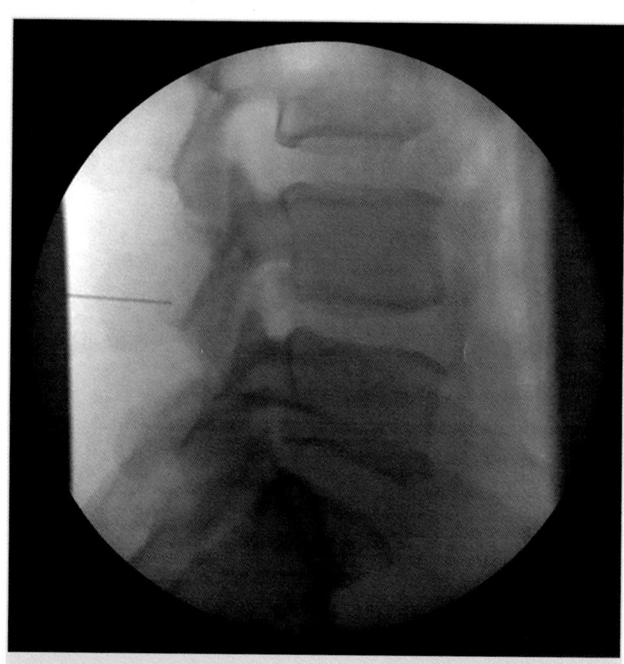

图 2.24 侧位透视图像显示脊柱针平行于椎间隙，确认 L4~L5 节段。如有必要，对切口进行标记。针在脊柱上的轨迹将决定微创工作通道的轨迹。在这种情况下，针在皮肤水平上的入针点与椎间隙完全平行，以确保微创工作通道的最佳轨迹

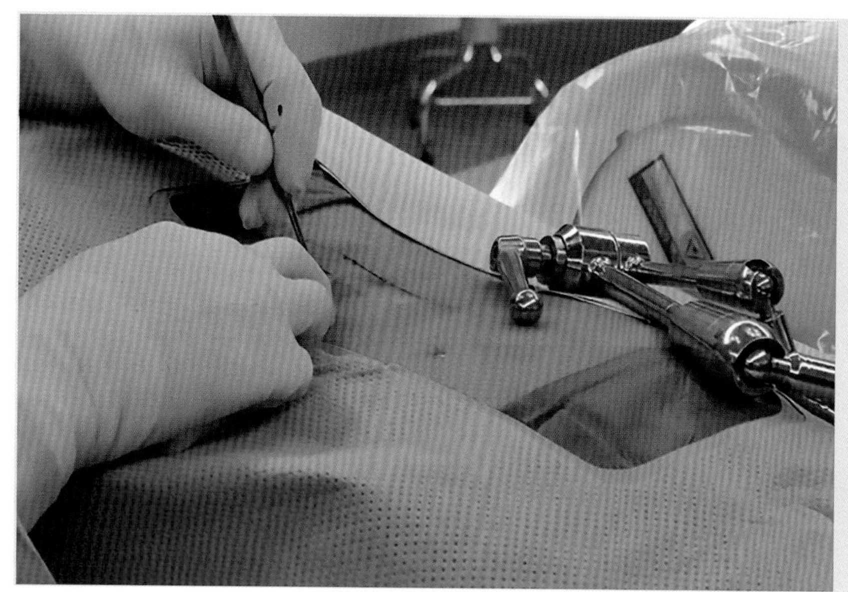

图 2.25 手术开始时的术中照片。这张照片显示了手术台上的固定臂在切皮时已经就位。C 臂保持在拍摄定位图像时的相同位置。将 C 臂保持在原位可防止再次获取相同图像进行定位而造成延迟。它还可以防止在固定工作通道时发生任何干扰。总的来说，这些步骤优化了操作的效率

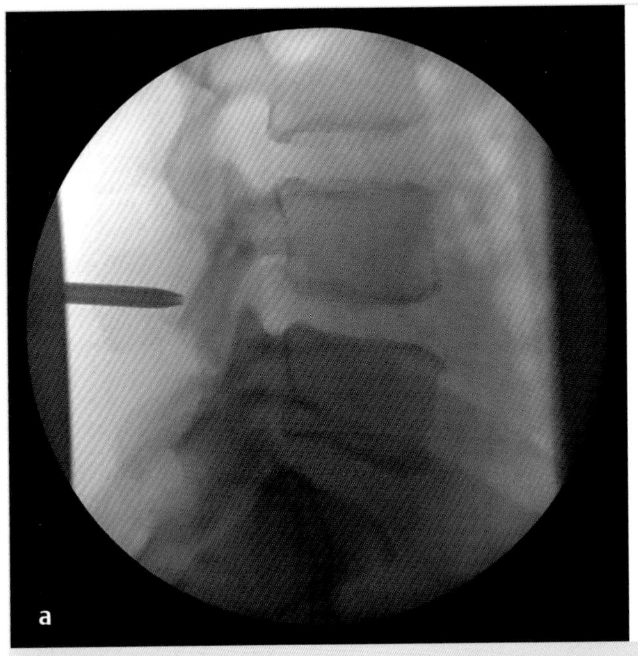

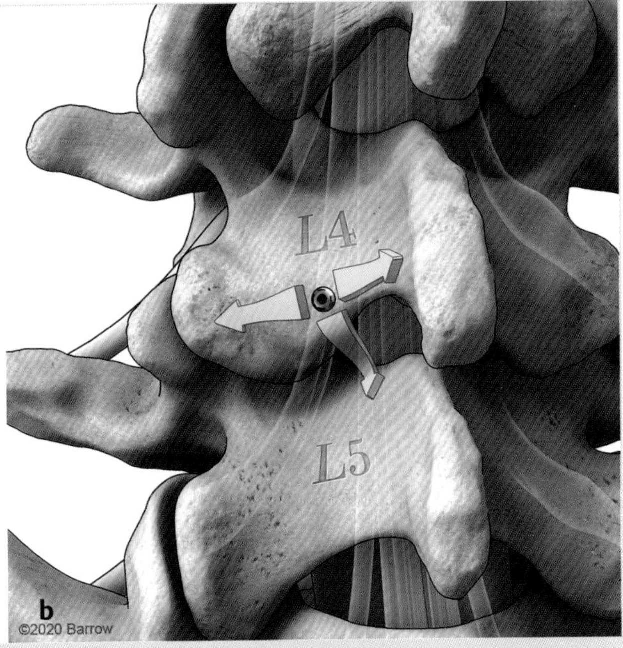

图2.26 a.侧位透视图像显示初级扩张器指向L4~L5节段。请注意，扩张器精确地位于椎间盘的轴向平面，并与椎间隙平行。b.显示了初级扩张器尖端的位置。初级扩张器可以用来探查解剖结构。通过向内侧探查并使用扩张器，可以确认椎板和棘突的结合部。侧面探测提供关节突内侧的触觉。下位探测识别椎板间隙。初级扩张器提供的触觉信息使大脑能够深度重建解剖结构，而无须直接可视化解剖结构。一旦探测到这些边界，并且初级扩张器处于最佳位置并固定，就可以操作后续扩张器

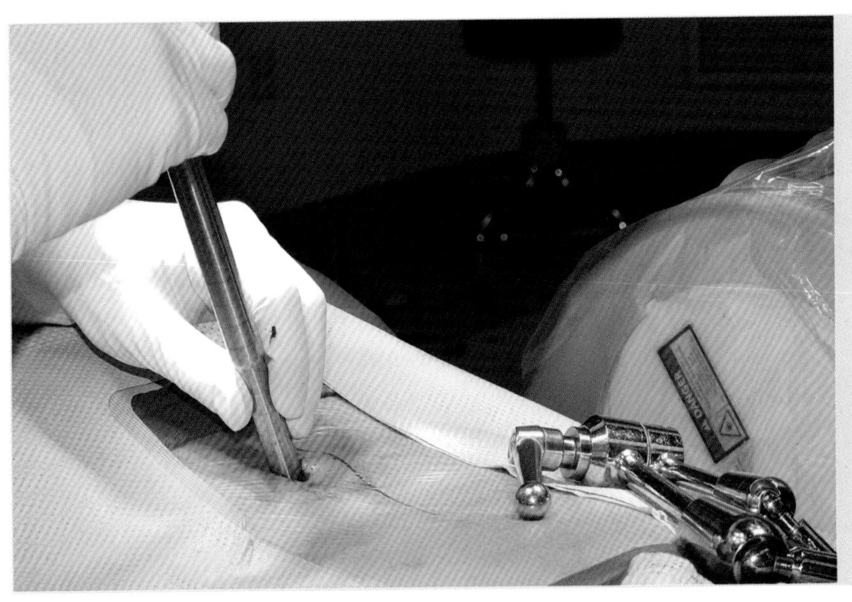

图2.27 术中照片显示椎旁肌扩张。在初级扩张器之后，于工作通道就位并准备固定到桌面固定臂上之前，不进行额外的透视检查

切准备就绪后，我将第一个扩张器放入切口，穿过分开的筋膜，到达脊柱，目标是棘突和椎板的交界处。值得注意的是，有几种手术技术将克氏针穿入椎板作为第一步。事实上，第一个扩张器设计有一个孔，可以穿过克氏针。然而，我已经向我的几位导师请教，他们建议我不要使用这种技术，因此我没有在本章或任何其他章节中对其进行描述。第一个扩张器放在椎板上后，获得第二张透视图像以确认水平（图2.26和图2.27）。

确认第一个扩张器的水平为医生提供了另一个开始重建深层解剖结构的机会。在开放手术中，通过骨膜下解剖将棘突平面下降到椎板上，从而确定外科医生的方位。虽然这种视觉线索在微创手术中丢失了，但使用第一个扩张器的触觉可以填补这项

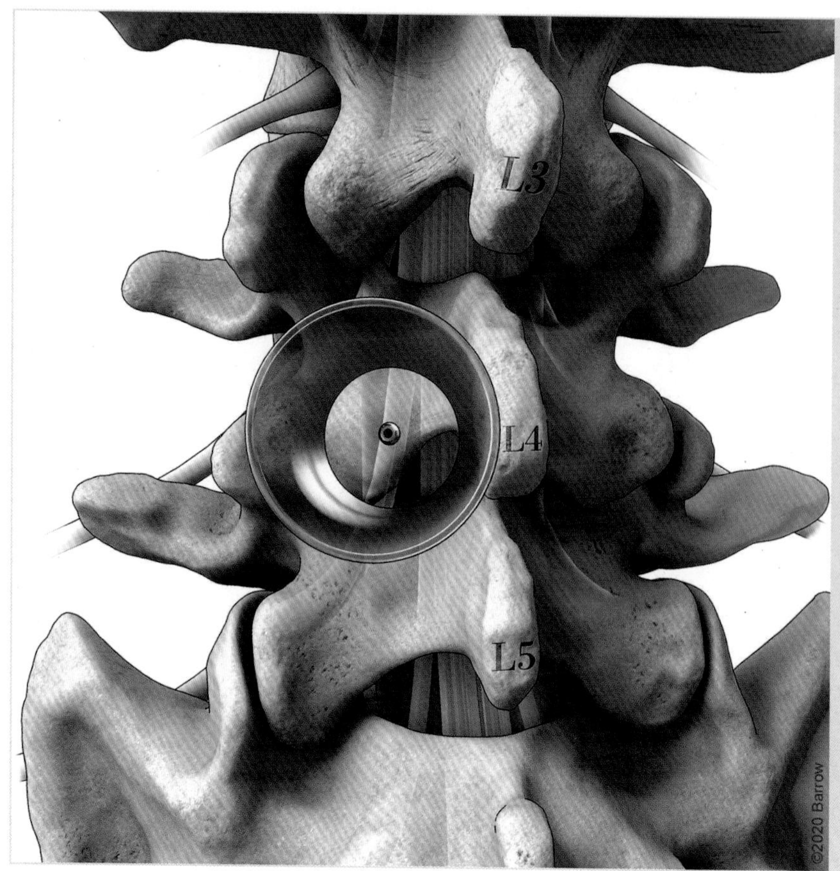

图 2.28 显示了关节突内侧和椎板的连接处是理想的目标，用于在腰椎上进行扩张，以放置用于微创椎间盘切除术的微创工作通道。在靶区下方的硬膜囊和出口根展示了这个位置如何识别神经，一旦扩张在这个初始位置上完成，就可以调动它们并取出椎间盘突出物

空白。我听到了骨性解剖的声音，用扩张器代替棘突作为视觉线索。用第一个扩张器探测棘突和椎板的连接处。通过将扩张器的尖端沿棘突向上滑动几毫米，然后越过椎板，用解剖的感觉代替了开放手术的视觉提示。我通常通过从椎板的下侧滑落来获得层间空间的感觉（图 2.26b）。在以这种方式在头脑中重建了内侧解剖结构之后，我从侧面开始，感觉到椎板和内侧小关节的下侧面。内侧小关节 – 椎板交界处是暴露的目标（图 2.28）。

随着解剖结构在脑海中的深入重建，我现在可以自信地将第一个扩张器固定在小关节 – 椎板交界处，就在椎板间隙上方，并开始扩张。如果我坚定地保持第一个扩张器的轨迹和位置，在扩张时就不需要后续的透视图像。只有当我失去在椎板上的位置时，才会需要获得额外的透视图像。扩张至适当直径后，通过查看最终扩张器侧面的测量值，确定工作通道的必要长度，并将适当的微创工作通道滑到扩张器上。在放射技师或助手的帮助下，我将手术台上安装的臂固定在工作通道的固定杆上，然后获取第三张透视图，以确认轨迹。我强调工作通道水平轨迹与椎间隙完全平行，整个工作通道都围绕着它。即使是一个健康的椎间隙，其高度也很少超过 14mm，这为直径 16mm 的微创椎间盘切除术提供了解剖学基础。平行的轨迹确保我会在椎间盘突出导致神经根受压的轴向平面上操作。直径为 16mm 的工作通道，可确保进入椎间隙的头侧和尾侧，前提是工作通道与椎间隙完全平行。按照惯例，我将微创工作通道的固定杆直接指向层间空间，并将其标记为 12 点钟位置。微创工作通道的固定杆成为另一个参考点，有助于保持方向（图 2.29）。

在工作通道就位并处于理想轨迹的情况下，我拧紧手术台上固定臂的接头，以捕捉微创工作通道的位置。拧紧手术台固定臂时，保持工作通道固定杆上的向下压力至关重要。向下的压力将最大限度地减少椎板和工作通道之间的移位以及椎旁肌的蠕动（图 2.30）。

虽然侧位透视图像有助于确定最佳的头尾侧轨迹，但对中外侧角度没有帮助。在大多数情况下，设定这一轨迹需要经验。为微创椎间盘切除术设置内外侧角度是一个三角形的心理游戏，需要外科医

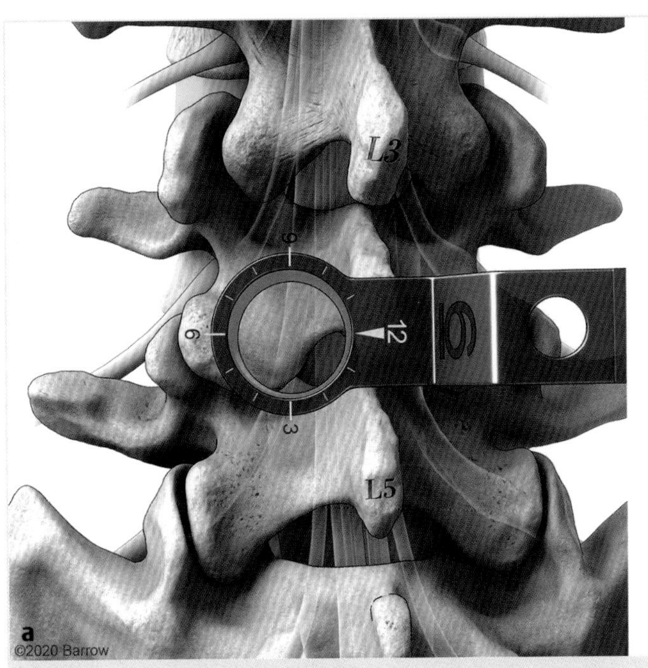

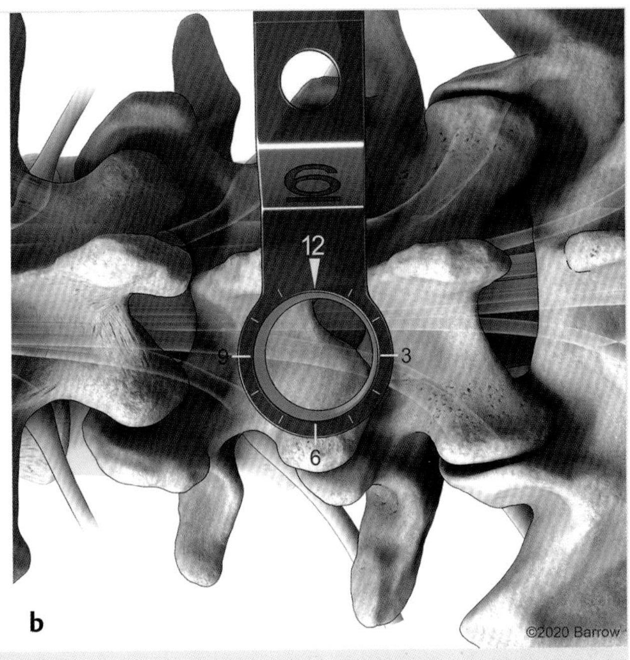

图 2.29　用于保持方向的微创工作通道的固定杆。插图显示了后方视图（a）和手术视图（b）中的微创工作通道位置，外科医生站在患者的症状侧。将工作通道的固定杆指定为 12 点钟位置，并将其指向椎板间隙，可创建一个额外的方向参考点。在操作显微镜时，钟面成为一种保持方位的有用方法

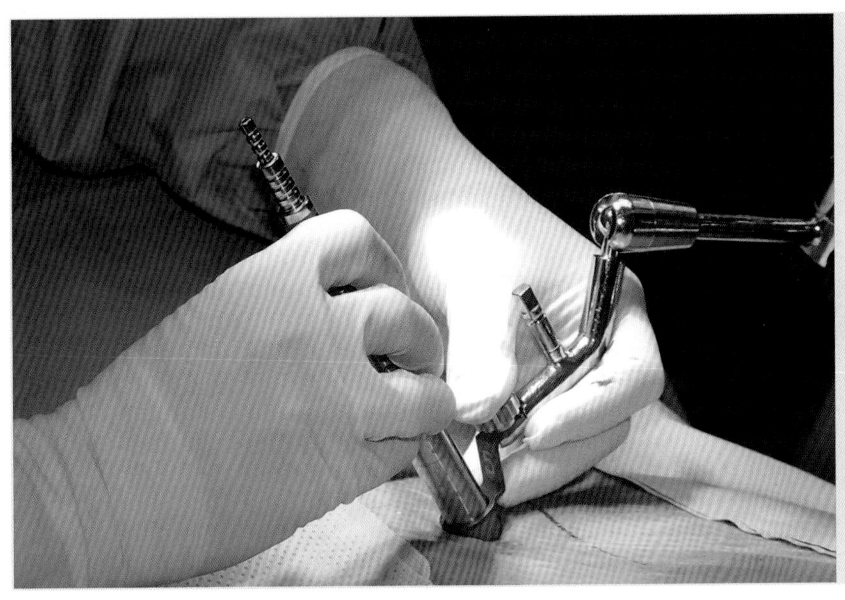

图 2.30　术中照片显示了微创工作通道的固定。通过优化工作通道对椎板接口施加的向下压力是必要的，同时拧紧手术台固定臂，以尽量减少椎旁肌的蠕动

生根据解剖结构的探测结果和解剖结构的深度，计算切口到中线的距离。在这样做的过程中，大脑需要想象一个微妙的中间轨迹来将工作通道理想地放置在手术所需的解剖结构上。过大的内倾角会影响到达横突外侧的能力，而过小的内倾角会暴露更多的关节囊，这不是手术所需的（图 2.31）。距中线 1.5cm 的切口只需要一个微小的会聚角。距离目标越远，角度就越明显。9cm 的工作通道（图 2.31 红色）和 4cm 的工作通道（图 2.31 蓝色）中，相同的角度在深度上有两个独立的目标，其中第一个目标远比第二个目标偏内侧。收敛角度是需要记住的，尤其是当患者体重指数较高时。

在将工作通道固定到手术台上安装的固定臂上后，我将所有扩张器保持在原位，并再次查看角度。如果角度看起来不太理想，我可能会做一些小的调整。当在扩张器就位的情况下观察工作通道时，我

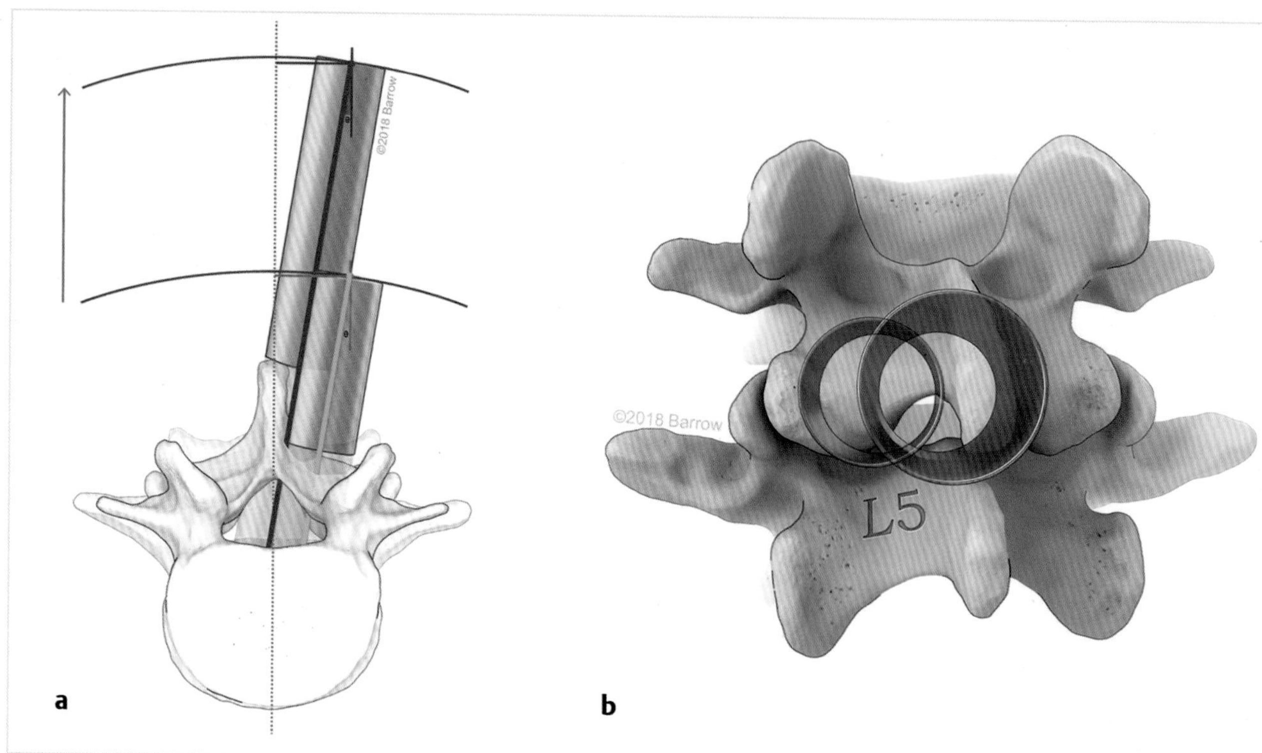

图 2.31 插图根据皮肤到脊柱的距离演示了两种解剖学场景。在每种情况下，同一切口从中线以相同角度规划相同的距离，这两种切口都会产生两个不同的目标，一个是内侧（红色），另一个是外侧（蓝色）。轴向视图（a）表明，当使用较长的工作通道（红色）和外科医生视图（b）时，需要更直的轨迹，该视图显示了由工作通道位置包围在椎板上的区域。这两个目标都是通过中线外侧 1.5cm 的切口实现的，切口的会聚角度完全相同，但结果是两次完全不同的暴露。会聚角对这两种暴露的影响强调了从皮肤表面到脊柱深度进行必要调整的重要性

的大脑会处理工作通道的长度和角度。我保证当我向下窥视工作通道时不会有任何意外。虽然可以只使用最小的工作通道来确认角度，但看到所有扩张器都处于适当位置会使角度更加明显。

在侧位透视图像上确定最佳轨迹后，旋转 C 臂以获得正位图像。从 X 线管后退一段安全距离，获得第四张也是最后一张透视图。最近，在一位住院医师的要求下，我才将这张最后的正位图像纳入我的日常工作中，他发现这有助于将他的注意力集中在深度解剖上。以前，只有当我对解剖结构感到不确定时，我才会获取正位图像。这样的图像并不重要，但它可以帮助外科医生适应微创手术。我用这张图像来寻找微创工作通道相对于要减压的神经根的位置。在正位图像上，工作通道的孔径应正好包括位于椎弓根内侧的直径（图 2.32）。

探测解剖结构，将工作通道定位于平行椎间隙，并将轨迹会聚到小关节 – 椎板界面上的组合优化了工作通道在所需解剖结构深度上的孔径。所有这些定位都是在操作显微镜旋转到位之前完成的。用于定位的透视成像共包括 4 张图像，其中 2 张图像将外科医生置于距离 X 线管 3m 以上的距离。在正位，当显微镜同时进入时，C 臂可以轻松地从手术部位拉出。在整个手术过程中，将最后的正位和侧位透视图像一直保留在屏幕上，这样医生就可以不时地浏览它们，以保持它们的方位。在我的脑海里，已经重建了深度的解剖结构。椎板和小关节的声音，透视图像，最重要的是，我的解剖学知识，让我看到了横穿的神经根、硬膜囊和突出的椎间盘。如图 2.32c、c1 所示，我用一只手操作吸引器，另一只手操作电刀，将显微镜聚焦在工作通道下方，开始下一阶段的手术（图 2.33）。

2.9.4 暴露

一切就绪后，向下窥视微创工作通道，看到的只是覆盖在小关节 – 椎板交界处的一层薄薄的肌肉。象牙白色的椎板应该立即显现出来而不需要任何解

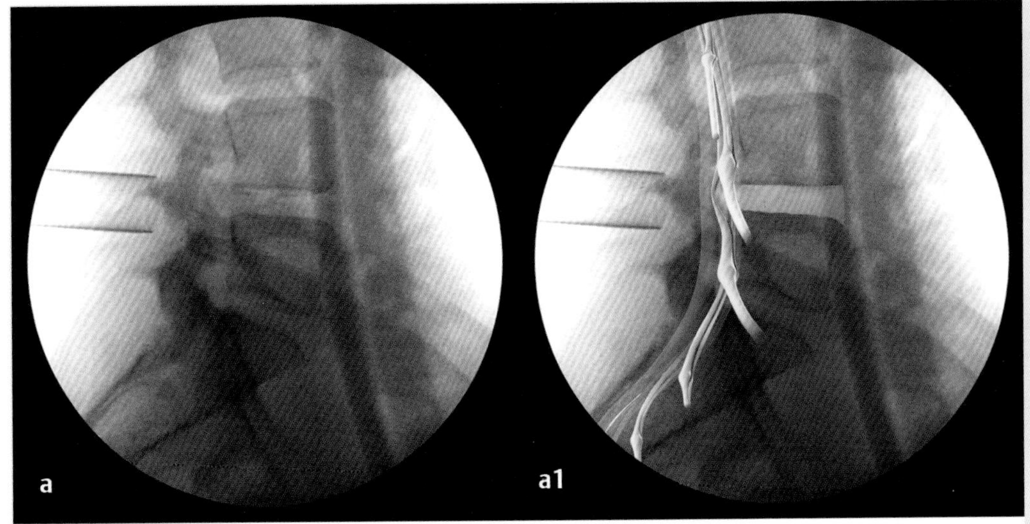

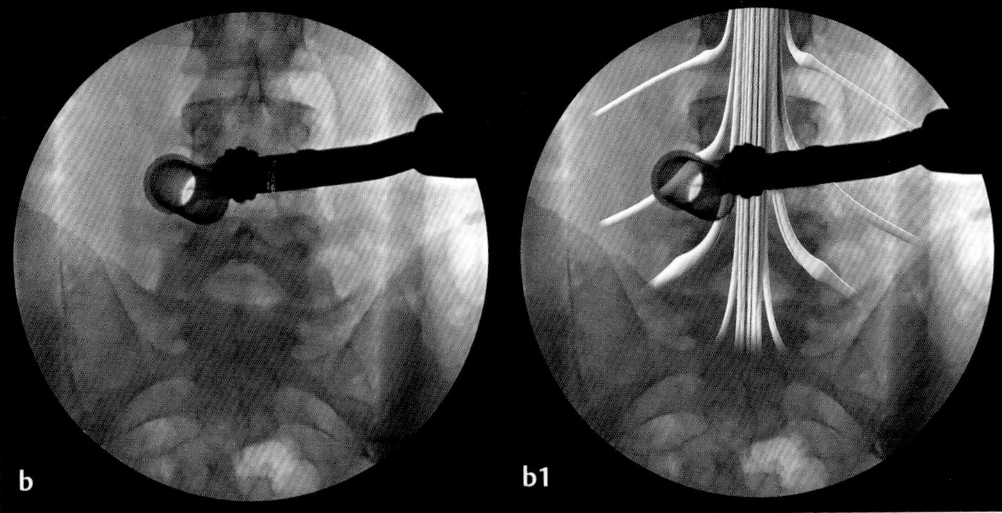

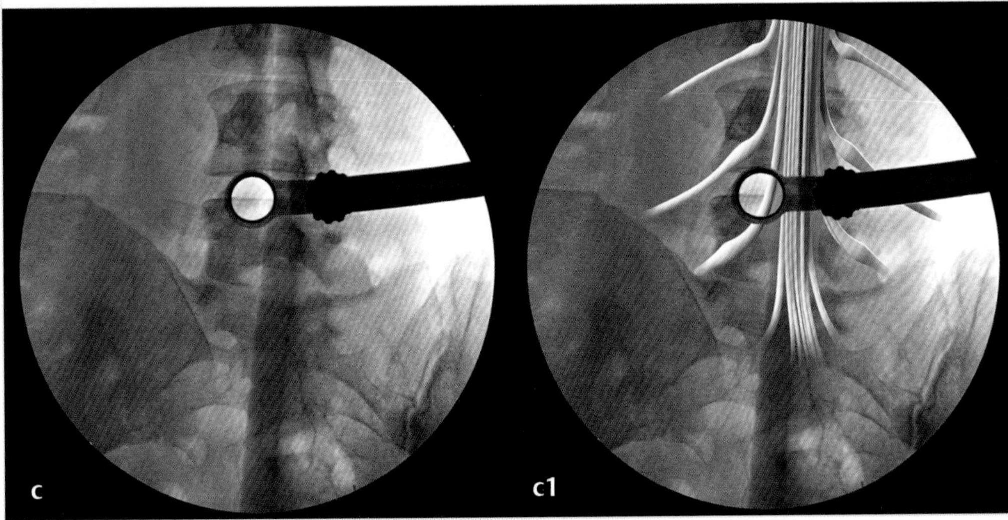

图 2.32　深部解剖重建。侧位、正位（AP 位）和斜位透视图像显示了 L4~L5 微创椎间盘切除术中直径 16mm 的微创工作通道的理想位置，与美术家对神经结构的再现相叠加。a. 侧位图像显示工作通道与椎间隙平行。a1. 重影叠加的神经结构。大脑应该通过观看透视图像来熟练地重建这种解剖结构。b. 正位图像显示 L5 椎弓根正中的工作通道（b1），重叠的神经结构显示其相对于骨性结构的位置。c. 斜位透视图。c1. 重叠神经结构的图像显示了相对于椎间隙的出口根和硬膜囊。该视图显示了位于神经根和椎间隙顶部位置良好的工作通道

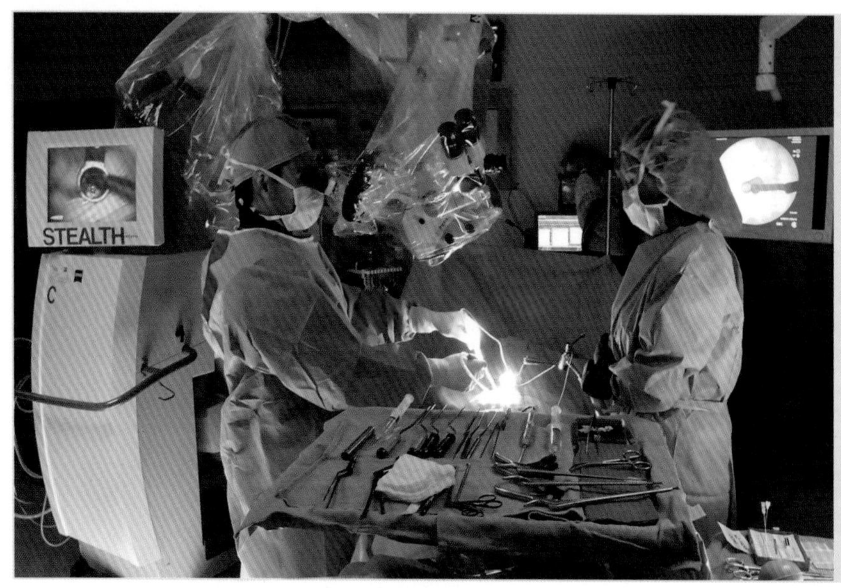

图 2.33　微创椎间盘切除术的术中照片。助手站在外科医生对面，视线指向显微镜的视频反馈，以跟踪手术进展并预测对仪器的需求。手术切口前，显微镜被遮盖，放在外科医生身后。C 臂已从手术区域移除，但最终的正位和侧位图像仍可用作参考

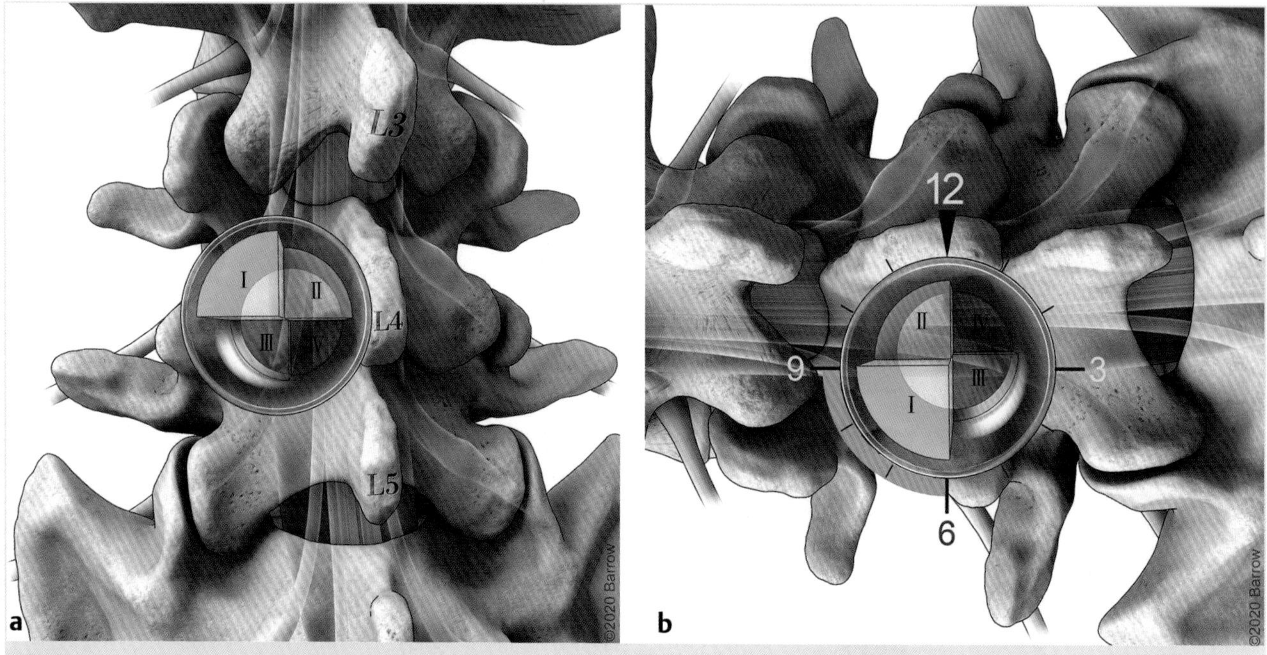

图 2.34　微创椎间盘切除术的暴露象限。插图表明，暴露开始于象限 I 的安全区。通过直接观察椎板，你可以进入象限 II 以获得必要的内侧暴露。象限 III 为椎间孔切开术提供通道，象限 IV 为椎板内空间所在的下内侧暴露极限。a. 后方解剖视图。b. 外科医生站在患者有症状一侧的手术视图。钟面叠加在工作通道上，用于确定方向

剖。有时，工作通道与小关节 – 椎板交界处的界面会不理想，肌肉会比我想象的更阻碍手术视野。在我的非支配手上进行吸引后，我好奇、谨慎地不断探查解剖结构，以确认椎板和小关节面，然后用我手上的电刀尖端释放第一个电脉冲，并开始暴露解剖结构。一旦确认了下面的椎板，就用一个尖电刀头把剩下的肌肉去掉。骨骼的解剖结构几乎立即显露出来。我在象限中接近暴露（图 2.34）。在外上侧象限开始总是最安全的，该象限对应于微创工作通道的 6~9 点钟位置（象限 I ）。该象限在下方有椎板，是开始确定方位的理想位置。该象限的烧灼对神经或关节囊的损伤风险很小（如果有的话）。我认为接下来暴露的是，对应于 12~3 点钟位置（象限Ⅳ）的“N–F 区”的烧灼，直到我已经清楚地暴露了解剖结构，并确定椎板下的位置。继续暴露已经在脑海中重建的解剖结构。

首选的暴露方法是在一只手上放一个吸引器，轻轻地探测并确认骨头的存在，然后再释放电刀脉

冲，使骨头暴露出来。在象限Ⅰ曝光后，我从中间进入象限Ⅱ（9~12点钟位置）。在这个视野内，棘突－椎板的交界处应该清晰可见。棘突底部的暴露现在为我的大脑提供了中线所在位置的视觉线索。我不能直接看到中线，但我可以通过看到椎板和棘突的汇合在我的脑海中重建它。我的解剖学知识告诉我，它离我们只有几毫米远。通过观察这张照片，我能感觉到横突的根部将位于何处，距离中线12~14mm，并且在我的视野范围内，当我使用直径为16mm的工作通道时。在我的脑海里，我正在观看图2.32c1，从这里开始，我向下外侧进入象限Ⅲ（即小关节内侧）。用电刀烧灼避免进入关节囊或小关节的最佳方法是从内侧到外侧进行操作。

这一暴露的目的是可视化开放暴露中可能看到的所有解剖学成分，特别是头侧椎板的下侧面、小关节内侧面和尾侧椎板的上侧面。除了中线暴露由棘突的整个侧面组成外，开放暴露和微创暴露之间应该没有区别。

2.9.5 骨性工作

当我开始做骨性工作时，我要记住微创椎间盘切除术的指导原则：尽可能少切除骨头以保证可以安全地移动穿过的神经根和硬膜囊，和取出椎间盘突出物。每个节段的骨骼大小略有不同（图2.35）。椎间盘挤压的特征也在必须移除的骨骼大小中起到一定作用。与L3~L4的大中心挤压相比，L5~S1的小挤压伴尾侧移位需要更少的骨切除，这与L2~L3椎间盘挤压伴头侧移位不同（图2.35）。

暴露椎板和小关节内侧后，一个小的向前成角刮匙可以帮助处理头侧椎板的下侧面并揭开椎板间隙。在确认下椎板的尾侧后，我使用带有微创组件的磨钻完成椎板切开和小关节内侧切除。骨性工作量取决于手部的压力。椎间盘突出物越大，通常需要越多的骨性工作来促进椎间盘突出物的去除，同时对神经元件的损伤风险越小。骨性工作范围从完全半椎板切除术治疗大椎间盘突出症到小椎板切除术治疗小病灶突出症（图2.35）。应尽一切努力尽量减少内侧小关节切除的范围。然而，必须切除足够多的小关节内侧，以安全地识别并移动横行的神经根。有时，椎间盘突出可能会将神经根移位到外侧隐窝中，以至于需要进行广泛的小关节内侧切除，以安全地到达横行的神经根外侧，从而进行安全的操作。我不试图预测这种情况，但相反，我做了同样数量的初始骨性工作来暴露神经。我更喜欢在评估神经因素后移除更多的骨头，不是移除更多的关节内侧面，这不是进行手术所必需的。

椎间盘突出的节段也会影响骨性工作量。L5~S1的椎板间隙最大，有时无须取骨即可到达神经根（图2.35）。然而，L1~L2和L2~L3的椎板间隙明显减少，因此需要移除更多的骨骼，以安全地移动神经根并取回椎间盘。

2.9.6 暴露黄韧带

在我完成了初步的骨性工作后，黄韧带明显地显露出来。任何残留在椎板间隙顶部的肌肉组织现在都可以用大的刮匙向下去除，并用椎板咬骨钳切除。这样做会扩大暴露韧带的数量。它还明显揭示了关节突下方黄韧带侧面的外观。用椎板咬骨钳咬除下方小关节，可以看到黄韧带形成椎管外侧的弯曲。从粗韧带到光滑韧带的变化代表了黄韧带缠绕在硬膜囊周围的侧面。椎板下黄韧带具有明显的粗糙外观，而关节下黄韧带是光滑的。走行根通常可在椎板下黄韧带和关节下黄韧带的交界处通过。当我看到黄韧带发生这种转变时，我暂时不做任何进一步的骨性工作。在从中线到小关节内侧可以看到这一大片黄韧带后，暴露就完成了。现在可以开始分割黄韧带并暴露神经。

2.9.7 黄韧带切除术

我在做住院医师期间目睹的并发症，以及在我的实践中遇到的并发症，都发生在手术的这一阶段。在我看来，在这一点上谨慎行事是值得投入时间的。同样令人惊讶的是，我回顾的技术论文中没有一篇详细描述该部分过程的。目前手头的任务是将一个珍贵的、脆弱的硬膜囊和黄韧带直接分开。在某些情况下，大的椎间盘突出物会向正上方外科医生工作的方向推压这个硬膜囊。

有两种方法可到达黄韧带的另一侧：通过黄韧带直接剥离或从椎板下方的插入处释放黄韧带。后一种技术涉及到达暴露的外部、插入椎板下侧的黄韧带，然后将其带入视野。虽然我担心使用任何器械都会超出我的直接视野，但我对这项技术的主要

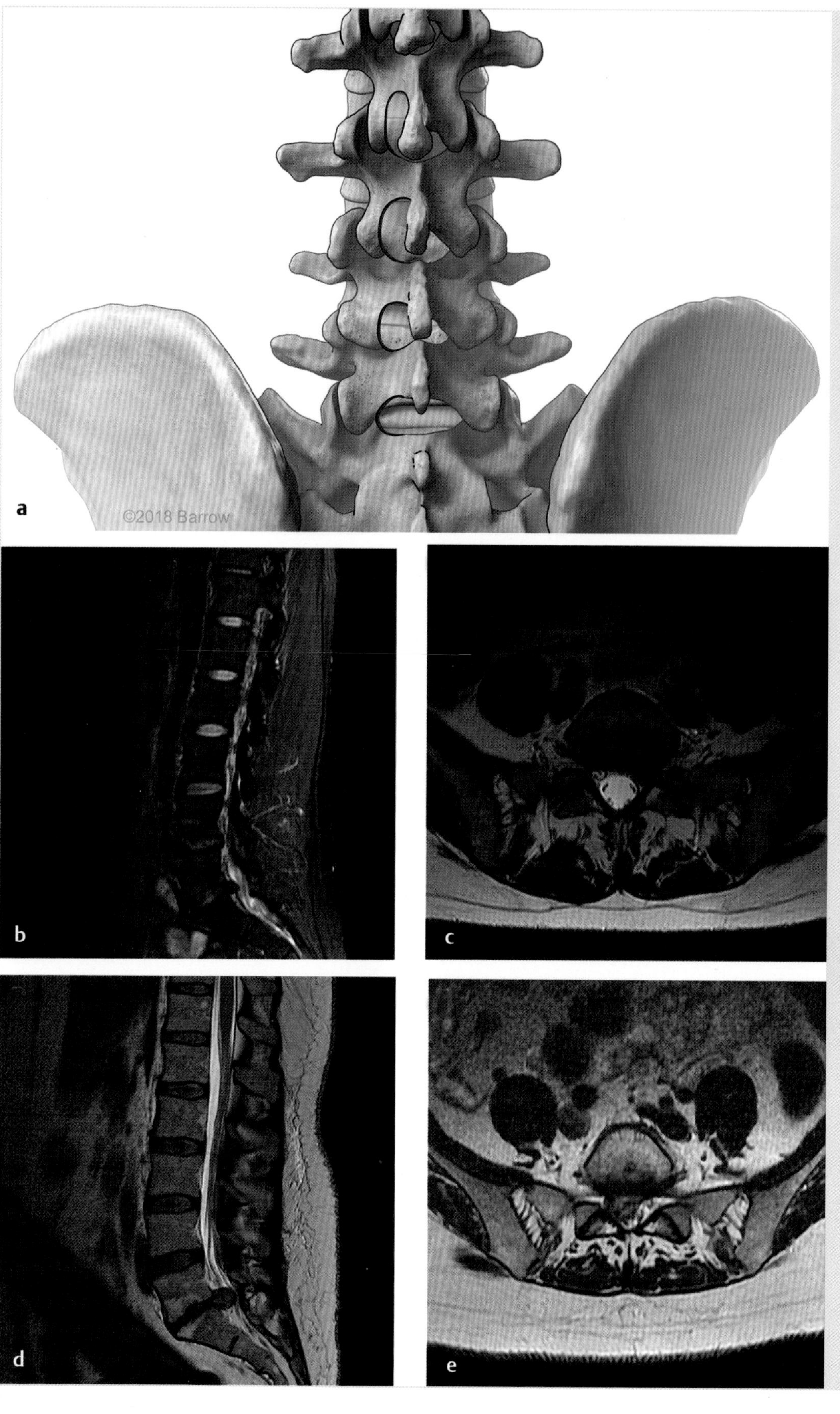

图 2.35 根据椎间盘突出的节段和大小进行骨切除。a. 图示显示了进入椎间隙所需的各个层面的骨性工作范围。在 L5~S1 时，几乎不需要进行骨性工作，而在 L2~L3，必须移除相当数量的椎板才能进入椎间隙。b~e. L5~S1 处两个不同椎间盘突出。b. 腰椎矢状位 T2WI 磁共振成像（MRI）显示 L5~S1 的椎间盘突出，导致左侧 S1 神经根病变。c. 轴位 T2 加权 MRI 显示椎间盘突出。在这种情况下，一个小的椎板切除术和一个内侧小关节面切除术将足以松解神经根和去除局灶性椎间盘突出。d. 腰椎矢状位 T2 加权 MRI 显示巨大椎间盘突出导致早期马尾综合征。e. 腰椎轴位 T2 加权 MRI 显示椎间盘突出占椎管近 2/3。如果不是半椎板切除，也需要进行大量的椎板切除，以安全地松解神经并去除椎间盘突出

保留意见是，与手术所需的韧带相比，更多的韧带被去除。相反，更符合微创原则的技术是尽可能少地破坏解剖结构，就是直接解剖穿过神经根上方的韧带。因此，我更喜欢使用刮匙和神经剥离子仔细解剖韧带各层。

黄韧带可分为3层，按顺序将韧带的每一层剥离，以尽量减少对下面内容物造成损伤的风险。以上操作是为了保持黄韧带正下方的硬膜囊完好无损。文献中有各种黄韧带的组织学分析，但没有我将在接下来几段中描述的不同层的正式描述。无论以下对黄韧带分层的描述是否具有组织学基础，它们都确实具有安全进入椎管的功能基础。

黄韧带的外侧是粗糙层，又称粗黄韧带。施加有限的向下压力，用一个小的直角刮匙来回刮，可以很容易地建立一个解剖平面。一旦建立了这个平面，用2号椎板咬骨钳去除剩余的粗糙层，露出一条光滑的韧带，为第二层黄韧带。

在椎管的外侧越远，黄韧带越厚；越近，黄韧带越薄（图2.36）。因此，在清除黄韧带的粗糙层后，应开始尽可能向内侧工作，这样就可以穿过韧带最薄的部分。无论是直接刮匙还是精细的神经剥离子，我都使用广泛的清扫运动来分割光滑韧带的纤维。当韧带分开时，最后一层就显露出来了。韧带的最后一层很薄，足够透明，使其下面的硬膜看起来更白。因为它是最内层，我将其称为内膜黄韧带，这一层与硬膜关系最为密切。一旦到达这一独特的层面，就用一个前倾刮匙或一个神经钩在光滑的层面上建立一个表面平面。然后，用椎板咬骨钳去除暴露的表面区域，以达到暴露骨骼的边缘。最后，用一个小型神经剥离子仔细地分割黄韧带的最后一层透明层，轻轻地来回扫动，施加少量的向下压力，直到纤维出现开口。硬膜外脂肪或神经或两者都将通过韧带的纵向分割迅速进入视野。现在，就可以安全地进入椎管了。

接下来，用椎板咬骨钳将黄韧带切除到骨骼周围。在切除过程中，确保韧带下侧和硬膜之间有一个清晰的平面是至关重要的。在切除剩余的韧带之前，将一个直角球探穿过硬膜表面，以确保咬骨钳安全通过。然后，从各个方向切除黄韧带，直到骨性工作的边缘。我们的目标是切除受累神经根上的黄韧带，同时尽可能多地保留覆盖在硬膜囊上的黄韧带。

当硬膜囊清晰地进入视野时，我需要确定是否有足够的侧面暴露来调动神经根。用一个中型神经剥离子从内侧扫过硬膜的侧面和横穿的神经根，直到可以清楚地看到椎间隙。神经根和椎间隙的清晰视图可确保充分的侧面暴露。继续在神经根和椎间盘之间形成一个平面，然后在开始椎间盘的操作时，放置一个牵开器来保持神经根不受伤害。

如果不能在走行根的外侧工作，那么证明骨性

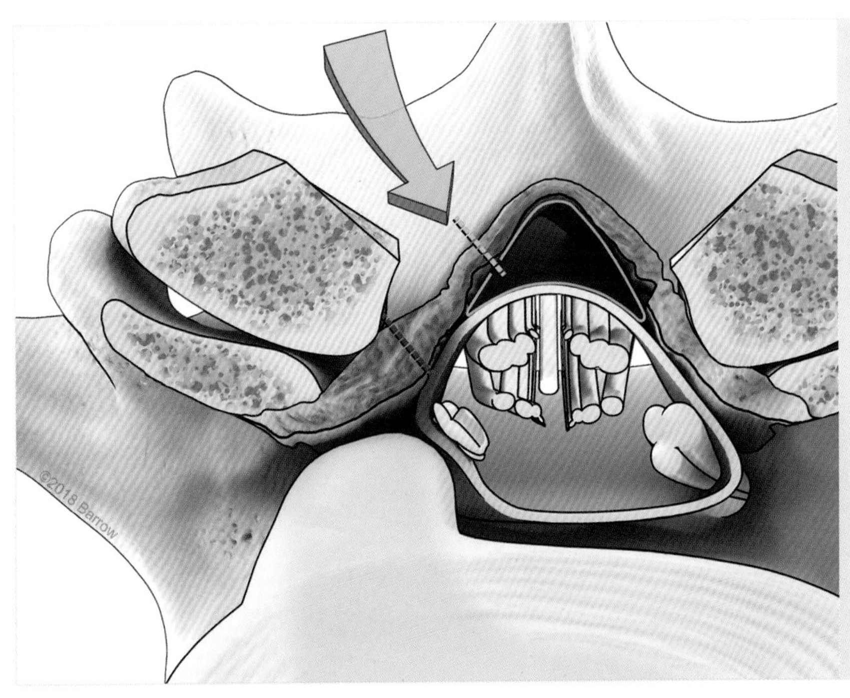

图2.36 潜在的三角形间隙，位于硬膜囊上方。这个区域也是黄韧带最薄的地方。在侧隐窝中，黄韧带较厚，穿过黄韧带，器械立即位于硬膜囊上方。将神经暴露在三角形空间中非常有利于微创椎间盘切除

工作和黄韧带切除不够充分。做得太少不是问题，因为这样可以避免一开始就做得太多，并可能破坏关节突关节的稳定性。在再次开始钻孔之前，我放置了一块凝血酶浸泡过的明胶海绵，其大小和骨骼暴露的大小相当，以确保覆盖神经。明胶海绵不仅能保护神经，还能收集钻头上的骨碎片。我通常从内侧小关节钻出另外 2mm 的骨头（钻头的厚度），在钻头尖端和椎管外侧隐窝之间留下一条骨头边缘。这样做可以防止钻头尖端消耗和旋转明胶海绵。我用椎板咬骨钳去除了这一边缘的骨头，并进一步切除了黄韧带。走行根周围的硬膜外脂肪可能会变得明显，这表明在做骨性工作时已经足够向外侧推进了。然后我用中型神经剥离子解剖器从侧面探查硬膜囊和神经根。如果仍然无法绕过硬膜囊和神经根，我将重复前面描述的步骤，直到明确地确定了走行根的位置，我才开始椎间盘操作。如前所述，椎间盘突出症有时会将神经根顶至外侧隐窝，以至于必须进行过多的骨性切除才能到达神经根的外侧边缘。

慢慢来完成这个阶段的所有操作。必须进行必要的骨骼检查，以明确识别神经根的外侧边缘。在某些情况下，你可能认为已经完成了操作所需的骨性工作，但仍然无法调动走行根。这时，通过观察轴向磁共振成像（MRI）就可以在你的脑海中重现这种情况。一次又一次，我发现自己只有在完成暴露后才意识到 MRI 的细微之处，特别是轴向视图。最后，你应该毫无疑问什么代表了走行根的外侧面。防止出错的方法是用直角球探触诊椎弓根，然后将椎管内容物拉至内侧。

2.9.8 椎间盘摘除

无论压迫性病变是一个巨大的游离椎间盘碎片还是一个基础广泛的包容性椎间盘突出，系统的手术方法都可以确保充分的硬膜囊和神经根减压。将吸引式牵开器放在非支配手上，然后在支配手神经根外侧通过一个中型神经剥离子来移动它。然后，用神经剥离子将吸引式牵开器穿过神经根塞入位，以缩回横行的神经根。非优势手将在 12 点钟位置定位（图 2.37）。然后，我可以开始用手上的髓核钳摘除突出的椎间盘。有时，有必要拉起神经根，将神经根缩回椎间盘突出物上方，以免椎间盘突出物与神经根一起缩回。用神经根缩回椎间盘突出物，我已经做过了，这显然会使椎间盘突出物很难找到。你刚才在磁共振成像上看到的巨大挤压碎片现在隐藏在吸引器和神经根后面，远远超出了你的视线（图 2.38）。如果你没有意识到情况的真实性，你可能在相当长的一段时间内完全惊讶地盯着视野。关于你是否暴露了正确节段的想法开始进入你的大脑。也许你会开始猜测椎间盘已经被吸收，没有任何东西会导致神经根受压。为了避免这种想法、惊讶和猜测，你必须认识到将挤压的碎片连同神经根一起收回的可能性。使用一个小的直角神经钩在椎间盘和神经根之间建立和发展一个平面是第一步。如果神经根被拴住，无法将其缩回以观察椎间盘，仔细解剖神经根 - 椎间盘界面可以安全地移动神经根并提供必要的暴露。

在取出一大块游离的椎间盘后，手术几乎在神经一缩回就结束了。用一个直角球探来取出椎间盘碎片，然后用直的髓核钳取出。通常，一个令人满意的巨大椎间盘碎片在髓核钳的钳子内被取出，硬膜囊和神经根干净地落回其解剖位置。再次牵开神经根，探查椎间盘突出造成的纤维环破裂，使我能够检查椎间盘组织的其他游离碎片。探查神经根的腋下，在硬膜囊后面放一个直角神经钩，以清除任何其他迁移到这些区域的碎片。可以要求技师收集取出的所有椎间盘组织，并将这些碎片放在一小块 Telfa（Medtronic，plc）上，以便医生可以评估取出的椎间盘体积，并将其与 MRI 进行比较。这样做可以让我确定是否已移除足够数量的椎间盘组织。

当椎间盘突出是一个基础广泛的椎间盘突出物，没有局限性或明显的椎间盘突出物残留在椎间盘内时，它更像是节段性退行性病变，而不是孤立性椎间盘突出。根据笔者的经验，充分减压横行的神经根和硬膜囊需要切除更大的椎间盘。在这种情况下，可以将神经根向内侧移动，然后用 11 号刀片在椎间盘空间做一个线性切口。在一个很高的椎间隙，于纤维环上做了一个垂直切口。在塌陷的椎间隙中，水平切口是进入椎间隙的唯一可行方式。我尽量保持切口在纤维环的外侧，这样如果发生再突出，椎间盘组织将向外侧突出，可能不会压迫硬膜囊或神经根。然后，将一个反向角度的 Epstein 刮匙放入纤维环，将椎间盘突出物向下推入椎间盘空间，远离硬膜囊，穿过神经根。几次向下的打击使突出椎间

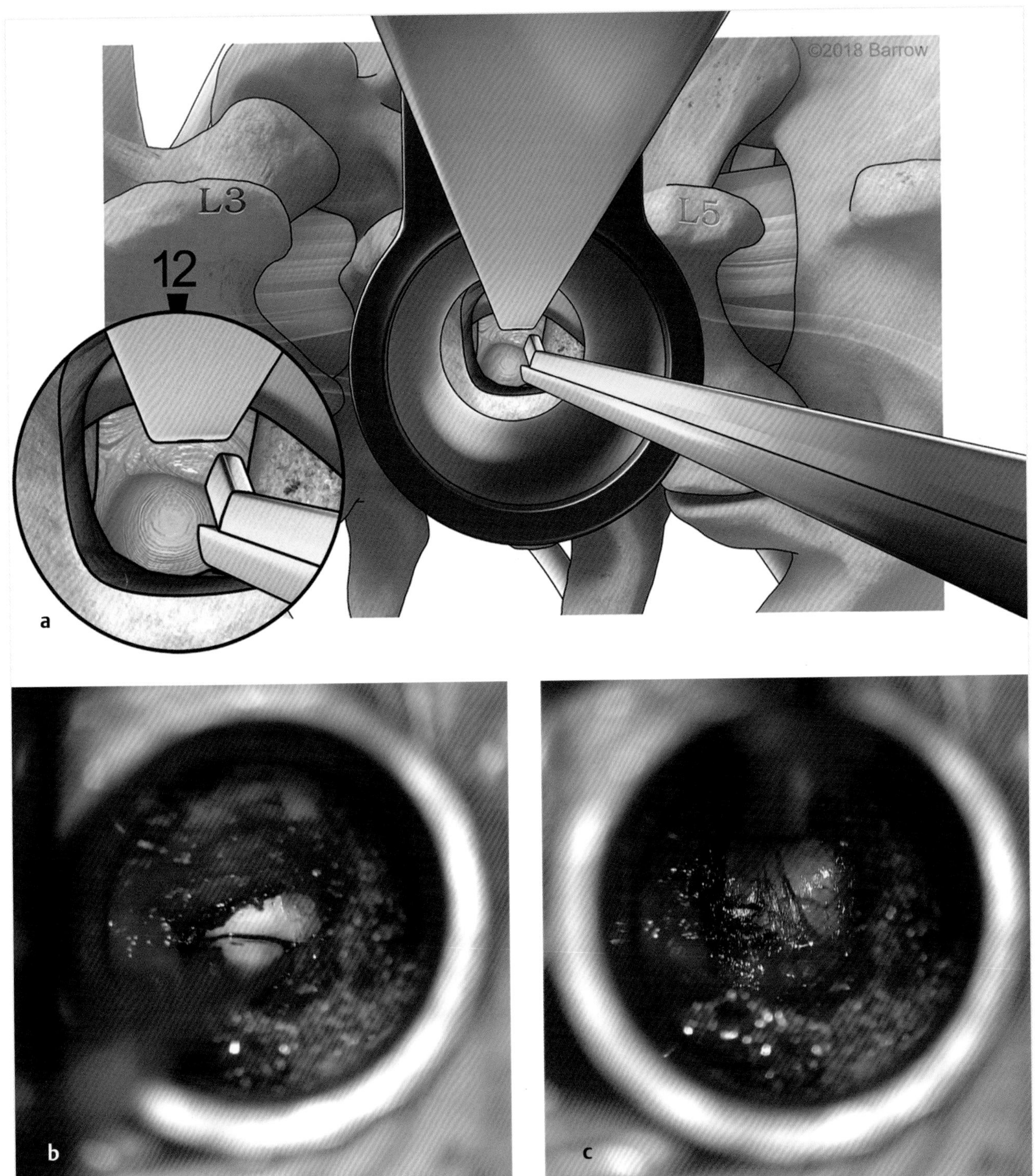

图 2.37　左侧 L4~L5 微创椎间盘切除术。a. 通过直径 16mm 的工作通道进行的左侧 L4~L5 微创椎间盘切除术的手术视图。在这张图中，骨性工作已经完成，去除了关节突内侧，以确保神经根的安全活动。黄韧带已被分离并切除，以显示硬膜囊的侧面和神经根的侧面。在 12 点钟位置（插图）放置一个吸引式牵开器，保护并牵开神经根。随着神经根的牵开，突出的椎间盘清晰可见，可以用髓核钳取出。b. 术中照片显示仅在神经根顶部切除黄韧带。神经根的侧面已经确定，一个吸引式牵开器已经就位，可以牵开神经根。c. 牵开左侧 L5 神经根显示突出椎间盘

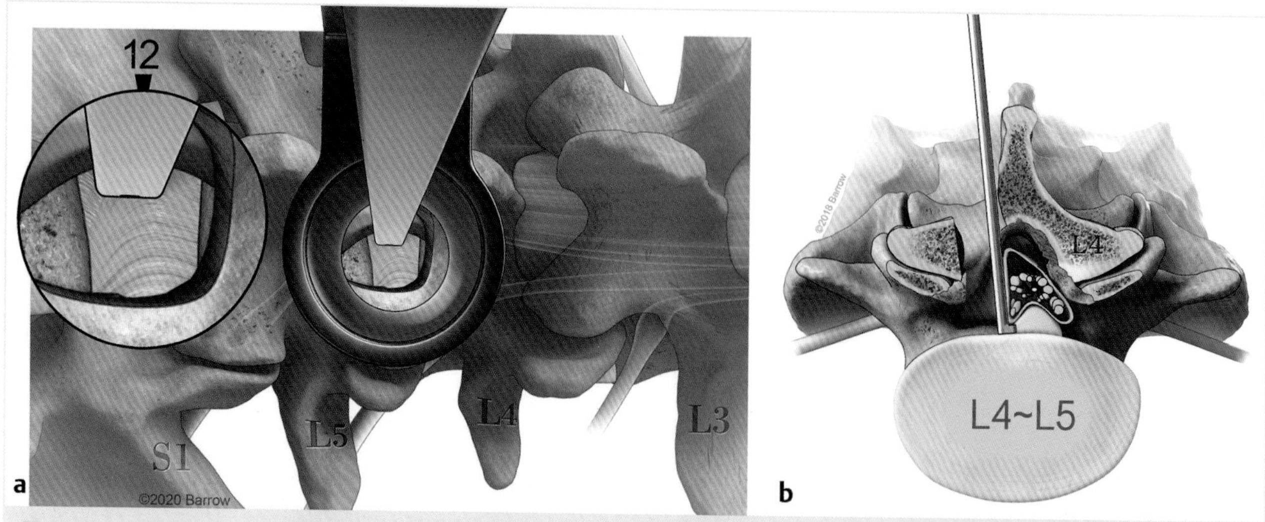

图 2.38 右侧 L4~L5 微创椎间盘切除术的图示，其中走行根和硬膜囊被牵开。a. 微创工作通道已就位的手术视图。手术显微镜下通过工作通道的视图显示没有椎间盘突出。b. 轴向视图揭示了无法识别椎间盘突出的原因。随着神经根的牵开，突出的椎间盘也随之被牵开。将直角球探放置在没有吸引式牵开器的场地中会遇到刚性阻力。如果不解剖神经根和椎间盘突出物之间的平面，然后在椎间盘突出物上方向上牵开神经，突出的椎间盘就会隐藏起来。使用直角神经钩和直角球探组合完成神经根与椎间盘突出分离的任务，将允许神经根与椎间盘突出分离。用吸引式牵开器向上拉动神经根，现在就可以揭开椎间盘突出的面纱，并使其易于摘除

盘可以用髓核钳取出。吸引器同时向下的压力有助于输送椎间盘组织。将一个直角球探穿过纤维环缺损处，以探测椎间盘组织的松散碎片。将直角球探穿过硬膜囊下方和纤维环顶部，以确保椎间盘组织没有迁移到这些区域。纤维环顶部的向下压力使纤维环下椎间盘组织移位，然后可用髓核钳取出。再一次，收集椎间盘组织，评估其体积，并将其与在 MRI 基础上所期望的进行比较。如果椎间盘组织的预期体积存在任何差异，将提示我继续探索椎间隙（视频 2.1）。

2.9.9 最终的系统检查

相信我已经完成了手术，用显微镜缩小视野，再看一眼透视图像、术前 MRI 和切除椎间盘组织的收集。然后，在移除工作通道并关闭切口之前，开始最终的系统检查。多年来，我已经认识到通过手术显微镜在高倍镜下强烈聚焦于椎间盘突出总是产生的隧道视觉。在手术结束时，离开工作通道，再次查看整个手术区域是至关重要的。通过低倍率观察手术视野，我可以带着好奇的心情重新进入手术视野，评估我的工作。最终的系统检查使每个操作尽可能标准化。当一块隐藏的突出椎间盘组织出现时，我总是感到惊讶，如果我没有后退，深呼吸并重新评估手术区域，我可能会留下它。

最终的系统检查确保了硬膜囊和神经根的充分减压，并消除了椎间盘组织可能迁移的隐藏位置。可用于最终系统检查的主要仪器是直角球探。该仪器非常适合提供外科医生评估手术区域所需的触觉反馈。当我将探头滑到走行根的侧面时，我还继续在非支配手上使用吸引器。用吸引器固定到位，以缩回神经根。然后，用探针从外侧穿过神经根，好奇地探索外侧隐窝是否有残余椎间盘。探头应能自由通过该区域。任何阻力都应引起关注和进一步探索。顺时针或逆时针旋转探头（取决于我正在手术的患者一侧），允许其尖端接触椎弓根。触诊椎弓根完成系统检查的第一步。

对轴位和矢状位 MRI 的快速回顾有助于指导最终回顾。例如，如果轴位 MRI 显示椎间盘突出物向椎弓根的尾部移动，那么应该更多地关注这个区域。探头的旋转可能会移动一个游离的椎间盘碎片，然后进入视野，并可被髓核钳触及。同时，同样的运动也可能损伤椎弓根静脉，导致大量出血，这可以通过直角双极电凝、Floseal 止血基质（Baxter Healthcare Corp.）和对折的棉片解决。在手术区域被探查并止血后，没有理由再冒险进入侧隐窝。

一旦侧隐窝减压充分，就可以确保中线没有任

何东西导致神经根中央狭窄或肩部受压。将直角球探滑到硬膜后面，轻轻提起并收回，以显示是否有椎间盘组织与硬膜囊一起收回。我遇到过一些情况，在最后一次系统检查之前，大的突出椎间盘一直在躲避着我。在一个病例中，当我凝视着 MRI 图像时，可以清楚地看到一大块游离的椎间盘碎片严重压迫着硬膜囊并穿过神经根。然而，当研究放在 Telfa 上的椎间盘组织时，我只看到了一粒大米大小的小碎片。在回顾了 MRI 的拍摄日期后，我开始怀疑椎间盘是否被吸收了。然后，我想知道减压是否足够充分。事实上，在进行椎间盘切除术时，我一直在将硬膜囊和中央突出的椎间盘拨向内侧，如图 2.38 所示。当通过硬膜囊下方的直角球探查时，我遇到了刚性阻力。然后在椎间盘上方和硬膜囊后面操作探针。旋转探针发现一块突出的椎间盘组织，这块组织如果不比 MRI 显示的大，也和 MRI 显示的差不多大。这样的病例强调了使用直角球探在硬膜后沿椎间隙上下探查的重要性。系统检查是操作的最终要素。完成检查后，冲洗手术部位并开始闭合。

2.9.10 闭合切口

在显微镜仍在原位的情况下，将双极电凝放在一只手上，另一只手握住微创工作通道的柄部。助手或技师将吸引器固定在微创工作通道的顶部，以吸引电刀产生的烟雾。慢慢地拔出工作通道，电凝肌肉中的任何出血。有时我会遇到一条静脉，当它被工作通道压迫时不会出血，但当我移除工作通道后它开始流血。出血的强度可能不同，一只手需要吸引，另一只手需要电刀或双极电凝。一旦控制住了出血，我就冲洗切口，冲洗掉所有可能流到神经根的血液。通过减少神经根周围血液将减少恢复期间血液制品分解引起的炎症反应。在理想的情况下，我喜欢看到神经根和白色的硬膜囊，因为它代表移除工作通道并电凝了任何浅表出血。

我再次用利多卡因、肾上腺素、布比卡因混合物渗入肌肉层和皮下层，以减少术后不适。我的目标是让患者在手术后 8~12h 内感觉不到切口疼痛。如有必要，在 UR-6 针上用 0 号 Vicryl（Ethicon，Inc.）缝线缝合筋膜，在 X-1 针上用 2.0 Vicryl 缝线缝合皮下层，在 RB-1 针上用 4.0 Vicryl 缝线缝合皮肤。

UR-6 针的设计允许在狭窄的空间内旋转。UR-6 专为腹腔镜切口闭合而设计，配置为 5/8in（1in=2.54cm）的圆形，非常适合在小切口内进行深部操作和抓取筋膜两侧。在所有微创手术中，笔者经常使用 UR-6 闭合筋膜。X-1 针具有半圆配置，便于在皮下组织中旋转针。最后，我将安息香或乳化剂液体黏合剂（Ferndale Laboratories，Inc.）涂在周围皮肤上，然后在切口上涂上 1/2in 的 Steri 条（3M）。一片 Telfa 覆盖 Steri 条，一块 5% 利多卡因贴片覆盖整个切口。手术室团队将患者置于仰卧位，这标志着微创椎间盘切除术的完成。

2.10 手术时间

在一份关于 530 例连续微创椎间盘切除术的报告中，Williams 报告平均手术时间为 37min。这样的手术时间反映了外科医生在技术上的极致。外科医生要达到这样的手术时间，必须对解剖结构非常了解，对暴露非常熟练，并拥有多年的经验和高效的手术室团队。然而，手术时间少于 40min 并不是你从一开始就应该遵守的标准。任何操作都不应仓促完成。执行一项操作所需的时间从来没有完全实现行动本身的目标那么重要。笔者更喜欢 1h 完全减压和缓解症状的手术，而不是 30min 减压不完全和持续症状的手术。然而，缩短手术时间对患者和临床结果有价值；因此，在学习过程中监控手术时间是值得的。微创手术的优点是，在切开后几乎立即可以在显微镜下开始手术。如果手术分为 3 个阶段，那么手术的第一阶段，包括切口和固定微创工作通道，将是最快的。第一阶段在切开后可能只需要 5min。因此，显微镜应盖好并准备就绪，C 臂应就位，手术台固定臂应处于备用状态。训练有素的手术室工作人员是实现这种效率的重要组成部分。显微镜下的第二阶段是大部分操作时间（30~45min）的使用阶段。关闭的最后阶段可能只需要 5min。这些时间近似假定微创工作通道的理想位置，这在你的前几个手术中很少是完美的。然而，随着时间的推移，你的操作时间将趋向于这些近似值。你可以告诉患者，手术可以在 45~60min 内安全完成。笔者进行该手术只需要 36min，其他手术则需要 122min。总的目标是有效地一步一步地完成操作，而不是为了时间而匆忙地完成程序。

2.11 术后处理

我在门诊进行了大部分微创腰椎间盘切除术。因此，闭合切口前局部麻醉剂的渗透对于当天出院非常有价值。在康复室观察一段时间后，患者通常在手术后 60~90min 出院回家。为了控制疼痛，根据文献中的历史经验，所有出院患者都会服用肌肉松弛剂、对乙酰氨基酚 - 麻醉药组合和甲泼尼龙剂量包。我鼓励所有患者每天步行，限制他们携带任何超过 5lb（1lb=0.45kg）的物品，并要求他们在 1 个月内限制腰部弯曲或扭曲。患者在术后 1 个月开始物理治疗，但应在接下来的 2 个月内避免进行冲击训练。3 个月后，患者可以恢复不受限制的活动。

2.12 微创椎间盘切除翻修术

我特意将本章的最后部分分为不同的部分，主要因为这是一个完全不同的操作。我用一种完全不同的思维方式和不同的技术进行微创椎间盘切除翻修术。无论是微创手术还是开放手术，微创椎间盘切除翻修术更具挑战性，损伤神经根病变的风险更大，脑脊液（CSF）漏的风险更大。这些手术需要耐心，甚至需要在手术进行时对解剖结构进行更深入的分析。瘢痕组织可能类似于神经根，神经根可能类似于瘢痕组织。我毫不犹豫地告诉住院医师和与我一起做手术的同事，我曾经做过的 3 例最困难的病例中有 2 例是微创椎间盘切除翻修术。

只有在获得新的微创椎间盘切除术设备后，才应进行微创椎间盘切除翻修术。这个手术不是我建议你在微创外科职业生涯的早期进行的手术。当我开始进行翻修手术时，我选择翻修我自己的微创椎间盘切除术。这些患者是早期的理想人选，因为你熟悉所做的骨性工作。随着经验的增加，我开始使用微创技术翻修所有的再突出。发现微创技术翻修最初用中线方法手术的再突出有几个好处。首先，它避免了打开先前的切口，并通过瘢痕进行手术。相反，我发现自己穿过一个新的平面到达脊柱。其次，是能够安全地接近椎板切开缺损，牢固地固定在骨骼上，并从侧面向内侧进行。令人担心的是，第一个中线切口外侧的第二个切口是否会在愈合过程中产生问题。但多年来，第二个切口的问题从未出现过。如果有什么区别的话，患者通常对翻修切口的大小感到满意，他们很容易将其与最初的手术切口进行比较。

翻修以前的微创椎间盘切除术不能提供一个原始的解剖平面。因此，这些手术可能具有潜在的挑战性，因为必须通过瘢痕并停靠在脊柱上。它们的主要优点是允许使用相同的小切口。

2.12.1 设计切口

无论先前的手术是通过中线进行的椎间盘切除术还是微创椎间盘切除术，复发性椎间盘突出症患者都可以进行微创翻修。即使我是执行初始手术的外科医生，我也会在手术前花大量时间研究 MRI，尤其是轴位 T1 加权视图，这样我就可以回顾椎板切除和内侧小关节切除术中所做的骨性工作量。患者的位置或手术室的设置显然没有区别。该手术的关键区别和最大风险在于微创工作通道的扩张和固定，这两种操作都可以系统地安全执行。

对于先前中线切口的患者，我计划独立于先前中线切口的新切口。无论出于何种原因，先前的中线切口和提议的微创切口很少重合。开放切口往往低于最佳微创轨迹。与新发椎间盘突出微创切除术一样，我将触诊骨性标志物并接近手术节段。我测量距中线 1.5cm 的距离，并标记 20mm 切口的区域。对于以前进行过微创椎间盘切除术的患者，我标记了以前的切口，但仍然用侧位图像和脊柱针进行确认，特别是初次手术已经过了几年的患者。切口本身同样具有欺骗性。如果上一次手术是在几个月前进行的，我相信切口是正确的。

在患者准备好并铺单后，由于椎板切除术造成的骨缺损，我将一根脊柱针穿过距离脊柱只有一半的距离，即使有横向轨迹。这样做可以降低意外腰椎穿刺的可能性。目标只是确认手术节段并建立理想的轨迹，而不是将脊柱针固定在脊柱上。一旦确认了针头在脊柱中间的位置，我会将其调整到最佳轨迹，或者，如果针头处于理想位置，用局部麻醉剂混合物将其浸润。我注意切口的位置并开始修正。

2.12.2　固定微创工作通道

对于所有的微创椎间盘切除翻修术，建议使用一个直径 18mm 的工作通道，它可靠地覆盖了以前的椎板切开缺损和未触及的椎板。与初次微创椎间盘切除术中的靶点不同，我的靶点远离椎板间隙，更靠近关节间部，我已经在轴位 T1 加权磁共振成像中验证了骨的存在。我最关心的是，当我在翻修微创椎间盘切除术中固定工作通道时，有可能存在通过椎板缺损处将一个早期扩张器送入椎管内的风险。毕竟，椎板缺损在最初的手术中就已经存在了。由于这个原因，第一个扩张器的作用在微创椎间盘切除翻修术中是不同的。

在切开并打开筋膜后，我插入了第一个扩张器，目的是在脊柱上停靠的位置比初次微创椎间盘切除术中更高。一开始，我故意将目标定高，特别是在椎板和椎体间部的交界处（图 2.39）。一旦我用最初的扩张器接触到骨头，我会用棍子穿过任何瘢痕组织，然后将第一个扩张器牢牢地固定在关节内部。可以通过透视确认扩张器的位置。这是初次微创椎间盘切除术和椎间盘切除翻修术之间的另一个关键区别。在第一种情况下，第一个扩张器的初始轨迹将是整个操作的位置和轨迹，后续扩张器只会在该位置上增加工作通道的直径。在第二种情况下，进入关节间部的初始轨迹仅仅提供了一个安全的通道，可以进入脊柱明确存在骨骼的区域。建立坚实的基础是微创翻修的第一步，也许是最重要的一步。每个后续扩张器的作用是安全地接近将用于手术的轨迹。因此，当第一个扩张器相对于椎间隙是高的和侧向时，我会以更低的和更内侧的方向插入后续的扩张器，从而接近以前的椎板切开缺损处。随着扩张器直径的增加，经椎板通道进入椎管的风险降低。当我置入最后一个扩张器时，我将完全平行于椎间隙并向内侧会聚。在带上显微镜之前，我会用正位和侧位透视图像确认轨迹（图 2.39）。

2.12.3　暴露

上一次手术留下的瘢痕组织将使脊柱无法形成干净的平面。与之前病例一样，应在安全区开始解剖，即头侧和外侧。在使用这种方法之前，我会好奇但

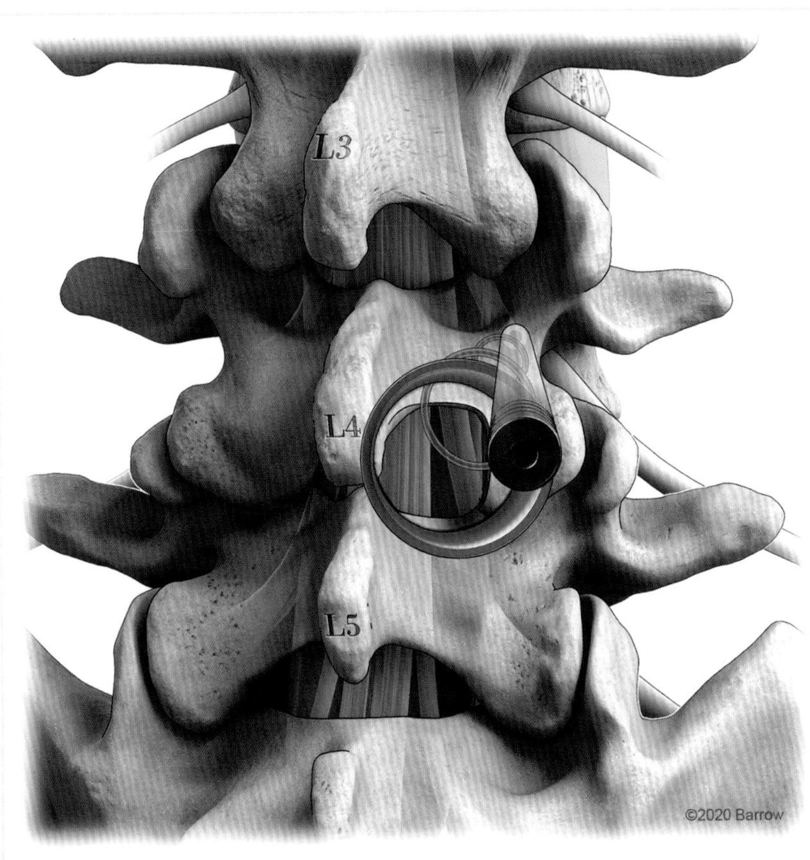

图 2.39　微创椎间盘切除翻修术扩张器的定位顺序。腰椎后视图显示了扩张器固定在腰椎上的顺序，以最大限度地降低经椎板间隙损伤神经的风险。初级扩张器安全停靠在关节突 – 椎板间隙连接处。随着直径尺寸的增加，先前骨性工作的范围被扩张器的最终直径所包围

谨慎地用一个吸引装置戳一戳想要暴露的区域，以确定骨头是否位于它下面。走得越高，越侧向，也就越有信心确定椎板在下面。用电刀清除瘢痕组织。我们的主要目标是暴露先前在初次手术中进行的骨性工作的边界。完成这项任务后，就可以用中间的瘢痕想象骨头的整个边缘。

第二个目标是确定先前手术部位上方和下方的原始解剖结构。为了实现这一点，需要将椎板切除术的缺损扩大约 25%（图 2.40）。这种增加的焦点应该在头侧和尾侧。同样重要的是，尽可能少地从关节内侧面移除骨骼，以防止关节失稳。我经常在上一个椎板切开缺损的正上方钻取椎板。焦点是头侧和内侧的相等部分，直到暴露出一小片未接触和以前未暴露的黄韧带。然后，我按照第 2.9 节所述的方式去除韧带，露出硬膜囊。切除韧带直到到达瘢痕，然后停在那里。我从未发现与瘢痕直接纠缠有任何价值。应确保暴露在瘢痕组织上方的硬膜外侧。

下一步是尾部暴露。广泛地暴露尾端水平的椎板，再次扫除瘢痕组织，直到能想象出明显的象牙白色骨头。当我钻到这块骨头黄韧带的插入处时，用一个小的前角刮匙安全地分离硬膜上方的黄韧带和椎板下方的神经根。一旦建立了这个平面，就用 2 号椎板咬骨钳来完成骨和韧带的切除，通常会露出侧隐窝的硬膜外脂肪。使用 Penfield 解剖器进行最小的解剖，并对硬膜外脂肪进行一些轻微的抽吸，可以揭开神经或硬膜。有了这些清晰可见的神经元件，可以用一个直角球探识别走行根。当明确已经触碰到椎弓根的内侧时，我已经几乎在神经根和椎间盘突出物周围探查了整个周长。剩下的只有小关节内侧面上的瘢痕。

2.12.4 小关节内侧切除术

在手术的这一点上，硬膜暴露在先前手术的瘢痕组织上方，神经根暴露在瘢痕组织下面。触诊椎弓根，并将所有内容物扫向内侧。然而，还没有暴露椎间隙或椎间盘压迫神经根的区域。暴露的最后阶段——小关节内侧切除术，将让我安全地进行手术。应尽一切努力减少从关节内侧面切除的骨性部分。同时，平衡了这种保守的方法和获得必要暴露

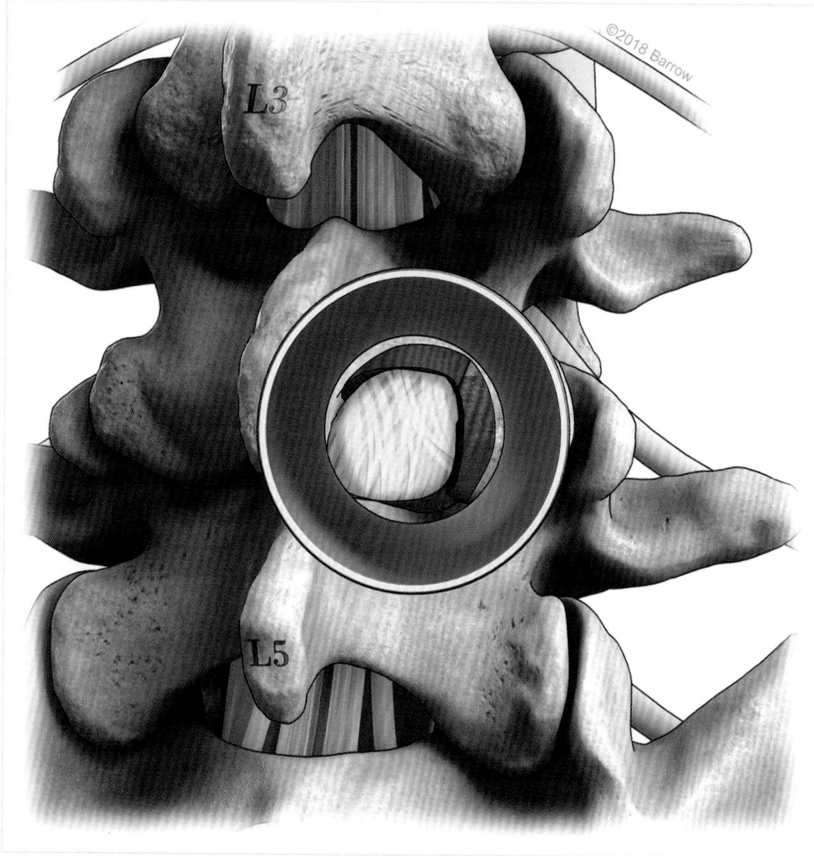

图 2.40 显示了微创椎间盘切除翻修术的骨性工作通过直径为 18mm 的工作通道进行。微创椎间盘切除术的第一步是暴露先前骨性工作的边界。第二步是将椎板切开延伸到上方和下方（紫色阴影），这样可以暴露神经根和硬膜囊，而无须直接在瘢痕组织内工作（白色阴影）。必须尽一切努力避免直接切开瘢痕。一旦硬膜囊随着头侧椎板切除而变得明显，神经根随着尾侧椎板切除变得明显，则磨钻去除关节突内侧，直到黄韧带变得明显（红色阴影）。通过这种方式，进入神经根外侧的椎间盘变得可行

以安全减压神经的需要。

从暴露的尾部开始，在那里可以观察到神经根，然后在头侧暴露到瘢痕包围和隐藏神经根的地方。在暴露的尾部看到走行根的情况下，使用一个前角刮匙来移动附着在内侧小关节面的瘢痕组织。该特定区域是在初次手术期间进行小关节内侧切除术的区域。在建立这个平面后，评估椎板咬骨钳是否允许延长骨性工作，或者是否需要先进行额外的钻孔。该程序的关键要素是在使用椎板咬骨钳之前确保骨骼和瘢痕之间充分暴露。目的是暴露在初次手术中切除的黄韧带的外侧边缘。无论是通过磨钻还是椎板咬骨钳完成，延伸的小关节内侧切除术下方的未经处理的黄韧带侧向暴露表明可以安全地开始椎间盘切除术。

2.12.5　微创椎间盘切除术

当将黄韧带外侧暴露于先前的小关节内侧面时，这个过程就变成了连接暴露的问题。在进行解剖时，我总是试图保持在瘢痕组织的外侧。其目的是安全地移动神经根，在最初的手术后，神经根就被包裹在瘢痕组织内，并暴露椎间盘的侧面。我在瘢痕组织的头侧和尾侧工作，直到能够在椎间隙的瘢痕组织内移动走行根。能够直接可视化走行根在尾部暴露，同时进行这项解剖，这是非常有帮助的。在我的脑海中，我可以通过同时观察瘢痕尾侧的神经根和瘢痕头侧的硬膜囊，来想象神经根的路径。我用直角球探或神经剥离子在神经根路径的外侧面工作。我触碰到椎弓根，向内侧扫去内容物，形成一个位于神经根外侧的平面。然后，可以在神经根上方的头侧暴露区和硬膜外侧工作。在两次暴露之间来回工作最终会充分调动走行根以提供对椎间盘的操作。与初次椎间盘突出微创切除术不同，在初次微创椎间盘切除术中，寻找走行根的侧面来移动它，而在微创椎间盘切除翻修术中，我们试图确定先前的椎间盘纤维环缺损的外侧椎间隙。这种侧向暴露允许我进入椎间隙，而无须首先识别和收缩神经根。

我们都很熟悉，一旦充分暴露，椎间盘的白色光泽就不会被弄错。微创椎间盘切除翻修术使这种暴露更具挑战性。当我感觉自己好像在椎间盘的侧面，但那明显的光泽没有被我发现时，我会使用神经剥离子的微型棉状体（1/4in），就像我在颈椎中使用 Kittner 解剖器来暴露前筋膜一样。直截了当地将棉状体扫向椎间隙有助于将瘢痕和穿过椎间盘的神经根移动起来。有时，仅此动作即可开始转移椎间盘组织，从而实现神经根的安全减压。大多数时候，我发现有必要在暴露的侧面切割椎间盘。据估计，这样做是微创椎间盘切除翻修术中最危险的部分。在将 11 号刀片应用于椎间盘之前，重新评估暴露情况和解剖结构。我会检查我所感知到的椎间隙，触碰椎弓根，想象走行根的位置。如果有任何顾虑，那么就应避免陷入不确定的椎间隙，更多地从侧面暴露原始解剖结构，直到椎间隙变得明显。

侧方进入椎间盘允许安全通过神经根，但不允许暴露神经根 – 椎间盘界面（图 2.41）。因此，我认真地在瘢痕覆盖的神经根下工作，以调动导致神经根受压的突出椎间盘组织。解剖结构的可视程度因患者而异。有时，我真的很惊讶于硬膜以及走行根和椎间盘的视觉效果如何，而有时，我对解剖结构的模糊感到绝望。然而，坚持解剖学标志，特别是椎弓根，是避免并发症和成功减压神经根的最可靠方法。

2.13　避免并发症

套用 Benjamin Franklin 的话来说，一盎司的预防抵得上外科医生手术的分量。无论你是在进行微创还是传统的中线椎间盘切除术，你都必须采取一切可能的措施来预防脑脊液漏的发生。在手术的两个阶段，硬膜最容易受到意外破坏。第一阶段是黄韧带分离期间，第二阶段是神经根活动期间。在暴露允许的范围内将黄韧带向内侧分开的重要性，再怎么强调也不为过。这一部位的韧带相当薄，因此比侧面暴露时更容易穿过。此外，由于椎管内硬膜的结构基本上是三角形内的一个圆圈，因此硬膜上方存在一个潜在空间，器械可以在不接触硬膜的情况下安全进入（图 2.40）。黄韧带内侧开口在微创椎间盘切除翻修术中是一项特别有价值的技术，因此应尽一切努力避免硬膜外瘢痕形成。

然而，毫不费力地完成黄韧带的分离并不能提供立即的安全。确保器械在黄韧带下侧和硬膜之间有一个自由的通道平面是非常重要的，对于复发性

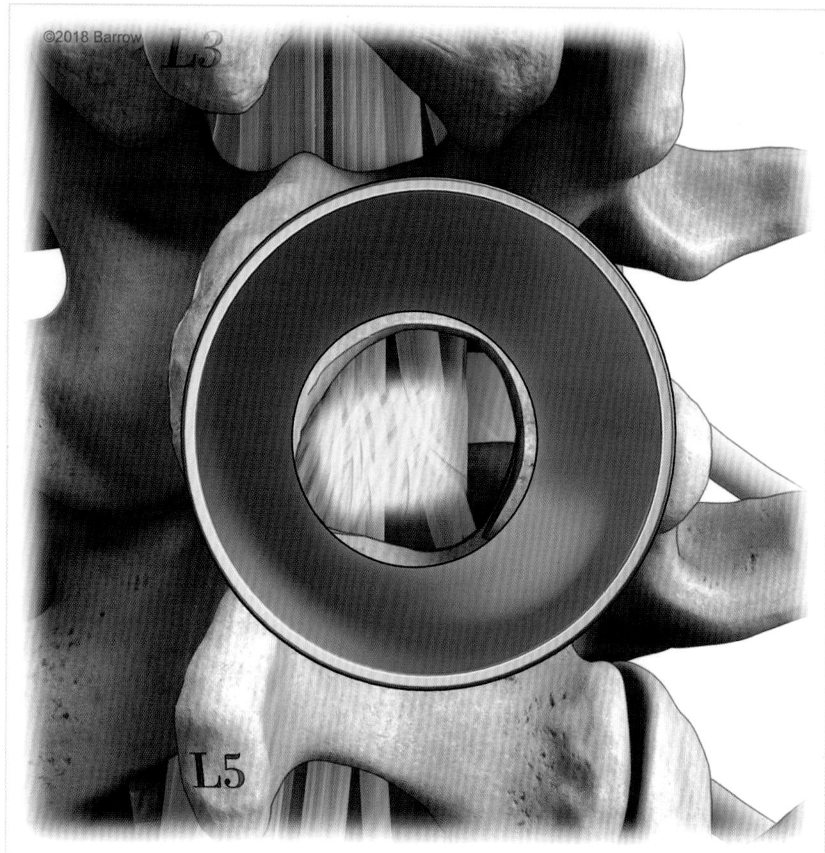

图 2.41 显示了微创椎间盘切除翻修术的暴露。随着骨性工作的开展，神经根和硬膜囊在初始平面上被识别，椎间隙在新暴露的外侧硬膜囊和走行根之间进入。椎弓根也是微创椎间盘切除翻修术中一个有价值的参照物。当神经根被瘢痕组织覆盖时，进入神经根外侧的椎间隙是开始减压的最安全通道

椎间盘突出症尤其如此。前角刮匙、直角球探和直角神经钩都是可靠的工具，可在黄韧带和硬膜之间的平面内进行扫描，以确认椎板咬骨钳在咬合前安全通过。对于多次硬膜外注射的患者，硬膜可能黏附在黄韧带上。在这种情况下，倾斜的直角球探是首选的仪器。如果在试图穿过黄韧带下方时硬膜与器械移动一致，则用神经钩或前角刮匙进一步解剖硬膜将减轻硬膜的损伤。

2.14 脑脊液漏修补术

正如本章开头提到的，在定位阶段，由于偏内侧的轨迹，我用脊柱针无意中刺穿了硬膜，我永远不会忘记这一点。取下黄韧带后，注意到明显有脑脊液流出。当我第一次看到清澈的液体滴入视野时，我就麻痹了。我很快找到了原因，那是用 20 号针头刺穿了硬膜。当脑脊液漏发生时，无论其原因如何，最重要的步骤是关注主要目标，即通过移除椎间盘突出物来减压神经根。在脑脊液漏部位放置一块明胶海绵和一块对折棉片，以填塞泄漏，然后集中注意力完成减压。当然，这说起来容易做起来难。硬膜和神经根的收缩将加剧渗漏，将患者置于 Trendelenburg 体位可在一定程度上缓解渗漏。在这种特殊情况下，完成减压后，在脑脊液漏部位顶部放置一块 1/4in 的硬膜基质替代物，并用一层薄薄的纤维蛋白胶将其固定。值得注意的是，患者没有受到穿刺的不良影响。从那时起，我确保我此后用于定位的脊柱针将永远不会向中线靠拢。

通过直径为 16mm 或 18mm 的工作通道解决硬膜内较大的脑脊液漏是一个更困难的情况。尽管许多文献报道，因为是经肌肉入路，所以影响很小而放弃了直接修复的需要，但我认为硬膜较大的缺损需要的不仅仅是一片硬膜基质和纤维蛋白胶。一次修复是解决这种情况的最全面的解决方案。然而，在受限的工作通道中高效地缝合硬膜是一项艰巨的任务。对于需要直接修复的脑脊液漏，最好的方法是转移到更大的工作通道或可扩展的微创工作通道，以允许必要的暴露和足够的空间进行修复。恢复开放切口是不明智的，应该不惜一切代价避免。

更改为更大的工作通道的第一步，是将最终扩

张器固定回当前处于直接可视化位置的工作通道。用一只手确保扩张器牢固地固定在椎板上，然后让助手在用另一只手拆下工作通道之前松开安装在手术台上的固定臂。暂时从手术区取出手术显微镜，小心使用最终扩张器保持向下压力，以保持暴露区域不变。为了在两个方向上延长切口 2mm，将一个 15 号刀片从扩张器的一侧穿过，以延长皮肤和筋膜切口。以至于我可以使用随后扩张器继续将暴露的直径扩大至 22mm。我更喜欢使用可扩张的微创工作通道，以允许刀片的角度，来实现更大的深度暴露。在可扩张工作通道就位后，我将显微镜带回手术区，并评估暴露情况。

对于一次性修复，我更喜欢在原本缺口上方和下方几毫米处进行暴露。这种暴露需要更多的骨性工作和黄韧带切除，因此需要更多的时间，但在尝试修复之前，这是一项值得的投资。应始终备有微创脑脊液漏修补包。理想的情况是提前组装和包装一个无菌的脑脊液修复工具包，以便在需要时由手术室的工作人员随时取回。当你试图处理硬膜撕裂时，你最不需要的就是手术室工作人员在显微镜和托盘中摸索，试图找到你需要的器械和缝线。

使用一个弯曲的微创外科针和显微外科钳在 PS-2 针上提供的 6.0 聚丙烯缝线基础上缝合。根据缺损的大小，2 条或 3 条间断缝线可提供紧密闭合，以进行充分修复。从切口内取出的小肌肉片可以包含在其中一条缝线中，在修复处涂抹一层薄纤维蛋白胶。

微创手术的其他缺点是，认为患者更容易出现脑脊液漏。事实上，无论是微创手术还是开放手术，脑脊液漏的风险都与外科医生的经验有关。对微创技术的另一个批评是，通过微创通道修补脑脊液漏非常困难。事实上，我从来没有发现闭合任何硬膜缺损是一项容易的任务，无论是通过开放暴露还是微创暴露。不管采用哪种方法，外科医生都应该采取一切可行的措施来防止脑脊液漏，从而避免需要修复脑脊液漏。

2.15　病例说明：一种特殊的情况

在同时发生 L4~L5 和 L5~S1 椎间盘突出症的情况下，一种依赖于轨迹的方法，如微创椎间盘切除术利用同一点依靠不同的角度可以抵达不同椎间隙平面。这种特殊的情况是由腰骶交界处的腰椎前凸引起的。虽然这种情况并不十分常见，但与传统的中线开放入路相比，微创入路提供了更好的手术选择。这个手术只需要一个 16mm 或 18mm 的皮肤切口和两个筋膜切口。

一名 26 岁女性存在右侧 L4~L5 和 L5~S1 椎间盘突出，图 2.42 说明了这种情况。通过 L4~L5 和 L5~S1 椎间隙的轨迹与腰椎前凸的解剖学结果来自同一点。透视图像显示了两条不同的轨迹，从同一点开始，并发散至各个椎间隙（图 2.43）。

因此，只需要一个切口（图 2.44）。首先在 L4~L5 处设计切口。在设计轨迹处切开，然后用标准的筋膜开口进行手术，就好像这是一个单节段手

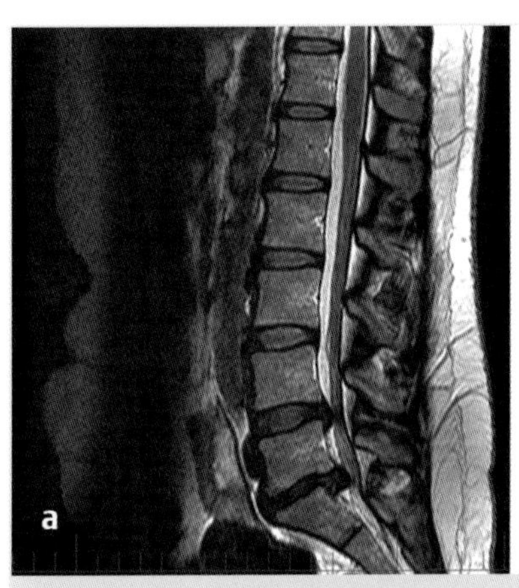

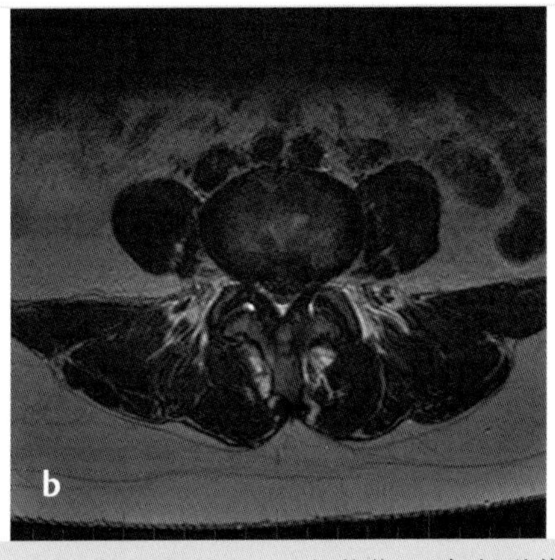

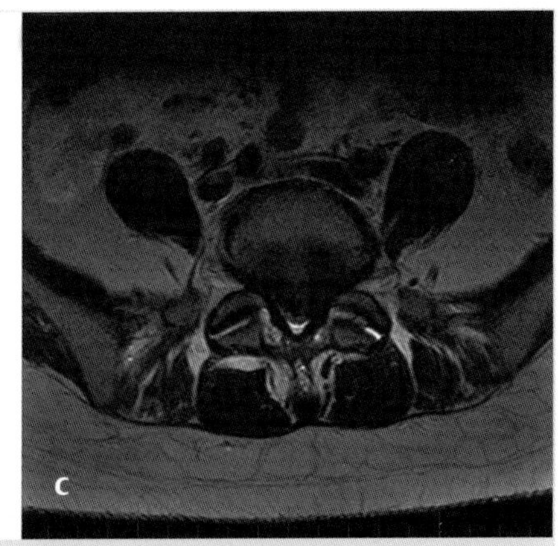

图 2.42　特殊的临床情况：L4~L5 和 L5~S1 椎间盘突出。a. 矢状位 T2 加权磁共振成像（MRI）显示 L4~L5 和 L5~S1 椎间盘突出。b. L4~L5 轴位 T2 加权 MRI。c. L5~S1 轴位 T2 加权 MRI

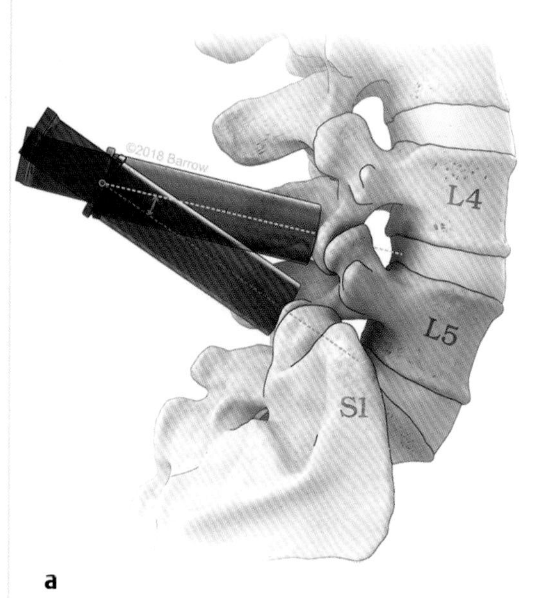

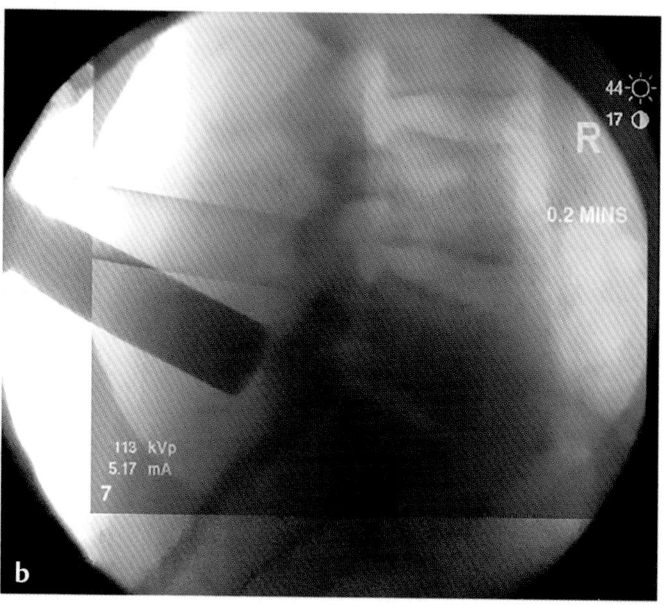

图 2.43 一个特定的解剖环境：腰骶交界处的腰椎前凸。a. 侧位腰椎的示意图显示了通过从同一点（即切口）开始的微创工作通道进入 L4~L5 和 L5~S1 椎间隙的能力。b. 两张相互叠加的 C 臂透视图像显示了两条不同的轨迹，它们源自同一点。在 L4~L5 和 L5~S1 进行两节段微创椎间盘切除术与开放椎间盘切除术相比有着巨大的差异

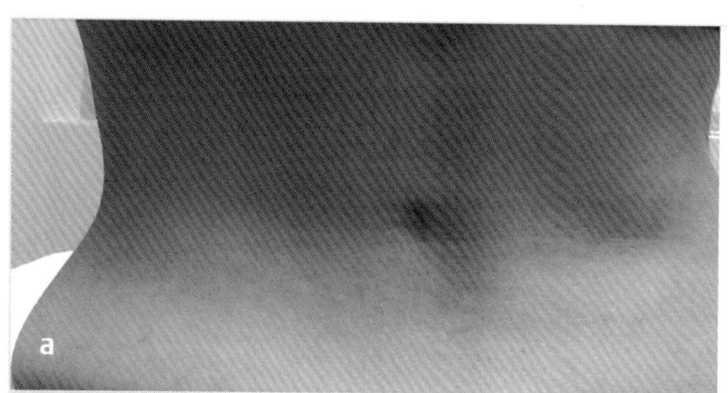

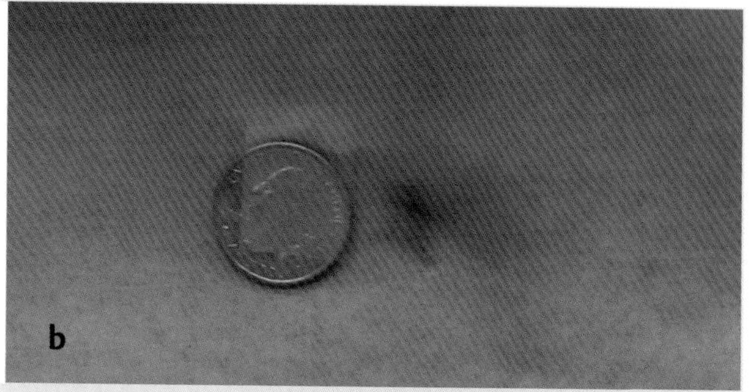

图 2.44 采用微创方法同时进行 L4~L5 和 L5~S1 微创椎间盘切除术的患者术后照片。患者在手术后 2h 出院，20 天后返回工作岗位。a. 愈合的瘢痕。b. 瘢痕的相对大小

术一样。完成 L4~L5 处操作后，将整个工作通道拆除，并关闭切口。接下来，将 C 臂带回视野，并将一根脊柱针穿过 L5 椎板。该轨迹比 L4~L5 更陡峭，在穿过脊柱针时应牢记这一点，以避免无意中在 L4~L5 处刺穿硬膜。在确认轨迹后，再次用局部麻醉剂渗透，并做一个单独的筋膜切口。筋膜切口往往远低于 L4~L5 切口。我仔细地进行了 16mm 的连续扩张，充分考虑到早期扩张器通过我刚才的骨性工作进入椎管的可能性。将微创工作通道锚定到其最佳位置，并开始第二节段手术，全部通过最初的 18mm 切口（图 2.44）。

2.16 结论

在这一章的结尾，我用开头的评论来结束这一章：脊柱微创手术从一开始就很困难。多年来，与我一起训练和工作的许多外科医生放弃了微创技术，转而采用传统的中线技术。他们的理由总是一样的：微创手术需要更长的时间，比开放手术面临更多的辐射，而且其临床效果不如开放手术。我怀疑这些外科医生试图从众所周知的起点起跑，而不是慢慢建立势头。

相反，我认为，建立势头的方法是在微创工作通道的限制下逐渐熟悉微创外科器械。也许更重要的是发展在没有中线结构的情况下重建深层解剖结

构的能力。在微创和开放手术中，微创椎间盘切除术和开放椎间盘切除术之间跨越差异的桥梁最短。因此，这是第一个要跨越的桥梁。相比之下，跨越开放经椎间孔腰椎椎间融合和微创经椎间孔腰椎椎间融合的桥要长得多。但无论出于何种原因，这种手术都是许多外科医生开始的，当然有时会以沮丧、汗水和亵渎而告终。我希望本章能为读者提供基础知识，通过我认为理想的入门手术，开始转向脊柱微创手术。微创椎间盘切除术为认识微创手术奠定了基础。掌握了这一手术，读者可以利用这一前进势头，向内转动微创通道，并将这些技术应用于微创腰椎椎板切除术。

附录：微创脑脊液漏修复套件

1. Aesculap FD097 R 微型卡口持针器，弯曲型 225mm (× 1)
2. Codman/Symmetry 80－1512 微型卡口持针器，直型，钛金属 225mm (× 1)
3. Codman/Symmetry 80－1702 精细卡口 0.5-mm 罗氏钛镊 (× 2)
4. PMT 5-Fr. 桶型尖端内部抽吸器 3201- 05 M-06-SF (× 1)
5. PMT 7 Fr. 桶型尖端内部抽吸器 3201- 05 M-06-SF (× 1)

参考文献

[1] Franke J, Greiner-Perth R, Boehm H, et al. Comparison of a minimally invasive procedure versus standard microscopic discotomy: a prospective randomised controlled clinical trial. Eur Spine J. 2009; 18(7):992–1000.

[2] Arts MP, Brand R, van den Akker ME, Koes BW, Bartels RH, Peul WC, Leiden-The Hague Spine Intervention Prognostic Study Group (SIPS). Tubular diskectomy vs conventional microdiskectomy for sciatica: a randomized controlled trial. JAMA. 2009; 302(2):149–158.

[3] Kawaguchi Y, Yabuki S, Styf J, et al. Back muscle injury after posterior lumbar spine surgery. Topographic evaluation of intramuscular pressure and blood flow in the porcine back muscle during surgery. Spine. 1996; 21(22):2683–2688.

[4] O' Toole JE, Eichholz KM, Fessler RG. Surgical site infection rates after minimally invasive spinal surgery. J Neurosurg Spine. 2009; 11(4):471–476.

[5] Foley K, Smith M. Microendoscopic discectomy. Tech Neurosurg. 1997; 3:301–307.

[6] Caspar W. A new surgical procedure for lumbar disc herniation causing less tissue damage through a microsurgical approach. In: Wüllenweber R, Brock M, Hamer J, Kinger M, Spoerri O, eds. Lumbar Disc Adult Hydrocephalus. Advances in Neurosurgery. Vol 4. Berlin Heidelberg: Springer-Verlag; 1977.

[7] Yaşargil MG. Microsurgical Operation for Herniated Disc. Berlin: Springer-Verlag; 1977.

[8] Perez-Cruet MJ, Foley KT, Isaacs RE, et al. Microendoscopic lumbar discectomy:technical note. Neurosurgery. 2002; 51(5) Suppl:S129–S136.

[9] Williams RW. Microlumbar discectomy: a conservative surgical approach to the virgin herniated lumbar disc. Spine. 1978; 3(2):175–182.

[10] Maroon JC. Current concepts in minimally invasive discectomy. Neurosurgery. 2002; 51(5) Suppl:S137–S145.

[11] Panjabi MM, Goel V, Oxland T, et al. Human lumbar vertebrae. Quantitative three-dimensional anatomy. Spine. 1992; 17(3):299–306.

[12] Love J. Removal of protruded intervertebral disks without laminectomy. Proc R Soc Med. 1939; 32:97–121.

[13] Yong-Hing K, Reilly J, Kirkaldy-Willis WH. The ligamentum flavum. Spine. 1976; 1(4):226–234.

[14] King JS. Dexamethasone–a helpful adjunct in management after lumbar discectomy. Neurosurgery. 1984; 14(6):697–700.

[15] Kogias E, Klingler JH, Franco Jimenez P, et al. Incidental durotomy in open versus tubular revision microdiscectomy: a retrospective controlled study on incidence, management, and outcome. Clin Spine Surg. 2017; 30(10):E1333–E1337.

第 3 章　微创腰椎椎板切除术

摘要

微创腰椎间盘切除术与开放腰椎间盘切除术在暴露和手术入路之间的差别很小。但是，微创和开放腰椎椎板切除术之间的差异是相当大的。虽然在特定腰椎节段完全减压硬膜囊和神经根的目标保持不变，但技术方法从开放技术中所应用的由外到内，转变为微创技术中应用的由内到外。本章重点介绍从椎板中线双侧暴露进行节段减压到旁正中单侧经肌入路进行节段双侧减压的相关内容。从中线开始，然后再会聚到脊柱上的方式有可能会迷失方向。然而，用微创椎间盘切除术的经验和思维可以帮助你克服这种定向障碍。本章开头的历史观点为椎板切除术微创手术的必然性提供了背景。在此基础上，对解剖学的回顾为微创手术奠定了基础。本章将详细介绍手术技术的相关内容，并且进行病例展示。微创腰椎椎板切除术的种种优点使得其经验将自然应用于下一项手术技术：微创腰椎融合术。

关键词：小关节切除术，椎板切除术，黄韧带，腰椎管狭窄症，微创

根据 45 年来腰椎间盘疾病的外科治疗经验，建议取消以下手术：单纯椎间盘切除术，其可以治愈坐骨神经痛，但无法治愈背痛；椎板减压切除术，其会让患者感到腰椎失稳后的腰痛及产生神经根瘢痕；化学核溶解术，其无法永久缓解腰腿痛。后路腰椎椎间融合术（PLIF）是治疗腰椎疾病的答案，可能是未来腰椎手术的方向。

Ralph Bingham Cloward

3.1　引言

“Ralph Bingham Cloward 医生对腰椎椎板切除术拥有绝对发言权。”这句话出自一位外科医生之口。在他辉煌的职业生涯中，他接诊了微创椎间盘切除术、椎板切除术和后路腰椎椎间融合术（PLIF）后的患者。由于 Cloward 医生在夏威夷岛上度过了他的整个职业生涯，也没有在其他地方执业行医，他的患者几乎没有其他地方可去。在当今脊柱外科时代，Cloward 医生的立场看似极端，但考虑到他数十年的行医经验和当时的历史背景，很难完全否定他的说法。甚至我们可能会在他的结论中找到一些真知灼见。

可以想象到 Cloward 医生走进那间诊所检查一位椎板切除术后的患者的场景，脸上带着我们外科医生都见过的痛苦、焦虑和失望的表情。他站在那里摇着头，咬着嘴唇，患者描述他们因腰椎失稳带来的腰背痛，腿部没有任何症状。“我应该让这个患者融合”，他可能会低声说。我还可以看到 Cloward 医生敲了敲同一家诊所的门，然后偷偷地看了看一个微笑着接受了 PLIF 的患者。当 PLIF 患者感谢并赞扬他时，他会满意地叹口气，只有脊柱外科医生知道这一点。在这种模式重复多年之后，本章开头所陈述的起源变得显而易见。

我在乔治敦大学读医科时第一次看到的脊柱手术是腰椎椎板切除术。我震惊于术中巨大的牵开器，很长的切口和大量的失血，我想知道这个手术到底能给患者能带来什么好处。我记得住院总第一步总是用 Horsley Stille 切骨机去除一对棘突。断开后张力带后，从两侧将椎板移至暴露至小关节的边缘。随着手术的进行，住院总会逐步加大牵开器的深度和宽度。我很难认可这样一种广泛而开放的术式是最好的手术方案。术后，我清楚地记得我去询问住院部，患者如何能在这种术式中获益。然而我得到的总是耸肩和无声的回应。那时我还没有读过 Cloward 医生关于腰椎椎板切除术的声明，如果我读过，我会深刻认同他的观点。

1966 年，Love 将“椎板切除术”的技术描述为去除棘突和双侧椎板。更具体地说，它可以通过中线入路，从棘突、椎板、小关节面上骨膜下剥离棘旁肌和多裂肌。暴露后完全切除棘突、双侧椎板和内侧小关节。这一手术的本质就是切断棘突间韧带。后张力带有助于维持腰椎前凸，其丧失有可能导致我们的背部变平。通过这样的操作，我们失去了系弓的张力带。当 Cloward 就椎板切除术发表声明时，Love 对手术的描述很可能就是他所想的。虽然这是事实，但是需要注意的是，Love 对椎板切除术的描

述还处于定位时要从骶骨开始计数来完成，术前成像是脊髓造影术的时期。

尽管保留了大部分小关节突关节，但后张力带的消除解释了这种手术如何具有破坏稳定性的潜力。Cloward 医生并不是唯一一个对腰椎椎板切除术持这种观点的人。多年来，脊柱外科医生就腰椎椎板切除术对患者进行了同样的直观观察。很少有人认为后张力带的中断、棘旁肌的破坏以及骨性结构完全切除不会影响减压段的稳定性。最近的生物力学研究结果也证实了这些直观的担忧。

几十年来，外科医生们已经意识到亟待解决的问题，运用当前的外科技术处理解剖结构带来的后果，并反思道：“一定有更好的方法”。对于 Cloward 来说，“更好的办法”就是要在保证脊柱稳定前提下进行加压。虽然，这项技术是在没有充分认识相邻节段退变的影响或节段性腰椎前凸的重要性的时代发展起来的。但它肯定解决了稳定问题。

另一种方法是提供相同程度的减压，使得对原有脊柱的破坏最小。外科医生开始从三维而不是二维角度观察腰椎节段。从这个角度来看，棘突和椎板就不再是进入椎管的障碍（图 3.1）。创新的外科医生们开创了一种允许保留中线部分的方法，这一方式与现代微创原则产生了完美的共鸣。正是这种合理的方法，在做到减压的同时，不牺牲中线韧带或骨解剖学，成为微创椎板切除术的基础。

3.2 历史观点

早在现代微创技术发展之前，外科医生就在寻求一种在不牺牲中线结构的前提下对腰椎进行减压的方法。腰椎椎板切除术成功解除了患者的神经源性跛行和神经根病症状，但出现了新发的背痛和不稳定的影像学证据，这无疑给术者带来沉重的负担。问题是，是否可以通过其他方式成功减压神经结构？外科医生敏锐地观察到，导致中央管狭窄的很少是骨骼因素，大多是肥厚的黄韧带和关节突关节病导致神经结构受压。有一点是肯定的，棘突和棘间韧带是完全不参与压迫神经的。然而，它们成为经典

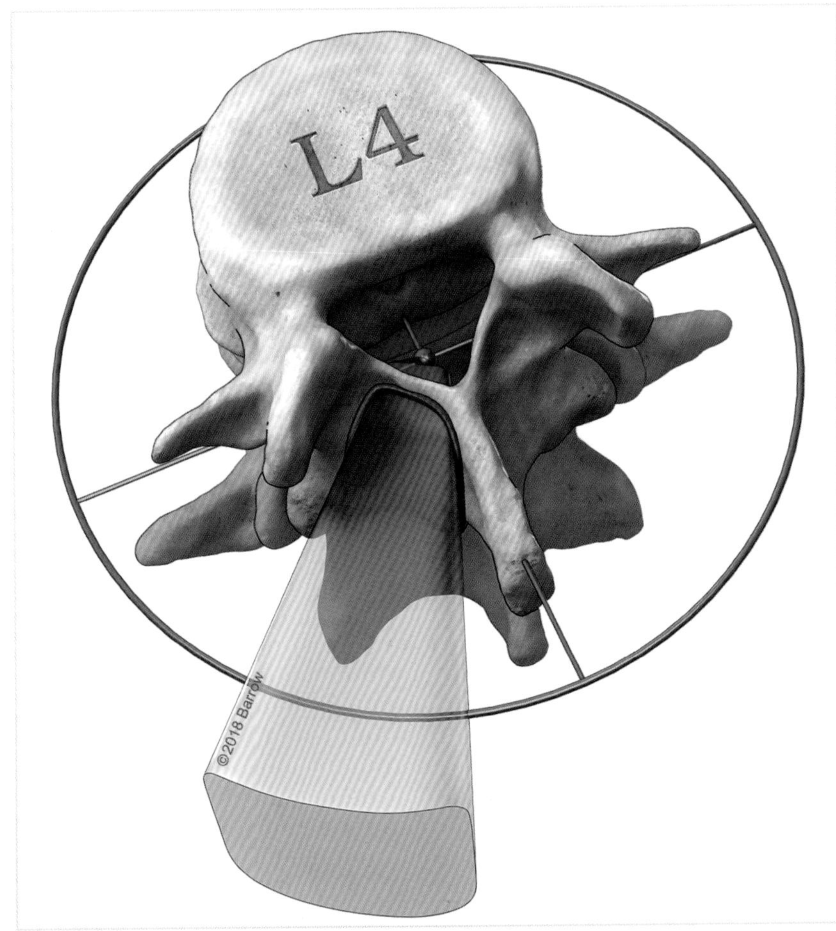

图 3.1 腰椎三维示意图。腰椎椎板切除术的真正靶点：腰椎管的几何中心。有几条入路可以通往中央管。直接后入路要求完全切除棘突，随后切除椎板，以减压神经结构。如图所示，从中线开始，与脊柱成 15°~25° 的轨迹进入椎管，无须牺牲棘突和两个椎板即可达到同一目标

的中线入路减压的附带牺牲品。关于传统的中线椎板切除术的文献中，开始出现诸如“本质上仅针对局限于后外侧节段性病灶却需要广泛的骨切除”之类的评论问题。外科医生开始提出疑问，如果中线结构不被认为是进入中央管的障碍，为什么不能完成令人满意的减压？ Paul Lin 是最早尝试回答这个问题的外科医生之一，他在 1982 年发表了一篇关于椎管内减压治疗颈椎病技术的文章，来说明腰椎管狭窄症。提出切除下关节突和上关节突的内侧面、头侧椎板的下侧面和尾侧椎板的上侧面，可以在保留椎板、棘突和后张力带的情况下减压神经结构（图 3.2）。1988 年，Young 及其同事发表了一项类似的技术——多节段关节下开窗术作为广泛椎板切除术的替代方法。随访 5 年后，该技术证实了 Lin 技术在 32 例患者中的疗效。1990 年，Aryanpur 和 Ducker 发表了另一系列 32 例患者使用相同技术的文章，为该技术的有效性提供了进一步的证据支持（图 3.3）。

Lin 在对 Aryanpur 和 Ducker 的文章的评论中进行了以下敏锐而有先见之明的观察：“根据我们的经验，当仅使用带角度椎板咬骨钳时，术者站在病变的另一侧时，才能实现椎间孔的充分骨减压。”这句简单的话是预见性的，它抓住了当前微创技术中对侧减压的精髓。1995 年，Poletti 进一步推进了这一概念，似乎是第一次正式描述单侧椎板切开术和双侧“韧带切除术”来减压中央管（图 3.4）。在他的患者中，Poletti 保持了后张力带、棘突和对侧椎板的完整性。他合理地解释说，这样做可以最大限度地减少传统中线手术可能出现的任何不稳定和肌肉分离情况的出现。通过这种单侧入路，Poletti 能够通过切断棘突和对侧椎板的方法完全切除导致压迫的黄韧带。

尽管在 20 世纪 90 年代中后期证明了单侧入路的有效性，后正中入路椎板切除术仍然是治疗腰椎管狭窄症的主要方法。这是我在作为住院医师期间学到的方法，在很大程度上，这一方法一直延续到今天。

在治疗腰椎管狭窄症时，人们在希望保持脊柱的固有结构的同时，也对脊柱微创手术越来越感兴趣。寻求微创手术进入脊柱的外科医生开发的旁正中肌入路将与旨在保留后张力带和尽可能多的中线骨性成分的技术进行完美结合。Foley 和 Fessler 推广并由 Khoo 和 Fessler 撰写的这两种技术的综合最终将引导我们进行微创椎板切除术。

3.3 微创转换

我在第 2 章微创椎间盘切除术中强调，开放和微创椎间盘切除术的相似之处多于不同之处。二者的入路、骨性工作和手术过程几乎相同；而这两种技术之间唯一真正的区别在于是否获得必要的解剖结构。正是这些相似之处使该手术成为脊柱微创手术的理想起点。在这一章中，我承认微创椎板切除术与中线椎板切除术的区别更大。截骨不同、暴露不同、切口不同。但减压是相同的。在开发微创椎间盘切除术的技能集时，你的优势在于，这些技能很容易转化为微创椎板切除术。

微创椎间盘切除术和椎板切除术之间有值得强调的关键区别。与微创椎间盘切除术的切口不同，微创椎板切除术的切口稍微偏离中线，与脊柱的会聚角度更大，如图 3.1 所示。角度的增加和与中线的距离的增加有可能使外科医生的思维迷失方向。毕竟，中线是我们定位的基础。回到我在第 2 章中介绍的椎板、棘突和小关节的基本原理，将有助于在深度上重建解剖结构。这些结构将使你的思维保持定向。反过来，微创椎板切除术将成为微创腰椎融合的基础。

3.4 病例选择

这本初级读物的重点是外科技术。然而，鉴于微创椎板切除术的一些独特因素，很难不对患者进行选择性评论。单节段腰椎管狭窄症引起的神经源性跛行可能是我在实践中治疗的最常见的情况。多年来，我观察到，在没有进行过手术的情况下，这种情况很少发生在 L5~S1 或 L2~L3 以上。对最近 100 多例病例的回顾发现，我所做的绝大多数手术都是在 L4~L5 或 L3~L4，或者两者兼而有之。

值得注意的是，绝大多数是单节段。微创腰椎椎板切除术的理想候选者为单节段狭窄，通常为 L3~L4 或 L4~L5。患者的主诉可能有单侧神经根症状，但他们的病史主要是神经源性跛行。可能存在腰痛症状，但在没有椎间盘退变的情况下，手术的目的是减压神经结构，缓解神经源性跛行的症状。手术后腰痛消失，我将其归因于无法充分区分腰痛和神

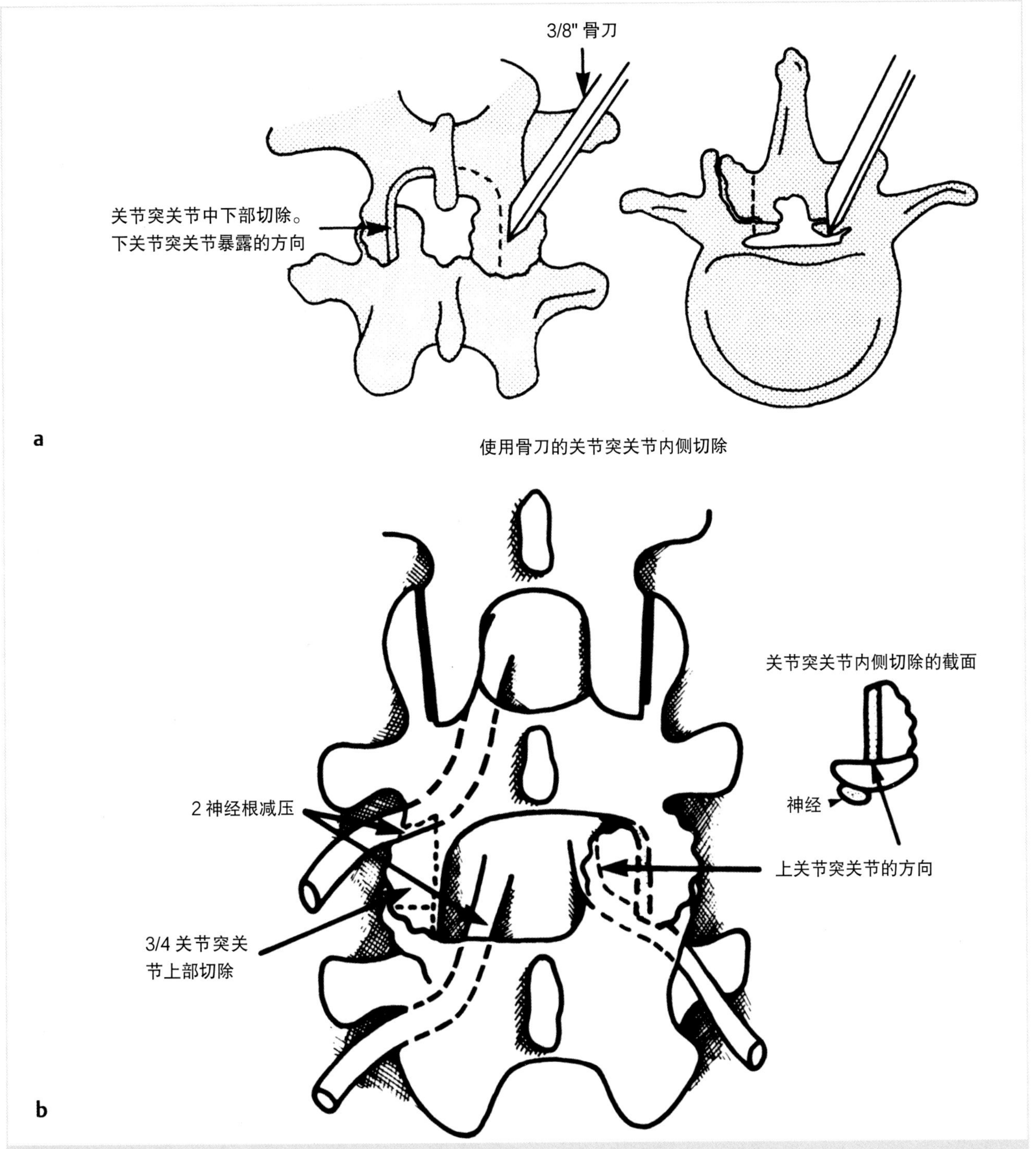

图 3.2　在不牺牲中线解剖结构的前提下对中央管进行减压。Lin 关于椎管内减压治疗腰椎管狭窄症的描述中的插图。a. 关节突内侧切除术。b. 上关节面切除术

经源性跛行症状。

磁共振成像（MRI）应在轴位图像上显示黄韧带增厚程度大于椎间盘突出或椎管骨压迫。关节突关节病和椎间盘退变的数量是相关的，尤其是在脊柱滑脱的情况下。MRI 上显示的几个方面（图 3.5）使该患者成为微创腰椎椎板切除术的理想人选。

第一，患者在 L4~L5 有单节段压迫，该节段无脊柱滑脱迹象。屈伸位未显示异常运动。MRI 显示腰椎前凸相对保留。骨盆入射角和腰椎前凸之间没有明显的不匹配。第二，尽管 L5~S1 椎间盘退变严重，但 L4~L5 椎间盘空间没有明显退变。事实上，椎间盘高度在 L4~L5 处保存完好。从临床角度来看，

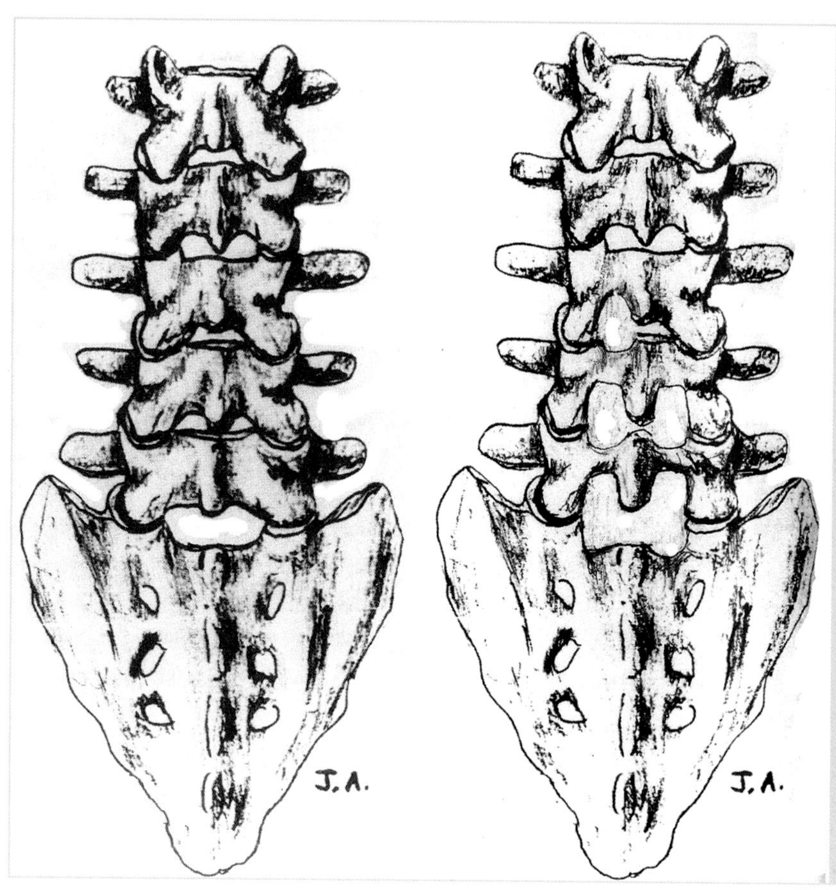

图 3.3 Aryanpur 和 Ducker 的插图展示了保留中线结构的多节段小关节内侧切除术的技术

该患者主要是存在下肢的神经源性跛行症状和轻度左侧 L5 神经根病的病史。第三，轴位 MRI 显示轻度关节突关节病，大部分压迫是由于黄韧带增厚所致。一旦黄韧带被清除并进行小关节内侧切除术，椎管和外侧隐窝将得到良好的减压。总的来说，这些临床和放射学方面的相关情况使得患者是微创腰椎减压的理想人选。

影像学特征不太适合进行微创椎板切除术的特征包括：重度退行性变、腰椎前凸消失和椎间盘塌陷，导致 L4 神经根神经孔受损。在这些情况下，椎间盘高度的恢复和腰椎前凸的恢复可能与神经结构的减压一样重要。

接下来，考虑伴有 L4~L5 Ⅰ级滑脱、重度的关节突退变的腰椎管狭窄症患者（图 3.6）。微创手术的决策过程与传统的中线开放手术略有不同。该手术与传统的中线入路相比（后张力带和椎板将被移除），无屈伸运动异常、后张力带的保留、采用微创入路等特点使得其可获得更大的脊柱稳定性。此外，椎间盘高度保持良好，因此无须恢复椎间孔高度。由于广泛的关节突关节病变需要切除关节突的大部分以达到充分的减压。在这种情况下，可以考虑进行微创减压，对患者进行一段时间的监测，以检查是否存在进行性不稳定的情况。

最后，考虑多节段狭窄的患者。图 3.7 代表微创椎板切除术的固有局限性。患者有 4 个节段狭窄。通过 4 个手术入路是可能的，但效率很低。在某些情况下，同时暴露所有需要减压的节段将比在 4 个不同微创入路效率更高。我认为，在涉及 2 个以上的节段时，微创与开放减压效率就会发生交叉。尽管也可以尝试减压最重的节段或最严重的 2 个节段，但这种广泛的腰椎管狭窄症需要一个更全面的减压操作，这可能是最好的治疗方案。然而，传统的中线暴露技术并不意味着就要牺牲棘突和后张力带。应用 Lin、Aryanpur 和 Ducker、Poletti 描述的技术仍然是可行的选择，即使在多节段狭窄的中线入路操作中也是如此。

3.5 解剖基础

从概念的角度来看，轴面上的手术解剖范围可以被认为是由椎板的两侧和椎间盘所形成的三角形（图 3.8）。椎板切除术的主要目的，无论是开放式还是微创，都是通过去除增厚的黄韧带和肥大小关节的受压成分，对硬膜囊和走行根进行减压。在传统的中线椎板切除术中，这些目标是通过接近和移除三角形的顶点（棘突）以及三角形的两个边（双侧椎板切除术和内侧小关节面）来实现的。而这种方法，是从外到内完成减压的（图 3.9）。

通过微创技术，外科医生暴露三角形的一面，并切除该面的大部分，以进入三角形的内部。由于大部分压迫是由黄韧带引起的，外科医生可以通过从这个三角形内移除黄韧带的方法来完成大部分减压。由此可知，在微创手术中，硬膜囊的减压是由内而外完成的（图 3.10）。

有效地完成微创减压需要切除椎管内的整个黄韧带。所以，暴露黄韧带的头侧和尾侧是必要的。这种入路允许整个黄韧带的分离和移除，从而使整个节段减压。因此，手术暴露应包括黄韧带的止点，其位于上椎板和下椎板的头侧部分。由于微创减压主要通过由内到外实现，重点是黄韧带，因此最好从内到外研究黄韧带的解剖学，从黄韧带腹侧的角度回顾其解剖是一项有用的练习。想象你躺在椎管的地板上向外看你需要的微创减压目标，这样可以帮助你重建解剖结构。从这个角度仔细研究解剖可以为你的大脑提供独特的洞察力，从而实现从内到外清除致压因素完成减压的目标（图 3.11）。

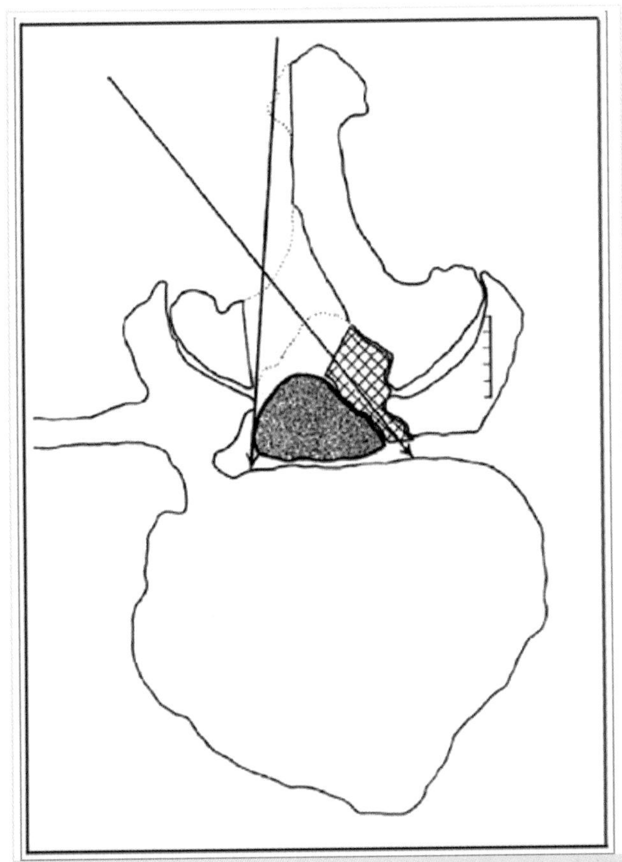

图 3.4　在微创脊柱技术出现之前，Poletti 博士 1995 年的著作中的插图。值得注意的是，这张插图预示着微创外科医生最终将通过微创通道进行微创腰椎椎板切除术

显露黄韧带的止点及其本身，可使用 Kerrison 咬骨钳和垂体咬骨钳对黄韧带进行逐段切除；但这种暴露也有助于简化减压方法。从概念上讲，黄韧带头、尾侧的松解便使整块切除黄韧带成为可能。对黄韧带起止点的解剖研究会有助于此项操作。如第 2 章所述，明确了解与手术相关的具体解剖测量值具有重要价值。对于微创腰椎椎板切除术，黄韧带起止点距离可能是最有价值的解剖学测量。磁共振成像（图 3.12）显示 L4~L5 处黄韧带的起止点。根据椎间盘高度，该距离通常约为 25mm。这是一个近似的距离，你必须在微创暴露涉及，以实现节段性减压。Reulen 等在椎板分析中进一步证实了 25mm 这一近似值。在对 31 具尸体腰椎进行分析时发现，L3、L4 和 L5 的椎板高度分别为 23mm（范围为 20~32mm）、21mm（范围为 16~29mm）和 17mm（范围为 14~22mm）（图 3.12d~f）。对一名微创脊柱外科医生来说，腰椎椎板高度是另一个需要牢记的有价值的测量。

了解腰椎管的尺寸对于进一步确立微创腰椎椎板切除术的基本原理同样有价值。图 3.13 展示了 Panjabi 等在 L1~L5 的不同高度确定的椎管尺寸。他们认识到腰椎管的宽度范围为 23~27mm，为直径 16~18mm 的最小通道提供了背景。当以不同角度重新定位时，这样的接入端口可以很容易地满足该尺寸。

轴位磁共振成像分析（图 3.13）显示完成手术目标所需的从内侧到外侧的暴露范围。请记住，椎弓根内距离约为 2cm，椎板长度（三角形的一侧）约为 18mm（图 3.14）。

综上所述，微创椎板切除术的解剖学基础开始逐渐清晰。我们已将暴露的头尾侧尺寸定义为约 25mm。通过对侧椎板平行的角度固定在术侧椎板

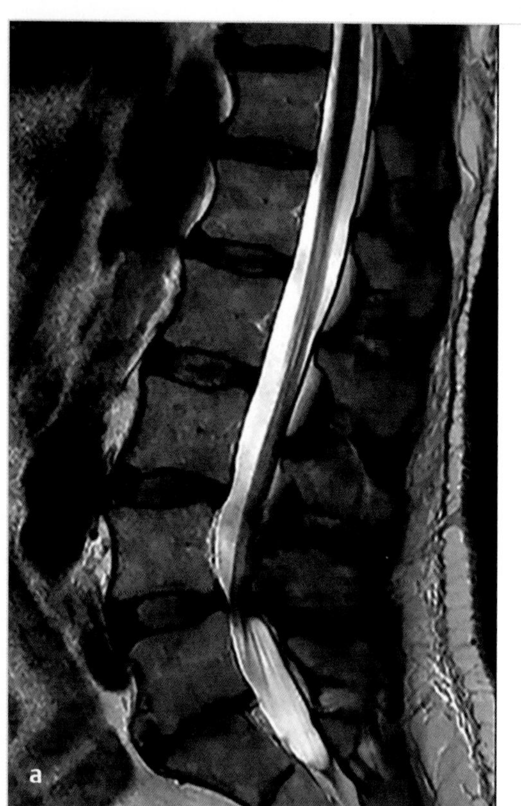
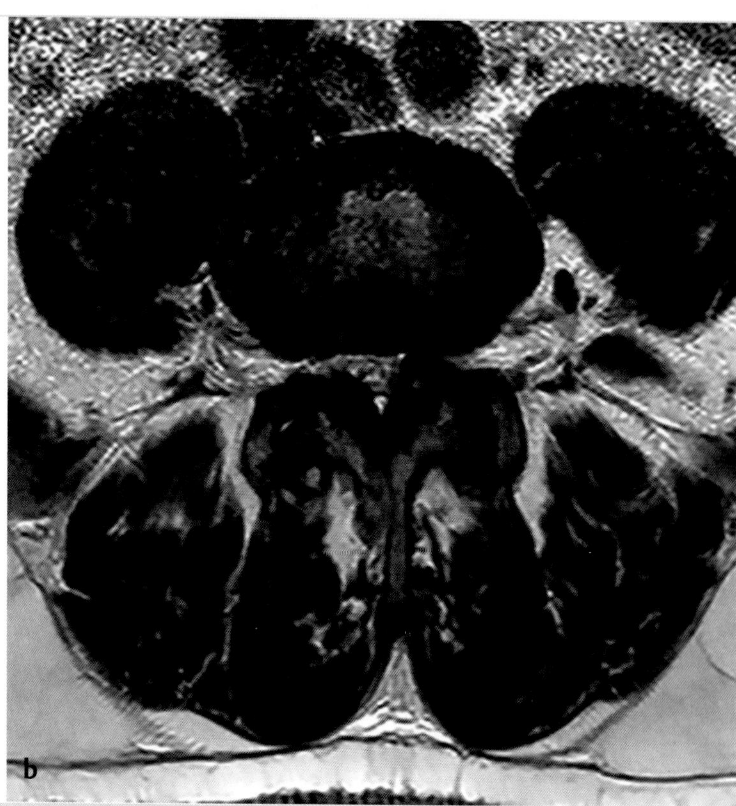

图 3.5 神经源性跛行患者的腰椎管狭窄症。腰椎 T2 加权磁共振成像（MRI）。a. 矢状面显示 L4~L5 处为单节段腰椎管狭窄症。注意 L4~L5 椎间盘高度的保留和腰椎前凸的相对保留。b. 轴位图主要显示黄韧带肥大，伴有轻度关节突关节病

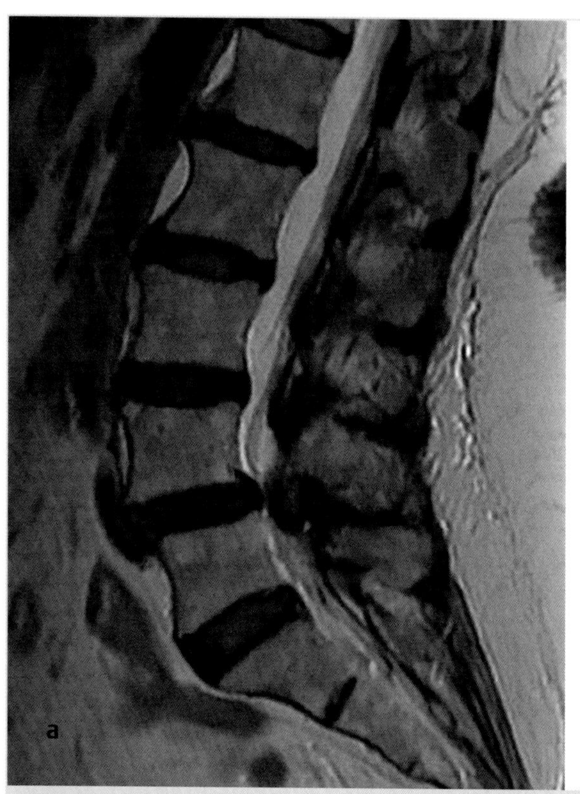
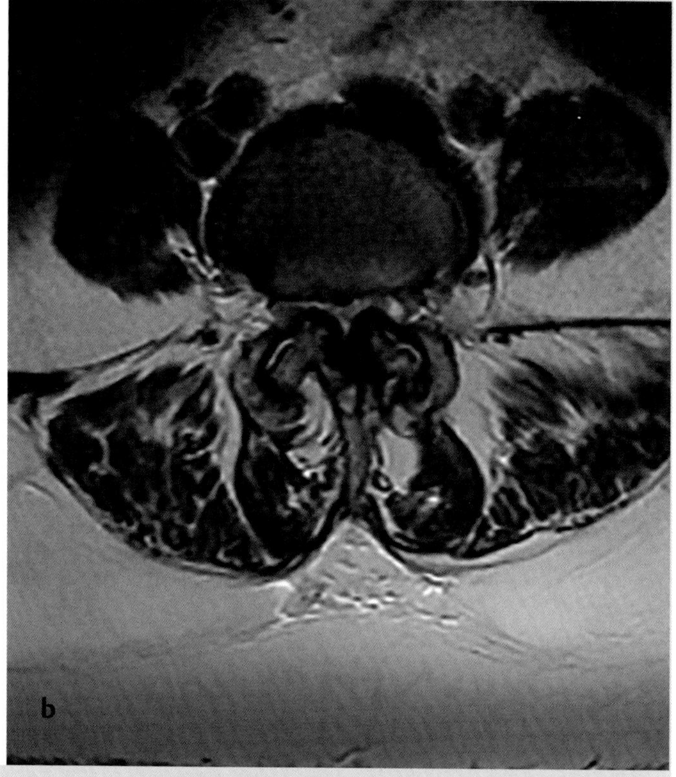

图 3.6 腰椎滑脱患者腰椎的 MRI。a. 矢状位 T2 加权 MRI 显示 L4~L5 Ⅰ级腰椎滑脱，椎间盘高度保持良好。b. 轴位 T2 加权 MRI 显示关节突关节病继发的严重中央椎管狭窄。屈伸位 X 线片（未展示）无不稳定迹象

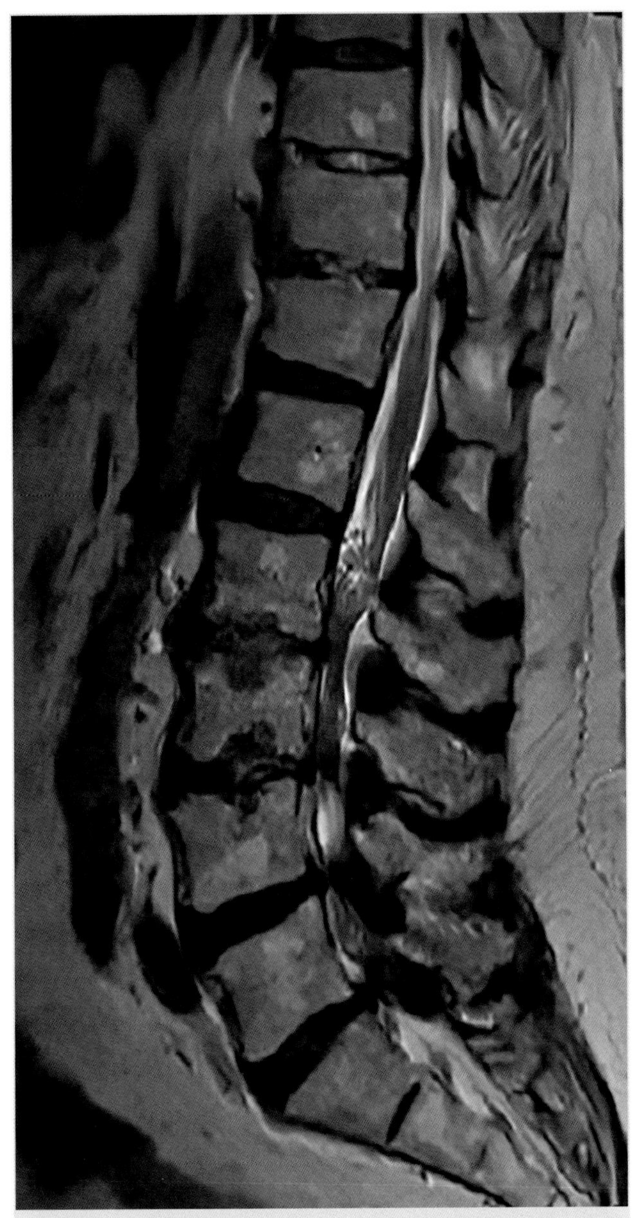

图 3.7　多节段腰椎管狭窄症。腰椎矢状位 T2 加权 MRI 显示 4 个节段的腰椎管狭窄。这类患者不是微创减压的理想人选

上的微创通道进入整个椎管完成减压变得可行（图 3.15）。直径为 16~18mm 的椎板可充分暴露，以便在轴向平面压迫节段上进行减压。然而，16mm 或 18mm 的孔不能提供暴露黄韧带起止点所需范围，如图 3.12 中所示，至少需要暴露至 25mm。可扩展的微创通道可能会在术野中囊括所需的解剖结构，但会对椎旁肌肉组织造成更大的破坏，并将更多的肌肉组织带入手术视野。此外，可扩展的手术通道会带来另一个弊端——改变了 Caspar 比率。另一个可行的选择是简单地改变微创通道的轨迹，以达到暴露的最小范围（图 3.16）。这种技术不仅扩大了暴露范围，也不会进一步破坏椎旁肌肉组织。我更喜欢使用这种技术来暴露至 25mm，以达到暴露黄韧带的起止点。回到 Caspar 比率的概念，其目标是使手术目标与手术暴露的比率尽可能接近 1，我们发现，微创椎板切除术是一种比率实际上超过 1 的情况：25mm 的手术靶点是通过 18mm 长的切口，使用直径 16mm 的通道完成的（图 3.16）。

继续手术并重新定位微创通道时，将与初始视野重叠。该重叠既允许对初始视野进行连续暴露，也允许完成剩余 7~10mm 的暴露。以这些解剖学测量为指导，我们为使用 16~18mm 直径微创通道奠定了解剖学基础。

3.6　手术室设置

和显微椎间盘切除术一样，我更喜欢将患者置于带有 Wilson 架的 Jackson 手术台上。Jackson 手术台便于透视。具有旋转能力的 Jackson 手术台是理想的，因为它优化了外科医生的人体工程学。带 Wilson 架的标准手术台也可以工作，但需要在手术台底部对透视装置进行复杂的导航。

在准备铺单之前，我总是将透视装置放置到位，以免在手术开始后中断手术流程。技术人员将显微镜铺上无菌套，并将其放置在透视装置对面（图 3.17）。患者通常为单侧腿症状。按照惯例，我会将通道放置在症状更严重一侧的椎板上，指示我的团队在手术室内放置显微镜的位置（图 3.18）。对于单纯神经源性跛行的患者，手术入路的偏侧性取决于外科医生的偏好。无论入路的哪一侧，减压都是双侧的。目的是为整个中央管减压。

患者俯卧在完全展开的 Jackson 手术台上，然后触诊髂前上棘和棘突间隙的骨性标志。L4~L5 水平常以这种方式标记。此标记将成为我的参考点。然后，标记切口相对于我假定的 L4~L5 水平。如果我要在 L3~L4 上操作，那么我会向上一个棘突间隙距离进行标记。如果我要在 L5~S1 上操作，那么我会向下一个棘突间隙距离进行标记，以此类推。确定好大致的节段后，我会触诊棘突进行标记来确定中线。我计划切口长度为 18~20mm，中线外侧 20~25mm，这意味着棘突外侧 1 指宽的距离。这个距离比微创

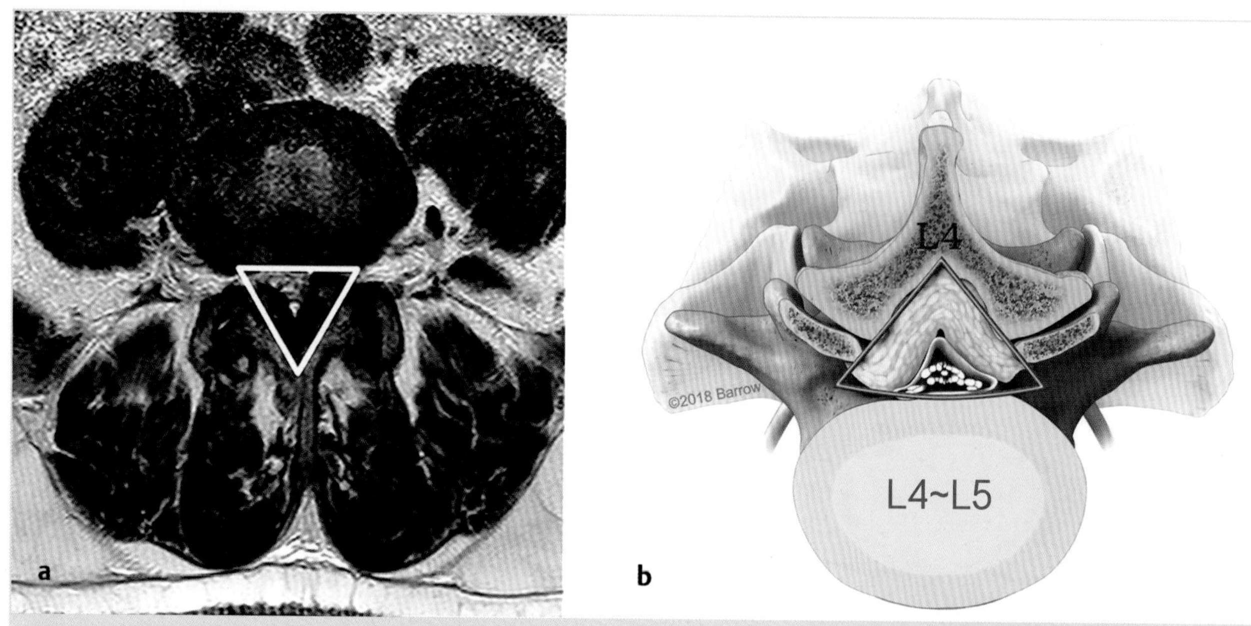

图 3.8 a. 腰椎轴位 T2 加权 MRI 显示 L4~L5 节段严重中央椎管狭窄。椎板的两侧和椎间盘在硬膜囊受压的轴面上形成三角形。在传统的中线法中，如 Love 所描述的，通过从外到内减压，三角形的两个边都会被切除。微创技术接近三角形的一侧，从内向外减压。b. 黄韧带增厚导致硬膜囊受压的图示。红色三角形划定了椎管的边界：椎板、关节突内侧面和椎间盘。棘突显然不会导致神经结构受压。尽管如此，棘突仍是外科医生在传统的中线腰椎椎板切除术中移除的第一个结构

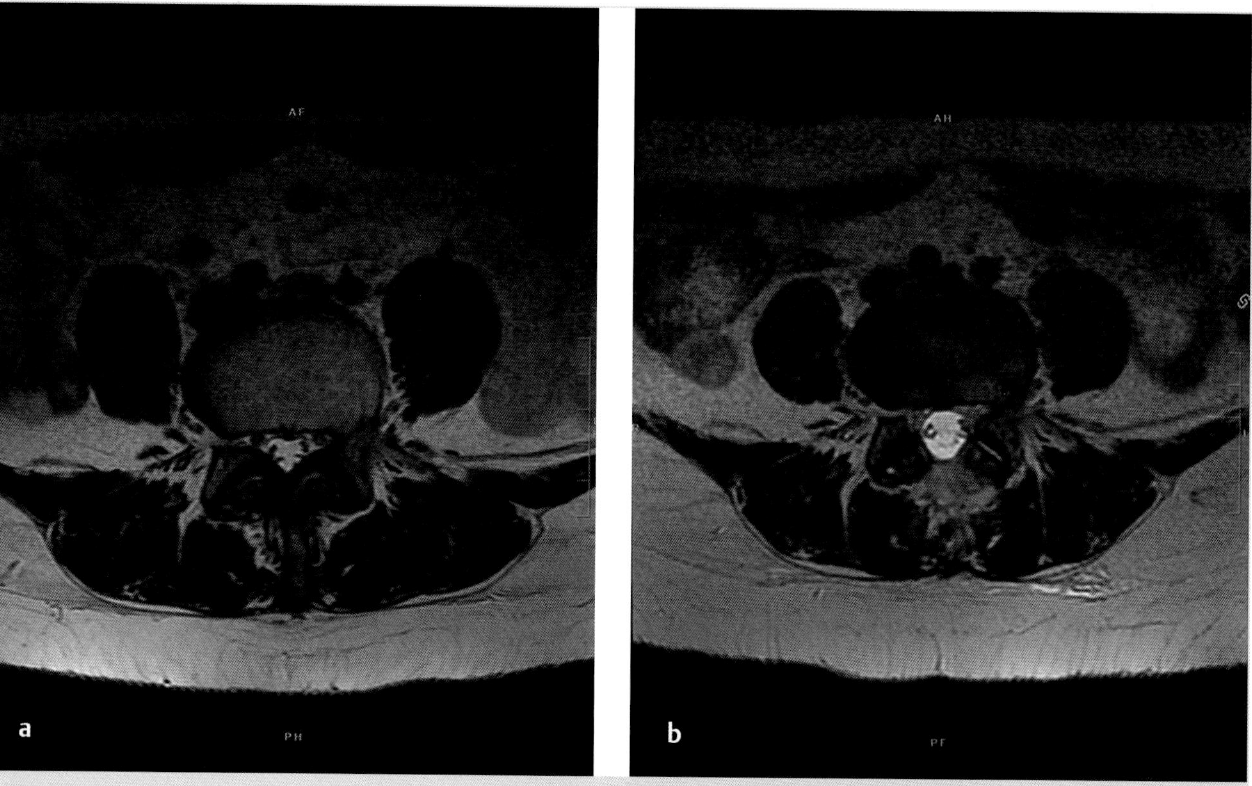

图 3.9 传统中线椎板切除术的术后图像。a. 术前轴位 T2 加权 MRI 显示黄韧带轻度压迫神经结构。b. 1 例接受传统中线椎板切除术的患者术后轴位 T2 加权 MRI。注意棘突、椎板和内侧关节面的去除

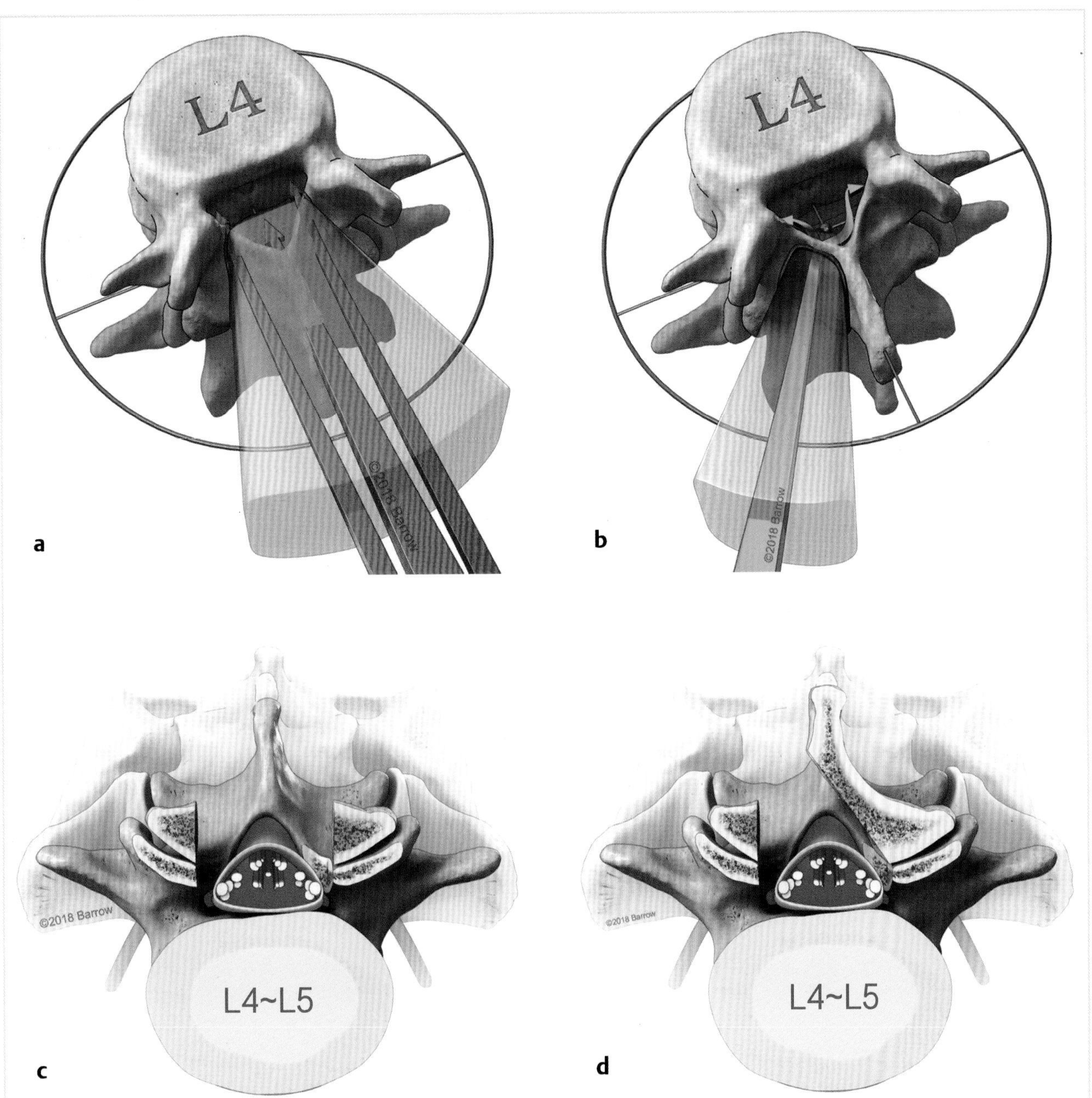

图 3.10　传统中线开放与微创腰椎椎板切除术示意图。a. 显示了中线腰椎椎板切除术的入路。遇到的第一个结构是棘突。去除棘突后，双侧去除椎板，然后去除内侧小关节面。进入中央管后，切除黄韧带并减压神经结构。在这种情况下，将从外向内进行减压。b. 腰椎椎板切除术的微创方法图示。单侧椎板入路，类似于 1995 年 Poletti 所述。在这种方法中，棘突被潜行减压，内侧关节面被切除，椎板的一侧被切除。以这种方式进入中央管可以切除黄韧带。在这种情况下，操作将由内而外执行。c. 通过传统中线入路进行术后椎板切除术的图示。神经结构从外到内被减压。d. 保留后中线结构的术后微创椎板切除术图示。可达到同样的减压目的

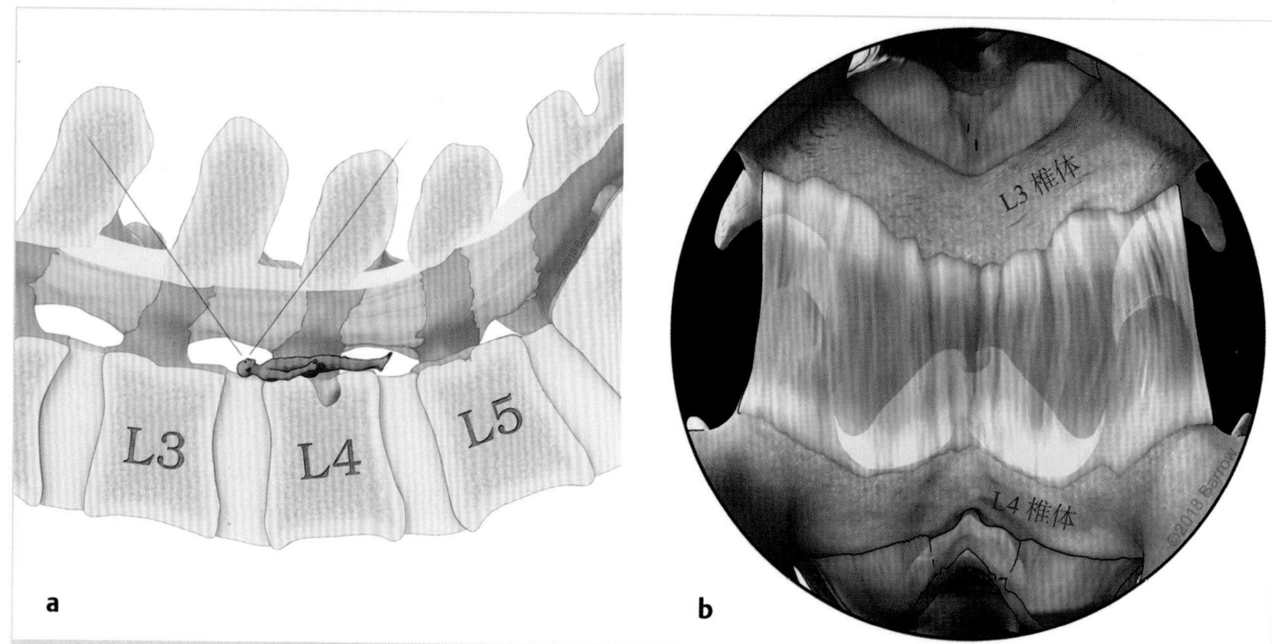

图 3.11 a. 从椎管内观察黄韧带的示意图。b. 如果你躺在椎管里看黄韧带，那么你的视野将包括从椎板下侧看黄韧带。黄韧带的止点在头侧和尾侧椎板下清晰可见。这些止点（图中标示）是完成节段减压所必须暴露的目标。注意黄韧带后两侧小关节面的阴影。从单侧入路可以完成同侧和对侧内侧小关节的切除

椎间盘切除术的距离略偏外侧。偏外侧的起始点将保证更大的会聚角，从而便于完成中线及对侧减压。相反，在微创椎间盘切除术中，只有同侧椎间盘需要显示硬膜囊的位置和走行根的位置。因此，需要一个更近中线的切口和更直的手术入路（图 3.19）。

3.7 定位

当切口准备好、透视装置在术区就位后，用一根 20 号脊柱针于椎板上定位，与微创椎间盘切除术中的定位类似，穿刺的轨迹应远离椎板间隙，从而将硬膜穿刺的风险降至最低（如果不能消除的话）。随着针尖下行，针尖应几乎与椎板和小关节面接触。如果针头的通道看起来太长，那么我会重新评估轨迹，甚至获得一张透视图像。由于轨迹不同，可以想象，尽管可能性很小，但在极端角度下，针头可能会完全横行穿过脊柱。有时，对于体重指数较高的患者，将针头固定在脊柱上可能需要很深的位置。额外的透视检查可以让外科医生更容易接受放置这种针。

确定节段后，调整脊柱针在头、尾端方向的位置，使其指向黄韧带的头侧起点位置（图 3.20）。当拔出脊柱针时，我会用布比卡因、利多卡因和肾上腺素的混合液浸润切口，然后用皮下注射针将更多的局麻药物浸润浅层切口。当确定了切口的最佳位置后，手术就可以开始了。在整个切口规划过程中，将透视机保持在适当位置，以优化手术流程。毕竟，固定通道位置只需几分钟，来回移动透视装置只会导致效率低下。

3.8 外科技术

用 15 号刀片做一个 18mm 的切口后，电刀切开筋膜。可以理解，由于切口偏离中线，我无法直接看到棘突，但我仍然认为它对确定我的方位有着重要意义。所以，我用触觉代替视觉。用食指直接触诊棘突尖端以确认中线，使我能够在脑海深处重建解剖结构。额外的触觉信息为我提供了选择筋膜开口位置所需的确定性。为了确保能在椎板上形成适当的角度，根据我对棘突的触诊，我使用电刀在中线外侧约 2cm 处做筋膜切口。筋膜切口只需略大于皮肤切口，这有助于在暴露 25mm 时进行头尾端调整。

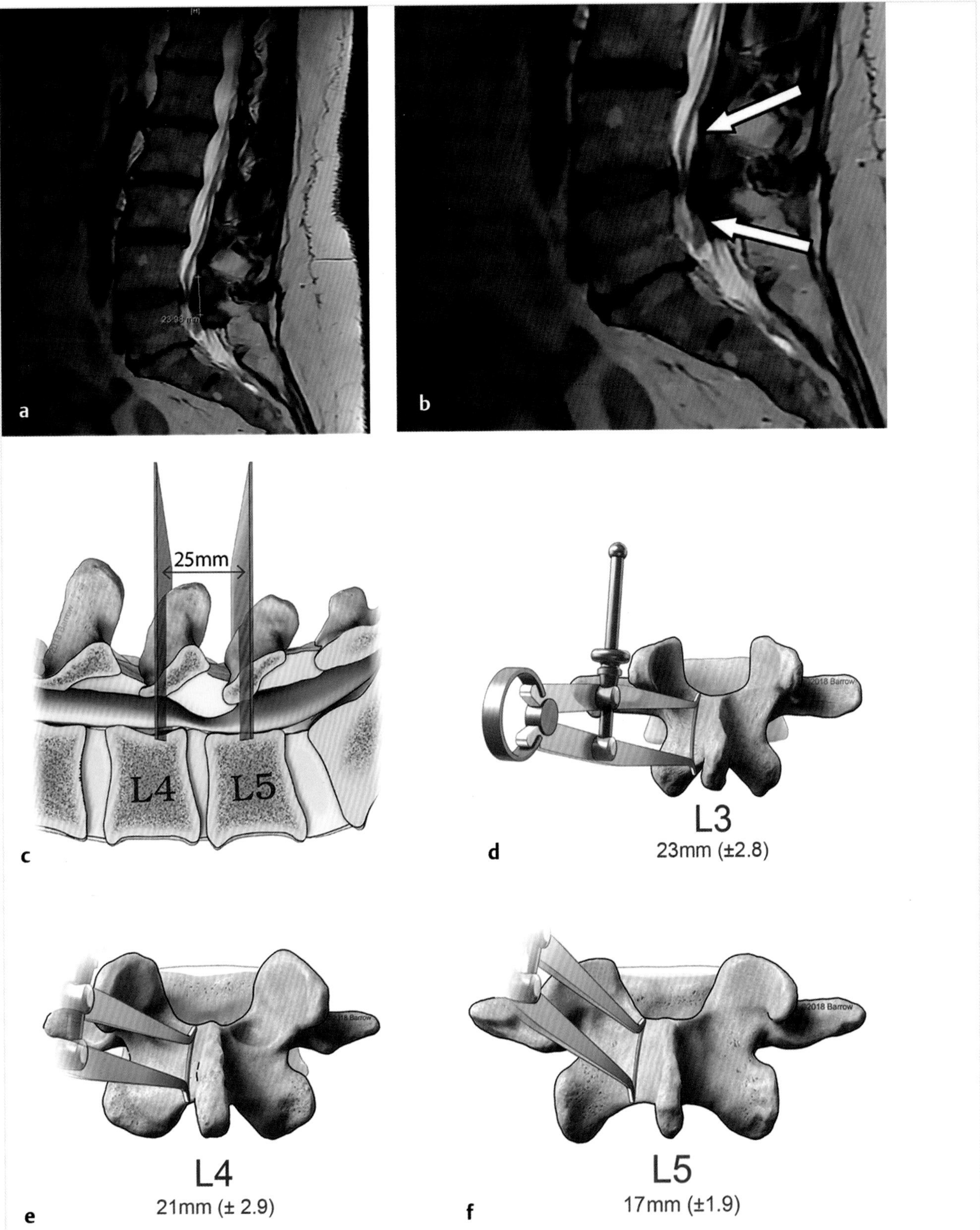

图 3.12　矢状位 T2 加权 MRI 表明，黄韧带头侧止点到尾侧止点的距离约为 25mm（a）。矢状位 T2 加权 MRI 显示起止点（箭头），这是微创腰椎椎板切除术切除的目标（b）。示意图显示，黄韧带从头侧起点到尾侧起点到节段椎板的距离。起止点的距离很少超过 25mm（c）。L3（d）、L4（e）和 L5（f）椎板的后视图显示了椎板测量，进一步证明了微创入路的解剖学基础

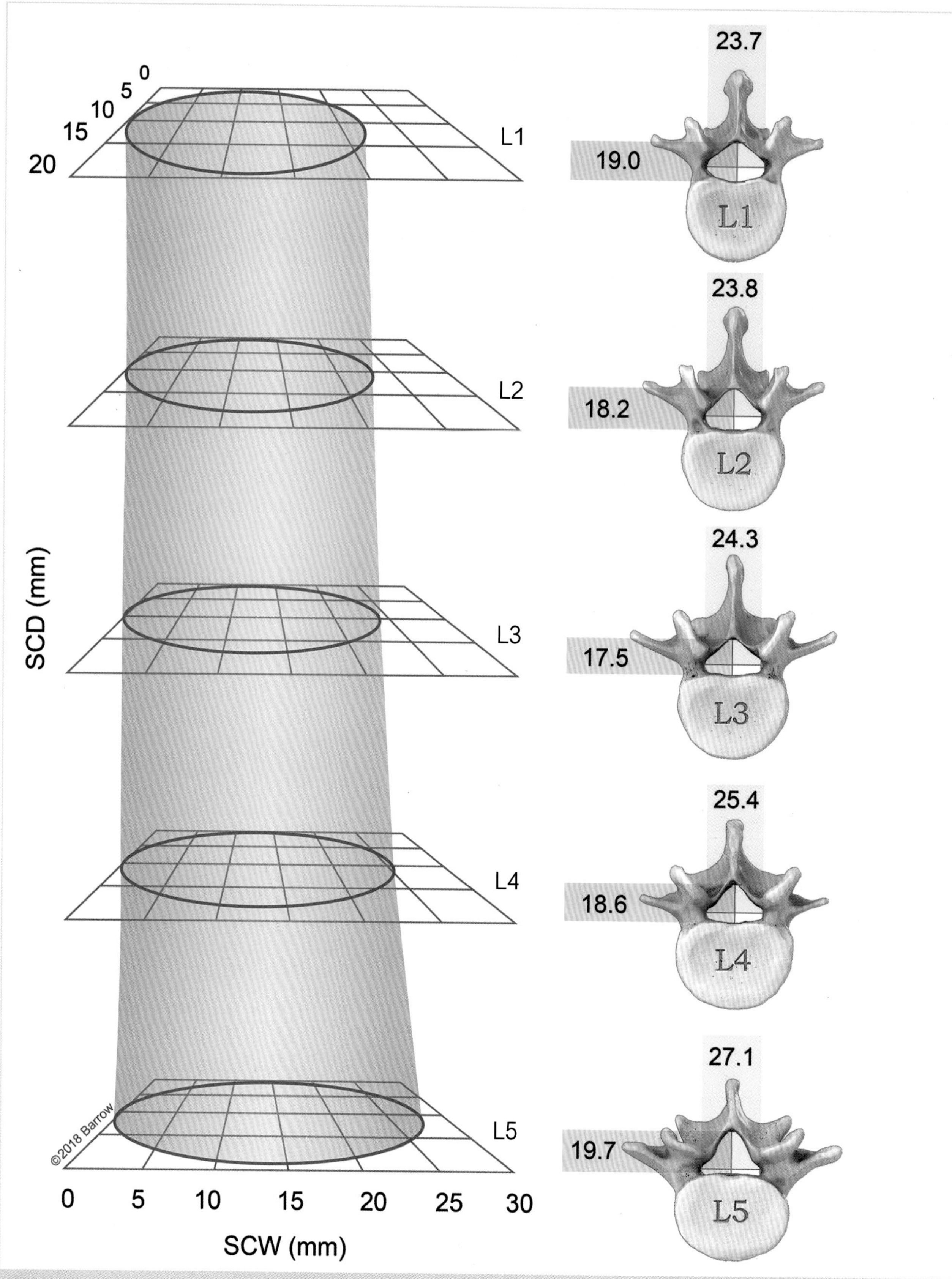

图 3.13 显示腰椎管不同尺寸示意图。椎管在 L5 处最宽，测量值为 27.1mm（据 Panjabi 及其同事报告）。通过椎板一侧的 16~18mm 切除可以进入一侧椎管并可以进入整个椎管。缩写：SCD，椎管直径；SCW，椎管宽度

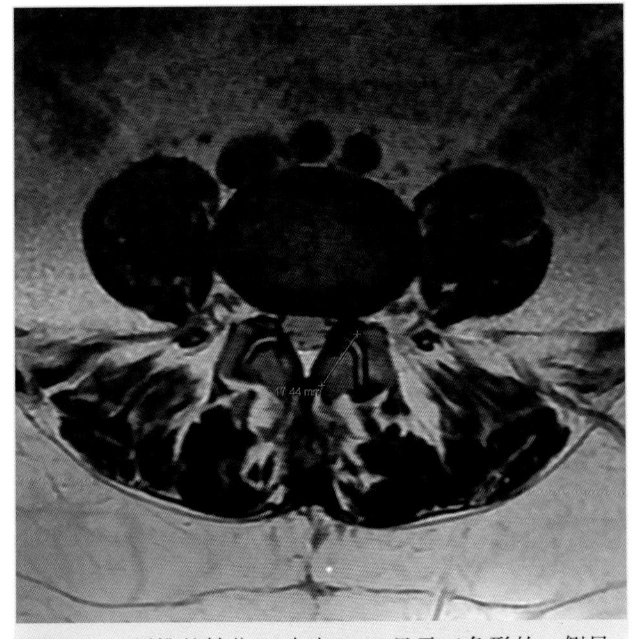

图 3.14 腰椎的轴位 T2 加权 MRI 显示三角形的一侧尺寸约为 18mm

3.9 扩张和固定牵开器

我将第一个扩张器以 15°~25° 的角度插入筋膜开口（图 3.21）。当放置第一个扩张器时，我期待着金属尖端碰到骨头时的无误触觉反馈。一旦遇到椎板，就会将扩张器牢牢地固定在椎板上，并开始探查解剖结构以确定暴露的边界（图 3.21）。这么做的目的是确认是否到达椎管的极限的能力。“扫描”已经成为描述脊柱微创技术的术语。扫描包括以下内容：探测解剖结构；确认结构，如椎板和棘突的汇合处；然后用扩张器扫过解剖结构的顶部，建立一个解剖平面。扫描允许以不同的轨迹进入椎管段的不同区域，以到达椎管的各个方面：头侧、尾侧、内侧和外侧。

在下腰部（L4~L5 和 L5~S1），第一个扩张器的直径足够小，可以穿过椎板间隙进入椎管，特别

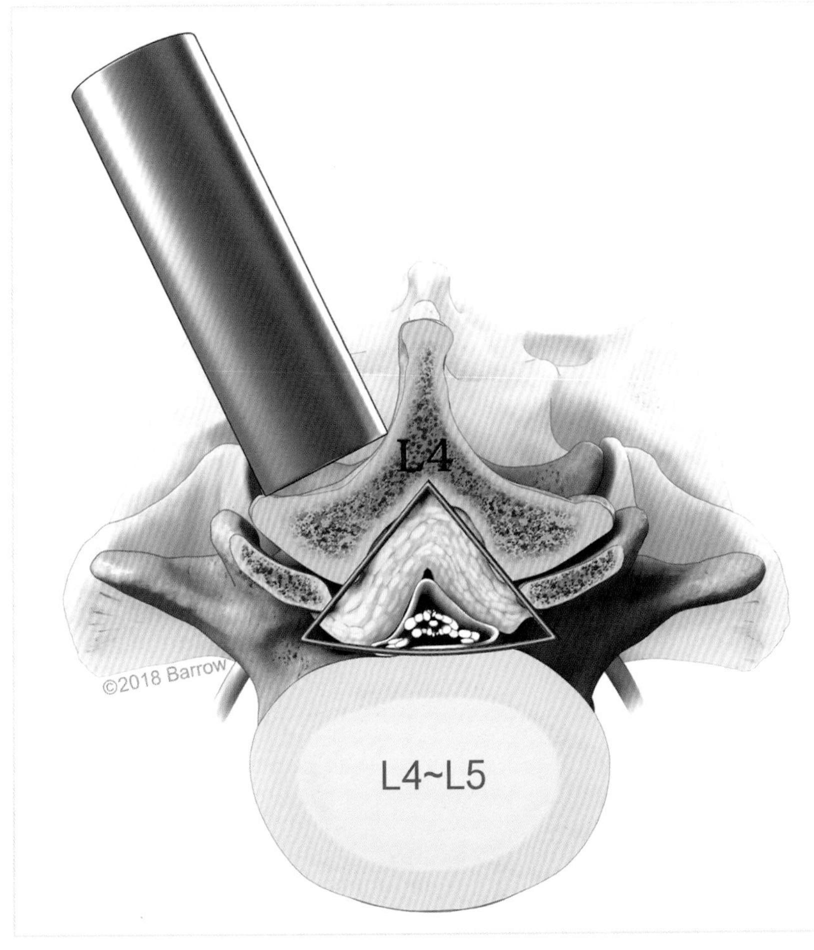

图 3.15 锚定在三角形一侧上的最小工作通道概念图。轴向平面上通道的轨迹应平行于椎板的另一侧

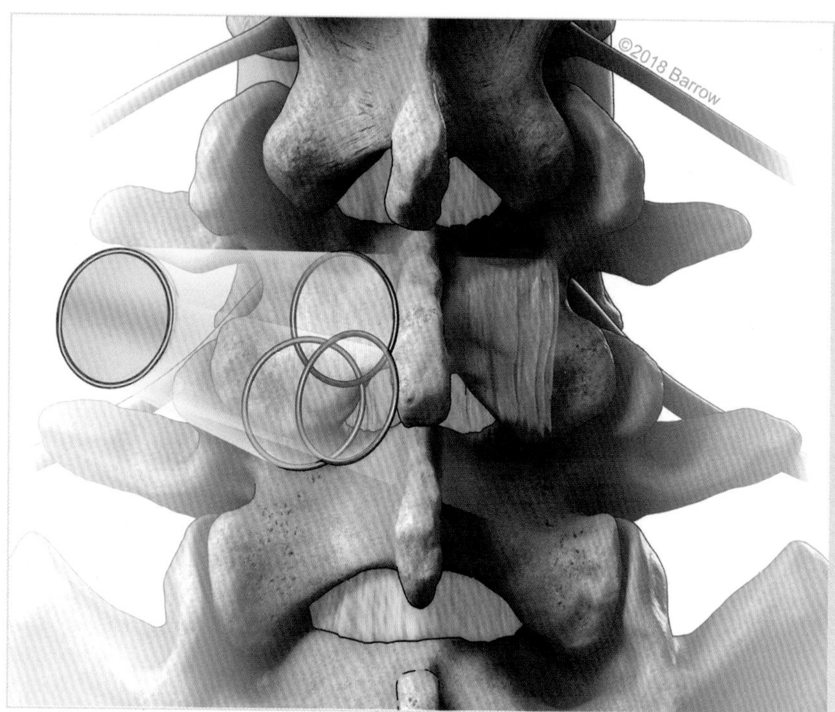

图 3.16 3 个暴露的同心圆显示了如何通过细微的通道重置从而有序地暴露黄韧带起止点以及对侧和同侧椎管

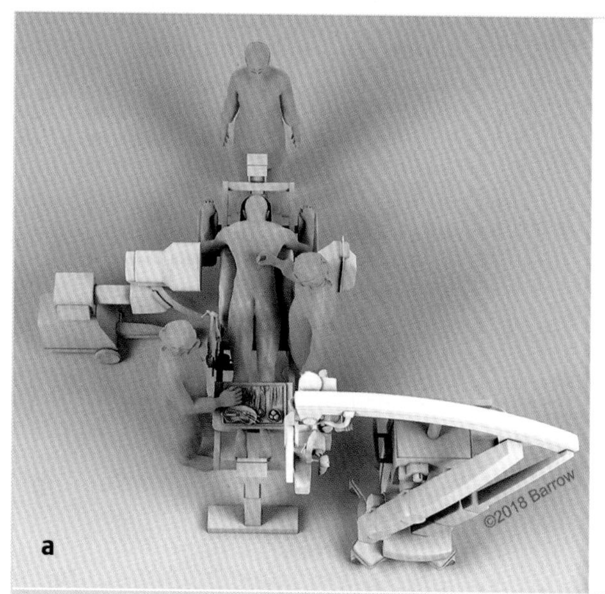

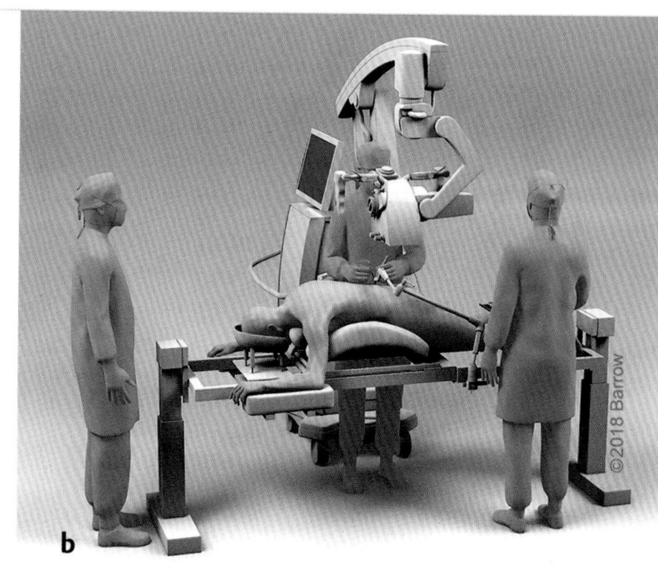

图 3.17 手术室设置示意图，与微创椎间盘切除术的设置相同。a. 右侧 L4~L5 椎板切除术患者鸟瞰图。在这张图片中，外科医生正在确认手术水平面并规划切口。患者被安置在带有 Wilson 架的 Jackson 手术台上。透视装置位于病例开始时的位置，影像增强器位于外科医生的另一侧，显微镜位于外科医生的同一侧。将所有组件放置到位可提高操作效率。b. 固定微创通道后的手术室侧视图。当显微镜旋转到位时，将透视装置向外移动

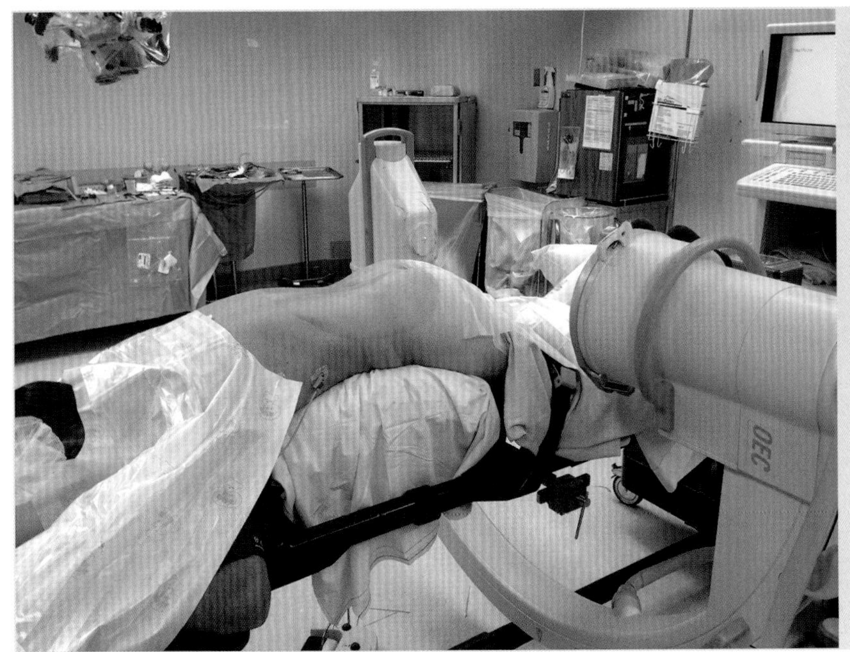

图 3.18　展示手术室设置的术中照片。该患者主要为左侧症状。无菌包裹后的显微镜放置在有症状的一侧。图像增强器放置在显微镜对面。该显微镜还可处于入路的一侧，以优化手术流程

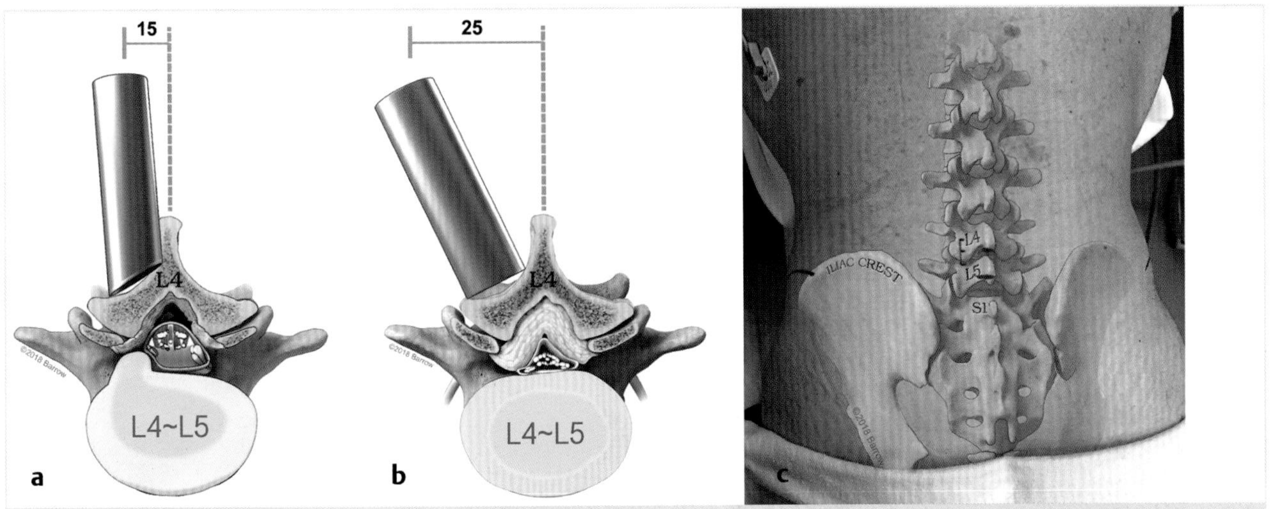

图 3.19　显微椎间盘切除术和椎板切除术的入路。a. 微创椎间盘切除术的直线入路图，直接位于走行根和硬膜囊的侧面。对于这样的入路，距中线 1.5cm 切口为最佳。b. 插图显示了在椎板上会聚的更大角度，以进入整个椎管。在棘突外侧规划一个 20~25mm 的切口将优化该入路。c. 附加患者脊柱结构后的 L4~L5 椎板切除术计划切口的术中照片

是当患者被放置在完全展开的 Wilson 架上时，通过设计，该支架可以打开椎板间隙。当初级扩张器通过略微向上的通道时轨迹便很可靠地落在椎板上。这时，运用初级扩张器向内侧扫描时便会碰到棘突的底部（图 3.22）。扩张器锚定点是微创椎间盘切除术和微创椎板切除术中的关键区别。虽然在微创椎间盘切除术中，我将第一个扩张器固定在椎板小关节交界处，并立即固定在神经根和硬膜囊外上方，但在椎板切除术中，我将第一个扩张器固定在棘突和椎板交界处，这样做可以使通道满足整个硬膜囊减压（图 3.23）。

当第一个扩张器遇到棘突 – 椎板的交界处时，我会获得第一个侧面透视图像（图 3.21b）。我保持与椎间盘间隙平行的轨迹，类似于显微椎间盘切除术，但在更高的轴向平面。较高的轴面允许进入黄韧带的头端起点。然后，根据所选接入口的直径，我将切口扩大至 16~18mm，并将适当长度的微创通道穿过扩张器，并将其牢固地固定在棘突 – 椎板连接处，内侧会聚角度如图 3.24 及图 3.25 所示。由于我的助手将桌上安装的固定臂固定在固定阀时所施

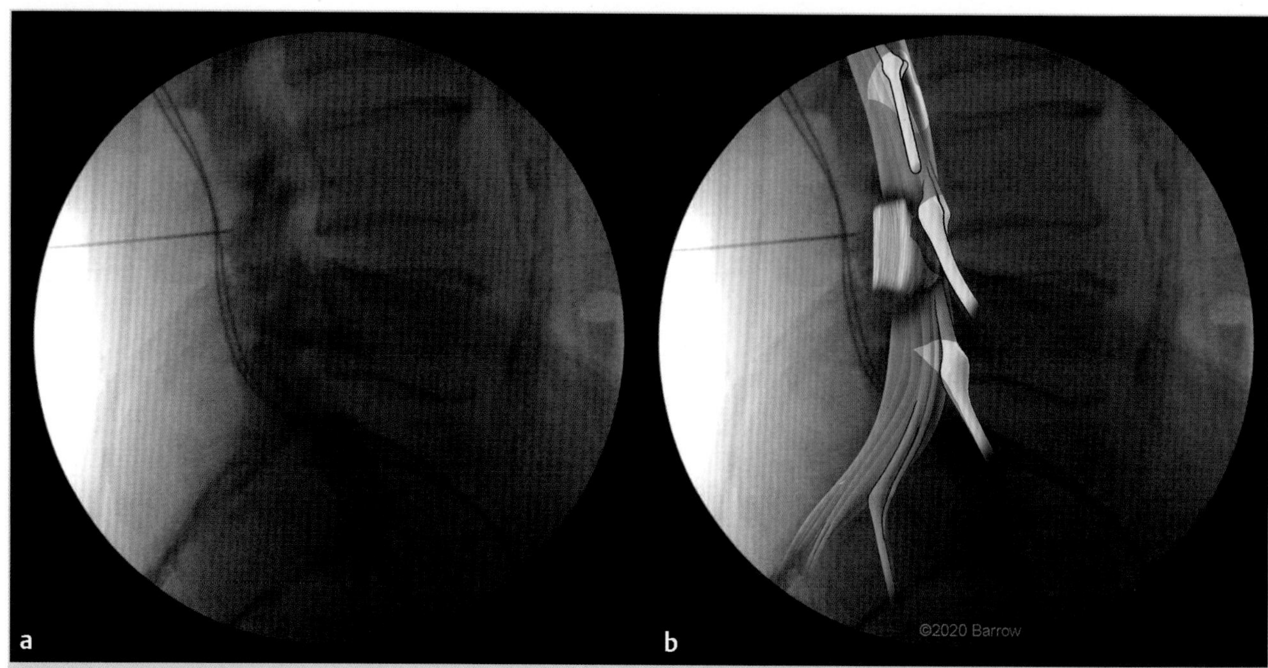

图 3.20　侧位透视图像显示水平面定位和切口规划。a. 用 20 号脊柱针确认 L4~L5 节段。注意，针的指向高于椎间盘间隙，更多指向黄韧带的头侧附着点。在黄韧带头侧附着点的轴面上规划切口，可在移除椎板后立即识别和释放附着点。节段确认后，取下导管并用局部麻醉剂浸润切口。b.L4~L5 解剖结构的模拟重建。透视图像上叠加的是神经解剖结构和黄韧带，从头侧附着点到尾侧附着点。脊柱针指向头部。在这张图像中，很明显，一个 16mm 或 18mm 的接入点将包围头侧附着点

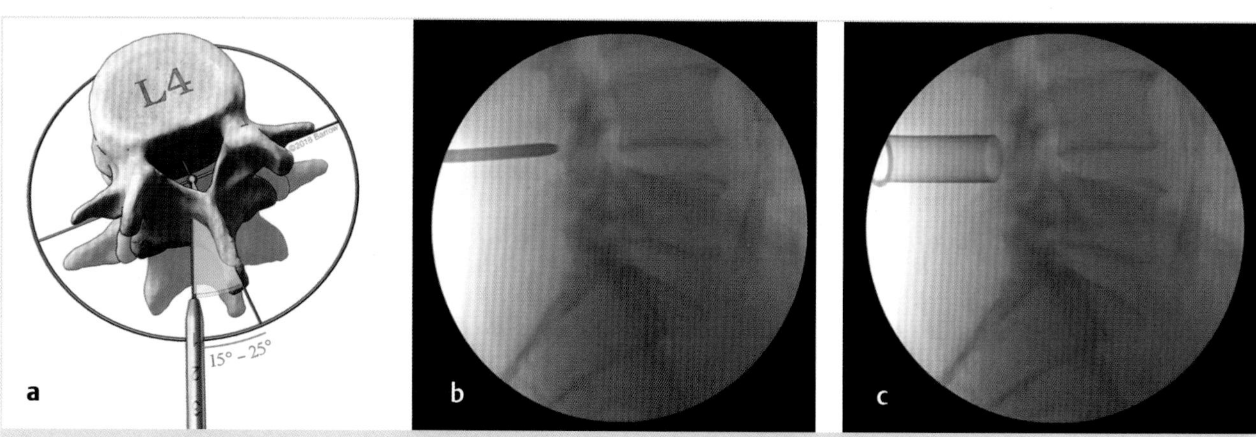

图 3.21　L4~L5 椎板切除术的扩张和固定通道。a. 插图显示进入中央椎管的椎板轨迹。从中线旁开 20~25mm 开始，与椎板成 15° ~25° 角，扩张器指向椎管的几何中心。b. 侧面透视图像显示第一个扩张器停靠在椎板上。第一个扩张器略位于上椎板的头侧。我们的目标是让第一个扩张器指向黄韧带的头侧附着点，与刚才的脊柱针在同一个轴向平面上。c. 侧位透视图像，16mm 微创通道放置在完全平行于椎间盘空间，但位于更高的轴向平面，用于进入黄韧带头端

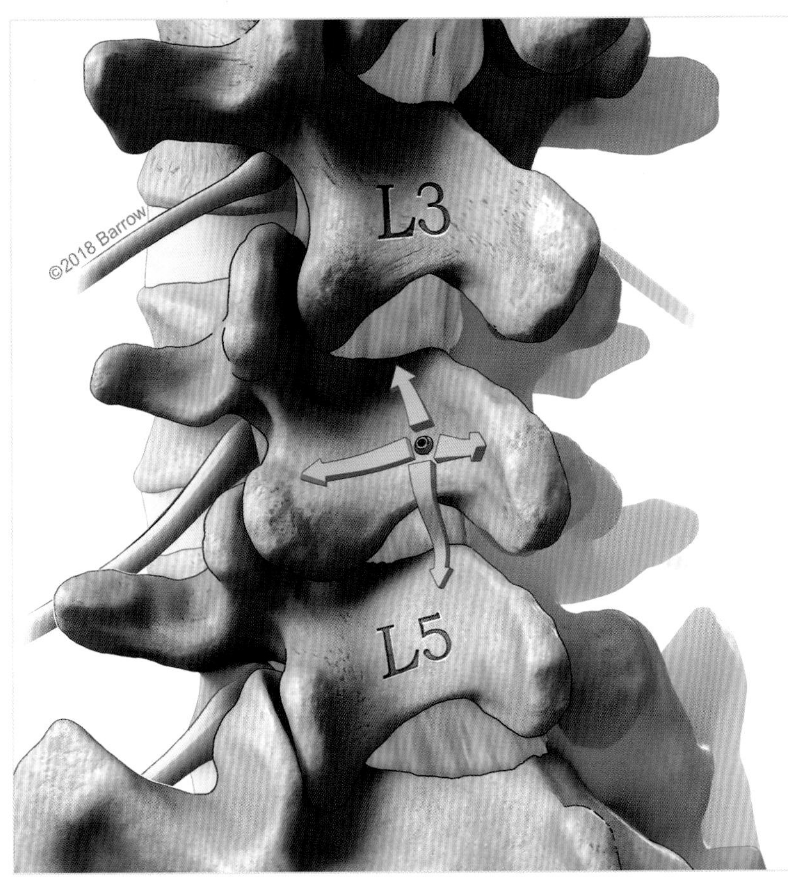

图 3.22　L4~L5 微创椎板切除术的穿刺图示。第一个扩张器用于向外科医生提供关于棘突 – 椎板连接和椎板 – 小关节连接位置的触觉反馈。保护微创的预期目标由绿色基准标记器指示。通过沿着蓝色箭头所示的方向进行探查，外科医生可以开始重建深层解剖结构。重要的是要了解椎板间隙，以便进入黄韧带的尾部止点

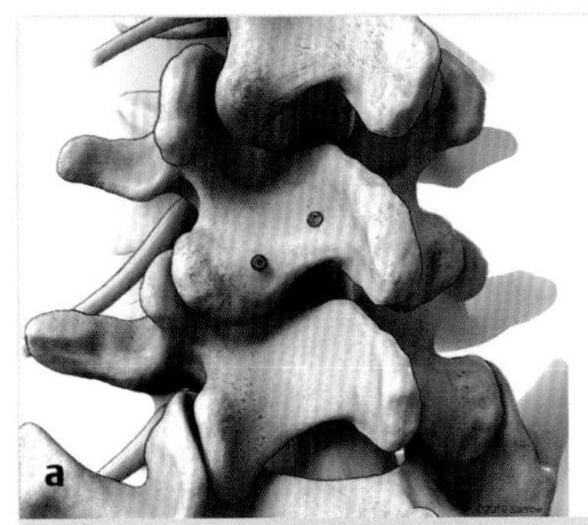

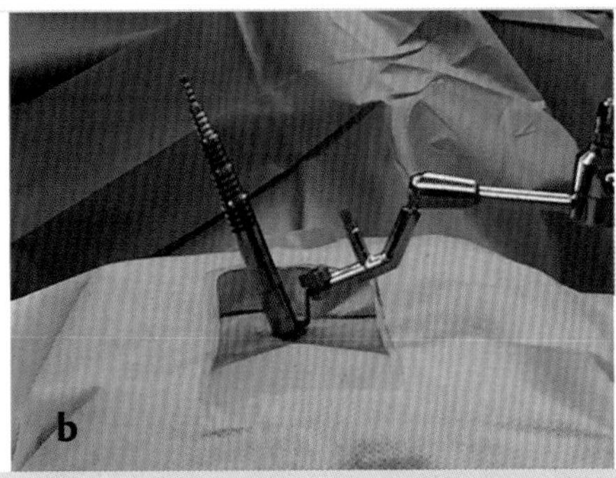

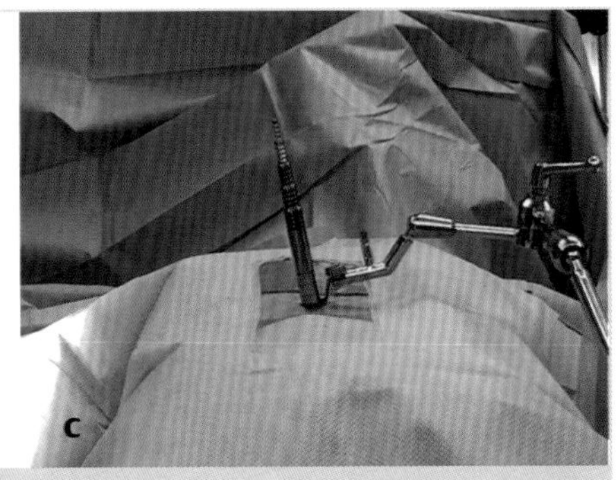

图 3.23　微创椎板切除术与微创椎间盘切除术的对接靶点。a. 图示显示了显微腰椎间盘切除术和腰椎椎板切除术中第一个扩张器的两个不同目标。在微创椎间盘切除术中，第一个扩张器基本上指向受累的神经根。因此，扩张器和最终通道的目标更为外侧。在这张图像中，微创椎间盘切除靶点由红点表示。椎板切除术的目标是黄韧带在椎管中心的头侧起点。结果是一个更为靠近头侧和内侧的位置，如图中绿点所示。b. 术中照片显示椎板切除术的微创入口位置。会聚角为 20° ~25°　。c. 微创椎间盘切除术中微创入路口位置的术中照片。会聚角明显减小至 10° ~15°

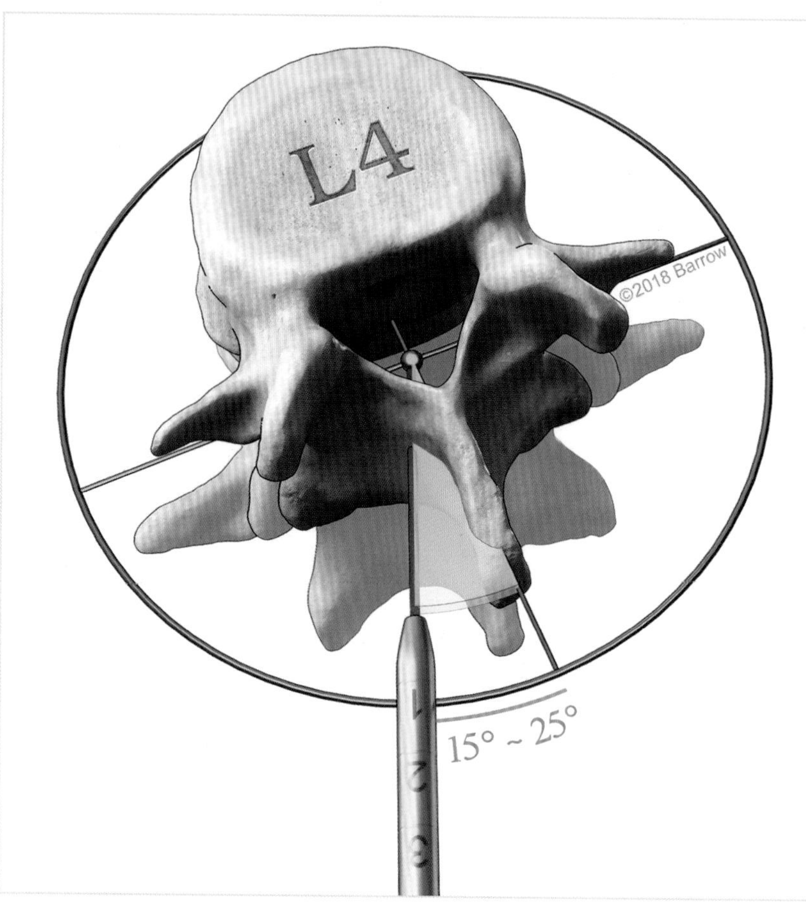

图 3.24 插图显示了进入中央管的椎板轨迹。从中线旁 20~25mm 处开始，与椎板成 15° ~25° 角，扩张器指向椎管的几何中心

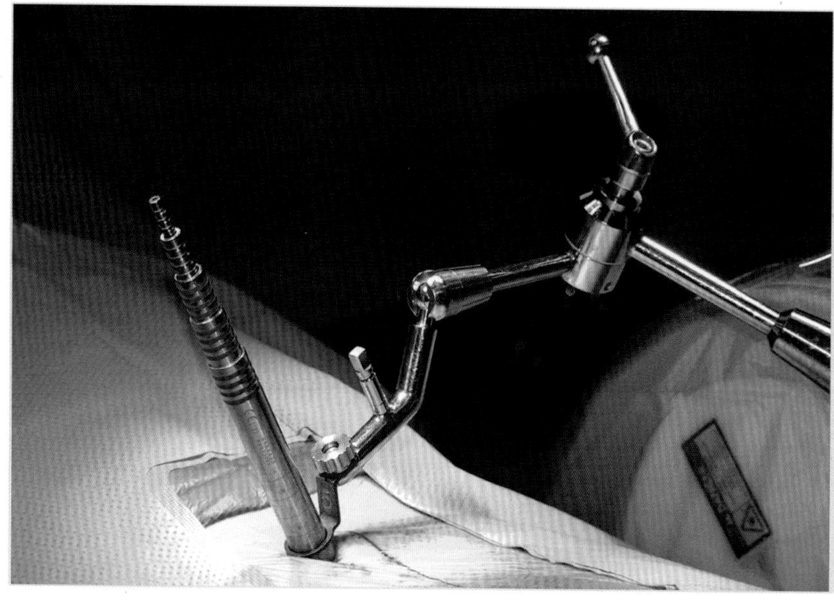

图 3.25 在扩张器仍在原位的情况下，显示微创入口位置的术中照片。保留整个扩张器系列可以更好地确定会聚角

加的向下的压力，我可以最大限度地减少肌肉从通道口周围蠕动。目标是将椎板棘突与通道底部视野最优化。

为了确保轨迹正确，我将端口固定在桌上安装的框架上，同时放射技师拍摄第三张透视图像。在将端口锚定到位后，会确保有至少 15° ~25° 的会聚角。然后，放射技师旋转透视镜以获得正位（AP 位）图像，这是第四张也是最后一张透视图像。AP 位图像证实，端口的最远端和最内侧与棘突基底和椎板的交界处对接。AP 位图像还为解剖学提供了额外的

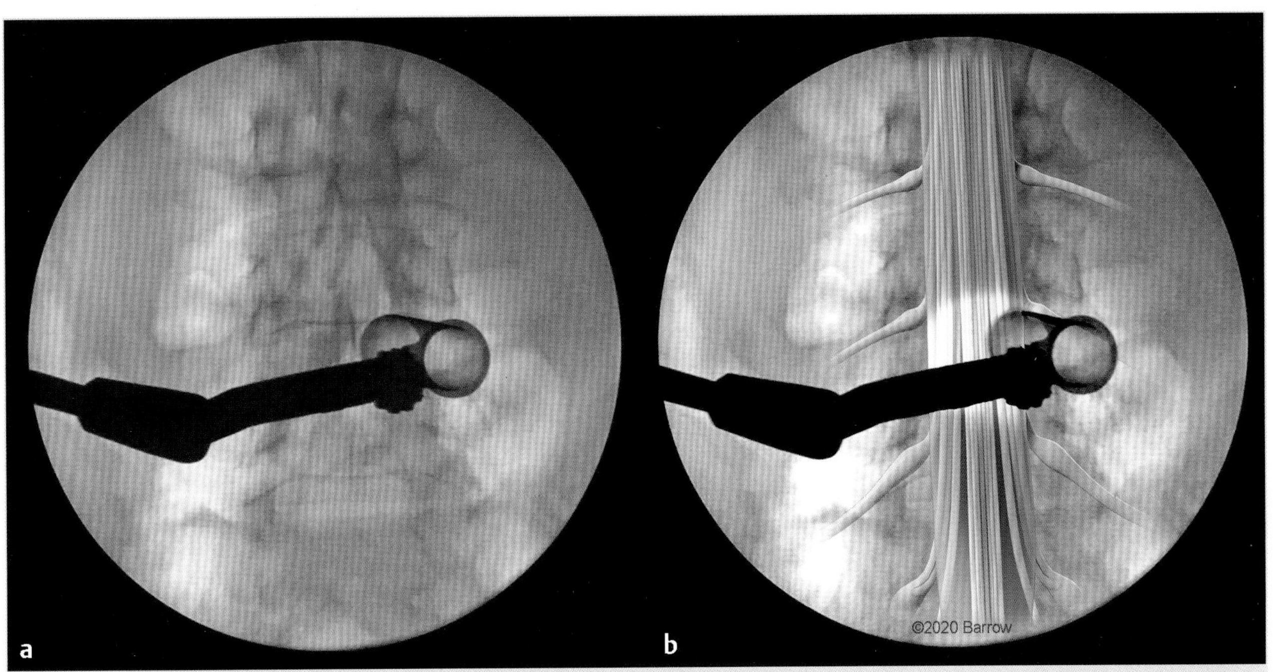

图 3.26　定位椎板切除术的微创入口。a. 正位透视图像显示微创入口的内侧面邻接棘突基底并向中线会聚。微创通道角度中心置于硬膜囊上方，这与微创椎间盘切除术的位置不同。b. 正位透视图像，将硬膜囊和神经根附于图上。大脑深处解剖结构的重建始于微创通道入口的定位。硬膜囊上明亮度代表了从内到外减压的程度

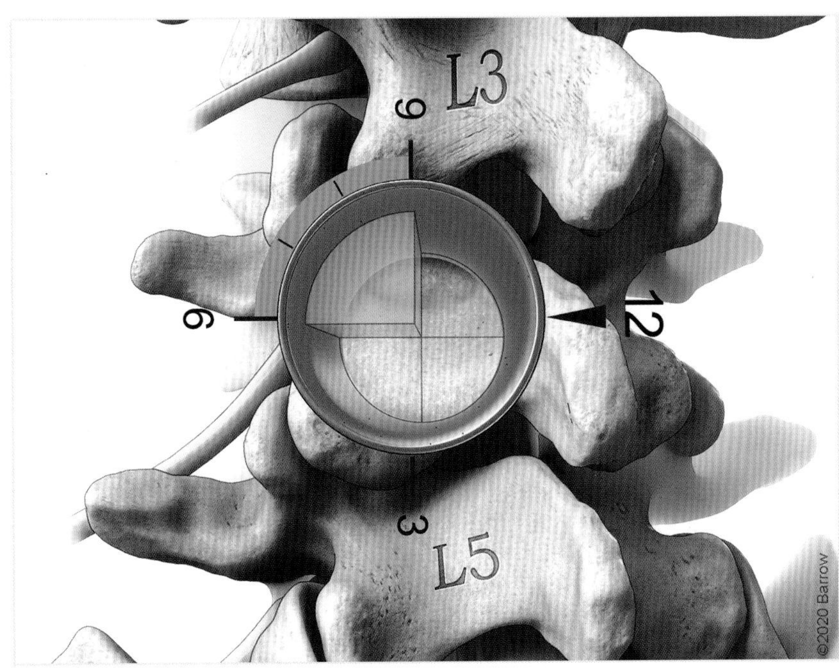

图 3.27　椎板切除术的暴露顺序。L4~L5 椎板切除术微创入口初始位置图示。开始暴露的安全区位于微创入口的外象限（6~9 点钟方位）。一旦椎板暴露在该象限内，暴露从内侧进行到 9~12 点钟方位，然后从内侧到 12~3 点钟方位。在暴露 3~6 点钟方位时要小心，以避免遇到小关节囊。在微创入口初始位置并不总是可以看到椎板间隙

线索，有助于你的大脑重建深度解剖（图 3.26）。

当进程顺利，在微创通道内放置显微镜时，你将看到更多的椎板骨性结构而不是肌肉。留下的薄层肌肉很容易被电刀剥离。我更喜欢在入口内从外上象限（6~9 点钟方位）开始暴露，这时椎板肯定位于底部（图 3.27）。当明确地碰到椎板时，我会从外侧到内侧钝性剥离肌肉层，从而将棘突的底部暴露在通道入口的 9~12 点钟方位。已经能看到这些象限中棘突基底和椎板，这使我们能够自信地向尾部进行解剖。毕竟，我现在知道了我相对于中线的位置。我完成了整个 16~18mm 圆周（6~12 点钟方位）的暴露。一个位置良好的通道入口允许暴露棘突的

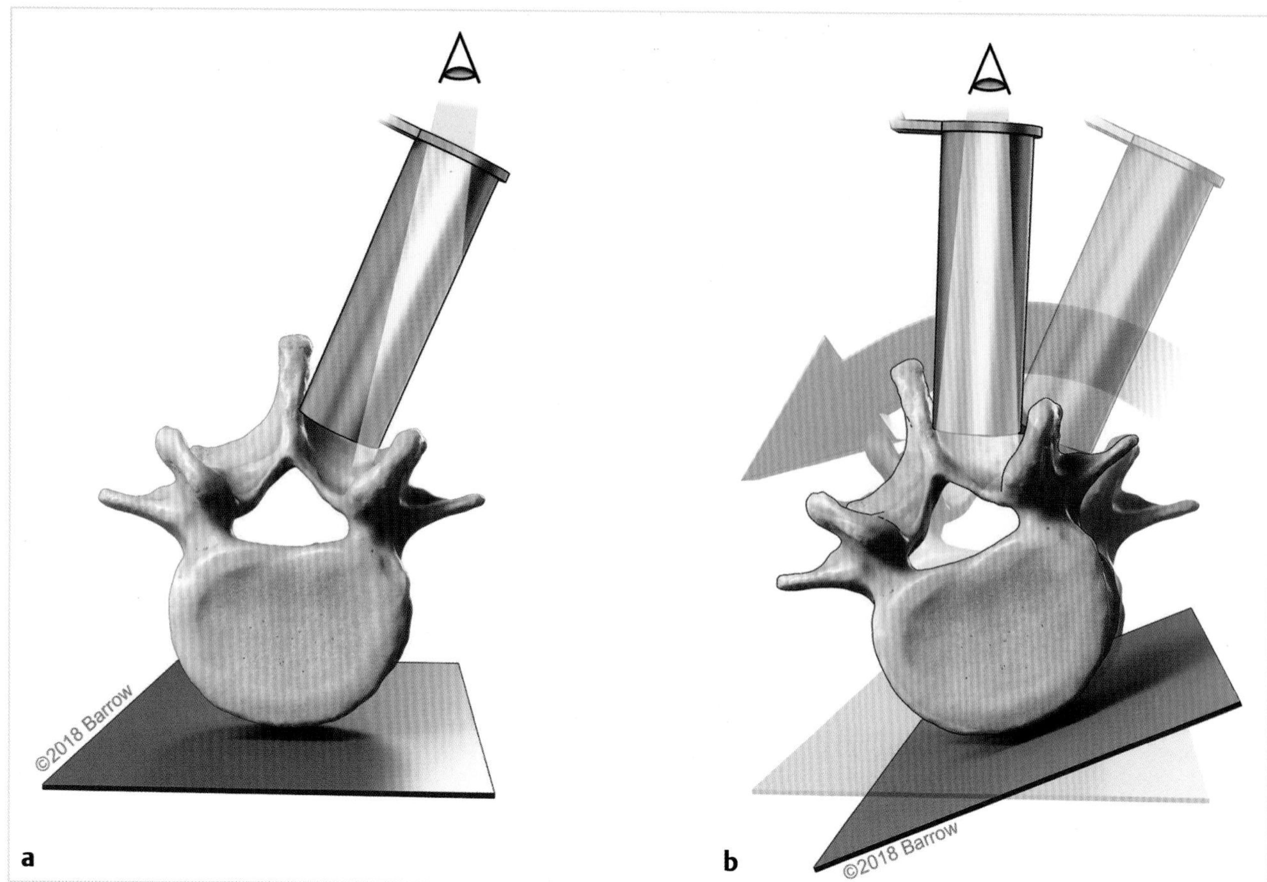

图 3.28 旋转床身以获得最佳工作轨迹。图示为腰椎轴位视角。a. 在不旋转的情况下，脊柱的会聚角使得可视化和进入对侧侧隐窝具有挑战性。如光束对准椎板所示，在未旋转的床上，视线对准椎板使外科医生处于非最佳工作角度。b. 如紫色箭头所示，床的旋转优化了进入椎板的微创通道和对侧侧隐窝的工作轨迹。如光束所示，视线直接位于椎板和棘突基底的汇合处，为对侧侧隐窝提供了理想的人体工程学工作角度。将床旋转回其初始位置，通道直对同侧神经根减压

底部，即椎板和内侧小关节（图 3.28）。椎板间隙将位于暴露的最尾部，但在进入口的初始位置可能不容易看到。

3.10 电钻打磨

在对椎板进行电钻打磨之前，我让麻醉师在我通过显微镜俯视时将手术台转向对侧。当我有一个最佳的视线和工作角度时停止旋转。该动作将为对侧提供理想的通道（图 3.28）。手术台的旋转也使通道变得更垂直，从而为外科医生提供更符合人体工程学的位置（视频 3.1）。带有微创附件的钻孔机将最大限度地提高微创路径内深度的可视性，这对于该手术至关重要。

确定棘突根部是至关重要的第一步。它不仅是电钻打磨的最初目标，而且是一个重要的参照物，它将确定你的方向，并使你能够以一个陌生的视角和工作角度为导向。在踩下电钻踏板之前，必须明确识别椎板融合到棘突的汇合处。用合适的轨迹锁定这个靶点，可以在棘突下潜行减压，钻入对侧椎板的下侧，进入对侧隐窝（图 3.29）。

在开始电钻打磨时，要记住 3 个初步目标。第一个目标是确定黄韧带的起始端，第二个目标是到达对侧椎管隐窝，第三个目标是到达黄韧带的尾端。

我开始在棘突的底部以头—尾顺序电钻打磨，就好像我在割草一样。当钻头去除椎板的外层皮质时，下面的松质骨将变得明显。在暴露棘突底部的松质骨后，我继续在棘突下方操作，直到钻头尖端开始移除对侧椎板的下侧。这是截骨的一部分，最终将允许我进入对侧隐窝进行减压。从棘突下潜行

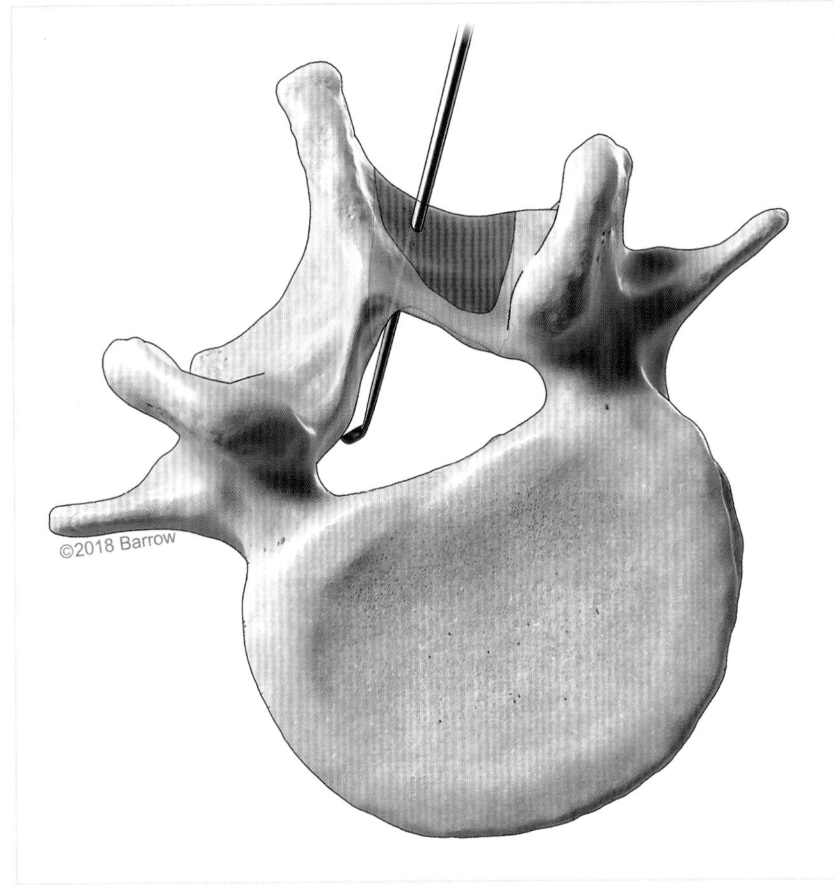

图 3.29　进入对侧隐窝。插图演示了如何将手术台旋转到外科医生对侧，从而使外科医生能够通过通道获得更为理想的视野，并以更符合人体工程学的位置到达中线和对侧隐窝

减压开始，我将焦点转移到已暴露部分的侧面。我从中线向两侧扩宽电钻打磨区域，使其朝向包含图中所示区域的关节内部（图 3.30）。与开放椎板切除术一样，应保留完全 10mm 的椎板间部外侧面，以尽量减少不稳定的风险。考虑到椎板形态各异，在磨除骨质时要时刻牢记三维解剖结构——这点至关重要。

在棘突基底处潜行减压并钻至对侧椎板下后，重点转向在计划的剩余骨骼切除区域上减薄椎板。我觉得在椎板的尾部电钻打磨最便捷，因为我知道一层厚厚的黄韧带覆盖了硬膜囊。在那里，钻头的尖端可能会突破内层，安全地碰到增厚的黄韧带。从最初的裂口开始，我继续在各个方向上薄化剩余的薄层。我十分重视椎板断端提供给我的有价值的参考，它告诉我当我朝着其起点磨薄椎板时黄韧带的深度。必须确保在钻尖和硬膜囊之间有一层很厚的韧带，直到我确定黄韧带起点（图 3.31a）。

当韧带从椎板切除处变得明显，剩余的椎板有虾壳的厚度时，我用一个小的前角刮匙在黄韧带顶部形成一个平面。Kerrison 咬骨钳的钳刃现在可以进入变薄的层状骨和黄韧带下方的平面，并移除剩余的椎板（图 3.31b）。使用 Kerrison 咬骨钳继续在头侧方向工作，直到我移除了黄韧起点上方的椎板。当我在头侧工作时，黄韧带逐渐变细让位给硬膜外脂肪，这表明我已经完成了第一个目标：在黄韧带起点上方（图 3.32）。

当到达黄韧带起点时，它会明显变细。我在椎板切开部分寻找锥形起点。继续只用 Kerrison 咬骨钳工作，直到我抵达该段黄韧带起点上方。我再次强调，我只想在切开的椎板头侧电钻打磨，将骨打薄至虾壳厚度，椎板下方的黄韧带是最薄的，甚至完全没有。椎板切除术缺损的是最前端应超出黄韧带的起点水平，因此，不会有黄韧带保护钻尖不受硬膜囊的影响，这是硬膜囊最容易受伤的区域。所以，一旦我在椎板切除术的头侧部分韧带顶部的椎板上建立了一个开口，我就只使用 Kerrison 咬骨钳来移除剩余的骨头。在薄板的这个区域使用钻头是不明智的。硬脊膜脆弱地位于椎板的下方，钻头的尖端

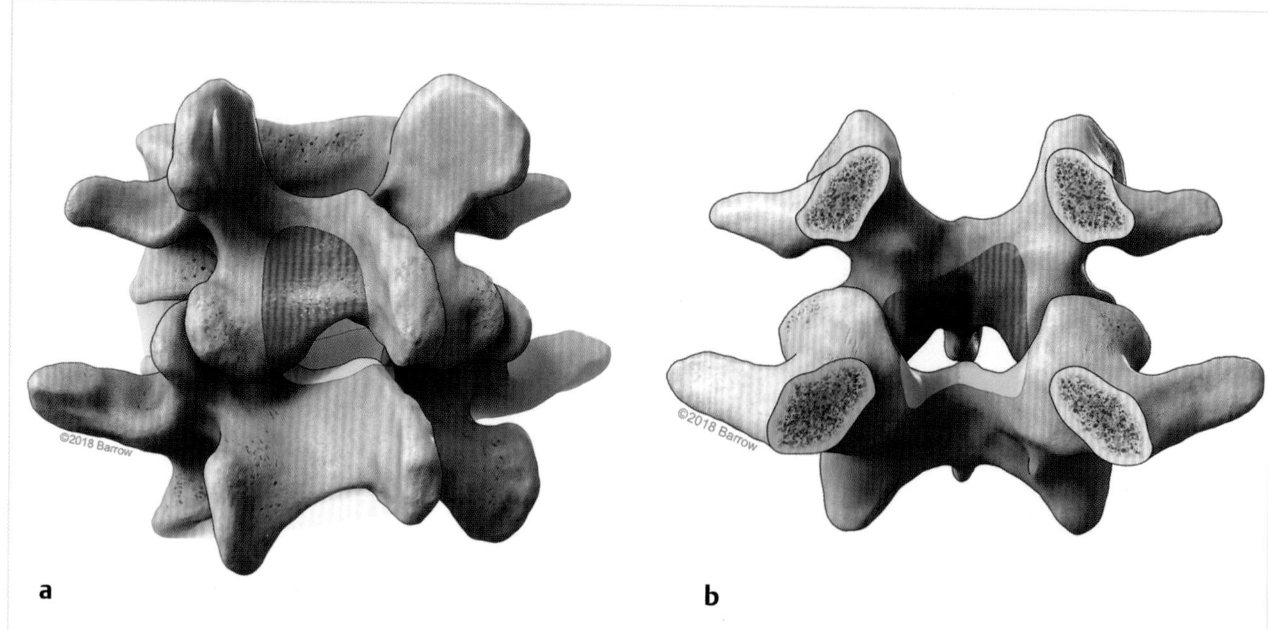

图 3.30　微创椎板切除术的骨性工作区域。a. 插图显示脊柱的后侧面视图。阴影区域表示骨骼移除。红色阴影区域表示在头侧椎板和小关节面上进行的骨性工作，而天蓝色阴影区域表示在尾侧椎板上进行的骨骼切除。b. 从管内向外看椎板下侧的视图。从这个角度对骨性工作进行概念化，有助于加深对脊柱的三维理解，从而促进学习曲线。从这些区域移除骨将包围黄韧带的起点

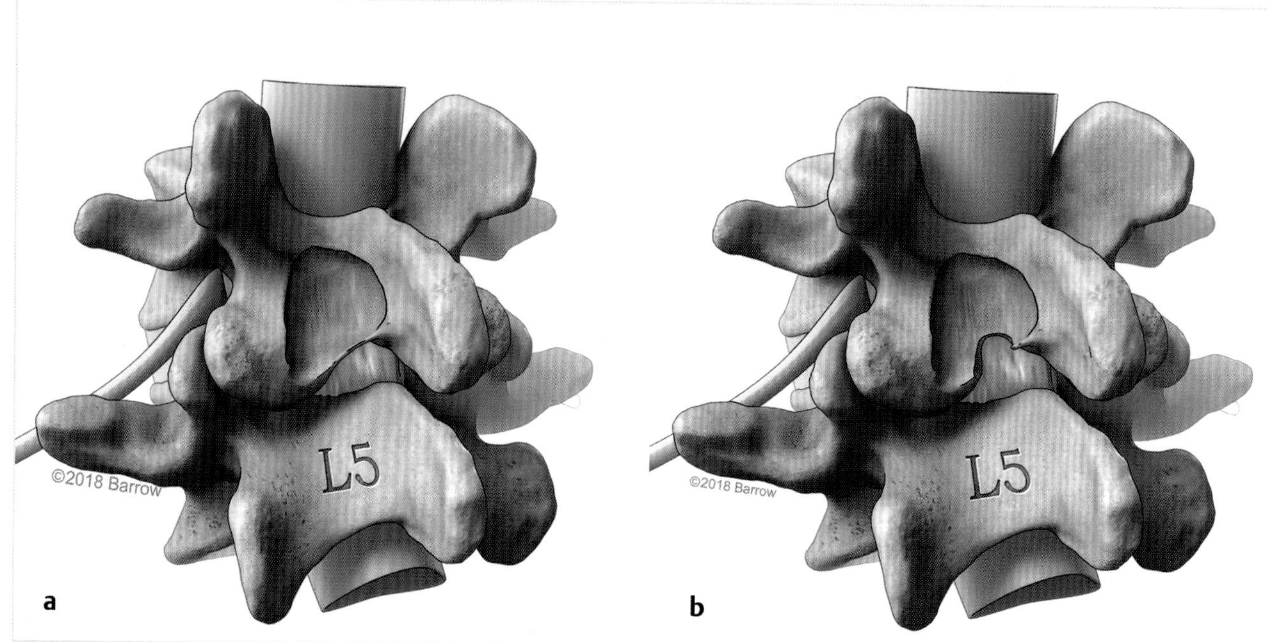

图 3.31　黄韧带的暴露。a. L4~L5 减压时在 L4 椎板上进行的初步骨性工作示意图。在这张图中，椎板已经通过钻至黄韧带的起点而变薄。L4 棘突的基底被咬边，对侧椎板被电钻打磨。黄韧带在椎板骨变薄后变得明显。b. 前角刮匙在椎板下方和黄韧带上方建立一个解剖平面。然后使用 Kerrison 咬骨钳去除黄韧带起点以外的椎板剩余部分

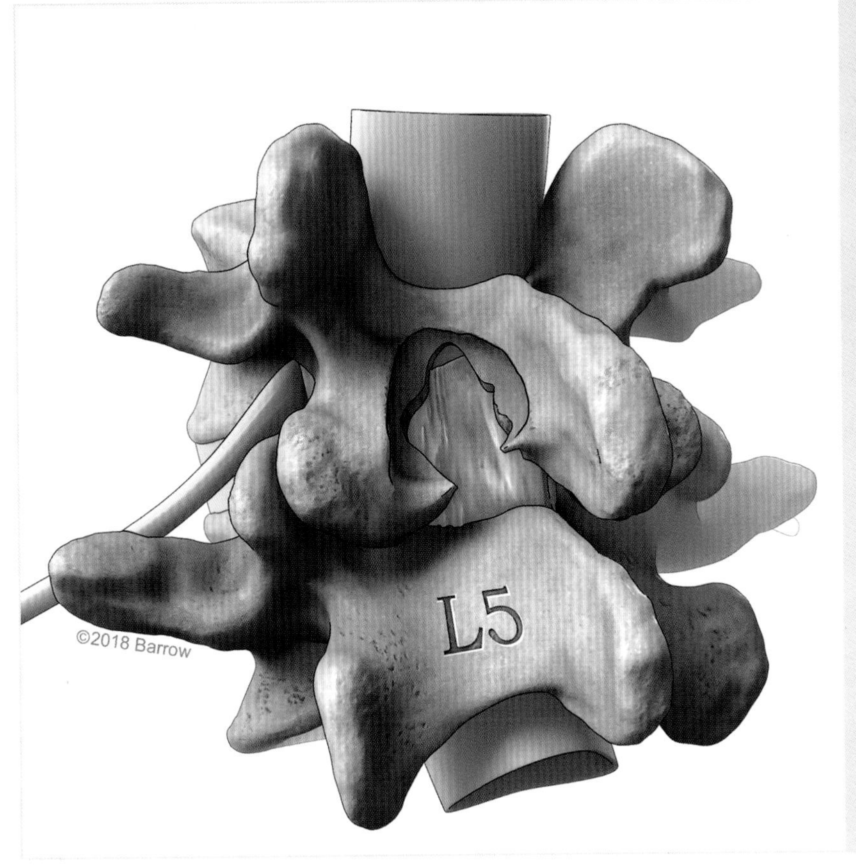

图 3.32　黄韧带起点的识别。插图显示了 L4 椎板的切除，直至黄韧带的起点。明显可见黄韧带起点上方的硬膜外脂肪。一旦到达黄韧带的起点，就完成了第一个目标

具有找到硬脊膜的神奇能力。一旦确定了黄韧带插入的范围，我认为就没有必要让患者暴露在这种风险之中。

当到达黄韧带起点时，应将注意力转向尾部和对侧，那里有大量增厚的黄韧带保护着硬膜囊。用钻头不断地削薄待切除的棘突底部的椎板（图 3.33 和图 3.34）。在椎板下侧电钻打磨时保持黄韧带完整的重要性再怎么强调也不为过。增厚的韧带是硬脊膜最可靠的保护层。如 Härtl 及其同事所述，继续在对侧椎板的下侧工作有助于双侧减压。我的重点现在转移到对侧，一旦重置通道暴露同侧神经根，就无法触及对侧。

用一个前角刮匙在变薄的对侧椎板和黄韧带之间建立一个解剖平面。然后，用 Kerrison 咬骨钳在对侧、中线和同侧完成椎板切除术。完成这项任务后，我就已经移除了当前接触范围内的所有骨骼。

在手术的这一点上，当凝视视野时，我会看到硬膜外脂肪和黄韧带起点上方的硬膜囊，以及一大片向尾部延伸的黄韧带。在暴露的头侧，在黄韧带和硬膜囊之间通过一个直角球头探针（直角球探）。该器械的尖端将最终插入在硬膜外脂肪中，这清楚地表明我已经移除了曾经被黄韧带附着的椎板。探头在该区域几乎没有遇到任何阻力。如果只有增厚的黄韧带可见，则表示暴露不够。探头不能自由通过。取而代之的是，在探针的尖端可发现黄韧带的附着，黄韧带仍然牢牢地附着在椎板的下面，仍然需要减薄和移除。与显微椎间盘切除术不同，微创椎板切除术不需要分割黄韧带。相反，您需要识别插入并在其上方工作。

如果看不到硬膜外脂肪，则有必要继续沿头侧方向进行骨性工作，直到硬膜外脂肪或硬膜囊清晰可见。否则，可能会导致该段的不完全减压。当探针位于黄韧带下方时，探针上的向上力或前角刮匙将有助于进一步建立平面并确保 Kerrison 咬骨钳钳刃的安全通过。有时，仅通过直角球头探针开始将韧带与插入物分离。其他时候，就需要一个小的前角刮匙将韧带与插入物分开。

在将黄韧带从其头端插入处分离后，继续在黄韧带和硬脊膜之间建立一个解剖平面。我有两种选择：一种是用 Kerrison 咬骨钳直接切除黄韧带，另

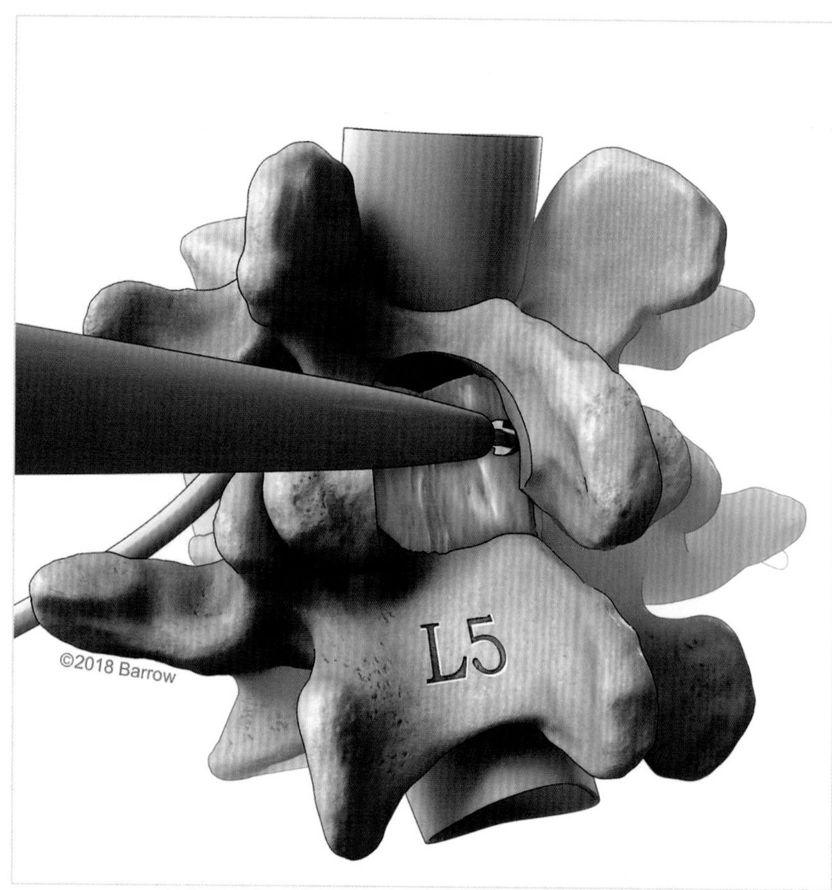

图 3.33 钻至对侧椎板。演示对侧椎板电钻打磨技术的插图。为了安全地完成这项任务，外科医生应该保持黄韧带完整。钻头尖端将越过黄韧带顶部进入对侧隐窝。加厚的黄韧带保护下的硬膜囊都是安全的，不受钻尖的影响

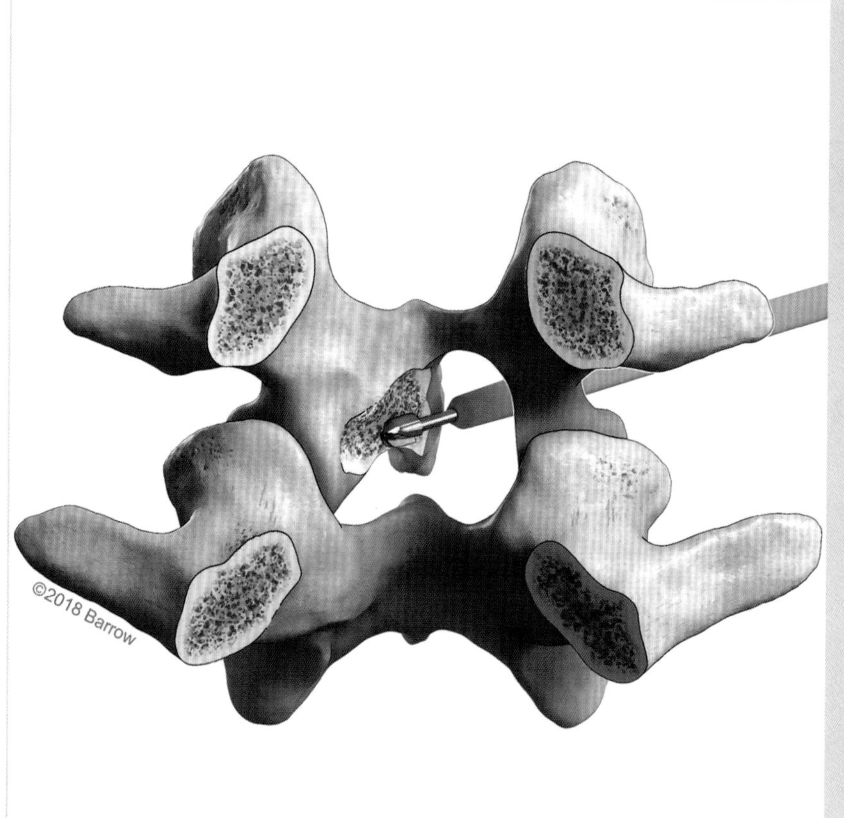

图 3.34 钻取对侧椎板。从椎管内透视的插图。图示显示了对侧椎板椎管顶部的切除。当钻取对侧椎板的下侧时，增厚的黄韧带保护着硬膜囊

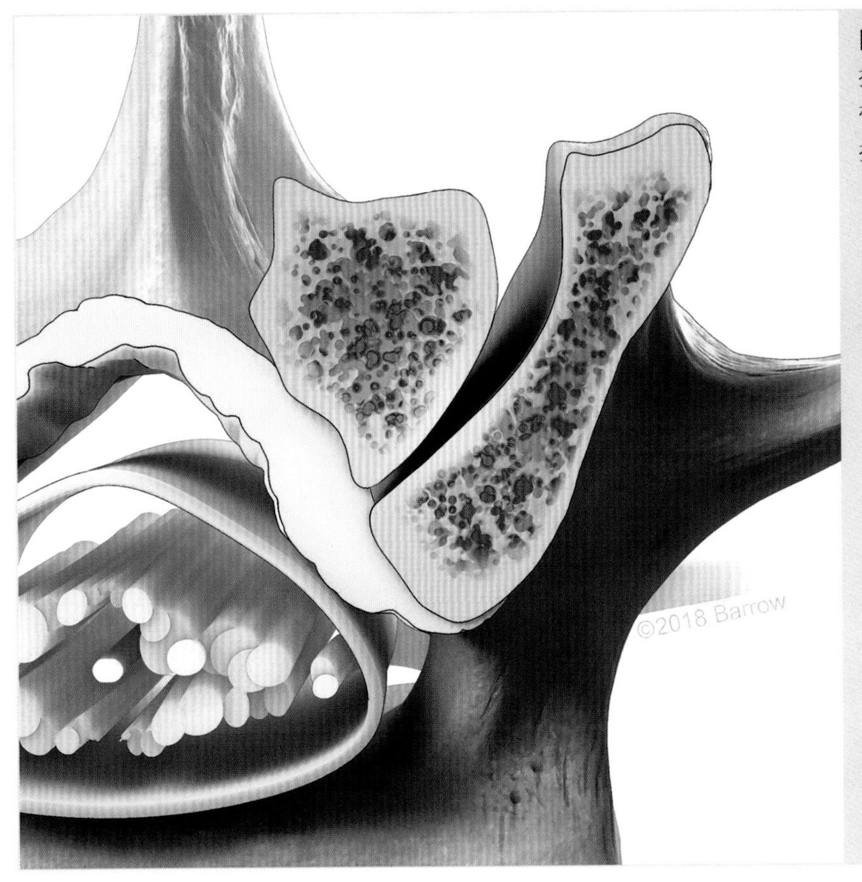

图 3.35 黄韧带插入内侧关节面。这张插图改编自 Yong Hing 及其同事对黄韧带进行的解剖学研究，它展示了黄韧带插入内侧小关节下侧

一种是确定黄韧带的尾部终点进行整体切除。根据早期经验，建议直接逐段切除韧带。随着微创手术操作经验的发展，整体切除黄韧带将降低 Kerrison 咬骨钳诱发外侧小关节炎的风险。

3.11 直接切除

黄韧带的直接切除包括使用 Kerrison 咬骨钳、垂体钳和刮匙逐段切除黄韧带，直到黄韧带获得减压。先选用 2 号或 3 号 Kerrison 咬骨钳。我可以安全地切除中线的大片韧带，这有助于我更好地观察硬膜囊。在进行了一次初步的中线减压后，我将减压重点放在对侧黄韧带的切除上，因为在手术的这个阶段，通道的轨迹是最佳的。

我更喜欢使用直角球头探针，它能确保硬脊膜和黄韧带之间的安全平面。我还将一个纤维棉片（0.25in × 0.25in 的饼状）（1in=2.54cm）放在硬膜囊上，为 Kerrison 咬骨钳创造一个安全的平面。有了棉片，我可以安全地用 Kerrison 咬骨钳或前角刮匙完成对侧黄韧带切除术。更大的刮匙可能是更有效的器械，因为它可以安全地通过硬膜囊顶部进入对侧隐窝。黄韧带附着于内侧小关节的下侧，这是对侧隐窝韧带松解的靶点（图 3.35）。

当一个前角刮匙滑入关节面和硬膜囊之间时，你可以用刮匙对内侧关节面施加向上的力，并安全地开始从外侧隐窝松解韧带。有时韧带可以充分活动，可用垂体钳将其移除。其他时候，需要用到 Kerrison 咬骨钳。当对侧隐窝中的硬膜外脂肪可见且硬膜囊开始变弯曲时，对侧减压初步完成。我已经达到了在当前位置使用微创通道所能完成的极限。我已经减压了 16mm 的片段，但我尚不能达成下一个目标。当我完全减压了 16mm 范围内的所有东西，就该实现我的下一个目标：黄韧带的尾侧附着点（图 3.36）。

我更喜欢在直接可视化下直接重新定位通道。为此，我首先将明胶海绵（辉瑞公司）放在减压的硬膜囊顶部，缩小显微镜，将最后一个扩张器放在接入口，让技师或助手松开最靠近接入口的桌上固定臂。然后我重新定向通道，同时保持中间轨迹和向下角度。新的位置和轨迹将允许我到达尾侧椎板

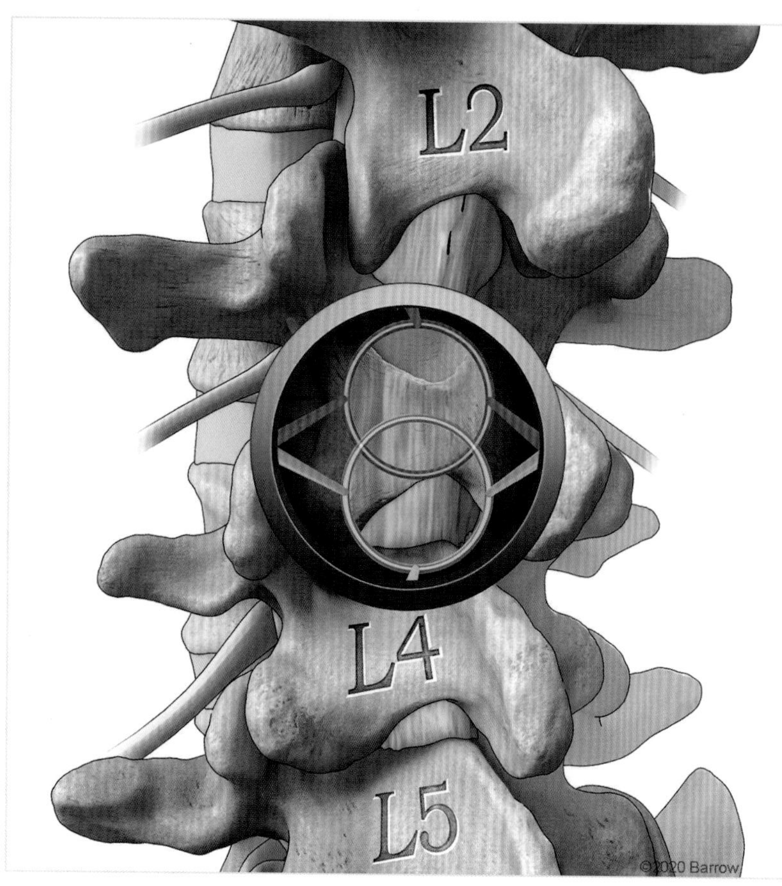

图 3.36 脊柱后外侧透视图，显示了微创通道轨迹的变化，首先包括黄韧带的头侧连接点（红色环），然后是黄韧带的尾侧连接点（绿色环）。此转换允许通过 16mm 的通道进行 25mm 的曝光

的边缘，即黄韧带附着点。这就是我的下一个目标。新的通道位置也能让我完成对侧和尾侧减压。

在重新定位微创通道后，我取出最后的扩张器和明胶海绵并重新聚焦显微镜。在我的视野范围内，我至少可以看到我之前暴露的硬脊膜的 50%，以及剩下的 50% 未触及的解剖结构。我只是沿着硬脊膜顶部的解剖平面继续减压中央硬膜囊，而后进入对侧隐窝继续减压对侧硬膜囊和对侧神经根。目标是将一个直角球头探针从对侧神经孔中取出。完成这项任务需要切除大量的黄韧带。在手术的这个阶段，我一开始就钻对侧椎板的下侧，这会立即带来益处。切除该椎板可从内向外观察对侧黄韧带。当我继续切除韧带时，我发现自己从硬膜囊“掉到了”孔里。该通道的创建允许 Kerrison 咬骨钳在对侧关节面下方滑动，以切除内侧关节面。这个动作将使黄韧带从外侧插入点松开。

最后，我通过切除下方椎板上黄韧带的尾部插入点，完成了尾部的减压。在我切除黄韧带和尾侧椎板的这一部分之前，我能感觉到硬膜囊有明显的压迫感。神经扁平的外观清楚地表明我的工作尚未完成。硬膜囊根本不像减压良好的样子，它看起来好像有一个餐巾环围绕着它。黄韧带和尾侧椎板的结合是这种压迫的来源，这使它们成为我的下一个目标。只有在切除了韧带的尾部插入点和尾部椎板的上部后，硬脊膜才会失去餐巾环状的压迫（图 3.37）。

我在硬脊膜顶部通过一个前角刮匙或一个直角球头探针，以确保 Kerrison 咬骨钳的钳刃有一个安全通道。接下来，在硬脊膜上方和尾侧椎板下方直接观察 Kerrison 咬骨钳钳刃，完成韧带切除。根据我的经验，这部分手术最有可能导致脑脊液（CSF）漏。实际上使用较大的 Kerrison 咬骨钳可能更安全，因为较大的钳刃能使硬脊膜远离咬骨钳；但没有什么能改变我试图在椎板和硬膜囊之间连接最牢固的点通过器械的事实，因为黄韧带挡住了我的去路。

我继续切除椎板和黄韧带，直到硬脊膜的餐巾环压迫消失，剩下的就是一个减压良好的硬膜囊。同样，咬骨钳在该区域的每一次操作都要冒着脑脊液漏的风险。当你考虑到椎板上方的硬脊膜向下倾斜时，是可以理解这种风险的（图 3.38）。我们在

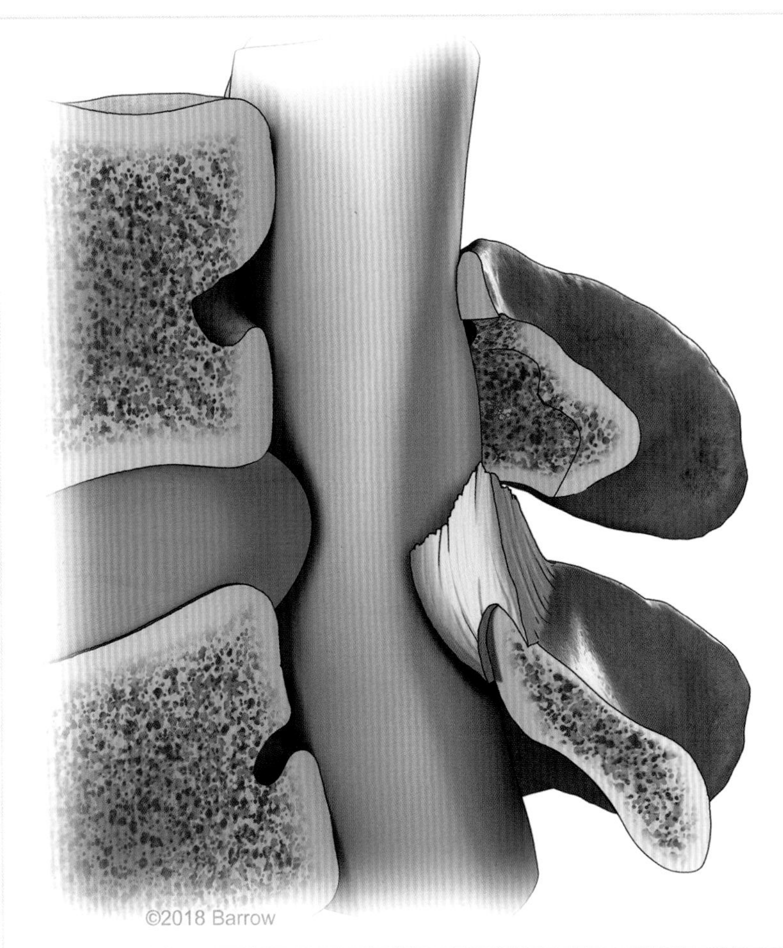

图 3.37　来自黄韧带和尾侧椎板上部（此处为 L5）组合的餐巾环状压迫。初步切除黄韧带后，硬膜囊在切除层面扩张，进一步加剧了餐巾环效应

椎板最陡和最深的地方下方操纵咬骨钳，使其咬住黄韧带和椎板，同时避开被压缩在一旁的硬膜。没有什么是比避免 Kerrison 咬骨钳从椎板下通过更安全的了，这种技术的另一种选择，也是我目前的偏好，就是我后面描述的黄韧带整体切除术。在管的最陡和最深点以外，在尾侧椎板上向上倾斜，可能是处理尾侧插入的另一种更安全的技术。

在我完成这个通道的工作后，剩下的唯一一步就是对同侧横行神经根进行减压。在微创通道的当前位置，同侧神经根不在视野范围内。为了将神经根纳入视野进行减压，我将第三次也是最后一次在内侧小关节面和同侧外侧隐窝外侧重新定位通道（图 3.39）。通道位于显微椎间盘切除术的位置，病灶位于走行根的侧面。

与任何重新定位通道一样，我在暴露的硬脊膜顶部放置一块明胶海绵，并将最后一个扩张器放入通路。当我的助手松开安装在桌子上的固定臂时，我将缩小显微镜。向下窥视微创通路的直径，并清理轨迹（图 3.39）。现在，微创通道直径将直接位于内侧关节面上方。小关节下面等待减压的神经根现在可以触及了。请记住，手术台仍然保持着旋转远离我的位置，并且轨迹不是最佳的。当我通过显微镜向下观察视野时，我会让麻醉师将手术台旋转回中立位置。现在可以对同侧硬膜囊和同侧神经根进行减压。通道的轨迹与我进行显微椎间盘切除术时的轨迹相同，手术的焦点也是外侧硬膜囊和神经根。

在我取出扩张器并重新聚焦显微镜后，我应该能够看到至少 50% 的先前暴露部分。内侧关节面将是视野的主要部分，需要更多的电钻打磨。用明胶海绵覆盖所有暴露的硬脊膜，并用钻头完成小关节内侧切除术。明胶海绵不仅可以保护硬脊膜免受钻头的误伤，还可以收集磨除的骨质。当明胶海绵被吸走时，它收集的碎骨也随之而去。

在我用电钻充分磨薄内侧关节面后，用 Kerrison 咬骨钳完成减压。我用一个直角球头探针在硬脊膜顶部建立了一个解剖界面。Kerrison 咬骨钳的钳刃现

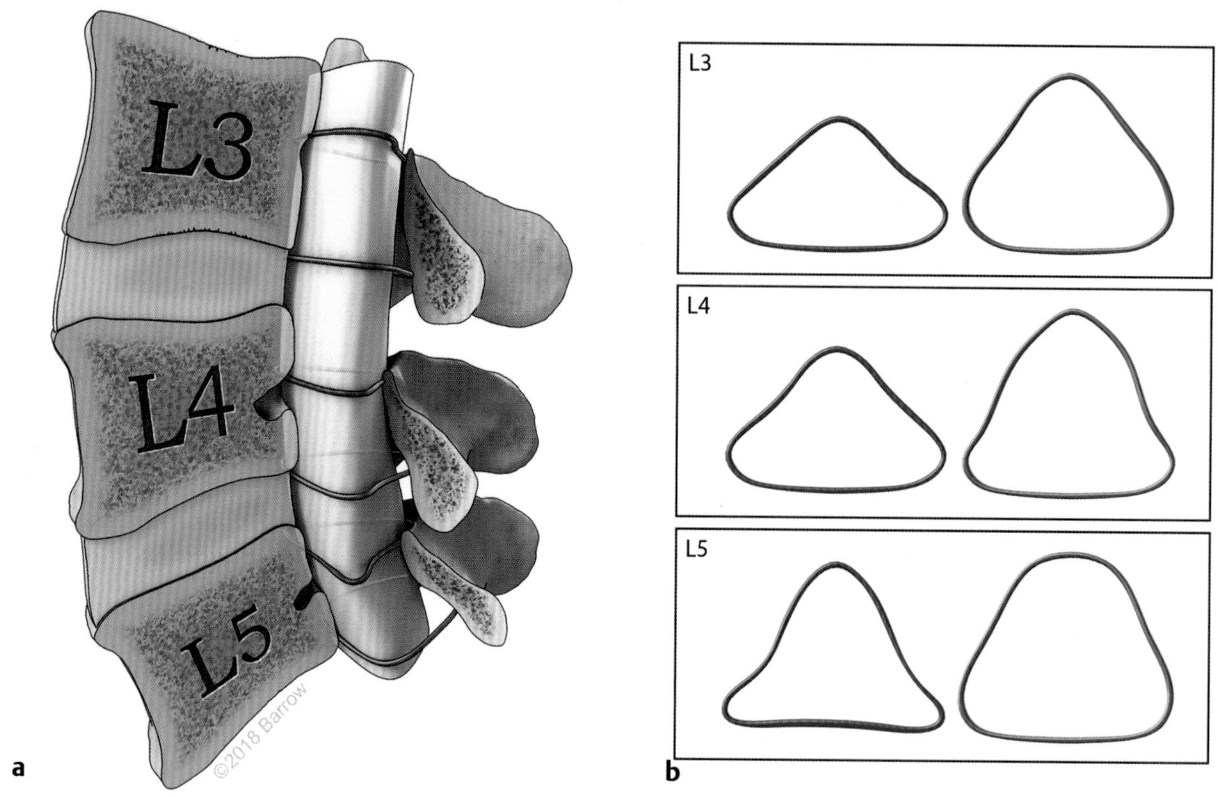

图 3.38 椎管的不同直径。a. 腰椎管内倾斜椎板的概念化图示。由于每个层面的椎板坡度，每个椎板的头侧（红色环）是管内最深和最狭窄的点，而尾侧(蓝色环)成为最大直径。此图说明了当薄板向上倾斜时，直径如何增大。对于每个节段，在管内最狭窄点的远端工作有可能在椎板和硬膜囊之间提供更大的工作距离。b. 椎管直径的并排轴向比较。在轴面上，椎板头侧和尾侧的椎管直径差异变得明显。最好是在蓝色环内工作，而不是在红色环内工作。此外，红色环使黄韧带增厚，进一步加剧了该接合处的椎管狭窄

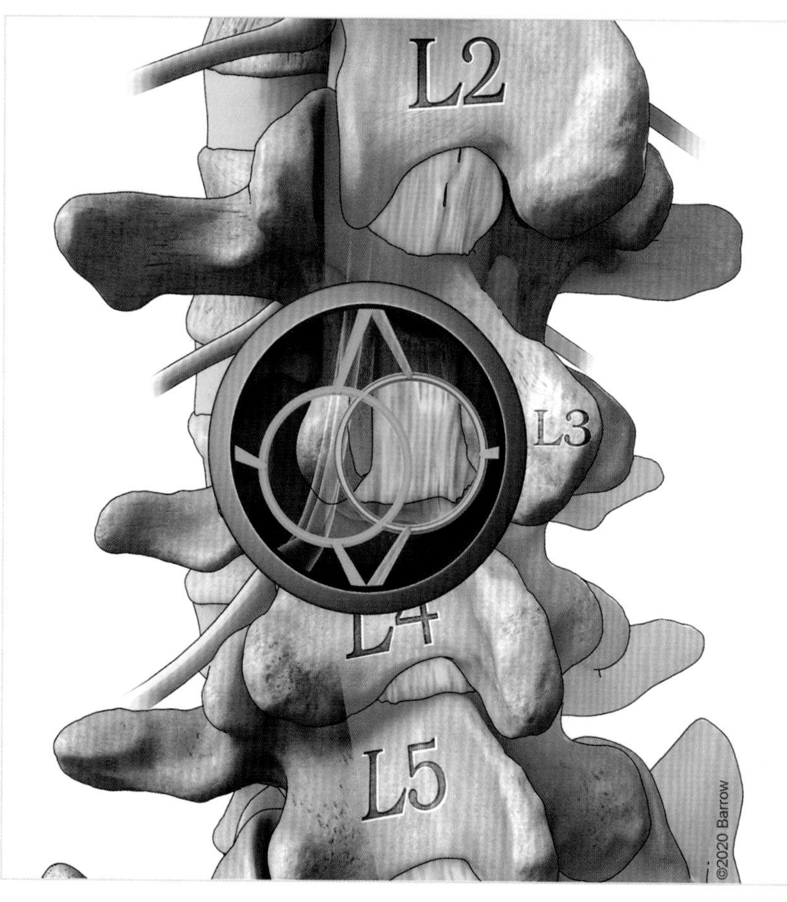

图 3.39 脊柱后外侧透视图，显示了微创通道的第三个也是最后一个过渡。对侧和尾侧减压完成后，进入口从对侧尾侧暴露（蓝色环）转移到同侧走行根暴露（绿色环）。同侧神经根的最终位置与显微椎间盘切除术的位置相同。此时，将手术台旋转至中立位置

在可以安全地进入解剖平面，并切除侧隐窝中的黄韧带。继续向外侧走，直到我能清楚地看到硬脊膜的外侧并移动神经根。如果我看不到走行根，我会从侧面重新定位接入端口，并移除更多的骨骼。我将继续切除黄韧带，直到看到神经根的侧面。在直接观察到神经根后，我用吸力牵开器将其活动起来。然后，我将直角球头探针插入孔中，以确保 Kerrison 咬骨钳的安全通过。侧隐窝中剩余的黄韧带现在已经准备完善，可以由张开的 Kerrison 咬骨钳切除。当这些最后的咬除扩大了椎间孔时，走行根便安全地躲开了吸引器后面的动作。

在最后的系统检查中，我将一个直角球头探针伸入椎间孔，触诊椎弓根，以确认减压已经足够。我还将通过该器械越过硬膜囊顶部，以确保充分的尾部减压。

随着椎间孔切开的完成，将神经根从牵开器的保护下释放，并将球头探针穿过神经根，以再次确保其安全通过。我用咬骨钳在神经根的顶部进行最后一次咬合，以确保同侧间隙得到充分减压。当我检查手术区域时，确认对侧间隙已减压，中央狭窄已移除，同侧神经根从黄韧带全程已减压。操作现已完成（图 3.40）。

我用含凝血酶的明胶海绵填充空隙以获得止血效果，滴入一些不含防腐剂的 0.25% 布比卡因（批准用于硬膜外的同一种混合物），并将一块 1/2in × 1in 的“馅饼”放在手术场地上。“馅饼”放在原地 1min，然后把它连同明胶海绵一起取出，用杆菌肽溶液冲洗。我让麻醉师进行 Valsalva 操作，同时对周围视野进行最后检查，以确保达到了充分的止血效果。我慢慢地取出通道，沿着通道的路径在肌肉内止血，然后关闭切口。

3.12　黄韧带整块切除术

在上一节，我详细介绍了分片切除黄韧带的技术。在这一节，我将阐述对黄韧带尾部插入和器械通过椎板下方减压硬膜囊的受限通道的担忧。我相信，当我开始介绍这个病例，以寻找替代策略来减压该节段的尾部时，我的读者会感到明显的担忧。如前所述，我遇到的并发症，特别是脑脊液渗漏，发生在我处理硬膜囊最受压的部分时，该部分位于尾侧椎板的上方：餐巾环。为了避免将来的并发症，我开始探索各种手术策略，以避免在椎管最深和最狭窄的部分工作。我决定对黄韧带进行整块切除，包括黄韧带尾部附着点的工作。其策略是释放黄韧带在椎管内的附着点，只有在我释放了每个附着点后才能移除整块黄韧带（图 3.41）。

在整块切除技术中，特别关注黄韧带在尾侧插

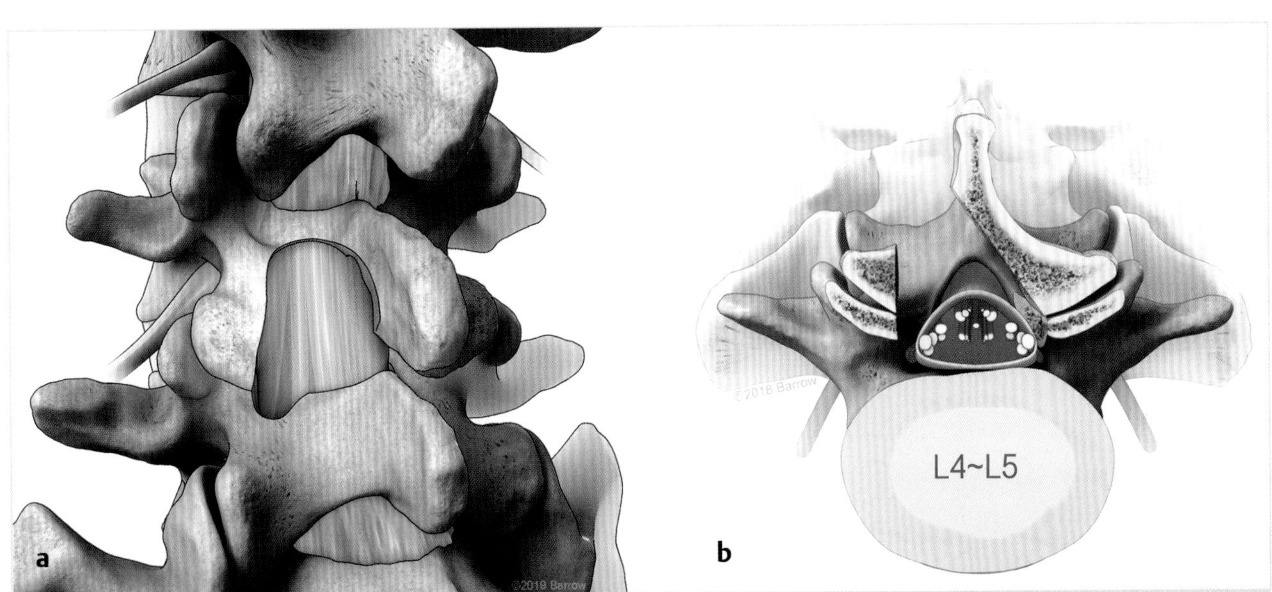

图 3.40　完成的微创椎板切除术。a. 图示显示了完成的微创腰椎椎板切除术的术后视图。在本图中，先前突出显示的骨骼已被移除，L4~L5 节段的整个黄韧带已被完全切除。整个硬膜囊以及横穿的神经根减压良好。注意 L5 神经根上方的椎间孔切开。b. 微创腰椎椎板切除术的轴向透视图清楚地显示了对侧椎板下部切除以减压对侧隐窝

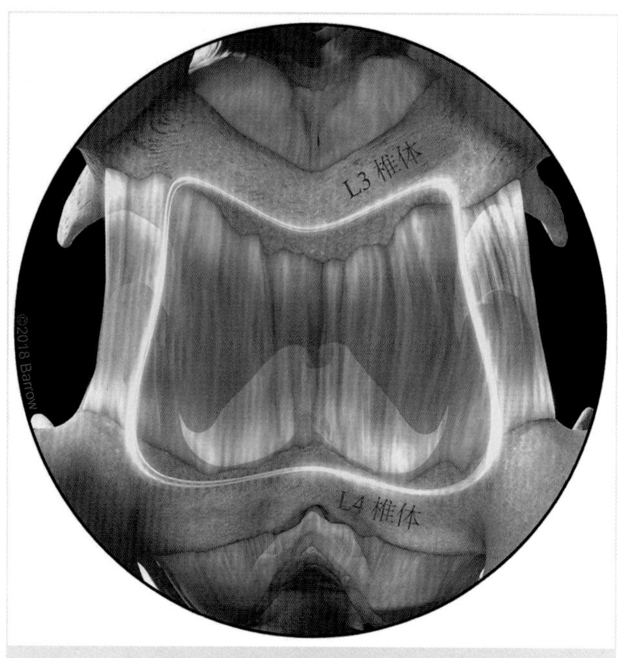

图 3.41 整块切除黄韧带的松解顺序。在这张图中，黄韧带的附着点被标定。大部分黄韧带保持在原位，直到整个周边被释放。只切除附着点。这项技术的一个特别重点是黄韧带的尾侧附着点进入尾侧椎板的上部。这是椎管最受约束的区域

入尾侧椎板的上方。利用椎管直径和坡度的解剖学优势，将硬脊膜中断的风险降至最低。这就是我目前用于所有微创椎板切除术的技术。下一节将介绍整体切除的基本原理和外科技术，避免因尾侧椎板的上半部造成餐巾环。在最后一节将外科技术的所有组成部分结合在一起之前，我重点介绍了首先解决黄韧带尾侧插入的原理和技术。

3.12.1 受约束的道路：椎管的尺寸

尾侧椎板上部下方的区域是腰椎段最狭窄的地方。受压的硬膜囊和黄韧带尾部的插入都共享这一受限通道。对该处的管直径进行的横截面分析测量值明显小于向上倾斜薄层下方的测量值。这一原则的重要性促使我重复这一点。本章这一部分中的图 3.38 再次强调了与本节特别相关的解剖学特征（图 3.42）。结果是一个餐巾环包裹着硬膜囊，而这正是咬骨钳需要完成其最精细工作的地方。多年来，我逐渐意识到咬骨钳在这方面的操作既是充满希望的，也是盲目的。充满希望的是，咬骨钳的开口在椎管内最狭窄的空间咬合在一起，口中充满了增厚的黄韧带。因为 Kerrison 咬骨钳的钳刃过椎板下方，在你直接看到的硬膜囊之外，所以也是盲目的。我们要求咬骨钳同时咬合椎板和最窄部分增厚的黄韧带，同时将硬膜边缘从其中排除。

识别同一节段内不同点的工作深度也很重要。去除椎板的工作深度在尾侧椎板的上方比在头侧椎板中点的工作深度深（图 3.43）。更深的工作深度迫使器械向下移动硬膜囊，以固定硬膜上方、椎板下方的平面。硬膜囊向下移位和黄韧带压迫以及骨切割器械的结合是硬膜破裂的一个潜在原因。

工作深度或餐巾环本身就各自为手头的任务创造了一个具有挑战性的场景。结合这两种解剖情况，可以明显看出，通过在更大深度和最受限制的椎管内使用精心设计的咬骨钳将黄韧带从其尾部插入物中释放，从而对硬膜囊进行减压，会增加硬膜囊破裂的可能性。正是由于这些原因，我才完全避免了在这一区域盲目而充满希望地使用咬骨钳。相反，我的工作超越了它。

更大的操作空间

在层状斜坡和黄韧带附着点以外的尾部进一步工作，避免了最狭窄的工作空间（图 3.44）。椎管直径在黄韧带插入处后方的腰椎段显著加宽。我将在椎板的一个点上钻孔，使它在那里向上倾斜，远离硬膜囊。我将继续用电钻打磨，直到在薄板上有一个小缺口。穿过裂口的器械离硬膜囊更远，这样可以安全地扩大裂口，同时我可以直接看到尾侧插入之外的硬膜囊。所有与视线有关的问题都消失了，因为一旦骨性工作通过最初的裂口扩大，硬膜囊就会清晰可见。咬骨钳的使用将不再盲目而是充满希望的。

所以，我在整块切除术中的策略是在松开头侧和对侧附着点后，再松开尾侧插入物。尾部释放需要在餐巾纸环之外的椎板上制造一个缺口（图 3.44）。在椎板中点处的层流破裂比在椎板上侧面处的工作深度更浅，更远离硬膜囊。毕竟，这是椎板向上斜坡上的一个区域，椎管的直径在这里变宽。

最后，我希望能够突破黄韧带附着点以外的通道，确定硬膜，然后回到黄韧带附着点，最后是餐巾环。我们的目标是从下方移动黄韧带，并在始终注视硬膜囊的同时沿头侧方向工作，而不是盲目地从上方工作，这样才不会破坏硬膜囊的硬脊膜。一旦确定了

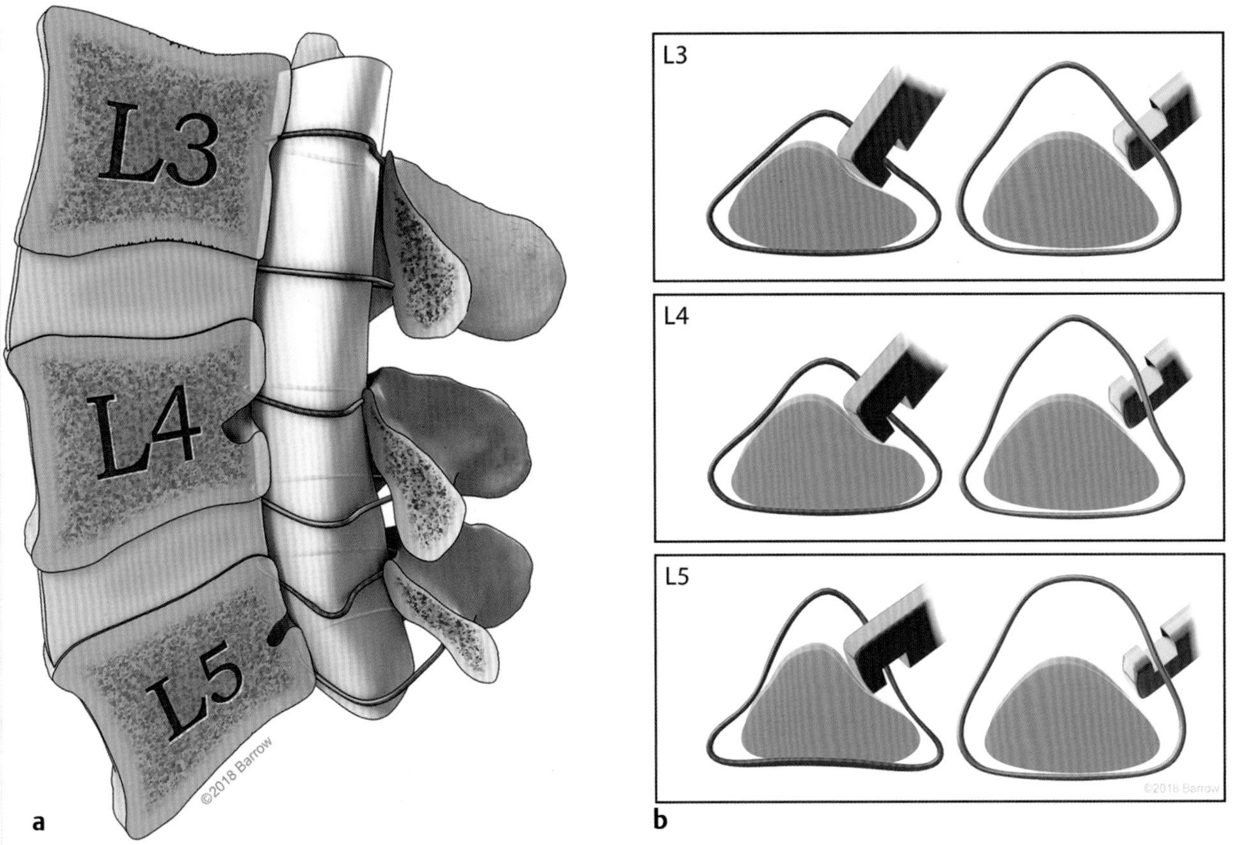

图 3.42 黄韧带尾部插入的工作原理。a. 演示椎板坡度和椎管直径之间关系的插图。L3、L4 和 L5 是最常见的腰椎管狭窄症发生的节段。如红色环所示，椎板的最上侧是该节段椎管的最窄侧。相比之下，当薄板向上倾斜时，其直径在薄板上进一步加宽。绿色环表明直径增大。更大的直径和没有黄韧带的组合导致更安全的工作区。b. 横截面分析表明，随着椎板向远离硬膜囊的方向倾斜，直径增加

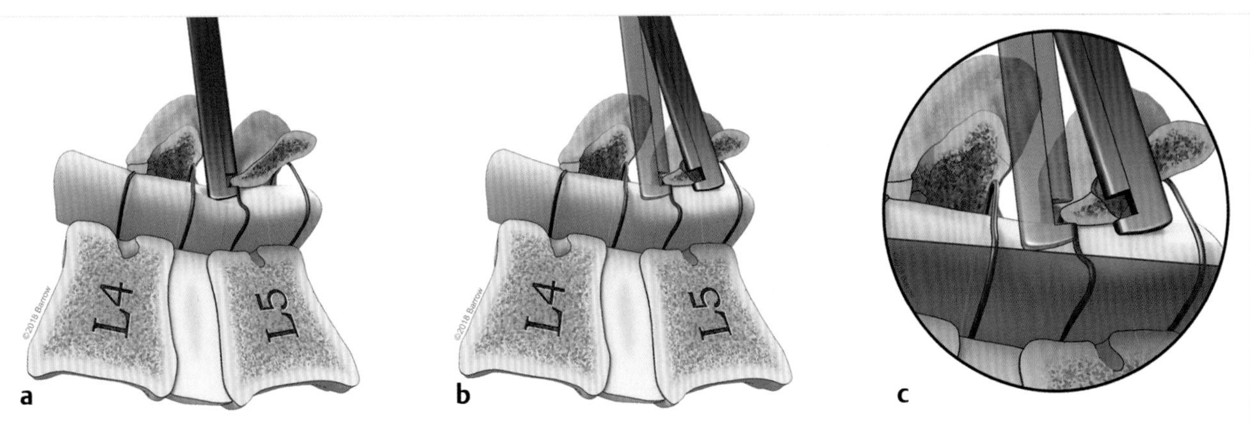

图 3.43 黄韧带尾部插入后的工作。L4~L5 减压中尾侧椎板上部相对深度的图示。a. 移除嘴侧椎板的上半部（本例中为 L5）需要仪器在更受限的工作通道中进行更大深度的工作。进一步增加压迫的是黄韧带（未显示）。在这张图中，红色的咬骨钳需要向下移动硬膜囊，并在尾侧椎板上方下方形成一个平面。b. 当薄板向上倾斜时，可在较低深度处提供较大的工作通道。c. 图 b 的放大和聚焦视图。在这张插图中，蓝色的咬骨钳清楚地展示了分段内这两个不同区域的工作深度差异。这条线划定了红色咬骨钳钳刃的深度。蓝色的咬骨钳位于没有黄韧带区域的较浅深度

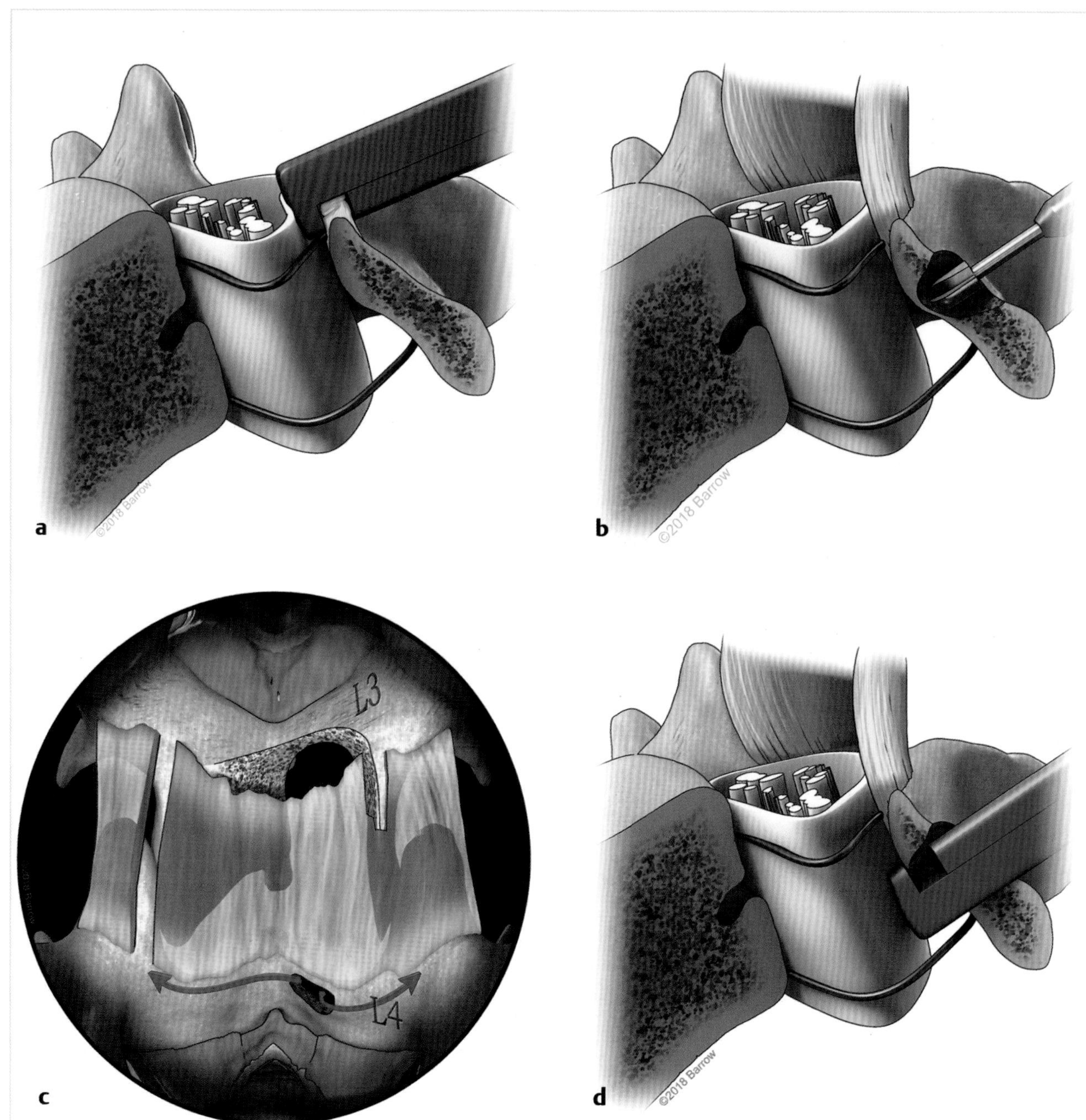

图 3.44 较大的工作区。图示显示了进一步沿尾侧椎板向下工作时的额外工作区域。a. 图示显示 Kerrison 咬骨钳穿过最窄的通路切除黄韧带尾部插入。Kerrison 咬骨钳在尾侧椎板上部的动作增加了脑脊液漏的风险。b. 图示显示当椎板向上倾斜远离硬膜囊时，钻取尾侧椎板以形成裂口。c. 黄韧带插入管内透视图。裂口的位置在黄韧带尾侧插入的下方。一旦电钻打磨造成裂口，骨性工作可能会延长（箭头所示），可见硬膜囊超出黄韧带的插入。薄层向上的坡度将仪器置于较浅的工作深度。d. 直径越大，硬膜囊的硬膜边缘与 Kerrison 咬骨钳动作之间的距离就越大

黄韧带插入的下侧，我的策略就转向释放对侧和同侧附着点。从那里，我将朝着接入端口处于第一个位置时离开的地方工作。我想遇到我刚才在从头侧到尾侧方向工作时释放的未固定黄韧带。希望是，当我从尾侧到头侧方向工作时，我可以释放整个韧带，并最终将其整体移除，同时始终能看到硬脊膜。

以上最后几段阐述了整块切除的概念、原则和基本原理。下一部分是将所有这些要素结合在一起，形成一种令人信服且有条不紊的外科技术。

3.12.2 外科技术

整块切除黄韧带头侧附着点的初始入路与分段

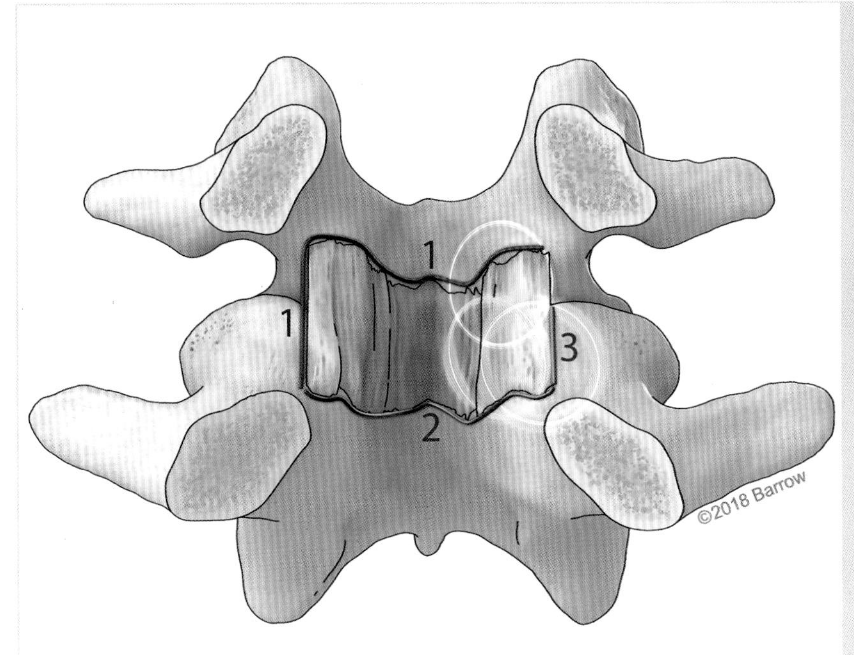

图 3.45　插图显示出左侧入路 L4~L5 椎板切除术中黄韧带止点的松解顺序。起初，骨性工作与黄韧带的碎屑状切除相同。先确定并松解黄韧带的头侧止点(1，顶部)，然后依次确定并松解黄韧带的对侧(1，左侧)、尾侧(2)和同侧(3)止点。具体做法是将微创通道(彩色环)移至尾侧椎板的上方，并用钻头将尾侧椎板的头侧部分磨薄

切除术的入路没有区别。差别在切除的顺序上。我将微创通道停靠第 3.11 节“直接切除”中描述的相同初始位置。附着体有 4 个侧面：位于头侧和尾侧椎板的插入点，以及位于同侧和对侧凹部的插入点。全部黄韧带进行顺序切除，同时切除硬膜囊的受压部分(图 3.45)。最重要的是，通过移除插入物远端的椎板，从下方释放黄韧带尾部插入物，无须在餐巾纸环最狭窄的部分使用咬骨钳。我相信单凭这个操作就可以降低脑脊液漏的风险。

我的第一个目标仍然是头端附着点。如前所述，我将椎板切开窗口延伸到该节段黄韧带的头侧附着点上方。我将有一大片加厚的黄韧带展现在我面前，头侧插入点完全松开。我还将尽我所能松解同侧的附着点，但微创通道的当前位置确实可以处理同侧内侧关节面。在手术的这个阶段，最重要的一点是，不是逐段切除黄韧带，而是集中于周向释放附着点。图 3.46 所示为从椎管内切除头侧附着点。

一旦完全松开黄韧带的头侧附着点，对侧隐窝中的附着点就成了我下一个关注的焦点。我小心翼翼地只移除了从对侧关节面内的外侧附着点中释放黄韧带所需的韧带量(图 3.47)。目的实际上是在整个过程中尽可能多地保留黄韧带。随着棘突下切和对侧隐窝的出现，我继续进行黄韧带的顺序松解。与逐段切除术一样，我在对侧隐窝内使用咬骨钳和前角刮匙，但只释放黄韧带的附着点。在切除对侧附着体的整个过程中，应小心翼翼地保持黄韧带的中央部分完好无损。使增厚的黄韧带就位将继续保护硬膜囊，防止硬膜囊扩张到手术区域。

完成对侧松解后，我将黄韧带留在原位，并将通道移到黄韧带的尾部附着点上，如前所述。这是到尾侧椎板的入路，与我前面描述的直接逐段切除有很大的不同。

第一步是暴露尾侧椎板的上部。了解黄韧带实际上跨在椎板上有助于此阶段的手术。椎板的背侧和腹侧表面有附着物(图 3.48)。按顺序处理每个附件。

用一个小的直角刮匙，扫去尾部椎板顶部的黄韧带，直到能清楚地看到椎板。我专注于暴露椎板的侧面，向上的坡度将我带离最深和最窄的椎管直径。毕竟，我的目标是避免餐巾环。当暴露出足够宽的表面积时，将椎板钻到虾壳的厚度。同样，重点是在黄韧带尾侧插入水平之上钻取椎板，类似于在头侧附着点完成的操作。但是在这个例子中，是在附着点的下面，而不是上面。钻这个区域会让我远离最狭窄的压缩区域，即餐巾环。随着椎板的破裂，一个前角刮匙现在可以进入黄韧带插入点下方的空间。熟悉的硬膜外脂肪和硬膜光泽应该是明显

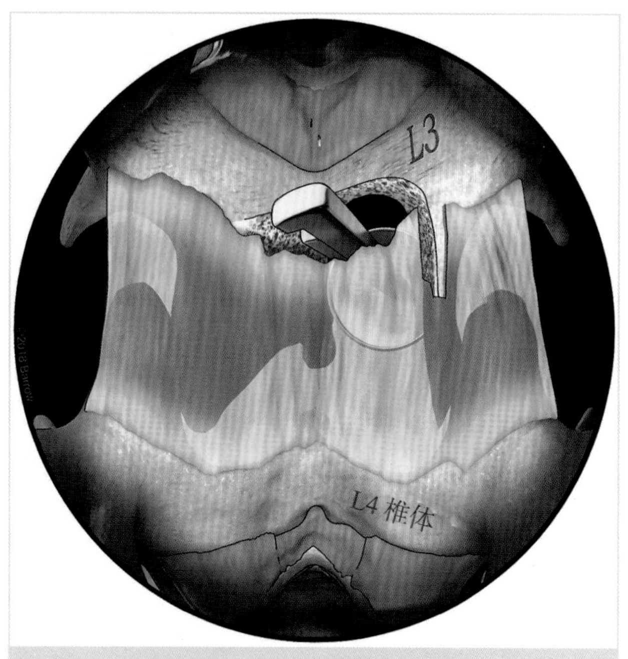

图 3.46　黄韧带头侧附着点的松解。从管内透视黄韧带的图示。整块切除技术的第一步是释放黄韧带的头侧附着点和部分释放同侧附着点

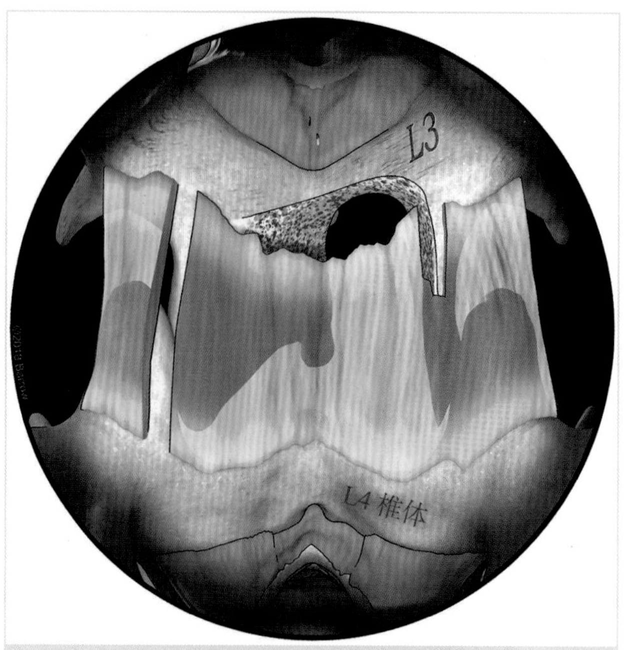

图 3.47　对侧黄韧带附着点的松解。整块切除技术的第二步是解除对侧黄韧带的附着点。此图显示咬骨钳松解对侧黄韧带附着点

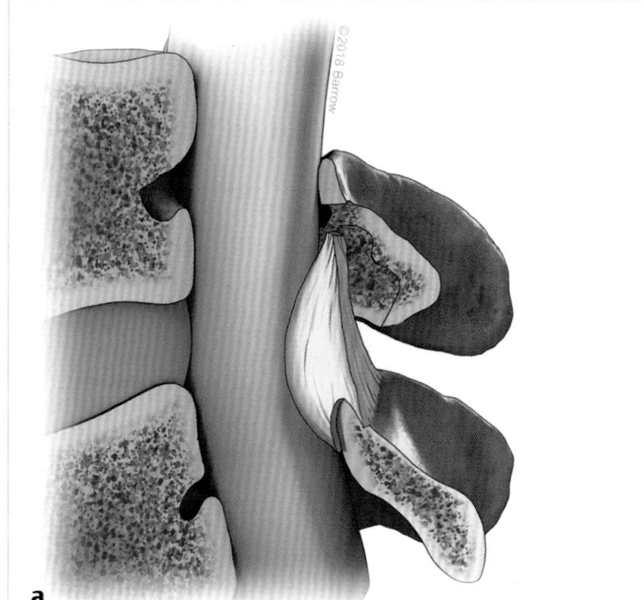

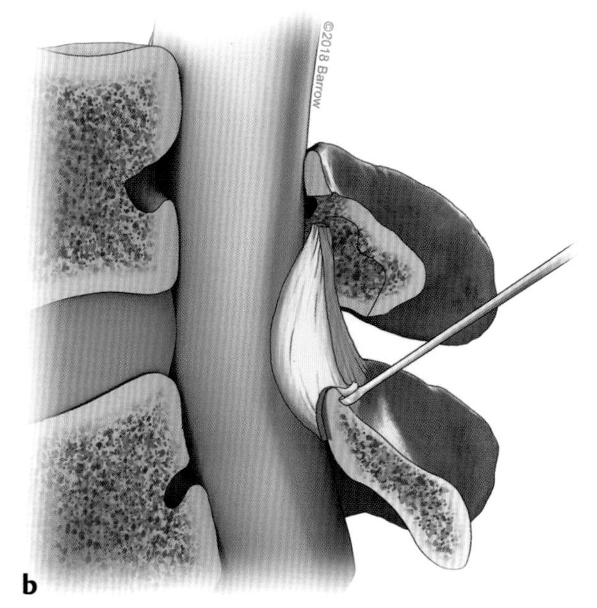

图 3.48　椎板和黄韧带。a. 演示黄韧带如何跨过两侧椎板的图示。b. 剥离椎板背侧的韧带可以清晰地看到椎板骨。在暴露的椎板（位于黄韧带的尾部附着点之外，椎板向上倾斜远离硬膜囊）尾部工作，提供了一个工作通道，在“餐巾环”的远端形成一个缺口。从该缺口沿头侧方向工作，可以安全释放黄韧带

的，类似于松解头端附着点。因为在一个更靠近薄板的区域工作，我将有一个更大的直径来使用仪器。我还将直接观察硬膜囊。

我用适合中等大小的 Kerrison 咬骨钳的磨钻创建一个开口，然后在暴露允许的范围内从侧面和内侧尽可能远地取出骨头（图 3.49）。在黄韧带附着点下方工作实际上消除了脑脊液漏的风险，脑脊液漏可能发生在器械从附着点上方盲穿并插入椎板下

方时。如图 3.43 所示，该区域的硬膜囊和椎板之间有相当多的工作空间，几乎消除了因试图咬合椎板和韧带而引起的焦虑，不会在 Kerrison 咬骨钳的金属开口内损伤硬膜。黄韧带的头侧、对侧和尾侧附着点分离。

还有一个附着点。微创通道的最后一个移位是将其置于同侧神经根上方进行椎间孔切开术。我钻取内侧关节面，将黄韧带从同侧关节面上的附着点中释放出来，然后完成整个节段的减压。该节段的整个黄韧带现在是游离的（图 3.50）。我只是用一个垂体咬骨钳把它毫不费力地取出，然后观察神经根和整个硬膜囊，它们看起来都已被广泛减压。在我看来，整块切除技术用 Kerrison 咬骨钳以最少的动作完成节段减压，并且黄韧带尾部附着点对硬膜囊的风险较小。

整块切除技术有几个优点。第一个优点是几乎在整个减压过程中都保留硬膜顶部的黄韧带。当器械进出手术区时，厚厚的黄韧带保护着硬膜囊，这就降低了脑脊液漏的风险。第二个优势是效率。切除周边附着点而不是逐段切除是一种更有效的方法，使用 Kerrison 咬骨钳可以减少手术次数。根据我的经验，缩短手术时间是必然的结果。

3.13　关闭

在显微镜仍在原位的情况下，我松开了台式牵开臂，外科助理或技师慢慢地将其拉回。我一只手拿着吸引器，另一只手拿着电烧；我可以解决接入端口压缩的任何出血问题。出血很少引起麻烦，用烧灼法很容易控制。用 1% 利多卡因、肾上腺素和 0.25% 布比卡因的混合物再次渗透不同的肌肉和皮肤层。大约 12mL 注射到切口两侧。目的是让患者在手术后数小时内切口不疼痛。

移除微创通道后，逐层缝合伤口。用 UR-6 针及 0 Vicryl（Ethicon，Inc.）缝线重新缝合筋膜，用 X-1 针及 2.0 Vicryl 缝线缝合皮下组织，用 RB-1 针及 4.0 Vicryl 缝线缝合皮肤边缘。我会在切口周围涂上 Mastisol（Eloquest Healthcare，Inc.）或黏合剂和 Steri 条（3M），以消除切口上的张力。将一个小的 Telfa 敷料放在 Steri 条的顶部，然后用 5% 的利多卡因贴片继续控制任何切口不适。

3.14　术后护理

没有明显并发症的健康患者通常会在麻醉后

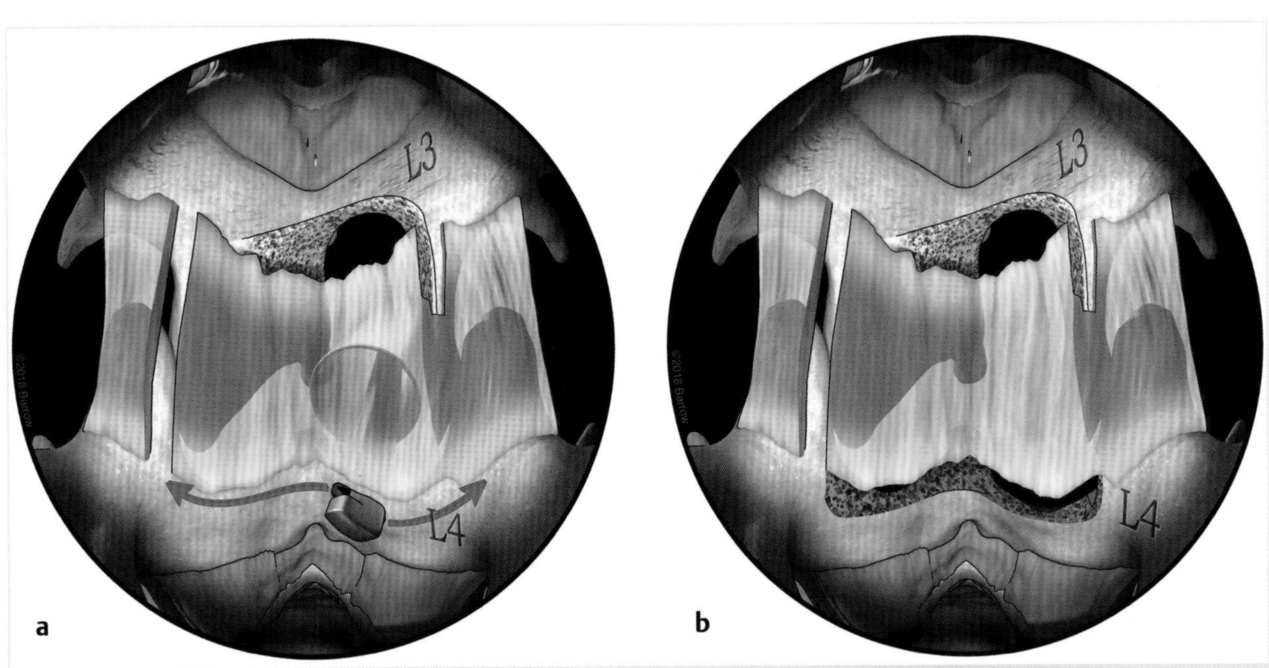

图 3.49　在尾侧附着点上方通过更大直径的管内工作。a. 插图显示了附着点以外的尾侧椎板的裂口位置，以及导管直径更大的点（箭头），允许更大的操作空间。b. 尾端的骨性工作和释放附着点向两个方向延伸。以这种方式，黄韧带的尾部插入被释放，直接显示硬膜囊

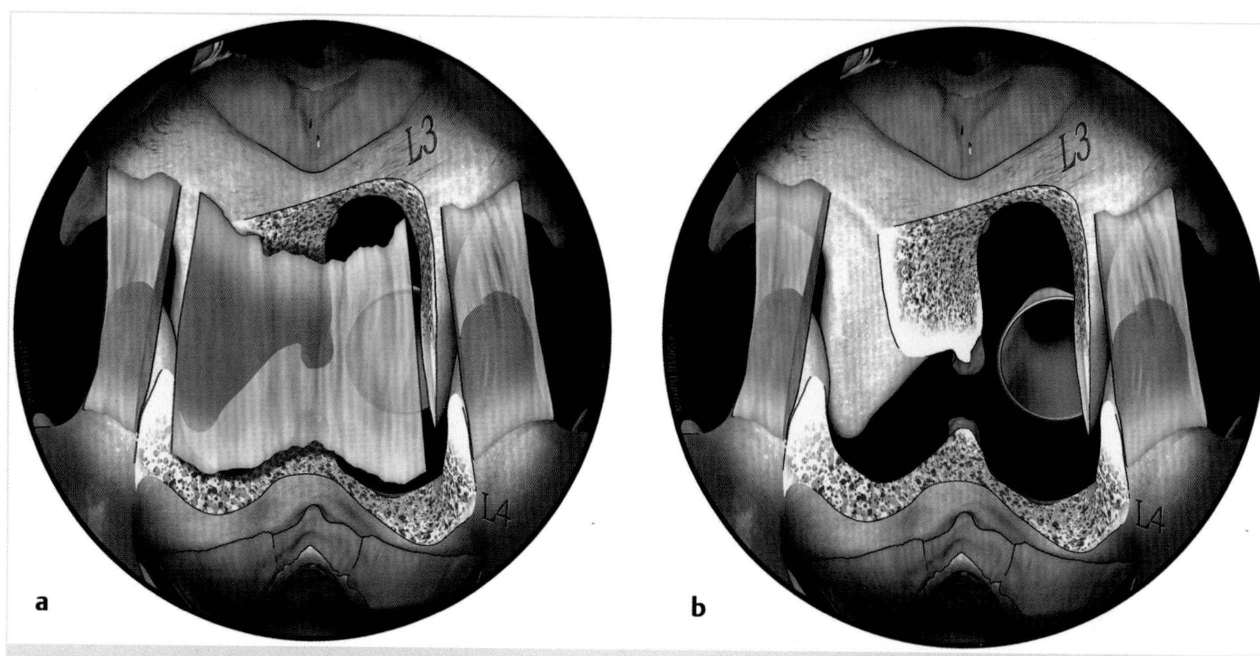

图 3.50 完成整块切除。a. 图示显示同侧黄韧带松解。重新定位接入口后，黄韧带的最后一个剩余附件可能会被释放。当附着点松解好后，黄韧带可以整体切除。b. 演示减压完成的插图

1h 左右出院。患者也应该能够排便，从坐姿转变为站立姿势时应该无不适，并且应该能够行走 25ft（1ft=30.48cm）。如果存在并发症或高龄情况，建议住院 24h。有时，我会让年纪较大的男性患者出院，后来发现他们在手术当晚午夜左右无法排尿。任何患有前列腺疾病或有尿路困难风险的患者都应该接受观察，直到他们能够正常排尿。

我要求患者使用一夜利多卡因贴片，然后在手术后第二天早上取下。患者可在术后第一天淋浴，但在完全愈合前不得将切口浸入水中。为了减少硬膜外瘢痕，我开了一个甲泼尼龙剂量包，并让患者在手术后第二天开始使用。在患者在 1 个月的随访中被发现，他们往往是我诊所里最快乐的患者，并且我觉得把他们带回来做后续跟进是一件很有挑战性的事情。

3.15 病例分析

3.15.1 临床病史和神经学检查

一名 73 岁男性，有 12 个月的神经源性跛行病史。患者报告说，多年来，通过硬膜外注射成功治疗间歇性坐骨神经痛；但在过去的 1 年里，他发现这些症状并没有缓解。该患者报告说，1 年前，他每天步行 2~3mile（1mile=1.609km），每周打 2~3 次 9 洞高尔夫球，但在过去几个月里，他只能步行不超过 100 步，双腿不感到沉重和不适。当他坐着或俯身时，症状完全缓解了，因此他不得不停止散步和打高尔夫球。

该患者的神经系统检查仅在双侧跟腱和髌腱的反射减弱方面值得注意。他的下肢表现出非热性感觉丧失，但在对峙检查中，双侧下肢所有肌肉群的力量均为 5/5。Oswestry 残疾指数（ODI）为 38，背部和腿部的视觉模拟评分（VAS）分别为 40mm 和 60mm。

3.15.2 影像学

MRI 显示多个节段的退行性椎间盘疾病和多个节段的不同程度的狭窄。然而，在所有节段中，L3~L4 显示了最大限度的黄韧带肥大，因此在轴位和矢状位图像上显示了最大限度的腰椎狭窄（图 3.51）。

3.15.3 手术

我建议采用 L3~L4 微创腰椎椎板切除术，右侧入路。该方法完全基于外科医生的偏好，因为在本病例中，患者的双下肢症状相同。我把患者放在 Jackson 手术台上的 Wilson 架上。在我完全展

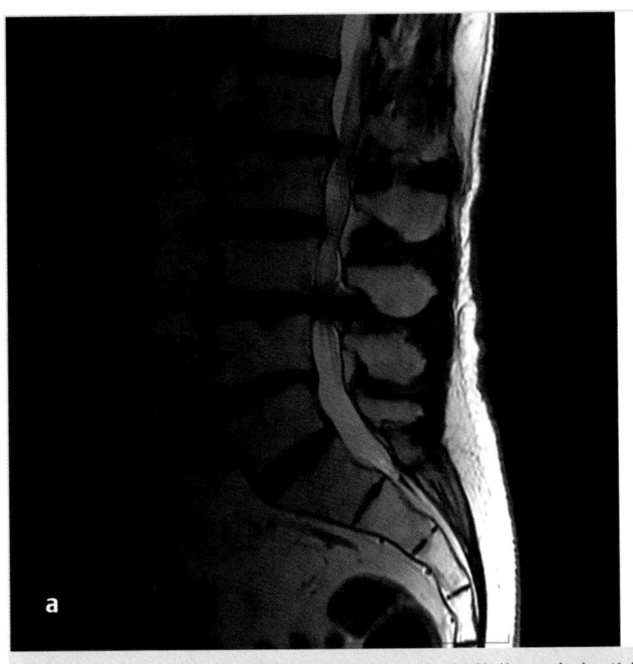

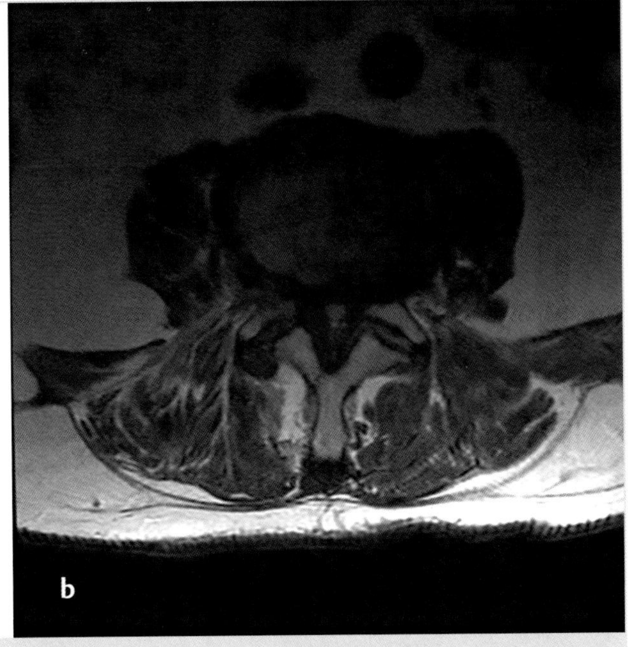

图 3.51 L3~L4 狭窄伴神经源性跛行。a. 矢状位 T2 加权磁共振成像（MRI）显示 L3~L4 节段单节段狭窄。没有腰椎滑脱不良的证据，L3~L4 椎间盘高度与腰椎前凸均保存完好。这些特征使患者成为微创腰椎椎板切除术的理想人选。b. 轴位 T2 加权 MRI 显示黄韧带肥大是狭窄的主要原因

开 Wilson 架后，我根据髂前上棘和棘突间隙定位 L4~L5 水平。然后向上移动一个节段到 L3~L4 的预定目标，并计划在中线外侧 2cm 处切开。

当我准备好并覆盖患者时，显微镜已覆盖并准备就绪，位于入路一侧，X 线机位于显微镜对面的位置。我把一根脊柱针放在椎板上，透视以确认水平。我对针的插入点和轨迹进行任何调整，以优化对节段的访问，然后用利多卡因、布比卡因混合液渗入拟定的区域。我们做了一个 18mm 的切口，为 16mm 的通道做准备。通过切口触诊棘突，确认了我认定的中线。我自信地用烧灼法将筋膜从中线上分开 18~20mm，为扩张器做准备。第一个扩张器以 15° ~20° 的会聚角穿过筋膜开口，遇到 L3 椎板时停止（图 3.52a）。扩张器的尖端在棘突和椎板的汇合处上下移动。

第二张透视图像确认我的位置平行于 L3~L4 椎间盘，依次扩张至 16mm，然后固定一个 6cm × 16mm 的微创通道（图 3.52b）。最后一张侧面和前后图像完成了我脑海深处解剖结构的重建，随着 X 线机的退出，手术显微镜也随之进入（图 3.52c）。当我通过显微镜观察时，麻醉师把患者在我身边翻转。当通过显微镜视线直接落在微创通道中时，我要求他们停止旋转。

放大显微镜并将其聚焦在微创通道的底部。在棘突和椎板的汇合处只剩下几块肌肉，烧灼去除。当完成暴露时，观察椎板和棘突的汇合处，并感觉到关节间部的起始处。在开始钻骨之前，要确保我的头脑已经准确地将暴露和透视图像协调起来。我应该在脑海中重建整个三维解剖结构。

16mm 的暴露使我能够将视野中的所有椎板和棘突底部磨除，直达对侧椎板（视频 3.1）。目的是使椎板变薄，然后在头侧椎板的下侧面（黄韧带最厚的地方）打开一个缺口。当遇到黄韧带时，我会继续磨薄椎板，然后向头侧方向工作，直到黄韧带消失。这次手术的目的是整块切除黄韧带，所以我的重点是附着点。

前角刮匙在硬脊膜和黄韧带之间形成平面，并开始松解头侧附着点。从那里，我切断了棘突和对侧椎板，这使我能够从对侧插入中释放黄韧带。我用直角球头探针插入对侧孔，确认对侧松解。达到第一个目标后，我将最后一个扩张器放入最小接入口，并将微创通道向下移至 L4 椎板的上方。

我手里拿着一把小直角刮匙，扫去 L4 椎板顶部黄韧带的纤维，露出明显的象牙白色椎板。钻磨 L4

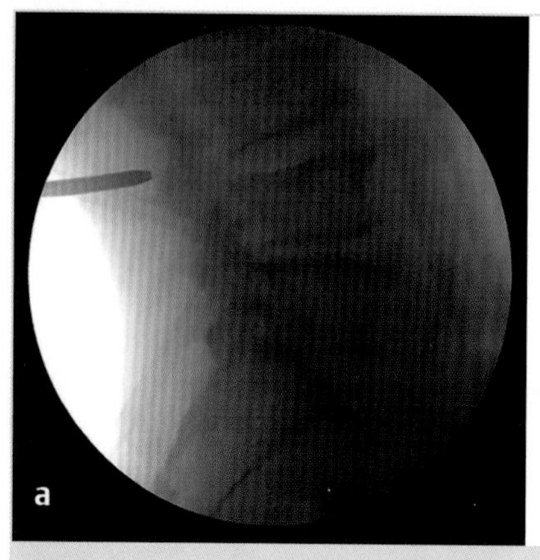

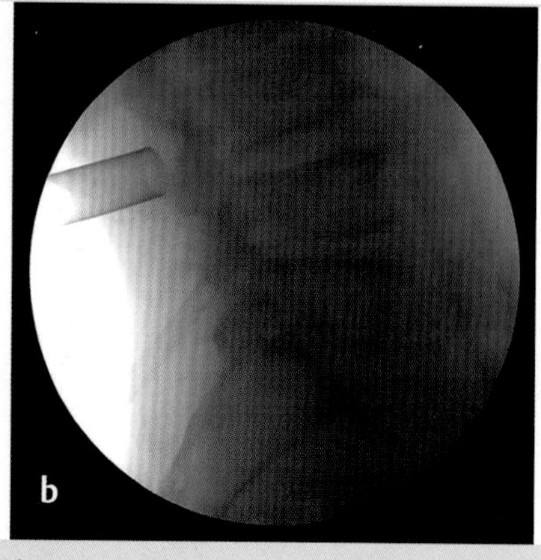

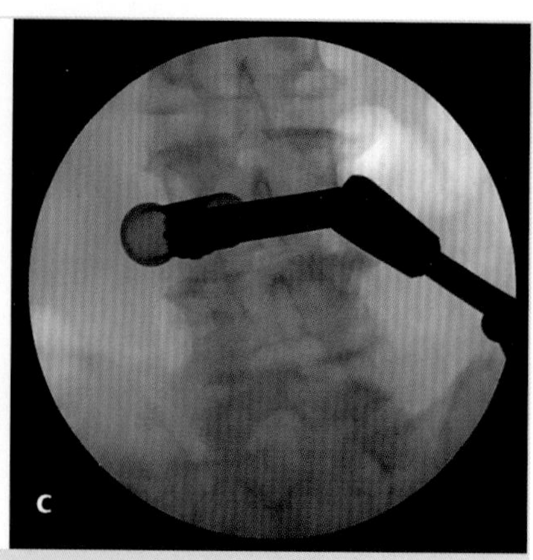

图 3.52 固定 L3－4 椎板切除术的接入端口。a. 用第一个扩张器确认手术节段的侧面透视图像，然后将扩张器尖端贴到手术的预定区域表面上。b. 通过黄韧带头侧附着点迹确认接入口位置的透视图像。c. 最后的前后透视图像证实了棘突底部的会聚轨迹

椎板的上半部，直到它有虾壳的厚度。前角刮匙通过椎板的残余物进入椎管。现在已经通过黄韧带的尾端附着点，可以清楚地看到硬膜外脂肪和硬膜的明显光泽。Kerrison 咬骨钳的任何一个动作都不会盲目而是充满希望的。我会让 Kerrison 咬骨钳的每一个动作都能使神经根和硬膜囊清晰可见。我继续暴露对侧和同侧隐窝，进一步将韧带从其尾部附着处释放出来。一旦将尾侧松解到对侧，我将微创通道重新定位到最终位置：在同侧神经根的顶部。

小关节内侧切除术暴露了位于神经根顶部的剩余黄韧带。当完成内侧小关节的电钻打磨时，整个黄韧带仍然位于神经元件上方。一旦暴露外侧隐窝顶部的黄韧带，就能够完成内侧小关节下方附着点的释放。垂体咬骨钳将整个黄韧带完全移除，整个部分减压（图 3.53）。

在移除通道并关闭切口之前，应进行最后一次系统检查。移动走行根，做了一个大的椎间孔切开术。将一个直角球头探针从尾侧和头侧穿过硬膜囊顶部，然后从同侧和对侧的孔中取出。在移除微创通道时止血，用利多卡因和布比卡因混合物渗透切口，封闭筋膜、皮下层和皮肤切口。

3.15.4 术后处理

在康复室观察一段时间后，患者出院回家，可以独立行走。在 1 个月的随访中，他恢复了每天步行 2~3mile。到 3 个月时，他已经恢复到可以每周打 2~3 次 9 洞高尔夫球的状态。术后 ODI 为 9，背部和腿部的 VAS 分别为 20mm 和 0mm。

3.16 长期结果

当涉及就手术干预向患者提供咨询时，对未来可能带来的影响提供一些见解具有巨大的价值。腰椎管狭窄症手术治疗的长期结果最全面的数据来自脊柱结果研究试验（SPORT）。然而，值得注意的是，SPORT 中使用的外科技术并非微创方法。在尸体模型中已经检查了移除后张力带的影响，但对临床结果的影响尚未得到很好的研究。在运动中，4 年和 8 年的随访数据均表明，手术治疗的患者在预后指标方面的改善明显大于非手术治疗的患者。复发性狭窄的 4 年再手术率为 6%，到 8 年上升到 10%。这些可靠的长期数据证明了这一手术的持续性。我在腰椎管狭窄症的治疗方面也有类似的经验。患者接受了微创腰椎椎板切除术，并在 7 年后应骨科医生的要求重新评估，以排除髋部疼痛的脊柱原因（图 3.54）。经长期再评估，患者仍未出现再狭窄。

3.17 避免并发症

无论是微创还是传统的开放式中线切口，脑脊液漏、医源性不稳定和不完全减压是腰椎椎板切除术的三大主要并发症，无论是微创还是传统的开放式中线切口。在我和患者一起经历的每一个并发症中，我一直在重申一句话，失败是最好的老师。发

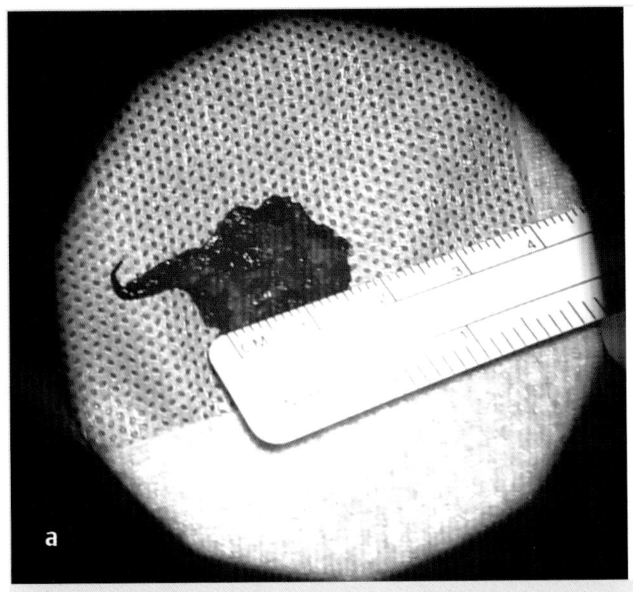

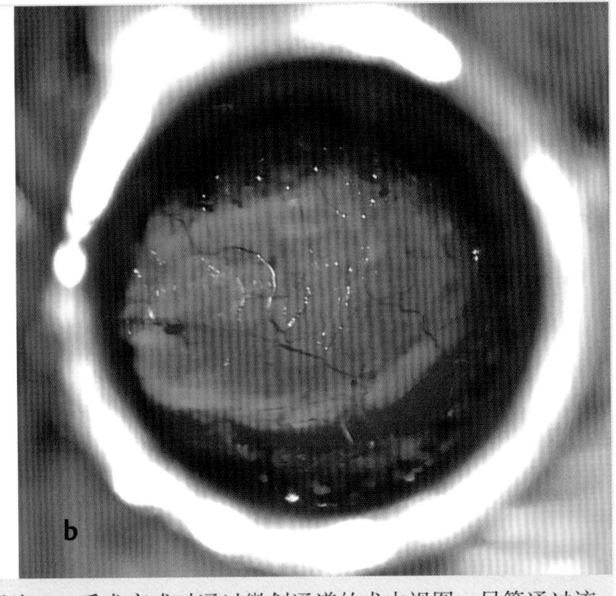

图 3.53　L3~L4 微创椎板切除术。a. 整块切除黄韧带的术中照片。b. 手术完成时通过微创通道的术中视图。尽管通过该视图只能看到 16mm，但在当前位置之前，接入端口处于两条不同的轨迹中。约 25mm 的头侧尾侧减压得以实现

生的任何并发症都需要仔细分析可以采取哪些措施来避免。最后，对于外科医生来说，没有比不从已经发生的并发症中吸取教训更糟糕的情况了。

3.17.1　脑脊液漏

当我想到腰椎椎板切除术中的脑脊液漏时，我想象着手术接近尾端时，Kerrison 咬骨钳通过尾端椎板上面的下方，然后咬除。脑脊液的流出不仅淹没了外科领域，也淹没了外科医生的思维，让他们想到假性脑膜囊肿、伤口愈合问题和体位性头痛。我的经验与文献中的报告一致，即很少需要直接处理。相反，硬膜补片和硬膜封闭剂覆盖在硬膜中断的顶部是必需的。要考虑的最重要的方面是完成减压。在缺损处放置小绵片并继续减压是外科医生面对脑脊液漏时可以采取的最重要步骤。硬膜破裂较大时可能需要处理，但这在 16mm 的接入端口中是无法处理的。如果在对硬膜破损进行评估后，证明需要修复，则建议将微创通道更换为更大的通道（如果不是第 2 章所述的可扩展端口）。有必要准备一个专用的微创脑脊液漏修复包（第 2 章），并在必要时可随时可取用。

我牢记 1 例在黄韧带尾部附着处发生脑脊液漏的病例。正是这些并发症促使我对腰椎管直径进行分析。如本章所述，在“餐巾环”之外和更大直径的椎管内工作，实际上消除了腰椎椎板切除术中的脑脊液漏风险。整块切除黄韧带是另一种降低硬脊膜中断风险的措施。在几乎整个病例中，将黄韧带置于硬脊膜上方本身就是一种保护。

3.17.2　不稳定

期望术前不稳定的个体通过微创椎板切除术变得更加稳定是不现实的。为此，所有脊柱滑脱患者都应进行屈曲和伸展 X 线检查。如果症状节段不稳定，减压和融合可能是最佳的治疗方案。

之前稳定节段变得不稳定可能是由于内侧小关节面切除过多所致。与显微椎间盘切除术类似，只有小关节面部分切除才能到达走行根的外侧面。

可能在你的早期经验中，多做正位透视图像可能有助于确保椎板和小关节复合体有足够的内聚。根据我的经验，不稳定更可能发生在上腰椎节段，特别是 L1~L2 和 L2~L3。在这些节段上，小关节和椎板有一个狭窄的过渡窗口。

3.17.3　不当的减压

微创通道的次优位置总是导致不充分的解压。通过探测解剖结构来重建深部解剖结构是很重要的。在你的脑海中重建解剖结构将确保通道的最佳位置。切断棘突和对侧椎板对于减压入路对侧至关重要。

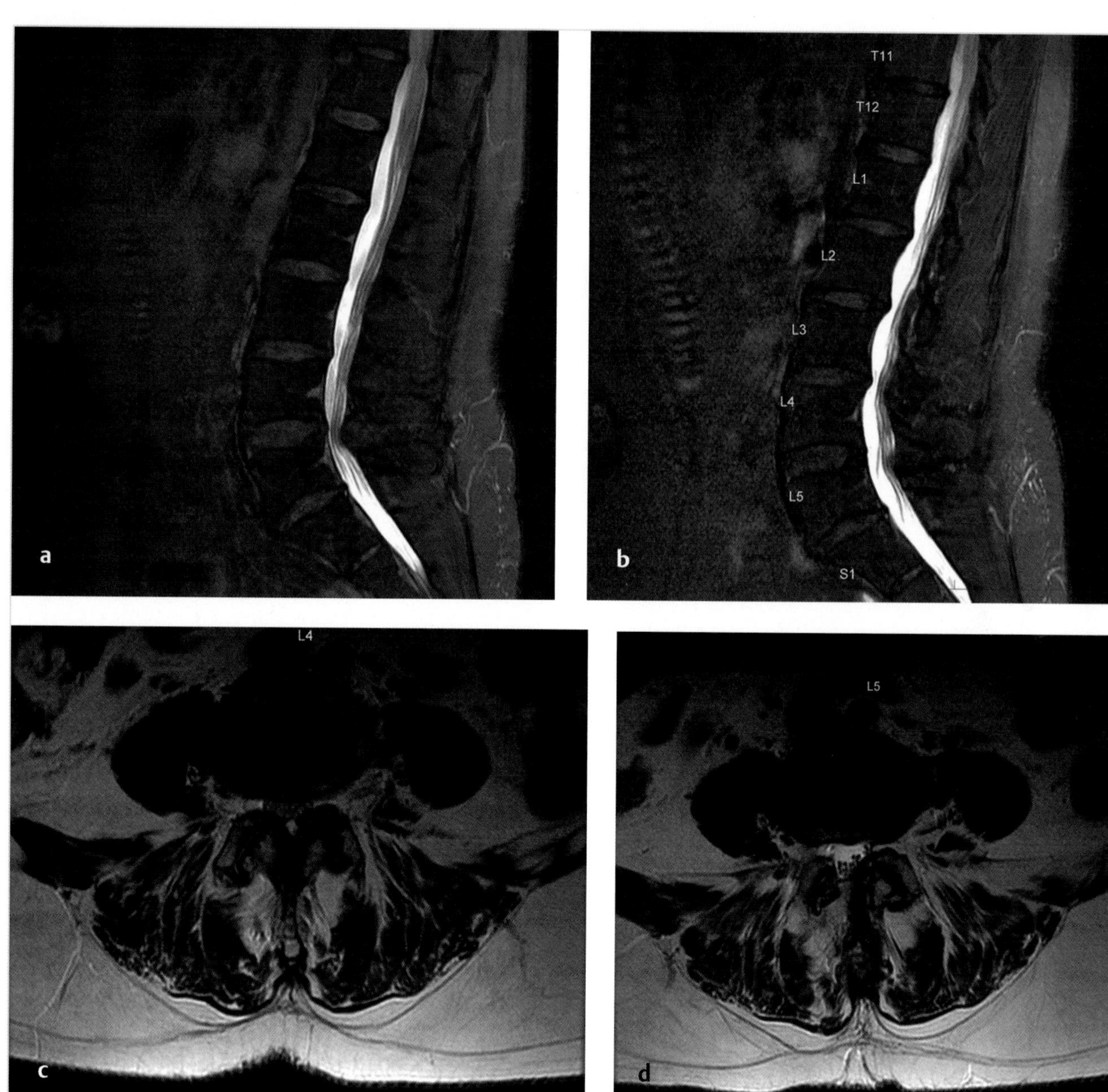

图 3.54 长期放射学随访。a. 矢状位 T2 加权 MRI 对一位 64 岁的女性患者进行研究，该患者表现为腰椎管狭窄症和神经源性跛行。b. 通过 L4~L5 节段的轴位 T2 加权 MRI。c. 7 年后，同一患者的矢状位 T2 加权 MRI 显示 L4~L5 处的中央椎管减压良好。患者表现为右侧腹股沟疼痛，由她的骨科医生转诊排除腰椎的可能病因。d. 通过 L4~L5 节段的轴位 T2 加权 MRI 显示减压良好。这位 71 岁的患者将继续进行右髋关节置换术以缓解症状

用一个直角球头探针触诊两侧的神经孔，应该可以明显感觉到神经根被释放了。在手术结束时，硬膜囊也应具有明显的减压后外观。

3.18 结论

作为一名微创脊柱外科医生，将很容易将通过微创椎间盘切除术获得的使用匹配器械进行微创手术的熟悉转化为微创椎板切除术。然而，为了获得更高的熟练度，你必须首先认识到这两个过程之间的差异。与微创椎间盘切除术不同，微创腰椎椎板切除术与开放腰椎椎板切除术更为不同。尽管微创或开放椎间盘切除术的骨性工作几乎相同，但微创椎板切除术的骨性工作却截然不同。微创椎板切除术不是完全的椎板切除术，去除棘突并中断后张力带，而是在黄韧带顶部挖掘椎板并从其附着点中释

放。当你在棘突下方通过单侧入路进入对侧椎管时，舒适感会更加明显。

“起点越偏离中线，解剖结构就越不熟悉”的原则开始在这个过程中显现出来。这些角度可能会使人更加迷失方向，而且在棘突和对侧椎板下方挖掘的概念在技术上要求更高。但理解这一原理可以让外科医生更好地理解学习曲线下的区域，更好地为深度解剖结构的重建做好心理准备。

然而，外科医生心中必须跨越的桥梁不是从开放椎板切除术的角度开始的，而是从微创椎间盘切除术的经验开始的。这个距离比较短。在从微创角度对解剖学进行深思熟虑的评估后，熟悉有限的视野，同时了解必要的骨性工作范围，变得显而易见。考虑到这些因素，该程序的学习曲线下的区域将拓宽，执行该程序的效率将反映出你的能力。显微椎间盘切除术和椎板切除术的经验共同构成了微创手术、腰椎减压和融合下一步进展的基础。从逻辑上讲，这将是本入门读物的下一章节。

本章首先引用了 Cloward 医生的一句话，建议从脊柱外科医生的手术列表中取消腰椎椎板切除术。他建议的基础是，该手术“使患者忍受痛苦、不稳定和神经根瘢痕”。30 多年后，Cloward 医生 1985 年的预测没有实现。微创腰椎椎板切除术是治疗症状性腰椎管狭窄症患者神经源性跛行的可靠而有效的方法。我不禁想知道，如果他有机会仔细检查微创腰椎椎板切除术，他的观点会是什么。保留肌肉组织和后张力带可以防止 Cloward 医生担心的不稳定情况的出现，单侧椎板入路可以减轻他担心的“神经根瘢痕”。在对这一手术进行了深思熟虑的回顾之后，Cloward 医生会保持他如此热情陈述的立场，还是会在脊柱手术实践中找到一个角色？我们只对他的反应感到好奇，但我相信，在精心挑选的患者中，他可能会成为这种手术的倡导者。

无论如何，在 Cloward 医生认为的治疗脊柱退行性疾病的答案的手术基础上，出现了微创椎板切除术。在微创椎间盘切除术和椎板切除术中经验丰富的外科医生的眼睛在狭窄的走廊中比没有做好相关准备的人的眼睛看到的更多，这使得被 Cloward 誉为未来手术的治疗能够以微创方式进行。

参考文献

[1] Cloward RB. Posterior lumbar interbody fusion updated. Clin Orthop Relat Res. 1985; 193:16–19.

[2] Love JG. Laminectomy for the removal of spinal cord tumors. J Neurosurg. 1966; 25(1):116–121.

[3] Bresnahan L, Ogden AT, Natarajan RN, Fessler RG. A biomechanical evaluation of graded posterior element removal for treatment of lumbar stenosis: comparison of a minimally invasive approach with two standard laminectomy techniques. Spine. 2009; 34(1):17–23.

[4] Johnsson KE, Willner S, Johnsson K. Postoperative instability after decompression for lumbar spinal stenosis. Spine. 1986; 11(2):107–110.

[5] Papagelopoulos PJ, Peterson HA, Ebersold MJ, Emmanuel PR, Choudhury SN, Quast LM. Spinal column deformity and instability after lumbar or thoracolumbar laminectomy for intraspinal tumors in children and young adults. Spine. 1997; 22(4):442–451.

[6] Lee MJ, Bransford RJ, Bellabarba C, et al. The effect of bilateral laminotomy versus laminectomy on the motion and stiffness of the human lumbar spine:a biomechanical comparison. Spine. 2010; 35(19):1789–1793.

[7] Young S, Veerapen R, O' Laoire SA. Relief of lumbar canal stenosis using multilevel subarticular fenestrations as an alternative to wide laminectomy: preliminary report. Neurosurgery. 1988; 23(5):628–633.

[8] Lin PM. Internal decompression for multiple levels of lumbar spinal stenosis:a technical note. Neurosurgery. 1982; 11(4):546–549.

[9] Aryanpur J, Ducker T. Multilevel lumbar laminotomies: an alternative to laminectomy in the treatment of lumbar stenosis. Neurosurgery. 1990; 26(3):429–432, discussion 433.

[10] Poletti CE. Central lumbar stenosis caused by ligamentum flavum: unilateral laminotomy for bilateral ligamentectomy: preliminary report of two cases. Neurosurgery. 1995; 37(2):343–347.

[11] Khoo LT, Fessler RG. Microendoscopic decompressive laminotomy for the treatment of lumbar stenosis. Neurosurgery. 2002; 51(5 Suppl:S146–S154.

[12] Alimi M, Hofstetter CP, Pyo SY, Paulo D, Härtl R. Minimally invasive laminectomy for lumbar spinal stenosis in patients with and without preoperative spondylolisthesis: clinical outcome and reoperation rates. J Neurosurg Spine. 2015; 22(4):339–352.

[13] Reulen HJ, Müller A, Ebeling U. Microsurgical anatomy of the lateral approach to extraforaminal lumbar disc herniations. Neurosurgery. 1996; 39(2):345–350, discussion 350–351.

[14] Panjabi MM, Goel V, Oxland T, et al. Human lumbar vertebrae. Quantitative three-dimensional anatomy. Spine. 1992; 17(3):299–306.

[15] Boukebir MA, Berlin CD, Navarro-Ramirez R, et al. Ten-step minimally invasive spine lumbar decompression and dural repair through tubular retractors. Oper Neurosurg (Hagerstown). 2017; 13(2):232–245.

[16] Schöller K, Alimi M, Cong GT, Christos P, Härtl R. Lumbar spinal stenosis associated with degenerative lumbar spondylolisthesis: a systematic review and meta-analysis of secondary fusion rates following open vs minimally invasive decompression. Neurosurgery. 2017; 80(3):355–367.

[17] Yong-Hing K, Reilly J, Kirkaldy-Willis WH. The ligamentum flavum. Spine. 1976; 1(4):226–234.

[18] Weinstein JN, Tosteson TD, Lurie JD, et al. Surgical versus nonoperative treatment for lumbar spinal stenosis four-year results of the Spine Patient Outcomes Research Trial. Spine. 2010; 35(14):1329–1338.

[19] Lurie JD, Tosteson TD, Tosteson A, et al. Long-term outcomes of lumbar spinal stenosis: eight-year results of the Spine Patient Outcomes Research Trial (SPORT). Spine. 2015; 40(2):63–76.

第 4 章　微创经椎间孔腰椎融合术

摘要

经椎间孔腰椎融合术（TLIF）自 1998 年由 Harms 引入以来就已经成为最可靠的腰椎减压和稳定手术方式之一。TLIF 可以可靠地用于治疗各种疾病，从复发性椎间盘突出到重度退行性椎间盘疾病，如神经根病变到伴有不稳定的脊柱滑脱等。微创技术的引入为利用经椎间孔入路提供了一个自然的机会，就其本质而言，该入路就是一个进入椎间隙的旁正中入路。从中线开始，将关节突作为显露的中心，外科医生以此为靶点，逐渐显露椎弓根，并通过一个有限的通道直接置于神经结构的表面。与此同时，中线结构被保留，而且显露要比从中线开始时少得多。这种由双侧直接显露关节突、部分关节突峡部和椎板的微创入路优化了 Caspar 比率，并保留了中线结构，同时实现了与开放手术相同的目标。本章详细介绍了微创 TLIF 的解剖学基础，并在介绍手术技术之前回顾了患者的体位和手术室设置。最后，将通过对相关病例的回顾，阐述微创技术在各种诊断中的应用。

关键词：关节突关节，椎间融合术，Kambin 三角，关节突峡部，椎弓根螺钉，脊柱前移，经椎间孔通道，横突

眼睛只会看到头脑准备理解的东西。

Henri Bergson

4.1　引言

前两章的重点是用微创技术对神经结构进行减压。本章将继续在这一技术的基础上，通过微创方法进行脊柱内固定。正是由于微创显微椎间盘切除术和椎板切除术的经验，通过从中线开始的旁正中入路，才实现了从脊柱减压到固定的自然过渡。通过微创的方法，你已经熟悉了解剖学，这为在本章中描述的技术奠定了相应的基础。与显微椎间盘切除术或椎板切除术相比，经椎间孔的入路更偏向外侧，所以微创入路的角度与水平之间的夹角更小（图 4.1）。因此，我们将再次提出这个原则，工作通道离中线越远，就越有可能在解剖上迷失方向。如果认识到导致迷失方向的潜在原因，你将能够消除它。随着与中线的距离和外展角的不断增加，必须使用最容易识别和熟悉的结构，即在中线以外作为定位的标志：关节突关节。

在微创经椎间孔腰椎融合术（TLIF）中，关节突关节是确定方位的“北极星”（图 4.2）。关节突关节引导你找到椎弓根螺钉的入钉点，建立减压的边界，并提供经椎间孔进入椎间隙的通道。当完全显露完成时，解剖结构应该与传统中线入路一样明显。微创减压术，包括显微椎间盘切除术和椎板切除术，能够让你的大脑准备好从侧面理解解剖学。你的大脑现在可以深度重建脊柱的三维解剖知识，这将使通过 28mm 的通路比通过两倍大小的切开显露得更多。Henri Bergson 曾说过：“眼睛只会看到头脑准备理解的东西。”

4.2　微创 TLIF：一种异质性实体

在本章描述微创 TLIF 之前，最重要的是要认识到目前还没有普遍接受的微创经椎间孔的入路。经过多年的发展，外科医生已经结合了几种现有的技术，包括经皮微创椎弓根螺钉置入、单侧固定、关节突关节固定术及混合技术在内的多项技术。透视和各种形式的图像引导系统已经成为手术的主要成像技术。自 2005 年以来，PubMed 搜索了“微创经椎间孔腰椎融合术”和“技术”等词条，产生了 100 多篇参考文献。尽管该手术有多种方式，但当人们从这些参考资料中提取出各种形式的微创 TLIF 时，主要发现的是 3 种技术：

（1）经皮置入椎弓根螺钉，通过固定管状牵开器进行减压和椎间置入减压，如 Fessler 和 Foley 所述。

（2）如 Mummaneni 和 Rodds 所述，使用可扩展的微创通道牵开器直接暴露双侧骨性结构，放置椎弓根螺钉，减压和椎间盘置换。

（3）前两种技术的混合：一侧放置经皮椎弓根螺钉，另一侧使用可扩展的微创通道放置椎弓根螺钉，并减压和椎间盘置换。

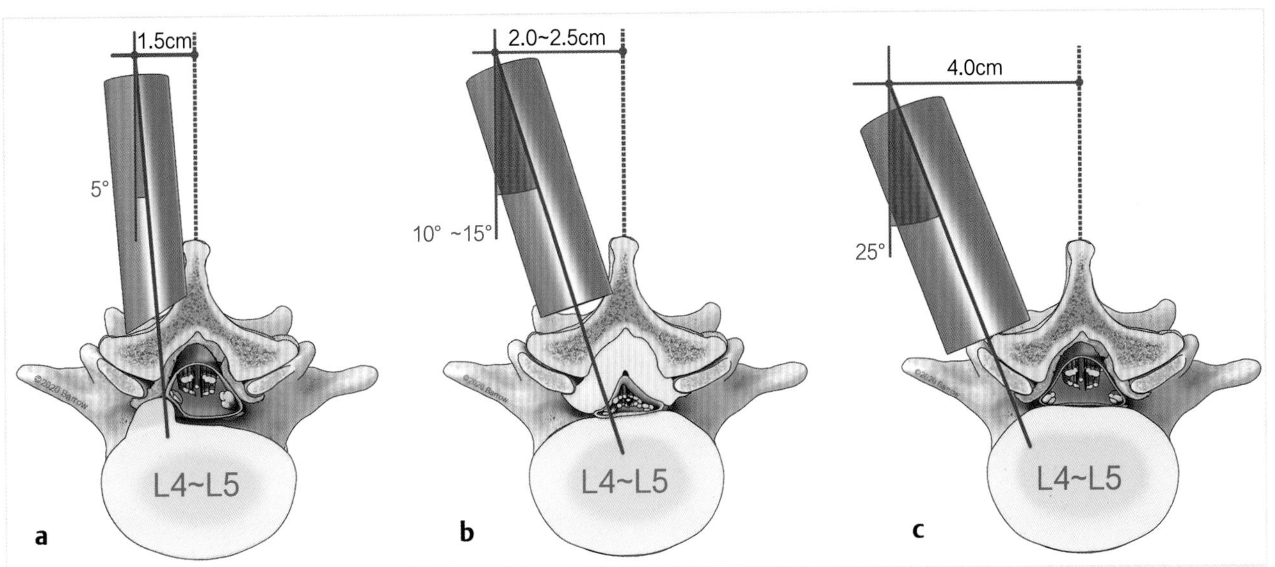

图 4.1　图示显示微椎间盘切除术、椎板切除术和经椎间孔腰椎融合术中离中线的距离和 L4~L5 处的会聚角。a. 离中线 1.5cm，会聚角为 5°，用于显微椎间盘切除术的通道位置。b. 离中线 2.0~2.5cm 处椎板切除术通道的位置，会聚角为 10°~15°。c. 可扩展通道的位置，距中线 4.0cm，会聚角为 25°，通道包含了关节突关节

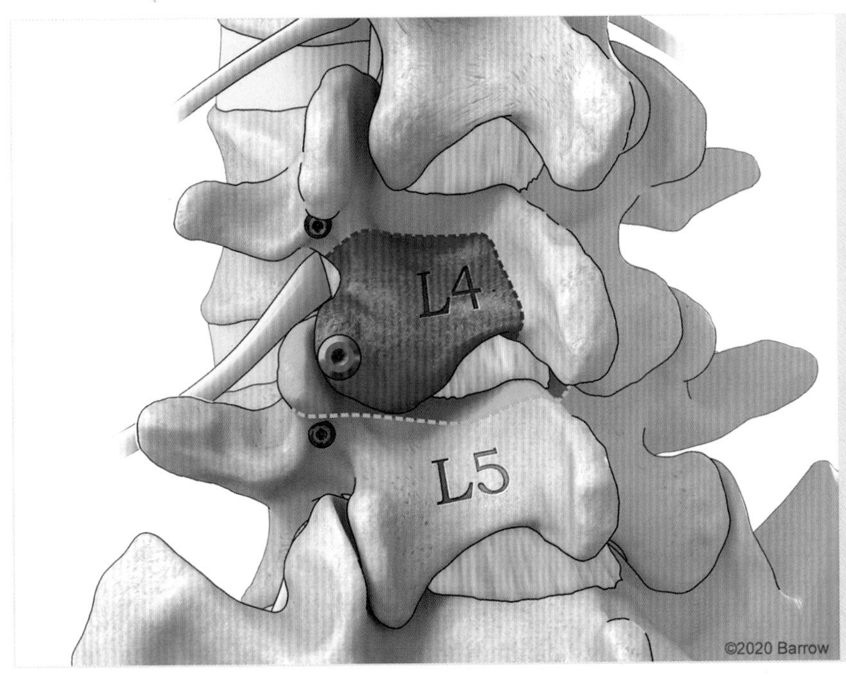

图 4.2　微创经椎间孔腰椎融合的"北极星"：关节突关节。蓝色的基准点表示初级扩张器的对接点。椎弓根螺钉进入点（红色基准）与截骨切口（虚线）距离蓝色基准仅为几毫米。经椎间孔进入椎间隙是相对于这个关节的

多年来，我们使用了上述所有的 TLIF 方法，并确定了其中一种方法。

我的研究之旅是哲学方面的。在本书中，我一直强调微创手术与开放手术的区别。应用该方法意味着通过微创通道减压必须与开放手术减压效果相同。这同样适用于实际的融合手术，包括椎间融合和后外侧关节融合。我也注意到对微创 TLIF 的各种批评，特别是该手术花费的时间太长，由于依赖透视，使外科医生暴露在太多的电离辐射中，而且不能充分恢复节段性前凸，不能进行充分的中央椎管减压。随着手术技术的发展，我将这些对微创 TLIF 的批评与我的哲学标准结合起来，即无论我以何种微创方式进行手术，都应该与开放手术没有区别。我认为，该手术过程允许我满足所有这些标准，同时解决了微创手术（MIS）的不足之处，即 TLIF，通过使用可扩张的微创通道直接暴露必要的双侧解剖

结构。

直接暴露双侧关节间关节突关节和峡部，消除了与经皮椎弓根螺钉相关的过度透视的需要。直视下置入椎弓根螺钉将辐射暴露降低到低于通过中线开放暴露腰椎内固定的水平。我发现一个固定的22mm的通道并不能为我提供完成大范围减压的显露，而使用更大的直径，例如一个固定的26mm通道，可以提供更多的显露，但不一定是需要的尺寸。对可扩展的微创通道的细微调整和将患者旋转，促进了神经结构在中央减压的完成，加快了手术进程。通过对完成手术的各种选择的深思熟虑的评估过程，最终出现了一种技术，它可以实现所有的手术目标，并且可以加快手术过程，减少了透视。虽然有几种可以完全接受的微创TLIF技术，但本章详细介绍了以这种方式进行的微创TLIF的基本原理和技术。考虑到在本章中介绍的技术的操作难度，对讨论这种方法背后的基本原理是有帮助的。下面两个部分分别阐述了选择直接而非经皮椎弓根螺钉置入的理由，以及选择可扩展的微创通道而不是选择固定直径的通道的原因。

4.3 理由：经皮置入与开放置入椎弓根螺钉

对于脊柱外科医生来说，没有什么比直接观察关节突峡部、横突和腰椎小关节下侧面更熟悉的了，以确定腰椎椎弓根螺钉的入路点（图4.3）。这些解剖学标志的直接暴露，使得X线透视图像甚至计算机导航图像都无法取代解剖学上的准确性。这些解剖学标志的内侧是椎板和棘突，包含受压的硬膜囊和神经根。当暴露椎弓根螺钉的入钉点时，同时也暴露了减压和经椎间孔进入椎间隙所必需的解剖结构。因此，操作的两个步骤同时进行，将整个手术时间大大缩短。

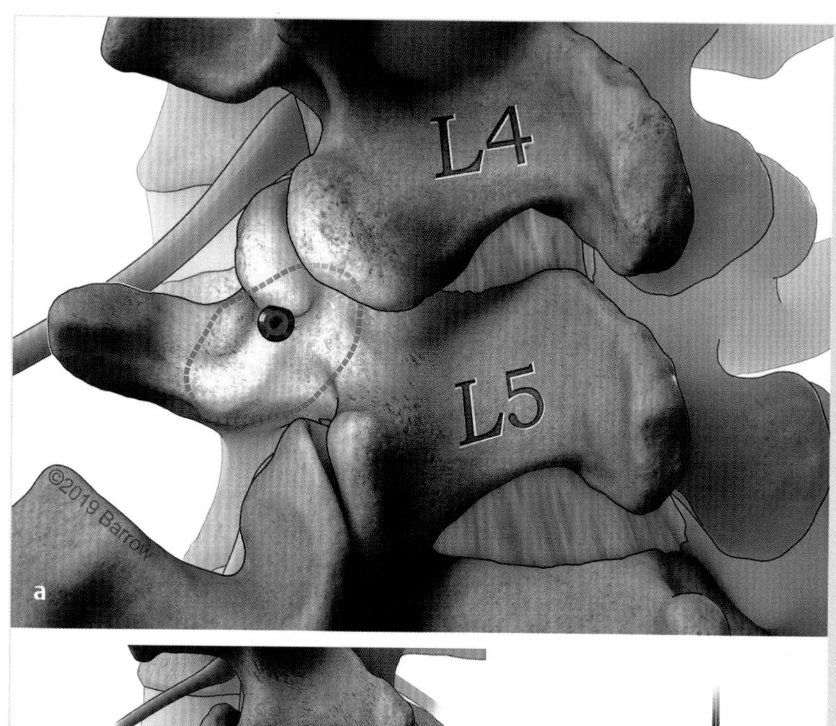

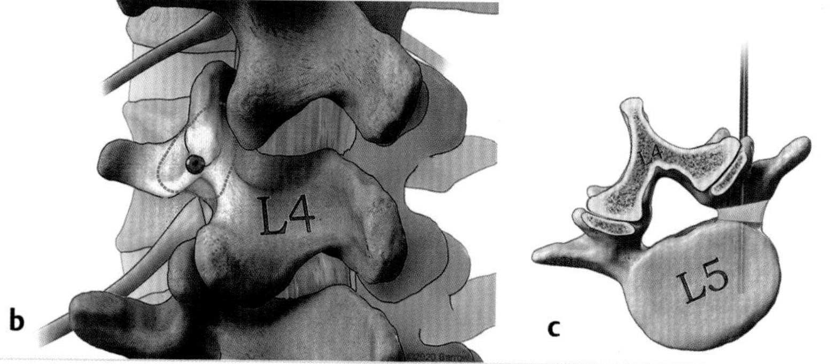

图4.3 腰椎椎弓根解剖图。图示显示L5（a）和L4（b）椎弓根螺钉入路点位于关节突峡部、横突和关节突的连接处，以红色基准线表示。L5椎弓根螺钉以25°的会聚角置入椎弓根的轨迹（c）

同样重要的是，可以用 2~3 张透视图像将微创通道固定到理想位置。为了选择一个经皮椎弓根螺钉入钉点的穿刺切口，我需要很多透视图像。

我将可扩展的微创通道固定在关节突的上方，并开始显露椎弓根螺钉的入钉点。此时不需要立即进行透视。事实上，在完全显露之前，透视机可以移离手术区域。在手术的前 15min 内，可以通过 2 个定位良好的切口，参照直观的解剖学标志识别出 4 个椎弓根螺钉入钉点。显露完成后，将透视镜移回手术区域，以便能确认椎弓根螺钉的入钉点和螺钉轨迹。在入钉点钻孔，用椎弓根探针穿透松质骨，用球形探针确保椎弓根皮质壁的完整性。轻敲椎弓根，以确定椎弓根的宽度和长度，并通过少量的侧位透视图像置入螺钉。平均而言，每个椎弓根的透视图像不超过 4 张或 5 张。

另外，经皮置入椎弓根螺钉是一种透视或图像引导的过程。由于缺乏对骨骼解剖的直观观察，我们无法运用开放手术中所掌握的技术。它消除了确保椎弓根完整性的触感，并将其替换为克氏针的正位（AP 位）和侧位透视图像。由于缺乏对骨骼解剖的直接观察，需要额外的透视图像来指导器械的放置，从而增加了对患者、外科医生和手术团队的辐射暴露。我很乐意承认使用图像引导否定了这一点，但至少对我来说缺少触觉反馈仍然是一个问题。

对经皮穿刺技术的另一个顾虑是无法接触到关节突关节和横突的。不能进行后外侧融合术，椎骨关节面切除术或 Smith-Petersen 截骨术有相当大的局限性。椎弓根螺钉入钉点的旁正中切口可以使横突完全可见，并且钻头可以彻底去除皮质，然后将大量片状的自体或异体移植物堆在横突上，实现后外侧关节融合术。在进入后外侧间隙时，横突的侧面入路要远远优于中线入路。通常可以直接观察整个横突一直到它的侧方。在中线入路的开放手术中实现相同的显露将是一项相当伟大的壮举，需要进行软组织的广泛剥离，并增加了已经相当大的切口的长度。

最后，在经椎间孔入路中实现节段性前凸的重要性再怎么强调也不为过。文献中发现的经椎间孔入路的一个弱点是恢复节段性前凸的局限性。对于医源性或退行性的平背畸形患者，恢复节段性前凸是手术的重要目的。经皮椎弓根入路对实现节段性前凸产生了固有的限制，因为对侧关节突完全未暴露和完好无损。双侧椎骨关节面切除术的缺乏或对椎间孔通道对侧施行 Smith-Petersen 截骨术的能力限制了可以达到的压迫程度，从而限制了腰椎前凸的恢复。

可扩展的微创通道的显著优点是，它允许整个关节面、椎板和关节峡部在器械使用的相同位置同时暴露。在经椎间孔入路进行完整的椎骨关节面切除术和 Smith-Petersen 截骨术时，Shaffrey 和他的同事们，对恢复前凸进行了优化，当一侧的关节面未暴露时，前凸复位很难实现。

在多节段手术中，特别是在 3 个节段或以上的手术中，经皮技术的优势超过了微创通道的直接可视化的方法。虽然本章所述的微创通道在两节段后变得不可行，但经皮技术在多节段稳定中提供了对原生脊柱破坏最小的可能性。在五节段融合中，通过辅助方法直接可视化不再发挥该技术的力量。经皮置入椎弓根螺钉在这种情况下具有明显的优势，发挥个人技术的优势总是明智的。

4.4　原理：减压固定套筒与可扩张牵开器

对于微创通道类型使用的指导，我只看解剖学。据我估计，任何 TLIF 的减压，无论是微创还是开放性，都应该包括椎弓根到椎弓根以外的减压。整个硬膜囊应随手术节段的出口根和走行根进行减压。如第 2 章及图 4.4 所示，L3~L4 椎弓根间距离为 36mm，L5~S1 为 28mm。因此，为了实现椎弓根到椎弓根以外的减压，需要从头侧椎体椎弓根的下缘暴露到尾侧椎体椎弓根的上缘。在大多数情况下，这需要 26~32mm 的显露。允许这样一次性显露的微创通道必须是合乎逻辑的。

在我早期的经验中，我使用一个 22mm 的固定通道进行减压和椎间植入物的置入。我可以很容易地减压走行根，但在同一视野中显露出口根还是很困难的。通过将通道向中间倾斜可以对整个硬膜囊进行减压，但我发现自己需要多次调整通道位置才能充分显露需要减压的解剖结构。当减压完成后，无法在一个视野内看到所减压的所有解剖结构。不管通道的轨迹如何，解剖结构的某些部分总是在视

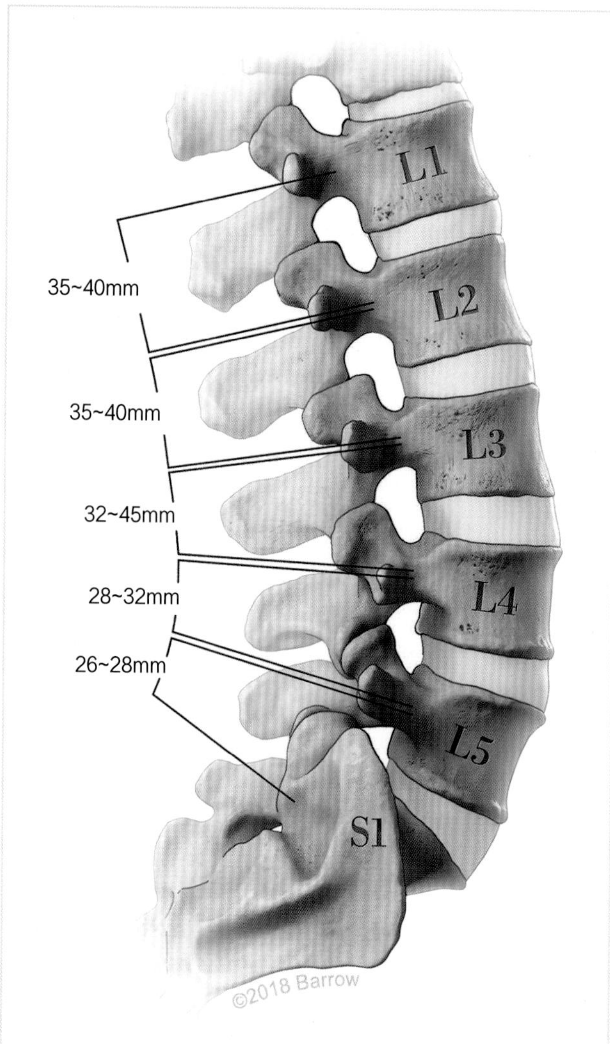

图 4.4 腰椎椎弓根间距离示意图。这个插图来自第 2 章。微创显微椎间盘切除术，不仅与微创经椎间孔腰椎融合的解剖基础有关，而且与微创通道的选择有关。能够同时包含整个节段的相关解剖结构的微创通道是手术所使用的合乎逻辑的通道入口

野之外。虽然这种有限的显露对于简单的减压是可以接受的，但当通过椎间孔入路放置椎间植入物时，无法完全显露所有的解剖结构，特别是出口根，对出口根而言存在一些潜在的危险。

通过固定的通道放置椎间植入物成为另一个问题。由于固定直径的限制，这样的操作在技术上是困难的。我发现微创通道决定了我将放置的椎间植入物的几何形状，特别是为后路腰椎融合术（PLIF）设计的笔直的植入物，而不是那些弯曲型植入物，后者更好地占据了椎间隙前方的环状空间。最后，在放置椎间植入物的过程中，可视化是有限的。盲目地牵拉神经根，同时固定椎间植入物的位置让我感到不舒服。出于这些原因，我开始探索一个可扩张的微创通道的作用，通过它来执行减压和发挥保护椎间植入物的作用。

我发现使用可扩张的微创通道有一个独特的学习曲线，但它确实解决了我使用固定通道时遇到的几乎所有问题。它可以同时暴露所有椎弓根螺钉的入钉点以及适当减压所需的骨结构。同时显露解剖结构以进行器械安装、减压和椎间植入物，好的工作能力有助于更高效的工作流程。我发现自己能够无缝地从操作的一个节段过渡到下一个节段。

我还发现，使用放置良好的中外侧牵开器可以更好地看到棘突底部，从而实现中线和对侧减压。可以通过一个可扩张的微创通道来实现显露椎弓根到椎弓根以外的硬膜囊的减压，以及对出口根和走行根的减压。曝光进一步允许我使用弯曲的体间几何，而不影响我的可视化的神经元素。最后，在确保椎间植入物位置的同时，在直视下牵拉走行根，我觉得更舒服。

归根到底，本章中描述的技术的基本原理是改善神经结构的显露和减压，方便椎间植入物的放置，同时尽量减少在同侧置入椎弓根螺钉时的透视。在对侧，一个可扩张的微创通道在透视下置入椎弓根螺钉，并为后外侧融合和椎骨关节面切除术或 Smith-Petersen 截骨术提供进入横突的通道，以恢复节段性前凸。总的来说，我认为联合使用这些技术可以提高手术的效率，并且更符合在门诊手术中心进行这些手术的要求，因为在门诊手术中心，计算机辅助导航的成本可能过高。但最重要的是，实现所有这些目标能够优化长期结果。

4.5 必要的解剖学

单节段 TLIF 的解剖结构要求一侧经椎间孔进入，另一侧进行后柱截骨和后外侧融合（图 4.5）。无论你是通过传统的中线入路还是微创入路进行手术，所需要的解剖包括进入椎弓根螺钉入钉点、关节突峡部、关节面、椎板和节段的横突。值得注意的是，在必要的解剖结构中缺少棘突，其在中线入路中的暴露是切口位置的必然结果。通过经皮技术进入椎弓根略微缩小了显露范围，但存在上文所述的固有局限性。对于一个两节段的 TLIF 显露范围包

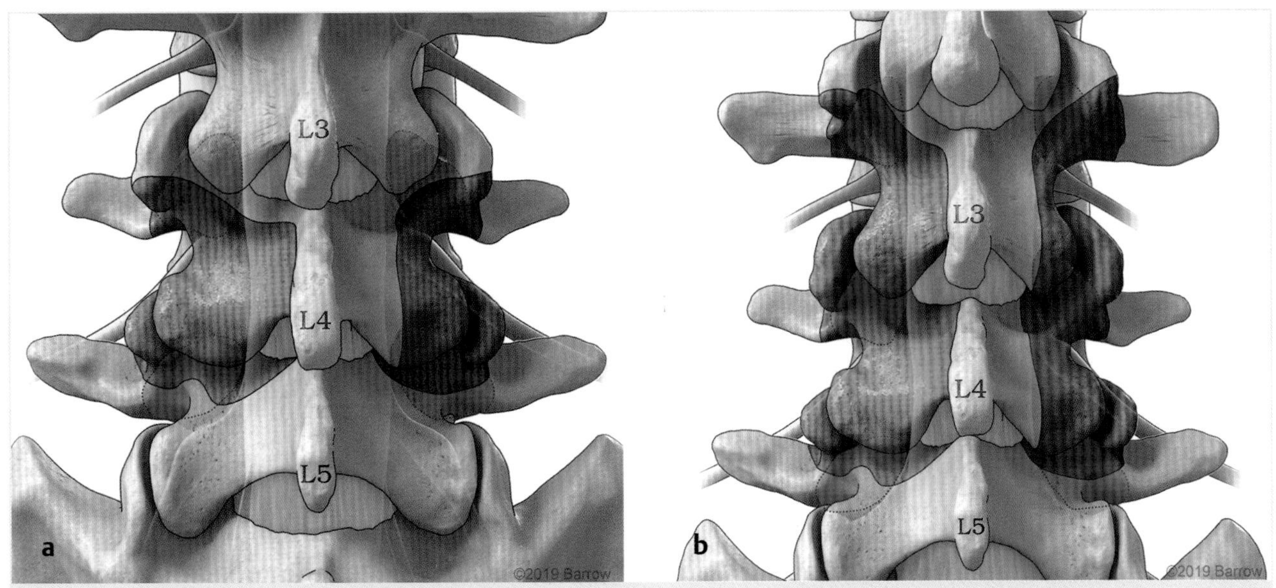

图 4.5　单节段（a）和双节段（b）经椎间孔腰椎融合术的解剖图。无论采用微创或传统的中线开放入路，手术都需要显露椎弓根、关节突关节、椎板内侧面和关节突峡部。在这两张图中，所需要的解剖用红色标出，椎弓根用蓝色标出

括另一组椎弓根、椎板和关节突关节。三节段的微创 TLIF 超出了本章所述的直接可视化手术操作的优势。多节段椎间植入物和椎弓根内固定进入了一个经皮技术优势大于劣势的领域。

4.6　解剖学基础

微创 TLIF 的解剖学基础是由会聚到椎弓根的角度决定的。第 4.4 节涉及了使用可扩张通道用于微创 TLIF 的解剖学基础，但没有涉及将微创技术应用于 TLIF 本身的解剖学基础。然而，只要仔细观察 4.5 中所强调的必要解剖结构，我就会开始提出这个观点。毕竟，图 4.5 表明所有必要的解剖都是外侧的，而不是内侧的。从中线开始将需要一个相当长的切口，不仅是为了显露必要的解剖结构，而且是为了达到会聚到椎弓根的角度。从外侧到内侧进入椎弓根的最佳角度见图 4.6。从这个角度来看，最直接、最有效地进入一个节段的轨迹是从一个旁正中的起点会聚到必要的解剖中心，也就是关节面。从那里，外科医生可以随时进入只有几毫米远的椎弓根。最后，进入椎弓根的轨迹与微创通道的轨迹平行。根据作者的经验，使用中线入路时，应与皮肤和肌肉牵拉进行对抗，以到达显露的侧面从而达到相同的角度。

一旦外科医生脱离中线结构，而是直接在必要的解剖结构上工作，解剖决定了显露的程度和切口的长度。图 4.6 显示了 L3~S1 各节段的椎弓根间距离。有限的显露在解剖学要求下遵循了 Caspar 关于手术目标与手术显露的比例所提出的原则。在中线两侧的 L5~S1 处做一个 25mm 的切口，允许手术所需的 26~28mm 的显露。在 L4~L5 处的 28mm 切口和在 L3~L4 处的 32~35mm 切口可以达到同样的效果。图 4.5 所示的解剖学定义的手术靶点和由图 4.6 所示的显露率得到了良好的 Caspar 比率。

4.7　术前注意事项

除了临床病史和神经学检查外，磁共振成像（MRI）和正侧位以及屈伸位 X 线片也是必不可少的。MRI 揭示了神经结构的压迫程度，这应该与患者的神经学检查结果和主观感觉相关，这两者都指导了手术方式和手术范围。MRI 也可以显示脊柱的序列，也可以对脊柱滑脱进行分级。

我发现大多数患者都是带着他们的 MRI 来的，但是很少提供一组静态和动态的 X 线片。在术前手术计划阶段，X 线片与 MRI 同等重要。屈伸研究有助于确定节段的稳定程度。扩展研究对于确定通过定位可以减少脊柱滑脱的程度特别有帮助。正位和侧位片可以预测手术中通过透视获得的成像类型。术前了解严重的冠状面失衡是很有价值的，以便对

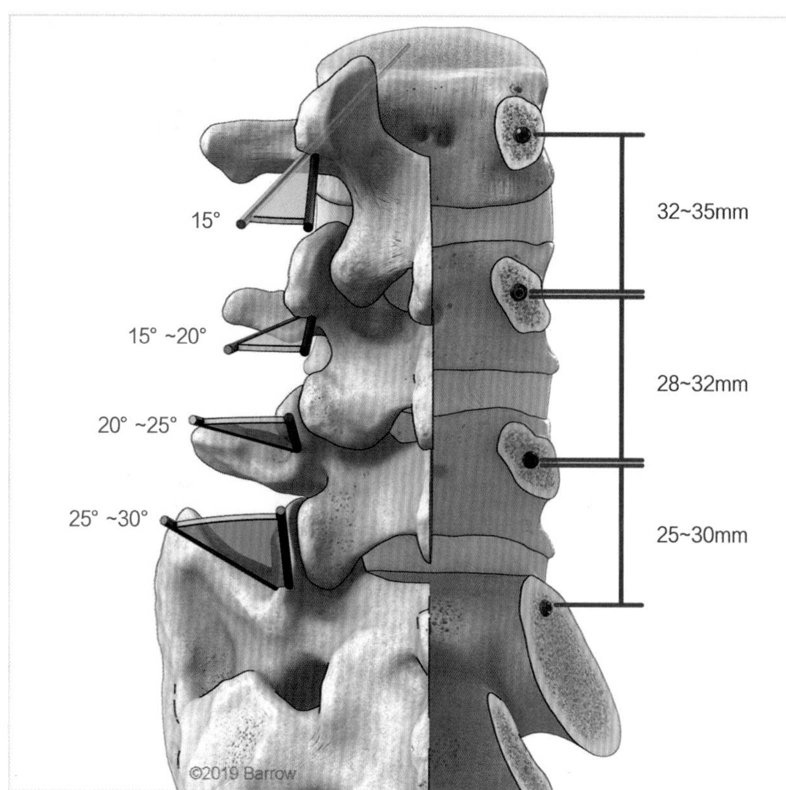

图 4.6 微创经椎间孔腰椎融合术的解剖基础。在这张脊柱后视图中，L3~S1 每个椎弓根的最佳角度显示在脊柱图的左侧。与椎弓根的外侧－内侧会聚角度最有效的实现方法是通过旁正中切口会聚到椎弓根上，而不是从中线开始，并试图通过逐渐向越来越横向的方向工作。脊柱右侧移除后段以显示腰骶椎弓根间的距离。中线切口要求较长的显露，以达到必要的解剖结构。在以必要的解剖结构为中心的微创入路中，切口由椎弓根间距决定。当外科医生脱离中线入路时，显露可以由解剖结构本身聚焦和定义，而不是暴露的限制

透视方向和切口做出必要的调整。图 4.7 显示了一个病例，术前成像促使手术调整透视机位置。在本例患者中，术前正位 X 线片显示严重的冠状面失衡，提示术前正位透视图像。该图像确定了通过椎间隙的角度，并在必要的解剖结构上确定了切口的最佳位置。

患者可表现为单侧或双侧症状。单侧症状要求从有症状的一侧的椎间孔入路，双侧椎间孔狭窄的双侧症状可能要求双侧面切开术。在进行双侧椎骨关节面切除术的情况下，虽然可以考虑由双侧进入椎间隙，但我还是倾向于只从一侧进入椎间隙。仔细分析矢状位 T1 加权像的 MRI 是评估神经孔狭窄程度的关键。在伴有神经源性跛行症状的中央椎管狭窄病例中，单侧严重的椎间孔狭窄可能提示从该侧经椎间孔入路。

任何在正位或侧位 X 线上对退行性脊柱侧凸的关注都应提示进行站立位 36in（1in=2.54cm）脊柱侧凸 X 线片拍摄。重要的是要认识到，单节段微创 TLIF 可恢复腰椎前凸的数量存在固有的局限性。根据我的经验，12° 的前凸是在同侧完全椎骨关节面切除和对侧 Smith-Petersen 截骨术后，这是可以可靠地达到每节段的上限。腰椎前凸和骨盆入射角的显著不匹配在手术计划时需要仔细考虑。患者总是要求用微创的方法来解决他们的症状，但是他们的退行性变的解剖情况可能超出了微创手术的领域。外科医生必须认识到这些情况，并确定需要达到的手术目标，使脊柱恢复平衡。我总是提醒那些专注于微创手术的患者，如果他们认为自己太老了，不适合正确的手术，那么他们真的就太老了，不适合进行错误的手术（图 4.8）。

4.8 手术室设置

我更喜欢使用具有旋转功能的 Jackson 手术台来完成这些操作。Jackson 手术台可以实现两个目标：防止背部扁平和减少出血。腹部自由悬空可降低腹内压力，从而降低中心静脉压（图 4.9）。根据经验，在 Jackson 手术台上的患者静脉出血要比在 Wilson 体位架上少。事实上，当我在 Wilson 体位架上做显微椎间盘切除术时，硬膜外静脉在椎弓根附近的失血量比在 Jackson 手术台上行 TLIF 手术更大。允许腹部自由下垂，可以有更大的能力恢复腰椎前凸。将髋部置于轻度过伸状态，也可以获得更多的腰椎前凸角。正如在第 3 章微创腰椎椎板切除术中提到

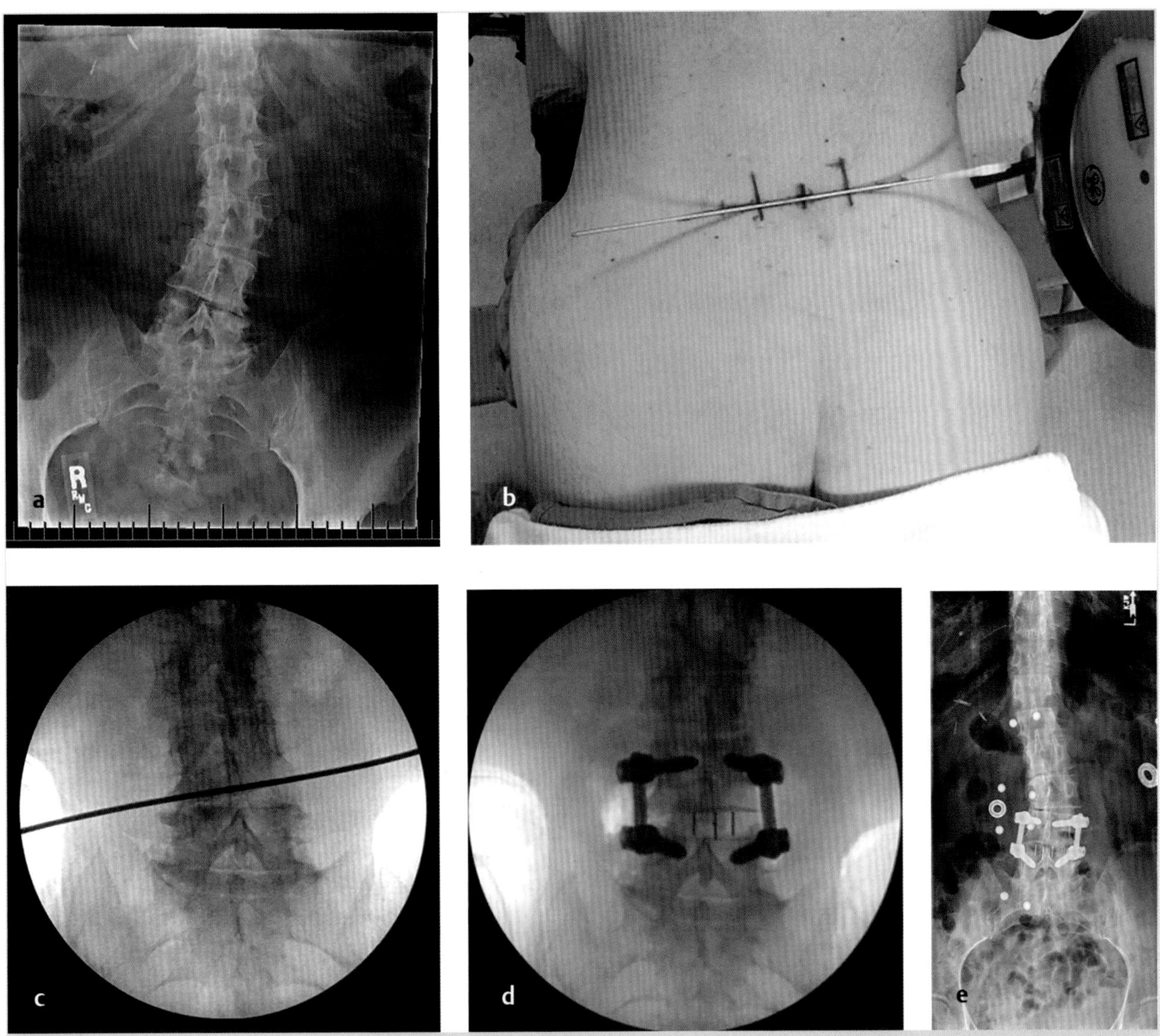

图 4.7　术前 X 线片的重要性。a. 一名患者的术前 X 线片，他的左 L4 神经根病继发于严重的冠状面失衡。该术前 X 线片提示在该节段头端放置斯氏针，以规划切口并引导透视机的位置和角度，如照片（b）和透视图像所示（c）。认识到冠状面失衡的程度，这在磁共振成像中不那么明显，促进切口规划，优化椎弓根螺钉的放置，如透视图像所示（d）和术后正位片所见冠状面失衡的矫正（e）

的，将患者旋转，脱离外科医生的能力允许范围，采用符合人体工程学的合理姿势来对侧隐窝减压。

放射技师将透视机患者放置于经椎间孔通道的对侧，应用 C 臂定位，并将其放置在患者膝关节的水平位置。这样，图像增强器就在显微镜的对面。在术前平片上没有发现严重的冠状面失平衡或退行性脊柱侧凸情况，所以我暂时推迟使用透视机获取任何术前透视的图像。手术室团队将显微镜放置在经椎间孔通道的同侧，当患者麻醉时，消毒人员将它铺好（图 4.10）。

4.9　手术方法：手术的 3 个阶段

微创 TLIF 分为 3 个不同的阶段，即椎弓根螺钉置入阶段、减压阶段和椎间置入阶段，创建这些阶段对整个微创整体是有帮助的。它们允许消毒技术人员为每个操作阶段准备 Mayo 支架，即椎弓根螺钉置入阶段、减压阶段和椎间置入阶段。手术室护士知道在第 4 枚椎弓根螺钉置入后要准备好使用显微镜，放射技师知道什么时候可以使用透视机。这些不同的阶段可以优化整个团队的操作流程，并可以

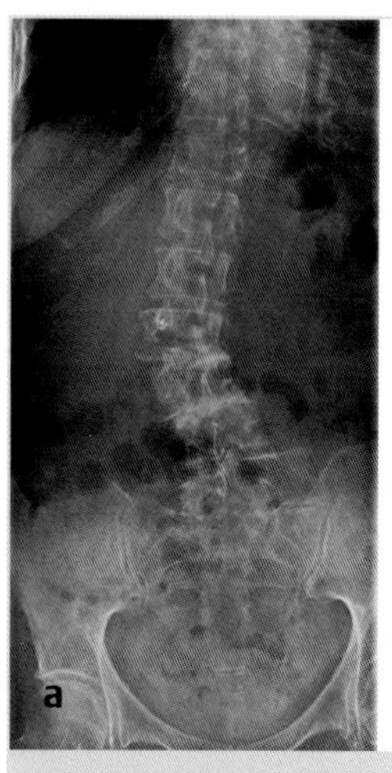

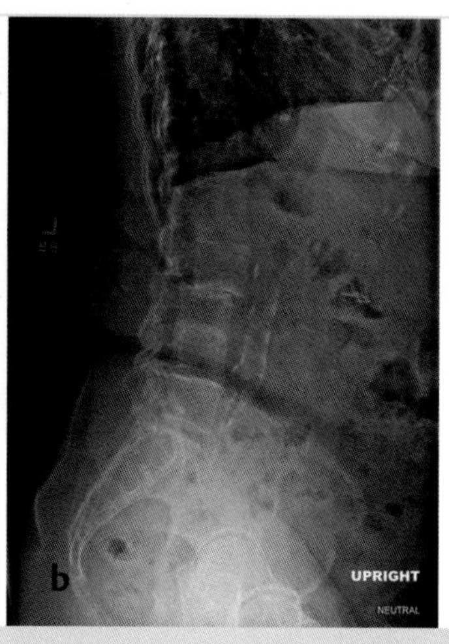

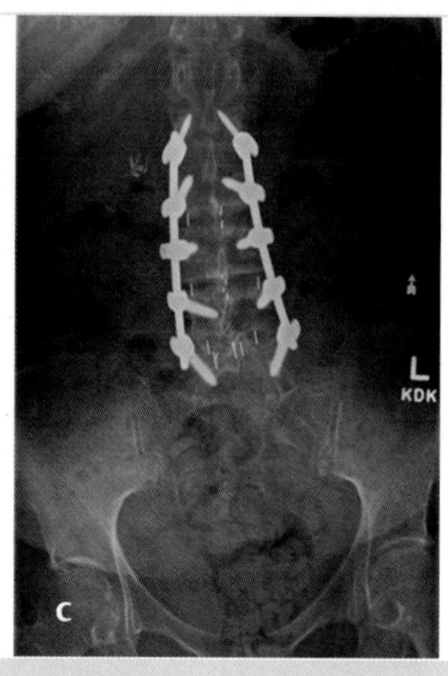

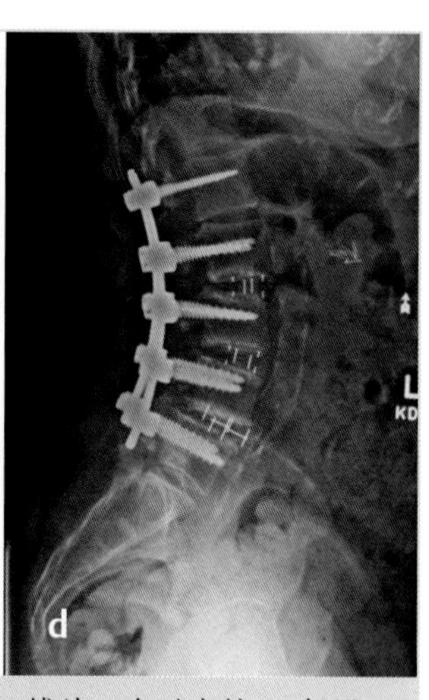

图 4.8　单节段微创经椎间孔腰椎融合的局限性。a. 一名要求行微创手术患者的正位和侧位 X 线片。在过去的 10 年里，患者已经接受了 3 次手术。b. 患者的骨盆入射角和腰椎前凸角不匹配、退行性脊柱侧凸、矢状面轴向垂直距离（SVA）和多节段腰椎滑脱，需要矫正太多参数，超出了微创单节段或两节段手术所能完成的范围。c. 提出了一项更全面的手术计划，将纠正这些参数。微创技术如 L2~L3 和 L3~L4 处经腰骶入路被作为手术策略的一部分。d. 然而，需要采用传统中线入路进行多个水平的 Smith-Petersen 截骨术和经椎间孔进入 L4~L5 以纠正腰椎前凸和 SVA。明确定义手术需要达到的目标，然后决定是否可以通过微创手术达到这些目标是至关重要的

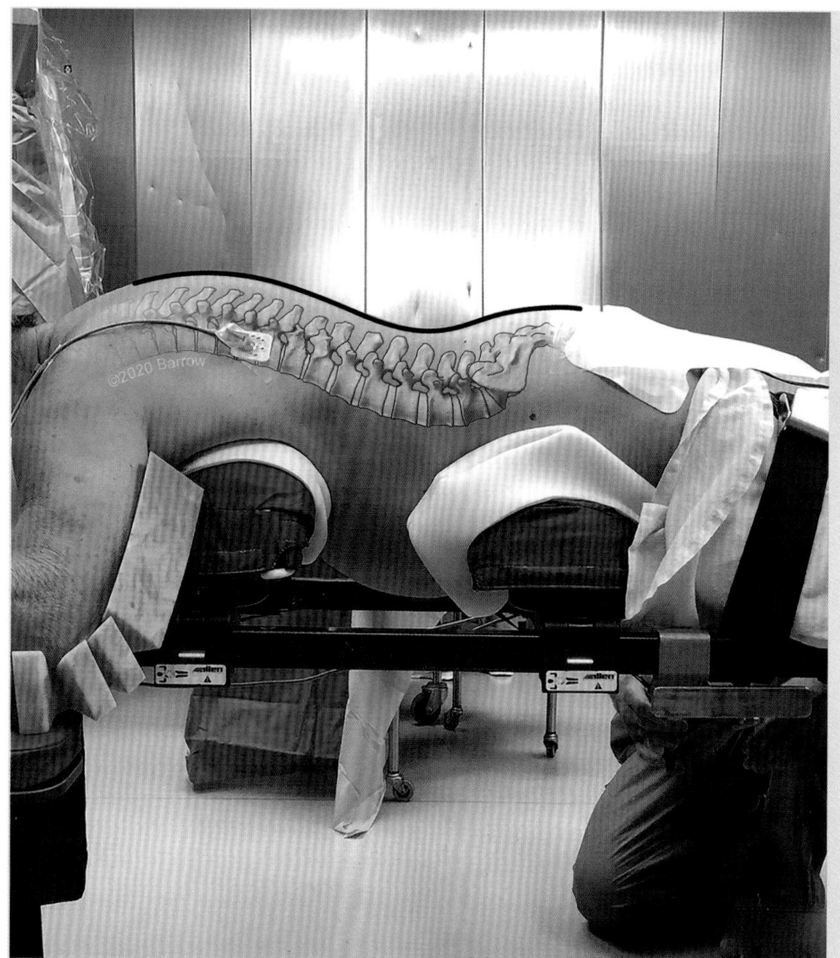

图 4.9　患者在 Jackson 手术台上的体位。这张照片中的患者正在进行 L4~L5 微创经椎间孔腰椎融合术，采用右侧经椎间孔入路。患者被放置在 Jackson 手术台上，腹部可以自由悬空，从而降低中心静脉压。通过一系列的体位垫，臀部稍微过度伸展，以进一步优化脊柱前凸。图中黑线展示了腰椎前凸的轮廓

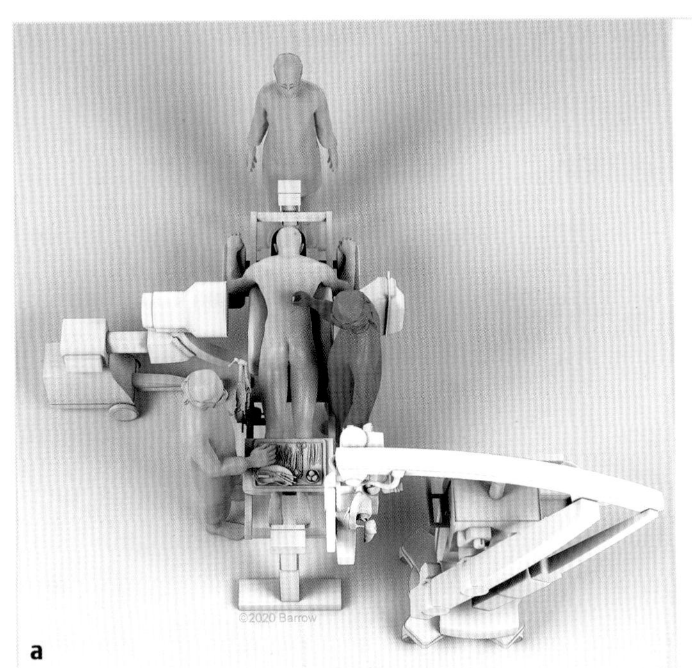

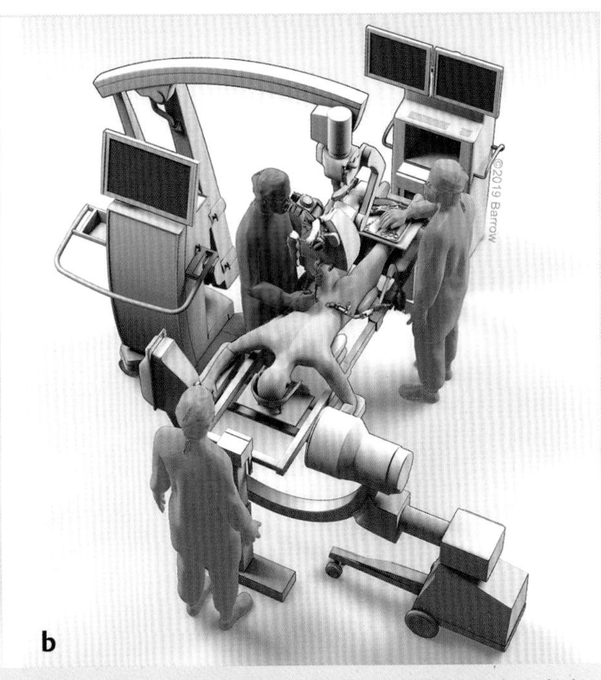

图 4.10 微创经椎间孔腰椎融合术的手术室设置示意图。a. 患者在 Jackson 手术台上的位置示意图。显微镜放置在患者有症状的一侧，透视机放置在显微镜对面。外科医生在 C 臂就位的情况下执行第一阶段（椎弓根螺钉置入）和第三阶段（椎间置入）手术。b. 第二阶段在手术显微镜下进行，将透视机移到手术台头侧，准备放置在第三阶段的位置

提高效率。

第一阶段规划切口，置入微创通道，暴露椎弓根螺钉入钉点，并将椎弓根螺钉固定到位。我用显微镜和头灯来完成这部分手术。第二阶段包括椎板切除术、椎骨关节面切除和神经减压，同时在手术显微镜下进行椎间盘切除术。如果计划对对侧进行 Smith-Petersen 截骨术，我会在第二阶段进行。最后，第三阶段在显微镜和头灯下进行，需要最后处理终板，通过一系列试验确定杆体间高度，旋转杆体间垫片就位，并通过加压来放置连接杆。每个阶段将在接下来的章节中进行深入的阐述（视频 4.1）。

4.9.1 第一阶段：切口，置入微创通道和椎弓根螺钉

将患者置于 Jackson 手术台上后，我通过触诊髂前上棘来大致确定 L4~L5 水平。我标记推定的水平，以及棘突上面和下面，这有助于建立中线解剖结构。如第 2 章和第 3 章所述，如果是 L2~L3、L3~L4、L4~L5 或 L5~S1 节段，根据对 L4~L5 的初步推测，标记合适的棘突间隙。切口长度从棘突间隙向下 10mm，向上 15~20mm。其基本原理是棘突间隙表明椎间隙、尾椎弓根比头端椎弓根更接近椎间隙水平（图 4.11）。图 4.4 和图 4.6 提醒我们，在 L5~S1 处，椎间距离很少超过 28mm，因此允许一个较小的切口，约为 25mm。在 L4~L5 处的 28mm 切口可以可靠地进入椎弓根，在这里椎弓根间距离增加。在 L3~L4 和 L2~L3，椎弓根间的距离可达 36mm，要求切口略长。应在这些地方做 30~35mm 长的切口。

切口的外侧位置取决于手术的节段和患者的身体习惯。在下腰段的 L4~L5 和 L5~S1 节段，根据患者高矮和胖瘦，计划对较瘦的患者在中线两侧各做 2 个切口，距离棘突约 3.5cm，较胖的患者最大旁开 4cm［体重指数（BMI）> $35kg/m^2$］。离中线的距离优化了进入椎弓根的轨迹，L5 的轨迹必须达到 25°，S1 的轨迹必须达到 30°。在 L3~L4 和 L2~L3，我计划在中线两侧 3.0~3.5cm 处做切口，其原理不仅是椎弓根内距离更小，使切面更靠近，而且汇合到椎弓根的角度也更小，为 15°~20°（图 4.12）。

在我计划、测量和标记切口时，C 臂一直放在患者的膝关节处（图 4.13）。然后，进行患者准备，并将透视机放在现场，以便随时拍摄图像，从而优化操作流程。在一个简单的退行性病变病例中，我不愿意在开始手术前获得透视图像。术前图像并不

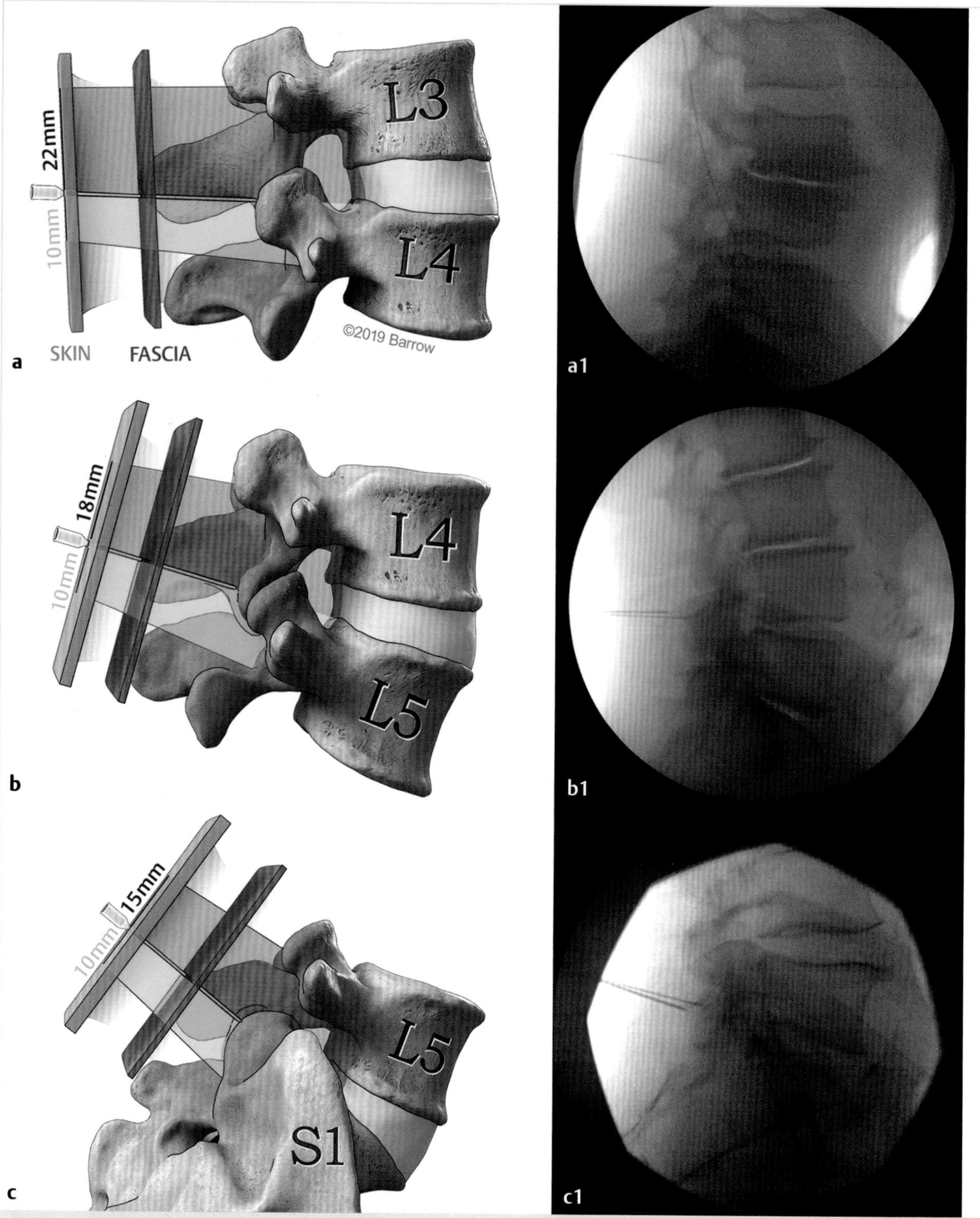

图 4.11　在单节段微创经椎间孔腰椎融合术（TLIF）中，切口长度取绝于腰椎各节段的脊柱前凸程度。a. 脊柱穿刺针在 L3~L4 椎间隙处。椎间隙到 L3 椎弓根的距离为 22mm，由于脊柱前凸增加，L3~L4 处的切口比 L4~L5 或 L5~S1 处的切口长 32mm。a1. 与图 a 相对应的侧位透视图像，用脊柱针规划 L3~L4 TLIF 切口的位置。b. L4~L5 椎间隙的脊柱穿刺针。椎间隙到 L4 椎弓根的距离为 18mm，在 L4~L5 处需要比 L3~L4 处稍短的切口（28mm）。b1. 侧位透视图像，放置脊柱针，规划 L4~L5 TLIF 切口。c. L5 处的脊柱穿刺针 S1 椎间隙。椎间隙到 L5 椎弓根的距离为 15mm，需要在 L5~S1 处进行更短的切口（25mm）。c1. 侧位透视图像，放置脊柱针，规划 L5~S1 TLIF 的切口。在每种情况下，在每一节段将切口集中在椎间隙上，使切口向下延伸 10mm，从而易于接近下位椎体的椎弓根。由于腰椎前凸影响到椎弓根的距离，切口的头侧部分是可变的一端

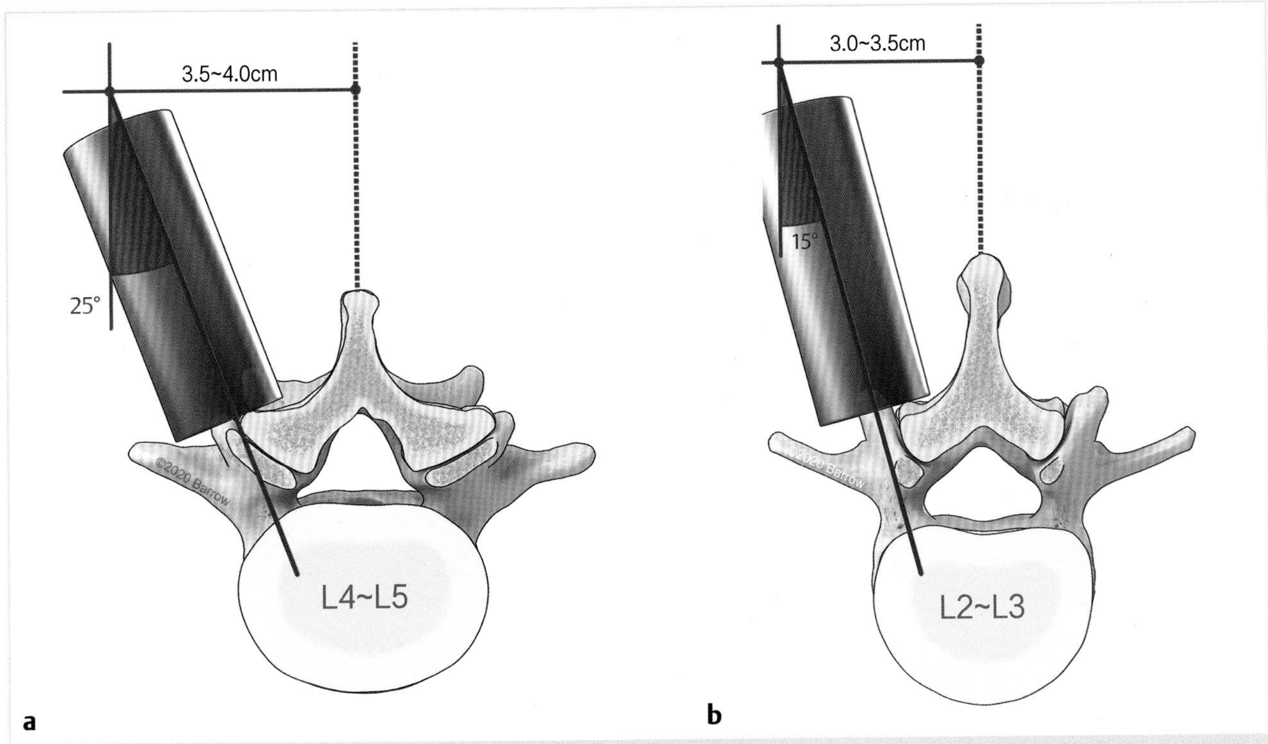

图 4.12 切口离中线距离的基本原理。从中线到椎弓根的距离与会聚角度有关。a. L5 和 S1 的较大角度要求有一个较横向的起点，以确保进入口的轨迹与椎弓根角平行或接近平行。因此，在 L4~L5 和 L5~S1，4.0cm 是首选，而较低体重指数的患者，3.5cm 是首选。b. 切口角度越小，距中线的距离就越小，理想的切口距离为 3.0~3.5cm。获得进入椎弓根的角度极大地方便了椎弓根的固定

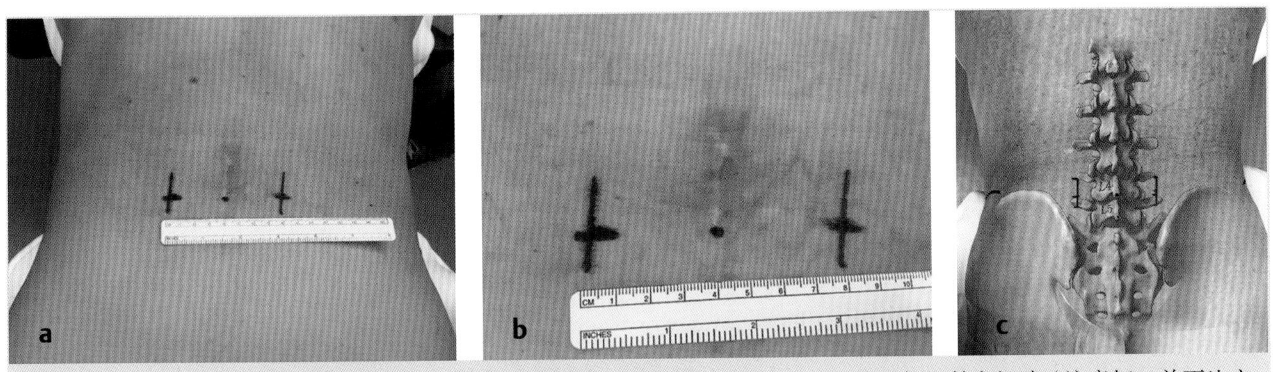

图 4.13 L4~L5 微创经椎间孔腰椎融合术的切口规划。a. 设计的切口照片。在中线处标记棘突间隙（注意切口并不比之前的中线显微椎间盘切除术的切口长）。b. 在 L4~L5 处，两个长 28mm 的切口标记在中线外侧 4cm 处。c. 图像处理对脊柱的描绘叠加在拟皮肤切口的照片上，以显示所需解剖结构与切口（不同患者）的接近程度

排除手术开始后需要拍摄相同的图像。在评估术前正位和侧位片上投入的时间在这一点上立即得到了回报。如果正位图像显示脊柱侧凸或明显的冠状位失衡（图 4.7），那么在患者定位后以及准备和铺单前立即透视是值得的。术前图像有助于指导 C 臂摆动的位置，以获得理想的侧位图像，我将任何冠状位失衡纳入切口规划中。但在没有冠状位失衡的情况下，第一个图像应等待脊柱针通过时一起拍摄。

与腰椎显微椎间盘切除术和腰椎椎板切除术相类似，建议在 MIS TLIF 中使用切口规划工具包。然而，这个工具包是专门用于 TLIF 的。有两根脊柱针，一根是 18 号，另一根是 20 号，用以在侧位透视图像上区分两者，还有两支局麻药注射器和两支皮下注射器（图 4.14）。先将 20 号脊柱穿刺针穿过一侧 1cm 处的切口，然后将其置于关节突上。若在中线外侧 3.5cm（低 BMI）到 4.0cm（高 BMI）处进行穿刺，

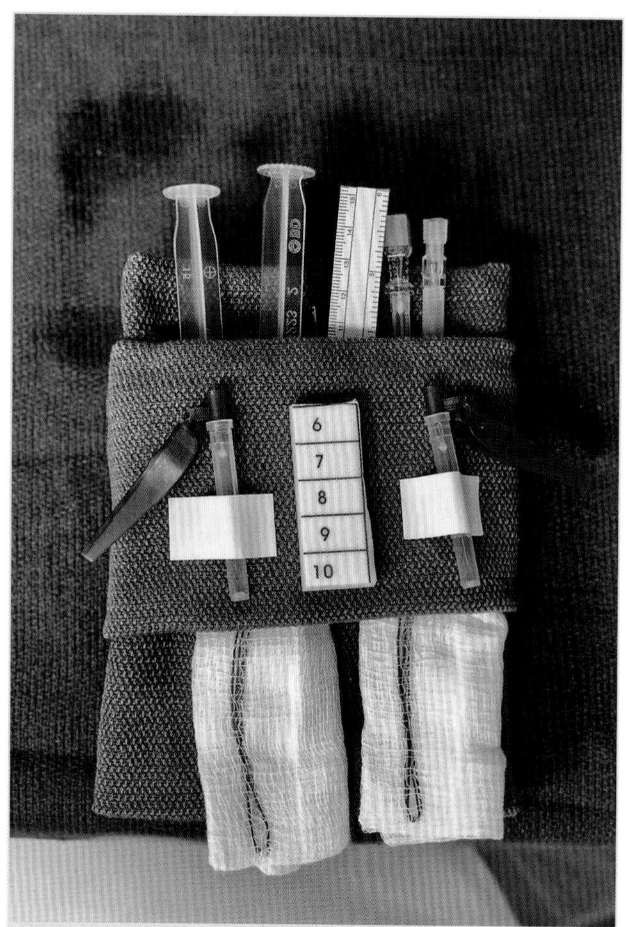

图 4.14 微创经椎间孔腰椎融合术的切口规划工具包。内容包括两个充满了局部麻醉剂的注射器，两根脊柱针（18 号和 20 号，这样它们可以在侧位透视图中加以区分），两个皮下和肌肉的注射针头、记号笔、一把尺子（以防切口需要调整和标记）、两块 Ray-Tec 海绵（Johnson & Johnson，New Brunswick，NJ）和用于这一过程的 4 根针的泡沫针计数器。当消毒人员整理电刀的电线和吸引器管时，这一套可以交给外科医生来确认和准备切口。通过这种方式，外科医生进行手术，确认并标记切口，同时消毒人员连接吸引器管、电刀和双极电凝

除非向椎间隙内侧取极端角度，否则穿破硬脑膜的风险较低。轻微的会聚角，通常不超过 15° ~20° ，可以可靠地将脊柱针固定在关节突上。脊柱穿刺针金属触碰到关节突骨的清晰触觉提示了第一次侧位透视图像，其不仅确认了手术节段，还为进入椎间隙提供了理想的轨迹（图 4.15）。如果需要，我会重新放置脊柱针以优化切口位置。在这一点上，需要对 C 臂的摆动随时进行调整，以优化显示椎弓根。

放射技师应尽一切努力消除椎弓根的重影。每个椎体和椎间隙的椎弓根的最佳显示，实际上可能涉及两个不同的透视角度，这取决于腰椎节段的退行程度。在这一点上，这种冠状面失衡需要由放射技师来确定和记录。正是由于这个原因，一个专业的放射技师在整个过程中是必不可少的，因为在一个病例中，一个新的放射技师很难以相同的角度获得相同的图像。尽管任何微创手术的主题都应该是尽量减少透视，但此时通过额外的透视来优化图像是对手术效率的投资。

确定了理想的入针点和穿过椎间盘和关节突的轨迹后，并再次标记切口，由入针点向下 10mm，L5~S1 节段向上方 15mm（总长度 25mm），L4~L5 节段向上方 18mm（总长度 28mm），L3~L4 节段向上方 20mm 和 L2~L3 节段向上方 22mm（总长度 32mm）（图 4.11）。在另一侧放置一根 18 号脊柱针来确定切口和切口的轨迹。较大规格的脊柱针很容易与 20 号的脊柱针区分开来，因此对于哪根针对应哪个切口不易混淆（图 4.16）。

从脊柱穿刺针上慢慢地取下针芯，并注入利多卡因、肾上腺素和布比卡因混合液。将麻醉剂注入扩张器的未来轨迹和入口，而使肾上腺素沿着同一轨迹可以减轻椎旁肌的出血。一旦取出脊柱针，我就用皮下注射针注入皮肤和椎旁肌。用 15 号刀片切开两个切口，然后用电刀切开腰骶筋膜。让放射技师将 C 臂移到患者髋部上方，以便暴露椎弓根螺钉的入路点。15min 后放射技师进行透视。

筋膜切开的位置决定了椎弓根螺钉和椎间植入物的轨迹。在打开胸腰筋膜之前，根据中线重新调整我们的思维。与显微腰椎间盘切除术和椎板切除术一样，从切口内触诊棘突可以让你知道中线的位置。有时，尽管做了充分的手术计划，但标记的中线可能不一定是准确的中线。对于 BMI > 35kg/m^2 的患者，从皮肤水平标记中线尤其具有挑战性。因此，通过触诊棘突确认中线对于确保关节突关节上立即有一个理想的筋膜开口和进入椎弓根有一个最佳轨迹至关重要。

如果筋膜开口位置不佳，将无法获得理想置入椎弓根螺钉所需的理想轨迹，并可能使手术变得烦琐。此外，轨迹需要到达椎板和棘突基部的汇合处，以便达到最佳的减压效果和放置椎间植入物。理想的轨迹是从关节突的外侧到内侧。如果皮肤切口太靠内侧，你将发现自己离棘突不到 2cm，则需要在皮肤切口外侧做一个筋膜开口，以为置入椎弓根螺

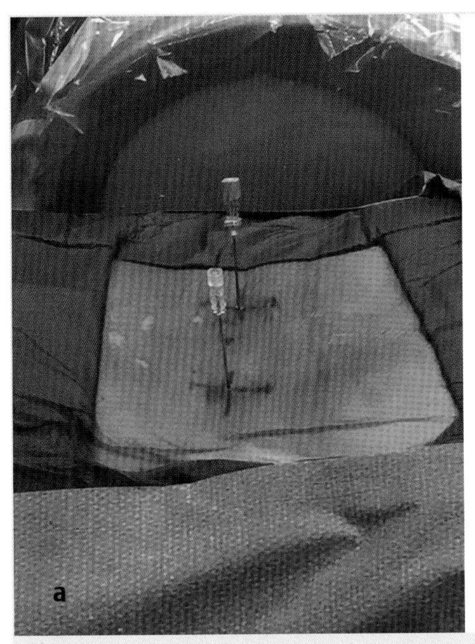
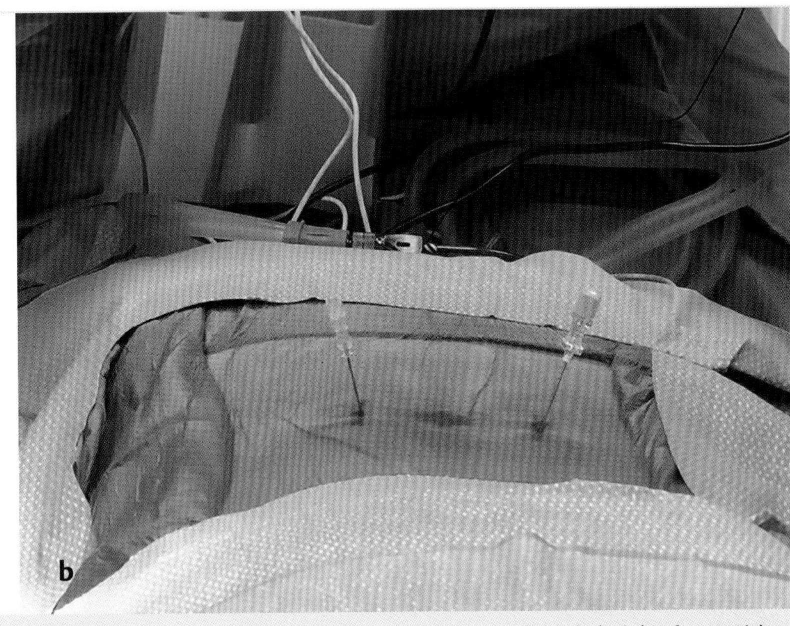

图 4.15　术中脊柱针定位照片。a. 在 L4~L5 节段置于关节突上的两根脊柱穿刺针的侧位图。b. 从手术台头侧看，显示与脊柱的会聚角为 15° ~20°

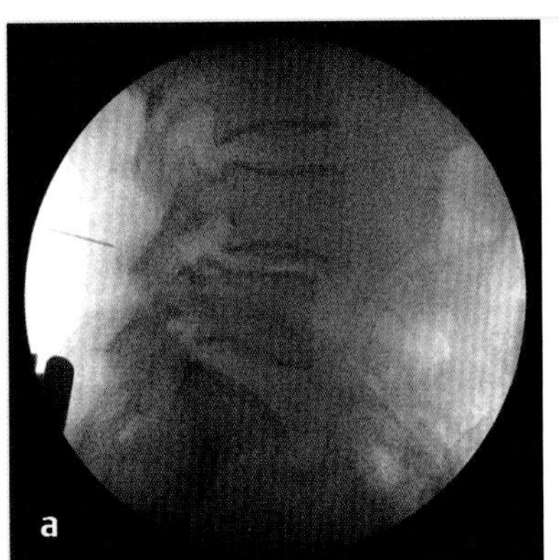
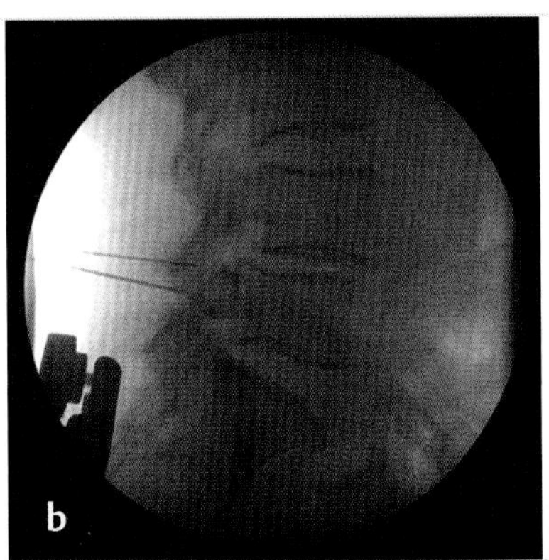
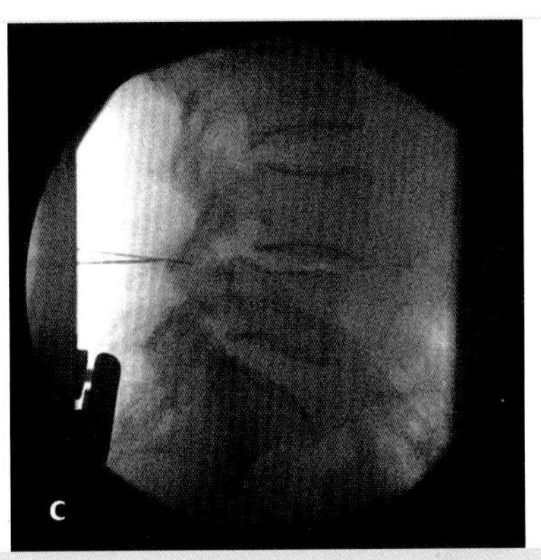

图 4.16　确认 L4~L5 微创经椎间孔腰椎融合术治疗 L4~L5 节段Ⅰ级腰椎滑脱的手术切口。侧位透视图像显示 20 号脊柱穿刺针穿过切口 1cm 的线并停靠在关节突上。a. 脊柱穿刺针轨迹欠佳，说明需要将切口调整得更低，以便通过入针点实现完全平行于椎间隙的轨迹。b. 在获取第二张透视图像前调整 20 号针的位置，将第二根脊柱穿刺针（18 号）停靠在关节突上，同样需要调整。c. 在最后的透视图像之前，对 18 号脊柱穿刺针进行了调整，该图像显示两根针处于最佳的轨迹，以定位通道的轨迹并对脊髓进行减压

钉提供理想的轨迹。如果，当触诊棘突时，你若发现中线离你有一段距离，筋膜开口就需要在皮肤切口的内侧。皮肤比胸腰筋膜更适合这些调整。在理想情况下，筋膜开口位于皮肤切口的内侧，在关节突和椎弓根上形成一个从外侧到内侧的内收轨迹。

我用电刀切开筋膜，就像传统的开放手术一样。筋膜开口需要比皮肤切口长 10% 左右。请记住，L4~L5 微创 TLIF 的皮肤切口只有 28mm，但椎弓根之间的距离可能高达 32~34mm。因此，稍大的筋膜开口将允许通道在头尾方向上倾斜。如果不能充分打开筋膜，将导致难以确定头侧和 / 或尾侧椎弓根螺钉的入钉点的情况。

4.9.2　置入微创通道

当用电刀切开筋膜时，在关节突上寻找一个解剖平面，类似于胸锁乳突肌内侧的解剖平面，它在颈椎前路椎间盘融合术中直接通向脊柱。正确的筋膜切口可使多裂肌外侧直接在关节突上进行钝性剥离。用食指尖直接触诊关节突穹隆处表明找到了正确的解剖平面。沿着同一平面，上下两个节段的横

突应能立即摸到。在学习曲线的早期，将扩张器放置在头侧和尾侧横突上，以确保筋膜充分松解并置入椎弓根螺钉，这可能是有帮助的。确认显露范围可以在切开放置初级扩张器后几分钟内完成。

要进行手术的节段的关节突关节面是扩张的目标，因为它是整个手术的中心参考点。我用示指（食指）将初级扩张器引导到关节突上，并将其固定在适当的位置，以获得确认的透视图像（图 4.17）。在这一点上从中外侧的角度在脊柱上画一个会聚轨迹。在对接扩张器时设置适当的角度是至关重要的，以防止在固定脊柱时与进入口叶片发生挣扎。从中外侧的角度来看，在脊柱上呈现了一个会聚的轨迹。在置入扩张器时给予适当的角度是至关重要的，以防止在固定脊柱时与通道相互影响。如果以 10° 的会聚角固定通道，将很难（如果不是不可能的话）使椎弓根螺钉达到 25° 的角度。若微创通道的角度与椎弓根的角度不匹配，将导致通道和椎弓根螺钉的螺丝刀相互影响。为了防止这种情况的发生，我投入了必要的时间来仔细设置微创通道的轨迹。

如图 4.6 所示，腰椎各椎弓根具有理想的会聚角。我努力用微创通道来匹配这个角度。L5~S1 的理想角度为 30° ；L4~L5 为 25° ；L3~L4 为 20° ；L2~L3 为 15° 。沿理想的会聚角置入通道，有利于椎弓根螺钉的置入、减压和椎间植入物的放置。

利用透视图像确定矢状位轨道，以确保得到一个平行于椎间隙的轨迹。初级扩张器的位置与计划的皮肤切口的 1cm 线标记精确相关（图 4.17）。我设定了理想的轨迹，将通道固定在关节突上并将手术通道扩张至 22mm。只要保持相同的轨迹，就不需要获得进一步的透视图像，满足了我们最小化辐射暴露的先决条件。当扩张到更大的直径时，我的手感受到了扩张器覆盖关节突的触觉。其感觉是在球体上加一个圆柱体（图 4.18）。

大直径扩张器的精确定位有助于最后几个扩张器的稳定。扩张器的直径现在已经超过了关节突基底的直径。最后一个扩张器边上的数字决定了微创通道所需的最小直径。消毒人员置入可扩展的微创通道与适当的套筒长度。把微创通道从扩张器上滑到关节面上。在这一点上额外的透视图像确保微创通道完全平行于椎间隙。一旦我确定了理想的位置和轨迹，就用向下的压力将微创通道固定在手术台固定臂支架上，以减少肌肉的蠕动（图 4.19）。

4.9.3 暴露

椎弓根螺钉置入过程中可能出现的困难的根本原因是入路轨迹不佳和解剖结构暴露不足。在早期的经验中，作者认识到在旁正中的微创入路中显露椎弓根螺钉入路点比从中线显露在技术上更容易。毕竟，通道口直接位于相关解剖结构之上，使入钉点在我们的视线范围内，以提供一个到达椎弓根的最佳轨迹。相反，中线入路在到达脊柱外侧缘和增加会聚角方面存在重重困难。减少肌肉蠕动是完成显露操作最重要的细微差别。当将牵引器固定在手术台的固定臂上时，施加恒定的向下压力是至关重要的。在整个暴露过程中，如果开始出现肌肉蠕动，那么再次用向下的压力重新调整通道可能会改善暴露。取出扩张器，如果能熟练地将可扩展的微创通道固定在关节突上，就能看到关节突和硬膜囊。如果暴露良好，通道周围应该很少有肌肉组织阻挡。

在早期经验中，我所犯的错误是过早地打开微创通道。在取出扩张器后立即打开通道的接口，几乎一定会导致肌肉蠕动，这将阻碍你在接下来的手术中看到相关的解剖结构。我很快了解到，保持通道口关闭是必要的，直到整个 22mm 直径的扩张器内的肌肉和软组织消失。

与显微椎间盘切除术暴露相似，将 TLIF 暴露区域划分为 4 个象限，代表暴露序列，从外侧安全区域到更有潜在危险的内侧区域。暴露关节突的过程以象限的顺序方式开始。图 4.20 演示了通过微创通道的暴露。

在进一步进行该技术之前，有必要对暴露和置入椎弓根螺钉的学习曲线下的区域进行评论。我清楚地记得我最初的几个病例采用的是辅助微创手术，在手术中，我最恐惧对中间区域的治疗。这些早期病例的暴露非常缓慢。对解剖的不确定性减慢了我的速度，因为我害怕操作失误进入椎管。随着经验的积累，我工作起来更有把握了。因为我感觉到了扩张和固定通道给我的触觉反馈。用向下的压力固定通道以减少肌肉蠕动。在我用电刀把它暴露出来之前，就开始深入地观察解剖结构，并将思维从对脊柱解剖的识别记忆转变为对深度解剖的回忆。很

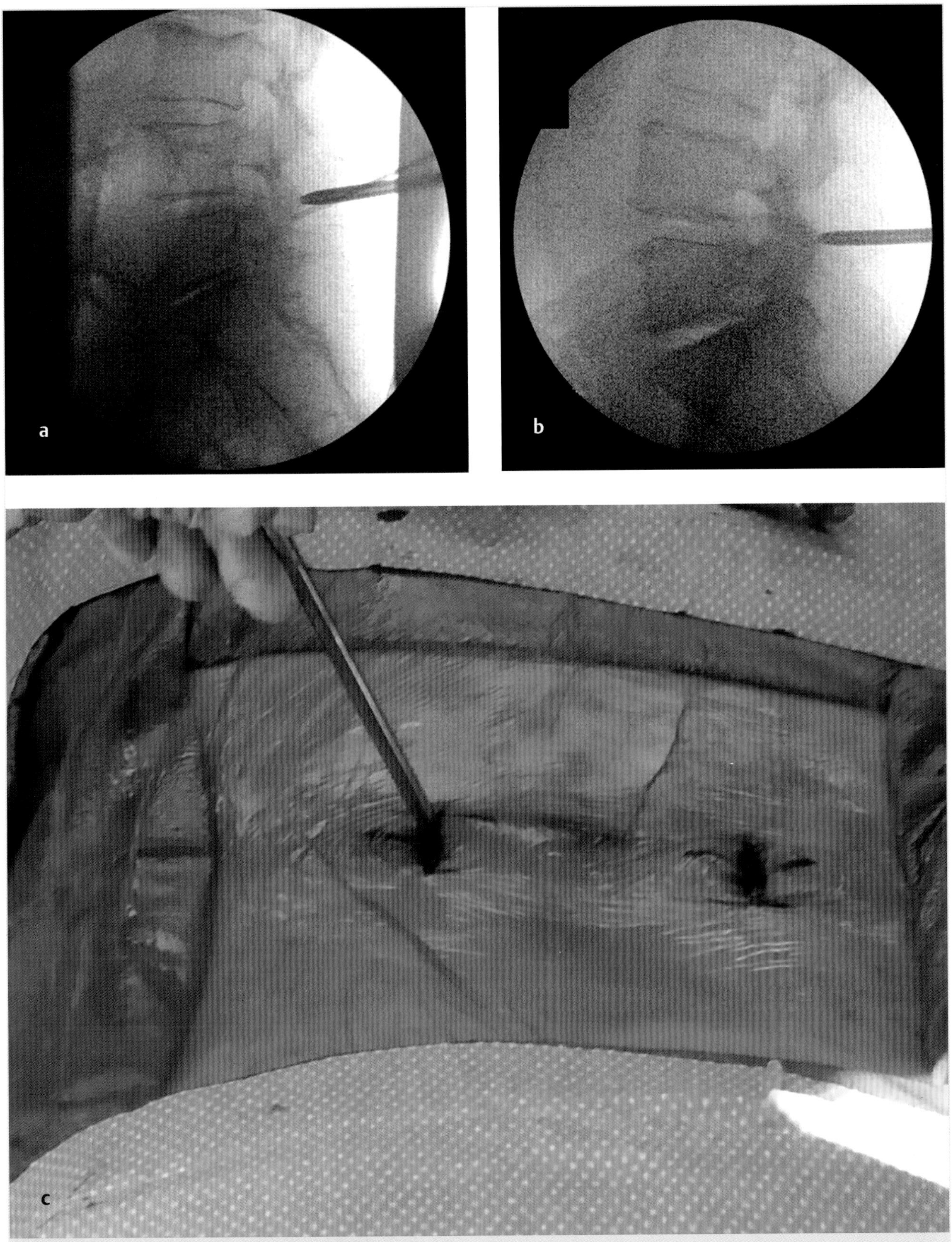

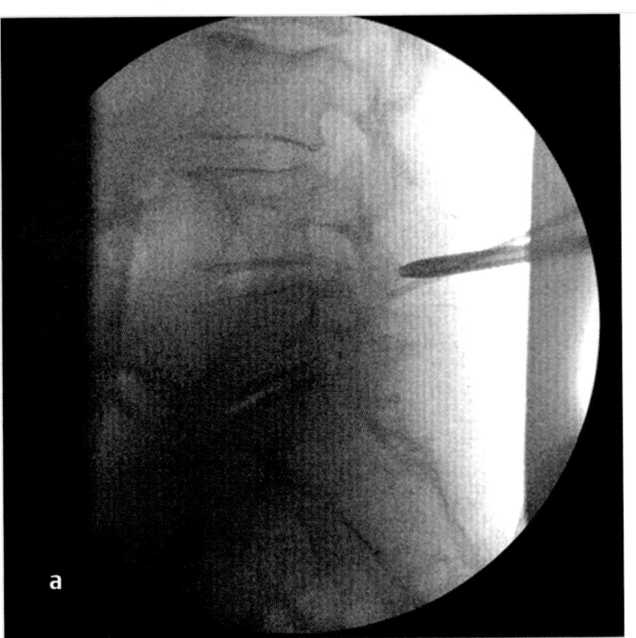

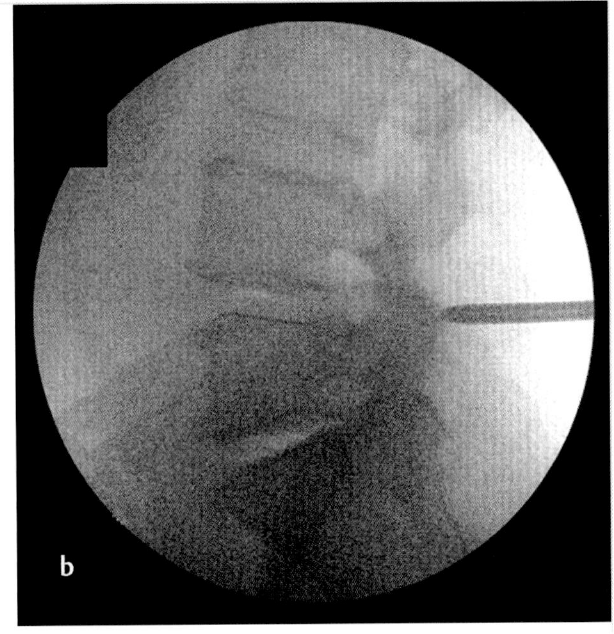

图 4.17　初级扩张器的放置。两个放置初级扩张器的例子。a. 侧位透视图像显示初级扩张器牢固地固定在关节突上并平行于椎间隙。b. 用于 L4~L5 Ⅰ级椎体滑脱的初级扩张器的侧位透视图像。随着扩张器的增大，扩张器逐渐覆盖关节突关节。c. 术中照片显示利用 1cm 线引导初级扩张器的放置

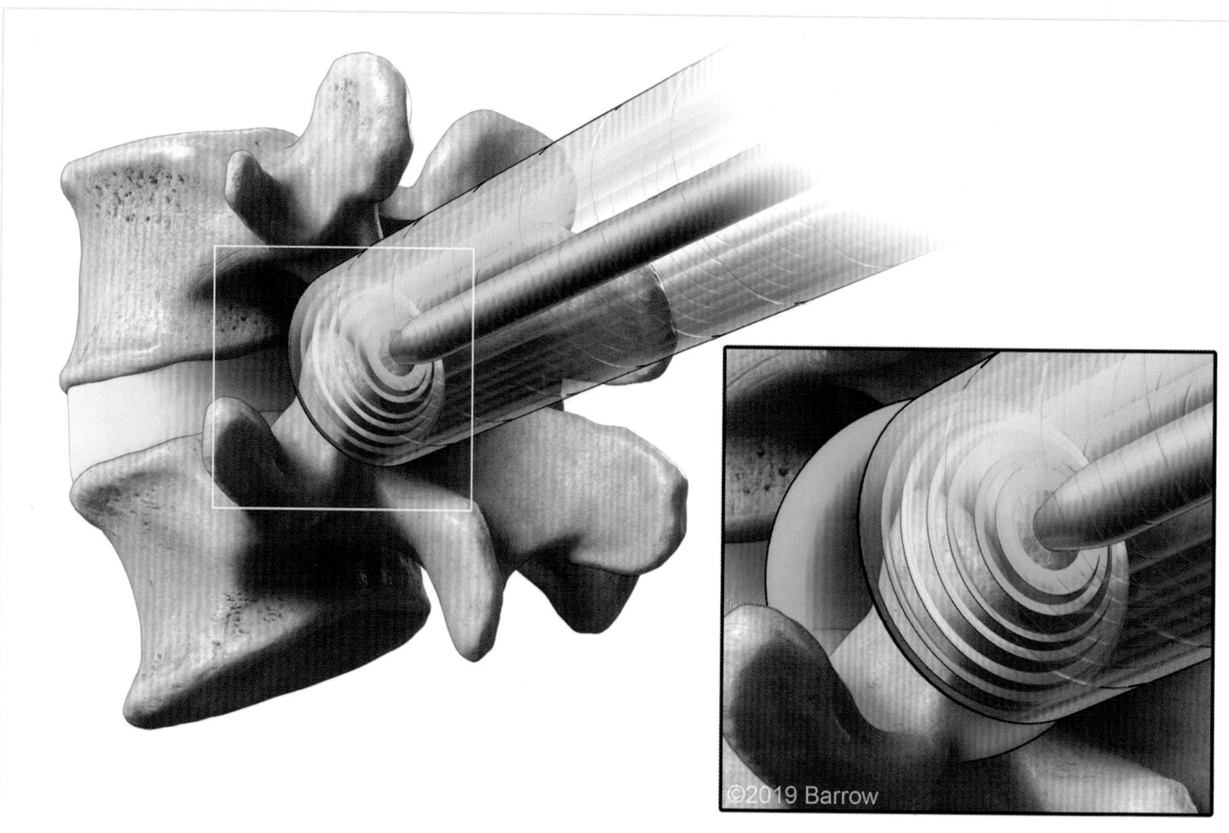

图 4.18　置入微创通道。一个圆柱体盖在球体上的插图说明了当放置更大的扩张器时覆盖关节突的概念。初级扩张器固定在关节突的顶部，随后的扩张器开始覆盖关节突并缓慢撑开肌肉和软组织

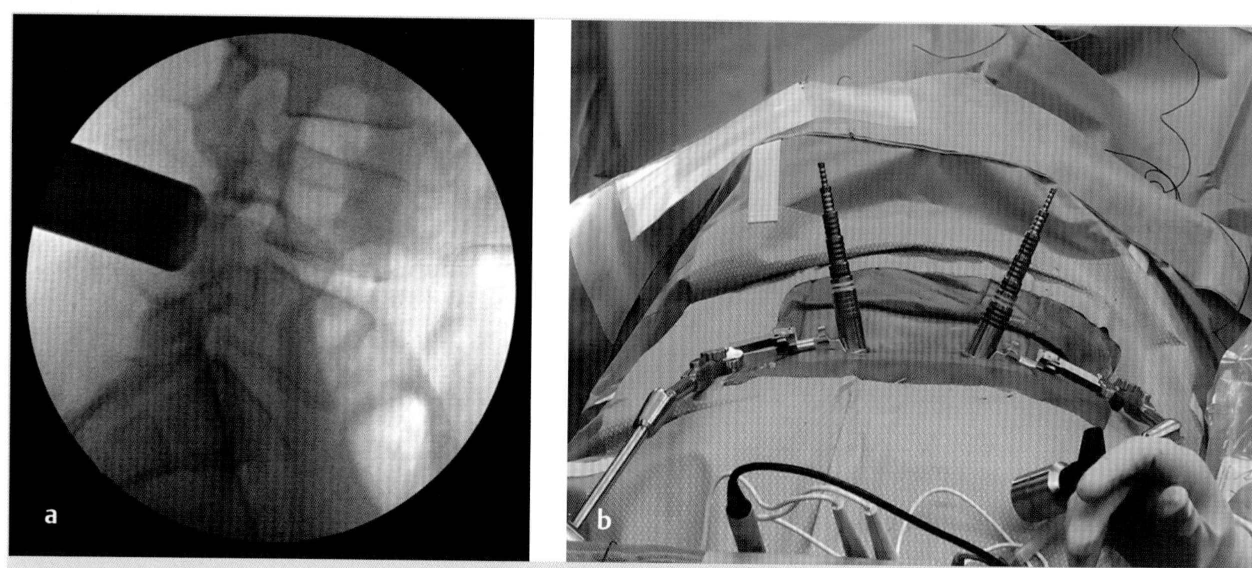

图 4.19　将微创通道固定在关节突上。a. 侧位透视图像显示有一个微创通道，扩张器固定在原位。在矢状面上获得与椎间隙平行的轨迹。注意，尾侧的椎弓根螺钉的入钉点已经在视野范围内。头侧椎弓根螺钉的入钉点只差几毫米。b. 术中照片显示关节突的外侧至内侧的会聚角

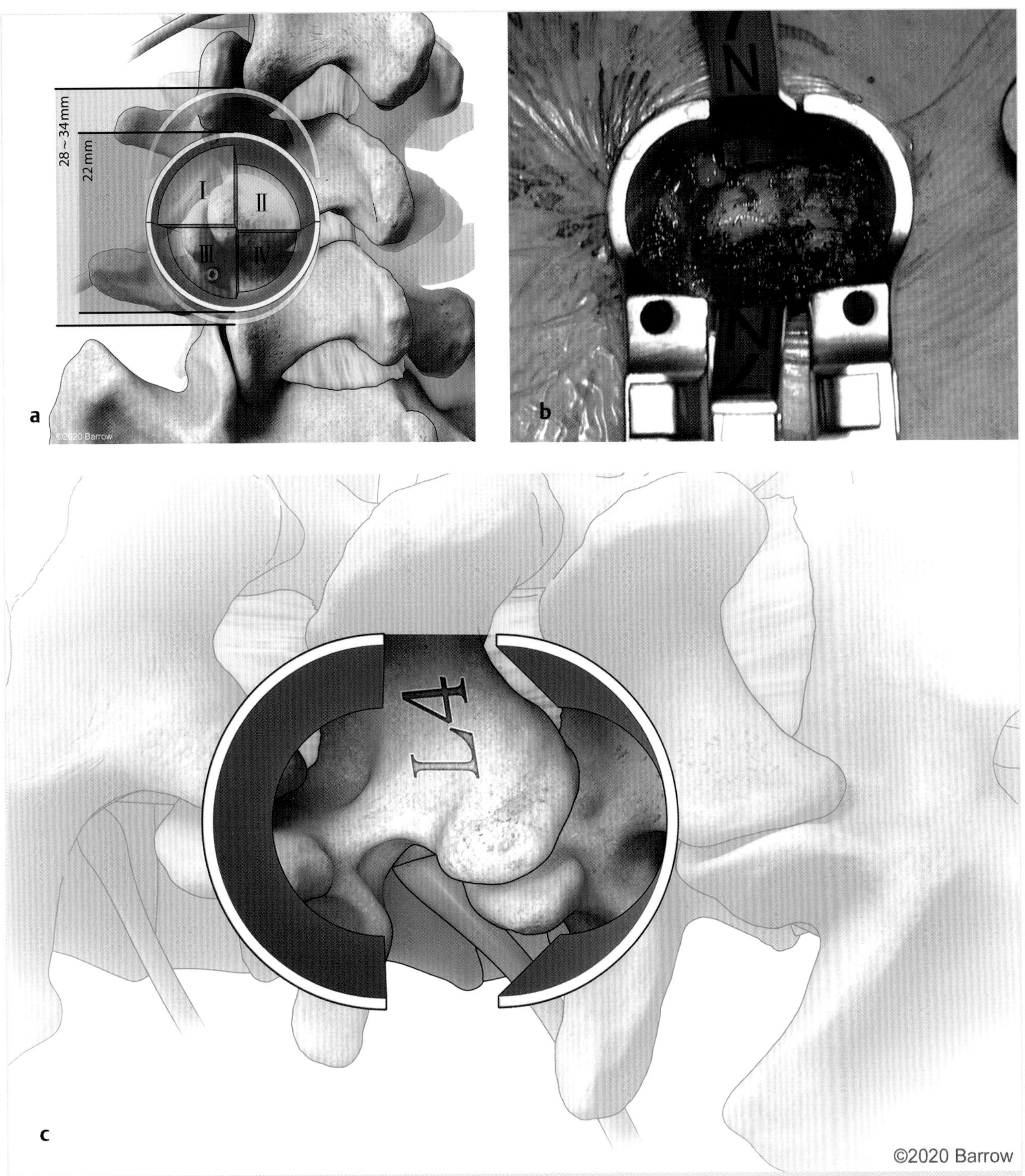

图 4.20　微创经椎间孔腰椎融合术（MIS TLIF）暴露。a. 暴露关节突的顺序说明。象限Ⅰ是最安全的象限，从象限Ⅰ开始，按图示顺序进行。随着通道的打开，了解从椎弓根到椎弓根的距离变得很重要。如图所示，通道可能需要包含高达 34mm 的椎弓根间距离。b. 显示 MIS TLIF 暴露的术中照片。通过有效的暴露可以看到关节突峡部、整个关节面和椎板。c. 手术示意图

快我就深度重建了解剖结构，用触觉、透视图像和解剖目标的直视填补了直视的漏洞。很快，操作从费力缓慢到快速高效。在 50 例手术后，我可以在做好切口后 30min 内置入 4 枚椎弓根螺钉。比起透视图像，我更多地依赖于触觉反馈和直视，这填补了看不到中线的空白，以保持我的方向。克服有限的接触和定向障碍是学习曲线的要素，你必须在头脑中努力实现高效。

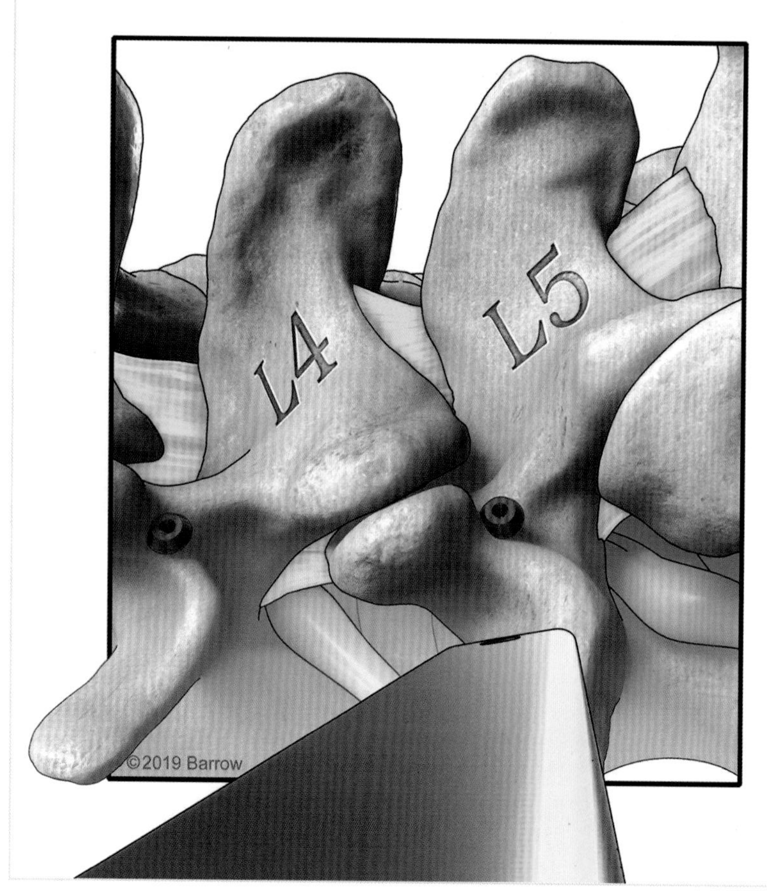

图 4.21 L4~L5 经椎间孔腰椎融合术尾侧椎弓根螺钉入钉点示意图。抽吸牵开器将软组织吸开，显露出横突。当 L4~L5 关节面全部显露时，L5 关节突峡部的上面应该很容易看到。明确显露峡部、横突和关节突，以可靠地显露椎弓根螺钉入钉点。根据本图所示，只需单张透视图像就可以确认椎弓根螺钉入钉点

暴露从远离神经结构最安全的象限开始，从椎弓根螺钉入钉点的尾侧开始，在那里可以清楚地看到横突和关节突。如果对关节突有良好的感觉，可以暴露内侧边界，避免暴露椎间隙。

一旦暴露了这部分的整个侧面，就可以在头侧和尾侧方向打开通道口。你会发现，随着肌肉蠕动到通道周围，当你打开通道口时，有更少的蠕动。打开通道口时，必须记住腰椎各节段椎弓根到椎弓根的距离（图 4.4 和图 4.6）。这种可扩张的通道打开得比解剖学所规定的要宽得多。不可避免的结果是一堵肌肉墙倒塌，挡在你面前。例如，在 L4~L5 处，L4 椎弓根到 L5 椎弓根的距离为 28~32mm。椎间隙越窄，椎弓根间的距离就越近。由于未扩张的通道直径为 22mm，所以扩张不需要打开超过 6~8mm，便可以到达椎弓根。记住，你仍然有能力倾斜通道，这多使得头侧和尾侧有数毫米的暴露。

如果将通道扩张得太大，周围肌肉必然会挤进暴露处，挡住解剖结构。同样重要的是，过度的肌肉牵拉暴露会导致患者术后更大的不适。因此，我只强调扩张的距离以暴露椎弓根螺钉的入钉点。尽量不要超过椎弓根间的距离。我通常打开的可扩张通道只够容纳内侧牵开器，这个距离通常不超过 5mm。

在显露整个关节突后，我的下一个目标是显露所有椎弓根螺钉入路。为了安全起见，暴露的顺序是从尾部到头侧。例如，在 L4~L5 的单节段融合中，L5 横突距离暴露的 L4~L5 关节突的下外侧面只有几毫米。使用抽吸牵开器有助于向外侧拉动肌肉组织，并通过电刀完成整个横突（本例中为 L5）的显露（图 4.21）。使内侧和外侧暴露更宽。我把尾侧椎体的横突从上到下完全暴露出来。根据解剖学标志，椎弓根对应于横突中部。在 L5 关节突峡部最上面的部分有几处电刀灼烧的痕迹显示了解剖学标志。现在暴露的区域包括 L5 横突、L5 关节突峡部和整个 L4~L5 关节突关节。你现在看到的是第一个椎弓根螺钉进入点（图 4.21）。

回到 L4~L5 关节面，它在视野的中心点，并在头侧操作。沿着 L4 下关节突，因为它融合到 L4 关

节突峡部，但停止在 L3~L4 小关节附近。虽然在置入椎弓根螺钉时，需要暴露关节突的下外侧面（本例中是 L4 椎弓根的 L3~L4 关节突关节），但应注意不要破坏关节囊，从而尽量减少该水平医源性退变的风险。防止关节囊意外电刀烧灼的关键是保持侧向，这一点再怎么强调也不为过。因此，我把我能用眼睛清楚地看到的部分（L4 关节突峡部）和只能用头脑想象到的部分（L4 横突）连接起来。我用解剖重建的方法来“跳跃”到横突上，同时避免 L3~L4 关节突。使用探针尖通过一层薄薄的肌纤维来确定 L4 横突的位置来完成这个跳跃。金属吸盘尖端接触骨头的明显感觉证实了横突正是在大脑重建的地方。使用电刀暴露整个 L4 横突，然后在不破坏关节囊的情况下向内侧轻推 L3~L4 关节突关节。记住，与经皮技术相比，直接观察椎弓根螺钉入钉点的明显优势是消除小关节囊损伤。从关节突峡部跳到横突，确保了运用这种技术并保留了头侧的关节囊。我可以感觉到 L3~L4 关节突的外侧向上推到关节突的外侧，这就是我需要确认 L4 椎弓根螺钉入钉点的全部，两个椎弓根螺钉入钉点现在都在视野内（图 4.22）。

下一个目标是完成减压节段的暴露。回到 L4~L5 关节面继续向内侧暴露，直到看到关节突峡部与椎板和棘突的交界。需要看到椎板和棘突的连接处来完成对节段的完全减压。作者更喜欢在一开始就完成所有这些暴露，这样在置入椎弓根螺钉后，就可以立即过渡到减压阶段。

这是一项很有价值的意志锻炼，用于了解传统的中线开放暴露和微创暴露之间的顺序差异。中线开放入路由棘突引导你到达椎板、关节突、关节突峡部，并最终到达横突。所有这些都按解剖顺序方式进行。中线结构是定位的基础。微创入路以手术节段的关节突为视野中心。关节突是你识别的第一个结构，也是你定位的基础。所有相关的结构在每个方向上都只有几毫米：椎板、关节突峡部和横突。掌握下关节突与关节突峡部结合处的解剖测量和形态，使你能够自信地清除周围的软组织，完成置入椎弓根螺钉和减压的暴露。一旦你掌握了腰椎侧面

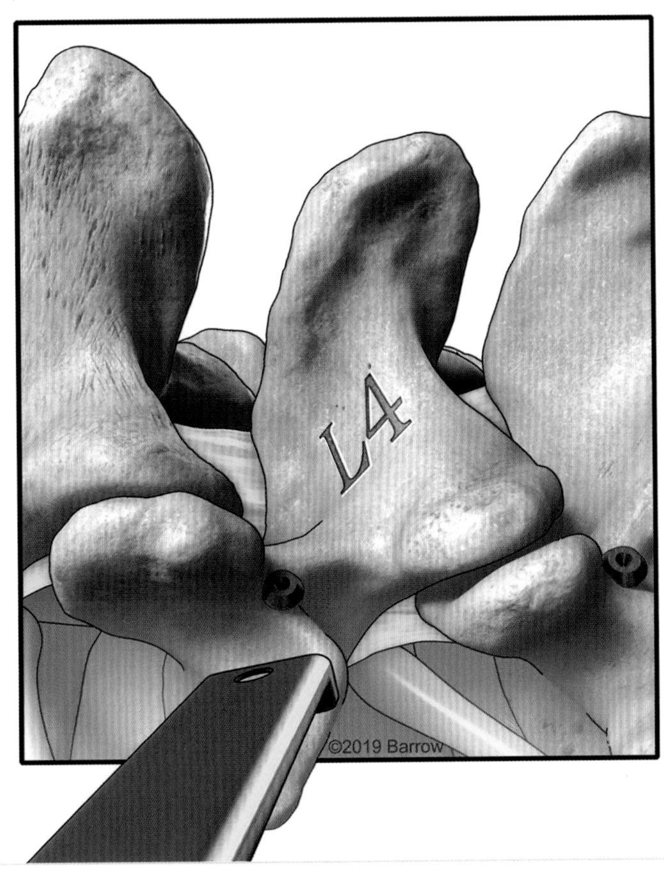

图 4.22　L4~L5 经椎间孔腰椎融合术中从微创通道进入椎弓根螺钉入钉点（L4）的示意图。暴露尾侧椎弓根螺钉入钉点后，暴露椎板和关节突峡部，而不是暴露关节突头侧，此时焦点变成了头侧横突。必须保持头侧关节突关节囊的完整性

的解剖结构，就不会出现无法看到中线结构的情况。这种知识才是真正的视觉器官。

4.9.4 椎弓根螺钉置入

手术前，在患者麻醉期间，我花了相当多的时间查看患者所有的放射检查结果。回顾了正位和侧位片，寻找到了使成像和固定具有挑战性的两个特别的特征：冠状位失衡和滑脱。冠状位失衡可能会使获得理想的侧位透视图像具有挑战性，它促使我在手术前与放射技师讨论这种可能性，以便他们在第一张图像之前就能预期使用透视机进行位置调整。当选择一个似乎与其他椎弓根螺钉不一致的入钉点时，意识到侧向滑脱是有意义的。最后，测量椎弓根的宽度，并在打算测量的水平上选择入钉点和角度。根据作者的经验，这种术前规划的价值是不可估量的，因为在它切开之前就已经开始了解剖的深度重建。

我在下面描述的椎弓根螺钉置入技术是利用解剖结构的直视化进行的，以减少安全置入螺钉所需的透视次数。Lenke 和他的同事在他们的徒手技术中所支持的原则都包含在下面描述的技术中。该技术的优点是通过微创通道，作为参考来校准椎弓根开路器、探针或椎弓根螺钉的轨迹。以这种方式来使用微创通道，有助于减少电离辐射的暴露。避免正位透视，而是在探查、叩击和置入椎弓根螺钉的整个过程中都仔细评估我的角度。此外，在整个过程中的每一步都应使用电生理刺激，以最大限度地降低椎弓根破裂的风险。

微创手术不应成为增加透视检查使用的通行证。相反，鼓励你培养一种恰恰相反的心态。你应该考虑为直接暴露入钉点和微创通道提供一个与椎弓根一致的轨迹，以减少透视的需要。

只有在暴露了所有椎弓根螺钉入钉点后，才把荧光镜带回到其先前的标记处。在理想的情况下，由 2 名外科医生同时进行手术，上述暴露应同时进行，完成时间不超过 15min。如果是独自操作，应在开始使用透视机之前完成两边的显露。当完成暴露后，将透视机推回原位，将钻头放置在关节突峡部、横突中部和下关节突的连接处。用一张侧位透视图确认通道入口的位置。进入点的理想位置是在椎弓根的上半部分（图 4.23）。根据关节突的退变程度，

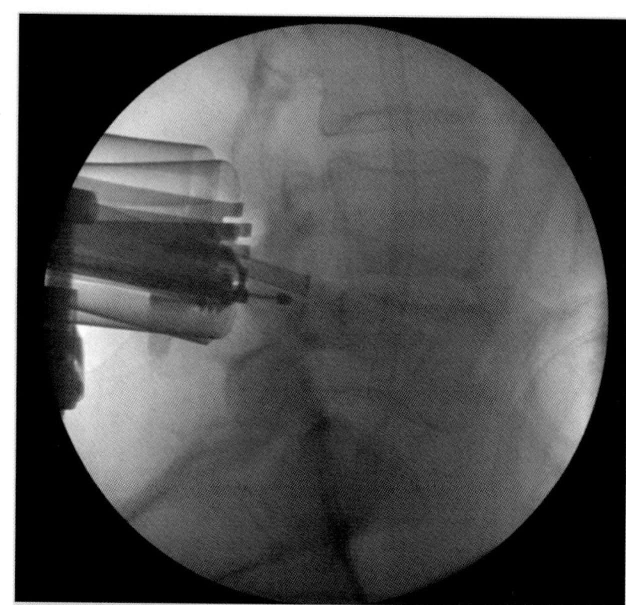

图 4.23 确认椎弓根螺钉入钉点。侧位透视图像证实了入钉点。钻头的尖端位于峡部、横突和关节突的交界处。由于入钉点清晰可见，所以不需要正位透视图像。虽然 L5 的椎弓根看起来很整齐，L4 椎弓根却不然。图像显示双阴影穿过椎弓根，需要在固定 L4 椎弓根前调整透视机的位置

可能需要磨除关节突的外侧面以充分暴露入钉点。用微创钻头在皮质骨上制造一个缺口，以揭开松质骨椎弓根的峡部。

关于手术顺序，作者倾向于从尾侧椎弓根开始，然后将椎弓根入钉点对齐，以便于置棒。然而，对于一个椎体的椎弓根的侧位透视图像相对于另一个椎体的椎弓根的位置是理想的，且并不罕见。在这种情况下，首先从具有理想水平的横位透视图像的椎弓根开始对齐，不管它是头侧椎弓根还是尾侧椎弓根（图 4.23）。在刺穿椎弓根之前，在 L4~L5 TLIF 没有冠状位失衡的情况下，应为两枚椎弓根螺钉入钉点钻孔。将钻头的尖端放在关节突峡部和 L5 横突的连接处，同时推向 L4~L5 关节突的下侧。透视图像确认了理想的入钉点，并钻了导向孔（图 4.23）。对 L4 椎弓根重复相同的过程，并获得了另一个透视图像，以确认 L4 入钉点。然后我用椎弓根探针探查皮质骨裂口以探查松质骨。根据椎弓根的不同，内外成角也不同。对于骶骨椎弓根轨迹，其角度可能高达 25°~30°，而对于 L3 椎弓根轨迹，其角度可能只有 5°~10°。

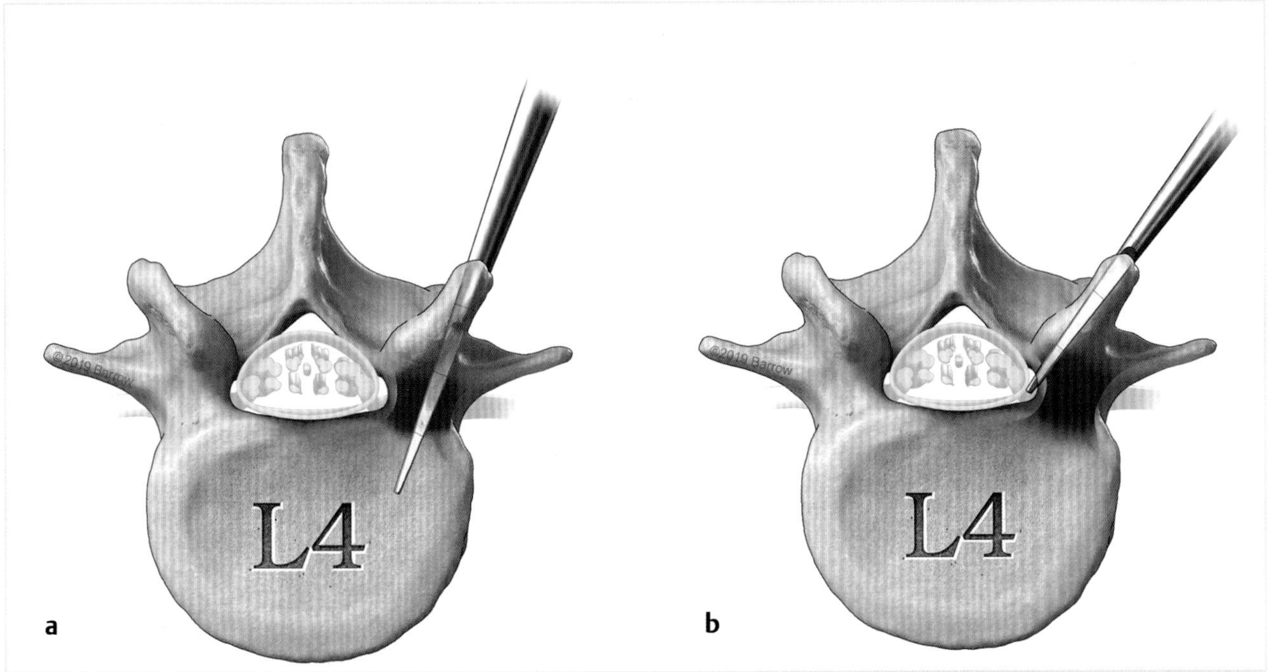

图 4.24　探查椎弓根。a. 椎弓根探针按适当轨迹探入。与遇到椎弓根皮质骨内壁的硬阻力相比，椎弓根探针尖部触碰到松质骨的明显触觉反馈是一种独特的触觉感受。b. 在探测椎弓根时存在一个潜在的陷阱。在刺入椎弓根时遇到较大的阻力可能是椎弓根探针的尖端抵住椎弓根皮质骨内壁的一种迹象。如果不进行调整，而是继续沿着这个轨迹前进，就会导致椎弓根内壁出现破裂口。意识到椎弓根探查的感觉和对任何阻力的评估，可以调整轨迹再次找到松质骨

用来描述椎弓根探针移位松质骨进入椎弓根的无可争议的感觉的术语是“椎弓根”。当探针前进时，更多的是摆动而不是推动，给你的手掌带来一种松质骨嘎吱嘎吱的柔软触觉感，证明你正在体会这个新词的定义。探针在椎弓根的推进可以让你准确地感觉到你在椎弓根皮质骨内壁上，并沿着理想轨迹的正确方向前进(图4.24a)。探针前进时阻力应很小。如果遇到较大的阻力，很可能是椎弓根探针的尖端紧挨着椎弓根不可超越的皮质骨内壁。如果出现这种情况，请暂停并重新评估。强迫椎弓根探针抵抗阻力容易造成椎弓根内壁破裂。不可使用锤子。

破裂口是在遇到了重大阻力之后出现的，而一开始根本没有阻力。确保自己了解椎弓根的解剖结构，继续将探针沿着错误的路径推进，强行穿过阻力（4.24b）。我错误地认为再次探查到了椎弓根的松质骨，因为经过一些最初的阻力后，探针开始再次容易地通过。当把探针电流调到 20mA 时，我惊人地发现患者的腿开始了一种节律性复合运动。实际上，我已经使椎弓根探针的尖端穿过椎弓根的皮质骨。随着皮质骨的破裂，阻力消失，探针再次向前推进。因此，如果你遇到了突然消失的阻力，应立即停止。并取出椎弓根探针，用球形探针检查椎弓根内壁的完整性。根据入针点、轨迹和椎弓根的形状，推断破裂口可能在内侧或外侧。用球形探针触诊椎弓根，总是能发现破裂口与错误的轨迹。

现在，我的技术已经从多年来无数次的错误中发展起来，遇到的任何阻力都会让我停下来。我可能会检查侧位透视图像，重新评估轨迹和入针点，或刺激探针（使用电生理监测）电流高达 20mA，以观察它是否产生复合运动动作电位。如果我在重新评估入针点和角度后仍然无法探查椎弓根，我便会拍摄正位透视图像，并从另一个角度来观察椎弓根。无论如何，经验告诉我不要强迫椎弓根探针通过明显的阻力。相反，调整了角度后，探针的尖端轻松地找到了松质骨。

当插入椎弓根探针 30mm 时，会拍摄透视图像，以确保最佳轨迹，并将探针刺激电流调到 20mA，以确保没有产生复合运动动作电位。10mA 以下的阳性反应可能表明椎弓根内壁发生了破坏。任何低于 20mA 的反应都会自动提示要拍摄正位图像和可

能的“猫头鹰眼”图像（从椎弓根向下的角度视图）。活跃的电刺激表明我对椎弓根的解剖还有一些不了解，我需要更多的信息来继续。如果在 20mA 时没有产生复合运动动作电位，则继续测量椎弓根（图 4.25）。

应努力让螺钉轨迹与终板平行。我通过探针额外的 10mm，总深度为 40mm 时，如果解剖结构允许的话，仍然可以调整轨迹。注意探针在微创通道内的位置，并将其作为探针和椎弓根螺钉轨迹的参考。

在不刺激走行根的情况下，我会使用球形探针确保椎弓根的完整性。若没有产生复合运动动作电位，我不会认为椎弓根是完整的。Lenke 及其同事在神经外科文献中对电生理监测置入椎弓根螺钉的最

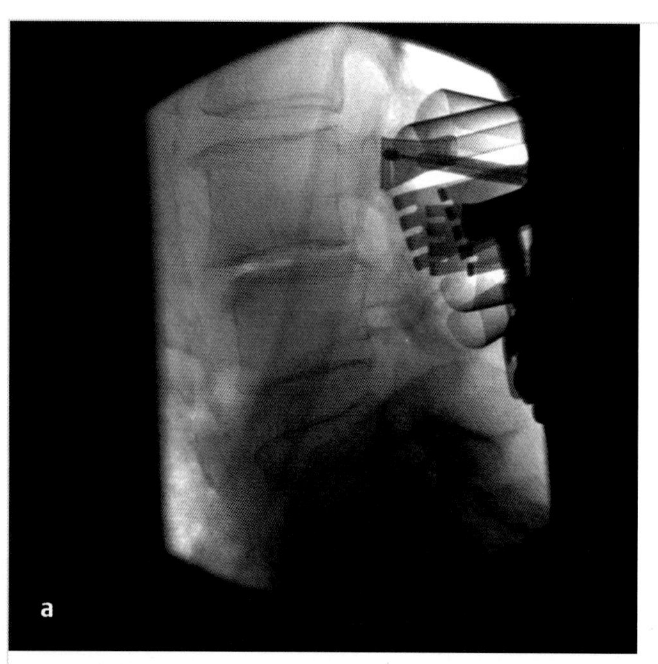

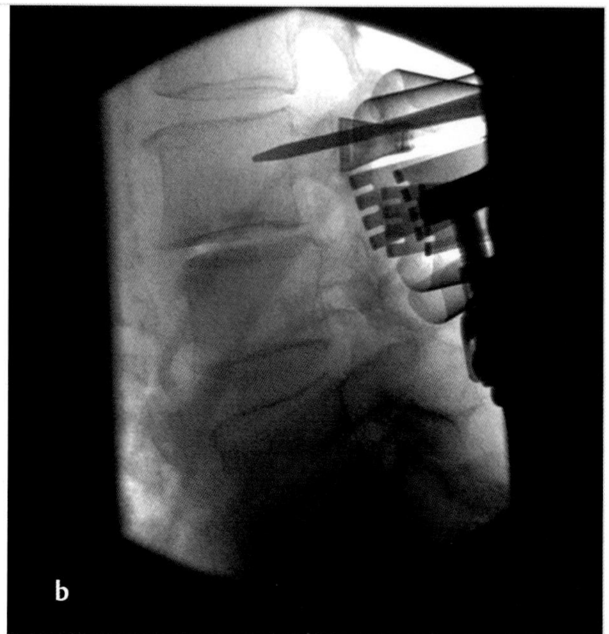

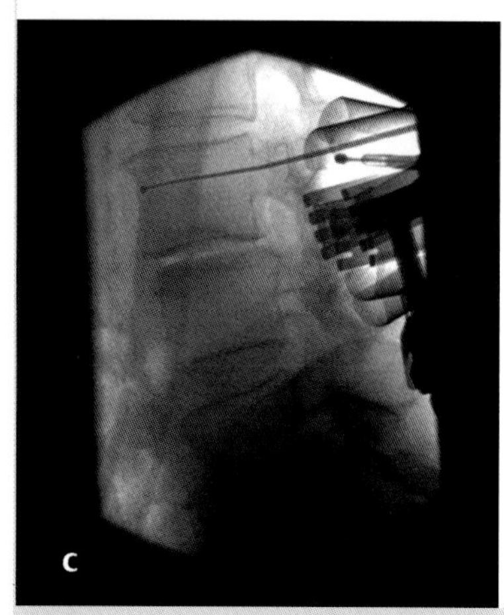

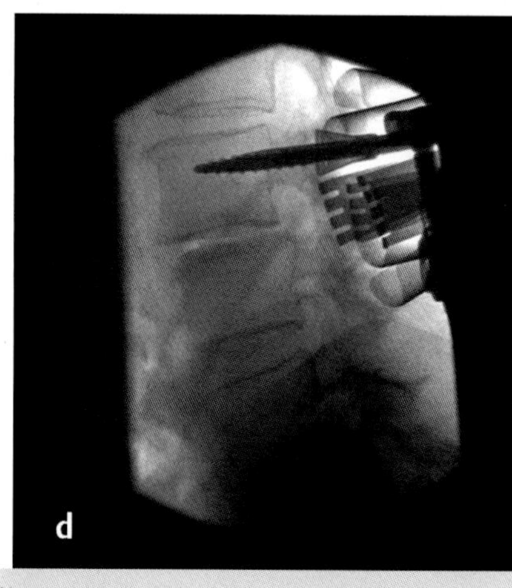

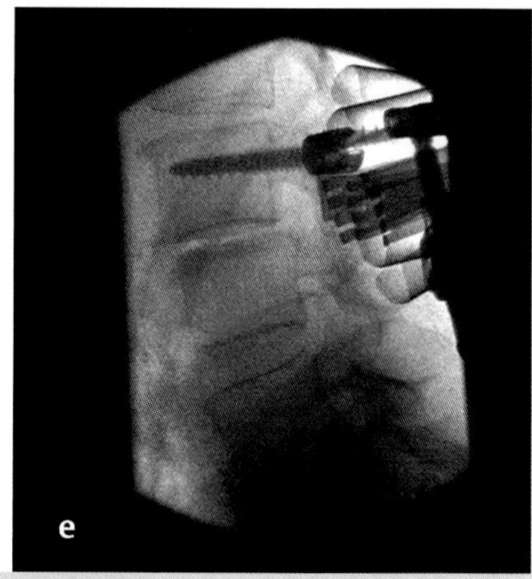

图 4.25 L3~L4 经椎间孔腰椎融合术伴严重冠状位失衡的透视顺序。a. 侧位透视图像显示钻头确定椎弓根螺钉入钉点。在这种情况下，C 臂左右摇摆的透视提供了理想的通过 L3 椎弓根的侧位视图，而不是 L4 椎弓根的理想的侧位视图（注意 L4 椎弓根的双重阴影）。首先固定 L3 椎弓根，然后调整 C 臂左右摇摆来透视 L4 椎弓根。b. 侧位透视图像显示一个尖锐的椎弓根探针。一旦插入 30mm，电刺激椎弓根探针以排除内侧壁破裂口。没有复合运动动作电位并不一定排除侧方破坏。c. 球形探针确保椎弓根内侧壁的完整性。注意由在对侧操作的第二名外科医生确认钻孔在对侧。d. 了解探针的长度有助于确定螺纹埋在侧位透视图像上时螺钉的长度。在这张侧位透视图像中，带有螺纹的探针为 37.5mm。回顾到椎体前部的距离，需要置入 45mm 椎弓根螺钉（注意椎弓根探针在对侧椎弓根中的移动）。e. 按照在右侧已经置入的椎弓根螺钉，将 L3 的椎弓根螺钉放置在左侧。椎弓根螺钉与终板平行，达到椎体深度的 80%

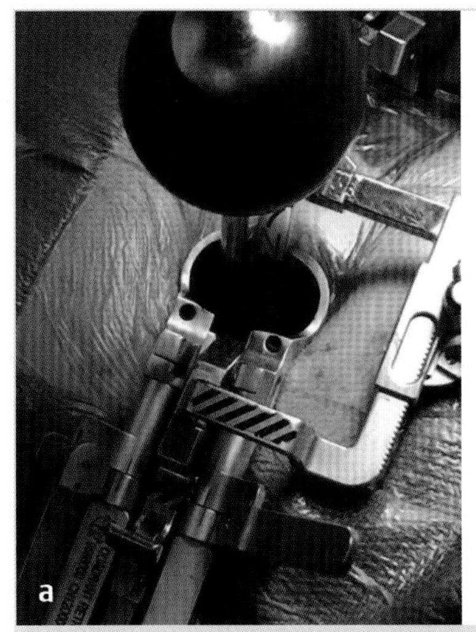

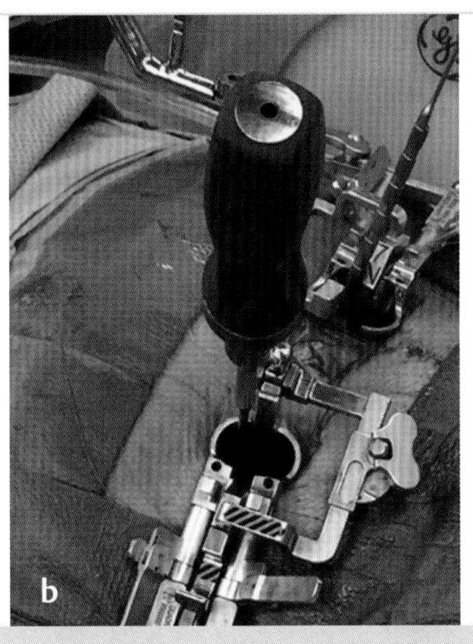

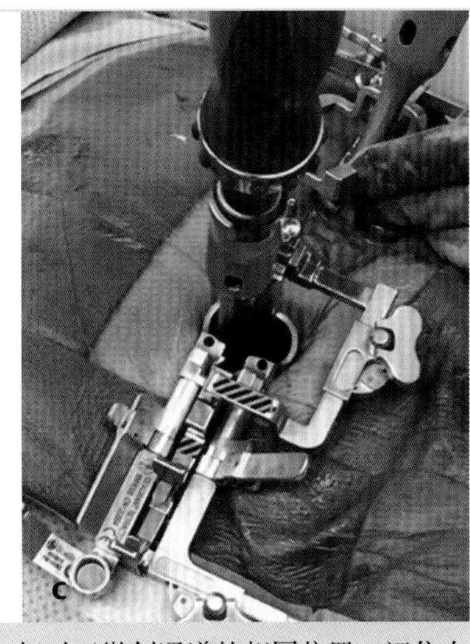

图 4.26　术中照片显示椎弓根探针（a）、丝攻（b）和椎弓根螺丝刀（c）相对于微创通道的相同位置。记住在撑开器的参照框架内器械的位置，有助于减少对透视的需要，并将对患者、外科医生和手术室工作人员的辐射降到最低

全面分析中强调了这一原则。应使用球形探针确认椎弓根的所有5个侧面，椎弓根的“底部”，总是我检查的第一个边界，代表椎体或椎板的前部。若没有底部则通常表明发生了侧方破裂，这是轨迹处理不充分的结果。如果底部探测完好，我会继续确认椎弓根的内、外、上、下壁。

使用的椎弓根丝攻的直径比在术前计划中确定的椎弓根螺钉的宽度小一个尺寸，也就是说，如果计划放置一枚7.5mm的螺钉，就应该使用6.5mm的丝攻。我沿着与椎弓根探针相同的轨迹置入椎弓根钉丝攻，拍摄最初的透视图像以确保椎弓根内的轨迹，并在椎弓根丝攻的螺纹被埋入时拍摄下一张透视图像。微创通道可以作为进入椎弓根的各种器械的参考框架。图4.26显示了椎弓根探针、丝攻和椎弓根钉螺丝刀的相对位置。其中，椎弓根探针、丝攻和椎弓根螺丝刀相对于通道的位置都是相同的。在脑海中保持这些器械相对于通道的位置，可确保相同的轨迹，这比任何透视图像都更具有价值。

了解丝攻从尖端到螺纹末端的长度是非常重要的。下面这种方法可以帮助你有效地测量椎弓根螺钉的长度。例如，知道丝攻端距尖端为37.5mm的螺纹有助于确定要放置的螺钉的长度。通过透视图像，能迅速确定螺钉长度40mm还是45mm的螺钉。

再次电刺激丝攻，若没有产生复合运动动作电位，用球形探针探测丝攻通道，以确保椎弓根的完整性。如果在经椎间孔入路的一侧操作，可以使用通道框架结构和最后一张透视图像来确定轨迹，并将椎弓根螺钉固定到位。如果是对侧，我会在固定椎弓根螺钉之前，分离出横突并在其上填充植骨材料。我发现，在没有拧入椎弓根螺钉的情况下，可以更熟练地将横突分离，并将碎化的移植物用于后外侧融合术。

在一侧放置尾侧椎弓根螺钉的整个过程中，如果有另一位外科医生在操作，他们会同时对对侧进行相同的手术，这有许多优点（图4.27）。首先，它节省了透视辐射照射；其次，它允许椎弓根螺钉在椎体内与另一个椎弓根螺钉对齐，并在侧位图像上显示一个椎弓根螺钉，这是一个工艺要素；再次，它允许两名外科医生通过同时将两根穿刺或两根椎弓根探针放置到位来确认融合程度。

在确定头侧椎弓根螺钉的入钉点时，外科医生可以使用尾侧椎弓根螺钉作为参考来建立入钉点。在没有侧向滑脱或严重的冠状位失衡的情况下，入钉点应与尾侧椎弓根螺钉一致。重复操作，可以找到关节突峡部、横突和下侧关节突的连接处。用一张侧位透视图像确认入钉点，重复置入椎弓根螺钉的过程。

在一个简单的案例中，同时置入通道和暴露椎弓根螺钉入钉点需要两名外科医生花费15~20min。置入椎弓根螺钉需要15~20min。因此，第一阶段的总时间应该控制在30~40min的范围内。虽然我努力在30min内完成第一阶段，但有时却要花上1h多。

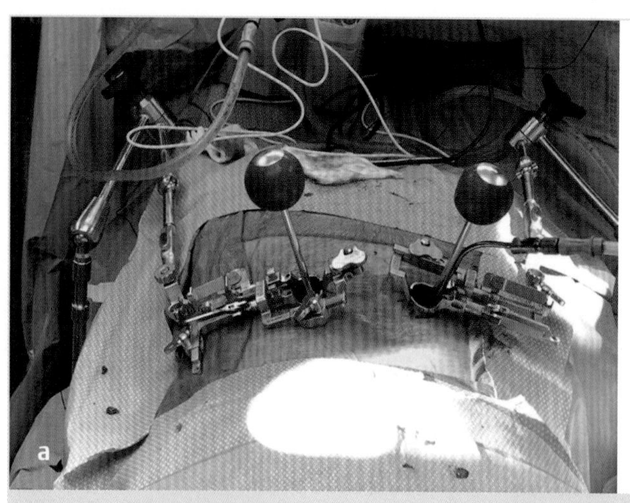

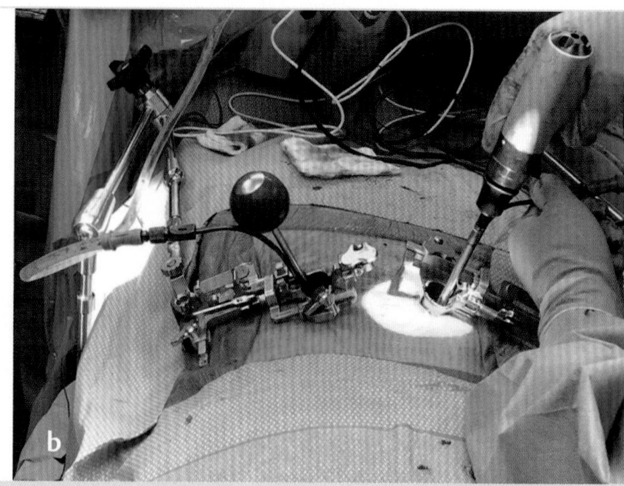

图 4.27　同时穿刺双侧椎弓根。术中照片显示同时穿刺 L5 椎弓根（a）和右侧 L4 椎弓根（b），并丝攻左侧 L4 椎弓根

这些延迟的原因是暴露不良、通道放置不当、筋膜开口不理想、椎弓根破裂需要补救或这些因素的组合。有些病例比其他病例更具挑战性。虽然保持手术的节奏和步骤是有益的，但试图保持时间不能影响手术的安全性或脊柱内固定的基本操作（视频 4.2）。

4.9.5　脊柱微创内固定与辐射暴露

在外科医生进行微创 TLIF 的过程中，放置 4 枚或 6 枚椎弓根螺钉所需的透视次数应该呈下降趋势。花费一些时间直接暴露椎弓根螺钉入钉点并确定这些入钉点的位置比任何透视图像都更有价值。毕竟，这是直视解剖结构的优势。最重要的是，要利用这一优势来减少辐射暴露。在积累了一些经验后，在一个简单的病例中，每个椎弓根很少需要超过 4~5 张侧位透视图像。因此，第一阶段可能用大约 25 张图像完成。前 5 张图像确认脊柱节段，并确定了通道的理想轨迹；接下来的 20 张图像是关于椎弓根螺钉的准备和置入（每个椎弓根 5 张），有时顺利有时不顺利，透视的次数和数量是该过程的指导参数。最后，你应该花费时间来安全地完成该手术操作所需要的透视。

4.10　临时同侧膨胀螺钉

对于读者来说，下面的几段似乎为时过早，因为内容是指手术的置入椎间植入物的阶段，在本章中，我还没有到介绍解压阶段。然而，当完整的椎板、关节突和关节突峡部仍然可以保护神经结构时，就需要在减压前放置同侧膨胀螺钉。在脊柱中放置同侧膨胀螺钉降低了损伤神经结构的风险。本着描述实际手术操作顺序的目的，我将在此介绍基本原理和技术，并在第 4.12 节，手术的第三阶段：试模和椎间植入物的放置中进行进一步阐述。

在 Harms 对 TLIF 的描述中，他建议通过放置临时膨胀螺钉棒和椎弓根螺钉的方式来扩大椎间隙。Harms 会在椎弓根螺钉分散的情况下拧紧固定膨胀螺钉，从而获得并保持扩大的椎间隙高度（图 4.28）。Harms 认为他的技术使他能够更好地进入椎间隙，促进椎间孔高度的恢复，并方便放置椎间融合器。然而，Harms 还描述了螺钉在椎间孔一侧的分散。这种方法可能在开放暴露下有效，但我发现在微创入路中，在经椎间孔入路的一侧放置膨胀螺钉是很困难的。因为这个通道太窄了。由于从外侧到内侧进入椎间隙的轨迹，钉棒的位置阻碍了椎间植入物的空间。尽管如此，我最终认识到 Harms 建议的经椎间孔入路撑开椎间隙的真正好处。但问题是如何将该器械放到一个有限的微创通道内。下面的部分阐述了该问题的解决方案。虽然在本节中涵盖了一些椎间隙手术的基本原理，但目的是介绍一种临时的、同侧膨胀螺钉的概念，以作为外科医生在此通道工作的一种选择。我将在本章后面更详细地描述椎间置入技术。

为了解决微创经椎间孔入路中同侧临时膨胀螺

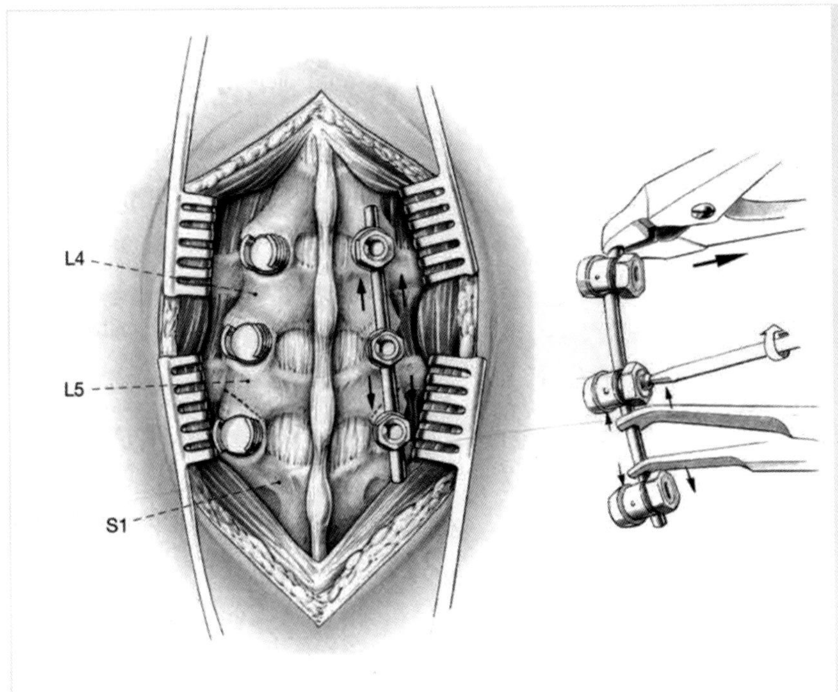

图 4.28 Harms 对经椎间孔腰椎椎间融合技术描述的插图。在本例中，Harms 在钉棒和椎弓根螺钉之间放置了一个撑开器。拧紧固定螺钉，撑开椎间隙，方便了椎间操作。然而，在微创入路中，进入椎间隙的轨迹与钉棒在同一平面上。结果，钉棒阻碍了进入椎间隙

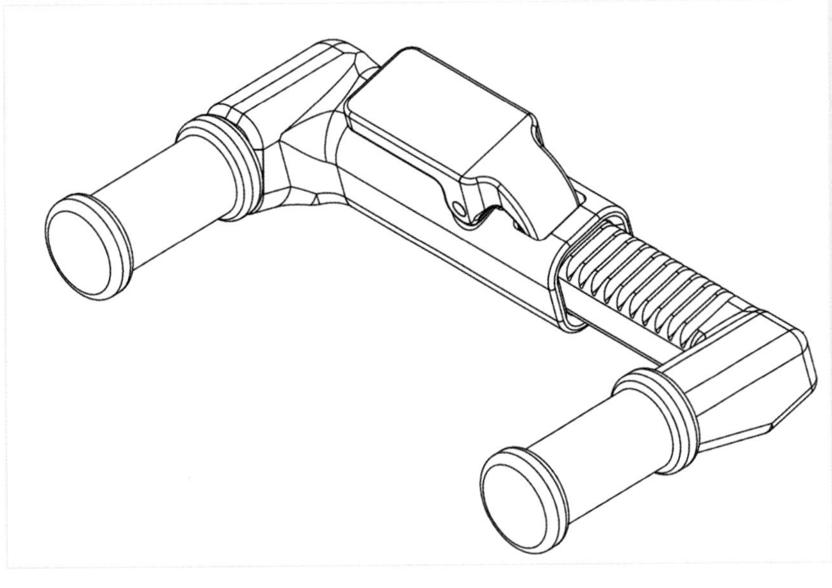

图 4.29 可用于微创入路的临时、同侧膨胀螺钉的示意图。将椎弓根螺钉的尾头旋转 90°，可使扩张钉棒侧移远离椎间孔通道

钉的难题，我制订了一份解决方案必须满足的条件清单。第一，无论采用何种器械，它都不能阻碍经椎间孔通道进入椎间隙的轨迹。第二，该器械可以放置到置入的椎弓根螺钉系统上。第三，该器械必须在微创暴露下容易放置和移除。第四，必须有一种方法来控制扩张，而是像 Harms 最初描述的那样。这种传统的椎弓根螺钉撑开器不适合用于微创可扩张入路。

将椎弓根螺钉的尾头旋转 90° 解决了第一个问题。这将钉棒的扩张部分移出椎间孔通道。与椎弓根螺钉直径相同的临时膨胀螺钉滑入椎弓根螺钉的尾侧，使主臂与椎弓根螺钉成 90°，椎间孔通道保持开放。一种带有袖臂和牵引器插销与弹簧的双组件撑开器系统，以及一个机械臂，获得撑开的高度，打开椎间隙。该双组件撑开器系统避免了额外需要的设备扩展该装置。该设备的第一次迭代如图 4.29 所示。虽然该装置太大，无法通过一个可扩张的微创通道放置，但它成功扩大了椎间隙，并保持了椎间孔通道的畅通。接下来我将减小宽度，以便它能够通过可扩张的微创通道（图 4.30）。在本章前面

讨论的椎弓根间距离的基础上，我设计了可扩张的微创 TLIF 牵引器，它可以从 21mm 扩展至 42mm。

在手术中应用可扩张牵引器时，应将椎弓根螺钉的尾头从垂直位置旋转 90°，用于放置永久性钉

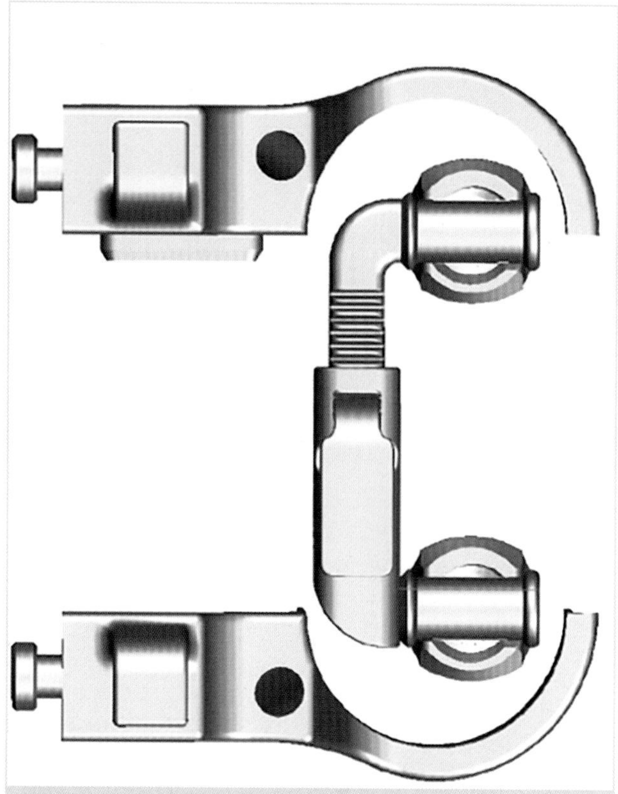

图 4.30　在微创通道内的同侧膨胀螺钉示意图。将椎弓根螺钉从垂直位置旋转 90°，将膨胀螺钉滑入椎弓根螺钉的尾侧。然后拧紧固定螺钉，将膨胀螺钉固定在固定臂上。该器械足够小，可以容纳在一个可扩张的微创通道内，而不会阻碍椎间孔通道

棒。我用持棒器和对齐工具来固定同侧膨胀螺钉。当插入多个椎弓根螺钉尾头时，通过放置固定螺钉以达到固定位置。图 4.31 表明，当处于合适位置时，膨胀螺钉不会干扰神经结构或椎间隙的进入，从而完成椎间融合。

在减压之前，使用目前可用的器械设备，这个临时膨胀螺钉可以很容易地放置和固定。但我更倾向于在暴露神经结构之前先放置同侧临时膨胀螺钉。随着融合器或试模的使用，椎间高度的增加，临时同侧膨胀螺钉获得的高度增量为 1mm。膨胀螺钉获得的高度直接决定我用来扩大椎间隙的试模的高度。试模的最终高度决定了在椎间隙中放置的最终融合器的高度选择。由于膨胀螺钉可以维持椎间隙高度，在移除试模后就无须担心椎间隙塌陷问题（图 4.32）。椎间融合器放置完成后，用一个反向刮匙钩住钉棒的一个分支，将其向上拉起，然后用持棒器将其取出，从而取出固定螺钉和同侧膨胀螺钉。

当我开始使用临时同侧膨胀螺钉后，我便意识到 Harms 的才华。它保持同侧扩张的能力大大促进了皮质终板的准备和椎间融合器的置入。临时扩张也优化了能够达到的椎间高度。当我在 TLIF 末尾加压椎弓根螺钉时，椎间高度的增加可以使节段性前凸得到更好的恢复。在经椎间孔入路中使用的膨胀螺钉类似于颈椎手术中使用的 Caspar 牵张器。

关于椎间置入技术的进一步讨论将在本章后面的章节中继续进行。然而，由于在开始减压之前固定了临时同侧膨胀螺钉，我觉得有必要引入这个概

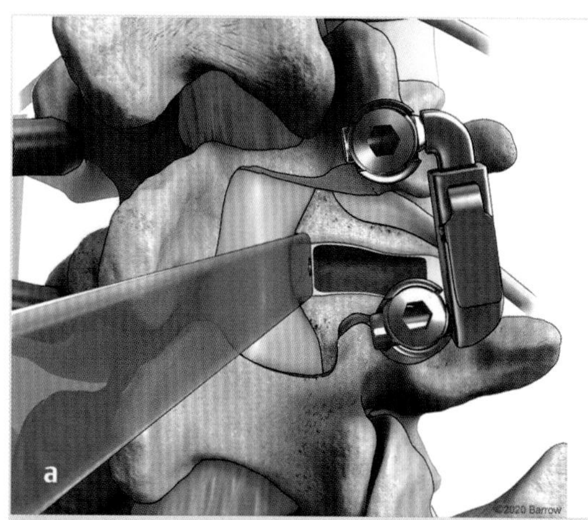

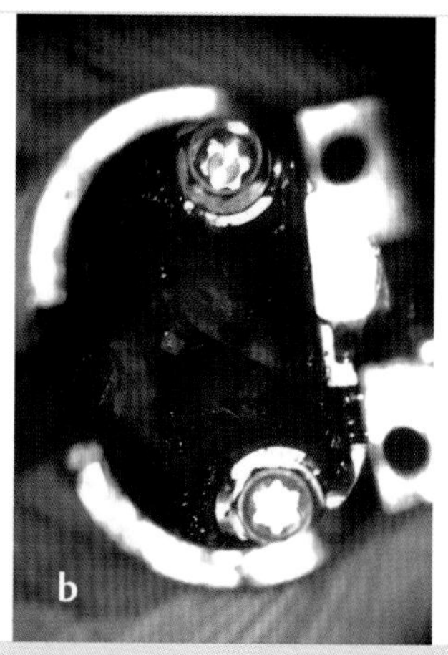

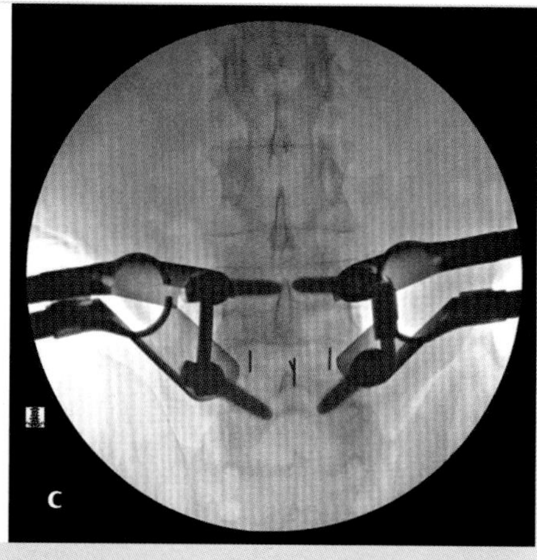

图 4.31　应用临时同侧膨胀螺钉进行微创经椎间孔腰椎融合术。a. 同侧临时膨胀螺钉的示意图。经椎间孔通道很容易到达。b. 术中照片显示硬膜内、出口根和由临时同侧膨胀螺钉扩张的椎间隙。c. 正位透视图像显示放置椎间融合器后，同侧临时膨胀螺钉处于适当的位置。在手术结束时，用标准的永久性椎弓根螺钉替换同侧膨胀螺钉

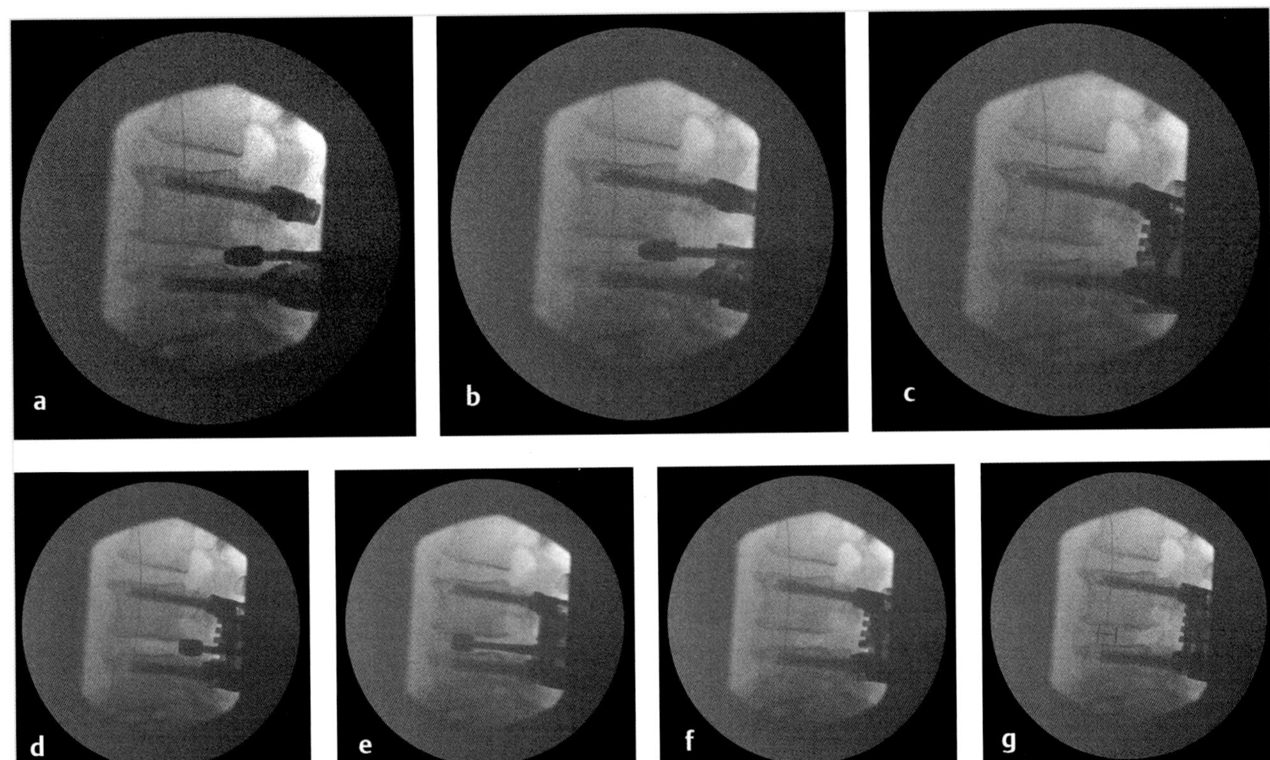

图 4.32　在 L3~L4 经椎间孔腰椎融合术中，伴或不伴临时同侧膨胀螺钉时，同侧膨胀螺钉维持椎间高度的原理解析。侧位透视图像显示 8mm 椎间试模进入 L3~L4 椎间隙，未使用同侧临时膨胀螺钉（a）。在试模就位后，恢复椎间隙后方的高度（b）。一旦试模取出，椎间隙就会塌陷。同侧膨胀螺钉现在放置获得试模高度（c）。当同侧临时膨胀螺钉放置时（d），椎间隙高度恢复（e）并保持（f）。放置椎间融合器，恢复 12mm 椎间孔高度（g）

念并现在提出它，以保持事件顺序的准确性。因此，在手术的第二阶段，即减压阶段之前，在对侧放置一根带有固定螺钉的直杆，以便对称地获得增加的椎间盘高度数据。在安装好这些钉棒后，第一阶段就完成了。手术室护士移开放大镜和头灯，而放射技师将透视机移到床头。手术显微镜就位，第二阶段手术开始。

4.11　第二阶段：减压、椎间盘切除术和终板准备

为了实现中央椎管减压，必须暴露椎板，直到能看到它与棘突的交界处，这也是在微创椎板切除术中同样完成的暴露。由于置入椎弓根螺钉的轨迹不同，我常规地重新调整了可扩张的微创通道。由于此时不再需要观察椎弓根螺钉，我便松开了放在桌子上的固定臂，然后将可扩张的微创通道向椎板和棘突的交界处倾斜，并通过收紧固定臂来维持这个角度（图 4.33）。

一旦在椎板上找到了最佳的轨迹，暴露出棘突基底部，便让麻醉师将 Jackson 手术台旋转到远离我的位置，方法类似于我在第 3 章中描述的。患者必须安全地放置在可旋转的 Jackson 手术台上，以安全地将其旋转到理想的角度进行减压。旋转远离外科医生可以创造一个更符合人体工程学的操作位置，并方便进入对侧椎管。图 4.34 说明了当脊柱从外科医生处旋转 30° 时，很容易就穿过中线到达硬膜内进行完全减压。

在手术显微镜下观察椎体解剖时，必须花时间辨认从最外侧到棘突基底部的关节突峡部的整个范围。在椎弓根螺钉之间，应能看到所有的骨、椎板、关节突和关节突峡部。若获得满意的暴露后，就会用磨钻做两个截骨切口，相交于峡部、椎板和棘突基底部。第一次截骨从关节突峡部外侧开始，向棘突基底部延伸。第二次截骨切口从棘突和椎板的连接处开始，向椎板间隙延伸。这两种截骨可以使整

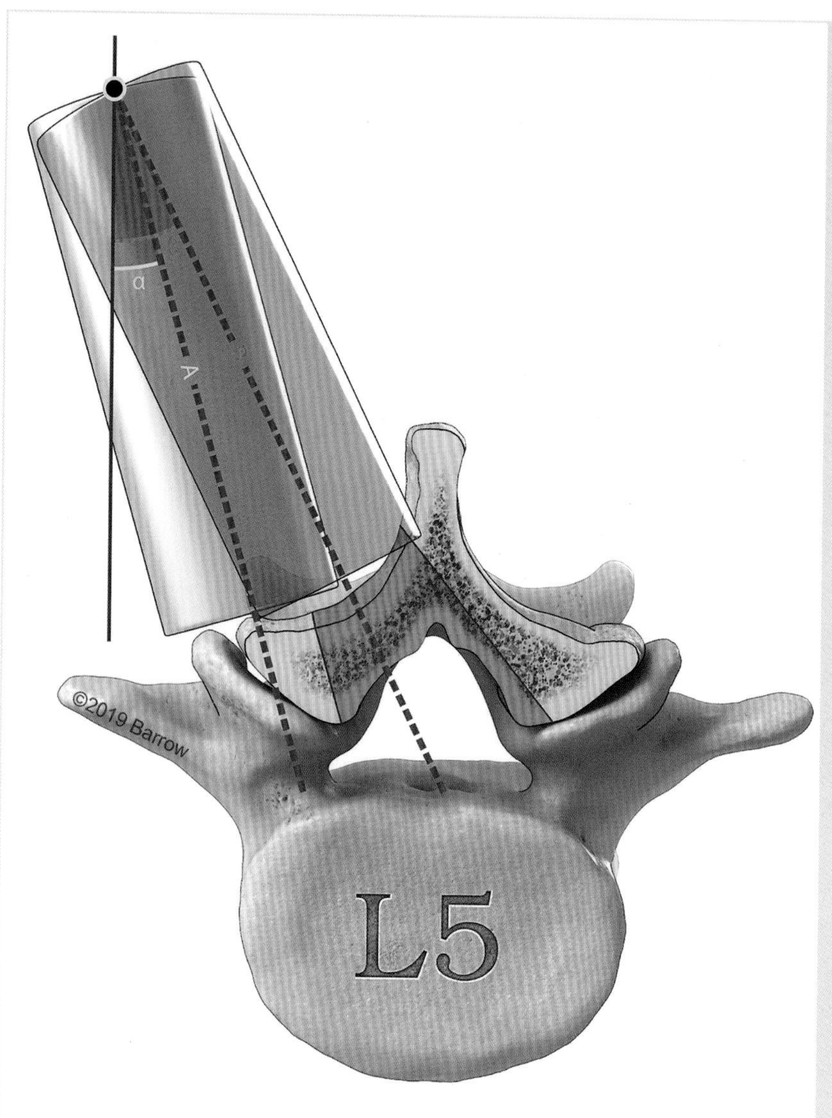

图 4.33 调整经椎间孔腰椎融合术减压阶段的微创通道。图中显示了置入椎弓根螺钉（蓝色）和减压（紫色）角度的差异。为了实现中央椎管减压，需要重新定位微创通道，使其内收到棘突的基底部

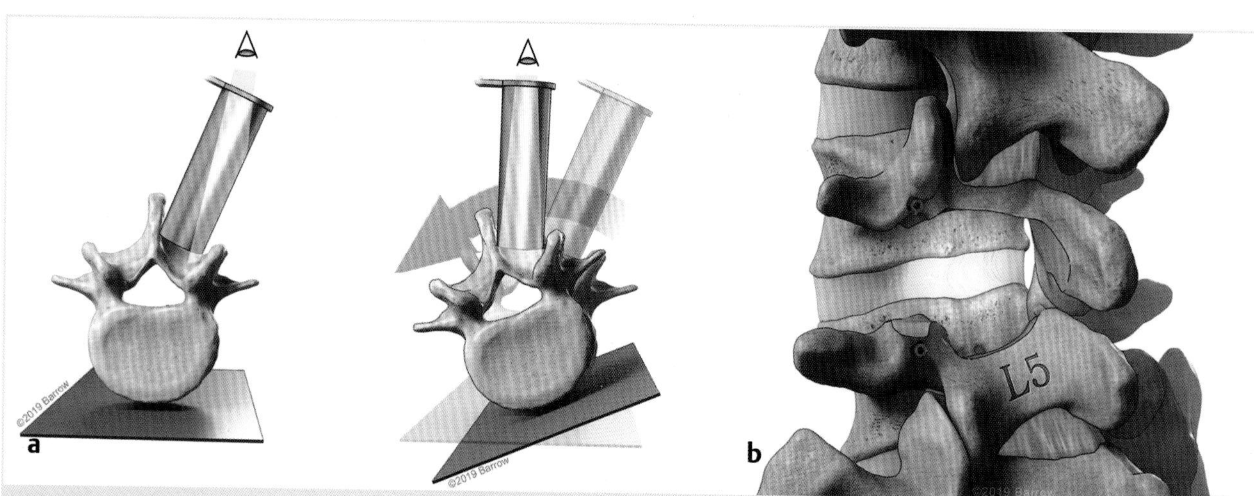

图 4.34 优化减压轨迹。a. 将手术台旋转至远离外科医生，可以使通道更符合人体工程学的轨迹到达对侧椎管。正是这种手术台的旋转使得更容易实现中央椎管减压。b. 示意图展示了 30° 视角下 L4~L5 微创经椎间孔腰椎融合术完成的骨性工作

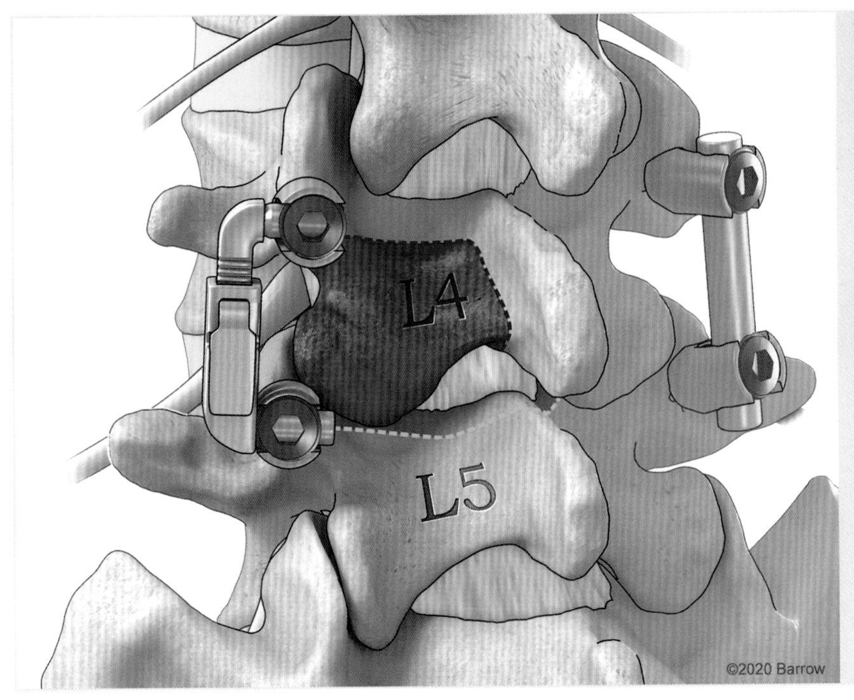

图 4.35　微创经椎间孔腰椎融合术减压阶段的骨性工作区示意图。紫色的椎板表示 L4 水平的工作区。椎弓根螺钉就位的优点是它们划定了减压的界限。第一个截骨切口位于头侧椎弓根螺钉下方的关节突峡部，延伸至椎板和棘突连接处。第二个截骨切口位于棘突与延伸至椎间隙的椎板交界处。当患者旋转时，切口是斜的，因此减压棘突和对侧椎板。第三次截骨（Aqua）移除 L5 椎弓根螺钉上方的上关节突，向下延伸至尾侧椎体椎板的上方

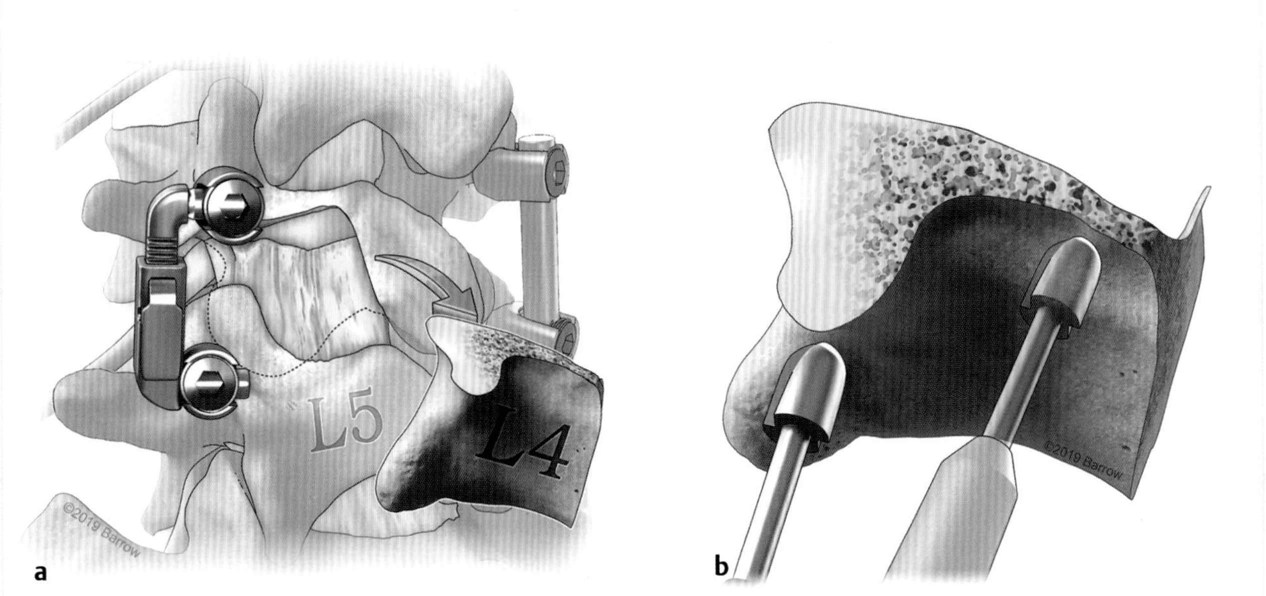

图 4.36　关节突峡部解剖结构图。a. 前两个截骨切口去除椎板、关节突峡部和下关节突的示意图。b. 显示关节突峡部厚度变化的示意图。当钻孔峡部侧方时，厚度可达 18mm。当向棘突中间方向钻孔时，厚度逐渐变细，只有几毫米。了解椎管外侧关节突峡部的厚度，以及该厚度如何向椎管中央部分的变化，在加快用磨钻进行截骨的同时，将对下方神经结构的风险降至最低

个半椎板和下关节突减压（图 4.35）。将取出的骨头磨成骨移植物，置入椎间隙和融合器内。

4.11.1　第一次截骨：磨钻关节突峡部

对于第一次截骨术来说，对关节突峡部的复杂解剖结构的理解是最有价值的知识。在作者的早期经验中，最初截骨的部分是花费时间最多的地方。由于担心出口根穿过了我正在钻孔的不熟悉的骨头下面，我减慢了进度。现在，由于对解剖学的微妙之处有了更深入的了解，这部分便成为目前我节省时间最多的地方。因此，仔细研究关节突峡部的解剖结构是很有价值的（图 4.36）。

在其最外侧，关节突峡部厚度可达 18mm，并维持该厚度约 10mm，直到它开始逐渐融入椎板。考虑到峡部厚度的梯度，应从侧方到中间钻孔。也就是说，从峡部最厚的部分到最薄的部分，目的是制造一个缺口，使 Kerrison 咬骨钳能够安全地插入其中完成工作。作者倾向于从头侧椎弓根螺钉下方开始钻孔，因为椎弓根螺钉帮助划定减压的边界，这是减压前椎弓根螺钉就位的优点之一。我在每个病例中努力的理想减压是从头侧椎弓根到尾侧椎弓根以外。

在头侧椎弓根下方的椎板上钻一条横切线，能够将我置于黄韧带的起点之上。与我在第 3 章中描述的鉴别黄韧带头侧起点相似，上述操作有助于整体切除黄韧带并对整个硬膜内进行减压。继续在峡部的侧面钻孔，直到把它削薄到虾壳的厚度，然后继续从中间穿过整个峡部关节间肌肉进入椎板，直到到达棘突的基底部。由于这一层没有黄韧带，需要小心翼翼地将骨质削薄，以使用 Kerrison 咬骨钳完成减压。然后回到关节突峡部的侧面继续钻，直到在神经根背侧的部分做一个小缺口。虽然在椎管内侧这一层面的黄韧带缺失，但外侧存在，位于神经根的背侧。因此，峡部外侧是使用 Kerrison 咬骨钳进行钻孔和完成截骨手术的理想位置（图 4.37）。

4.11.2 第二次截骨：椎板斜切口

第二次截骨切口斜行通过棘突的基底部到达椎板间隙（图 4.38）。开始进一步磨除棘突和椎板的交界处，此处是黄韧带最厚的地方。向头侧进行打磨，直到与关节突的横切口相交。当接近第一个截骨切口时，目标是在那个区域轻轻地打薄椎板，但不要造成缺口。当患者向对侧旋转时，截骨手术总是能在棘突下形成斜行轨迹，进入对侧椎板。

在打磨椎板的尾侧时，在钻孔槽内寻找黄韧带明显的突出部分。目标是在椎板的这个区域打开一个缺口，找出位于其下方的黄韧带。在创建缺口之后，继续向头侧和尾侧打薄椎板（图 4.39）。在最头侧钻孔时，应保持谨慎，因为推测此处缺乏黄韧带的保护。随着骨头变薄，黄韧带变得明显，两处截骨切口都完成了，2 号 Kerrison 咬骨钳正好与黄韧带上方的槽相吻合，此时，骨质的处理完成。

在使用 Kerrison 咬骨钳时，整个椎板、关节间隙以及下关节突都完全脱离。前角刮匙在椎板和黄韧带之间建立一个分离平面。目标是保持黄韧带的位置，保护硬膜，直到所有的骨质处理完成。一般来说，附着在下关节突最尾侧的部位，需要用 Kerrison 咬骨钳或前角刮匙进行分离，才能暴露整个骨性部分。在剥离所有附着在椎板和关节面的部位后，可以取出整个骨段，然后做成移植物，并将其植入椎间隙。要求清洗技师将滑膜和软骨从下关节突的表面移除，并剥去所有带软组织的骨头。滑膜和关节面可能不利于椎间隙的融合。清洗技师用骨磨机磨碎这部分骨头，制造出适合椎间隙的自体移植骨。

当通过显微镜观察手术区域时，可以看到 L5 的上关节突和椎板的上部分。在理想的情况下，黄韧带仍然完好（图 4.40）。

4.11.3 第三次截骨：上关节突和连接神经根

在切除 L4 椎板、关节囊、下关节突时，特意将黄韧带保留完整，然后把注意力转移到 L5 上关节突和 L5 椎板。尾侧的椎弓根螺钉是一种很好的引导，可以显示上关节突的截骨位置（图 4.41）。钻下 L5 椎弓根上方的上关节突基底部分，把它削薄成一个点，骨凿只需翘一下就能把它分离下来。椎弓根上方是一个相对安全的区域，没有走行根和出口根，因此一个替代磨钻的方法就是用锤子在椎弓根螺钉上方、远离神经根，通过上关节突的基底部敲击骨凿。虽然在透视下进行截骨手术是最安全的，但我还是决定用钻头移出上关节突。我发现在显微镜下工作时，把透视机带入手术视野会破坏工作流程。用磨钻磨除上关节突和用骨凿切开一样有效。磨钻的使用有利于尾侧椎板的处理，这对于骨凿来说是存在困难的。

可能存在连体神经根是作者更喜欢磨钻而不是骨凿的另一个原因。不可否认，连体神经根是非常罕见的。600 多例患者中有 4 例，我在上关节突下面发现了连体神经根，如果只用骨凿做截骨手术，就有可能会伤到它。钻头的尖端将骨头变薄，造成一个缺口，能安全地显示这个解剖变异。骨凿在槽中的扭曲作用，使得上关节突脱位，使用 Kerrison 咬骨钳完成了骨质的处理。如果有连体神经根，椎间盘上方就没有安全区域。在所有这 4 例病例中，

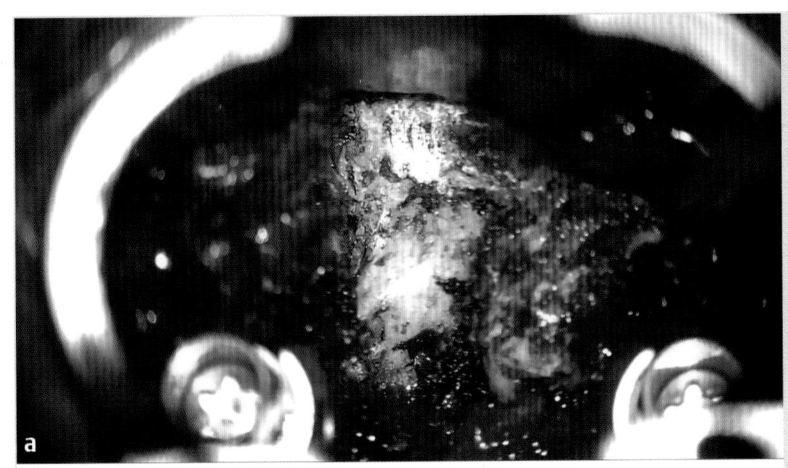
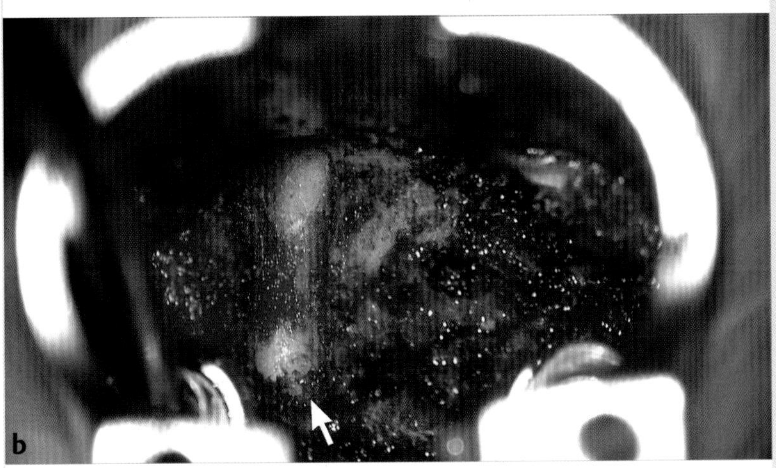
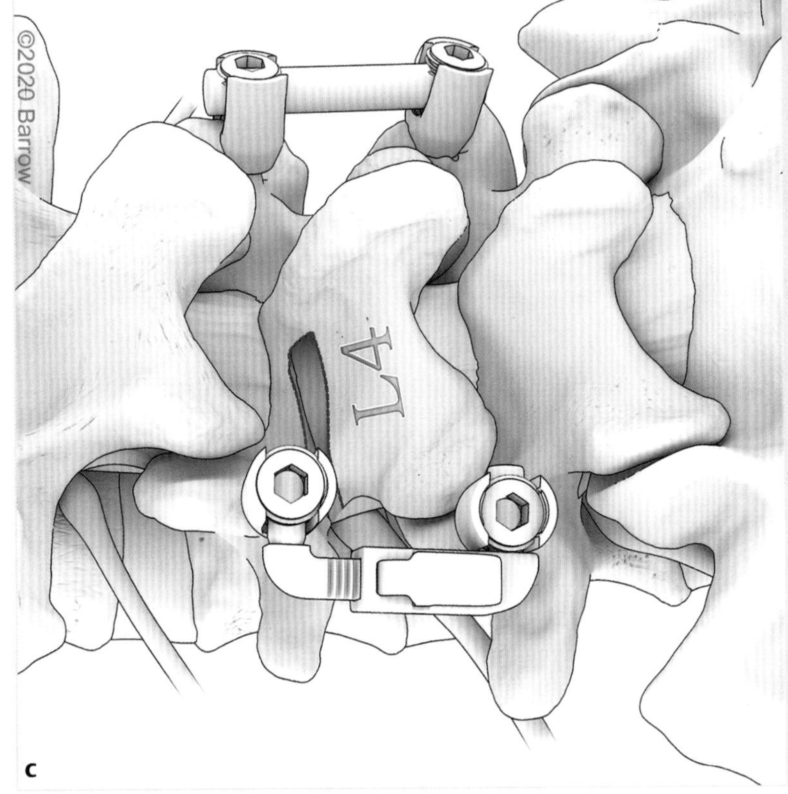

图 4.37　第一次截骨穿过关节峡部。a.L4~L5 经椎间孔腰椎融合术左侧入路截骨前 L4 椎板和关节突峡部暴露的术中照片。注意内侧挡片固定在棘突的基底部。b. 术中照片显示椎板变薄并在关节突峡部最外侧出现裂口（箭头）。c. 第一次完整的截骨示意图，显示 L4 处截骨的方向

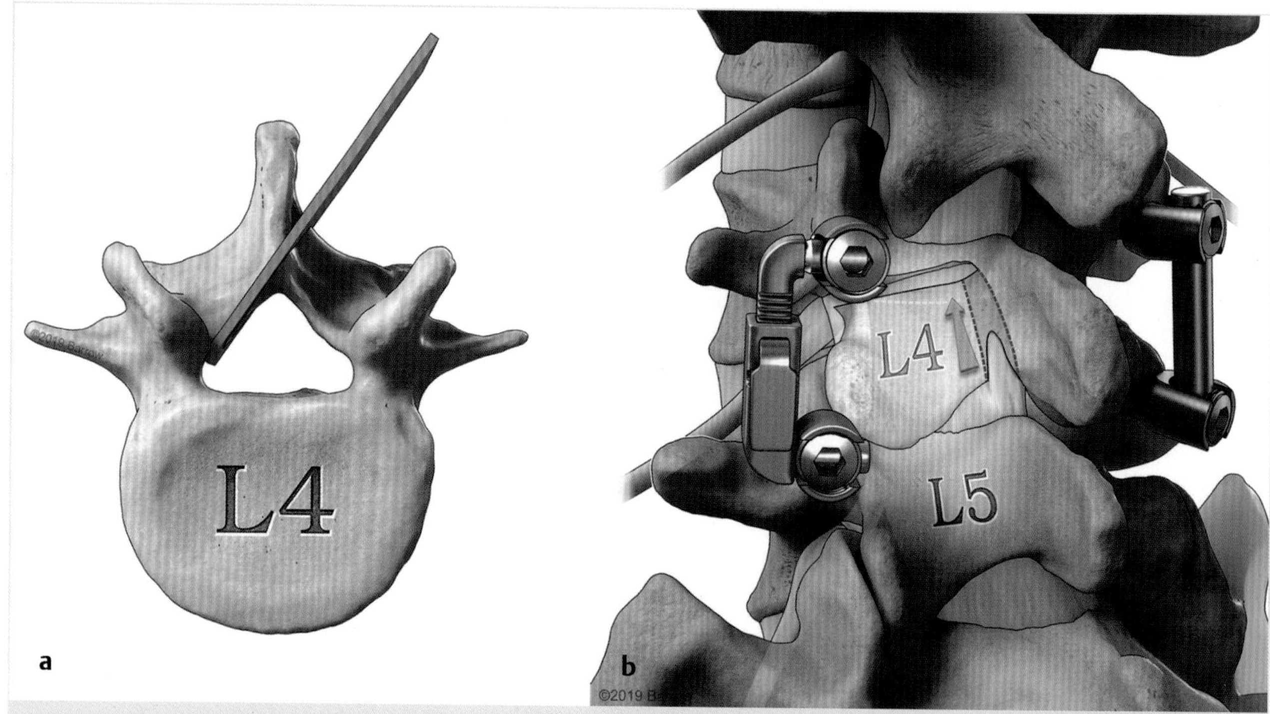

图 4.38 通过关节部的第二次截骨的示意图。a. L4 椎体的轴位图，显示斜行截骨切口的轨迹，这样可以进入对侧侧隐窝。b. 手术切面显示开始于椎板间隙附近的截骨切口，然后沿头侧方向到达第一次截骨切口

在硬膜囊的外侧，我只看到一个巨大的神经根，该神经根在椎间盘的顶部有连续硬膜（图 4.42）。通常用吸引器容易压缩的硬膜囊，此时没有移动。术中视频（视频 4.3）显示无法活动的硬膜囊。走行根和出口根是连体的。如果你遇到这种解剖变异情况，不应试图从同侧进入椎间隙。连体神经根是经椎间孔入路进入椎间隙的禁忌。每次遇到连体神经根时，都会从对侧顺利完成椎体间融合。并且我还没有在同一个节段遇到双侧连体神经根。

4.11.4 骨质处理的最后部分：尾侧椎板的上部分

在第 3 章中，我介绍了黄韧带整块切除治疗腰椎管狭窄症技术。这项技术的一个关键部分是暴露黄韧带的头侧和尾侧附着点。我应用了与 TLIF 解压阶段相同的技术。在两处截骨切口，把黄韧带从头侧游离出来。上关节突完全切除后，黄韧带的侧面附着点已经游离。唯一剩下的部分是尾侧椎板上部腹侧的黄韧带尾侧的附着点（图 4.43）。从逻辑上来说，那是钻头尖端的下一个靶点。

与腰椎椎板切除术一样，目标为到达黄韧带尾侧的附着点，增加尾侧椎板的暴露是完成这项任务的必要条件。双极烧灼、收缩软组织，显示出尾侧椎板的上部分。在其他情况下，则需要一个 Kerrison 咬骨钳来咬除关节突骨性增生部分，因为这些增生会使通往椎板的清晰路径变得模糊。

上关节突移行到椎板的上部分，再沿着上关节突，在椎弓根螺钉尾侧可以看到椎板。用一个很大的直角刮匙去除覆盖在椎板上方的黄韧带，可以露出清晰的椎板。看到目标后，我开始打磨，目的是使椎板的上部分变薄，直到中线，并显示黄韧带的附着点（如果是 L4~L5 MIS TLIF 的话，应该是 L5）。如第 3 章所述，在黄韧带附着点以外操作，因为此处有一个更大的椎管横截面，不仅有利于黄韧带的切除，还有利于中央椎管减压和做椎间孔切开术以减压走行根。我把同样的原则应用于 TLIF 减压。在整个骨质切除过程中，应特别注意保持黄韧带的完整。完整的黄韧带可以保护神经组织免受意外损伤。

当在椎板内板钻孔，形成一个缺口时，韧带的细小纤维和硬膜外脂肪变得尤为明显。如果在钻出缺口后，仍看见增厚的黄韧带，便可知没有钻到黄

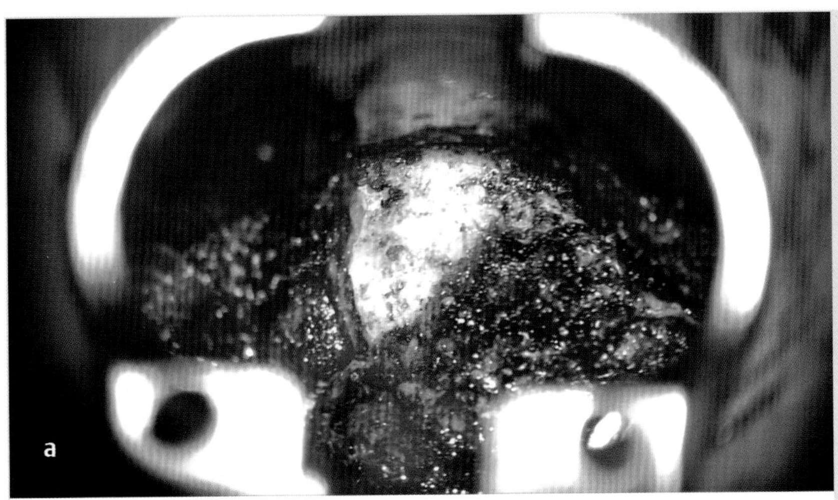

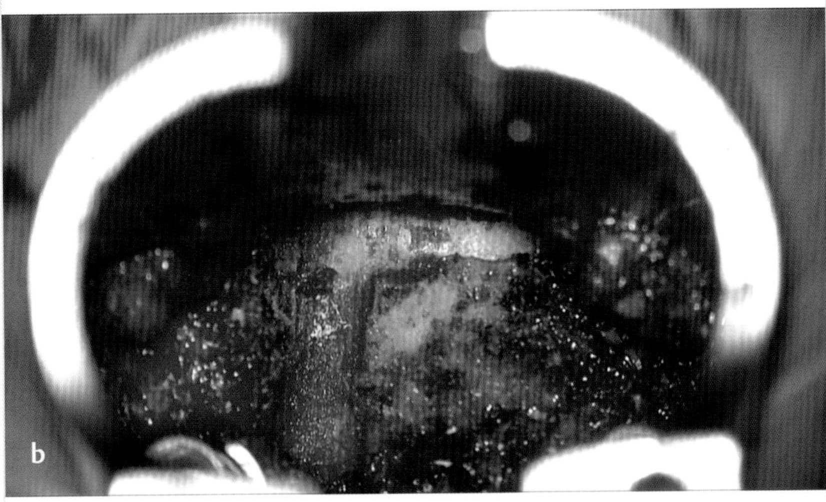

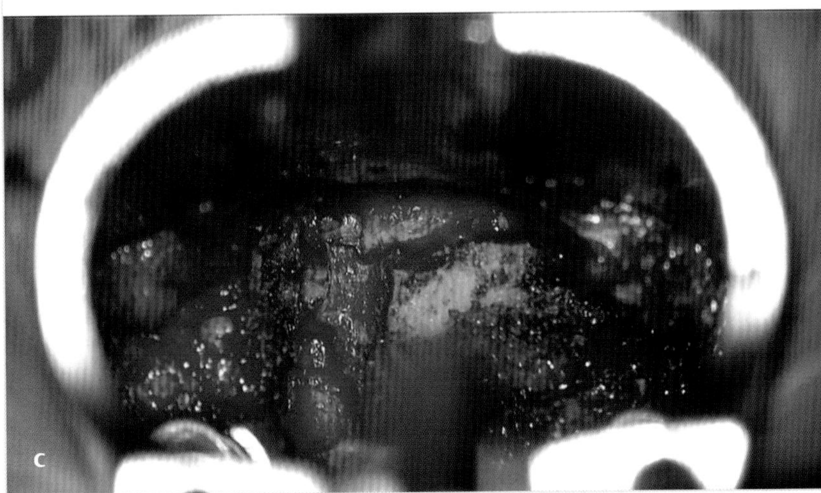

图 4.39　第二次截骨切口的术中照片。a. 在第一次截骨完成后，在左侧 L4~L5 经椎间孔腰椎融合术中暴露 L4 椎板。b. 整个 L4 椎板的骨质变薄。c. 截骨术的连接点关节部、椎板和棘突的基底处。注意截骨切口在黄韧带外侧，硬膜可能在横切口的上方

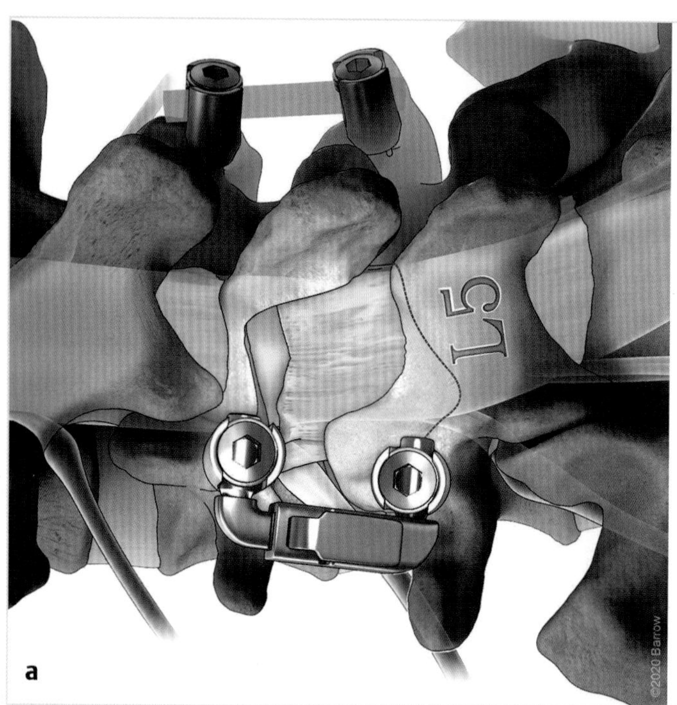

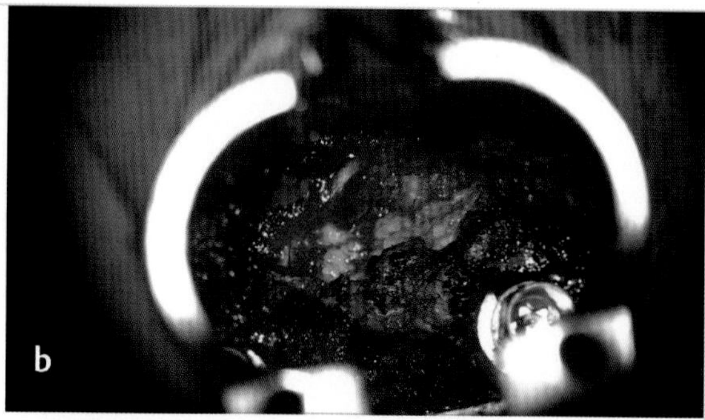

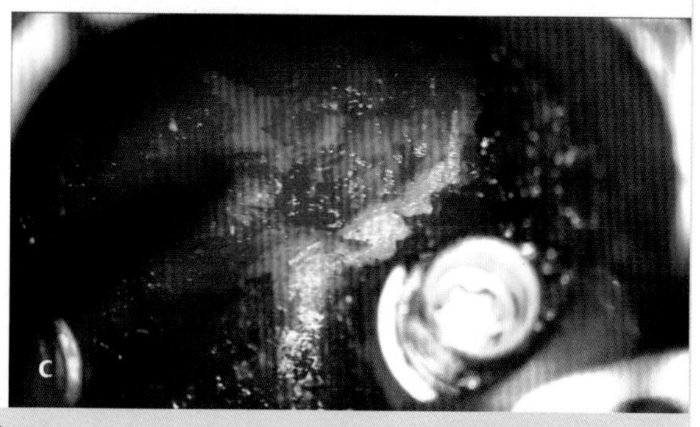

图 4.40 a. 显示切除关节囊、椎板和下关节突后的解剖结构。L4 神经根上方的关节囊全部被切除，从而减压神经根。潜行切除棘突，使得硬膜囊和对侧隐窝完全减压。黄韧带保留完好，覆盖硬膜囊。b. 在左侧 L4~L5 经椎间孔腰椎融合术中行椎板、关节囊及下关节突切除术后 L4 的照片。L5 的上关节突和 L5 的椎板现在很明显。c. 术中硬膜囊上方黄韧带的照片及尾侧 L5 椎板上部分的暴露。在黄韧带椎板附着处准备好预备槽，以便整块切除黄韧带

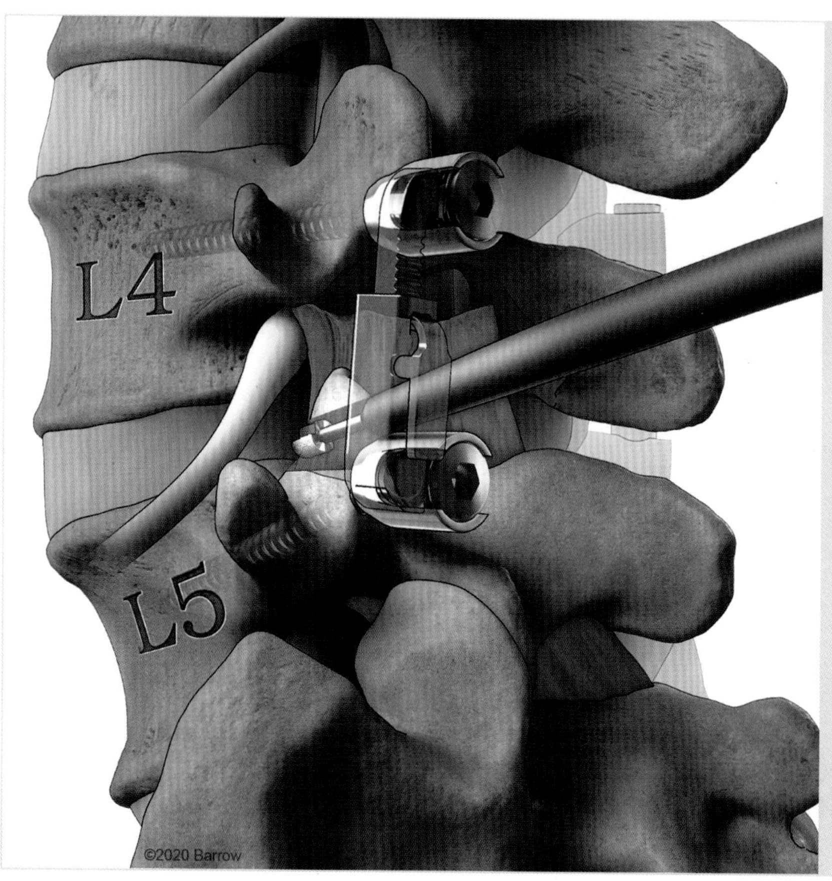

图 4.41 上关节突（SAP）截骨术的示意图。L4~L5 段的侧位图像。尾椎弓根螺钉可以作为确定上关节突截骨位置的指南。移除上关节突可以进入椎间隙。如图所示，可撑开的同侧杆（虚拟）侧向撑开可为到达上关节突提供一条工作通道

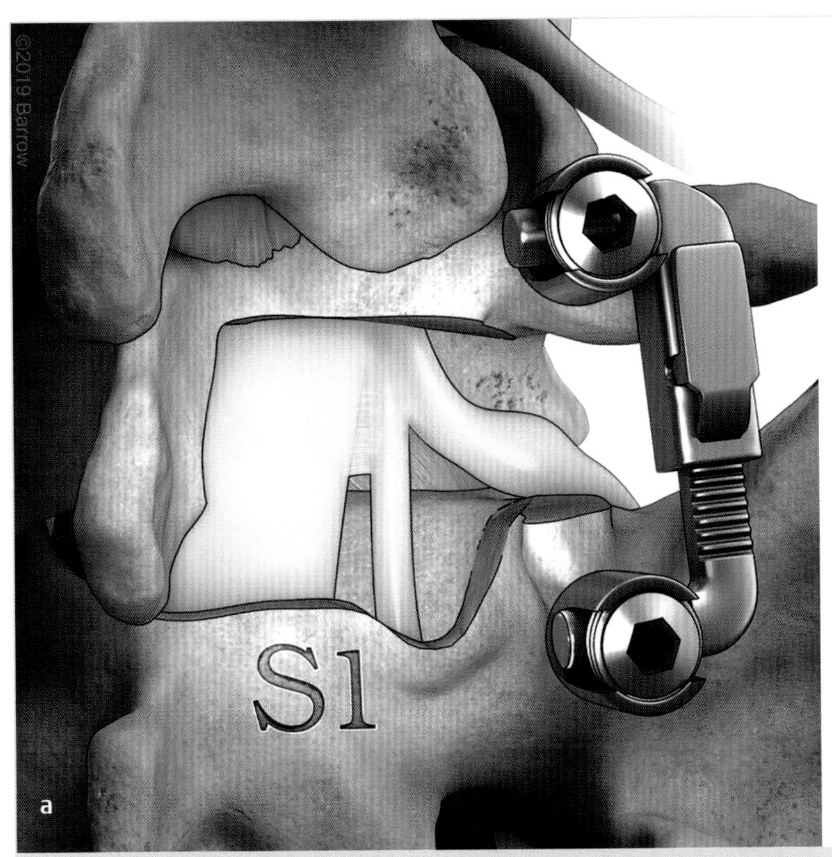

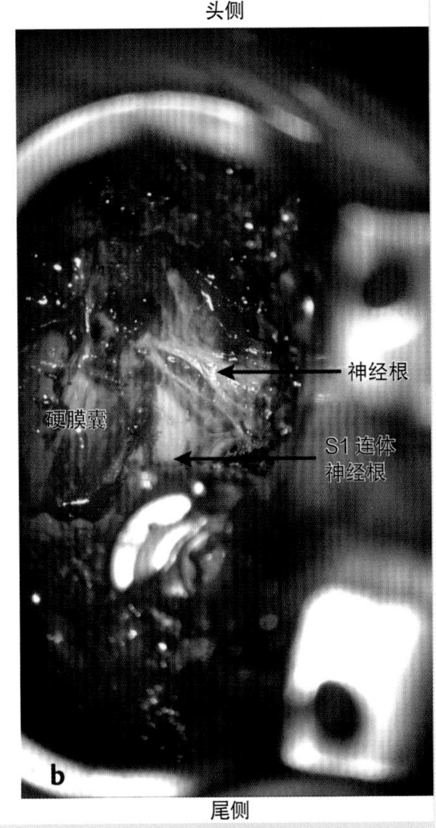

图 4.42　L5~S1 右侧连体神经根的手术照片和图解。a. L5~S1 连体神经根，L5 神经根与神经根相连，阻断了通往椎间孔的通道。b. 右侧入路进入 L5~S1 节段的术中照片显示 L5 神经根直接通过椎间盘上方，L5 神经根与硬膜囊、S1 走行根之间没有明显的分离，右侧无法进入椎间隙，而从左侧成功地进入了椎间隙

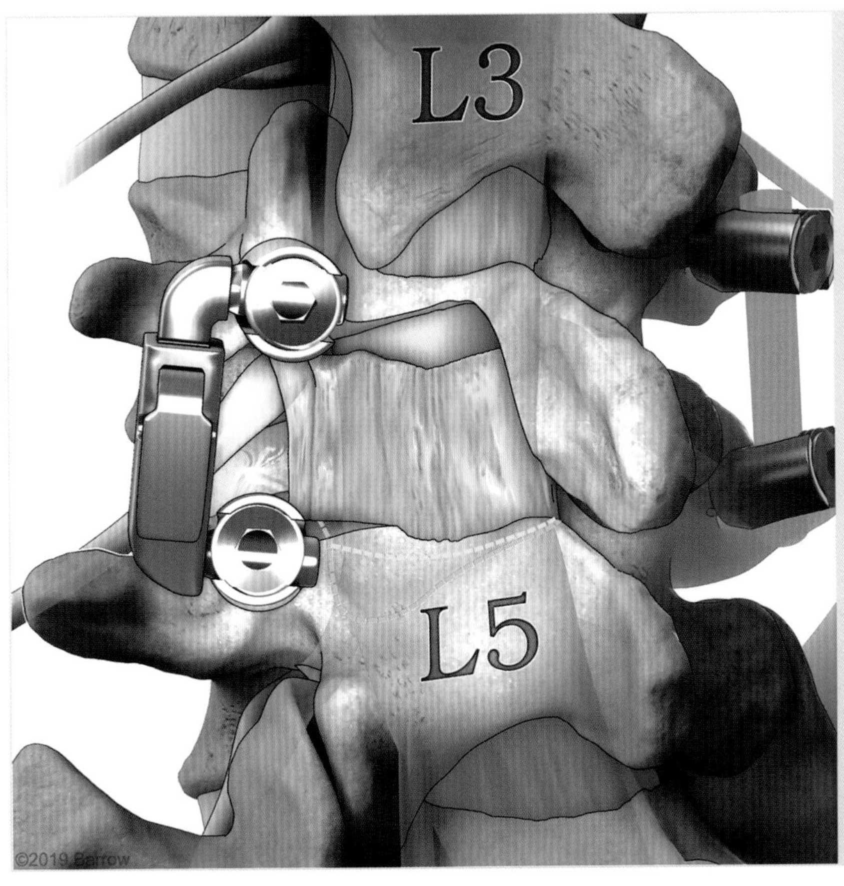

图 4.43　显示尾椎板上部的切除情况。蓝绿色线显示的是需要移除的椎板部分。黄线表明黄韧带尾部附着点。在这种情况下，在蓝绿色以外打磨，可以避免在中央椎管最狭窄的部位操作，并剥离黄韧带的尾部附着点。整块切除黄韧带可以完成整个节段的减压

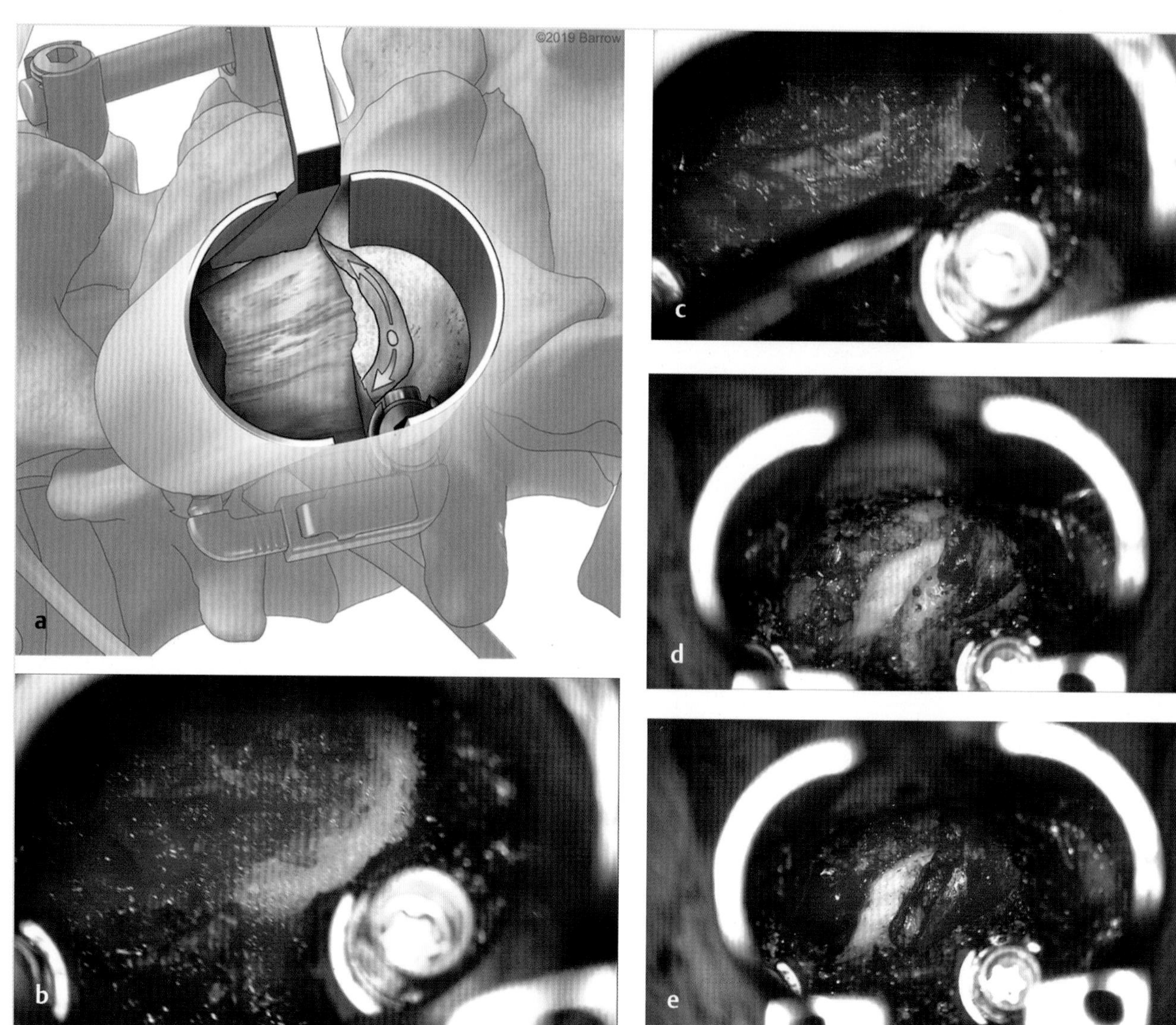

图 4.44 在左侧 L4~L5 经椎间孔腰椎融合术中剥离黄韧带的下止点。a. 说明在黄韧带附着点以下和椎管最狭窄处以外操作的概念。一个钻头用来削薄椎板的上部，做一个缺口暴露硬膜囊。自内侧到外侧取出椎板骨桥，将黄韧带从下方附着点处剥离。b. 术中照片显示槽钻进入 L5 椎板上部。c. 术中图像显示有一个前倾角度的刮匙进入缺口，以确保 Kerrison 咬骨钳安全通过。d. 另一个手术的术中照片，显示 L5 椎板上方的缺口，位于黄韧带外侧。e. 通过 L5 上关节突完成截骨术的术中照片；截骨术延伸至 L5 椎板的上部，超过黄韧带的附着点，为将其整块切除做准备

韧带附着点以外，需要进一步向尾侧操作，需看到 Kerrison 咬骨钳的开口安全地通过硬膜囊的顶部，而不是盲目地从头侧到尾侧。扩大缺口后，继续向内侧和外侧处理骨质。向侧面处理时，可以清楚地看到走行根，我可以在根的顶部做一个充分的椎间孔切开术，范围到达椎弓根外侧，以实现椎弓根至椎弓根外侧的减压。向内侧处理时，我用 Kerrison 咬骨钳进入对侧隐窝（图 4.44）。在内、外侧都清理干净后，会将之前已游离的上关节突取出。和下关节突一样，为了安全无间断地取出游离的上关节突，可以将它分成几个部分。因为粘连在上关节突的组织往往在上关节突的外侧，用一个小的角度向前的刮匙便可以分离附着点。然后取出上关节突，清洗干净，磨成自体移植材料。

4.11.5 整块切除黄韧带

在减压阶段，下关节突、椎板、关节囊和上关节突都被切除。黄韧带的上、下附着点已经暴露（图 4.45a、b）。为了完成减压，将整个黄韧带从硬膜上整体提起。用一系列前倾角度的刮匙和 Kerrison 咬骨钳，潜行切除对侧椎板，在棘突下继续处理骨质，从侧面附着点释放对侧黄韧带。我让麻醉科的同事

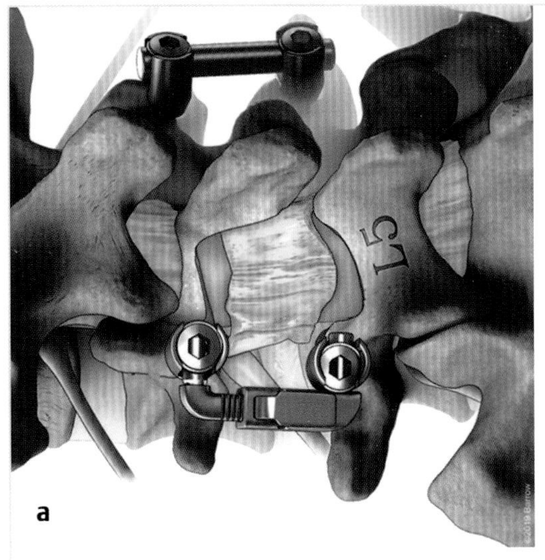

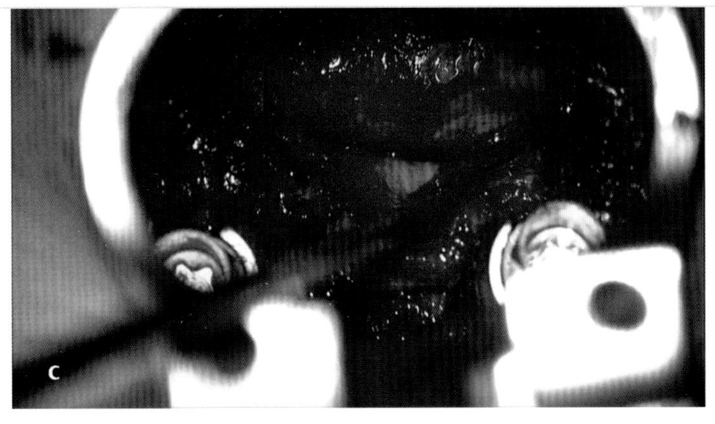

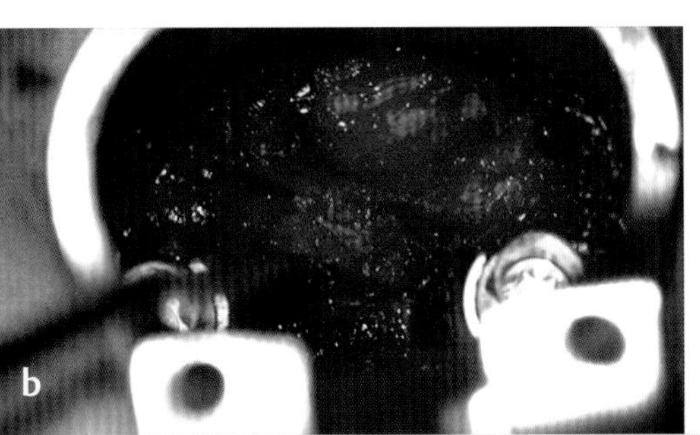

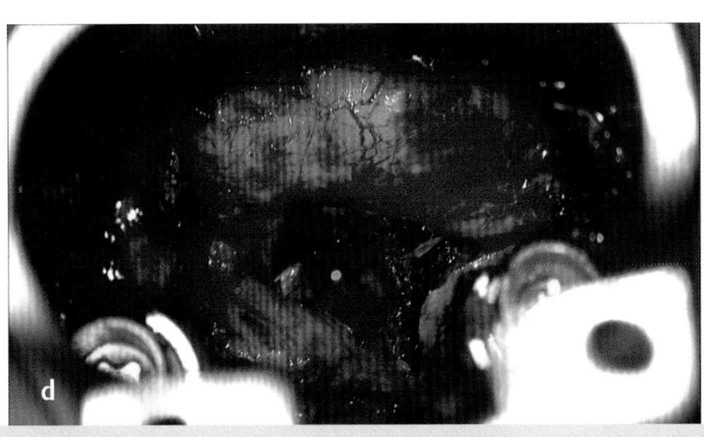

图 4.45　在 L4~L5 经椎间孔腰椎融合术中整块切除黄韧带。a. 黄韧带头侧、尾侧、外侧和对侧附着点剥离的图示。当所有这些附着点被剥离后，在硬膜和黄韧带之间建立一个平面，从这个节段整块切除黄韧带。b. 术中照片显示黄韧带从头侧、尾侧和对侧的附着点剥离。c. 术中照片显示黄韧带翻转，显示整个硬膜囊。同侧附着点仍需要剥离。d. 术中照片显示整块切除黄韧带实现了节段减压

在减压阶段开始时就将患者旋转 15°~20°，以优化了工作轨迹，更好地来完成这项任务（图 4.34）。向头侧进一步处理骨质，直到看到黄韧带的附着点。韧带增厚的纤维让位于细股的硬膜外脂肪和硬膜外静脉。找到这些结构意味着你已经获得了足够的头侧暴露。现在，除了已经暴露黄韧带的头侧和尾侧附着点以外，并从内侧和外侧接触到黄韧带。完成这些目标后，便开始整块切除这个节段的黄韧带。

直角球形探针是最有用的工具，可以滑入硬膜和韧带之间，建立一个平面。但作者更喜欢用前角刮匙，用它从对侧骨头附着点上分离黄韧带。在使用 Kerrison 咬骨钳咬几口之后，硬膜便呈现在我们的视野里。在用一个前倾角度的刮匙确保硬膜顶部有一个安全的平面后，便用直角球形探针或神经钩，来分离黄韧带和硬膜之间的粘连。之后便可以在直视硬膜下，开始切除黄韧带。

减压首先从头侧向尾侧进行，直到达到椎间隙的水平。并继续从尾侧朝向头侧，从黄韧带以外回到椎间盘。然后剥离对侧和同侧的附着点。当开始在头侧棘突和对侧椎板下操作时，可以看到对侧黄韧带。从里到外观察韧带。在硬膜上方放了一个长 0.5in（1in=2.54cm）和宽 0.5in 的棉球，并用前角刮匙从头侧到尾侧的方向把对侧黄韧带的纤维分开。我先后将韧带从它的附着点上剥离，并间歇性地用一把 Kerrison 咬骨钳切除黄韧带的外部边界。沿着黄韧带的附着点进行，最终到达对侧关节面，在那里我潜行切除黄韧带的附着点，以减压对侧侧隐窝。没有必要使用 Kerrison 咬骨钳咬除尾侧椎板的上部，有两个原因。首先，在那个空间里操作，是椎管最狭窄的部分，从头侧到尾侧操作 Kerrison 咬骨钳，会增加硬脑膜撕裂的风险。其次，作为截骨手术的一部分，骨质已经被移除，以显露黄韧带的附着点位置，因此，从尾侧到头侧可以直接显示黄韧带。硬膜囊对侧的全部压迫得到完全减压后，并且从附

着点到附着点剥离了黄韧带的对侧部分。

对侧减压完成后，将注意力转向同侧椎间孔。视线需要更直接地指向走行根，所以我把手术台稍稍向我这侧旋回，优化到同侧侧隐窝的工作轨迹。一个前角刮匙可以用来确定硬膜和黄韧带之间的平面，此处的黄韧带在剩余的上关节突的下面，那应该只是一个薄薄的骨壳。目的是将椎弓根至椎弓根以外的黄韧带和骨质全部切除，以实现整个硬膜、出口根和走行根的完全减压。因此，我划出同侧尾端的椎弓根的框架，这样可以同时通过内侧和外侧到达椎弓根。

在切除黄韧带的每一步，都要小心地剥离附着点，不要切除黄韧带的主体。相反，我让它覆盖在硬膜囊上以保护（图 4.45b、c）。椎弓根和出口根上方韧带的切除，应将黄韧带从整个节段中游离出来，然后切除整个黄韧带。整个硬膜囊、出口根和走行根，现在已经获得完全减压（图 4.45d）。这些年来，我发现整块切除比分段切除更有效。最后，这种特殊的技术创造了一种从椎弓根到椎弓根外的系统性减压方法（视频 4.3）。

4.11.6 Kambin 三角形与扩大的椎间孔通路：历史澄清点

在进行椎间盘切除术和椎间融合术之前，关于进入椎间隙的三角形椎间孔工作区的历史命名法的讨论是重要的。教科书的章节和技术论文都模糊了由 Harms 定义的椎间孔工作通道和 Kambin 三角形之间的界限。这两条不同通道边界的重叠，导致了“Kambin 三角”这个术语的不恰当使用。虽然 Kambin 三角形的边界和 Harms 界定的工作通道是相同的，但这些通道代表了两个完全不同的解剖结构，其边界有一个显著的差异：上关节突。接下来的内容将解释这些界限是如何变得模糊的，并介绍了一个新的观点，在脊柱外科误解最多的名字。

全脊柱的三角形工作区域的历史

我们目前用于进入椎间隙通道的术语创始于 20 世纪 70 年代和 80 年代的脊柱外科前辈，他们开始探索进入腰椎间隙的替代通路，避免使用传统中线开放技术来处理椎间盘突出。这些早期的内镜脊柱外科医生，用内镜从椎间盘内取出突出的椎间盘，为内镜手术定义了解剖通路。这些早期的内镜外科医生，经皮进入椎间盘，在上关节突的外侧定义了一个直角三角形。Kambin 特别将出口根定为这个三角形的斜边，由尾侧椎体上终板定为三角形底边，以及根据从底部到上关节突与出口根交点的距离定为三角形的高度（图 4.46）。Kambin 认为这个三角形内没有神经和血管结构，为进入椎间隙提供了一条安全的通道。

以 Parviz Kambin 博士命名的 Kambin 三角形，最初是为经皮内镜进入椎间隙设计的。值得注意的是 Kambin 从未描述过上关节突的移除。操作医生很快将 Kambin 三角形作为椎间盘造影术、经椎间孔硬膜外注射和选择性神经根注射的安全通道。值得注意的是，Kambin 三角形从未被定义为腰椎融合的工作通道。

经椎间孔进入椎间隙：切除上关节突

由 Harms 定义的经椎间孔进入椎间隙（图 4.47），与经典的 Kambin 三角形定义不同。然而，关于 Kambin 三角形内侧边界的确切定义一直是文献中经常出现的一个误区。我认为这种误解的根源是对 Kambin 原始描述的误解（图 4.46）。用他自己的话来说，Kambin 定义了工作区：三角形的工作区前侧为出口根，下方为下位腰椎的上终板，后侧为下位腰椎的上关节突，内侧为走行根和硬膜囊（图 4.48）。

这种描述的第一个问题无疑会造成误解，从而误用了 Kambin 三角形，即使用了“Kambin 工作区”这一术语，光是名字，就可以看出限制的边界数只有 3 个。然而，Kambin 接着提到了 4 个边界：①出口根；②下位腰段的上终板；③下位椎体的上关节突；④走行根和硬膜囊。Kambin 完全有可能得到一个包含 4 个边界的棱柱，并已经采用了这个棱柱。

误解的第二个可能来源是 Kambin 的定义将三角形的内侧边界定义为“走行根和硬膜囊”，这与经椎间孔入路的边界是一样的。这种对内侧边界的描述，使得 Kambin 三角形理所当然地被嫁接到 TLIF 中，在 Harms 描述的整个关节被移除之后，直角三角形的内侧边界确实是走行根和硬膜囊。然而，正是 Kambin 采用的进入脊柱的轨迹，解释了他对内侧边界的定义，以及这些通道的重叠。

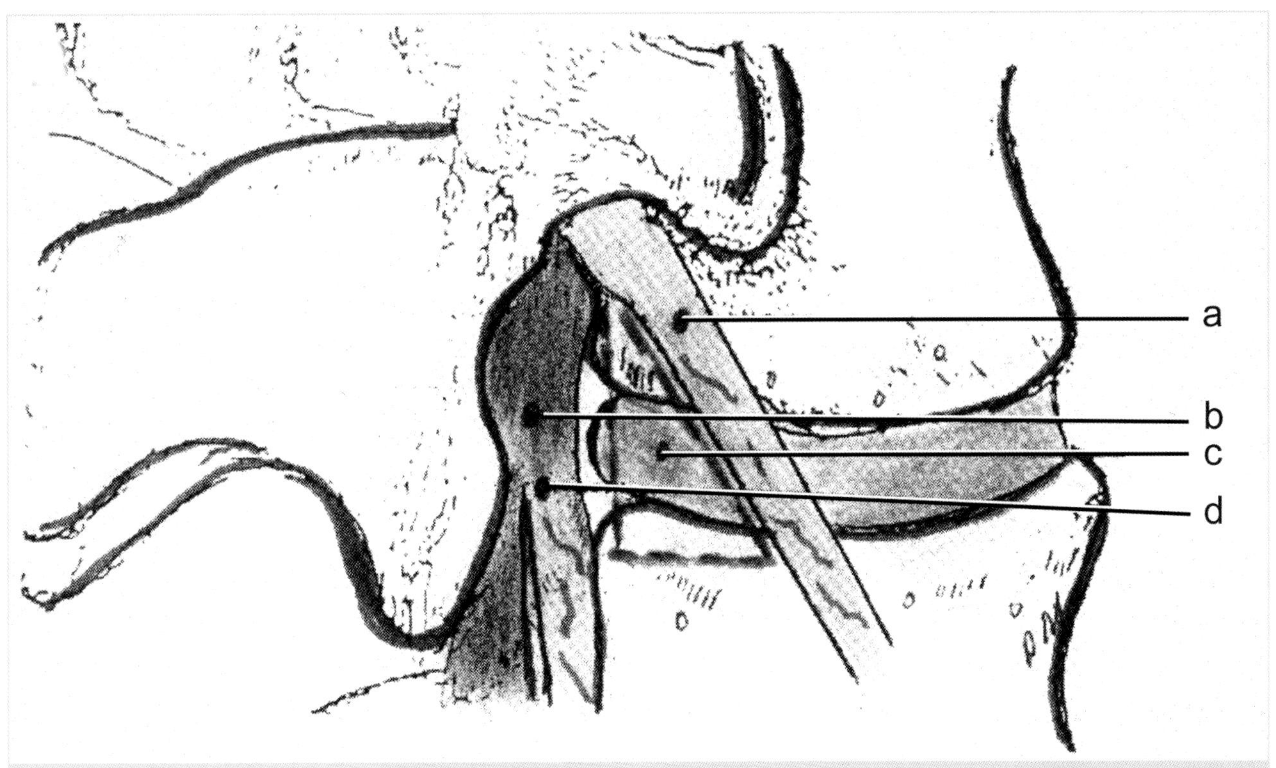

图 4.46　Kambin 绘制的三角形工作区域。出口根（a）代表三角形的前方和它的斜边。硬膜囊（b）和走行根（d）代表三角形的内侧边界。尾侧椎体的上端板代表三角形的底边。走行根（d）是三角形内侧边界的一个组成部分。三角形的中心是椎间隙（c）代表内镜的目标。图中没有标明描述中提到的三角形的第四条边，即“下位椎体的近端关节突”或上关节突，即三角形的后缘部分。上关节突的侧面是这个三维三角形的第四条边，根据定义，它是一个棱柱形，这就是人们争议的根源。在 Harms 所描述的经椎间孔入路中，第四条边被移除了。这样一来，边界就变成了 Kambin 描述的边界

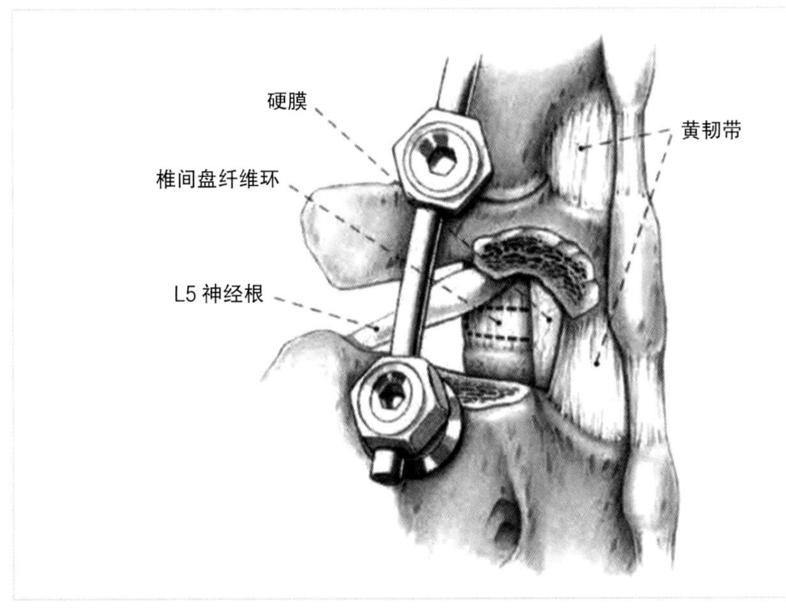

图 4.47　由 Harms 描述的经椎间孔通道。插图来自 Harms 1998 年对经椎间孔腰椎融合术的原始描述。Kambin 所描述的三角形的边界与 Harms 完全相同（出口根：斜边；走行根和硬膜囊：内侧边；上终板：三角形的底边）。如图所示，正是这个关节突的移除，使得这些边界是一样的。插图是脊柱的正后方视图。如果关节突完好无损，需要 35°~45° 的角度来观察 Kambin 三角形的边界

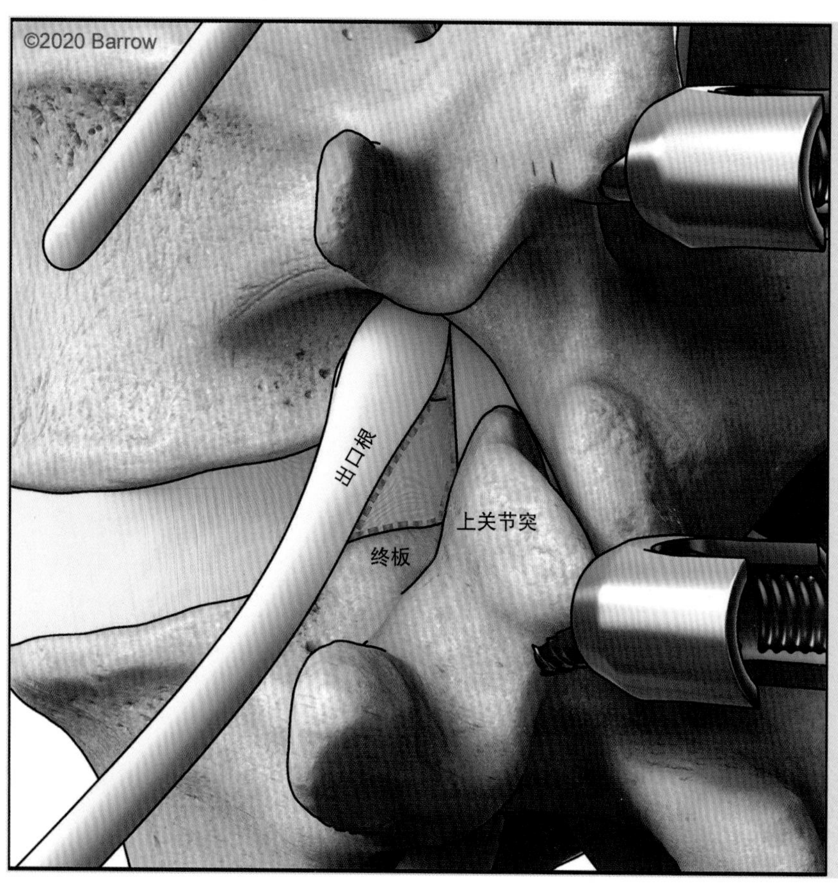

图 4.48 Kambin 描述的工作三角形。从 35° 的角度观察脊柱，我们可以看到走行根和硬膜囊，出口根和下位椎体的上终板。上关节突是用来引导进入椎间隙的重要结构。Kambin 三角形将成为 Harms 描述的、进入椎间隙进行椎间融合的有限通道。最后，三角形的 3 条边是 4 个边界通道的固有限制。需要一个三维的形状

在他的手术技巧中，Kambin 设计了一个入口，离中线 10~12cm，以 35° ~45° 的角度进入脊柱。只有从这个良好的位置进入，上关节突才会成为三角形的后边界，使硬膜囊和走行根成为完整脊柱的内侧边界。当考虑我在这一章所描述的微创经椎间孔入路，切口离中线 4cm，内倾角为 25° 时，上关节突成为三角形的内侧边界，并且进入椎间隙的通道是完全不同的。直到上关节突被移除后，才能看到硬膜囊和走行根，三角形的边界才能与 Kambin 描述的三角形完全一致。

实际上，通过保留的上关节突的通道置入一个 10mm 宽的内植物是不可能的。如果不移除关节突，通往椎间盘空间的解剖通道就根本不存在。由于解剖学的限制，Kambin 实际上是通过外径 6.4mm 的套管工作的。

调和 Kambin 三角形与 Harms 经椎间孔入路通道之间的差异

如果像 Harms 描述的那样经椎间孔进入椎间隙，工作区的内侧面不受上关节突的约束，而是受硬膜囊的内侧约束。所以，为了区分这两条工作通道，我们需要在 Kambin 描述的三角形的第 4 边上划一条边界。第 4 边是上关节突，无论如何都是一个重要的结构，因为上关节突的侧边是进入椎间隙的主要限制之一。若没有为这个结构指定边界，就意味着要进入椎间隙。要标记完整脊柱工作三角形中的所有解剖结构，唯一的方法是从三边三角形的二维形状转化到四边棱形的三维形状。将棱柱放入工作三角中，现在包含了所有重要的边界，并提供了统一的边界，将 Kambin 三角形与经椎间孔工作通道相区分。棱柱的后缘是这两条通道的区别（图 4.49）。

当关节突、关节囊和椎板被切除时，不应在 TLIF 中使用“Kambin 三角形”或“Kambin 棱柱”这一术语。因为这不是 Kambin 的意图，他也从来没有这样描述过。使用 Kambin 三角形应限于描述诊断和介入完整的脊柱的经皮内镜进入椎间隙手术。

当涉及切除上关节突，经椎间孔入路进入椎间隙时，应使用术语“扩大的经椎间孔通道或棱柱”。去除上关节突使棱柱的后缘向内侧偏移，并大大地

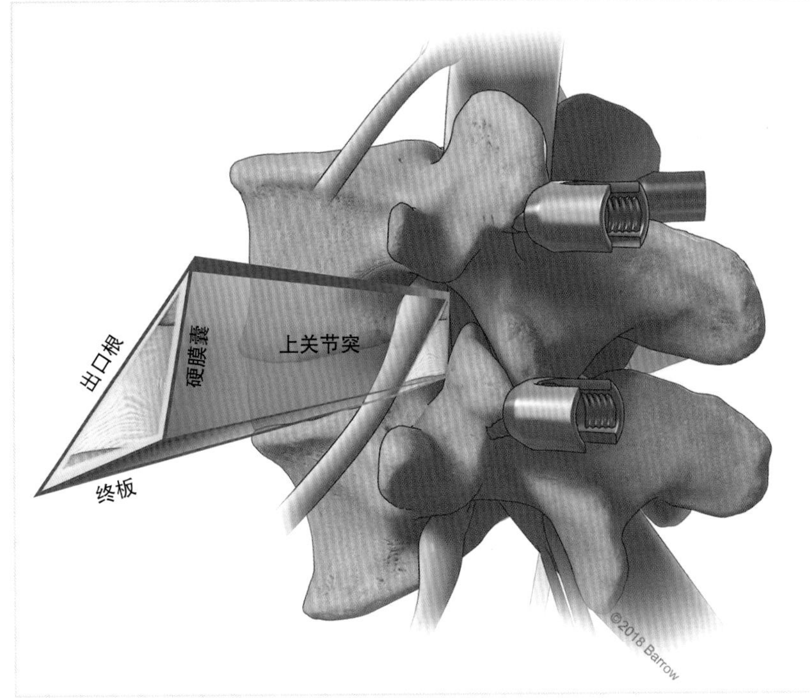

图 4.49　Kambin 棱柱。棱柱的三维形状包含了Kambin最初描述的所有结构，包括了上关节突（SAP），这在 Kambin 最初的描述中没有指定。棱柱的使用使我们能够调和 Kambin 三角形和 Harms 描述的棱柱形经椎间孔通道之间的区别。当上关节突被切除后，棱柱的后壁移到神经根和硬膜囊，工作通道变得相当大

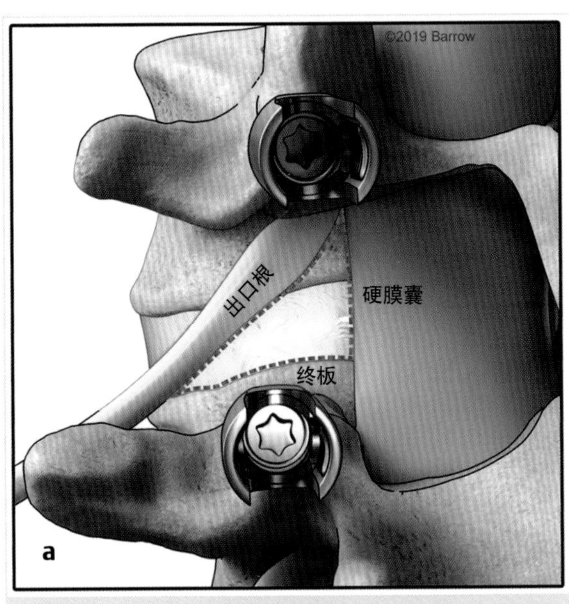

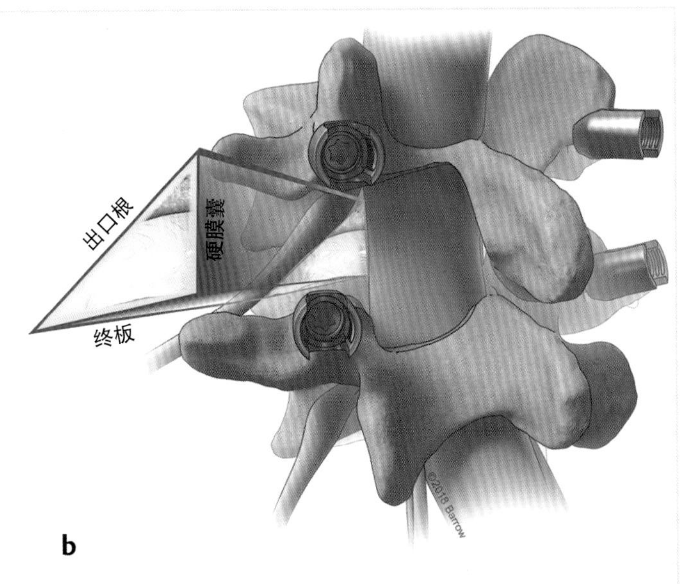

图 4.50　扩大的经椎间孔通道。a. 扩大的经椎间孔通道不同于 Kambin 三角形，应该在关节突被切除，描述进入椎间隙的入路时使用。这条通道的创建涉及本章描述的各种截骨术，而这从来不是 Kambin 最初描述的一部分。b. 在讨论 Kambin 工作区和扩大的经椎间孔通道时，应用棱柱的概念可以统一界定内侧边界

扩大通道，用于椎间隙准备和插入椎间融合器（图 4.50）。我将使用这个术语来描述本章中的 MIS TLIF 的剩余部分。

4.11.7　椎间盘切除术及终板准备

在手术的这个阶段，随着整个黄韧带的切除，应该能明显看到硬膜囊、走行根、出口根及椎间隙（图 4.51）。硬膜囊下总会有一束深红色的静脉，位于硬膜囊及走行根的下方，并向需要扩大的椎间孔成形通道延伸。这些静脉代表硬膜外背侧静脉丛。在这个水平上压力越大，这些血管就越充盈。宽的吸引器是用来牵开神经元、暴露椎间盘上的静脉和椎弓根的首选器械。一只手拿吸引器，另一只手拿直角双极电凝，在静脉切断前烧灼静脉。当其被烧灼，

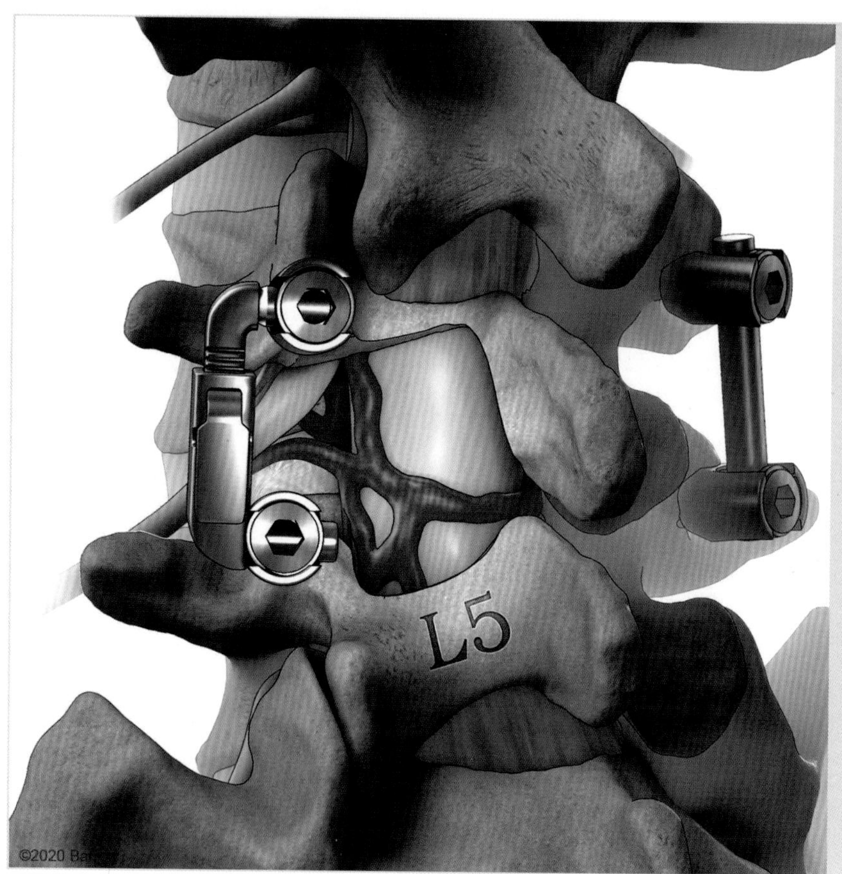

图 4.51 椎间盘切除术前的暴露，图示广泛减压硬膜囊、走行根、出口根，整个韧带都被切除了。在开始椎间盘切除术之前，烧灼硬膜外背侧静脉丛中充血的血管，可以减轻椎间融合器置入时的出血

便会用微型剪刀将它们分开，以防止在植入椎间融合器时，这些静脉再次出血。作者更喜欢用钝头的微型剪刀，或者 1 号 Kerrison 咬骨钳来完成这个任务。因此根据经验，尖头的微型剪刀应该一直放在后台。

在开始置入椎间融合器之前，仔细地烧灼椎间隙中的所有静脉是控制出血的一个有效的预止血的方法。松解神经根及硬膜囊，以允许进一步暴露尾侧椎弓根，并完成椎弓根到椎弓根以外的减压。黄韧带切除完毕后，用一个直角球形探针毫不费力地穿过硬膜顶部，外侧到硬膜囊，并进出同侧和对侧神经孔。用球形探针探查减压的极限是系统地检查手术减压阶段的一部分，这有助于确保每次进行同样的操作。

系统检查后，切除同侧神经根顶部的残余韧带。有时候，同侧的出口根明显地悬挂在椎间孔通道上。其他时候，出口根并不显露。膨出的椎间盘可能会将神经根推至尾侧椎弓根，使其看不见。然而，在这种情况下，没有必要直接确认出口根，因为它隐藏在深红色静脉丛中。根据我的经验，在椎间盘高度恢复并完成椎间盘切除术后，取出实质性压迫神经根的膨出椎间盘，必然会恢复出口根的形状。

4.11.8　椎间盘切除术和终板准备

我在手术显微镜直视下开始椎间盘切除术和终板准备，并在放置椎间融合器之前，使用放大镜和头灯完成工作。我先用一个吸引器牵开硬膜囊和神经根，但有时会用另一个吸引器牵拉出口根。在扩大的椎间孔通道内，用一个 11 号刀片切开椎间盘，在硬膜囊和神经根在吸引器的保护下尽可能靠内侧安全地进行一个完美的环切术。环切术至少沿外侧方向延伸至椎弓根的中线（图 4.52）。至于椎间盘的外侧切口，吸引器移动到出口根部附近，使其离开椎间隙，并保护其免受 11 号刀片的潜在损伤。

用一系列的 Kerrison 咬骨钳，延长环切术伤口，向上环切至椎体的下终板。用髓核钳取出椎间盘组织，再用一系刮匙刮除软骨终板。初步完成椎间盘切除后，现在可以开始使用桨形撑开器恢复椎间盘的高度，安装好同侧的临时可撑开棒，在此具有重大的意义。

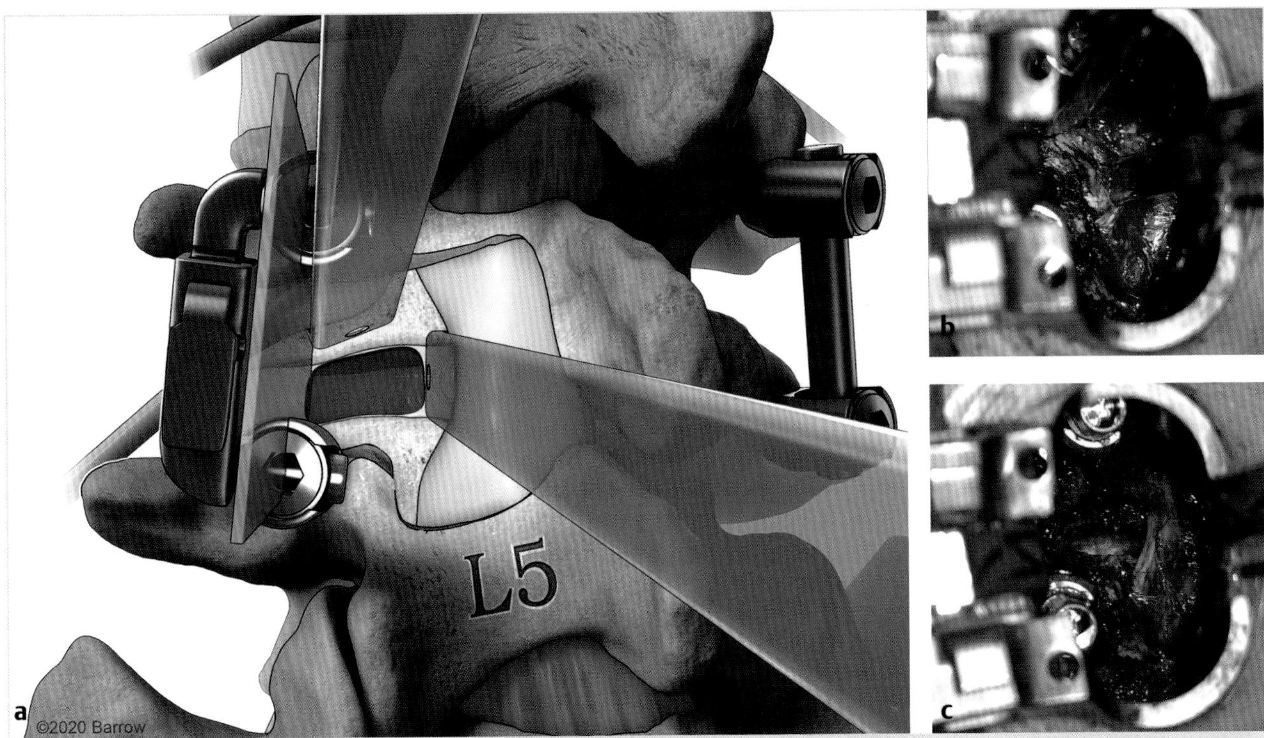

图 4.52　L4~L5 经椎间孔腰椎融合术（TLIF）的环切术。a. 扩大的经椎间孔进入椎间隙的示意图。值得注意的是，环切术延伸到中间的硬膜囊下方和侧方的椎弓根中线，椎弓根中线由蓝色平面分界。b. 术中照片，显示 L4~L5 TLIF 术中椎间盘切除的暴露情况。c. 术中照片显示延伸至椎弓根中线的椎间盘切除和广泛的环切开，有利于通过扩大的经椎间孔通道置入椎间融合器

当我的助手间断性地拧紧原来松弛的头侧定位螺钉时，对侧的临时杆便固定了恢复后的椎间盘高度。如果同侧临时可撑开杆位置良好，不需要增加任何操作就可以固定高度。随着桨形撑开器逐渐恢复椎间盘高度，它会变得越来越容易进入椎间隙。椎间隙的重建工作也可减少椎体滑脱程度。然而，在整个椎间盘高度的恢复过程中，必须选用适当的轨迹，以防止损伤皮质终板。对头侧或尾侧椎体皮质终板的损伤会影响椎间融合器的位置，更令人担忧的是，其可能会导致后期植入物下陷。

避免使用尖利的桨形撑开器械，以免损伤皮质终板。使用这些锋利的桨叶，目的是移除覆盖在皮质终板上的软骨终板，同时不破坏皮质终板的完整性。然而，根据经验，这些锋利的桨叶有能力切入皮质终板，尤其是在崩塌的椎间盘内。但我只使用了钝的桨形牵引器来恢复高度，并准备刮匙用于皮质终板的准备和软骨终板的移除。

各种椎间刮匙有助于确保足够的椎间盘和软骨终板被刮除，并且准备好皮质终板以优化椎间融合的环境。这些椎间刮匙有刻度标记，显示在椎间隙内的深度。努力将带角度的40mm刮匙插入椎间隙内，这样可以确保能够将最大的、弯曲的椎间融合器放置在椎间隙内。

当金属刮擦准备充分的皮质终板时，会发出特有的声音。这绝对是“融合”的声音，在考虑准备好终板之前，我们必须清晰地听到这个声音，这样在接下来的几个月里，我就不会听到假关节的声音了。经过 15min 的有条不紊的刮削，并取出椎间盘组织和准备端板后，便不会有更有意义的工作需要完成了。在完成椎间盘准备，把显微镜从视野移出之前，我会系统地检查盲点。具体来说，我要确保在走行根部的椎间孔里，或者在硬膜囊的后面，没有椎间盘组织。最后，应保证没有椎间盘的组织游离到出口根上，在减压、椎间盘切除和回缩后，最终能够显露出口根。

如果解剖因素需要做双侧关节突切除，我就会调整显微镜，将其移到另一侧。如果患者没有神经根病的症状或者严重的关节突关节病，就需要从另一侧进行切除，我就会限制 Smith-Petersen 截骨的骨质处理范围。当结构处于加压状态时，在对侧进行

开缝，可以恢复节段性前凸。但必须切除上关节突的头侧，以防止在加压时压迫神经孔。我把 Smith-Petersen 截骨侧的横突去皮，然后在后外侧空间置入自体骨块，以进行后外侧融合术。如果做了双侧减压术，进行了完整的关节突切除和出口根的暴露，可以避免两侧的后外侧融合，因为担心移植骨块会接触到出口根部。我们将在下面第三阶段继续讨论在加压时建立节段性脊柱前凸的相关内容。

在完成了减压、Smith-Petersen 截骨和后外侧融合术的系统检查后，第二阶段就完成了。将显微镜从视野中移出，嘱麻醉师把手术台转回到水平位置，当透视机回到原来的位置，来拍摄试模进入椎间隙的图像时，便不再需要操作放大镜和头灯。手术的第二阶段已经完成，开始手术的最后阶段。

4.11.9 第二阶段的时间

在最好的情况下，手术的第二阶段需要 30~45min。但是对于一个有既往减压手术病史的患者，可能需要 1h 以上的时间。显然，如果需要做双侧关节切除术，除非 2 名外科医生同时做骨质处理，否则需要更长的时间。最近，我在手术的这个阶段，平均时间不到 45min。根据以往的经验，减压是手术中时间最长的一个阶段，需要最高的技术和注意力。深度的解剖结构决定了这个阶段的时间花费。有些减压比其他的更简单。有明显瘢痕的椎间盘切除术或椎板切除术的患者可能比新手术患者需要更多的时间。无论何时，只有在神经组织从椎弓根到椎弓根以外得到减压并准备好椎体间隙后，手术才算完成。这里提供的时间只是参考，毕竟没有两个手术是完全一样的。

4.12 第三阶段：试模和椎间融合器的放置

第二阶段的手术时间通常是最长的，第三阶段有可能是最短的。一旦透视机回到原来的位置，我就可以开始在椎间隙内放置试模了。使用比插入椎间盘试验大一个尺寸的桨形撑开器是一个好方法。当桨形撑开器以较小的高度进入椎间隙，然后旋转至较大的高度，以达到恢复椎间隙的目的时，试验以相同的高度进入椎间隙。例如，一个 11mm 的桨形撑开器以 6mm 的高度进入椎间隙，在占据了整个椎间隙后，才将它旋转到 11mm 的高度。因此，很容易放置桨形撑开器。椎间的试模，一开始必须以 11mm 的高度置入时，需在椎间隙中做稍微较大的开口，有利于将其置入（图 4.53）。

当试图安装一个贴附良好的融合器时，凹陷的终板会带来一个复杂的因素。仔细观察侧位透视图像（图 4.54），你会发现这个问题是否应该引起你的关注。对于终板有明显凹陷的患者，椎间隙的中心要比椎间隙的后入口处高很多，椎间融合器需要穿过后入口。试模可能很难通过椎间隙的后方，但最终会漂浮在椎间隙的中央。如果选择相同高度的融合器，那么可能会形成假关节。

处理椎体间隙的形状，进行植骨融合并不是什么新技术。在 Cloward 1953 年的原稿中，他发现了这个问题，并提出了在椎间隙准备时所追求的标准。Cloward 在原稿中写道：在椎体的后上缘总有一个突出的唇。去除这块突出的骨质使其能够清晰地显示整个椎体的上表面，否则这些上表面可能会被遮挡。这块去除的骨质，也包括了椎体椎弓根的部分基底，增加了椎间隙的宽度。

有几个可供的选择，来达到 Cloward 设立的标准。克服这种解剖学困难的一种方法是使用可膨胀的椎间融合器（见下文讨论）。置入一个高度比凹陷区高度小的椎间融合器，当它进入椎间盘后，就不需要注意凹陷了，将其撑开到一个更高的高度。第二种方法是使用骨凿或盒形刮匙。这种特殊的技术通过切除骨头使凹陷处的高度与椎间隙的高度保持一致。因此，试模和随后的椎间融合器将在统一的高度上通过盒形刮匙刮出的路径。虽然这是解决解剖困难的一种有效方法，但它也有可能导致终板断裂或破坏。在透视的引导下使用这个器械，可以最大限度地降低终板损坏的风险。然而，从我的角度来看，在神经组织附近如此狭窄的通道里挥舞这样的器械，我会犹豫一下。但我发现它是椎间内部医疗设备中的一件有价值的物件，尤其是对于深度凹陷的椎间隙。对于大多数病例，我已经成功地用一个大的 Kerrison 咬骨钳，切除了尾侧椎体的后上唇和头侧椎体的后下唇。切除这些唇平衡了椎间隙的高度，并优化了置入椎间融合器的环境（图 4.55 和图 4.56）。

另一个达到 Cloward 标准的方法是分散椎间盘

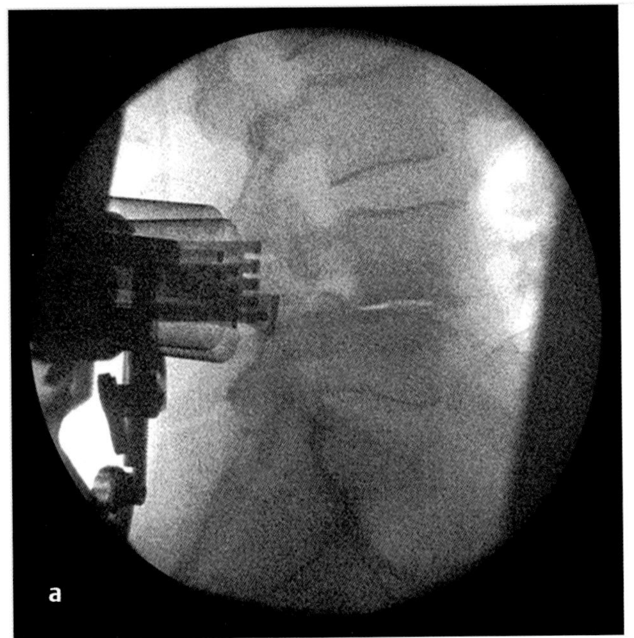
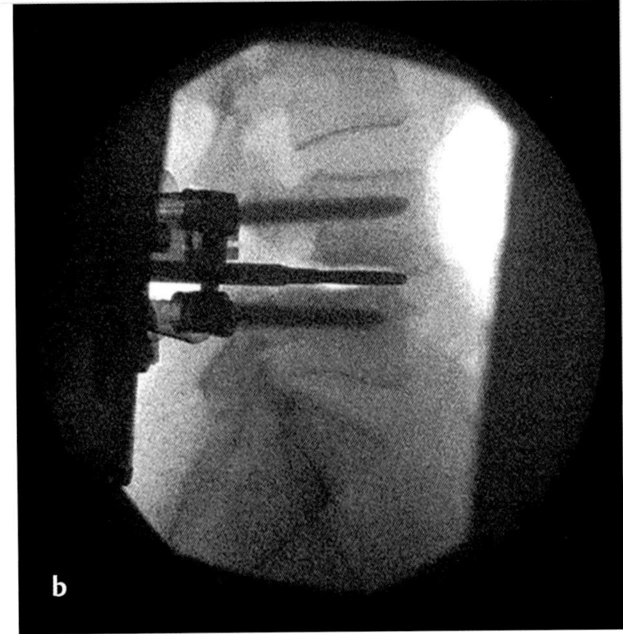
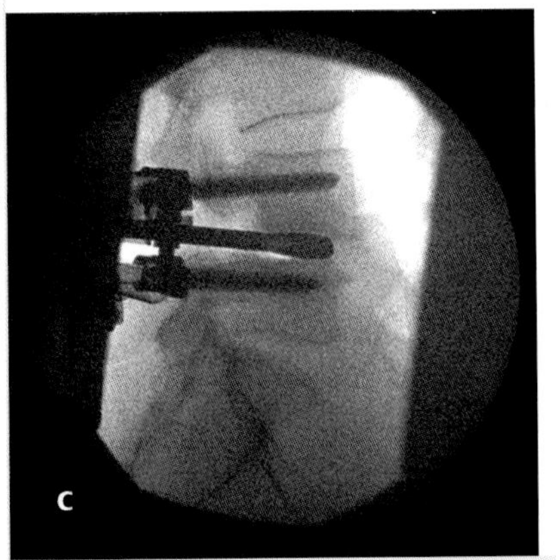
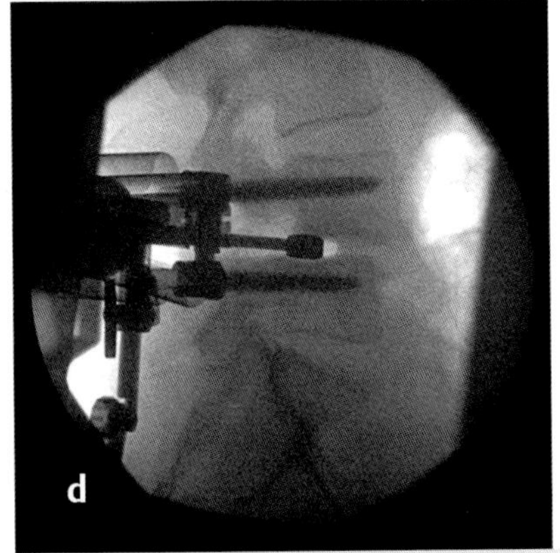
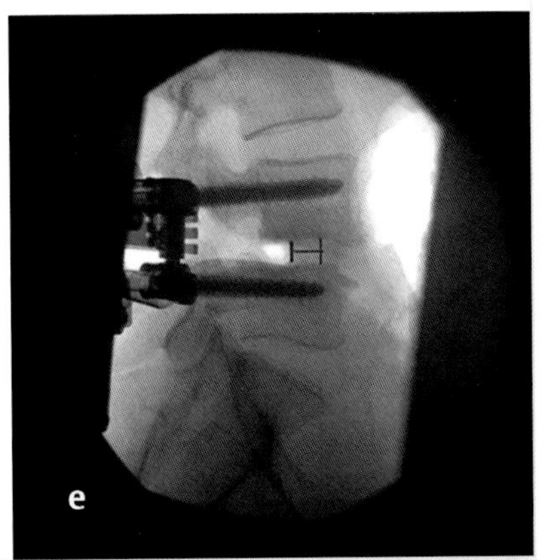

图 4.53 L4~L5 Ⅱ度椎体滑脱的治疗。a. 侧位透视图显示 L4~L5 Ⅱ度椎体滑脱患者椎间隙完全塌陷。b. 一个桨形撑开器以 6mm 高度进入，但旋转到 11mm，比置入试模更容易。c. 进入环切口的试模有相同的高度。在这种情况下，11mm 的桨形撑开器打开空间后，置入 10mm 的试模。d. 同侧可撑开棒、桨形撑开器和试模的联合使用可以恢复椎间隙的高度。e. 插入和旋转一个高 10mm 的香蕉形椎间融合器后的侧位透视图像

后方的应力，即"暴露（尾部）椎体的整个上表面"。这样的结构有利于椎间融合器的放置。对侧一个临时棒和同侧一个可撑开棒（前面讨论过）的组合，在旋转桨形撑开器和放置试模时，能够恢复椎间盘的高度。利用同侧临时可撑开杆来固定椎间隙的高度，类似于颈椎中使用的 Caspar 柱式撑开器，其中柱式撑开器不仅有利于椎间融合器的放置，而且在撑开器释放应力时优化了皮质终板与融合器表面的接触。

使用同侧可撑开的临时杆，可以确定最终试模的高度。而不是一个塌陷的椎间隙难以安置一个大的椎间融合器。放置椎间融合器没有任何困难。在成功放置椎间融合器后，松开临时撑开杆，类似于颈椎的 Caspar 柱式撑开器。通过这种方式，优化了椎间融合器到皮质终板的界面，从而实现了一个理想的融合环境（图 4.57）。

无论采用何种技术来恢复和维持椎间隙的高度，这一阶段的主要目标是测量并固定一个椎间融合器，以恢复塌陷椎间隙的高度，占据从椎间盘环到椎间盘环的椎间隙空间，并创造一个理想的融合环境。一个大小适当的椎体试模牢固地楔入椎间隙的前、中部，如手术视频（视频 4.4）所示，如果没有锤子，就很难将其取出。一旦确定了要放置的椎间融合器的高度，就可以把椎间融合器固定到位了。在描述

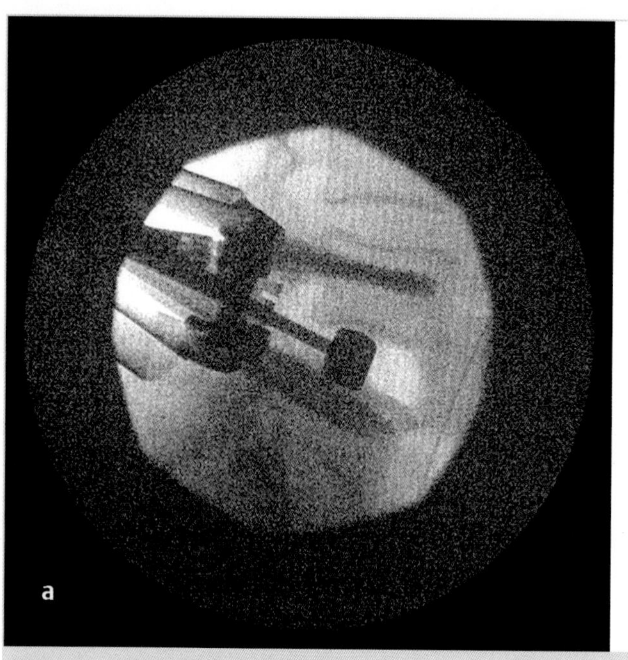

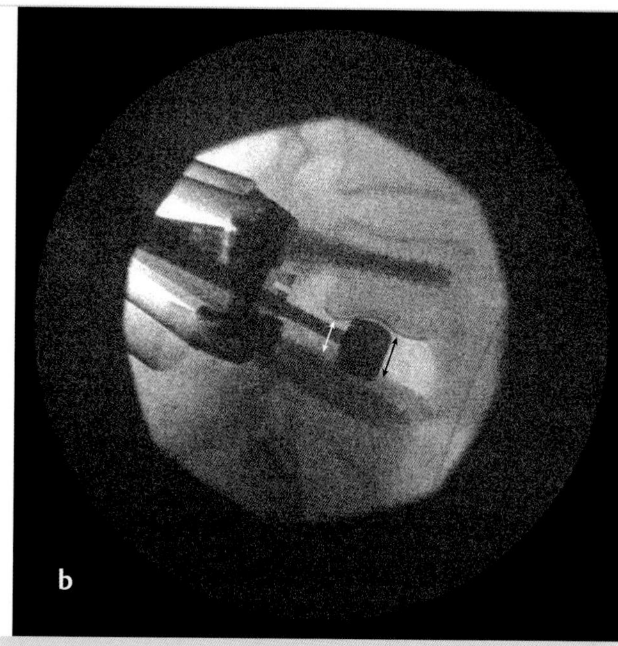

图 4.54 凹陷的终板和椎间融合。a. L4~L5 处凹陷终板的侧位透视图像（蓝线）。椎间隙的后方高度比椎间隙的中心短几毫米。b. 改良侧向透视图像，椎间隙中心（黑色箭头）和椎间隙后方（白色箭头）之间的差异

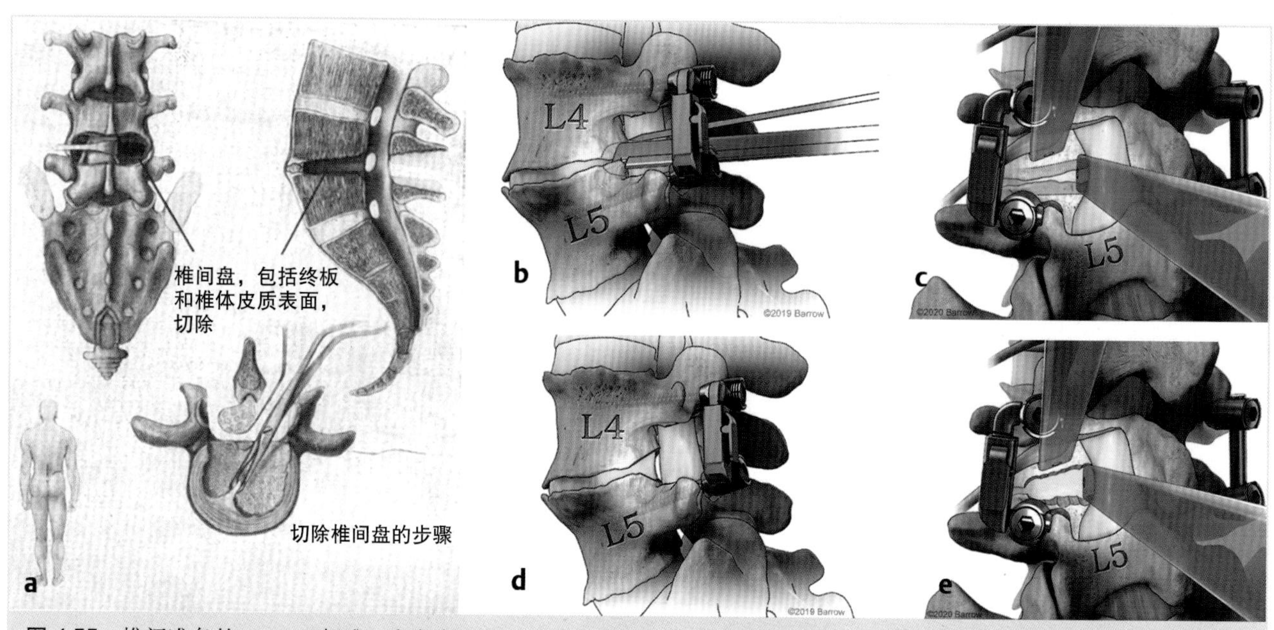

图 4.55 椎间准备的 Cloward 标准。在考虑置入椎间融合器之前，Cloward 建议我们“暴露椎体（尾侧）的整个上表面”。a.1953 年由 Cloward 制订的标准插图。系列图片展示了实现 Cloward 的终板可视化标准的各种技术。b. 从侧面观察脊柱的图解。使用一个大号的 Kerrison 咬骨钳有助于平衡由凹形终板产生的高度差。椎间隙的后方，用绿色表示，是 Kerrison 咬骨钳的靶点。c. 后侧手术视图，显示脊柱的骨赘和凹形终板。绿色标记的是需要被移除的骨质，以置入一个理想大小的融合器。d. 脊柱外侧视图，显示终板凹陷复位。e. 显示符合 Cloward 标准的椎间隙后方的手术视图

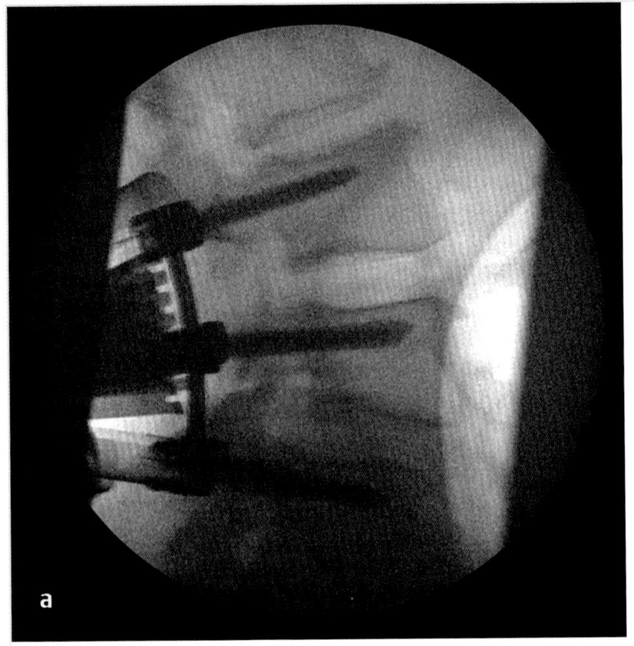
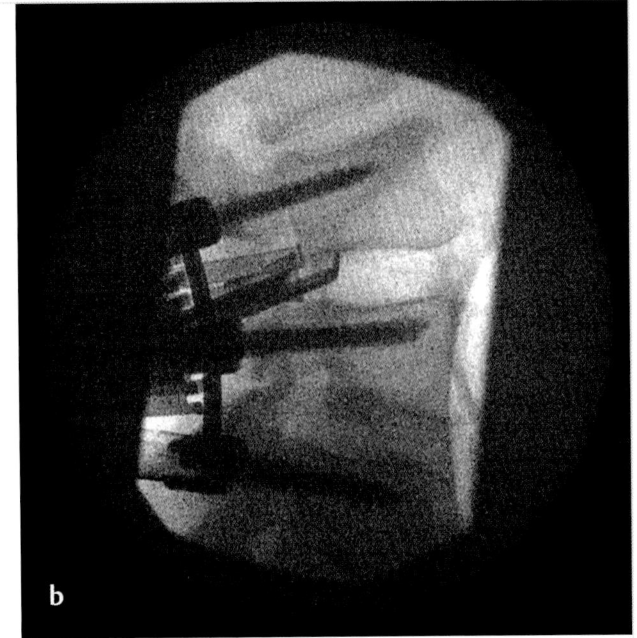
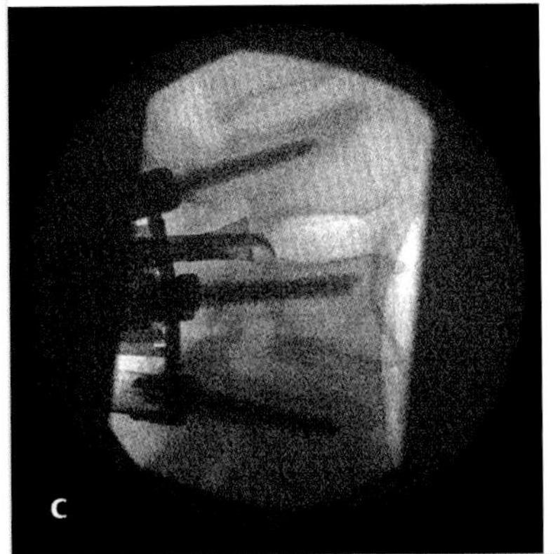
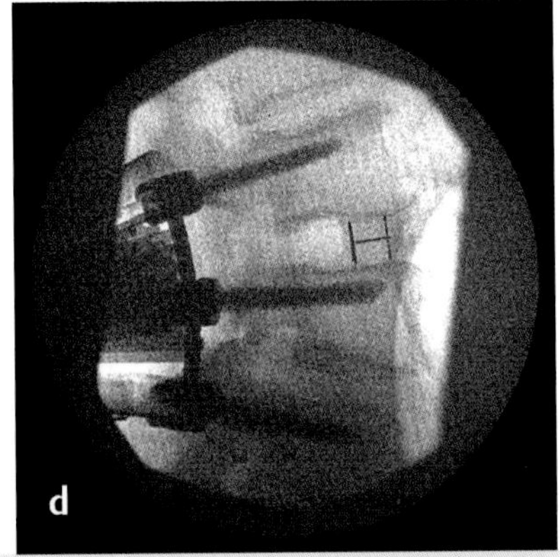
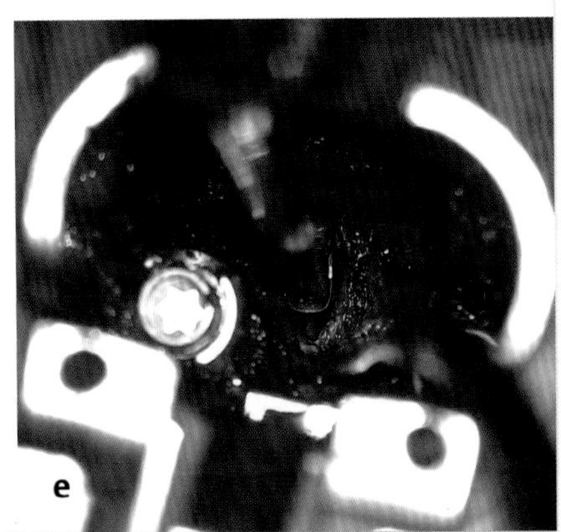

图 4.56 Cloward 标准的应用。a. L3~L4 和 L4~L5 两节段经椎间孔腰椎融合术的侧位透视图，其中 L3~L4 椎间隙有深凹。b、c. 4 号 Kerrison 咬骨钳去除凹陷的后上方和后下方。d. 去除后终板有利于为椎间隙放置理想的椎间融合器。e. 术中照片显示用 Kerrison 咬骨钳打开椎间隙的后方。随着出口根的牵拉，Kerrison 咬骨钳可以安全地用于进入椎间隙并移除终板的后方，从而减少凹陷

该技术之前，先进行椎间融合器的最佳类型的讨论。

4.12.1 椎体终板的生物力学

插入椎间隙的植入物的选择是多种多样的。有很多可行的选择，选择从解剖学和历史学的角度寻求帮助。尽管椎间植入物的不同，但椎间处理的最终目标仍是相同的：恢复椎间盘高度和椎间孔高度，以及创造一个强大的融合和恢复节段性脊柱前凸的环境。在实现这些目标的同时，需要减少短期和长期并发症的风险。短期风险包括植入物的沉降和移位。长期风险包括假关节和医源性平背。为了更好地实现这些目标，理想的椎间植入物能够从纤维环到纤维环占用椎间隙，在解剖学可行的情况下尽可能多地占用椎间隙的表面，并停留在终板最坚硬的部分。Cloward 在 60 年前就遵循这些原则，常规地进行这样的操作，可靠地实现融合而不需要耗材。40 年后，Harms 在他的 TLIF 中重申了这些原则。我看不出有什么理由，要违背这些专业外科医生的建议。

从结构上看，腰椎体的皮质终板的形状与可乐罐的底部非常相似。用这个比喻，如果一个人想在罐子底部戳个洞，他就会瞄准罐子的中心，因为在那里遇到的阻力最小。基本的生物力学原理告诉我们，在考虑椎间植入物放置的理想位置时，应该将

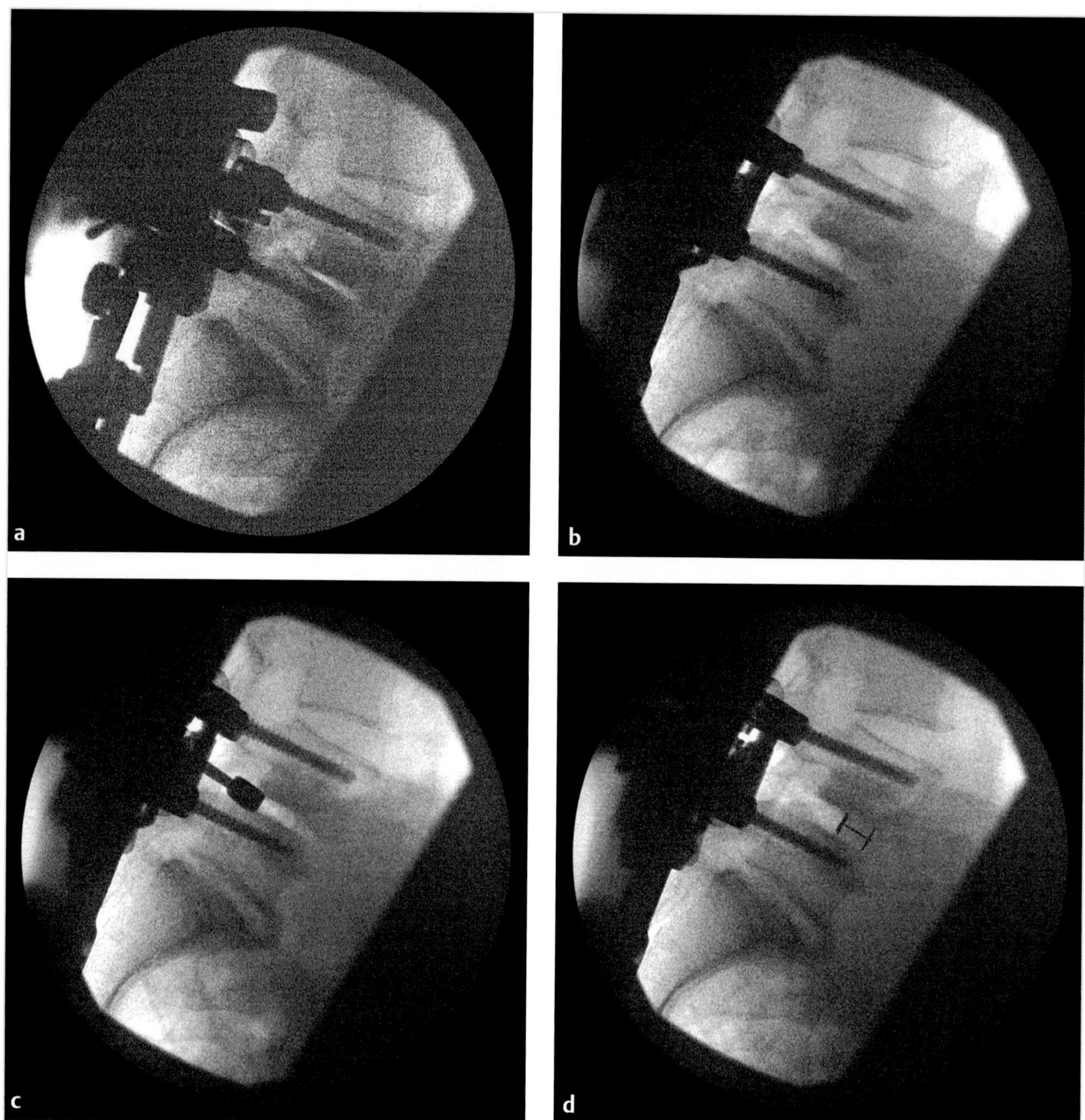

图 4.57　同侧可撑开的临时杆与椎间隙高度的恢复。a. 经椎间孔微创椎间融合术治疗 L4~L5 Ⅱ度椎体滑脱的侧位透视图像。椎弓根螺钉已就位。b. 同侧可撑开的临时杆可以固定并维持应力，以便于置入试模。c. 10mm 试模可进入高度维持在 10mm 的椎间隙。临时的应力使得椎间隙的高度从完全塌陷中恢复过来。d. 在临时撑开杆的帮助下，将一个 10mm 的椎间融合器固定在椎间隙内

同样的原理应用到皮质终板上。试图在罐子的外围打个洞是愚蠢的行为，因为在那里会遇到最大的阻力。当把这个类比应用到椎体的皮质终板时，皮质终板最薄弱的部位是椎间隙的中心，而最强的部位是皮质终板的外周或纤维环的位置。一些生物力学研究已经独立地证实终板的几何中心是最薄弱的，而终板的外部和侧方是最硬的（图 4.58）。因此，在终板的外周是椎间植入物放置在椎间隙的理想目标。

Cloward 最初构想后侧椎体融合术，他是打算用皮质骨置入椎间盘的外侧边缘。随后通过生物力学研究证明，外侧边缘具有最大的结构强度，因此，体间下沉的风险最小（图 4.59）。在双侧入路中尽可能多地移除椎间盘和软骨端板后，Cloward 坚持尽

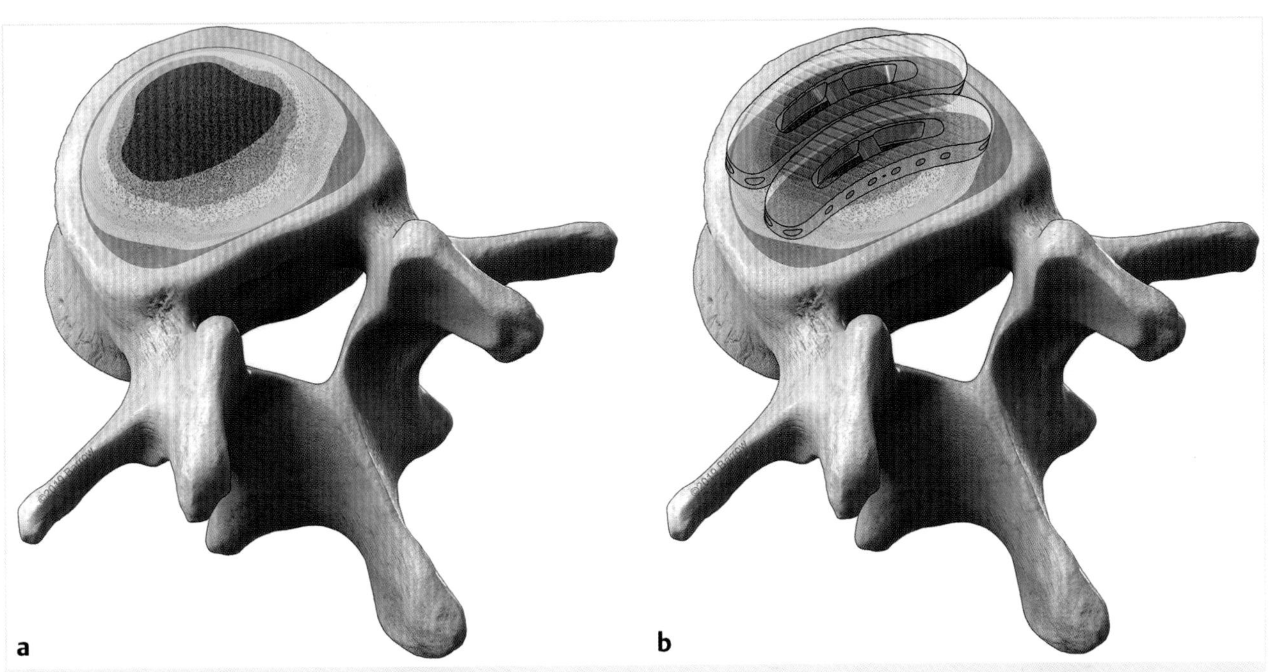

图 4.58　基于 Grant 等和 Lowe 等工作的椎体椎板各区域的强度。a. 使用渐变色方案显示终板强度的区域性差异。椎体后方和椎弓根附近的深蓝色代表终板最硬的部分，而椎间隙中心的红色代表最弱的部分，因此，这个区域最容易下沉。b. 显示占据椎间隙的椎间几何形状的插图，该几何形状跨越了终板的较强部分

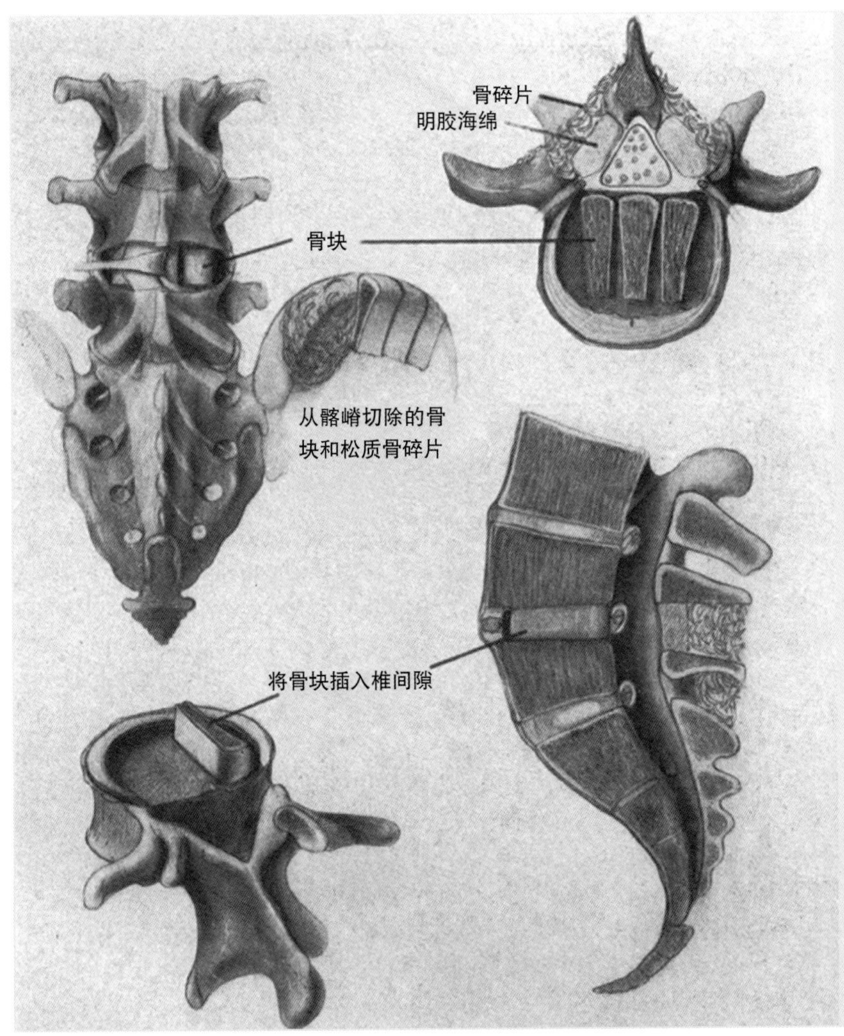

图 4.59　图示来自 Cloward 关于椎间融合的原创文章。注意通过置入自体骨块"骨塞"达到椎间隙的覆盖范围

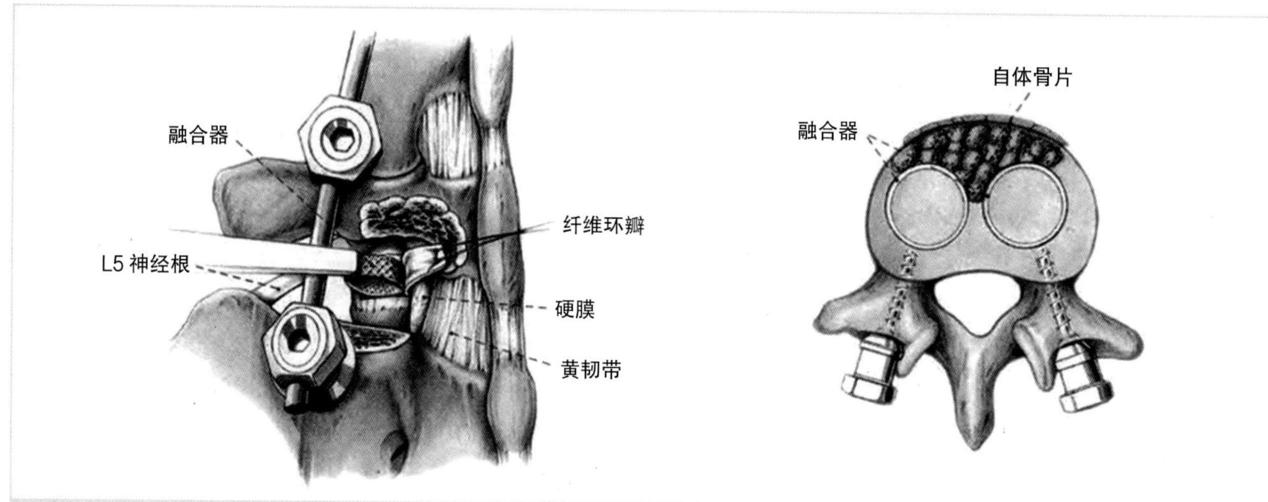

图 4.60 来自 Harms 的经椎间孔腰椎融合术的示意图。Harms 主张通过单侧入路，通过打压融合器超过中线来充分占用椎间隙。单侧入路进入椎间隙的方法最终促进了半圆形或香蕉形椎间融合器的发展

可能多地占用椎间隙的原则，“尽可能多地将骨楔推入椎间隙。”结果，1953 年 Cloward 占据的椎间隙比我 2008 年尝试这个操作时要多得多。自从审阅了他的手稿，我就使用移植材料结合垫片来达到 Cloward 的椎间隙占用。还努力把这些椎间垫片放在终板最坚硬的地方。

随着 Harms 对经椎间孔入路的改良，单侧入路进入椎间隙进行椎间融合时，牵拉明显减少，有时甚至不需要牵拉神经根（图 4.60）。然而，在这个过程中，轨迹不是指向两侧椎间隙的外侧边缘，而是倾斜地指向椎间隙的中心。在从 PLIF 转化为 TLIF 的过程中，外科医生仍习惯于使用直的 PLIF 椎间植入物。尽管从未将它们斜行置入，但直的椎间植入物的熟悉度高和相对简单，导致了它们在经椎间孔入路时被广泛使用。因此，直的 PLIF 椎间植入物仍然是常见的。与此同时，认识到经椎间孔入路所提供的独特方面的外科医生，发展出符合椎间隙的椎间植入物，并将其置入。单侧经椎间孔入路的半圆形或香蕉形植入物，插入时斜转到位以贴合椎间隙并占据终板外侧边缘。

在经椎间孔入路时，一些外科医生继续使用单一的、直的 PLIF 植入物，通过适当的手术技巧、终板准备和置入的技术，椎间处理的效果也非常好。但是，从解剖学的角度来看，我更喜欢将椎间垫片放置在椎体终板结构最坚硬的地方，也就是骨环上。应避开终板的中心。根据对倾斜放置 PLIF 椎间垫片经验的分析，我发现它们都停留在结构最薄弱的终板部分，也就是终板的中心。得出的结论是，如果椎体终板的外侧边缘是椎体植入物的理想位置，那么当它旋转到终板外侧边缘的位置时，半圆形的几何形状与椎间隙的弯曲是相匹配的，从概念上来说将是最合适的位置。半圆形或者香蕉形的几何形状最符合这个标准。努力争取沿着骨环放置最大的椎间植入物，是在经椎孔入路中使用半圆形椎间植入物的根本原因。

4.12.2 理想的椎间植入物：基于表面积的概念

如果我们要为理想的椎间植入物设定标准，我们希望得到最高最宽的椎间植入物，这样我们就可以安全地固定在椎间隙上。它将放置在骨环的外侧边缘，恢复节段性脊柱前凸，并将移位和沉降的风险降到最低。我们选择的植入物可能类似于横突入路中的椎间植入物。以这些标准作为框架，值得更详细地研究椎间隙的解剖结构。

图 4.61 显示了一位患者在 L4~L5 TLIF 中斜行置入一个直的椎间植入物后出现假关节现象。与图 4.62 所示的 Cloward 4 个“骨塞”相比，椎间盘的覆盖范围是微乎其微的。让我们从基本的几何学开始。椎间隙的尺寸大约为 50mm × 40mm，椎间植入物为 25mm × 10mm。如果大致估算一下椎间隙的表面积，假设椎间隙被一个半径为 20mm 的圆所覆盖，表面

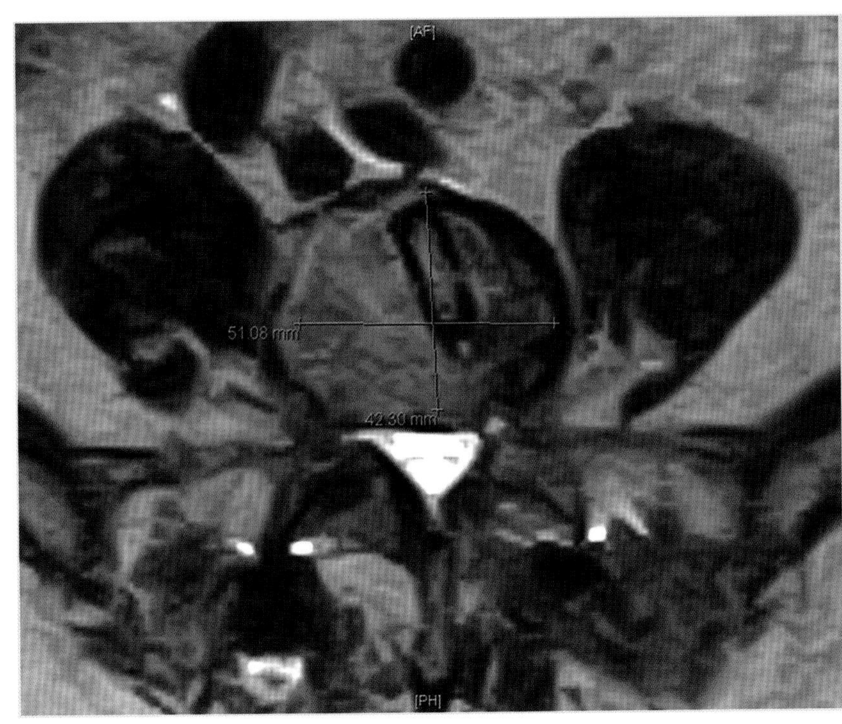

图 4.61　轴向 T2 加权磁共振图像显示在后路腰椎椎间融合术中经椎间孔入路斜行插入直的椎间融合器。患者出现症状性假关节，需要翻修手术，椎间隙尺寸为 51mm × 42mm

积（πr^2）大约是 1500mm^2。椎间植入物所覆盖的表面积，是矩形的长度乘以宽度，或者是 250mm^2，或者大约 16% 的椎间隙被植入物所覆盖。因为目标仍然是占据尽可能多的椎间隙，其他的替代方案值得考虑。双侧进入椎间隙将允许插入第二个植入物，从而将覆盖的表面积增加一倍至 32%。但是，这将需要大量的工作，并增加操作的大量时间。

另一种方法是增加单侧入路放置的椎间植入物的表面积。回到椎间隙的尺寸，大约 50mm × 40mm，我们知道一个半圆形的 36mm 的植入物旋转到位，将很轻松地与椎间隙的前方相吻合。这样的一个植入物，如果在前方放置得很好，就会放置在骨环上。即使从解剖学角度来看，即使植入物的位置更好，它也只会使椎间隙表面积的覆盖率，从 16% 增加到 23%。不管怎样，这种植入物的几何形状，提供了通过同一个环切术创口放置额外植入物的可能性，而通过直的椎间植入物斜行置入不能实现。前后距离 40mm，仍有 30mm 间隙可以被占用。半圆形植入物的几何形状利用了椎间隙内剩余的表面积。剩余的距离有可能被一个可以旋转的半圆形植入物所利用。正是对椎间隙内距离的评估促使我考虑增加植入物的可能性，如果植入物为巢形的话，将占据更多的椎间隙，而不会显著增加技术的复杂性或增加损伤神经组织的风险。如果植入物的长度从 36mm 增加到 40mm 甚至 45mm，那么我已经用结构性椎间植入物覆盖终板的 50% 以上。椎间隙的表面积和皮质终板的生物力学使我尽可能在椎间盘内插入两个半圆形的椎间植入物（图 4.63）。

第二个椎间植入物的另外的好处是能够将椎间植入物置于加压状态而不会对椎间孔高度造成任何显著的减少。放置在椎间隙前方的单个椎间器可以充当支点，加压后椎间孔变窄，而增加第二个椎间器则创造了更大的表面积，消除了支点效应。第二个椎间植入物分散了压缩应力，同时保持椎间隙的高度。此外，对巢形椎间器技术的生物力学分析表明，与单一椎间器相比，巢形椎间器技术具有更强的抗压性和更好的维持椎间孔高度的能力（图 4.64）。

4.12.3　弯曲椎间融合器的置入技术

在技术上，放置弯曲的椎间融合器要比直的 PLIF 椎间融合器要求更高。在理想的位置维持融合器的稳定是有细微差别的。椎间融合器必须插入椎间隙，然后旋转到位置，使其位于椎间隙的前 1/3 和中线。融合器置入时问题的预防始于对其起源的认识。多年来我所遇到的绝大多数问题的根本原因都与皮质终板受损和椎间盘去除不足有关。

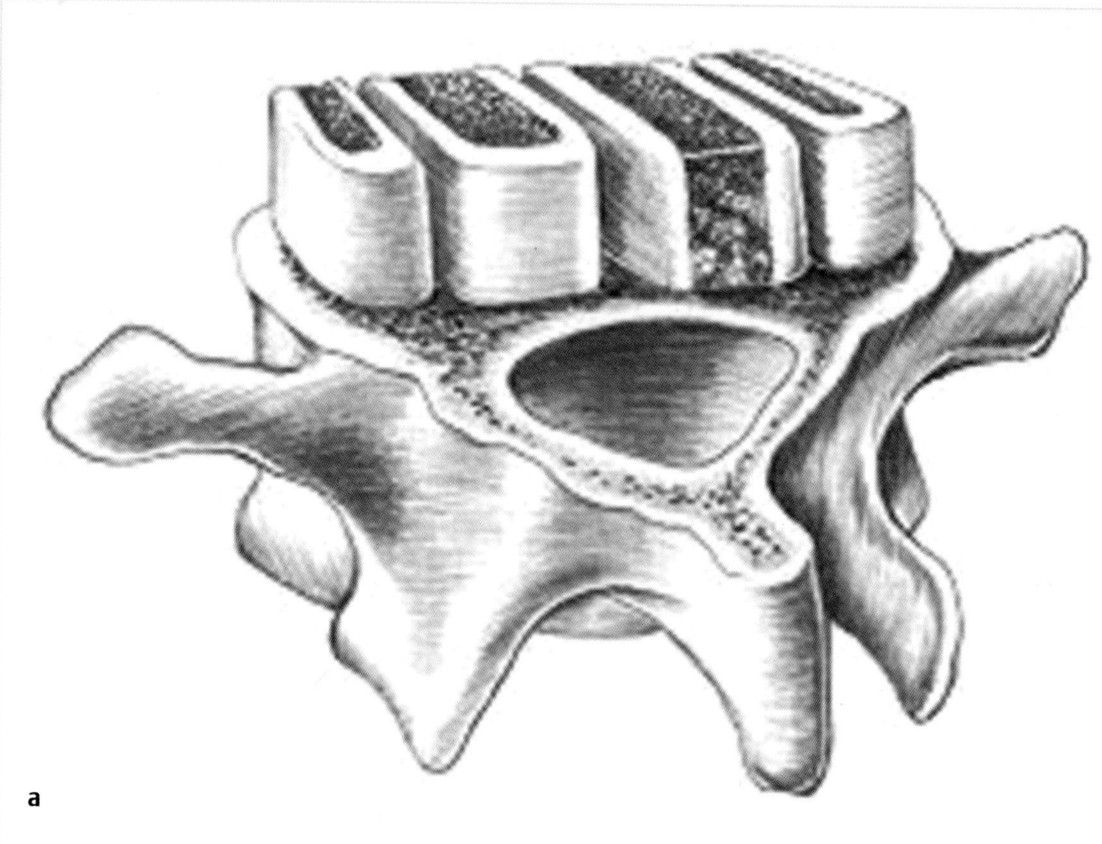

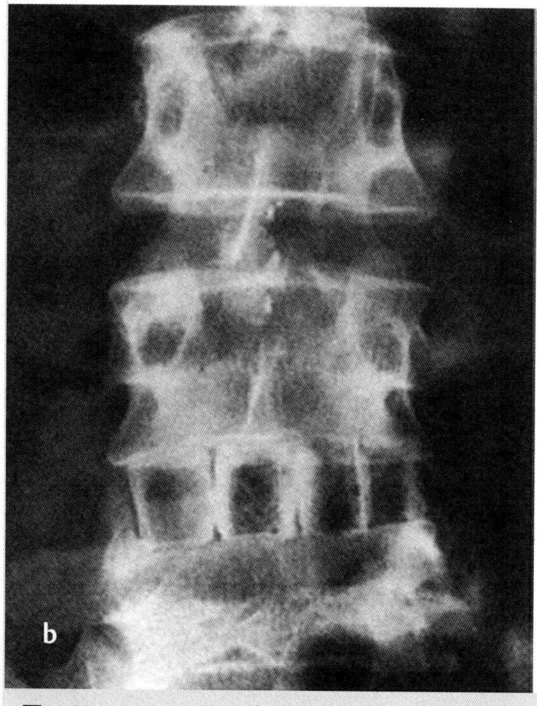

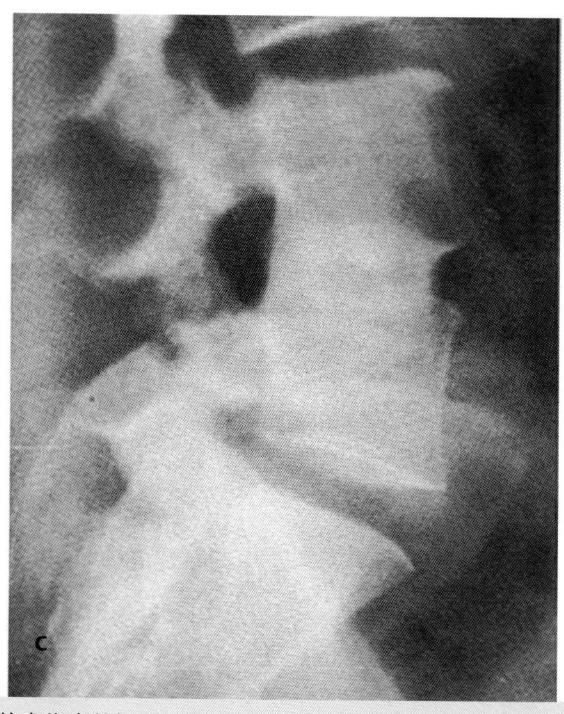

图 4.62 Cloward 的后路腰椎融合术。a. 来自 Cloward 技术指南的插图，Cloward 设想的融合器，直的几何形状将占据整个椎间隙，多个融合器跨越整个皮质终板。b. 术后即刻前后照片，显示 4 块椎间移植物的覆盖范围。c. 术后侧位片显示完全合并的 Cloward 的"骨塞"，由 Cloward 完成的覆盖面是我们在椎间融合操作中努力实现的标准。这种覆盖范围与如图 4.61 所示倾斜放置的单一融合器的最小覆盖范围形成了鲜明对比

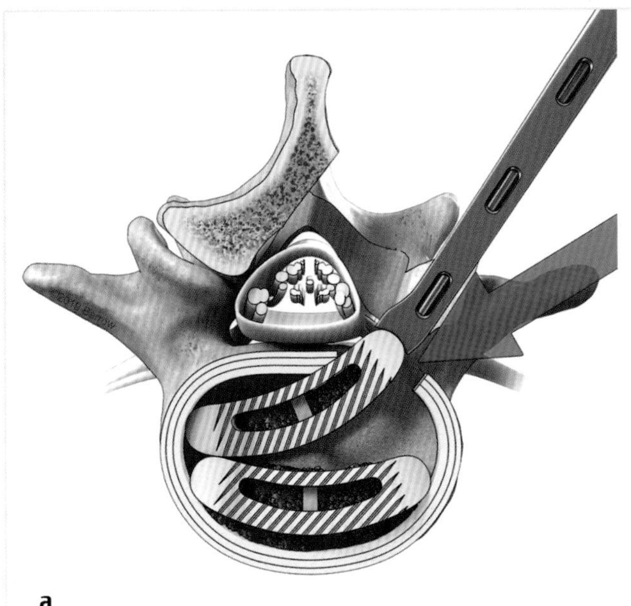
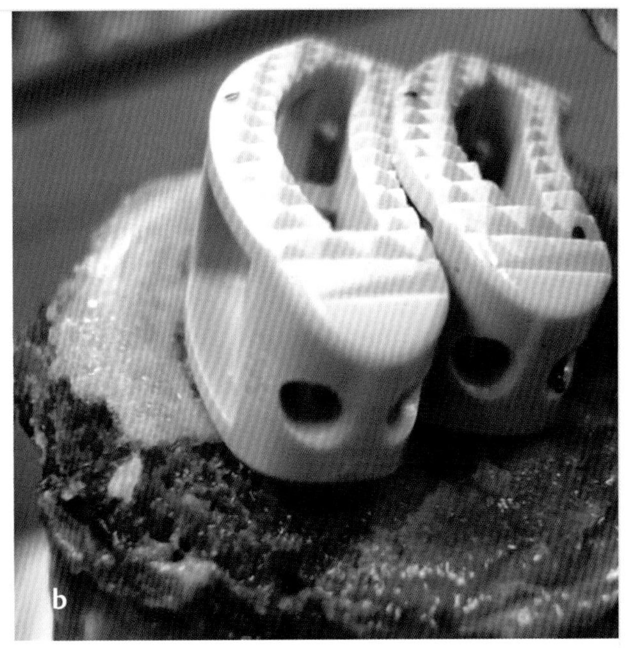
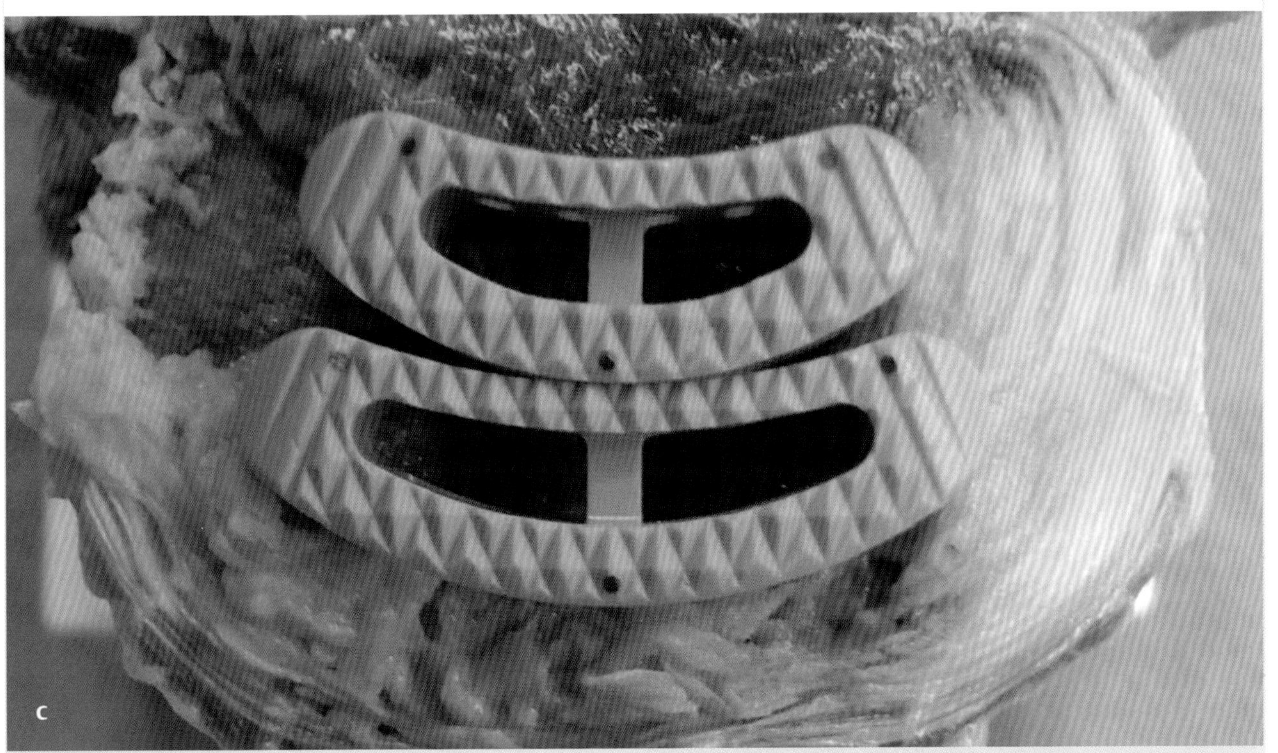

图 4.63 经椎间孔腰椎融合的巢形椎间融合器。a. 说明两个巢形椎间融合的概念图。连续放置半圆形融合器可显著增加椎间隙覆盖的表面积。b. 一具离体尸体标本的侧斜视图，标本终板上放置了巢形的椎间融合器。c. 尸体标本的照片，显示 36mm × 10mm 和 30mm × 10mm 的椎间融合器增加了椎间隙的覆盖范围。当使用长度为 40mm 的体间隔片时，椎间隙的覆盖率超过了 50%

手术显微镜是一个很好的减压工具，但它会扭曲你对椎间融合器操作的视角，尤其是当手术台被旋转，并远离外科医生时。因此，在显微镜被移开，荧光镜被移回视野后，我认真地评估了扩大的经椎间孔通道的边界，需要从这把椎间融合器放置进去了。通常情况下，我会用一把 Kerrison 咬骨钳向内侧和外侧延长椎间盘上的环切口，以进一步打开椎间隙。助手一般会用吸引器顶住硬膜囊、走行

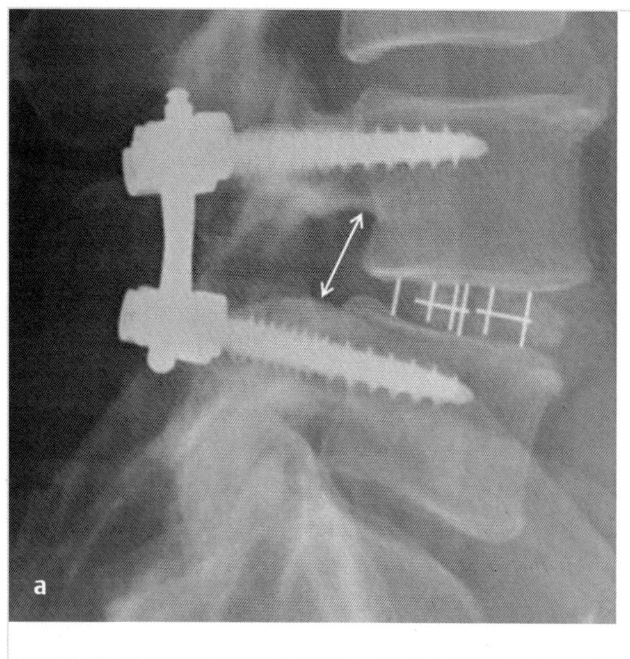

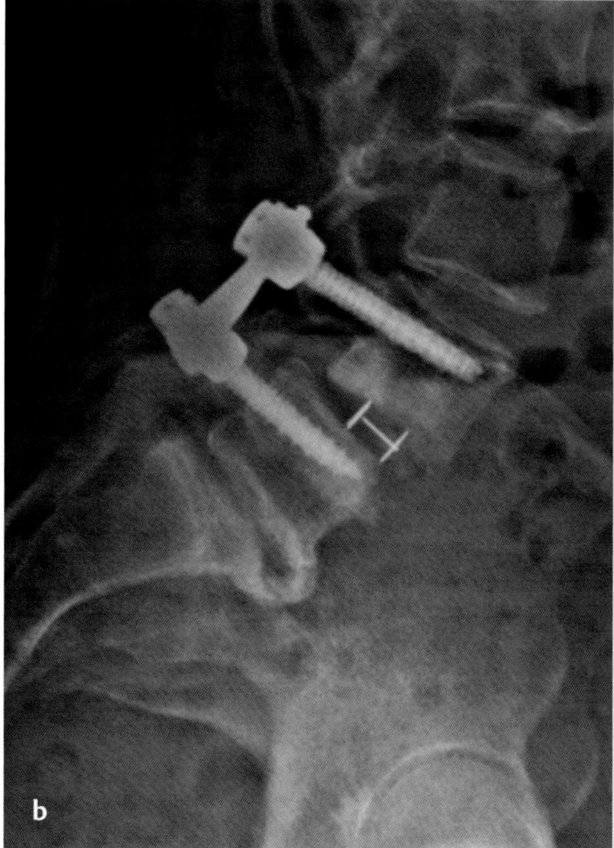

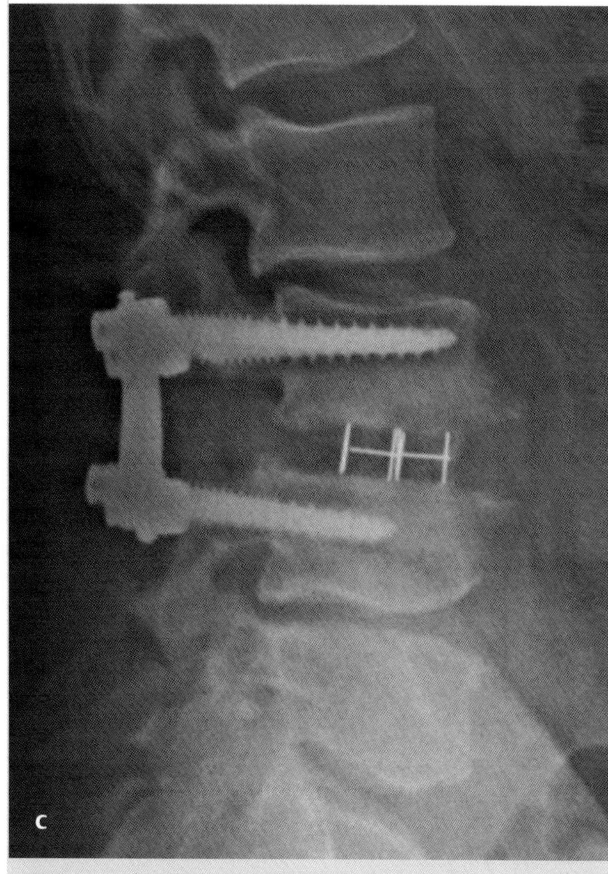

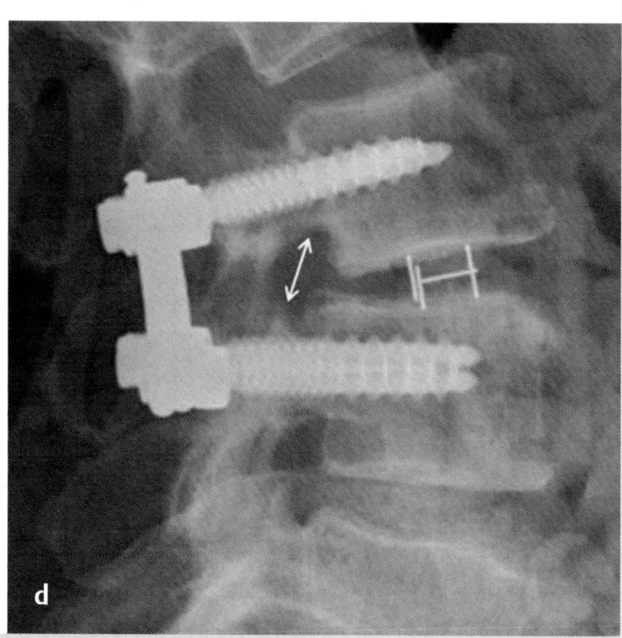

图 4.64 术后侧位站立位片显示巢形椎间融合器与单一椎间融合器的椎间孔高度的差异。这个图中所有椎间融合器的高度为 10mm。a.L4~L5 经椎间孔腰椎融合术（TLIF）中两个巢形的椎间融合器。尽管结构被加压以重建节段性前凸（箭头），第二个椎间融合器可以保持椎间孔的高度。b. L4~L5 TLIF 中的单一融合器比巢形椎间融合器提供的椎间孔高度更短。c. 一个 L3~L4 Ⅰ度椎体前滑脱患者的例子。第二椎间融合器与（d）单一椎间融合器相比维持了椎间盘的后方高度，单一融合器保持了椎间隙的前方高度而不是后方高度。我们可以想象，第二个 10mm 的融合器在图 d 时也能保持更大的椎间孔高度

根，而术者牵开出口根，就可以很容易观察到。出口根和走行根允许我安全地将通道拓宽到椎间隙（图 4.65）。一旦通道得到优化，就可以开始椎间试模。

向上或向下评估第一个正常节段的高度（即没有明显退化）是确定理想融合器高度的开始。据我估计，腰骶段脊柱很少需要超过正常节段的高度。我用来确定合适的椎间融合器高度的一个要素是在椎间隙内试模的感觉，应该感觉试模牢牢地固定在椎间隙里。插入试模应该需要使用锤子将它固定在合适的位置，并用滑锤将其取出。一个宽松的体间试模会导致放入一个宽松的椎间融合器进入，接下来的几个月里，可能会发生假关节。

重要的是要确保椎间试验能够完全穿过椎间隙的中线到达椎间隙的对侧。在不同的轨迹上敲击试模将确保椎间隙的对侧不会限制将一个 36mm、40mm 甚至 45mm 椎间融合器旋转到椎间盘的前部和中心（图 4.66）。在椎间试模的使用过程中不可避免地会释放出更多的椎间盘组织和软骨终板。将椎间盘和终板的碎片冲出椎间盘，在放置处理好的骨粒和椎间融合器之前，用髓核钳在椎间盘内做最后一次清扫是正确的。

4.12.4　椎间融合器的横向尺寸

一旦我选择了椎间融合器的高度，我就会开始评估可用椎间隙的宽度。目标始终是插入椎间隙所允许的最宽椎间融合器。通过将一个校准带角度的刮匙放入椎间隙可以实现这一点，这样就可以穿过椎间隙，确保有足够的空间。当把带角度的刮匙伸入椎间隙时，将其推到硬膜囊上，确保能看到刮匙上 40mm 的刻度。如果刮匙很容易地通过 40mm 刻度，便表示我可以放置最宽的融合器到椎间隙。在这一点上，尽管我之前在显微镜下做过这个操作，但在确保椎间融合器就位之前，作为系统检查的一部分，我还是要重复这个动作。

我偏好使用最宽的植入物。我植入最宽的植入物的信心源于我对椎间隙尺寸的了解。人体测量学研究表明，这些尺寸很少少于 40mm 的宽度，其通常宽达 50mm。我使用经横突椎间融合器的经验也可以作为参考的框架。经横突椎间融合器的宽度从 45mm 开始，可以达到 60mm。最宽的在商业上可使

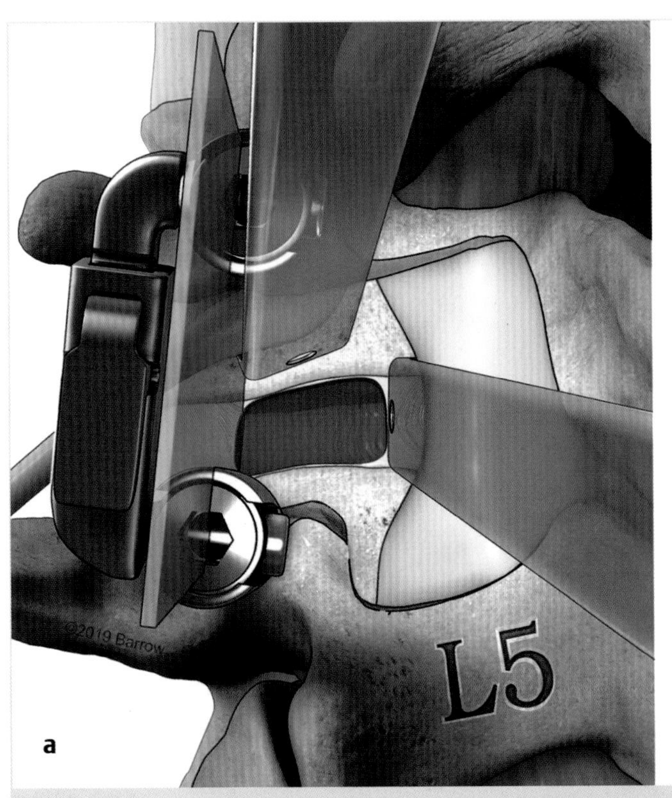

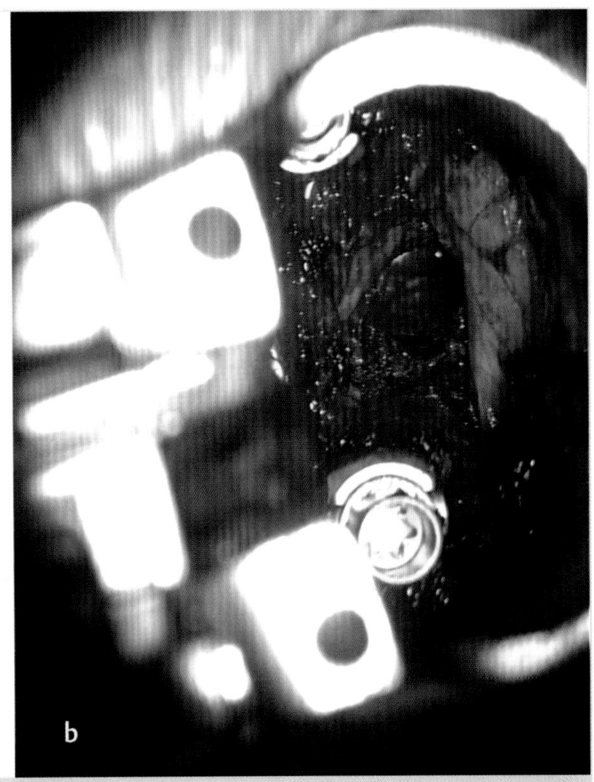

图 4.65　优化扩大的经椎间孔通道。a. 在椎间准备过程中，以扩大的经椎间孔通道为焦点的插图。环切术应至少向内侧延伸至硬膜囊的内侧面，向外延伸至椎弓根的中线（蓝色平面）。b. 术中照片显示扩大的经椎间孔通道。注意这个病例的环切术，超出了椎弓根中线的范围。L4 椎弓根螺钉下方可以清楚地看到出口根

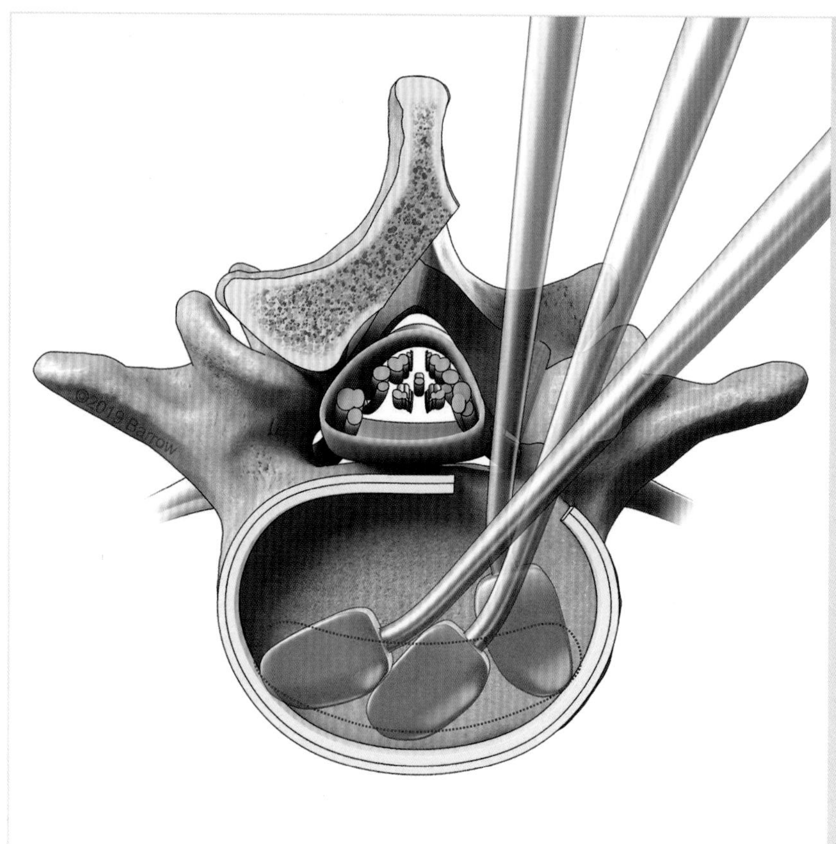

图 4.66 试模的各种轨迹示意图，显示试验通过中线、椎间隙中心和同侧椎间盘，到达对侧椎间盘的过程。一旦选定椎间融合器的高度，试模放置在这 3 个轨迹中，确保椎间隙的空间已经充分准备好，可以覆盖椎间隙前方 40mm 的区域，如椎间盘的轮廓（暗蓝色虚线）所示

用，经椎间孔椎间融合器，达到 40mm，这样比较是苍白的，即使它可能占据相同的空间。在接下来的几年里，随着经椎间孔入路设备的增加，宽度为 45mm 和 50mm 的更宽椎间融合器将投入市场。在精心准备的椎间隙中，唯一限制放置最宽融合器的因素是将融合器绕着神经组织旋转到位的舒适性。

4.12.5　自体移植物的置入

按照 Harms 的描述，选择好椎间融合器的高度和宽度后，在现在空的椎间隙前方置入颗粒状的自体移植物和同种异体骨。自体移植物的数量总是不一样的。有时候，自体采集是丰富的，有时候，它是稀缺的。但在丰足的情况下，重要的是不要把太多的骨头塞进椎间隙。过度填塞的椎间隙可能会妨碍将椎间融合器放置到合适的位置。在一个位置（即椎间隙）置入过多的骨，也会影响充分旋转椎间融合器的能力。我遇到过这个问题，只有通过移除椎间融合器和移植物的移除或进行重新分布才能解决这个问题。为了输送自体移植物，修剪技师用漏斗形的喇叭状器械将颗粒状的移植物装好，然后把它送入椎间隙。然后我用大的 Epstein 椎间刮匙，将移植物均匀地分布在椎间盘的前方。虽然椎间隙内骨移植过多会造成不利影响，但骨移植过少也会造成不利影响。

移植材料的数量不足可能会导致椎间融合器向前移动太远，顶住骨环。在我看来，自体移植物占据椎间隙前 1/5~1/4 是理想的情况。因此，在自体移植物供应不足的情况下，我会加入颗粒状的同种异体移植物，并确保在椎间盘的前方环形区域均匀分布。骨环形是一个重要的支撑结构，在这里，旋转后的椎间融合器可以与修剪后的植入物互吻合。骨环和椎间融合器之间的移植物受到的压力将充分允许移植物的承载，并适用 Wolff 定律（图 4.67）。

4.12.6　椎间融合器的置入

有来自几个制造商的各种置入器械，它们将实现将弯曲的椎间融合器旋转到椎间隙的前 1/3 和中心的目标。了解你选择使用的置入设备的各种细微差别是很重要的。需要在尸体实验室里一遍又一遍地完成这个过程，直到你熟练掌握了仪器和技术。

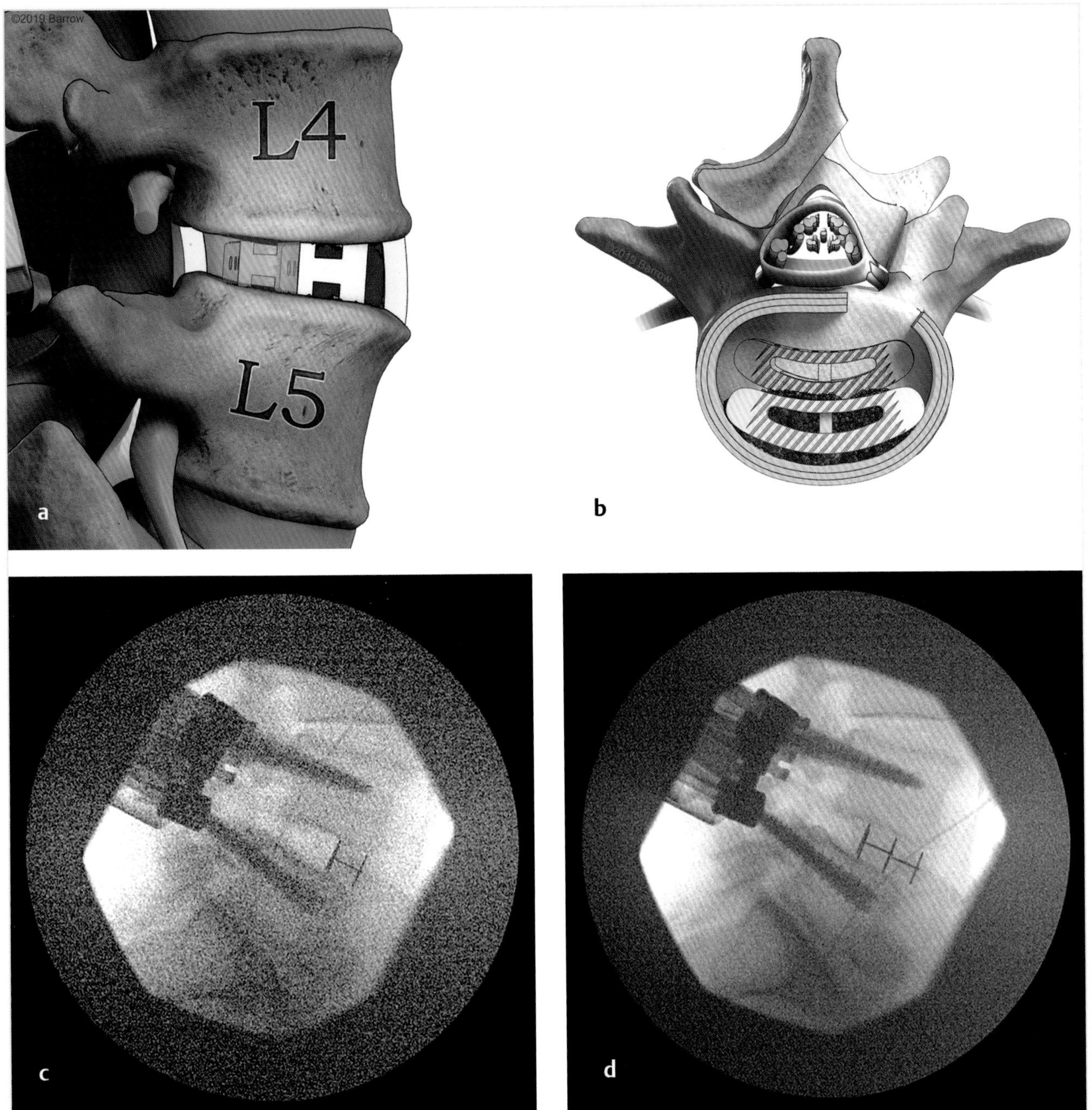

图 4.67 椎间隙前方移植物的分布。a. 图示 L4~L5 椎间盘及 L4~L5 节段椎间融合。在理想的情况下，颗粒的自体移植物和同种异体移植物被塞入靠近骨环椎间隙前 20%。椎间融合器占据另外 25% 的椎间隙，压迫附着在椎间隙环上的颗粒移植物。b. 放置体间隔架的轴向位置的插图。骨移植物被椎间融合器压在骨环上。c. 低剂量透视的侧向透视图像，在椎间隙的前方有一个 12mm × 40mm 的椎间融合器。这个位置融合器下沉的风险很低。注意椎间融合器内密度的增加，这表明骨环和融合器之间的颗粒移植物受压的程度。d. 位置良好的第二个椎间融合器的全剂量透视影像。超过 50% 的椎间隙被结构性移植物所占据

必须熟练掌握插入和取出融合器的所有仪器。在把这些技能应用到患者身上之前，你应该学会在尸体上自如地插入、旋转和取出融合器。无论选择哪种融合器，技术都是一样的：设置一个斜行轨迹，将融合器推进椎间隙，并将其旋转到椎间隙的中心和前 1/3 处（图 4.68）。下面的描述是插入各种商业可用的弯曲融合器的一般技术。

将自体骨移植物和同种异体骨移植物填充到椎间隙，将弯曲的融合器装入插入器，同时填充骨移植物。助手会把神经根和硬膜稍微牵开。牵开是为

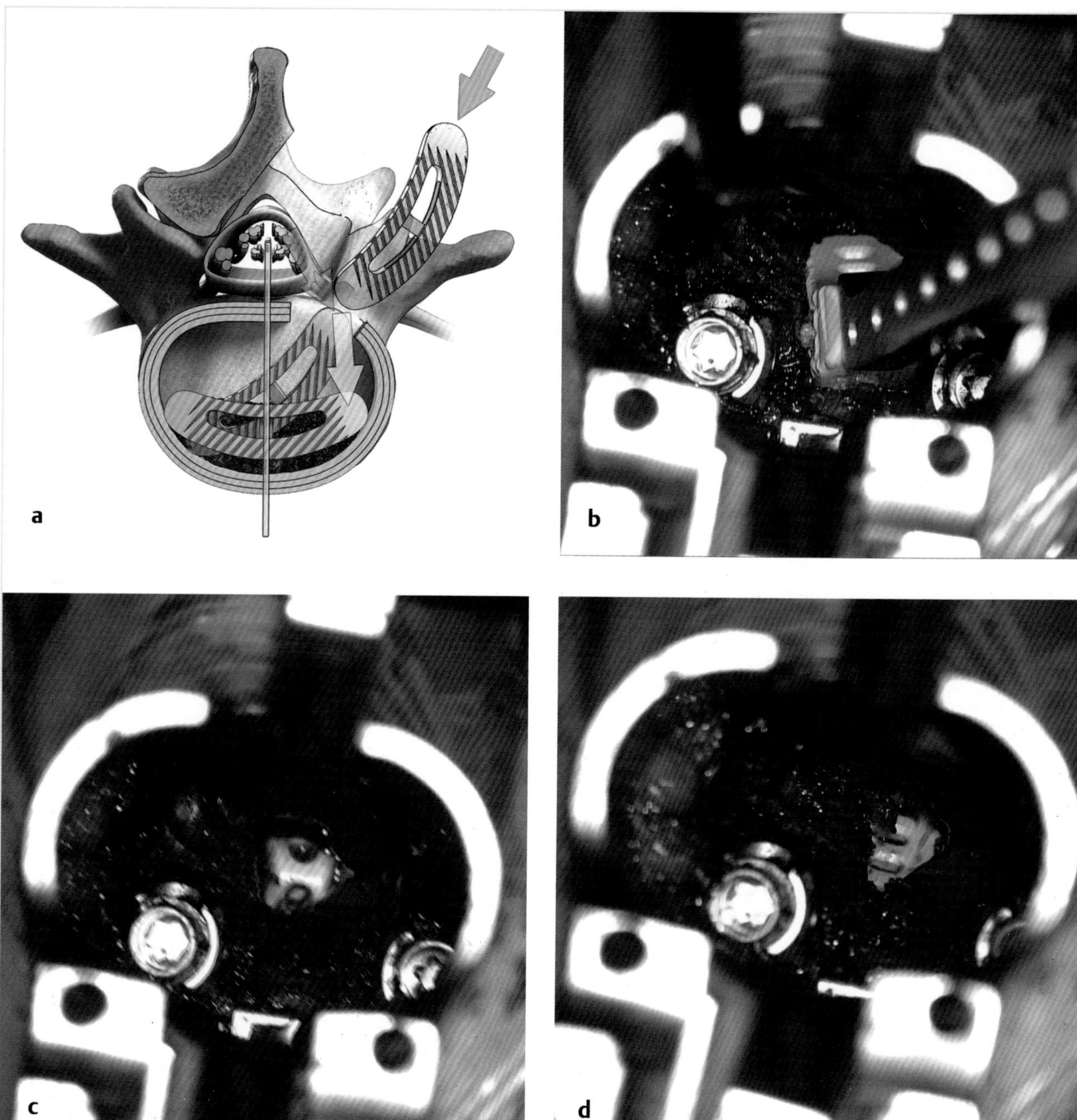

图 4.68 椎间融合器的置入。a. 椎间融合的置入图。以一个斜行轨迹（紫色箭头），融合器（紫色阴影）向前推进，直到后缘已经超过了椎间隙的后方（粉色阴影）。植入物（粉色阴影）需要穿过中线（蓝色平面），置入的轨迹从朝向椎间隙打入变为朝向椎间隙外打入（粉色箭头）。最后一个动作是将融合器顺着环向下敲到椎间隙的前方（黄色阴影），并按照一条朝向椎间隙外的轨迹（黄色箭头）。这个位置的椎间融合器压迫颗粒状的移植物至骨环，然后加压移植物。融合器现在也停留在皮质终板最坚硬的部分。b. 术中照片显示椎间融合器斜行进入椎间隙。这张图像与图 a 中所示紫色阴影的椎间融合器相匹配。c. 这张照片中的椎间融合器已经超过了椎间隙的后缘。这张图像对应于图 a 中粉色阴影的椎间融合器。d. 改变矢量力使融合器旋转并推动它到椎体的前方。此图像对应于图 a 中所示的金色的椎间融合器

了保护神经根和硬膜囊，而不是真正需要暴露更多的椎间隙，这在经椎间孔入路中很容易实现。有时扩大的经椎间孔通道是非常宽敞的，以至于没有必要牵拉走行根。但在其他情况下，受约束的通道可能会需要用一只手向上牵拉出口根，同时用另一只手将椎间融合器置入椎间隙，暴露出口根。当它进入椎间隙时，用吸引器牵拉它，一旦椎间融合器的尖端进入椎间盘上的环切口，就会放开对出口根的牵拉。现在可以用锤子，以一个斜行的轨迹，把椎间融合器敲进椎间隙。在敲击融合器之前，拍摄一个透视图像，以确保有一个平行于椎间隙的良好轨迹。而错误的轨迹会损坏皮质终板，破坏完美放置的所有可能性。

当设置好理想轨迹后，就开始在椎间隙上倾斜地敲击椎间融合器。继续斜行置入融合器，直到它超过了椎间隙的后方。当融合器倾斜时，需要穿过中线（图 4.68）。首先直视确定椎间隙后方的间隙，然后获得透视图像（图 4.69）。所有商业上可用的聚醚醚酮（PEEK）椎间融合器在融合器的前部和后部都有钽标记。钛融合器在透视下更明显。直视检查确认，一旦融合器的后缘超过了椎间盘的后部，就会进行一次透视，这个透视图像可以让我们重新确认轨迹。我发现，随着融合器进入椎间隙，轨迹可能会有轻微的改变。需要重新确认轨迹，以防止融合器进入终板。很难修复受损终板。融合器在置入过程中总是找到阻力最小的路径进入椎间隙，一旦椎板损坏，融合器便倾向于进入这个薄弱点。在这种情况下，将融合器旋转到理想的位置是极具挑战性的，而且无法绕过终板阻碍，导致在未来几周到几个月内融合器的下沉，但并不完全阻碍融合的发生。在终板内的融合器可能在放射学上不是令人满意的，但仍可能提供一个令人满意的临床结果。因此，采取一切措施来优化融合器的位置仍然是一项值得的投资。

当椎间融合的后方超过了椎间隙的后部时，便开始旋转融合器。松开插入器，开始旋转融合器，不管使用哪种融合器，都需要调整矢量力，以允许融合器继续旋转。旋转时可以使用为此目的而设计的任何仪器来完成。有些系统试图用置入装置来自动旋转融合器。熟悉侧位透视图像上融合器的钽标记是掌握置入过程的关键。旋转融合器时拍摄透视图像，以确保它与椎间隙平行。主要目标是在椎间隙内，获得融合器的一个完美侧面布局。

随着融合器开始转动，我开始沿插入器看进去，通过环切口，进入椎间隙，评估融合器中心相对于硬膜囊的位置。大多数弯曲的椎间融合器都有一个中线标记，即使插入后也可以看到。从感觉的硬膜囊中心到融合器，画一条假想的线。如果我觉得没有把融合器置于正中，就可以做一些小的调整，这个任务在完成旋转之前要容易得多。有许多器械可以接到融合器的后部，使用矢量力推动融合器穿过中线。虽然用 36mm 或 40mm 的融合器，很难超过椎间隙的中线，但这并非不可能，而且把它撤出也很难，因为这个方向的最佳矢量力很难达到。

向中线做一些小的调整会使融合器去旋转，因此在重新定位融合器后，可能需要一些器械以将融合器旋转回理想的结构中（图 4.69）。

椎间融合器的过度旋转是一个相对容易解决的问题，方法是在硬膜下面、跨过中线和在融合器的远侧插入一个去旋转仪器。一旦进入位置，仪器只需轻敲几下就可以使融合器去旋转。如果我不能完全旋转融合器，很可能是因为受到移植物或者同侧椎间盘阻碍。现在，需要确定融合器是否有足够的旋转，以及融合器是否在中线。使用的标准之一是后方的钽标记，它应该在侧位透视图上离椎间盘的后方至少 1cm。直视检查也可以确认与神经组织的安全距离。如果这个距离小于 1cm，并且融合器不会进一步旋转，就需要将其取出并重新评估椎间隙。同侧椎间盘组织与移植物材料会阻碍其旋转。如果后方钽标记在椎间盘后方大于 1cm，但没有完全地旋转，会进行一个正位透视图像来确定是否达到了中线位置。最终什么样的结果是可接受的，这取决于手术医生。

4.12.7 放置椎间融合器

位于椎间盘前部 1/4 空间的定位良好、居中良好的融合器应考虑放置第二个椎间融合器。正如在第 4.12.12 节中提到的。理想的椎间植入物：考虑椎体表面积的概念（特别是图 4.63），第二个植入物增加了椎体间负重载荷面积，符合 Woulfe 定律，从而更可靠地实现融合。第二个植入物还保持了载荷下椎间孔高度——这是放置椎间隙前端单个融合器

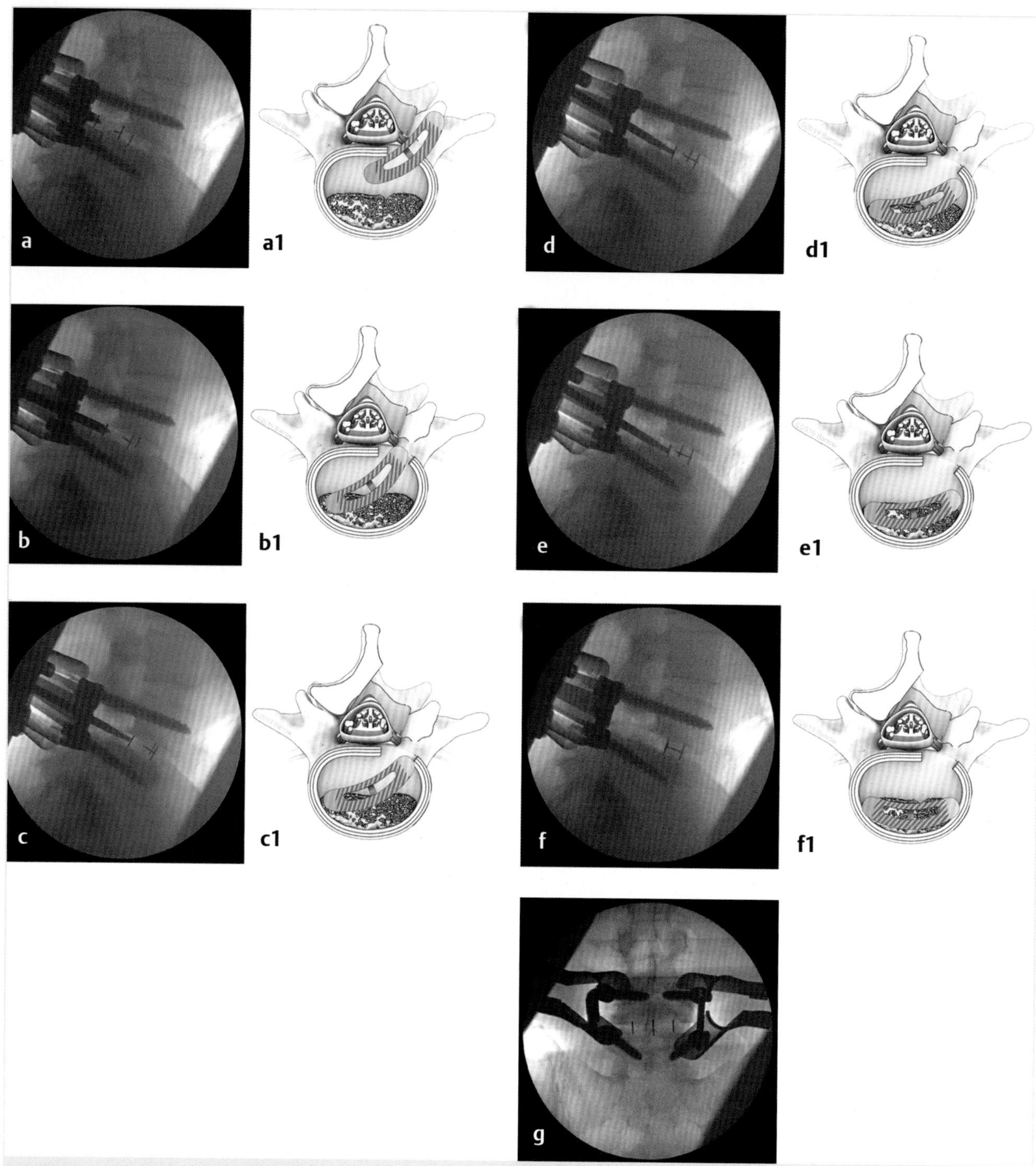

图 4.69 一系列侧位透视图像显示一个弯曲的椎间融合器置入椎间隙。a. 建立进入椎间隙的理想轨迹以防止终板的损伤。a1. 相应的轴位图显示斜行置入的轨迹。b. 将椎间融合器倾斜地推入椎间隙。b1. 相应的轴位图，显示融合器穿过中线。c. 在开始旋转融合器之前，透视图像证实椎间融合器已超过了椎间隙的后方。c1. 相应的轴位图，显示椎间融合器已超过椎间隙的后方。d、e. 改变矢量力必须使融合器旋转到位。d1、e1. 相应的轴位图说明改变矢量力是使融合器旋转到位的必要条件。f. 一个完全旋转的融合器安置在 L5 的骨环上，患者的滑脱程度由Ⅱ度降至Ⅰ度。f1. 相应的轴位图。g. 椎间融合器横跨中线的正位透视图像

难以实现的。

我选择的第二个椎间融合器通常与第一个融合器高度和宽度相同。毕竟，椎间隙在中点处仅比前部略宽。放置第二个椎间盘的第一步是将试模敲入到位，这将确定椎间盘空间是否足够（图 4.70）。在第一个椎间融合器就位的情况下，由于椎间盘空间高度由第一个椎间融合器维持，试模和随后的椎间融合器更容易放置。一旦试模被打入接触到第一个椎间融合器时，透视图像侧位像就可以用来验证（图 4.70a）。试模后方到椎间隙后方的距离应至少为 1cm。如果距离< 1cm，就可以放弃第二个椎间融合器。如果此距离> 1cm，则可放置第二个椎间融合器。

放置第二个椎间融合器的关键是早期旋转。因

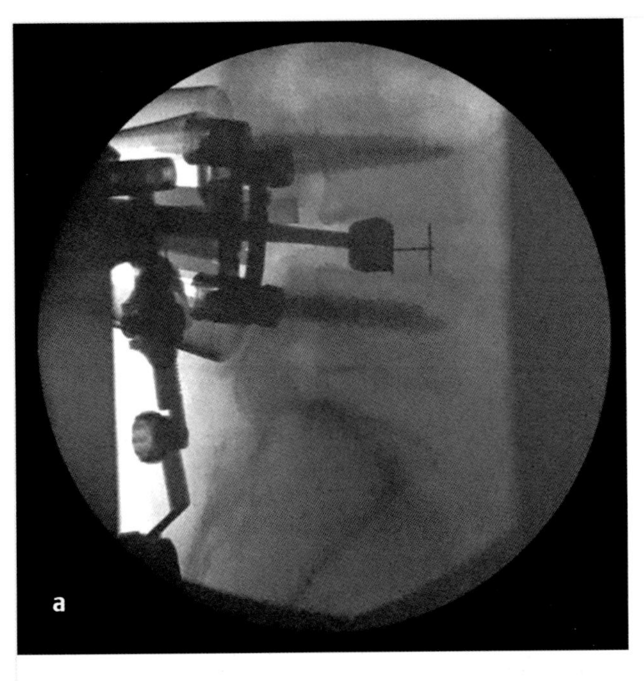

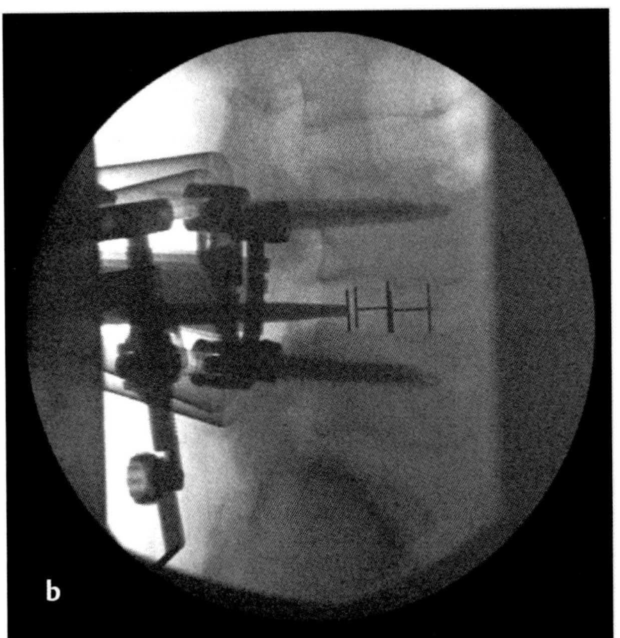

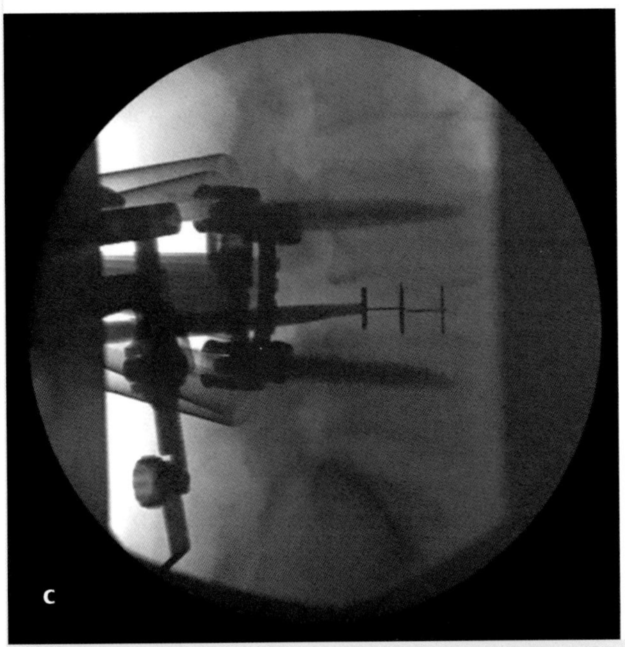

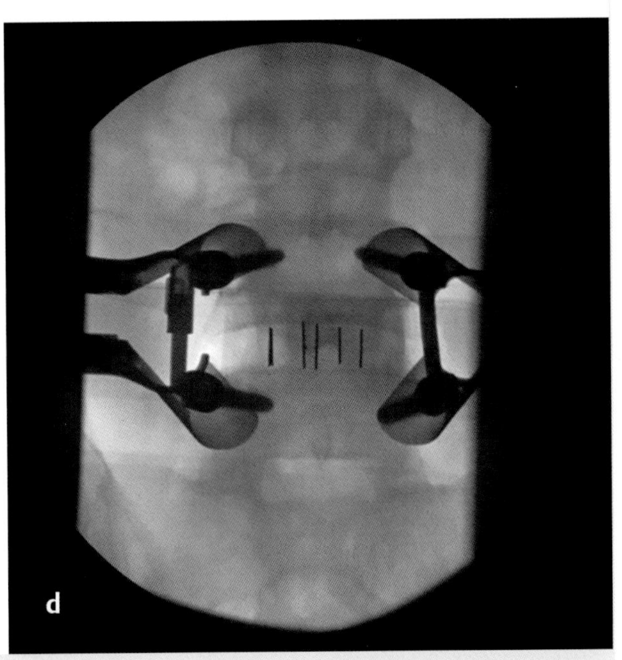

图 4.70　放置椎间融合器。一系列透视图像显示第二个椎间融合器的放置。a. 插入试模以确定椎间隙内是否有足够的空间放置第二个椎间融合器。1cm 的间隙表示有足够的空间放置第二个椎间融合器。b. 放置第二个融合器往往很简单，因为第二个融合器嵌套在第一个融合器中。c. 最后将椎间融合器在椎间隙内转至横向排列。d. 正位透视图像显示横置在椎间隙的融合器

此，如果我用自体移植物填充椎体间并将其加载到插入器上，就会在硬膜囊和走行根上放置一个牵开器进行保护。通过直视椎间隙，将植入物放入环形切口中，并开始将第二个椎间融合器打入椎间隙内。若一半的椎间融合器占据了椎间隙的后部，透视以确定从融合器前缘到已经就位的融合器背面的距离。此时的透视图像可以让我知道有多少空间可以旋转。一个潜在的陷阱是在旋转前将第二个椎间融合器的前缘嵌入到第一个融合器内。第二个融合器与第一个融合器的任何接触都会限制旋转能力，从而嵌套椎间融合器。如果发生这种情况，则有必要取出融合器并重新放置。如果继续旋转融合器将改变第一个融合器的位置（图 4.71）。

第二个椎间融合器的旋转应在其一半占据椎间隙后开始。尽早开始旋转可使植入物完全旋转并固定到第一个椎体间的后弯曲处。以远离椎间盘方向的轨迹轻敲插入器将嵌套椎间融合器。最小阻力路径与几何外形将有助于第二个融合器的前部嵌入第一个融合器的后部（图 4.71）。最终的侧位和正位（AP 位）透视图像证实了其位置良好、居中良好的结构。

4.12.8 杆的放置和加压

如果临时同侧可膨胀牵开器用于牵引，用刮匙向下按压释放杆来释放它，取下固定螺钉，并用反向

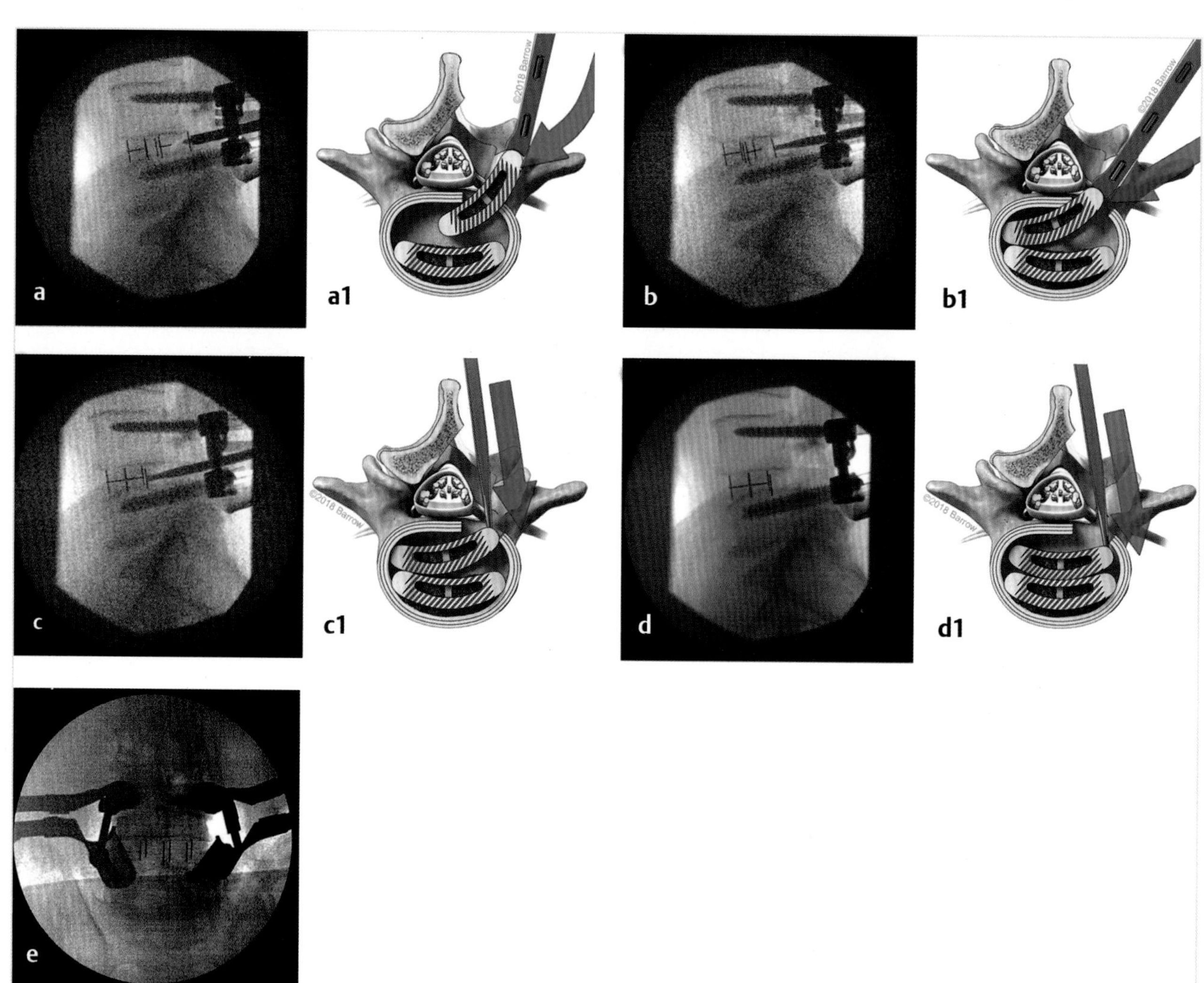

图 4.71 椎间融合器放置技术。透视图像与轴位图示并置，显示椎间融合器的推进，重点是融合器推进和旋转的矢量力。前两张透视图像（a、b）和相应的轴位图（a1、b1）显示了穿过椎间盘空间的倾斜矢量力。一旦倾斜进入椎间盘空间，矢量力以相反方向完成旋转，如透视图像（c、d）和相应的轴位图（c1、d1）所示。一旦与第一个椎体间垫片接触，向下的力将导致椎体间垫片与相应的轴位图嵌套。最后的正位透视图像（e）显示 3 个 15mm × 40mm 的椎体间隔套在 L4~L5 椎间隙中

刮匙钩住临时可膨胀杆来移除它。椎弓根螺钉的头旋转 90°，以便将永久性杆放置到位。在将永久性杆置于椎弓根螺帽的中心后，便用固定螺钉固定杆。

按照惯例固定固定杆，使其从尾侧椎弓根螺钉中比从头侧螺钉中稍微突出。几乎所有的杆都不应该从头侧椎弓根螺钉突出，以减少杆对头侧小关节复合体的侵犯。暂时拧紧头侧固定螺钉，但不将其折断，因为这样当折断尾侧固定螺钉时，它不会发生旋转。接下来，在使用加压器夹紧融合器并折断头侧固定螺钉之前，最终拧紧并折断尾侧椎弓根螺钉上的扭矩限制固定螺钉。最终将拧紧器放在头侧螺钉上，同时将微创压缩器包裹在尾侧螺钉上。在微创暴露中，加压器是通过使用杠杆臂将尾部椎弓根螺钉带向头部螺钉来工作的。杠杆臂上的手动挤压将椎弓根螺钉连接在一起，从而使终板加压椎间融合器。为了维持住压力，我拧紧并拧下头侧固定螺钉尾端。并通过比较加压前后头部椎弓根螺钉上方杆的突出变化来确认加压。头侧椎弓根螺钉头上方突出的杆长度应该有明显的变化，这将反映我完成了多少压缩。压缩并折断左右两侧的扭矩限制固定螺钉，操作现在完成。便可以开始闭合切口了。

加压的原因有 3 个。第一个原因是象征性地关闭融合器的入口。加压后椎间融合器几乎不会产生移位。在 Fessler 的 513 例 MIS TLIF 系列中，他确定了 5 例椎间融合器移位，其中 2 例需要额外手术。在目前的 600 例 MIS TLIF 系列中，在使用目前的加压技术后，有 3 例椎间融合器移位，其中 2 例发生在频繁吸烟的患者中。在这 2 例病例中，1 例涉及嵌套式椎间融合器；在第 3 例病例中，患者患有骨质疏松症。3 例病例中有 2 例需要额外手术。

加压的第二个原因是应用了 Woulfe 定律的原理。加压将移植物材料压缩至融合器内，防止椎弓根螺钉的应力遮挡，并优化椎间融合的环境。

加压的最后一个原因是恢复节段性前凸。一边是经椎间孔的骨切除术，另一边是 Smith–Petersen 截骨术，从而可以实现达到 12° 的脊柱前凸。在未完成 Smith–Petersen 截骨术的情况下，存在损害椎间孔并导致神经根症状的可能（图 4.72）。

4.12.9　Closure

在开始多层缝合之前，用麻醉师准许的最大剂量的 0.5% 布比卡因渗透肌肉、筋膜和皮下组织。将局麻液平均分配在两个切口之间以及要闭合的各个层次中。

用常规缝合针闭合 28mm 深的切口是不切实际的。对于筋膜闭合，在 UR–6 针上使用尺寸为 0 号的聚乳酸 –910 缝线（Vicryl，Ethicon Inc.，Somerville，NJ），该针用于腹腔镜切口闭合。形成 5/8 圆的超弯针允许在受限空间内的手术深度处轻松旋转，以接近筋膜边缘。用 0 号聚乳酸缝线连续缝合棘旁肌上的腱膜层。间断缝合法再次缝合胸腰椎筋膜，完成所有缝合后再打结。然后，用 2.0 聚乳酸缝线间断关闭皮下层，用半圆形的 X–1 针，便于旋转。最后，使用 17mm RB–1 针上的 3.0 聚乳酸缝线缝合皮肤。将 Mastisol（Eloquest Healthcare，Inc.，Ferndale，MI）和 Nexcare Steri 条（3M，Maplewood，MN）涂在伤口表面，用 1 片 Telfa 覆盖 Steri 条（3M）和 5% 利多卡因敷料涂在两处伤口上，以帮助控制疼痛。

4.13　术后处理

术后，嘱患者立即服用肌松剂和速释麻醉剂。但患者在术后 10~14 天内应停用所有麻醉剂。我很少使用导尿管，但如果使用，则会在术后立即拔除，除非存在潜在的前列腺问题，在这种情况下，会在术后第一天取出。当平均手术时间小于 2h 时，不再需要导尿管。在过去的 400 次单节段微创 TLIF 中，我没有使用导尿管，也没有出现不良事件。平均住院时间为 1.4 天（范围从出院当天至第 4 天）。如果患者手术时间少于 2h，以神经根性腿痛症状为主且术前未服用麻醉剂的患者，则有合理的机会在当天出院。在手术当天下午或术后第一天就可以获得站立 AP 位和侧位片。术后第一天取掉利多卡因敷料。术后 1 个月，通过 AP 位和侧位片对患者进行评估。在 3 个月的随访中拍摄屈伸位 X 线片。术后 6~12 个月的平片上便可看到融合成功的迹象（图 4.73）。

4.14　病例展示

虽然这本书初衷是技术，而不是适应证，但如果我不讨论手术的适应证，便可以说我是失职的。

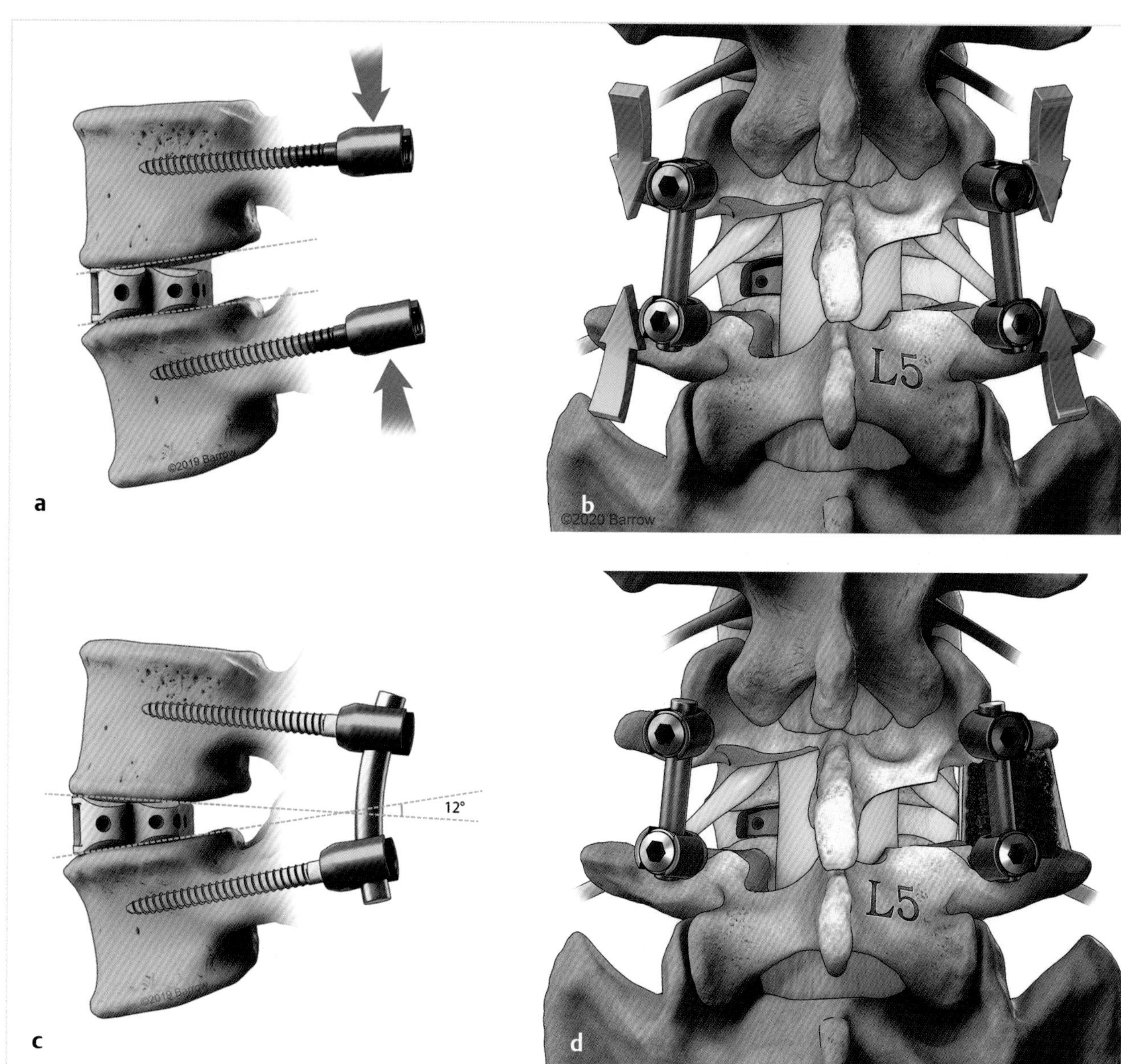

图 4.72 通过加压恢复节段性脊柱前凸。a. 侧位投影图，显示嵌套的椎间融合器。蓝色箭头表示将要完成的加压。b. 手术视图的插图显示了左侧经椎间孔截骨术，右侧为 Smith-Petersen 截骨术。c. 侧面投影图，显示加压结构。通过椎间盘高度恢复、截骨术和加压，可以达到 12° 的腰椎前凸。d. 手术视图的图示，显示了加压和断开固定螺钉后的结构。请注意，Smith-Petersen 截骨术产生的间隙已经缩小。Smith-Petersen 截骨术侧的横突已被剥离，同种异体骨和自体骨移植物已放置在后外侧间隙。注：图示为放置骨移植物的横突间韧带的保存。当进行双侧减压时，我不会进行后外侧融合，因为我不想让神经根被骨移植物包裹

在对我最近 600 例病例的回顾中，手术的主要适应证是腰椎滑脱（61%），其次是在进行椎间盘微创切除术或椎板切除术后数年发生的晚期退行性椎间盘疾病，并伴有复发性狭窄和椎间孔损伤引起的神经根病（21%）。再次突出占 10%，其中复发性小关节囊肿形成是最不常见的适应证，仅占 8% 的病例。

下面的病例展示提供了两种主要诊断的简要临床病史、手术处理、术后图像和临床结果。

4.14.1 腰椎滑脱

一名 48 岁男性，有长期轴性背痛病史，经过 4 年成功的非手术治疗后，近期出现根性腿痛病史。患者每年均接受硬膜外注射治疗后症状缓解，但最近硬膜外注射后无效。患者因下肢神经根性疼痛而缺席了几天的工作。术前 Oswestry 残疾指数（ODI）为 43 分，36 项简式健康调查（SF-36）评分为 19 分，

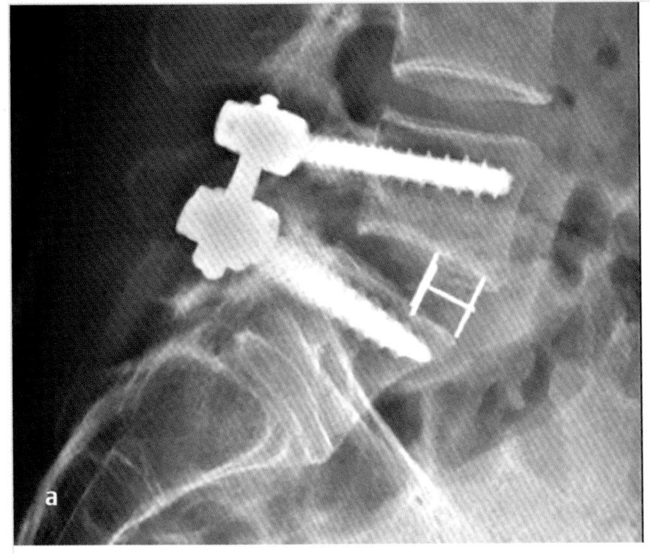
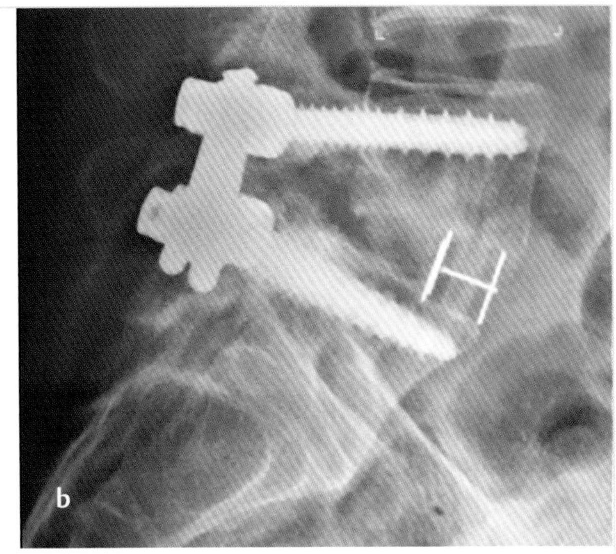
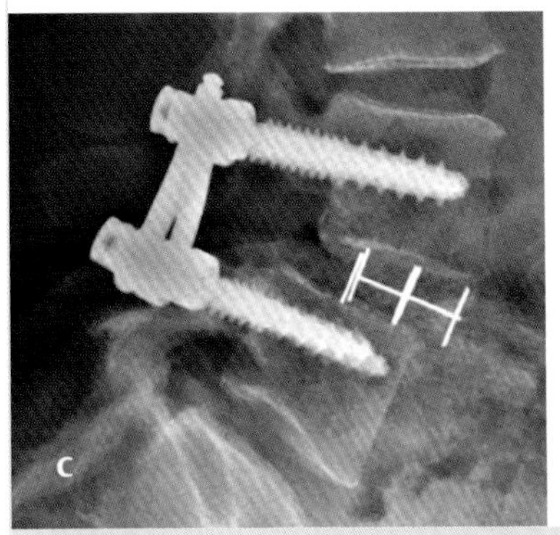
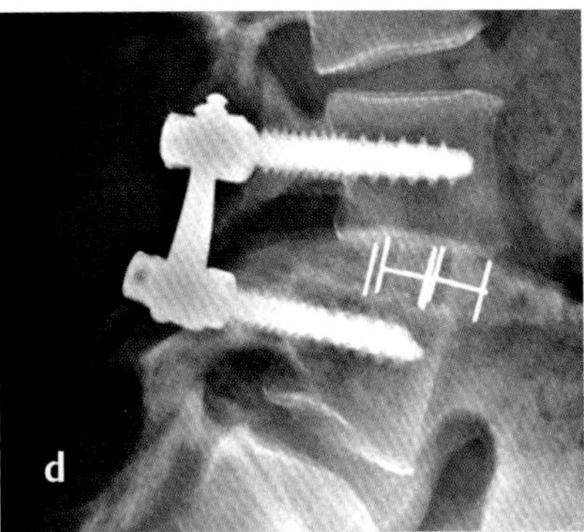
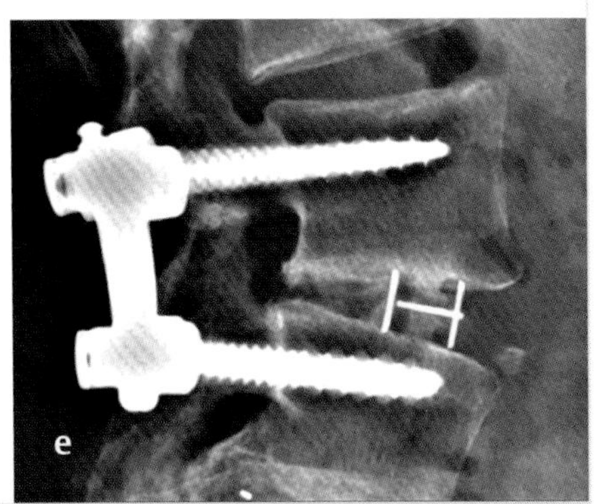

图 4.73　微创经椎间孔腰椎融合术（TLIF）中的影像学。L5~S1 微创 TLIF 术后 30 天（a）和术后 11 个月（b）。注意融合器的轮廓由骨骼生长决定。术后 30 天（c）和 7 个月（d）L4~L5 微创 TLIF 的侧位 X 线片。同样，术后 1 年，通过融合器和融合器后部可以看到强健的骨形成。侧位 X 线片显示 6 个月时 L3~L4 TLIF 中的骨形成——融合器中骨条形成。在融合器内可以清楚地看到终板间的桥接骨（e）

腿部疼痛的视觉模拟量表（VAS）为 80mm，背部疼痛的 VAS 为 45mm。检查时，患者右侧膝腱反射减弱，同时右侧胫骨前肌、踇长伸肌和股四头肌的力量降低，所有这些力量均为 4/5，而左侧为 5/5。感官检查结果正常。MRI 显示 Ⅰ 度腰椎滑脱，右侧椎间孔严重狭窄，以及屈伸 X 线片证实该节段不稳定（图 4.74）。

4.14.2　手术干预

右侧症状为主，以右侧椎间孔入路进入椎间隙。在 L4~L5 节段中线外侧 4cm 处做两个 28mm 切口。两个可扩展的微创入口固定在 L4~L5 小关节面顶部。暴露椎弓根螺钉入口点，使用前面描述的技术固定 4 枚椎弓根螺钉。在左侧进行 Smith–Petersen 截骨术，以最大限度地复位滑脱。在 L4~L5 完成右侧关节面切除术后，并进行 L4 半椎板切除术和 L5 椎板上部切除术。直视 L4 神经根，去除 L4~L5 椎间盘后完成 L4 神经根的减压。切除黄韧带后完成整个硬膜囊的减压。准备好椎间盘间隙，用桨形撑开器和试模恢复高度。在完成皮质终板的准备后，将颗粒状自体移植物填充到椎间隙的前部，并将 36mm × 12mm 的椎间隔片旋转到自体移植物后面的位置（图 4.75）。

4.14.3　术后病程

手术后，患者的右腿神经根疼痛立即完全缓解。他在术后第一天出院，1 周后戒掉所有麻醉性止痛药。术后 2 周，他回到办公室工作。1 年后，患者的 ODI 为 9 分，SF–36 评分为 65 分，腿部疼痛 VAS 为 0mm，背部疼痛 VAS 为 20mm。术后 1 年的 X 线

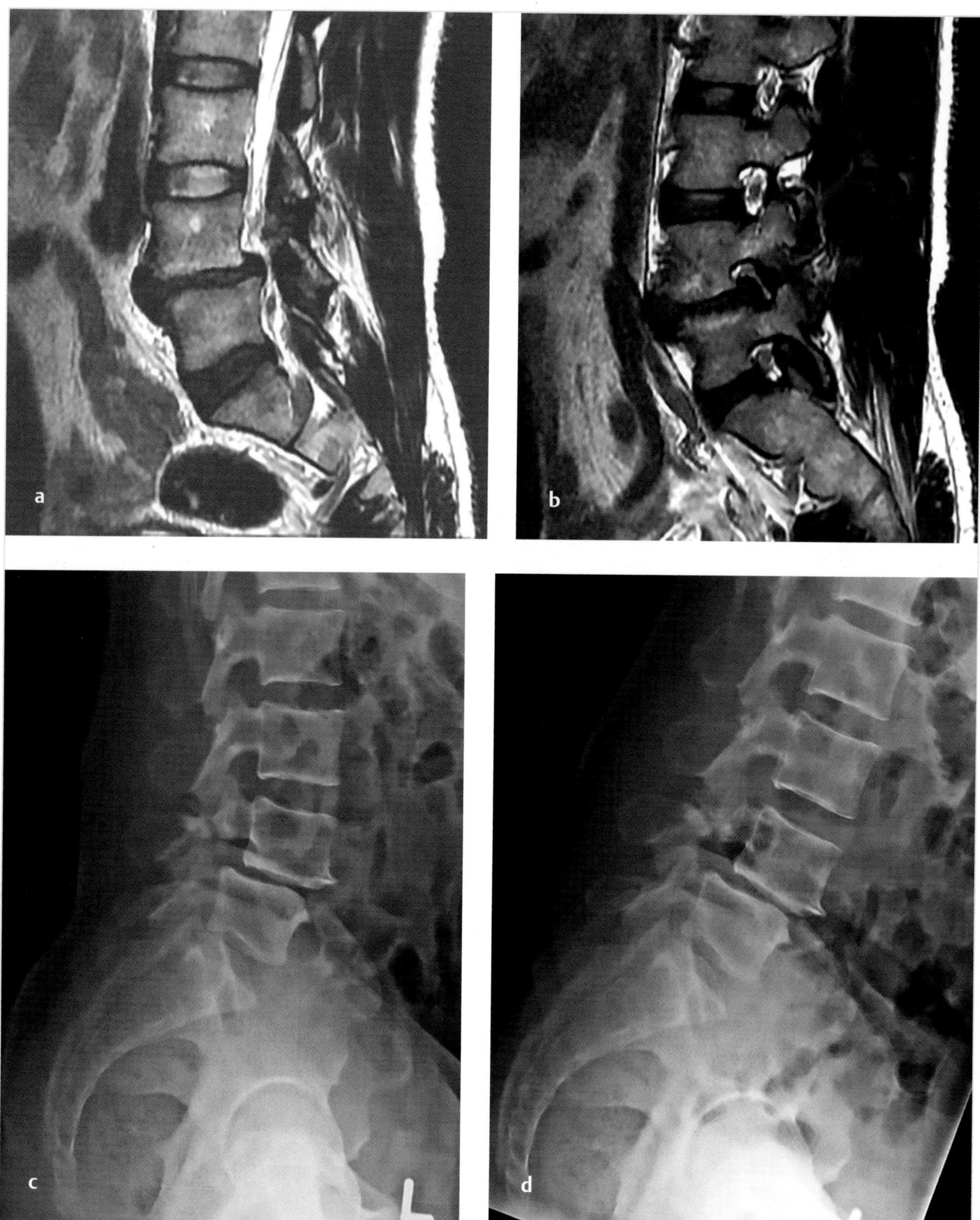

图 4.74　L4~L5 Ⅰ度腰椎滑脱。a. 矢状位 T2 加权磁共振成像（MRI）显示 L4~L5 Ⅰ度腰椎滑脱导致中度中央椎管狭窄。b. 矢状窦旁 T2 加权 MRI 显示严重的椎间孔损害，影响 L4 的现有神经根。伸展位（c）和屈曲位（d）X 线片显示 L5~L4 椎体的轻度滑移，椎间隙后部的牵张和椎间隙前部的塌陷

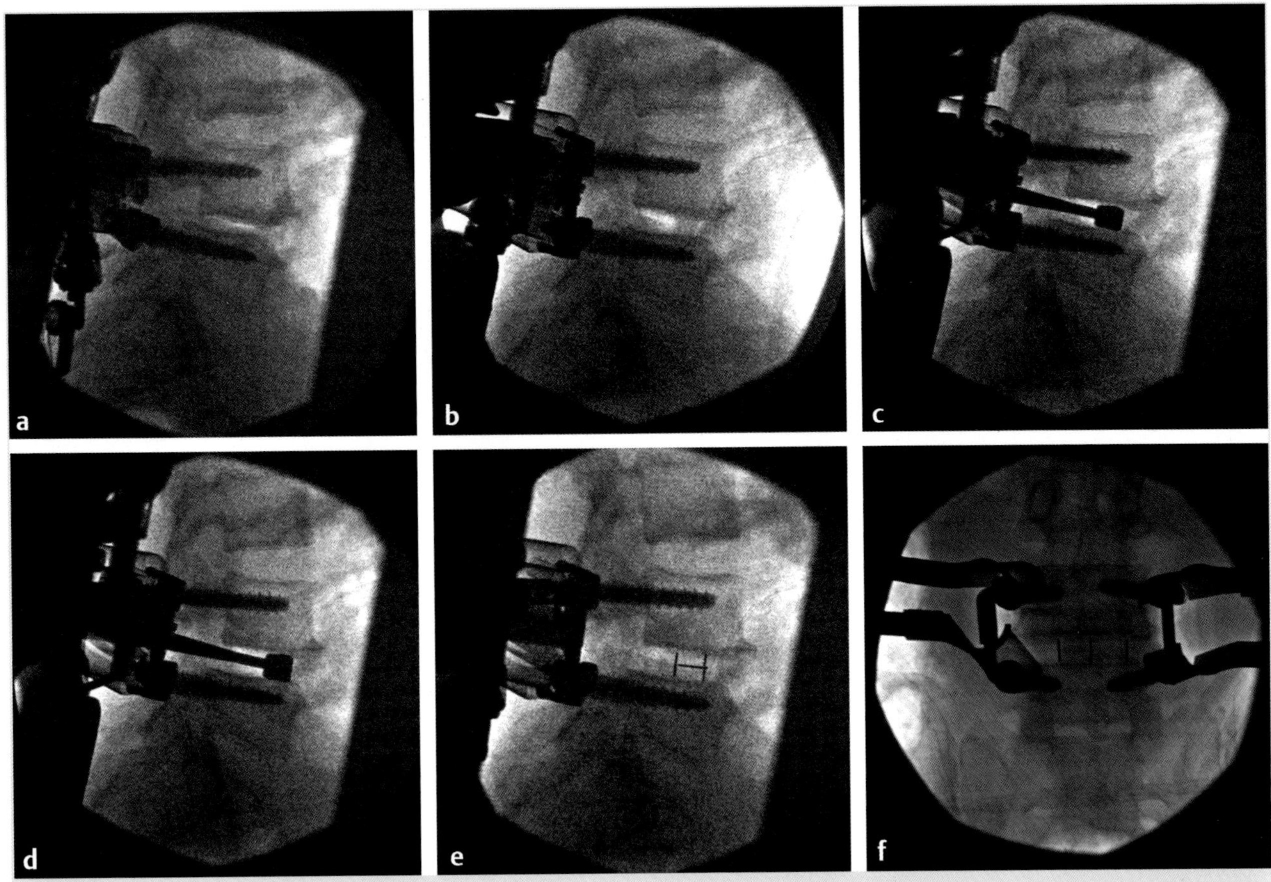

图 4.75　微创经椎间孔腰椎融合治疗活动性 I 度腰椎滑脱。a 将椎弓根螺钉置入 L4 和 L5 后获得的侧位透视图像。b. 完成椎间盘切除术并使用牵开器恢复椎间隙高度后获得的侧位透视图像。同侧临时可膨胀杆就位，维持椎间盘高度的复位。c. 插入 11mm 的椎间试模以恢复高度。试模通过椎间隙轻敲至对侧，通过拧紧 L4 的固定螺钉获取高度；L5 固定螺钉在放置时已拧紧。d. 尝试进行更大的 12mm 试模，以获取高度，同时恢复序列。12mm 试模的触感，以及与 L3~L4 节段的高度比较，证实 12mm 融合器可恢复该椎间隙的理想高度。e. 侧位透视图像显示一个 12mm 的椎间融合器，融合器前面有颗粒状自体骨移植物。f. 正位透视图像显示 36mm × 12mm 间隔物位于椎间隙中心。同侧可膨胀临时杆就位，保持试模所获得的椎间盘高度

片显示坚固的椎间融合（图 4.76）。

4.14.4　显微椎间盘切除术后关节突关节病伴椎间孔狭窄

一名 51 岁的前大学生游泳运动员，在接受 L4~L5 椎间盘显微切除术治疗左 L5 神经根病 11 年后出现症状。在陈述时，患者描述了左膝疼痛和左小腿内侧疼痛。他还报告了更近期的神经源性跛行症状，但主要症状表现为左下肢神经根性疼痛。患者肌力正常，感觉正常。他的左直腿抬高测试结果为阳性，右直腿抬高测试结果为阴性。他的膝腱和跟腱反射为双侧 1+。左侧 L4 选择性神经根阻滞缓解了他的大部分左侧症状。左侧 L5 选择性神经根阻滞也能缓解疼痛。术前 ODI 为 34 分，腿部疼痛 VAS 为 80mm，背部疼痛 VAS 为 40mm。放射学检查显示 L4~L5 节段狭窄是由于关节突关节病和椎间孔现在影响左侧 L4 的出口根所致（图 4.77）。动态成像证实了不稳定性（图 4.78）。

4.14.5　手术干预

患者的大部分症状都在左侧。L4 和 L5 选择性神经根阻滞显示他的症状来自两个神经根。左侧经椎间孔入路可对现有的 L4 出口根和 L5 走行根进行减压。轴位图像显示右侧有一个小关节囊肿，通过切除椎板和对侧小关节便可以很容易地进入。在 L4~L5 关节面进行右侧 Smith–Petersen 截骨术，以便进一步复位。左侧经椎间孔入路采用上述技术。椎间隙恢复到了 12mm 高度。椎间隙的大小和第一个

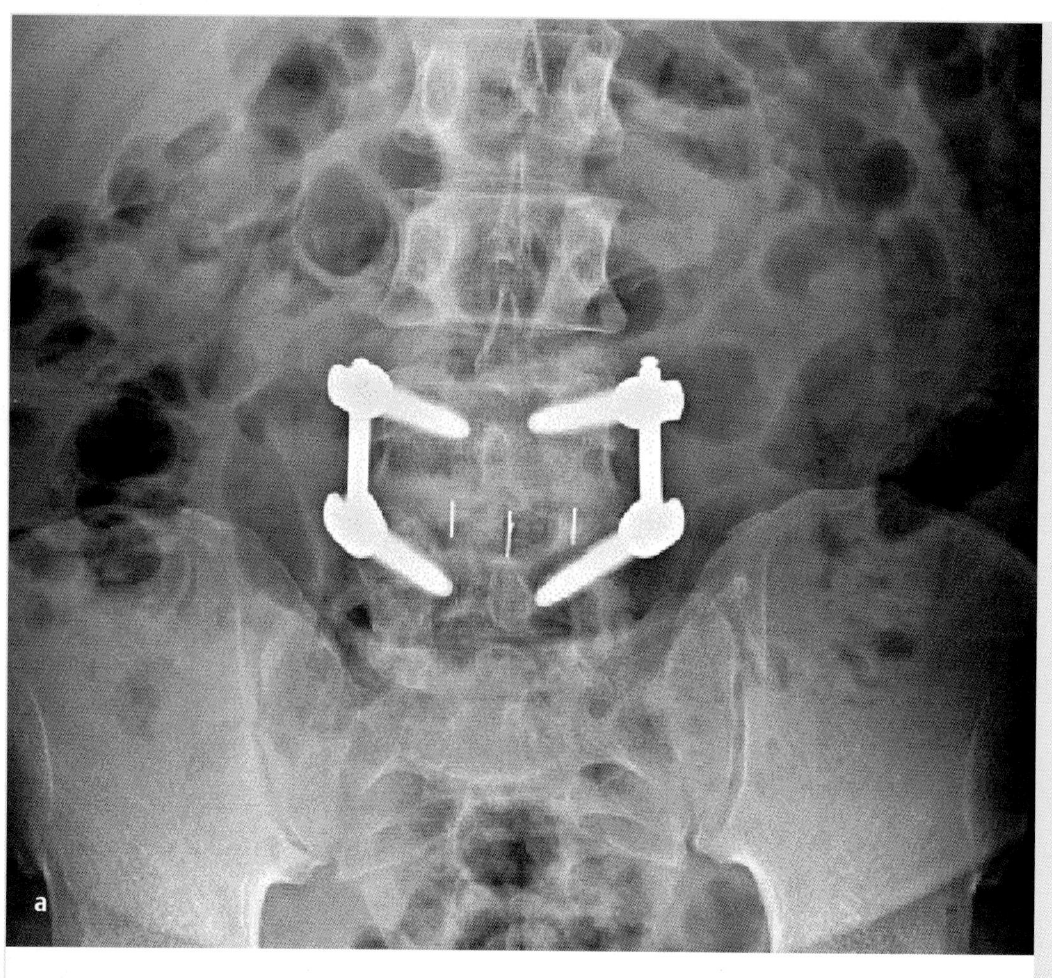

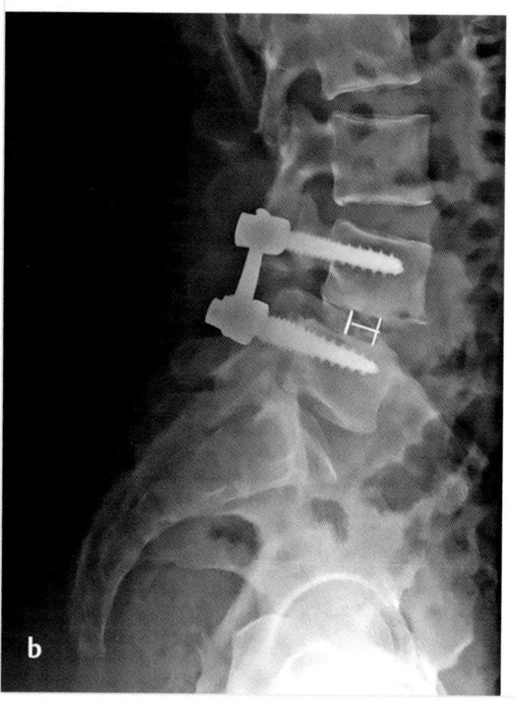

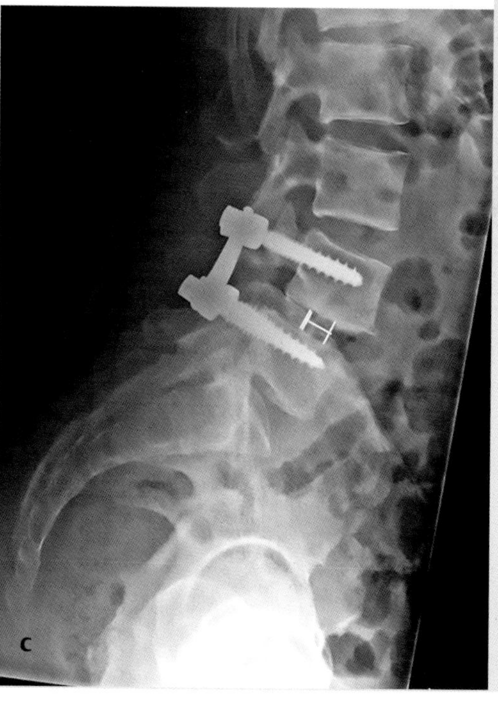

图 4.76 L4~L5 微创经椎间孔腰椎融合术后 1 年的影像学随访。a. 正位 X 线片显示椎间隙融合。伸展位（b）和屈曲位（c）X 线片显示椎体间隙内融合块的形成以及椎体接近正常解剖的排列

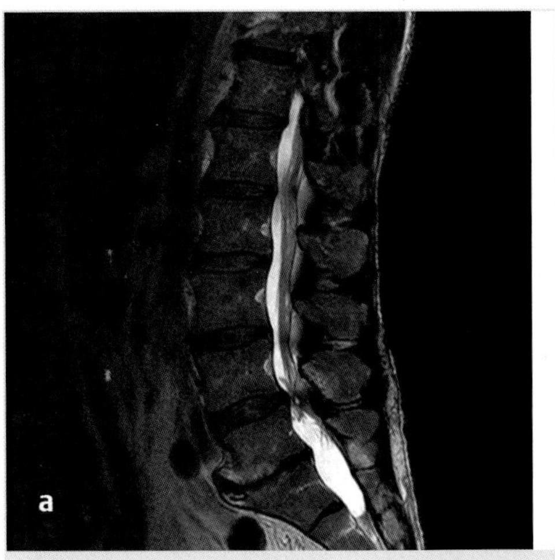

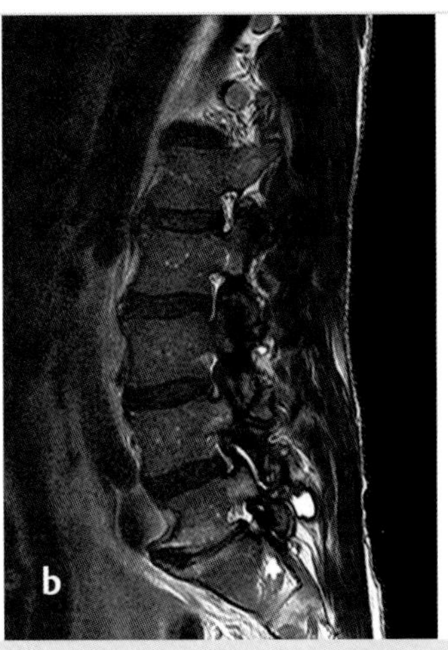

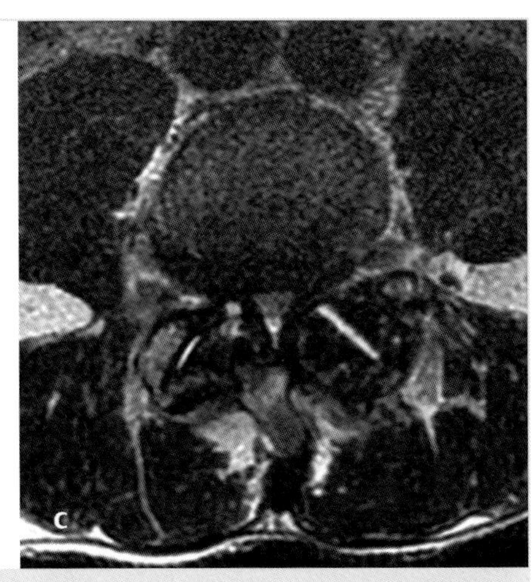

图 4.77　显微椎间盘切除术后 11 年 L4~L5 的重度关节突关节病。a. 矢状位 T2 加权磁共振成像（MRI）显示神经受压，主要来自 L4~L5 的关节突关节病和关节突囊肿。L5~S1 也表现为重度退行性变，但与该水平相关的临床症状没有相关性。b. 矢状旁 T2 加权 MRI 显示左侧 L4 现存神经根的椎间孔受压程度。压迫在很大程度上是由于上关节突过度生长所致。c. L4~L5 水平的轴位 T2 加权 MRI 显示黄韧带肥大引起的椎管狭窄和右侧小关节囊肿

椎体间融合器的位置允许放置第二个椎体间融合器（图 4.79）。

4.14.6　术后

该患者反应，术后左腿神经根疼痛几乎完全缓解。当晚再晚些时候，他在行走和排尿无困难后出院。术后 2 周，他回到办公室工作。术后 1 年时，他的 ODI 为 11 分，背部疼痛 VAS 为 25mm，腿部疼痛 VAS 为 10mm，并有骨愈合的影像学证据（图 4.80）。

4.15　并发症的预防

在微创 TLIF 中，并发症可能发生在 3 个不同的时期：手术期间、术后早期和术后晚期。了解这些并发症是什么，以及在什么时候可能发生是避免这些并发症的最可靠途径。

4.15.1　即刻并发症的预防

即刻并发症是指手术时发生的并发症。包括器械的错误放置、硬膜撕裂和减压不充分。椎弓根螺钉错位往往是暴露的结果。直接显示关节突峡部、下外侧关节面和中横突的连接是必要的。在没有明确显示连接处的情况下继续进行内固定，会使你处于一个错误放置椎弓根螺钉的轨道上。虽然我强调要尽量减少透视的使用，但在开始学习时，你应该始终拍摄必要的图像，以安全地固定脊柱。但任何数量的透视都不能取代直接看到骨骼解剖提供的信息，也不能取代你的深度重建解剖结构的能力。请记住，椎弓根螺钉的进入点始终位于关节部的外侧。当你清楚地暴露出关节间部时，出现内侧裂口的可能性骤降。

我采用了几种策略来降低脑脊液（CSF）漏的风险。第一种策略是在解压之前完成内固定。电钻打磨、探查、敲打并放置所有椎弓根螺钉，神经系统由完整的椎板、关节面和关节内部保护。在神经系统暴露的情况下挥舞锋利的器械对我来说毫无意义。因为在神经暴露后的一次失误将改变整个手术情况。

第二个策略是在处理骨骼时保持黄韧带完整。希望到现在为止，你们已经能够意识到整体切除黄韧带的好处。如第 4.11.3 节“第三次截骨：上关节突和连接神经根”所述，应尽一切努力保持黄韧带完整，直到完成所有骨性工作。使用电钻在椎管周围进行手术，然后完成整体切除，可最大限度地减少 Kerrison 咬骨钳的通过次数，从而降低意外损伤硬膜的风险。如第 4.11.3 节所述，在黄韧带尾侧附着点之外钻尾椎板的上侧面，可降低在椎管最狭窄部分使用 Kerrison 咬骨钳时发生咬伤的风险。在我的前 500 例微创 TLIF 中，8 例发生脑脊液（CSF）漏，其中 5 例是在完成尾部减压时造成的。它们改进

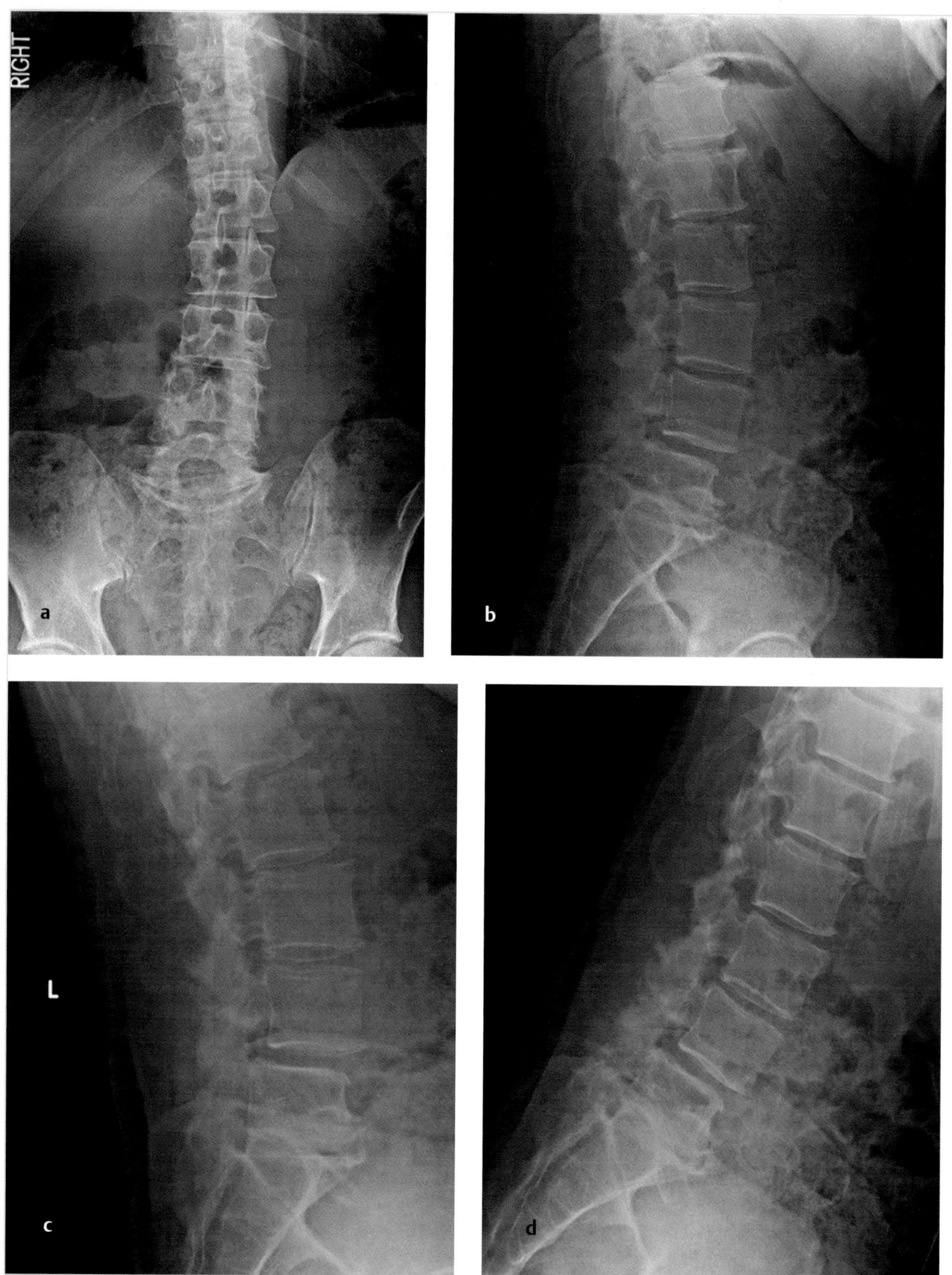

图 4.78　术前 X 线片。正位 X 线片显示 L4~L5 重度椎间盘退行性病变，冠状位向左侧侧弯（a）。侧位 X 线片显示 L5~L4 向前滑脱和 L5~S1 处的重度退变（b）。伸展位（c）和屈曲位（d）X 线片显示 L4~L5 向前滑脱

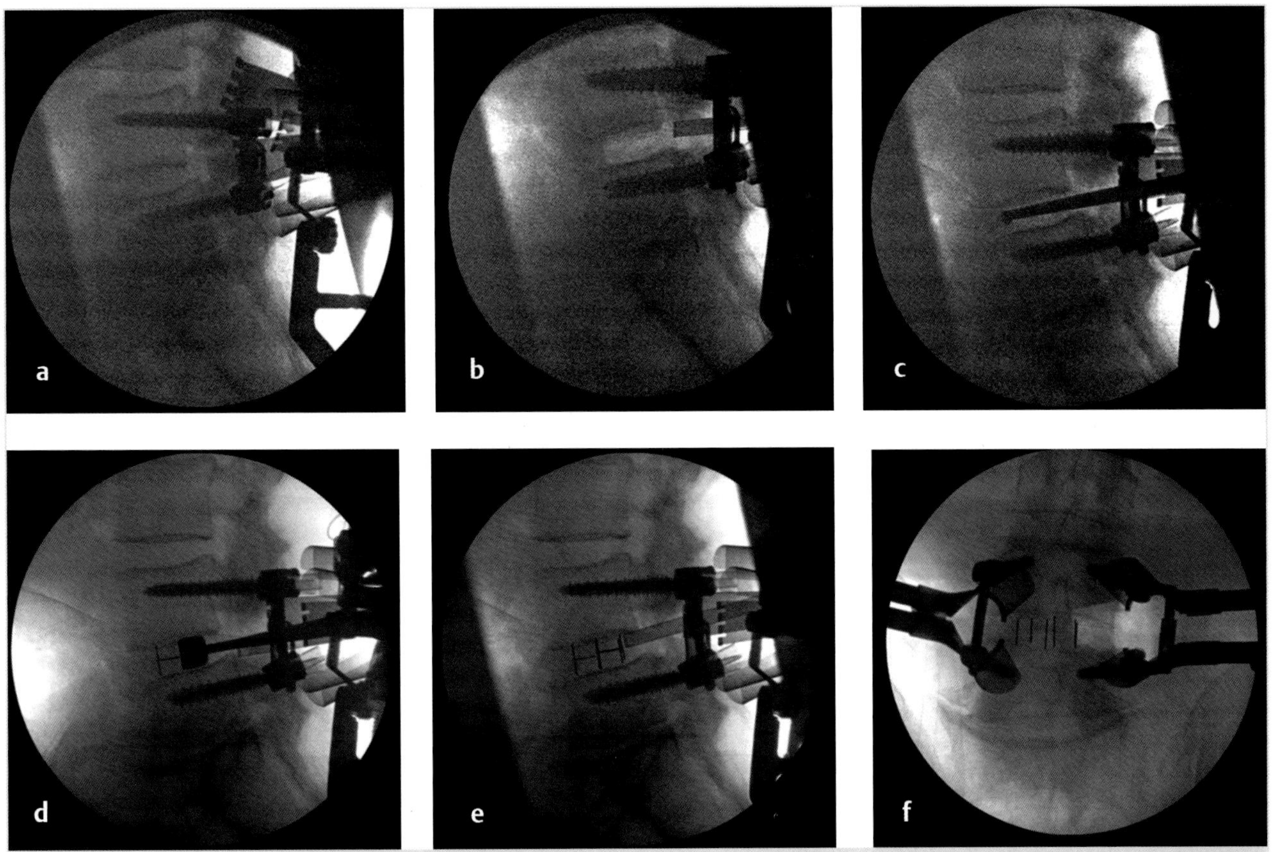

图 4.79　椎体间置入的手术顺序。a. 侧位透视图像显示 L4~L5 节段椎弓根螺钉置入后。b. 侧位透视图像显示椎间盘切除术后椎间隙的牵张。注：同侧临时可膨胀杆将节段牵开形成脊柱后凸，以满足 Cloward 提出的端板可视化标准。更完整的准备可以在直接可视化下进行，更大的椎间盘可能更容易放置。c. 从椎板和小关节获取的自体移植物可固定在椎间隙的前半部分。d. 考虑到椎间隙前部的椎间融合器的位置，可插入第二个融合器以占据更多的椎间盘空间。e. 侧位透视图像显示两个 12mm 嵌套的椎间融合器就位。f. 显示居中的椎间融合器的 AP 位透视图像

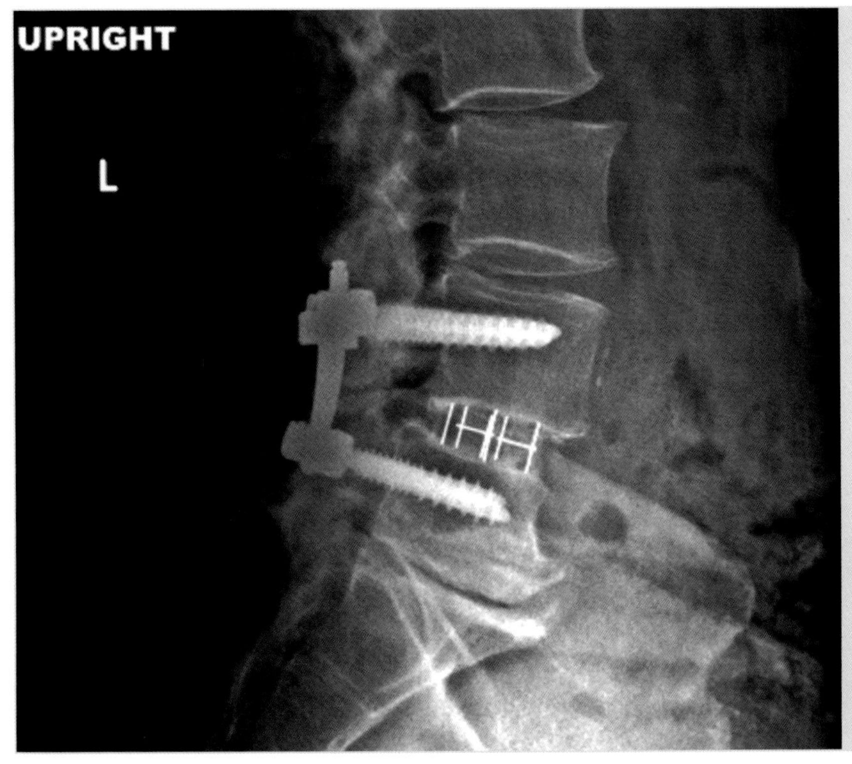

图 4.80　术后 1 年侧位片显示椎间融合

技术、暴露和钻取尾侧椎板的上部，同时进一步降低了脑脊液漏的发生率。

同样有趣的是，8 例脑脊液漏中有 6 例发生在第 100~200 例病例中。我在前 100 例病例中的谨慎被我的过度自信所取代。虽然我的手术次数减少了，但并发症的发生率却增加了。CSF 漏发生率的增加使这种信心很快就受到了遏制。我开始重新评估了我的技术和方法。我开始磨除黄韧带以外的椎板。我还发现，在接下来的几百例病例中，我的谨慎和信心之间有了更好的平衡，使得 CSF 漏发生率再次下降。我们都必须清楚，下一个潜在的 CSF 漏只有 1 例了，我们应该尽一切努力来降低这种风险。

手术后患者立即出现持续明显的减压不充分症状，这种情况对患者和外科医生都是痛苦的。从附着点到附着点，从椎弓根到椎弓根，完全切除黄韧带可避免减压不充分。在进行椎间融合器放置之前进行系统检查，特别是触诊椎弓根并完成神经根上的椎间孔切开术，可减少忽略神经根或硬膜囊持续受压的概率。虽然罕见，但有时需要进行双侧减压，包括双侧小关节切除术，以充分处理神经元件的受压。这种并发症可以通过仔细的病史记录、彻底的神经系统检查和仔细检查椎间孔的矢状旁 T1 加权 MRI 来避免。

4.15.2 早期术后阶段

椎间融合器的移位是术后早期的潜在并发症。发生移位有两个原因。第一个是融合器尺寸过小，第二个是皮质终板破坏。重要的是要感觉到试模的牢固位置。值得重复的是，它应该需要一个拍击锤尝试将试模从其位置移开，以确认高度合适。你不能用手把它拔出来。根据我的经验，弯曲的椎间融合器旋转到位后移位的可能性要比直的融合器小得多，尤其是在受压的情况下。压缩作用进一步接合融合器 - 端板界面。子弹形融合器可能会沿着插入的路径挤出。弯曲的融合器旋转到位后这种可能性要小得多，因为它沿着各种向量路径插入，很难反向重建。最后，按照 Harms 的建议，分散椎弓根螺钉，打开椎间盘空间，允许更大的椎体间间隔。与颈椎内 Caspar 柱的牵张类似，当牵张释放时，允许紧密配合的融合器，椎间隙的临时牵张有助于放置更大的椎间融合器，当牵张释放时，可以更紧密地配合。一个较大的融合器在牵张下旋转到位，然后释放牵张物并加压融合器，这一操作最大限度减少了融合器移位的可能性。

4.15.3 晚期术后阶段

无论选择何种技术，假关节和邻近节段退变都是 TLIF 的晚期并发症。融合器的假关节和移位通常是手拉手出现的。上一节（4.15.2）提到的减轻融合器移位和挤压风险的措施与预防假性关节所需的措施相同。重要的是要认识到假性关节病可能发生在位置良好的未移位的椎间融合器上。在这种情况下，很可能软骨终板未完全从下终板或上终板或两者中移除。在这种情况下，融合器被楔入两片软骨终板之间，能够可靠地阻止骨的生长。终板的制备需要有触感，还需要有视觉。虽然很难直接看到终板，但在移除椎间盘和准备终板的过程中，你可能会看到整个软骨终板片从椎间隙出来。当你能感觉到与软骨终板相比，锉击皮质骨的明显触觉时，就可以知道终板的准备工作已经完成。终板准备阶段绝不应仓促进行。在终板准备上投入的时间通过降低假性关节炎的风险而立即获得回报。

相邻节段退变可能很难完全避免，因为它是腰椎间盘退变自然史的一部分。不过可以采取某些措施来缓解这一风险。其中，将暴露程度降至最低是第一项措施。微创手术的优点是能够进行手术，而无须大面积暴露，这可以削弱肌肉并对周围结构造成意外伤害。第二项措施是保证头侧水平关节囊的完整性。尽管暴露头侧小关节的下面和侧面以暴露椎弓根螺钉进入点是必要的，但这种暴露是不需要破坏小关节囊的。从横突开始，从外侧到内侧，是防止小关节囊意外破裂的最可靠方法。

最后，你必须把脊柱骨盆参数纳入你的手术计划。必须尽一切努力优化节段性脊柱前凸。骨盆发生率和腰椎前凸不匹配应该是手术计划需要考虑的核心部分。生物力学和临床研究都证明了节段性脊柱前凸的重要性。将大的椎间融合器、完整的小关节切除术及 Smith-Petersen 截骨术相结合，这是优化脊柱前凸最可靠的技术，这也支持了双侧微创通道完成双侧后柱截骨术的观点。

4.16 结论

根据我的经验，外科医生在实施微创 TLIF 时所面临的挫折是由于没有熟悉旁正中入路解剖学。眼睛看不见头脑还不能理解这些东西。这是在以一个陌生的角度向下凝视一条狭窄的走廊，令人痛苦的是看着一个有限的视野，而这个视野是由相似的肌肉和骨突起组成的。没有什么能取代熟悉的感觉，只有从不同角度通过微创通道才能做到这一点。首先是对单个神经根进行减压，然后对整个硬膜囊进行减压。这种熟悉成为外科医生介入的立足点，在更大的侧面暴露中感到舒适，并开始固定脊柱。微创 TLIF 是通过这些显微椎间盘切除术和前两章讨论的椎板切除术发展的一套技能来实现的。正是这种经验，最终产生了对该手术的信心，也使其更可靠，从而使其能够安全有效地执行，并与开放手术一样有效。微创 TLIF 也成为下一章微创极外侧显微椎间盘切除术最坚实的立足点。你的眼睛与头脑都已经准备好去理解这些东西。

参考文献

[1] Isaacs RE, Podichetty VK, Santiago P, et al. Minimally invasive microendoscopy-assisted transforaminal lumbar interbody fusion with instrumentation. J Neurosurg Spine. 2005; 3(2):98–105.

[2] Holly LT, Schwender JD, Rouben DP, Foley KT. Minimally invasive transforaminal lumbar interbody fusion: indications, technique, and complications. Neurosurg Focus. 2006; 20(3):E6.

[3] Mummaneni PV, Rodts GE, Jr. The mini-open transforaminal lumbar interbody fusion. Neurosurgery. 2005; 57(4) Suppl:256–261, discussion 256–261.

[4] Hsieh PC, Koski TR, O’ Shaughnessy BA, et al. Anterior lumbar interbody fusion in comparison with transforaminal lumbar interbody fusion: implications for the restoration of foraminal height, local disc angle, lumbar lordosis, and sagittal balance. J Neurosurg Spine. 2007; 7(4):379–386.

[5] La Marca F, Brumblay H. Smith-Petersen osteotomy in thoracolumbar deformity surgery. Neurosurgery. 2008; 63(3) Suppl:163–170.

[6] Smith-Petersen MN, Larson CB, Aufranc OE. Osteotomy of the spine for correction of flexion deformity in rheumatoid arthritis. Clin Orthop Relat Res. 1969; 66(66):6–9.

[7] Tempel ZJ, Gandhoke GS, Bolinger BD, et al. The influence of pelvic incidence and lumbar lordosis mismatch on development of symptomatic adjacent level disease following single-level transforaminal lumbar interbody fusion. Neurosurgery. 2017; 80(6):880–886.

[8] Jagannathan J, Sansur CA, Oskouian RJ, Jr, Fu KM, Shaffrey CI. Radiographic restoration of lumbar alignment after transforaminal lumbar interbody fusion. Neurosurgery. 2009; 64(5):955–963, discussion 963–964.

[9] Lenke LG, Padberg AM, Russo MH, Bridwell KH, Gelb DE. Triggered electromyographic threshold for accuracy of pedicle screw placement. An animal model and clinical correlation. Spine. 1995; 20(14):1585–1591.

[10] Raynor BL, Lenke LG, Bridwell KH, Taylor BA, Padberg AM. Correlation between low triggered electromyographic thresholds and lumbar pedicle screw malposition: analysis of 4857 screws. Spine. 2007; 32(24):2673–2678.

[11] Harms J, Jeszenszky D. The unilateral, transforaminal approach for posterior lumbar interbody fusion. Orthop Traumatol. 1998; 6(2):88–99.

[12] Harms J, Rolinger H. A one-stager procedure in operative treatment of spondylolistheses:dorsal traction-reposition and anterior fusion (author's transl) [in German]. Z Orthop Ihre Grenzgeb. 1982; 120(3):343–347.

[13] Kambin P, Casey K, O’ Brien E, Zhou L. Transforaminal arthroscopic decompression of lateral recess stenosis. J Neurosurg. 1996; 84(3):462–467.

[14] Tumialán LM, Madhavan K, Godzik J, Wang MY. The history of and controversy over Kambin’ s triangle: a historical analysis of the lumbar transforaminal corridor for endoscopic and surgical approaches. World Neurosurg. 2019; 123:402–408.

[15] Kambin P, Gennarelli T, Hermantin F. Minimally invasive techniques in spinal surgery: current practice. Neurosurg Focus. 1998; 4(2):e8.

[16] Kambin P. History of surgical management of herniated lumbar discs from cauterization to arthroscopic and endoscopic spinal surgery. In: Kambin P. (ed) Arthroscopic and Endoscopic Spinal Surgery. Humana Press, 2005.

[17] Cloward RB. The treatment of ruptured lumbar intervertebral discs by vertebral body fusion. I. Indications, operative technique, after care. J Neurosurg. 1953; 10(2):154–168.

[18] Grant JP, Oxland TR, Dvorak MF. Mapping the structural properties of the lumbosacral vertebral endplates. Spine. 2001; 26(8):889–896.

[19] Lowe TG, Hashim S, Wilson LA, et al. A biomechanical study of regional endplate strength and cage morphology as it relates to structural interbody support. Spine. 2004; 29(21):2389–2394.

[20] Soriano-Baron H, Newcomb AG, Malhotra D, et al. Biomechanics of nested transforaminal lumbar interbody cages. Neurosurgery. 2016; 78(2):297–304.

[21] Panjabi MM, Goel V, Oxland T, et al. Human lumbar vertebrae. Quantitative three-dimensional anatomy. Spine. 1992; 17(3):299–306.

[22] Wong AP, Smith ZA, Nixon AT, et al. Intraoperative and perioperative complications in minimally invasive transforaminal lumbar interbody fusion: a review of 513 patients. J Neurosurg Spine. 2015; 22(5):487–495.

[23] Zhao X, Du L, Xie Y, Zhao J. Effect of lumbar lordosis on the adjacent segment in transforaminal lumbar interbody fusion: a finite element analysis. World Neurosurg. 2018; 114(Feb):e114–e120.

[24] Cloward RB. Posterior Lumbar Interbody Fusion (P.L.I.F.) Surgical Techniques. 1988; Honolulu, HI: Cloward Instrument Corporation.

第 5 章　微创极外侧显微椎间盘切除术

摘要

微创极外侧显微椎间盘切除术让外科医生远离了脊柱中线。不可避免的结果是，其最有可能出现我在本书中描述的所有微创手术中的定向障碍。然而，在外侧腰椎紧靠椎间孔上方聚焦的但有限的暴露中，微创经椎间孔腰椎融合术的专业知识为直觉舒适和熟悉的操作奠定了基础。本章详细介绍了微创极外侧显微椎间盘切除术的演变、解剖基础和手术技术，并提供病例插图来强化本章中介绍的概念。

关键词：极外侧椎间盘突出症，椎间孔，腰椎，峡部，神经根病，经椎间孔腰椎融合术

人类只有有勇气看不见海岸，才能发现新的海洋。

Andre Gide

5.1　引言

本章紧接在经椎间孔腰椎融合术（TLIF）一章之后，而不是在显微椎间盘切除术一章之后，这并非偶然。毕竟，正是因经椎间孔入路，才让我在峡部外侧、横突附近并在紧挨着出口根的上方工作时感到舒适。诚然，最初几次尝试这种入路时，我迷失了。后来我发现之前在本书中介绍的关于离中线的距离和保持定向的能力的原则在此过程中尤其适用。在所有微创手术中，有限暴露目标的极外侧显微椎间盘切除术让你距离中线最远。正是这种组合，才有可能使缺乏经验的大脑迷失方向。这种迷失方向的根本原因是完全没有定向的中线结构。例如，通过椎间孔暴露，椎板汇合到棘突和整个关节突关节的可视化能够帮助你保持方向。对于极外侧显微椎间盘切除术，你有限地一瞥外侧峡部和横突的下部，就可以将你的大脑定向到你面前的解剖结构。极外侧显微椎间盘切除术是你不可否认地看不见海岸的一种情况。你必须通过中线结构以外的一些东西导航。熟悉的关节突关节的旁正中结构是指导微创 TLIF 暴露的全部基础，即使是它不在视野中。

多年以来，我发现正是通过椎间孔入路发展的技能教会了我极外侧显微椎间盘切除技术。椎间孔入路帮助我的大脑熟悉了外侧腰椎的独特形态。随着我在 TLIF 中暴露峡部和减压出口根变得更加舒适，在不切除峡部的情况下减压出口根在我的大脑中成为更加可行的概念。在显微镜下一个又一个操作的病例，使我理解了峡部融入横突和上关节突关节的方式（图 5.1）。除了对暴露感到舒适之外，我还将内侧显微椎间盘切除术的原则应用于极外侧显微椎间盘切除术。尤其是，我试图尽可能多地保留原生脊柱，同时安全地暴露和松解神经以对其减压。

我遇到的挑战之一，是在我的实践中，极外侧椎间盘突出远不如内侧椎间盘突出常见。我发现在 10 年的实践中，内侧显微椎间盘切除与极外侧显微椎间盘切除的比率为 30 : 1。我以为这些病例的稀缺性会限制我快速获得使用这种技术的能力。我很快认识到极外侧椎间盘突出的缺乏不会影响我熟练掌握这项手术的能力。与内侧显微椎间盘切除术相比，这项手术的技能更多地来自经椎间孔入路。这种经椎间孔技能为我提供了基础，以更好地了解极外侧隐窝细微的解剖结构，并很容易地将这些知识转化为极外侧显微椎间盘切除术的相关内容。该手术实际上是经椎间孔入路的微型和外侧形式。该手术的目标是确定出口根并去除突出的极外侧椎间盘，同时尽可能多地保留外侧骨解剖结构。本章描述了如何做到这一点。我首先讨论由极外侧椎间盘突出引起的神经根病的非凡历史，然后详细描述椎间孔和外侧腰椎的解剖结构。最后，我通过代表性病例介绍了手术技术。虽然这个手术建立在熟悉经椎间孔入路的基础上，但它有其独特的微妙之处和细微差别。我将在下文详细描述，以帮助你在离岸很远的陌生水域中航行。

5.2　极外侧显微椎间盘切除术的视角

当谈到采用外侧椎间孔外入路的极外侧显微椎间盘切除术时，我再也无法理解从中线开始的开放

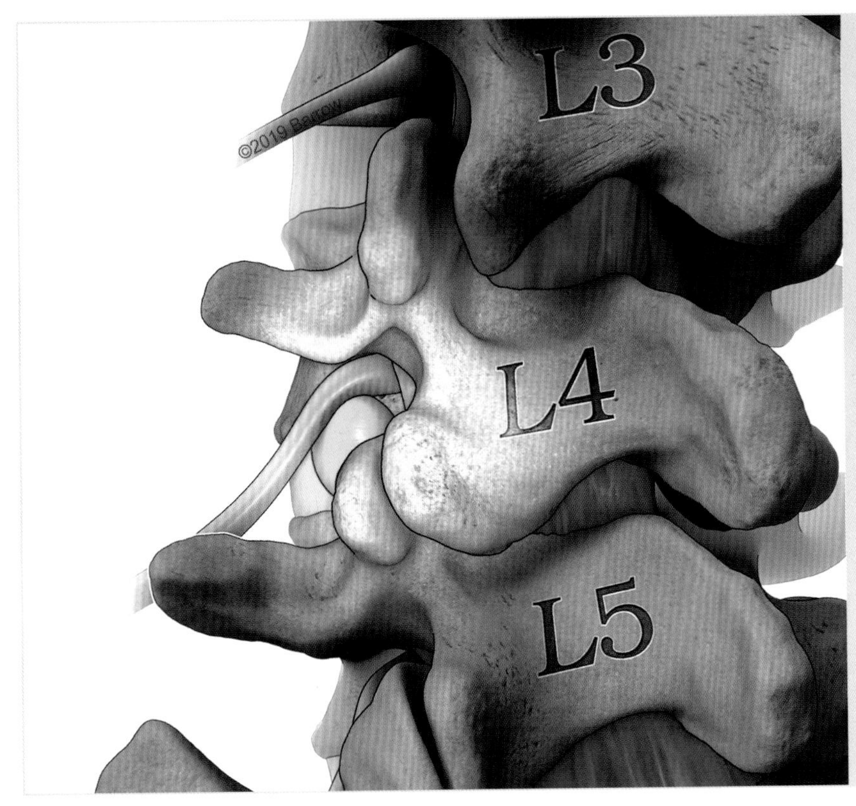

图 5.1 腰椎极外侧隐窝的解剖结构。图示显示左侧 L4~L5 极外侧隐窝中的神经根受压。整个手术的关键是椎弓根，但从表面解剖不能立即观察到椎弓根。峡部、横突和下外侧关节突的交界处是引导你到达椎弓根的表面解剖学标志。峡部的侧面可以安全地引导你进入椎间孔。以这种方式识别和活动神经根使得为在极外侧椎间盘突出上构建一个安全通道提供可能

手术。记得我在担任住院医师期间执行的两种传统的开放 Wiltse 入路，一种用于神经鞘瘤，另一种用于极外侧椎间盘突出。这两种暴露都是广泛的、血腥的、令人迷惑的。我记得这些患者在手术后的不适程度，使我不禁想起 Caspar 在 4 年前写的关于手术目标与手术暴露比例的明智之言。甚至我的同事质疑微创显微椎间盘切除术对旁中央椎间盘突出是否有益，他们也承认，解决腰椎极外侧隐窝病变的最佳方法是采用微创方法。在受累的出口根上方紧靠脊柱极外侧放置微创通道，这可能是对极外侧突出椎间盘压扁的神经根减压的最高效和最有效的方式。手术目标的暴露可以通过 16mm 的微创通道可靠地实现，并形成接近 1 的、有利的 Caspar 比率。相比之下，难以想象的是传统的 Wiltse 方法的暴露是手术目标的几倍。尽管如此，每项手术都有自己演变的故事，这反映了外科医生努力治疗神经根病患者所面临的挑战。埋藏在这段历史中的核心是洞察力，这为极外侧显微椎间盘切除研究提供了视角。我们需要在脑中时刻牢记这些陈述，接下来的内容是理解极外侧显微椎间盘切除术的宝贵元素。

5.3 历史视角

在我们的专业诞生之初，极外侧椎间盘突出一定是一个诊断难题。在 20 世纪早期，硬脊膜内注射碘油（Guerbet，Villepinte，法国）或空气作为造影剂的尚不成熟的诊断成像为外科医生提供了对相对于骨解剖结构的硬膜囊、神经根和潜在受压的有限视野。这种成像提供的视线仅限于中线和刚离开中线的神经。鉴于这些局限性和诊断成像本身的潜在发病率，其重点是通过临床检查定位神经根受压部位。一位典型 L4 神经根病患者将由一位有良好设计的外科医生进行 L3~L4 中线显微椎间盘切除术，其临床检查明确显示 L4 神经根压迫综合征。在不挤压椎间盘碎片的情况下牵开神经根而产生的空虚感是只有脊柱外科医生才知道的感觉。我可以同情地设想，早期的脊柱外科医生会花时间重新评估他们拥有的任何原始影像，也许会要求手术室护士大声朗读临床记录以确保准确地偏向外侧。一直以来，外科医生的临床评估都是正确的。L4 神经根确实受压，但在穿过 L3~L4 椎间隙时并未受压。当神经根从椎弓根下方走行时，压迫位于极外侧隐窝。极外侧椎间盘突出从 L4~L5 节段展开并压迫出口的 L4 神经

根。外科医生对神经根压迫综合征的评估是正确的。外科医生只是找错了地方。然而，在 20 世纪初，还是没有成像能力来揭示这个盲点。

Walter Dandy 在其 1942 年关于椎间盘突出治疗进展的出版物中提到"隐匿性椎间盘"，可能是第一次承认极外侧椎间盘突出的存在，尽管当时肯定没有被认可。Dandy 和他早期的先驱同事一起确定了一组典型神经根压迫综合征但在手术时是阴性结果的患者。与我们目前对极外侧椎间盘突出的了解一致，其发生率为 10%。以我们目前的技术，几乎不可能想象冒险进入手术室而只进行临床检查和在腰椎 X 线检查前硬脊膜内注射 5mL 乙碘油（碘化油）。当时，外科医生只能看到中央椎管附近的压迫。硬脊膜中的造影剂可以显示中线和侧隐窝结构的压迫。当时没有成像显示极外侧隐窝。因此，外科医生并没有冒险进入该区域，至少一开始是这样的。

简单的百分比定律表明，基于临床检查和有限的放射成像暴露的许多节段可能确实存在位于极外侧隐窝的椎间盘突出。1949 年，Echols Rehfeldt 提出了极外侧椎间盘突出导致椎间孔压迫的可能性。在对 32 例手术时呈阴性结果的患者进行深思熟虑的分析后，这些外科医生得出结论，如果探查结果为阴性，则应在椎间孔外探查神经根。当然，这种特殊的方法需要关节突关节切除和融合的潜在需求。

直到 1971 年，Macnab 写了一篇题为《阴性椎间盘探索》的文章，椎间孔外脱出的第一个正式描述才进入文献。Macnab 描述了 1 例明显 L5 神经根压迫综合征的患者，该患者在 L5 进行选择性神经根阻滞后完全缓解。L4~L5 显微椎间盘切除术未能显示预期的椎间盘突出，但他对自己的诊断充满信心，在切除整个小关节后冒险进入椎间孔，发现"神经根被包围并几乎被埋在外侧弥漫性椎间盘膨出中"。Macnab 恰当地将极外侧椎间盘突出的位置标记为"隐藏区"。关节突关节的牺牲需要后外侧融合，但手术缓解了患者的神经根病。Macnab 的研究（图 5.2）完美地捕获了解剖情况的本质。

尽管已认识到这一临床实体，但在磁共振成像（MRI）和计算机断层扫描（CT）出现之前的时代，诊断仍然存在挑战。1974 年，Abdullah 和同事发表了一个令人信服的论点，即使用椎间盘造影术诊断极外侧椎间盘突出。尽管他们的研究中没有手术技术部分，但他们似乎是第一个推荐单纯的椎间盘切除而不是完整的关节突关节切除的人。

CT 的引入极大地促进了极外侧椎间盘突出的识别和诊断，因此，一些技术论文开始出现在文献中。Abdullah 及其同事在 1988 年又发表的一篇文章详细介绍了用于 138 例病例的手术技术。毫不奇怪，其推荐的入路是从内侧到外侧，这种方法建立在熟悉的中线结构的基础上并向外侧延伸（图 5.3）。在随后的几年里，作者开始探索外侧到内侧的入路。描述各种手术方法的手术系列都开始出现在文献中。内侧关节突关节切除、经峡部和椎间孔外以及横突

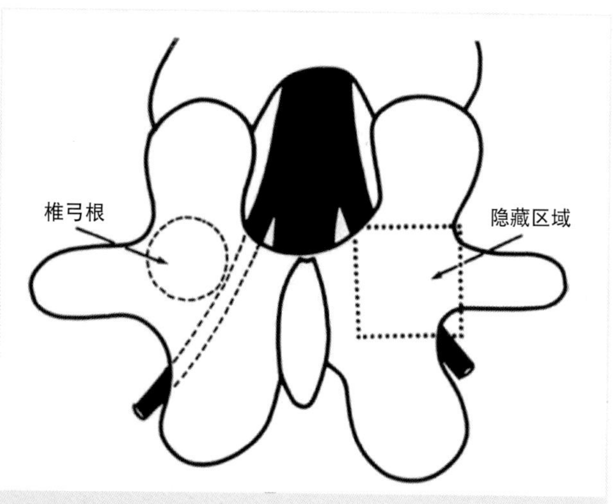

图 5.2　隐藏区域。来自 Macnab（1971）的插图将隐藏区域确定为发现极外侧椎间盘突出的位置

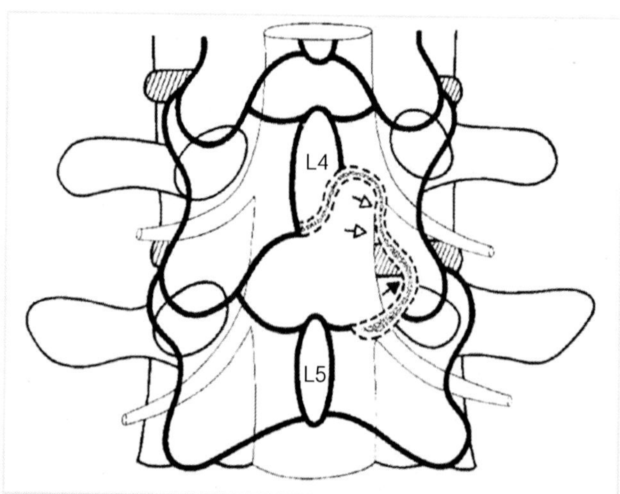

图 5.3　极外侧椎间盘突出症的手术治疗。Abdullah 及其同事在 1988 年采用的由内到外的手术技术的插图

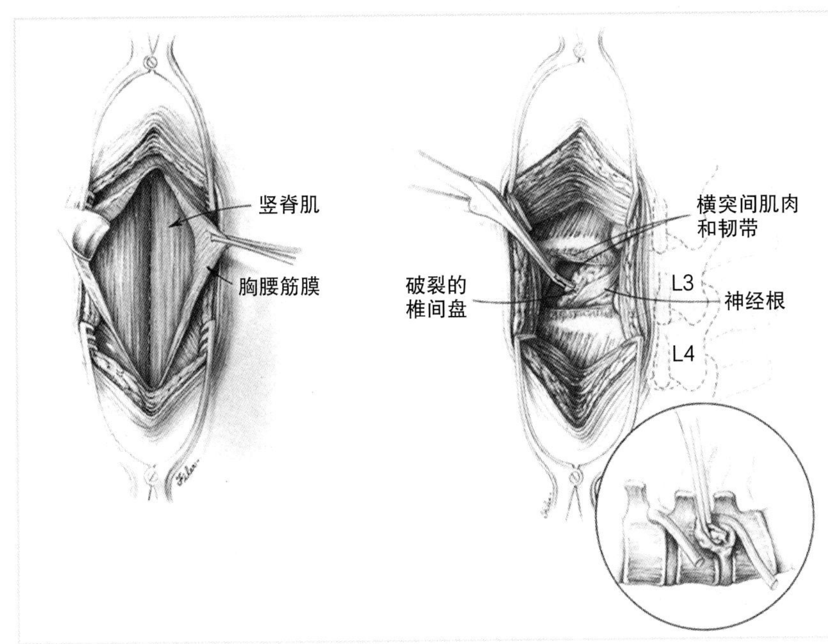

图 5.4 Maroon 等所描述的经旁正中切口的极外侧技术图示。遵循 Caspar 比率原则（即最小化手术目标与手术暴露的比率），术者必须考虑脊柱外侧更加聚焦的暴露

间入路均被报道用于治疗极外侧椎间盘突出。

Wiltse 和 Spencer、Maroon 等和 Jane 等最先推荐从外侧向内侧通过椎间孔外横突入路治疗极外侧椎间盘突出。一看他们手术技术的插图，就会立即想起 Caspar 关于手术目标暴露比率的陈述（图 5.4）。手术目标被定义为从椎弓根到椎间盘的区域，传统牵开器所需的手术暴露远远超过手术目标的 10mm × 6mm，这是由 Reulen 及其同事在他们对外侧入路的解剖研究中确定的，并且其具有非常不利的 Caspar 比率。

到 1997 年，Foley 和 Smith 已经介绍了使用微创通道来治疗旁正中椎间盘突出。将相同的技术和那些通道应用于外侧脊柱将是治疗极外侧椎间盘突出所需暴露的不利 Caspar 比率的自然解决方案。Foley 及其同事将他们的微创通道转向极外侧隐窝，在他们最初的手稿完成后短短 2 年，他们发表了关于极外侧椎间盘突出微创治疗的系列文章。他们展示了治疗效果，尤其是微创极外侧入路的治疗效果。自从那篇文章发表以来，外科医生也已经发表了很多将微创技术应用于极外侧椎间盘突出治疗的系列文献。本章的重点是将微创通道靠近外侧脊柱，以通过椎间孔外入路去除极外侧椎间盘突出。

5.4 微创入路的解剖基础

极外侧显微椎间盘切除术的关键是与受压神经根相对应的椎弓根。椎弓根的识别带来了导向的焦点，确认椎间孔的边界，有助于安全识别神经根并显示突出的椎间盘。对于此操作，在没有海岸线的情况下，椎弓根是北极星。在症状性极外侧椎间盘突出中，椎间盘突出通常使神经根向上移位以抵靠椎弓根（图 5.1）。在腰椎中，神经根在其编号相同的椎弓根下方走行（即 L4 神经根在 L4 椎弓根下方走行）。因此，必须先找到椎弓根，在切除黄韧带外侧后，再通过硬膜外脂肪和充血的深红色静脉筛选出有症状的神经根。暴露的最后一个要素是识别椎间盘突出和实际椎间隙。对微创入路的解剖基础进行深思熟虑的检查为理解、学习和应用该技术提供了框架。

极外侧显微椎间盘切除术中微创通道的理想直径为 16mm。该直径提供了一个度量，以与相对于暴露直径的深度解剖结构进行比较。了解各种解剖距离将有助于在你的大脑中重建脊柱的解剖结构。脊柱解剖结构的大脑重建能力在所有情况下都有帮助，但这种大脑的能力在极外侧显微椎间盘切除中尤其有利。在没有中线结构的情况下，通过如此有限的视野而迷失方向的可能性仍然很高。Reulen 等和 Schlesinger 等的解剖学研究填补了我们在外侧脊柱有限经验的空白，是这种手术的重要参考读物。

如果要在侧位和 AP 位投影中解构腰椎的解剖结构，则可以从内向外检查极外侧显微椎间盘切除术（图 5.5）。尤其是，我们可以从受影响神经根的椎间孔的解剖测量开始。

5.5 腰椎间孔的解剖结构

神经根上方和下方椎弓根头尾之间的距离决定了椎间孔的尺寸（图 5.6）。从逻辑上讲，椎弓根之间的距离成为我们需要检查的第一个测量值，以建立极外侧显微椎间盘切除术的解剖学基础。从头端椎弓根底部到尾端椎弓根顶部测量的椎弓根间距离很少超过 18mm（范围：从尾端到头端为 14~20mm）。虽然脊柱前凸这个距离与椎间盘间隙高度有内在联系，但是节段的影响比人们想象的要大（即在 L5~S1 处较小，在 L3~L4 处更大）。直觉上，我们知道脊柱上部的椎弓根间距更大，但随着我们接近骶骨，椎弓根间距逐渐减小。例如，我们知道可能需要一根 40mm 或 45mm 的杆来将 L3 椎弓根连接到 L4 椎弓根，而在 L5~S1 处，一根 30mm 的杆就足够了。各种解剖学研究证实了这种直觉。图 5.7 说明了腰椎不同节段的椎间孔高度。重要的是要注意图 5.6 是一个理想化的图示，并没有将椎间隙退变整合进测量。椎间盘的任何塌陷都会在一定程度上直接影响椎间孔高度。

Reulen 及其同事率先将手术窗口精确定义为关节突关节间部（峡部）的外侧、椎弓根的下侧、横突和关节突关节的上侧。在 L1~L2、L2~L3 和 L3~L4 节段，他们发现该距离约为 10mm（范围为 5~16mm）。在 L4~L5，这个距离减少到 7.9mm（范围为 3~14mm），而在 L5~S1，手术窗口是微不足道的 5.1mm（范围为 0~11mm；图 5.8）。因此，L5~S1 极外侧椎间盘突出几乎是一个独立的实体，在尝试用微创手术治疗之前需要仔细考虑。

极外侧椎间盘突出起源节段的椎间隙位于椎弓根之间，距离尾端椎弓根仅几毫米。Reulen 及其同事的解剖学研究表明，从该手术的北极星——头端椎弓根至椎间隙的距离很少超过 10mm。记住这个距离是至关重要的，这样一旦你确定了椎弓根，你就会知道它到下面的椎间隙有多远。

椎间孔的前部主要由头端椎体和椎间隙的后部组成。尾端椎体只有适中的贡献（图 5.5）。因此，

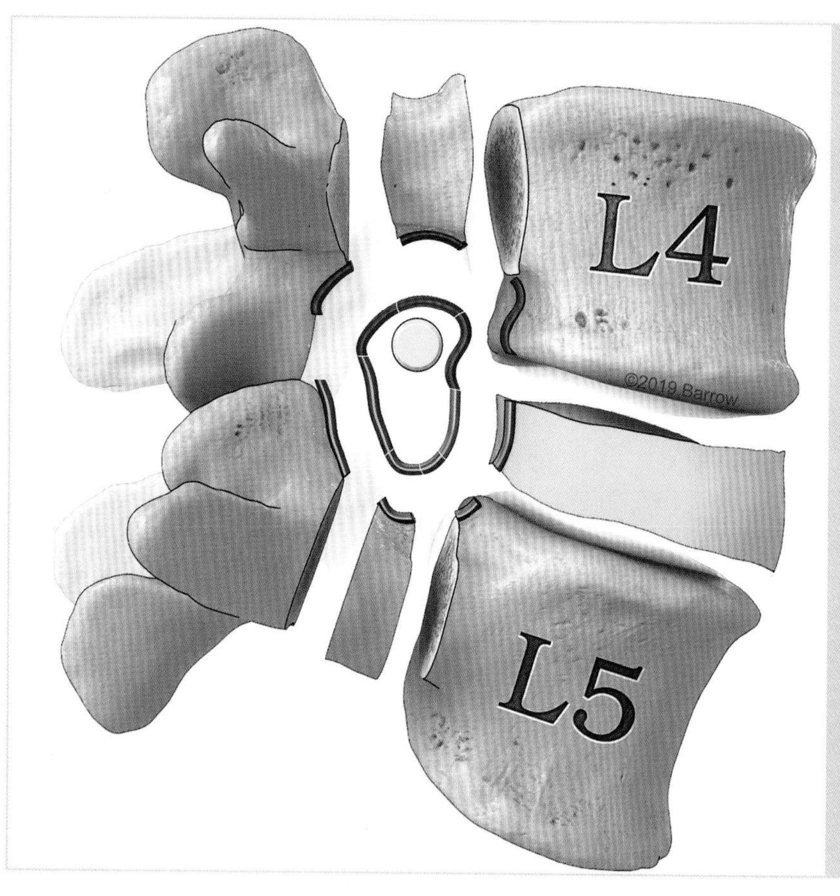

图 5.5 用彩色环代表解构的 L4 椎间孔的示意图。每种颜色代表头端和尾端椎体以及椎间隙对椎间孔的相对贡献。尾端椎体后壁和椎间隙构成了椎间孔前部的大部分。尾端椎体后壁对椎间孔几乎没有贡献。上下椎弓根对应椎间孔的上下界。上下关节突构成椎间孔的后部。蓝绿色环代表 L5 椎体、椎弓根和上关节突的贡献。红色环代表 L4 椎弓根、椎体和下关节突的贡献。绿色环代表椎间隙的贡献

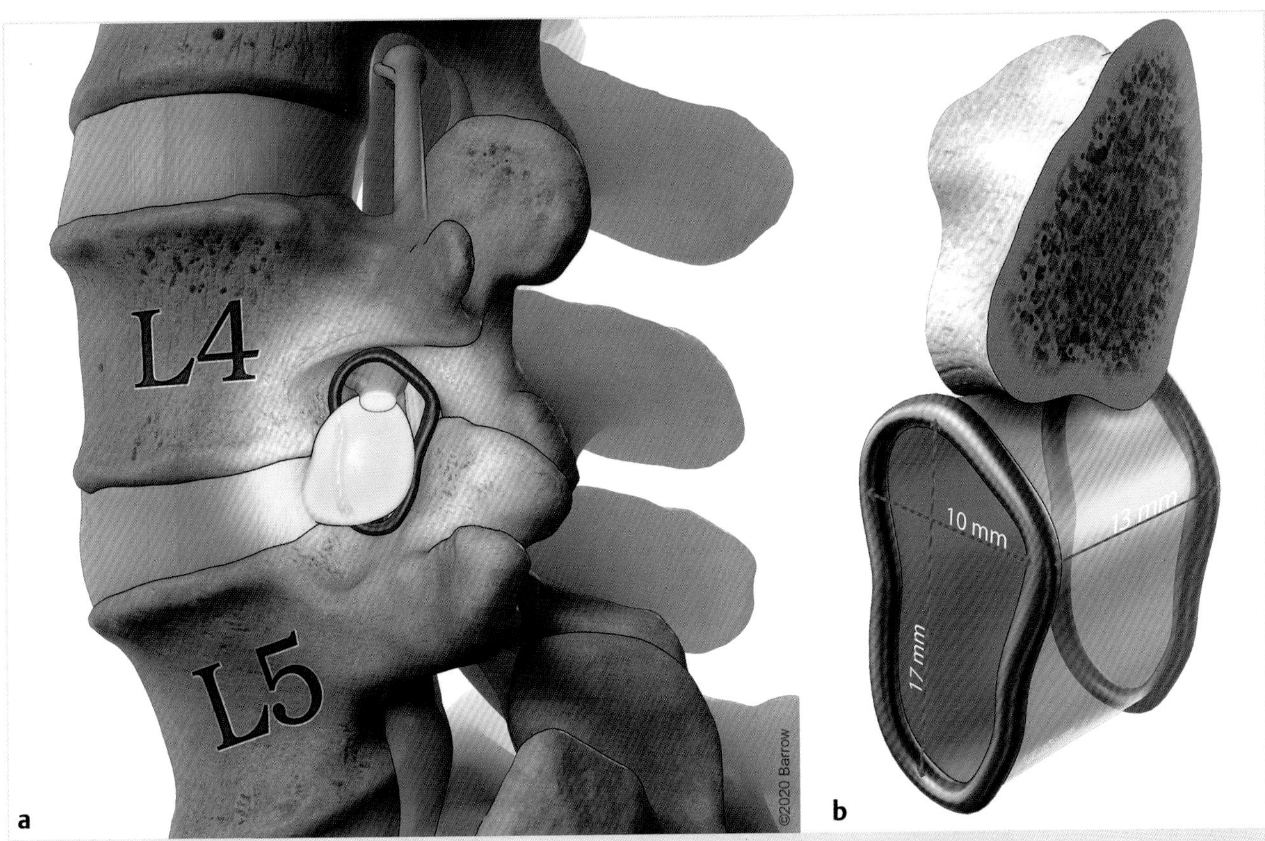

图 5.6 a. 椎间孔的解剖。L4~L5 节段图示发生了外侧椎间盘突出。L4 的出口根已经移位至紧靠 L4 椎弓根。取决于椎间盘高度的椎间孔头尾距离往往小于 18mm，这为使用直径为 16mm 的微创通道奠定了解剖学基础。b. 红色环划定椎间孔，椎间孔高度由 L4 椎弓根的下部和 L5 椎弓根的上部决定。前后距离是上关节突到椎体后线的距离，很少超过 10mm。椎间孔的深度与椎弓根的宽度相对应

出口根位于外侧椎间盘突出的直接路径中。因此，极外侧椎间盘突出会导致椎间孔的严重危害和神经根受压。椎间孔的后部由峡部和上关节突组成（图 5.5）。椎间孔的前后尺寸只有 8~10mm，突出的椎间盘和出口根在该空间中共存的空间不大。

识别出口根的路径相对于脊柱表面解剖结构同样重要。虽然我们知道神经根从其编号相同的椎弓根下方走行，但我们无法从表面解剖结构看到椎弓根。峡部可以很容易地在外侧脊柱的表面解剖结构上可视化。但神经根紧靠着融入横突和椎弓根的峡部的头端下方穿过。图 5.9 展示了出口根如何在其相同编号的椎弓根下方的峡部头端水平离开椎间孔。因此，作为暴露的目标，峡部成为脊柱表面的一个有价值的解剖学标志。Reulen 等和 Schlesinger 等在他们对椎间孔外入路外侧脊柱的研究中优美地描述了这种解剖结构。我再次强调阅读这些经典文章以及本章的重要性，以了解该手术所需的解剖结构。从中线到手术视野的有限距离迫使医生需要掌握解剖结构的能力，这种能力是你能够仅仅通过瞥见有限的骨结构就可以在大脑中轻松重建外侧脊柱深度解剖结构。

从这些解剖学测量中，很明显，16mm 的直径涵盖了显露受影响神经根和椎间隙所需的头尾端的暴露（图 5.9）。

5.6 切口距中线距离的解剖基础

上节段 L1~L2 和 L2~L3 中线到峡部外侧的距离很少超过 20mm，L3~L4 和 L4~L5 节段很少超过 25mm，L5~S1 节段高达 30mm（图 5.8）。因此，上节段中线外侧 25~30mm 的切口和下节段中线旁侧 35~40mm 的切口允许将轨迹会聚到峡部外侧和椎间孔。由于直径的中心位于峡部外侧和上关节突的交界处，因此通过定位良好的直径为 16mm 微创通

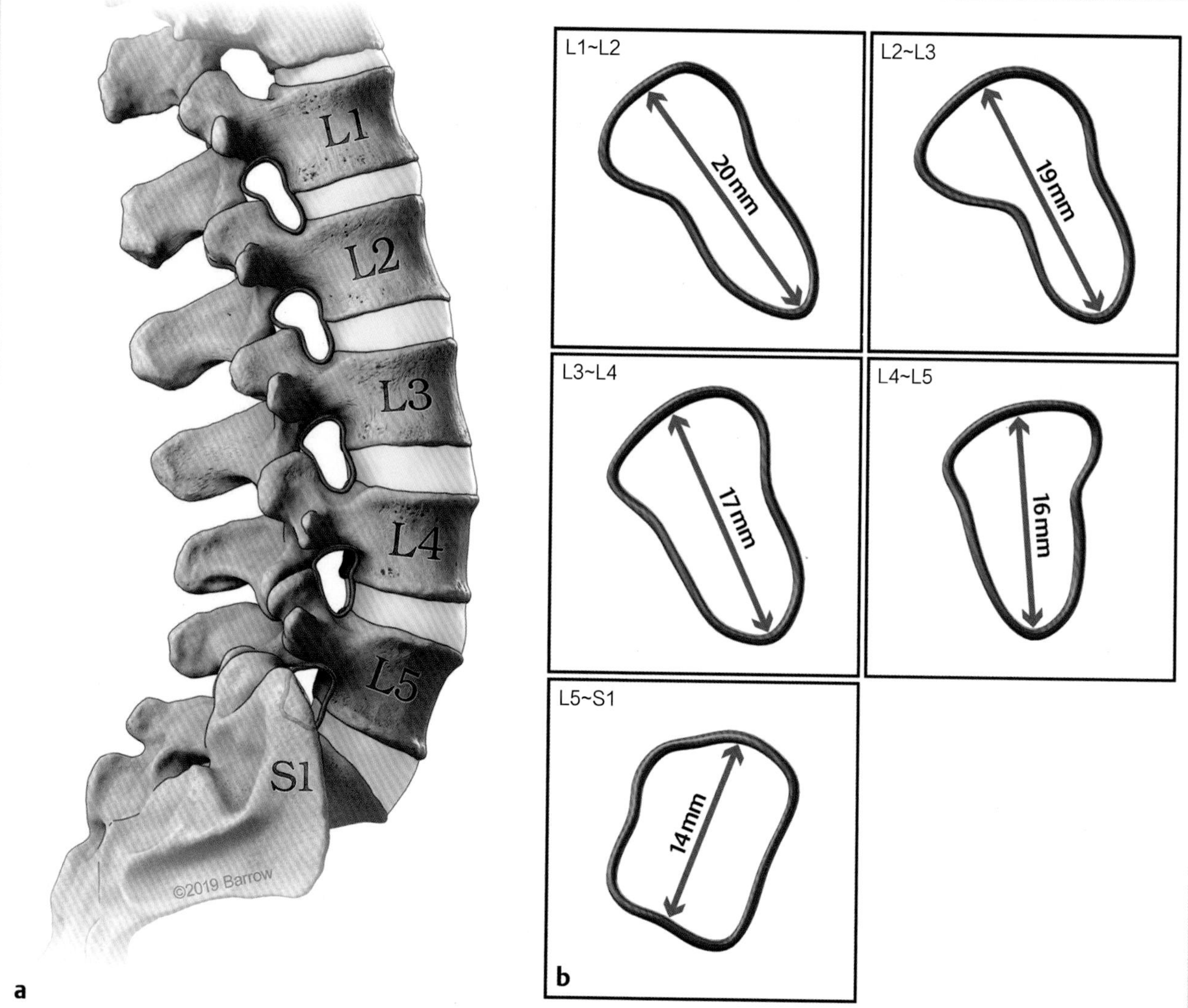

L1
L2
L3
L4
L5
S1
©2019 Barrow
a
L1~L2
20mm
L2~L3
19mm
L3~L4
17mm
L4~L5
16mm
L5~S1
14mm
b

图 5.7 L1~S1 椎间孔的高度。a. 腰骶椎图示，红色环表示每个节段的椎间孔。b. L1~S1 的椎间孔高度从头端到尾端逐渐减小，L5~S1 节段的椎间孔高度最小

15mm
(13~19mm)
10mm
(5~16mm)
L3
L4
a
18mm
(14~23mm)
7.9mm
(3~14mm)
L4
L5
b
L4
22mm
(18~28mm)
5.1mm
(0~11mm)
L5
S1
c

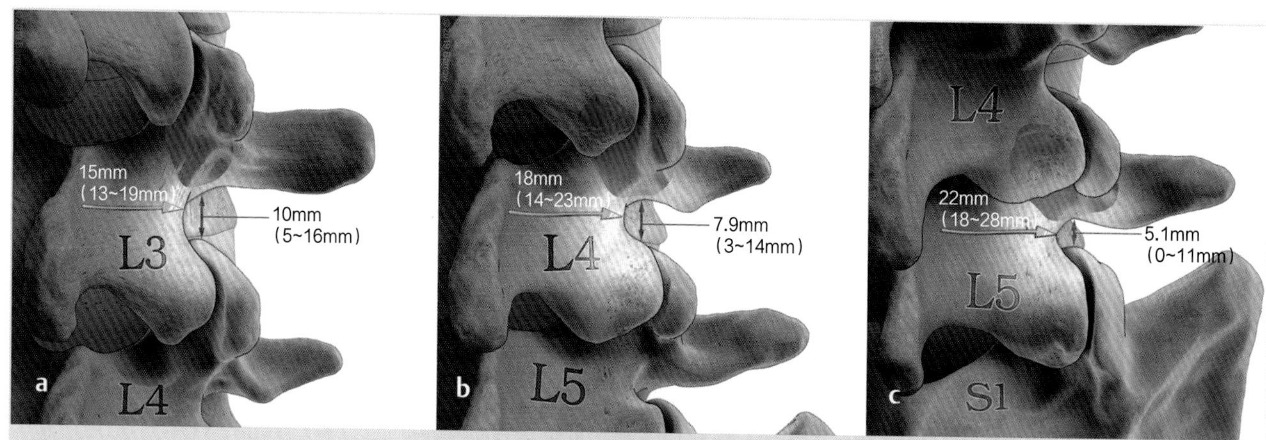

图 5.8 手术窗口的定义。插图显示了 Reulen 等报道的价值，他们将极外侧显微椎间盘切除术的手术窗口定义为关节突关节间部（峡部）的外侧、椎弓根的下部、横突和关节突关节的上部。在 L3~L4（a）、L4~L5（b）和 L5~S1（c）处暴露和极外侧显微椎间盘切除术时，图示的测量值至关重要。虽然解剖结构不是立即可见的，但对椎间孔的深入了解为在椎间孔内暴露、识别和减压神经根提供了信心，同时最大限度地减少了对原生脊柱的破坏。因此，知识是真正的视觉器官

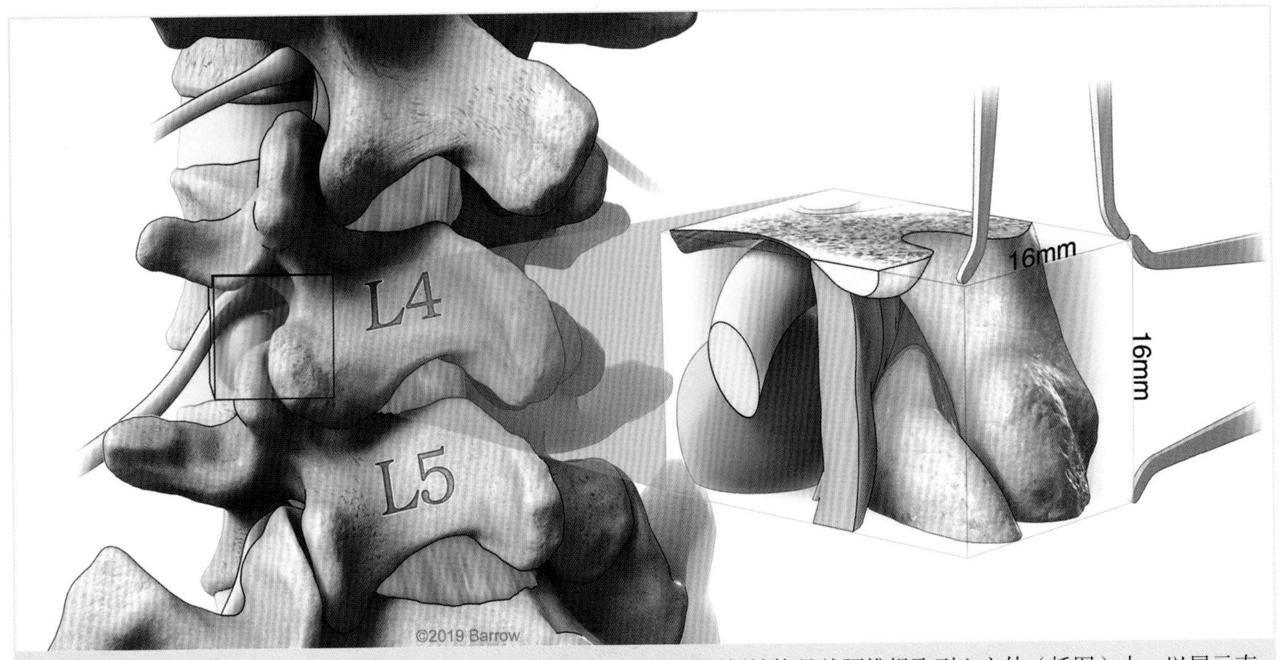

图 5.9　极外侧显微椎间盘切除术必需解剖结构的体积表示。必需解剖结构是从腰椎提取到立方体（插图）中，以展示直径为 16mm 的容量，包括峡部、上和下关节突、横突的下部和头端椎弓根

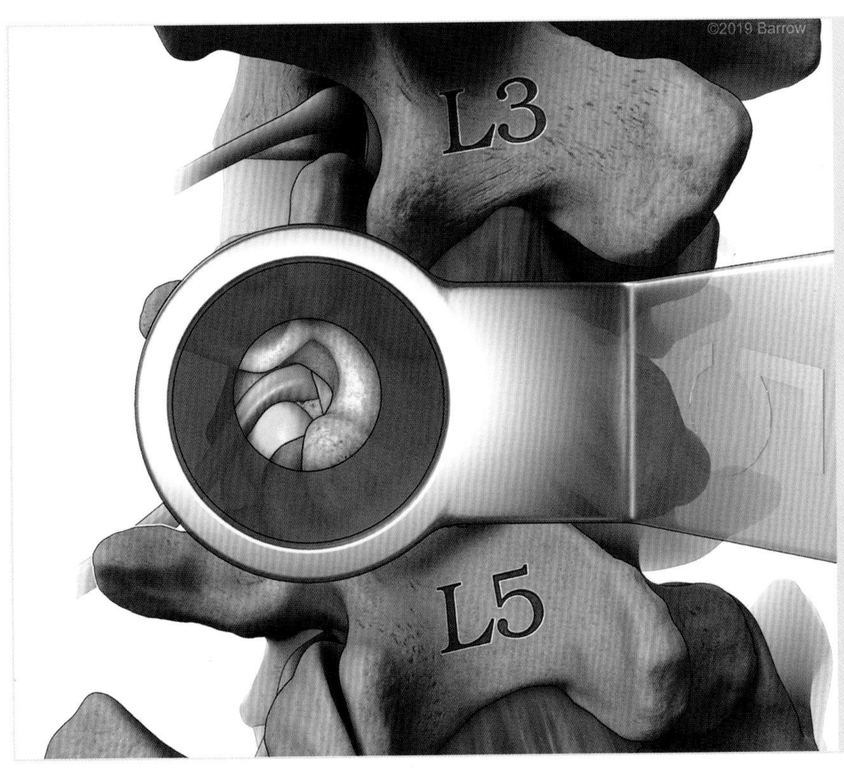

图 5.10　必需解剖结构的暴露。通过直径为 16mm 微创通道的手术视野图示。该通道靠在 L4 的峡部，用于去除 L4~L5 处的极外侧椎间盘突出。手术所有的必需解剖结构都在 16mm 微创通道提供的视野范围内

道可以很容易清楚地看到极外侧显微椎间盘切除的所有必需解剖结构（图 5.10）。这样的直径涵盖了 Reulen 及其同事定义的整个手术窗口。

椎间孔的测量值和峡部相对于中线的位置为微创通道建立了解剖学基础，并为选择微创通道的直径提供指导。直径 16mm 的微创通道确保了接近 1 的有利 Caspar 比率，这符合脊柱微创手术的指导原则。牢牢掌握这些尺寸和测量的知识可以增加你通过显微镜观察微创通道底部的解剖结构时的信心。在我的早期经验中，通常使用直径为 18mm 的通道，因为我认为更广泛的曝光价值更大。随着我对这种入路经验的不断增长，我发现了直径为 16mm 通道

的价值。较小的直径更容易固定到椎间孔外通道中，并且对外侧肌肉组织和关节突关节的破坏较小。更大的直径则像是一种负债，而不是一种资产。根据椎间孔的所有测量结果，在峡部的外侧精确制作 1 个 16mm 的微创通道，提供了手术所需的所有必要暴露。

峡部是第一个灯塔，以便你保持对解剖结构的定向。从那里，你将定位椎弓根，它将引导你安全地识别腰椎间孔，这样就可以安全有效地识别并通过去除极外侧椎间盘突出物来减压出口根。

5.7 手术室设置

为旁正中显微椎间盘切除术和极外侧显微椎间盘切除术设置的手术室没有区别（图 5.11）。Jackson 手术台和 Wilson 架对于极外侧椎间盘切除术和旁正中椎间盘切除术同样有价值。显微镜以无菌方式就位在俯卧患者的患侧，而透视机最初仍停在患者的膝盖处，以便擦洗技术人员可以将其覆盖到视野。手术室护士将安装在 Wilson 架底部的手术台固定臂的夹子固定，以防止在手术开始后固定微创通道的任何延迟。

5.8 设计切口

患者俯卧在 Jackson 手术台顶部的 Wilson 架上，触诊骨性标志以标记患侧。通过触诊与髂前上棘相对应的棘突间隙来接近 L4~L5 水平，标记你认为合适的水平。然后根据棘突的触诊做一个中线标记，以便可以测量中线并标记切口（图 5.12）。在准备切口之前，将透视机放置到位，以便可以将患者和透视机同时覆盖。与标准的微创显微椎间盘切除术类似，避免使用术前透视，以尽量减少电离辐射的使用。在有症状水平的中线外侧 25~40mm 处标记一个 18mm 长的切口。在 L1~L2 和 L2~L3 的中线外侧做一个 25mm 的切口。当在 L3~L4 处手术时，将该距离扩大到 30mm。当在 L4~L5 手术时，在中线外侧做 35~40mm 的切口。当在 L5~S1 手术时，将切口距中线距离调整为 40mm。L5~S1 节段是一个独特的解剖情况，值得在本章中形成单独的一个部分。

在将脊柱针穿过关节突关节外侧和上侧之前，我准备并覆盖切口区域。由于其深度，我不会尝试针对峡部进行定位。仅使用标记物定位峡部存在一

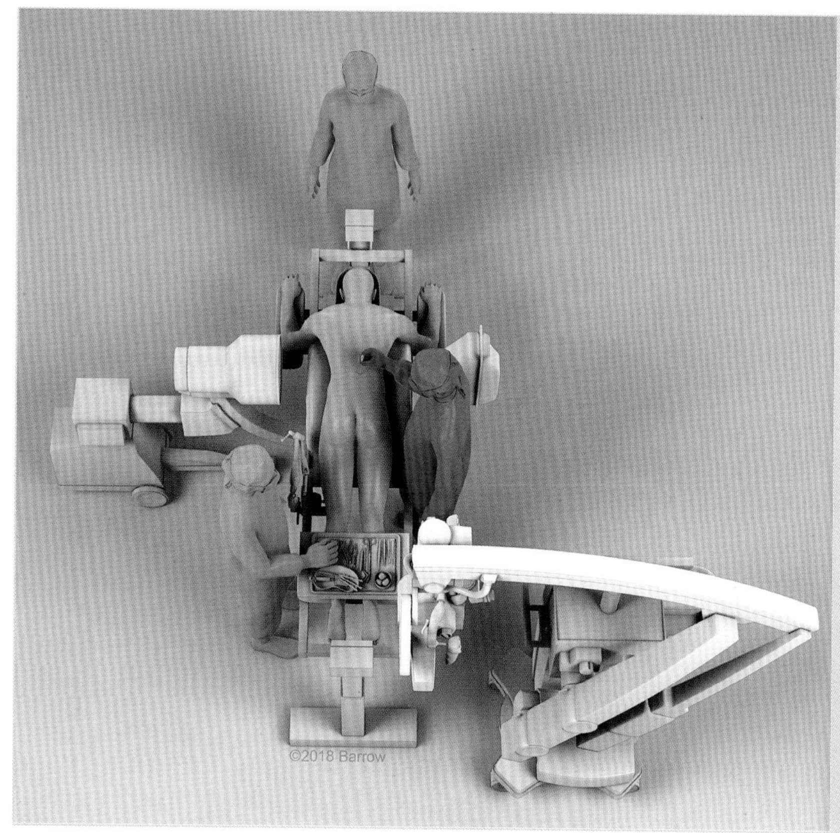

图 5.11 为极外侧显微椎间盘切除术设置的手术室。插图展示了与旁正中显微椎间盘切除术中使用的手术室完全相同的设置

些内在的风险。我相信上关节突是一个更安全、更大、更表面的目标，比峡部更令人熟悉。

与标准的微创显微椎间盘切除术和椎板切除术不同，我允许脊柱针会聚到脊柱上，因为它可能会遇到下关节突的外侧。起点位于棘突外侧30~40mm，脊柱针穿刺硬脊膜的风险非常低（如果存在的话）。如图5.12c所示，脊柱针的轻微会聚使针尖可靠地接触到椎板或下关节突的外侧。如果没有会聚，针就有完全从外侧穿过脊柱的风险。当穿过针时，应记住Reulen测量的每个水平从棘突到峡部外侧的距离（图5.8）。

当与脊柱接触时，我就获得了第一张侧位透视图像（图5.13）。理想情况下，我希望脊柱针指向椎间隙的上部。我进行了必要的调整，以确保脊柱针位于椎间孔的轴向平面中，以提供足够的工作轨迹来减压神经根。当我将脊柱针置于理想位置时，我将针从关节突关节拉回，取出管芯针，然后用利多卡因、布比卡因、肾上腺素混合物浸润拟定的轨迹。

5.9　放置微创通道

由于通道的切口位于中线外侧30~40mm处，因此尽早进入内侧轨迹以形成会聚到脊柱上的工作通道至关重要。你可以通过使筋膜开口正好位于皮肤切口的内侧的方法来确保理想的轨迹。如Wiltse和

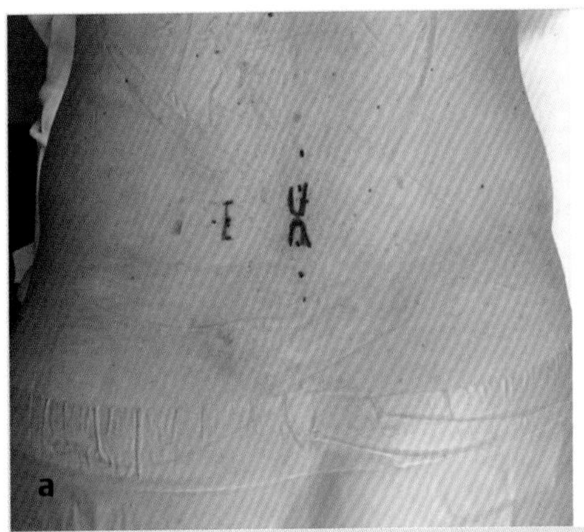
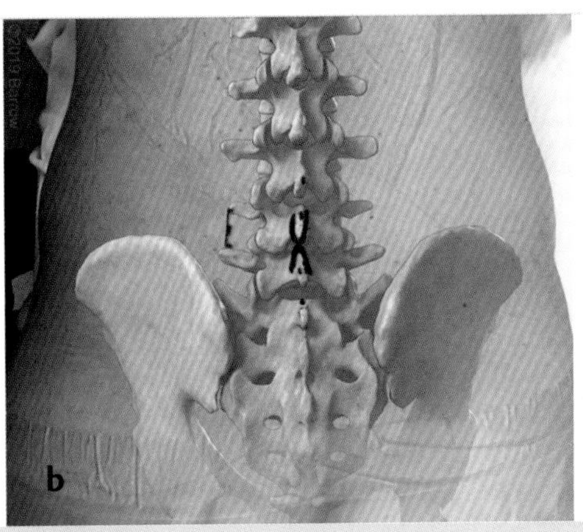
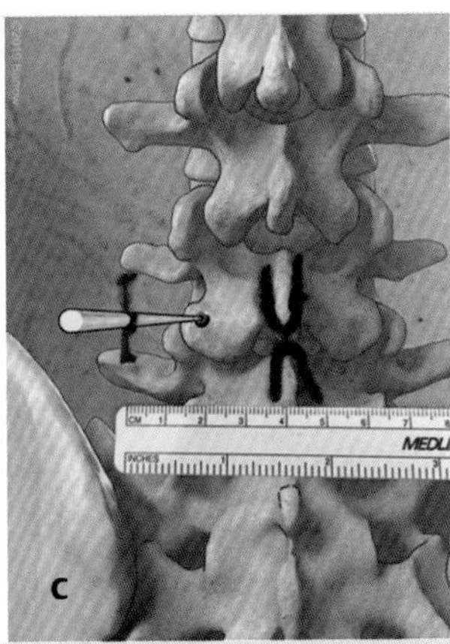

图5.12　L4~L5极外侧显微椎间盘切除术的切口设计。a. 显示左侧L4~L5极外侧显微椎间盘切除术中距离中线40mm的术中照片。b. 如图所示，髂后上棘接近L4~L5椎间隙。叠加在图像上的解剖示意图显示了椎板、峡部和棘突，并展示了在L4~L5水平距离中线35~40mm的重要性。c. 叠加解剖结构的放大图显示了设计的切口。在此图像中，脊柱针（黄色棒）会聚到下关节突关节尾端的初始目标上。红色点指示了下关节突关节的初始目标，这是一个安全的初始目标。随着扩张过程的继续，最终的目标将是外侧峡部。会聚到脊柱上的轨迹使得建立理想工作通道进入椎间孔成为可能

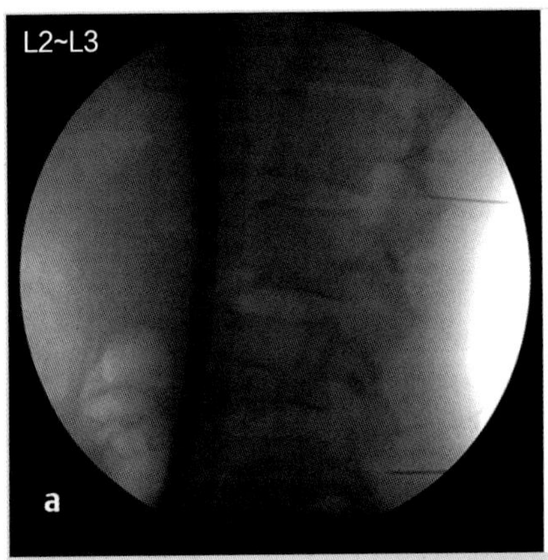

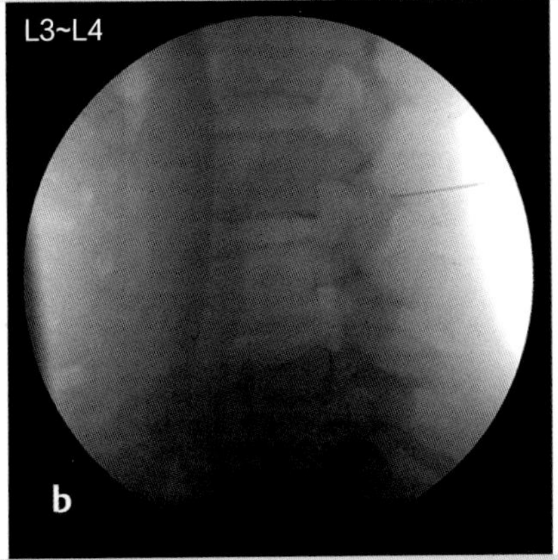

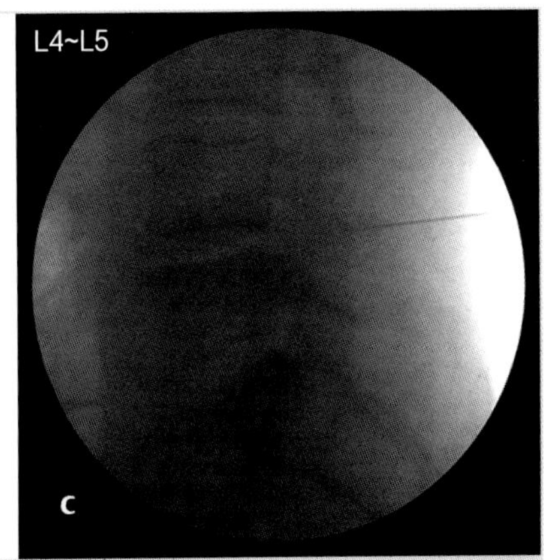

图5.13　L2~L3、L3~L4和L4~L5极外侧显微椎间盘切除术的定位。a. 侧位透视图像显示定位L2~L3节段的脊柱针。请注意，脊柱针停靠在关节突关节的上外侧。由于无法看到骶骨，拍摄图像以确认脊柱针指向L5椎弓根。这根脊柱针成为确认L2~L3节段的参考点。b. 用脊柱针定位L3~L4节段的侧位透视图像。c. 侧位透视图像显示定位L4~L5节段的脊柱针

Spencer 所描述的那样，使用烧灼分割筋膜，然后用示指钝性解剖，以轻松地在多裂肌和最长肌之间切开一个平面。通过微创解剖，用你的示指尖紧贴着靠近关节突关节复合体的上部。然后，用仍然在原位的示指，将第一个扩张器塞到关节突关节的上部，让它滑到峡部。我发现，必须用示指引导扩张器的尖端，以免它落在脊柱的外侧。一旦确认了它在脊柱上的位置，我就会将它牢牢固定在适当的位置，以便进行透视图像和随后的扩张（图 5.14）。

我始终牢记，外侧脊柱的形态不像内侧脊柱那样适合扩张器。虽然我可以在椎板切除术或显微椎间盘切除术中将扩张器牢固地固定在内侧椎板上，而不必担心扩张器的尖端会移离目标，但外侧峡部和外侧椎板更不适合扩张器的尖端。峡部外侧的形态不能提供与内侧椎板相同的表面界面，用同样的信心和坚固性来固定扩张器。结果，扩张器的尖端倾向于从峡部的外侧滑出。如果扩张器从峡部滑出，我不会尝试重新定位它们。相反，我将重新开始，从第一个扩张器开始。如图 5.14 所示，扩张器的尖端向上关节突滑动并探查峡部的外侧。因此，外科医生的脑海中开始了深层解剖结构的重建，而无须瞥见骨性结构。由于 L2~L3、L3~L4 和 L4~L5 处的极外侧椎间盘突出代表了绝大多数情况，图 5.15 中的透视图像显示了在每个水平定位微创通道的顺序。

放置与峡部保持接触的后续扩张器是不可行的。事实上，在第二个扩张器之后，扩张器与峡部保持接触是不能维持的，因为扩张器的直径遇到了下关节突，其深度较浅（图 5.16）。

在用第一个扩张器的尖端初步探查后，我在脑海中重建了峡部的位置。带着这样的大脑图像，我将第一个扩张器牢牢固定在关节突关节的上部，然后依次扩张工作通道。与内侧显微椎间盘切除术或椎板切除术不同的是，椎板的光滑表面，有利于探查，而极外侧椎体没有这种骨解剖结构。由于峡部和关节突关节位于不同的平面上，其形态不太适合探查。因此，最好将扩张器牢固地固定在上关节突。放置良好的直径为 16mm 微创通道能可靠地涵盖手术的必需解剖结构。

一旦我将微创通道放置在理想位置，我就在放置最终位置前获得另一个侧位透视图像。该图像允许我进行必要的细微调整，以优化极外侧椎间盘和椎间孔的轨迹。优化轨迹后，我使用安装在手术台的臂在脊柱上获得 15° ~20° 的会聚角（图 5.17）。

在 AP 位图像之后我获得了最终的侧位透视图像。尽管内侧显微椎间盘切除术或椎板切除术中的 AP 位图像价值有限，但极外侧显微椎间盘切除术中此阶段的 AP 位图像具有巨大的价值。利用受限的通道和有限可见性的骨性标志，我发现这张 AP 位图像对于显示通道的直径相对于头端椎弓根的位置是必不可少的，这是手术的“导航仪”（图 5.18）。

极外侧显微椎间盘切除术是我在透视图像中发

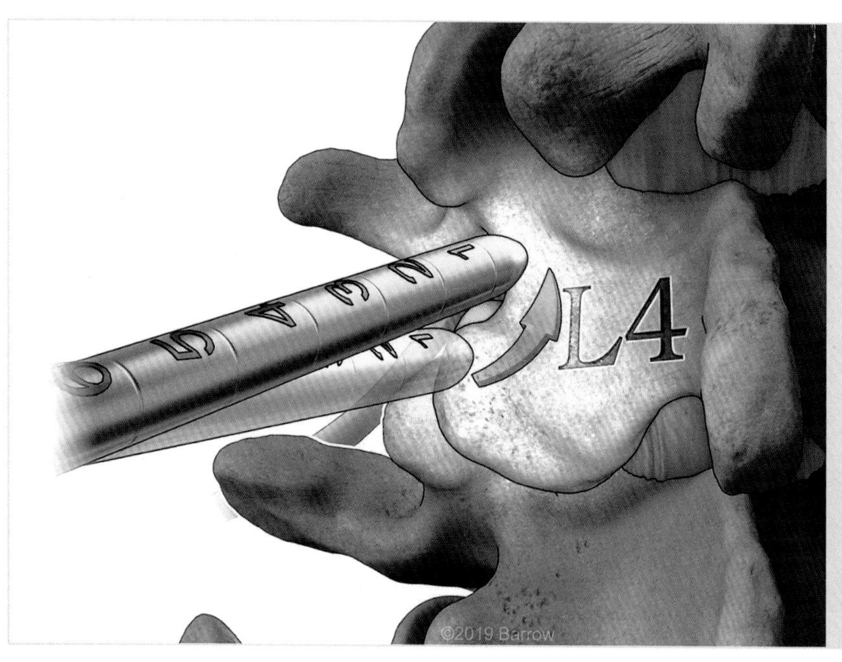

图 5.14 将第一个扩张器固定到峡部。第一个扩张器的初始目标是下关节突。一旦就位，将第一个扩张器滑到峡部，将其直接放置在椎间孔的上部。随后的扩张器为 16mm 微创通道固定到位做好准备

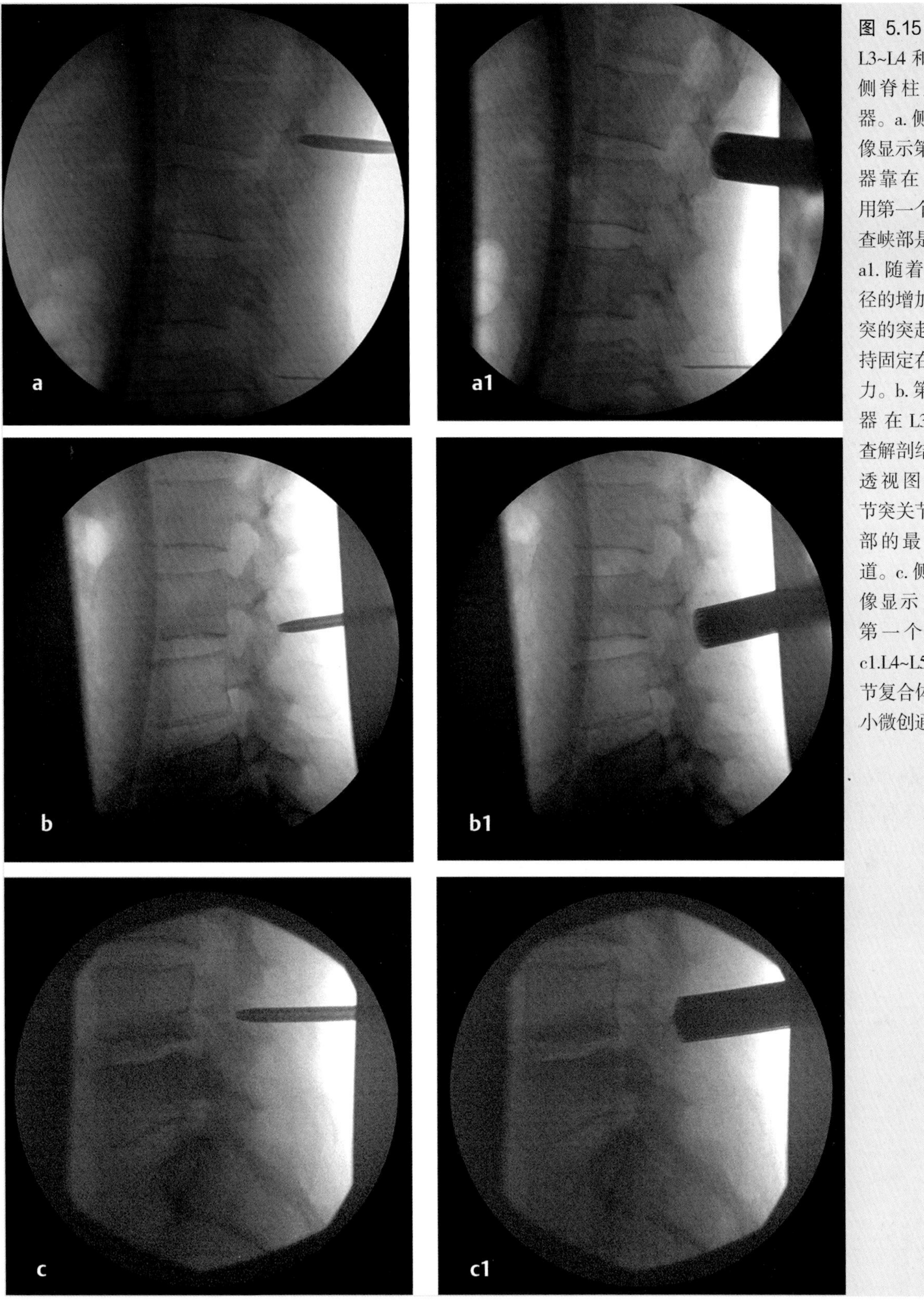

图 5.15　L2~L3、L3~L4 和 L4~L5 外侧脊柱上的扩张器。a. 侧位透视图像显示第一个扩张器靠在 L2 峡部。用第一个扩张器探查峡部是可行的。a1. 随着扩张器直径的增加，下关节突的突起阻止了保持固定在峡部的能力。b. 第一个扩张器在 L3~L4 处探查解剖结构的侧位透视图像。b1. 关节突关节复合体上部的最小微创通道。c. 侧位透视图像显示 L4 峡部的第一个扩张器。c1.L4~L5 关节突关节复合体上部的最小微创通道

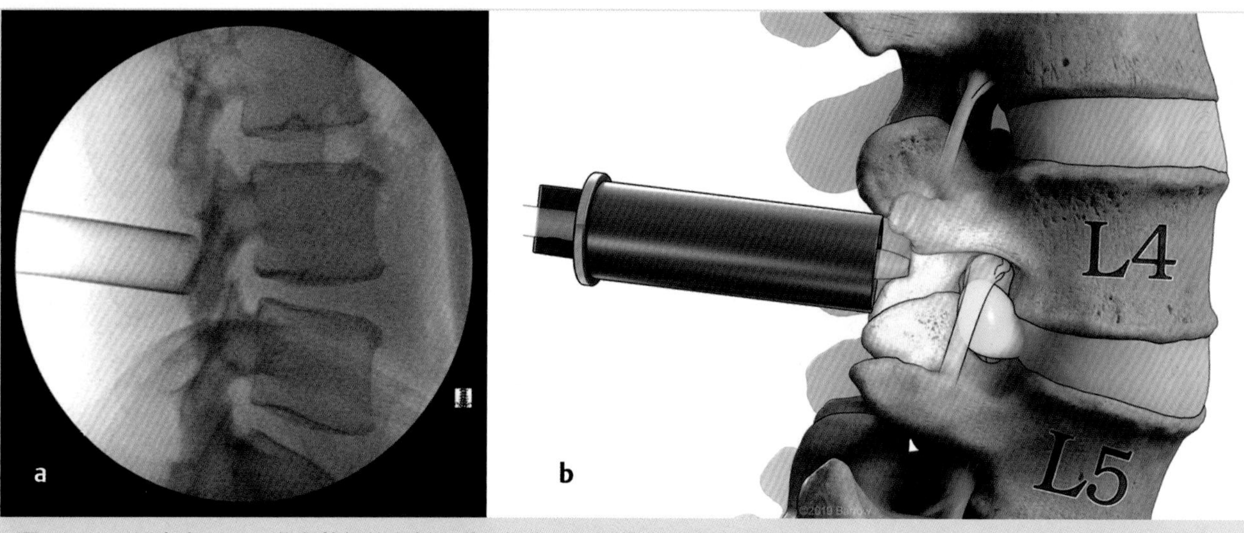

图 5.16　a. 固定在 L4~L5 节段外侧的微创通道的侧位透视图像。下关节突的突起阻止了微创通道与峡部保持齐平的能力。b. 图 a 中的透视图像说明无法将微创通道保持在峡部。平坦的峡部比突起的下关节突更深，这使得在解剖学上不可能将微创通道固定在峡部。结果是一簇软组织覆盖了需要去除的峡部

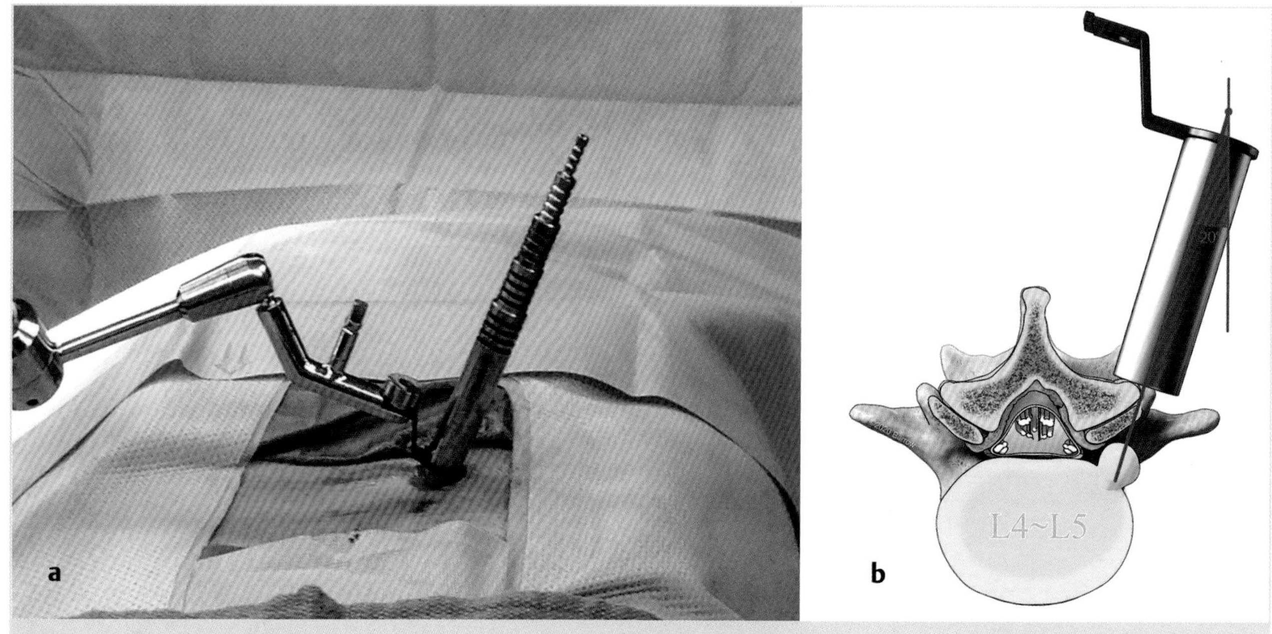

图 5.17　a. 极外侧显微椎间盘切除术微创通道的照片。注意会聚，将视野置于峡部，提供进入椎间孔的最佳轨迹。b. 轴位视图展示了会聚到椎间孔

现的拥有巨大价值的情况之一，该透视图像是向下看微创通道获得的。该图像为我提供了与椎弓根一致的视图，或者称为猫头鹰眼视图（图 5.19）。

完成成像并固定微创通道后，从视野移除透视机并引入手术显微镜。当向下观察微创通道时，我立即开始用我大脑中浮现的 AP 位和侧位透视图像确定我的方位。在好的情况下，当开始用抽吸导管探查解剖结构时，我在椎旁肌的纤维中看到了一点点上关节突。光滑且相对平坦的峡部位于比突起的下关节突更低的平面上，是因在峡部的顶部有一簇肌肉和软组织。我使用加长的电刀尖端刷掉这簇肌肉，并显露下关节突的上部、外侧和头端（图 5.20）。

在下关节突上稍微向内侧进行解剖，可以安全地通过峡部的外侧。一旦我暴露了峡部的整个侧面（图 5.20b），便用抽吸器向上和向外探查，以识别

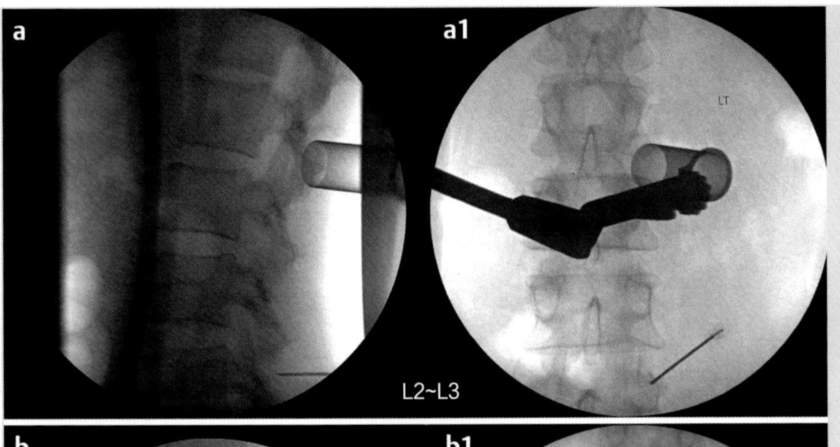

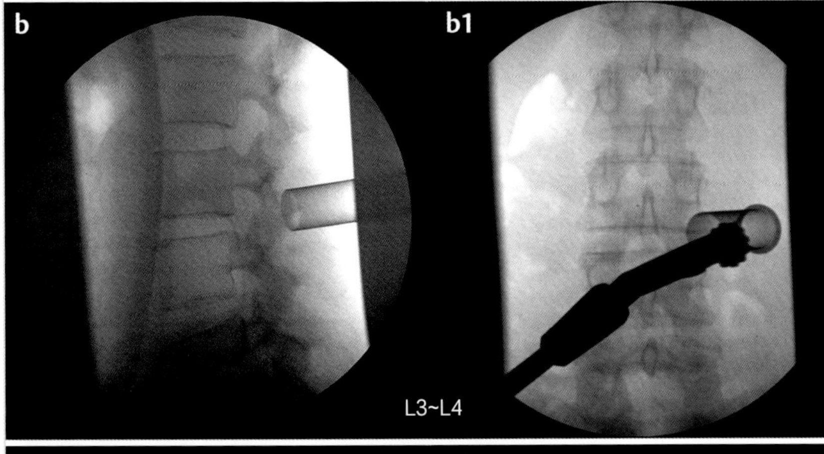

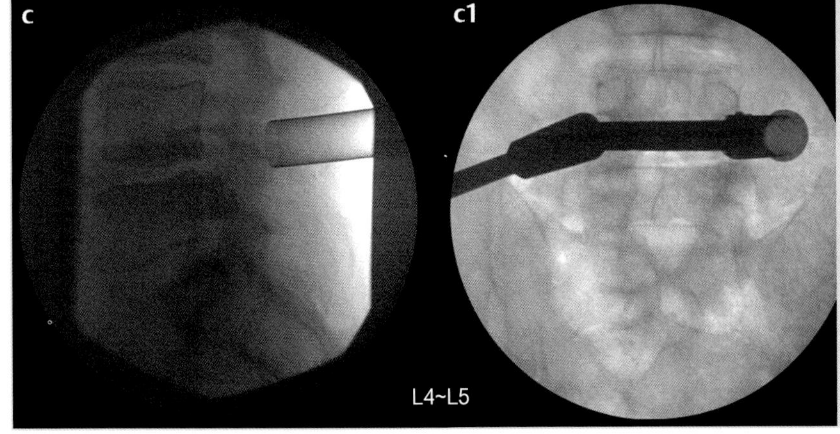

图 5.18 L2~L3、L3~L4 和 L4~L5 极外侧显微椎间盘切除术微创通道的最终定位。a. 侧位透视图像展示了微创通道在 L2~L3 关节突关节上外侧。a1. 正位（AP 位）透视图像显示位于包括 L2 峡部的关节突关节外侧的微创通道。在这种情况下，峡部很窄，需要微创通道更大的会聚。请注意，在定位完成之前，脊柱针保持在 L5 的位置以供参考。b、b1. L3~L4 的最终外侧和 AP 位透视图像。c、c1. L4~L5 的最终外侧和 AP 位透视图像

计划减压的相同编号神经根横突的下方。在确信我已经明确地触到横突后，便暴露骨性突起的下内侧。例如，如果我正在进行 L4~L5 极外侧显微椎间盘切除术以减压 L4 神经根，则在完成暴露后，我将查看 L4 横突的下部、L4 的峡部以及 L4 下关节突上部和外侧。只有在解剖结构的这些元素被暴露后，才应开始钻孔峡部。与往常一样，如果不确定解剖结构，应重新评估、重新成像和重新定位通道。当你不确定它下面是什么时，钻骨质没有好处。以这种方式手术只会进一步扭曲解剖结构，从而加重你迷失方向的程度。

5.10　骨性工作：钻孔峡部外侧

椎间盘突出相对于椎弓根的位置决定了所需的骨性工作范围。对于位于椎弓根外侧的极外侧椎间盘突出，不需要进行骨性工作，而与椎弓根一致或略微位于椎弓根内侧的椎间盘突出则需要切除峡部外侧。在你的早期经验中，我建议你始终钻峡部外侧以进入椎间孔并识别椎弓根，这是能够识别标志

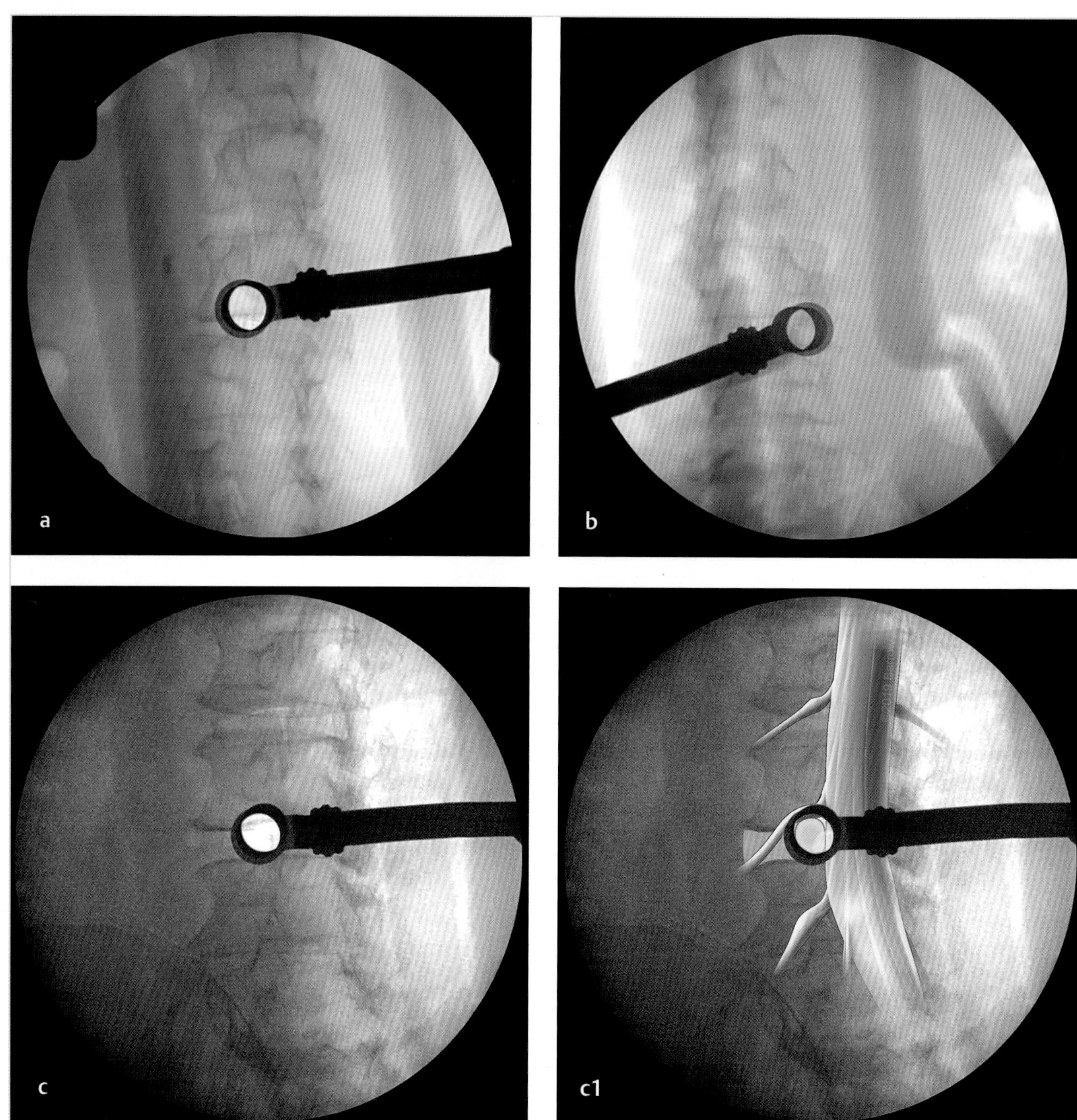

图 5.19 猫头鹰眼视图的透视图像显示 L2~L3、L3~L4 和 L4~L5 极外侧显微椎间盘切除术中椎间孔顶部上方位置的微创通道。a. 猫头鹰眼透视图像显示左侧 L2~L3 极外侧显微椎间盘切除术中 L2 椎弓根正下方的通道直径。b. 猫头鹰眼透视图像显示右侧 L3~L4 极外侧显微椎间盘切除术中 L3 椎弓根下方的通道直径。c. 猫头鹰眼透视图像显示左侧 L4~L5 极外侧显微椎间盘切除术中 L4 椎弓根正下方的通道直径。c1. 叠加在图 c 透视图像上的神经结构。叠加图显示 L4 神经根因极外侧椎间盘突出移位到 L4 椎弓根

并将神经根损伤风险降至最低的最可靠方式。随着经验的积累，你有能力来达到和保持你的定位。有了这些经验，你会发现无须从峡部去除骨质即可进入椎间孔并对椎间孔外椎间盘突出进行神经根减压。从峡部外侧去除的骨量将仅显示定位椎间盘突出位置的功能。

我通过在横突正下方钻峡部的上外侧开始骨性工作。我很少发现需要切除超过 1~2mm 的峡部的外侧。钻 2mm 火柴棒头的厚度是可靠的，可确保我钻出的骨量最少，但仍能安全地进入椎间孔。切除峡部外侧 2mm，可以可靠地进入必需的解剖结构。钻峡部的全长，是从横突到下关节突的外侧和上侧，

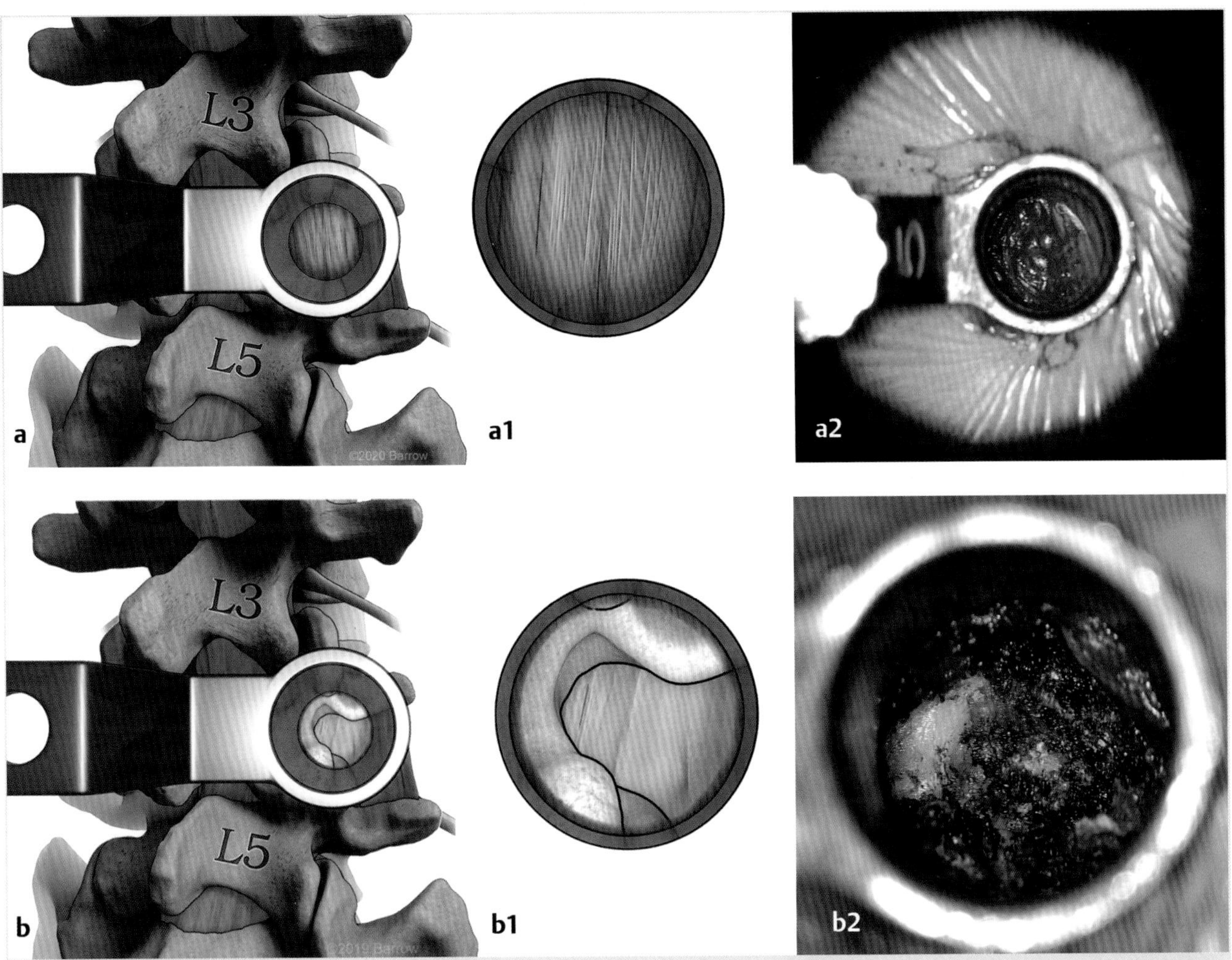

图 5.20　外侧腰椎的暴露。a. 通过峡部上 16mm 微创通道的手术视野图示。外侧腰椎不平坦的形态阻止了微创通道和峡部之间的紧密接触。不可避免的结果是有一簇肌肉在通道的底部。a1. 图 a 的放大视图。a2. 暴露前通过通道观察的术中照片。b. 在清除肌肉后钻峡部外侧前的暴露图示。b1. 图 b 的放大视图。b2. 暴露后通过通道的术中视野照片

距离不超过 10mm。继续钻孔，直到到达横突间韧带的深度，这代表黄韧带的外侧延伸（图 5.21）。

此时保持横突间韧带完整，并将骨性工作延伸到横突的下部，这提供了到达横突间韧带止点和进入椎间孔的安全通道。最后，将注意力转向上关节突的外侧。下关节突关节的骨性工作提供了进入椎间隙的通道。但只钻上关节突的最外侧，并尽一切努力远离关节突关节。

5.11　椎弓根的识别

在横突下横突间韧带的止点将其纤维分开。随着这些纤维的分开，神经周围脂肪变得很明显。在内侧切除几毫米的韧带，以方便使用器械进出椎间孔。接下来，我绝对肯定地确认了椎弓根的位置。我使用一个直角球头探针并确认我感觉到了该节段的头端椎弓根。如果不可见的话，会由于峡部和头端水平横突的交界处是清晰可见的，造成与这两个要素相对应的椎弓根将很容易被触及。如果无法触及，则继续在头部方向钻孔，直到可以明确地触诊或看到椎弓根的下外侧壁。椎弓根是该手术的北极星，其触诊直接通向出口根，这是我们减压的目标。椎弓根始终将你引向神经根（图 5.22）。

只要触及椎弓根，就可以确定神经根所在的位置。我可以自信地继续分离和切除横突间韧带的纤维并显露出口根。通过将黄韧带的纤维从峡部的下侧和外侧分离，我在神经根顶部建立了一个安全平面，并继续切除更多的横突间韧带以获得更好的椎

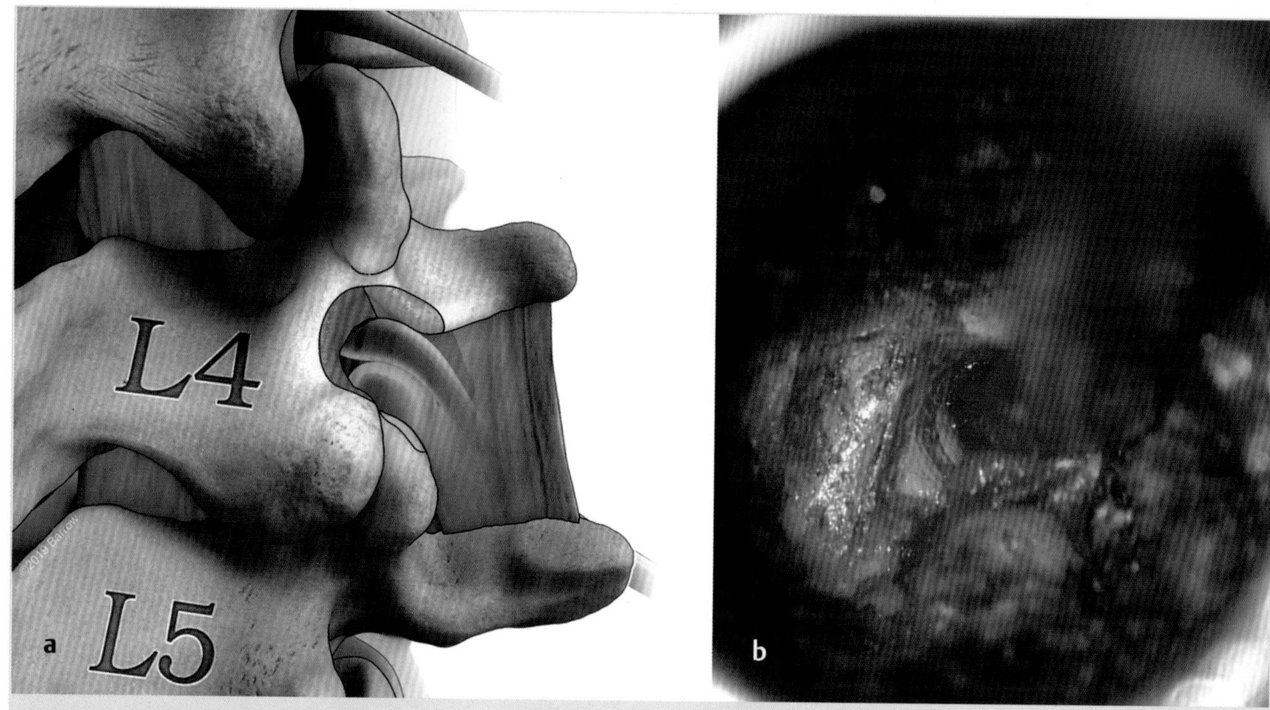

图 5.21 极外侧显微椎间盘切除术的骨切除。a. 钻峡部、横突和下关节突的上外侧的顺序图示。骨切除显示出黄韧带和横突间韧带的外侧延伸。分开黄韧带进入椎间孔。钻的顺序为首先从峡部（红色）开始，然后是横突的下方（蓝色）。如有必要，钻上关节突的上外侧（绿色）以进入椎间隙。b. 完成骨操作后通道视野的术中照片

间孔内容物的视野。通常，有大量的神经周围脂肪包裹着神经根。在这种神经周围脂肪中，大量的硬膜外静脉变得明显。我采用先发制人的打击策略，并立即用双极电凝处理该区域遇到的所有静脉。经验告诉我，在第一次遇到这些血管时，识别、烧灼和分离这些血管，比等着用直角球形探针扫过椎弓根而引起的出血更容易。因为神经根就在附近，我会使用直角双极电凝并调低能量。钩住硬膜外静脉，轻轻向上牵引远离神经根并烧灼。在这些静脉烧灼期间，我始终敏锐地注意任何腿部运动。为了分开烧灼的静脉，我使用了一个直角神经钩并保持向上牵引远离神经根，以便安全使用钝尖的显微剪刀。作为微型剪刀的替代品，我有时会使用 1 号 Kerrison 咬骨钳来完成相同的任务。关键点是锐性分开静脉，而不是钝性牵引，以防止在这种有限空间内出现大量硬膜外出血。

峡部的动脉也在这附近。在暴露神经根的整个过程中，Kerrison 咬骨钳可能会碰到并无意间离断该血管。止血剂和按压不会阻止峡部的动脉出血，因为这是节段动脉的分支。直接可视化的管腔和烧灼是直接的且必要的。

5.12 神经根的识别

将静脉烧灼并分开后，使用钝的适中的 Penfield 解剖器从椎弓根处向下扫过。这种特殊的操作可靠地显露了受影响的神经根。用 Penfield 解剖器和抽吸器端挑拨神经周围脂肪也可能发现神经根。如果解剖结构不清晰可见，可以进行轻微的冲洗，因为它具有不可思议的能力来显露下面看不见的解剖结构。轻微的脉冲冲洗分离神经周围的脂肪并显露神经根的白色管状结构。

在明确神经根后，清除了神经根尾端的任何软组织和横突间韧带。用直角球头探针扫过神经根的顶部完成此任务。一旦球头探针自由通过，我便使用 Kerrison 咬骨钳在尾端扩大暴露。目标是确定椎间隙。去除软组织、韧带和骨质，直到神经根的下方清晰可见。我现在可以一只手用抽吸牵开器从头侧扫过神经根并防止其受到伤害，而另一只手用 Kerrison 咬骨钳继续向尾端切除任何残留的遮蔽椎间隙的韧带。在这一方向的分离使得纤维环进入视野，以及随之而来的极外侧突出的椎间盘（图 5.23）。

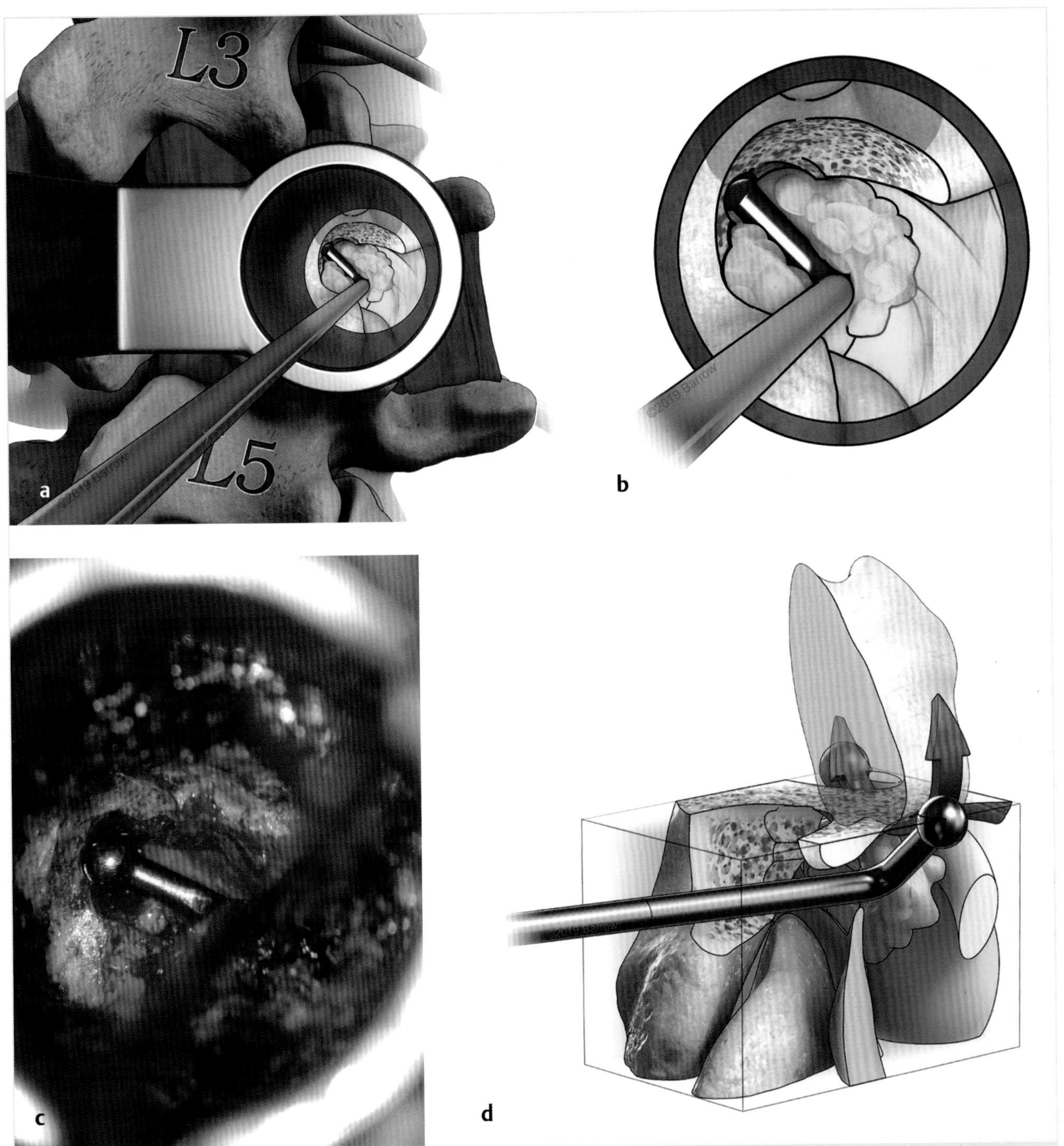

图 5.22　椎间孔内椎弓根的识别。a. 显示分开横突间韧带后手术视野的图示。视野中覆盖在神经根上的神经周围脂肪和硬膜外静脉值得注意。b. 一旦进入椎间孔，椎弓根的识别就确定了神经根的位置。插图显示了一个直角球头探针，触探椎弓根的下内侧（紫色）。c. 显示触探椎弓根的术中照片。d. 图示仅限于立体提取的必需解剖结构。沿着横突下方已钻峡部。插图展示了在椎间孔（红色箭头）内向内侧和外侧触探来确认椎弓根的过程

5.13　极外侧显微椎间盘切除术

通常，极外侧椎间盘突出是游离的、被挤压出的椎间盘碎片。这些游离的椎间盘碎片只需用抽吸牵开器移动神经根即可看到。使用直角球头探针或小的前角刮匙进行微创分离后，椎间盘碎片很容易去除，手术几乎完成。在极少数情况下，必须使用11号刀片行纤维环切开，并通过缺损处去除椎间盘组织。类似于内侧椎间盘突出症，系统性的减压方法可确保充分减压和与之相一致的结果。

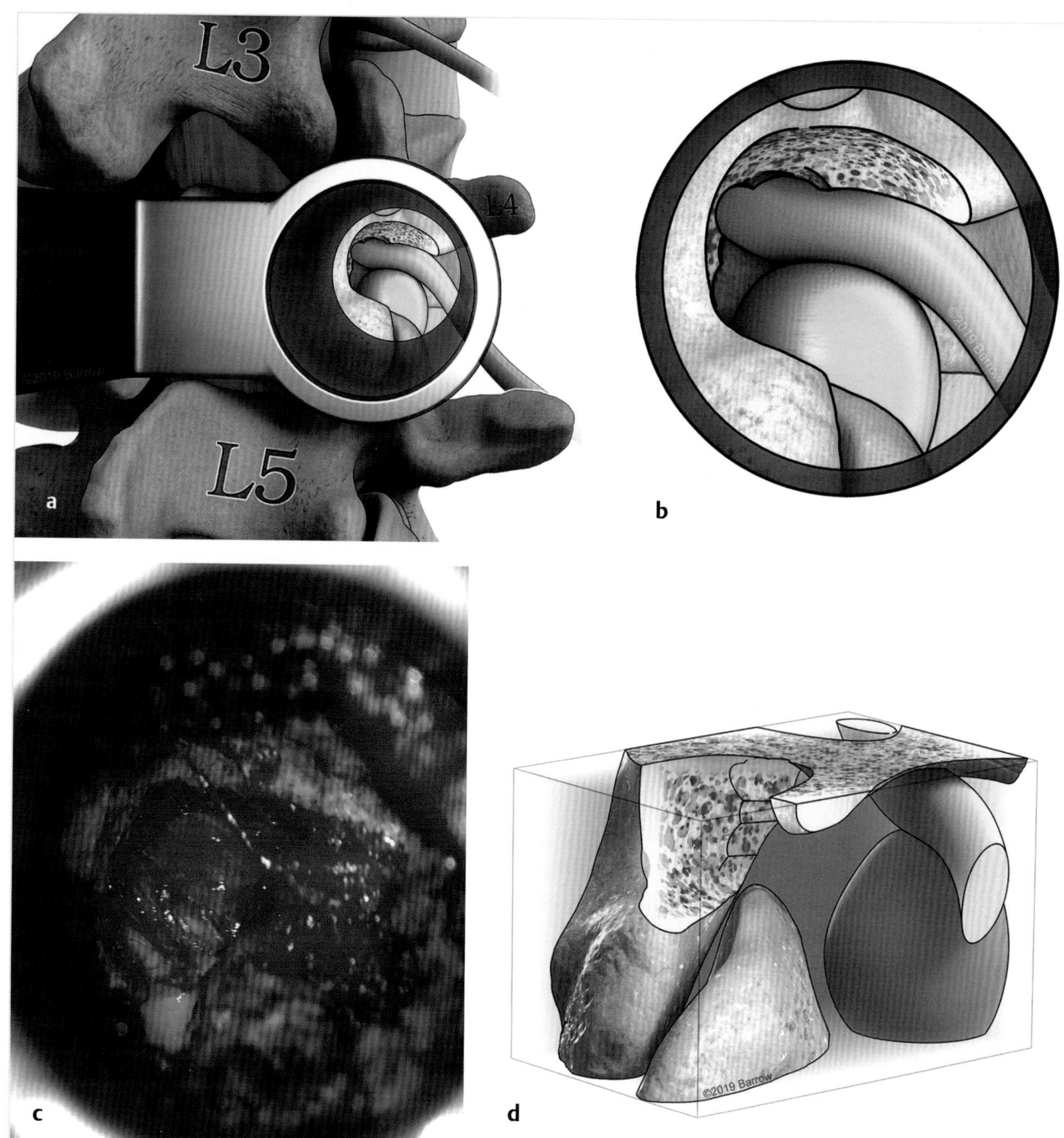

图 5.23　神经根显露和极外侧椎间盘突出。a. 图示通过 16mm 微创通道展示了手术视野，2mm 的峡部外侧已经沿着横突下部被去除，以切除横突间韧带并识别椎弓根。这些步骤的组合使得安全暴露神经根和极外侧椎间盘突出成为可能。b. 通过手术显微镜的手术视野图示。c. 神经根暴露后的术中照片。d. 图示仅限于立体提取的必需解剖结构——斜位视图，显示相对于神经根和椎间盘突出的椎弓根和峡部

极外侧显微椎间盘切除术的第一步是出口根的足够活动。确保神经根没有受到任何阻止其安全活动的束缚。直角球头探针是实现这一目标的理想工具。用球头探针穿过神经根的顶部，然后是外侧，从神经根的上方和下方扫过。如果这些动作不能完全去除突出的椎间盘，则揭示出是由椎间盘突出引起的压迫。

在我处理过的各种病例中，我发现大多数极外侧椎间盘突出都使神经根向上移动到椎弓根。有时，很难找到神经根，造成这种困难的一个原因是突出的椎间盘具有与该区域神经根的相似性，特别是当它占据整个椎间孔时。我再次强调识别和触诊椎弓

根可以解决这个难题。从椎弓根处向下扫过，让我能够可靠地识别神经根并降低神经根损伤的风险。我总是在神经根和突出的椎间盘之间识别并建立一个清晰的界面，如果没有对神经根的清晰划分，这是不可能实现的。我特别强调，在该区域使用11号刀片行纤维环切开之前，必须先识别神经根。在一些情况下，当牵开器轻轻牵开神经根时，Penfield解剖器可以毫不费力地在神经根下方建立界面（图5.24）。其他时候，我会仔细分离以将神经根和椎间盘分开。

在神经根和椎间盘之间建立一个界面后，只需用直角球头探针移动被挤出的椎间盘组织，椎间盘碎片就可以进入视野。一旦进入视野后，我便使用髓核钳进入纤维环切开处，夹住并取出压迫神经根的不规则的椎间盘碎片。

有时，必须打开纤维环才可以取出容纳性的椎间盘碎片。在纤维环附近使用11号刀片之前，我总是确认相对于椎间隙的神经根。只需一个小的纤维环切开即可进入突出的椎间盘。在纤维环切开旋转直角球头探针可以移出椎间盘碎片（视频5.1）。

当已经移除了足够数量的椎间盘并完全减压了神经根时，可以进行最后的系统性检查。我使用直角球头探针从上方和下方扫过神经根，以确保没有由于神经根在我的视野之外而遗留的椎间盘组织。接下来，使用直角球头探针，在峡部的下方向内侧扫过，这是我视野之外的区域，也是椎间盘组织的潜在藏身之处。一次又一次地，在这附近扫过为我提供了大量的椎间盘组织。如果我没有取出它们，这无疑会使患者保持有症状。最后，用直角球头探针，从神经根上方向下扫过。这种系统性检查总是会引起一些硬膜外出血。会使用牵开器轻轻地将神经根移到椎弓根头端，这样就可以安全地使用直角双极电凝尖端将紧靠椎间隙出血的硬膜外静脉电凝。颗粒凝血酶、0.5in（1in=2.54cm）的凝胶海绵和一些压力的组合阻止了静脉出血。

5.14　闭合伤口

减压完成后，当我一只手拿着电凝，并用另一只手抽吸时，我的助手慢慢地移除了微创通道。我必须确保峡部的动脉不被中断或被充分烧灼。偶尔，在将管状牵开器稍微向后拉后，我会遇到严重的动脉出血。在这种情况下，微创通道端口充当着血管的填塞物，移除其会释放压力并引起动脉出血。慢慢移除微创通道提供了识别和烧灼任何正在出血血管的机会。过快地移除通道会导致让医生寻找出血点的情况，而这些出血不可能在小切口下发现，从而失去快速补救机会。

取出微创通道后，用利多卡因和布比卡因的混合物浸润皮肤和肌肉，然后在UR-6针上用0号Polyglactin 910（Vicryl，Ethicon，Bridgewater，NJ）缝线重新缝合筋膜。接下来，在X-1针上用2.0 Polyglactin缝合皮下组织，在RB-1针上用3.0 Polyglactin缝合皮肤边缘。最后在切口上放置Steri-Strips（3M，Maplewood，MN）和5%的利多卡因敷料。

5.15　术后护理

出于未知的原因，我发现在极外侧椎间盘突出症中再突出很少见。在过去的10年里，我每年治疗大约12例，但我只见过4例再突出或复发症状，随后我用微创TLIF进行了治疗。再突出率不高的一个原因可能是病例数少，并且可能需要更多病例才能使该实体作为临床相关问题浮现。无论如何，我告诫我的患者要注意再突出的风险。大多数患者在手术当天出院，第一个月的体重限制为5lb（1lb ≈ 0.45kg）。我鼓励他们每天步行，但要避免冲击训练。物理治疗类似于旁正中椎间盘微创显微椎间盘切除术，在手术后1~3个月我便不再对患者限制。

5.16　L5~S1极外侧椎间盘突出：独特的解剖环境

“在L5~S1水平可能会遇到一种特殊的，有时甚至是极其难以处理的情况。”这是Reulen和他的同事在他们关于椎间孔外腰椎间盘突出的论文中讨论腰骶结合部的部分中写的第一句话，我相信这句话完美地抓住了这个区域的本质。我仅希望在我使用微创技术的经历中更早地读到这句话。当我在职业生涯的早期冒险进入腰骶椎的极外侧区域时，我是无知的，并认为这只是腰椎的另一个部分。其实

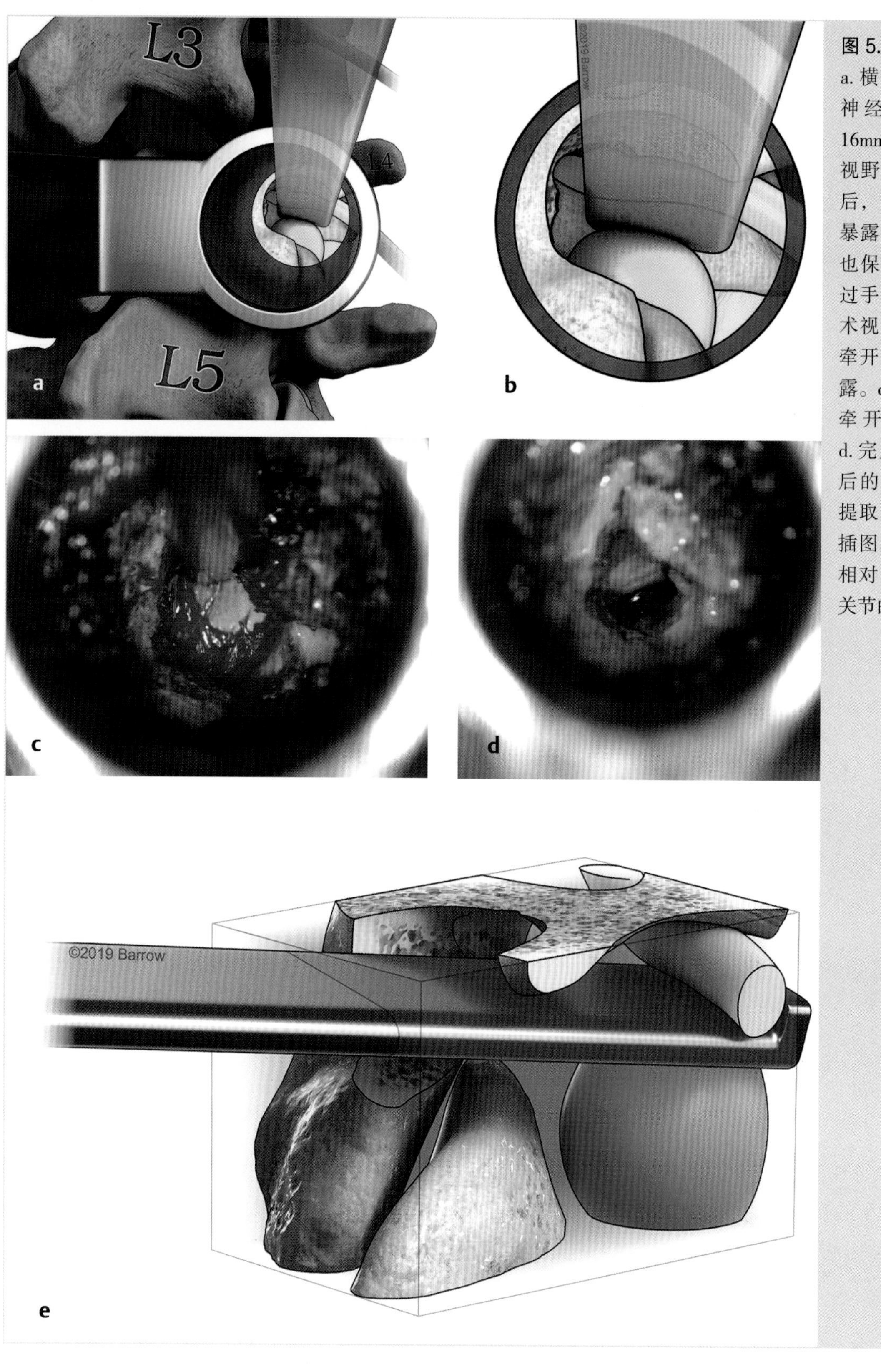

图 5.24 牵拉神经根。a. 横突间韧带切除和神经根暴露后，通过16mm 微创通道的手术视野图示。松动神经根后，可用牵开器进一步暴露突出的椎间盘，这也保护了神经根。b. 通过手术显微镜放大的手术视野，显示神经根的牵开和突出椎间盘的暴露。c. 术中照片显示用牵开器牵开出口根。d. 完成显微椎间盘切除后的术中照片。e. 立体提取的必需解剖结构的插图。斜位视图展示了相对于椎弓根和关节突关节的牵开器

不是如此。

我也没有阅读 Cervellini 等的极外侧椎间盘突出的微创入路的技术说明。他们论文的方法和材料中部分有警告声明，“在 L5~S1，这种方法是不可能的”，讨论部分以坚定的声明结束，“因为髂嵴的存在，我们从未在 L5~S1 水平做过微创手术”。这些作者显然对腰骶结合部和极外侧椎间盘有担忧，他们的担忧是有道理的。

我认为，对于极外侧椎间盘突出的微创入路实际上可能是在腰骶交界处进行的，但将其视为腰椎的另一部分是幼稚的。当你考虑在这一水平入路时，Reulen 等和 Cervellini 等的陈述值得牢记。其重点应该放在理解他们陈述的解剖学基础上，而不是轻率地听从他们的陈述。特别需要注意腰骶交界处 3 个要素。一是骶翼的向上倾斜，这会影响进入椎间孔的通道（图 5.25）。二是椎弓根间距，是整个腰椎和骶椎椎弓根之间的最短距离。这种缩短的椎弓根间距使横突正好位于手术窗的路径中。三是 L5 峡部的宽度。Reulen 等证明，峡部的外侧边缘可以超过 L5 椎体的整个宽度（图 5.26）。这种组合的结果是使其在任何腰椎和骶椎神经孔的头尾端尺寸中最小。

该部分的手术策略必须涉及扩大受限的手术通道。一个潜在的解决方案是在骶翼的最内侧钻孔。虽然我没有发现在每种情况下都需要这样做，但我准备这样做以进入神经孔。松质骨出血可能是一个潜在的问题，只需使用骨蜡即可充分解决。该段的第二种改良是需要钻更多的 L5 横突。Reulen 等发现横突的附突可能在 L5 处更为突出，进一步使受限的工作区域拥挤。在这个水平，我发现必须磨钻横突的内下方。钻完骶翼和横突下部后，发现了一条到关节间部峡部的更宽阔的通道。

我已经在上面的技术部分强调了识别椎弓根的重要性。椎弓根在这个节段和其他部位一样有价值。椎弓根作为可靠的北极星引导你到神经根。鉴于 L5 峡部的宽度，需要更多的磨钻才能到达横突、关节间部和椎弓根的交叉点。O' Toole 及其同事在他们的尸体可行性研究和临床论文中证实了进行极外侧显微椎间盘切除术的能力，我强烈建议在开始 L5~S1 极外侧显微椎间盘切除术之前阅读该文章。可以理解的是，L5~S1 节段不应该是你首次涉足的微创极外侧椎间盘突出的文章。本章随附的手术视频（视频 5.2）中显示了在该水平处理极外侧椎间盘突出的两种手术策略。

5.17　病例示例

在以下病例示例部分，我们回顾了 3 个不同脊柱节段的临床表现和手术技术：L2~L3、L4~L5 和 L5~S1。

5.17.1　病例 1：L2~L3 极外侧椎间盘突出

临床表现和影像学发现

一名 68 岁女性，4 年前曾有 L4~L5 微创 TLIF

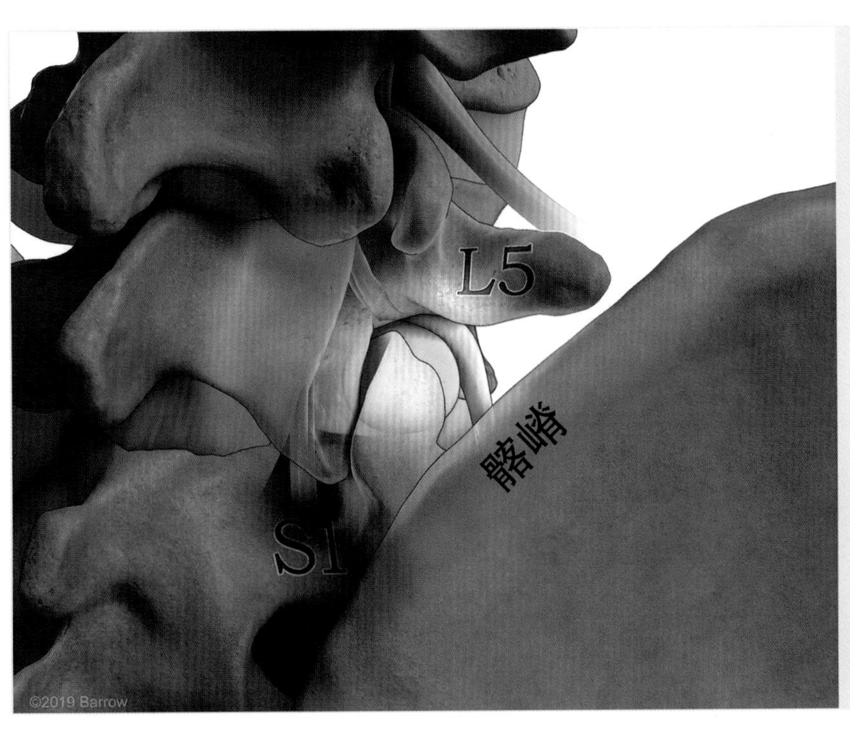

图 5.25　腰骶结合部。腰骶结合部独特临床情况的图示。骶骨翼、关节突关节间缩短的峡部和横突侵占椎间孔共同形成一个受限的手术窗口

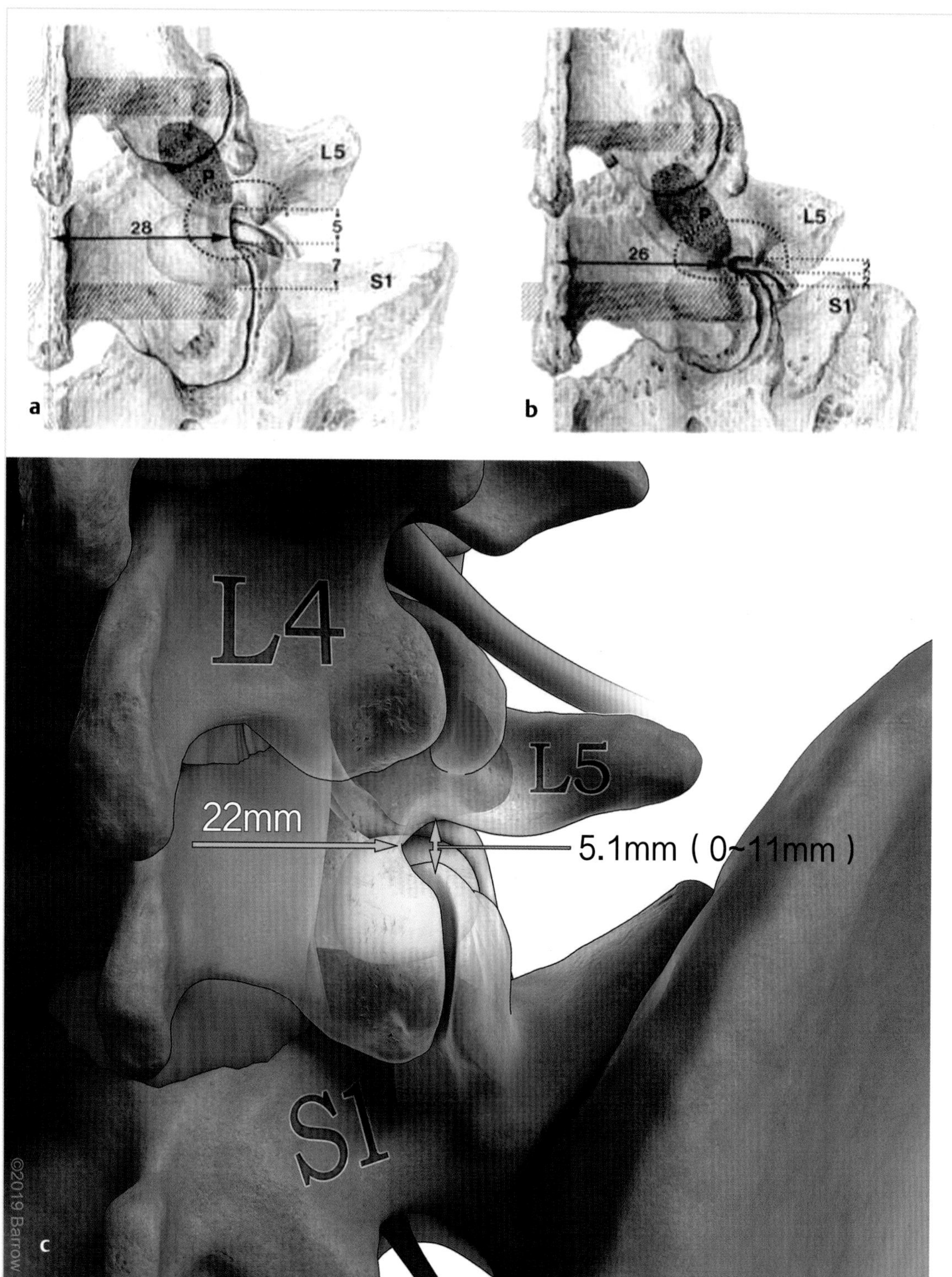

图 5.26　腰骶结合部。a、b. 来自 Reulen 等对 L5~S1 手术窗口的解剖研究的插图。这些图显示了两种不利的解剖情况。a. 第一种是扁平的骶翼。在这种情况下，峡部的宽度为 28mm。从横突的下部到上关节突的距离为 5mm，这形成了受限的手术通道。L5 椎弓根用阴影并用字母 P 标记。b. 第二种解剖环境更受向上倾斜的骶翼的限制。手术通道已缩小至 2mm。c. a 图中 Reulen 原图解剖通道的现代化图示。L5 和 S1 的椎弓根为蓝色阴影。极外侧椎间盘突出（天蓝色）将 L5 的神经根移位到 L5 的椎弓根。在 L5~S1 节段，L5 横突下侧到 S1 上关节突的距离可达 11mm 或完全减少至 0。如图所示，平均距离为 5.1mm。当接近 L5~S1 极外侧椎间盘突出时，对于这一通道限制的了解对减压 L5 神经根至关重要

病史，出现剧烈的左大腿前部疼痛，并放射至膝关节。MRI 显示极外侧 L2~L3 椎间盘突出影响 L2 的出口根（图 5.27）。尽管进行了选择性神经根阻滞和硬膜外注射，患者仍有症状并选择接受左侧 L2~L3 极外侧显微椎间盘切除术。

手术干预

患者置于 Wilson 架顶部的 Jackson 手术台。计划在 L2~L3 节段的中线外侧 35mm 处做一个切口（图 5.28）。

在该区域做好手术准备并铺单后，我将一根脊柱针以会聚的轨迹插入脊柱，侧向透视图像以确认微创通道的水平和轨迹。切口处用局麻药混合物（利多卡因和布比卡因）浸润，用 15 号刀片做切口。插入第一个扩张器以探测横突和峡部的外侧。第一个扩张器被固定在峡部外侧的神经孔处。由于腰椎外侧的独特形态（图 5.29），需要连续扩张至 16mm，使微创通道不再直接位于峡部。在微创通道用手术台固定臂固定在位后，侧位和 AP 位透视图像确认了椎间孔上的理想位置。然后将手术显微镜移入视野。

暴露峡部后，在横突的其外侧和下方磨钻 2mm。暴露横突间韧带并分离。识别出直接通向神经根的 L2 椎弓根。突出的椎间盘将神经向头侧移向

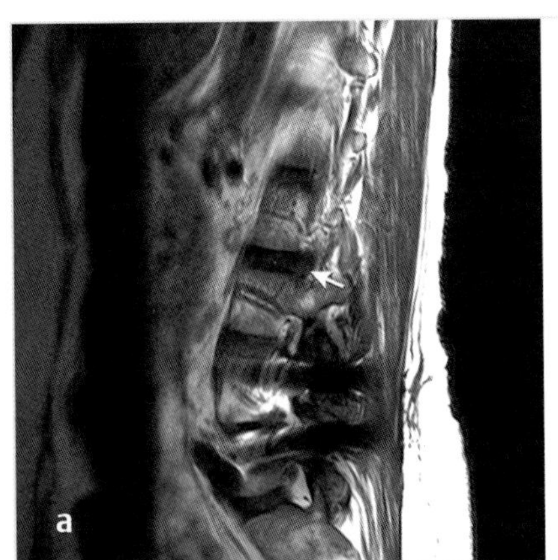

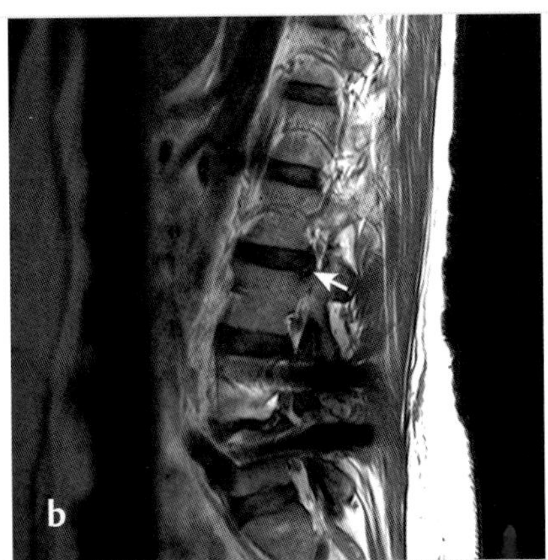

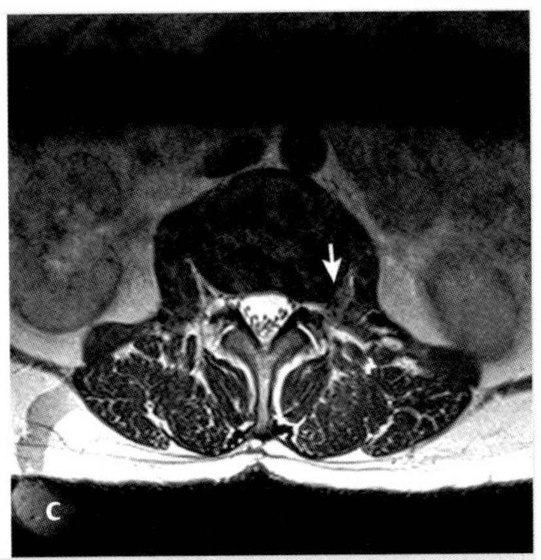

图 5.27　磁共振成像（MRI）显示左侧 L2~L3 极外侧椎间盘突出。a. 旁矢状位 T2 加权 MRI 显示椎间孔内左侧 L2 的出口根受压（白色箭头）。b. 旁矢状位 T2 加权 MRI 获取 L2 椎间孔的更外侧（白色箭头）。c. 轴位 T2 加权 MRI 显示在左外侧隐窝中受压的神经根（白色箭头）

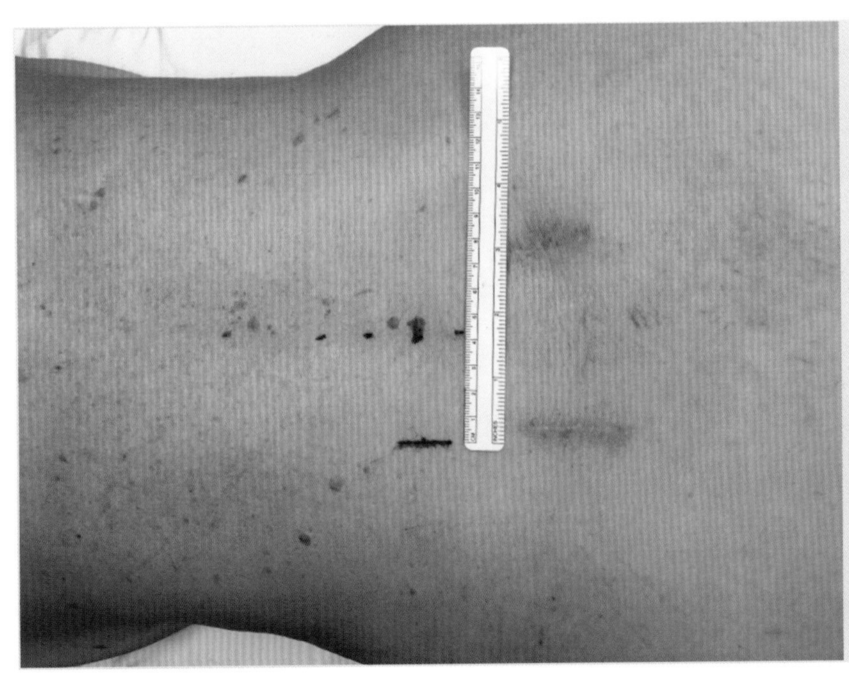

图 5.28　L2~L3 极外侧显微椎间盘切除术的切口设计照片。触诊并标记中线。通过触诊髂后上棘估计 L2~L3 节段，并设计在中线外侧 35mm 处做一个 18mm 的切口。注意先前进行的 L4~L5 微创经椎间孔腰椎融合术留下的瘢痕

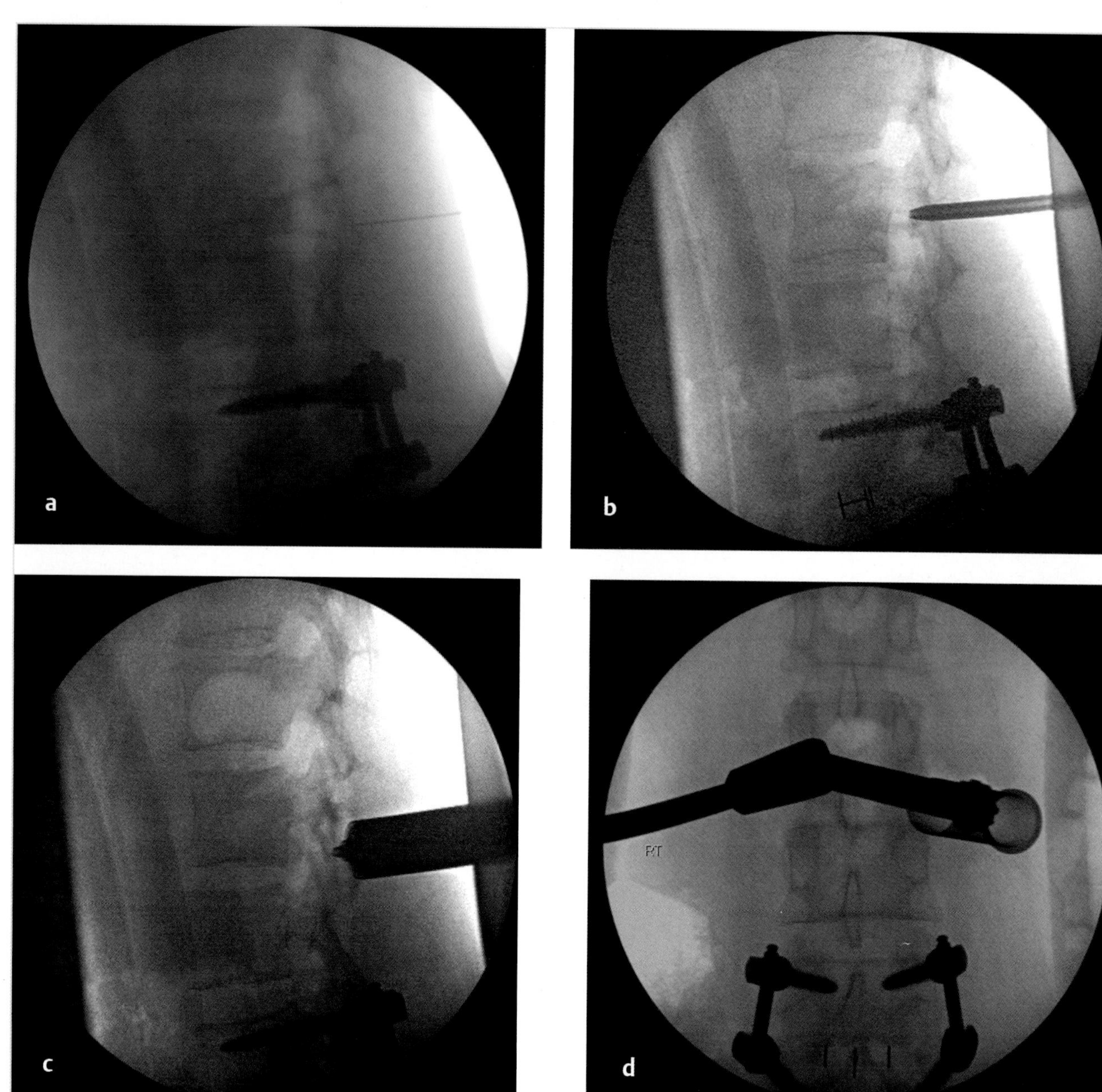

图 5.29 用于固定极外侧显微椎间盘切除术通道的透视顺序。a. L2~L3 极外侧显微椎间盘切除术定位的侧位透视图像。请注意 L4~L5 上先前的器械使节段定位更便利。b. 第一个扩张器停靠在峡部的侧位透视图像。c. 顺序扩张至 16mm。请注意，因为关节突关节的形态不平坦，最终的扩张器无法立即停靠在峡部。d. AP 位透视图像显示通道在椎间孔顶部紧靠着 L2 椎弓根下方的位置。在这种情况下，神经根受压位于椎间孔的外侧，因此微创通道位于椎弓根的稍外侧

椎弓根，并在神经根和突出的椎间盘之间形成一个解剖界面，以允许牵拉神经根，去除突出的椎间盘。

5.17.2 病例 2：极外侧小关节突关节囊肿切除术

尽管本章的内容侧重于治疗极外侧椎间盘突出引起的腰椎神经根病，但以下病例展示了极外侧技术在治疗由椎间孔内关节突关节囊肿引起的腰椎神经根病的独特应用。

临床表现和影像学发现

一名 61 岁男性，因持续 6 周的左侧放射性下肢痛进行性加重而就诊。自从出现症状以来，他只能拄着拐杖行走。在检查时，患者表现为左侧股四头肌肌力（4–/5）减弱，以至于他只能用右腿爬楼梯。他完全无法用左腿在前爬楼梯。左侧髌腱反射消失。然而，疼痛（VAS 下肢痛为 91mm）是他症状中最让他虚弱的部分。尝试抽吸囊肿未成功。MRI 显示

L4~L5 处轻度关节突关节病变，中央管未受压，L4 左侧孔内存在局灶性囊肿（图 5.30）。

手术治疗

将患者放置在 Jackson 手术台顶部的 Wilson 架上，计划切出一个长 18mm、距中线 40mm 的切口（图 5.31）。将一根脊柱针固定在下关节突的外侧，并通过侧位透视图像确认该节段。用 15 号刀片做切口，用电刀切开筋膜。第一个扩张器在峡部扩开一个界面，依次扩张至 16mm。侧位和 AP 位透视图像显示椎弓根顶部上的微创通道就位（图 5.32）。

在手术显微镜下，暴露峡部的侧面，然后用磨钻去除 2mm；识别和分离横突间韧带。然后我使用直角球头探针触诊 L4 椎弓根，这直接导致 L4 神经根的暴露。在那里，关节突关节囊肿被识别并切除。此后，患者的放射性下肢痛得到了彻底和即刻的解决。在接下来的几个月里，他的股四头肌力量逐渐恢复。到术后第 3 个月，他可以独立行走并上楼梯。

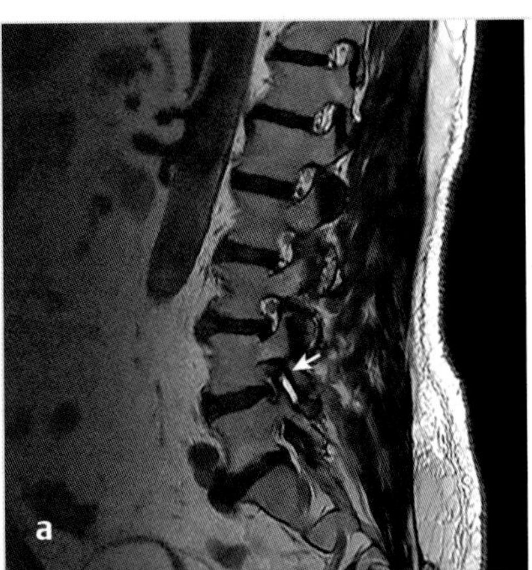

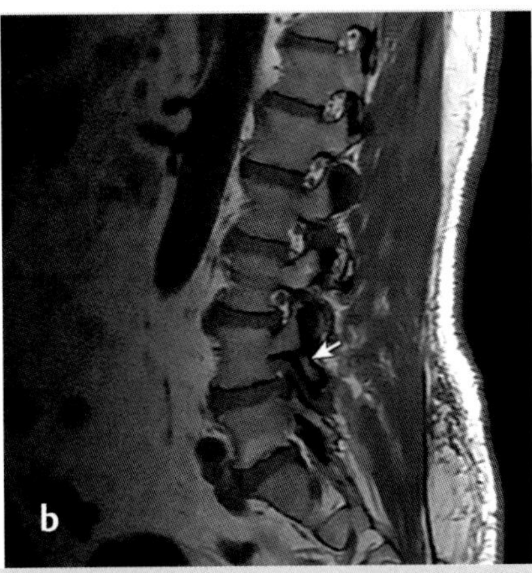

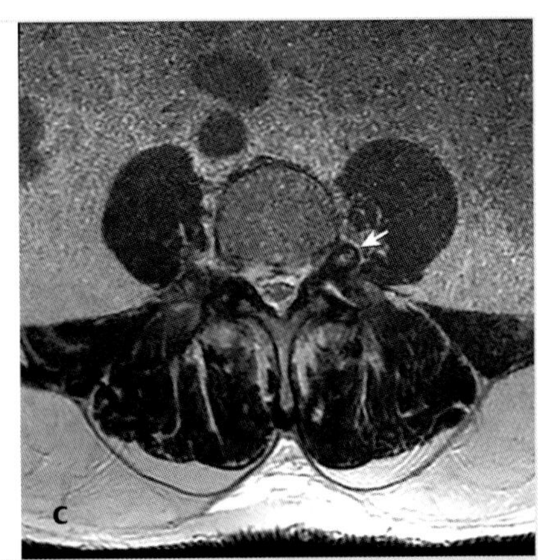

图 5.30　腰椎磁共振成像（MRI）显示极外侧隐窝中的关节突关节囊肿。a. 旁矢状位 T2 加权 MRI 显示关节突关节囊肿压迫 L4 的出口根（白色箭头）。b. 旁矢状位 T2 加权 MRI 显示外侧隐窝内的神经周围脂肪消失（白色箭头）。注意上方节段明显的椎间孔。c. 轴位 T2 加权 MRI 显示关节突关节囊肿（白色箭头）压迫极外侧隐窝中 L4 的出口根

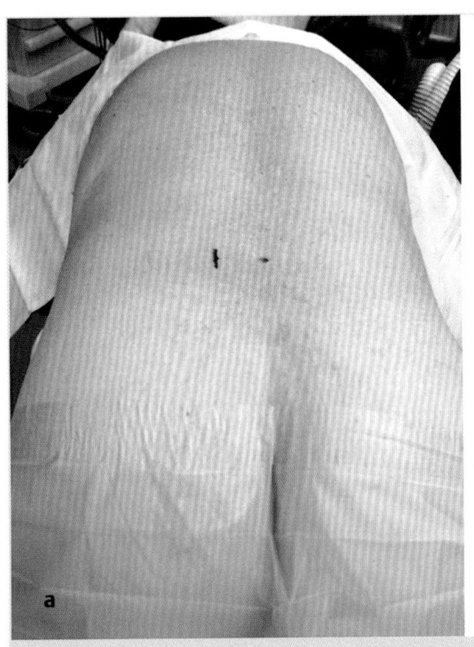

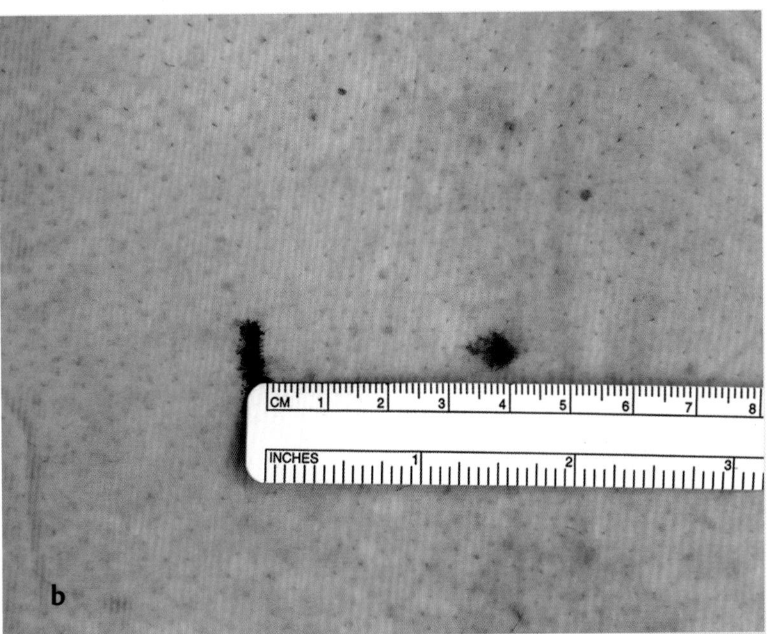

图 5.31　L4~L5 极外侧关节突关节囊肿切除术的切口设计。a. 在 Jackson 手术台 Wilson 架顶部放置标记手术切口的患者照片。b. 为会聚到椎间孔，在中线外 40mm 处设计切口的放大照片

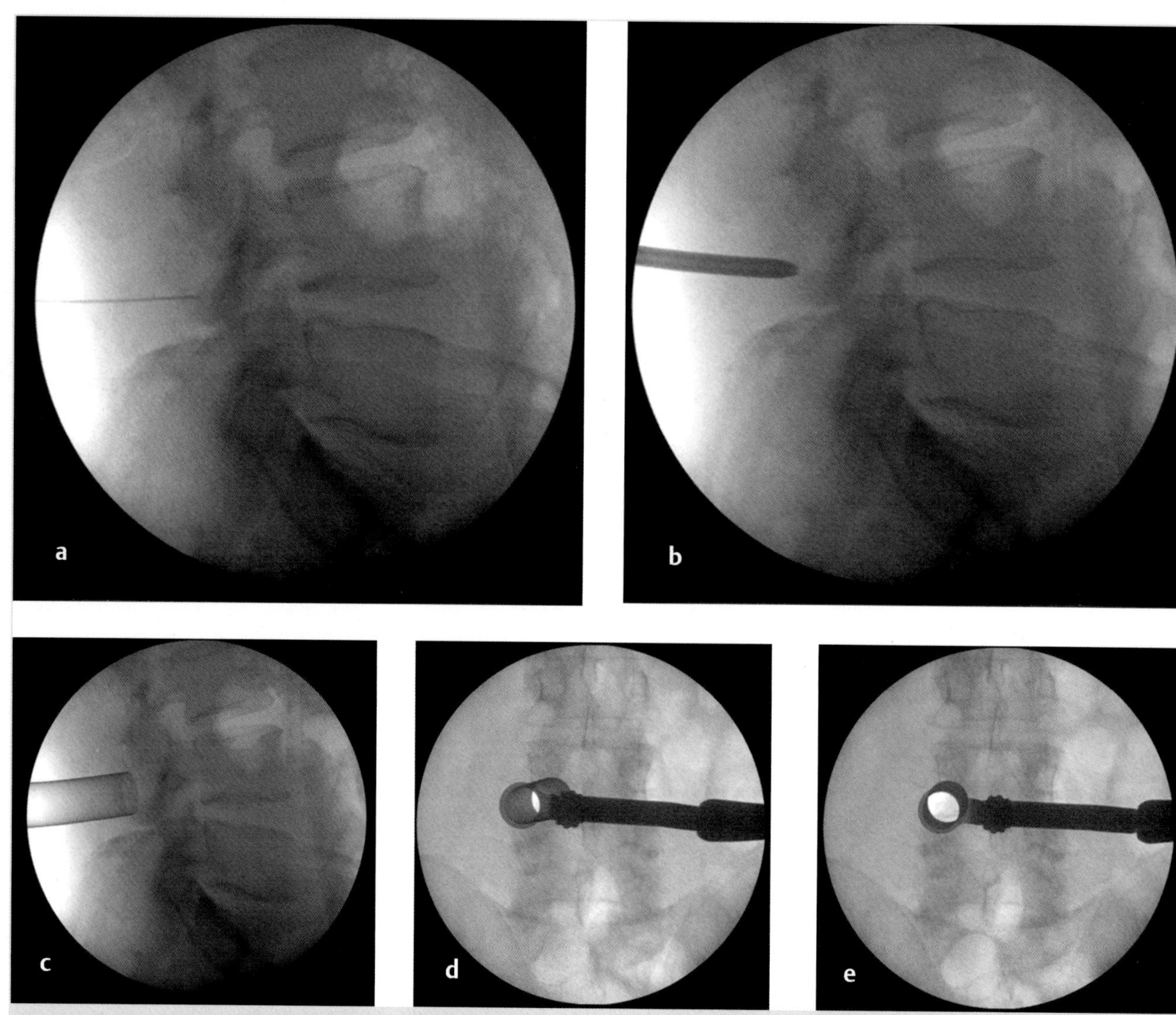

图 5.32 固定微创通道的透视顺序。a. 放置定位针确认 L4~L5 节段。b. 用第一个扩张器触探外侧骨解剖结构。c. 直接瞄准峡部的微创通道。d. 正位（AP 位）图像展示了微创通道的次优放置。通道的根基在椎弓根稍内侧。e. AP 位图像展示了微创通道紧靠椎弓根下方的最佳位置。最后两个图像（d、e）展示了极外侧显微椎间盘切除术中 AP 位图像的价值

5.17.3 病例 3：L5~S1 极外侧显微椎间盘切除术

最后一个病例示例回顾了 L5~S1 的极外侧显微椎间盘切除术。本章附带的视频回顾了进入极外侧隐窝 L5 神经根的各种手术通道。这个特殊的病例示例着重于本章中描述的技术。手术视频展示了用于减压 L5 神经根的可选通道（视频 5.2）。

临床表现和影像学发现

一名 38 岁男性，因 36h 前在移动冰箱时出现左足下垂症状，到急诊就诊。患者胫骨前肌和拇长伸肌肌力 0/5，同时伴有左足背感觉减退。因左侧放射性下肢痛，而不能走动。MRI 显示双侧峡部缺损，L5~S1 节段轻度退变，极外侧椎间盘突出使左侧 L5 神经根移位（图 5.33）。

手术治疗

考虑到足下垂 36h，患者急诊行极外侧减压手术。与患者讨论了 L5 神经根通道的固有限制，包括完全关节突关节切除和融合的可能性。患者表示如有必要则同意。将患者置于 Jackson 手术台顶部的 Wilson 架上，计划在 L5~S1 节段中线外侧 40mm 处做一个 18mm 的切口（图 5.34）。

切开并用电刀切开筋膜后，将第一个扩张器置于下关节突下部。峡部有缺损，使其无法成为第一

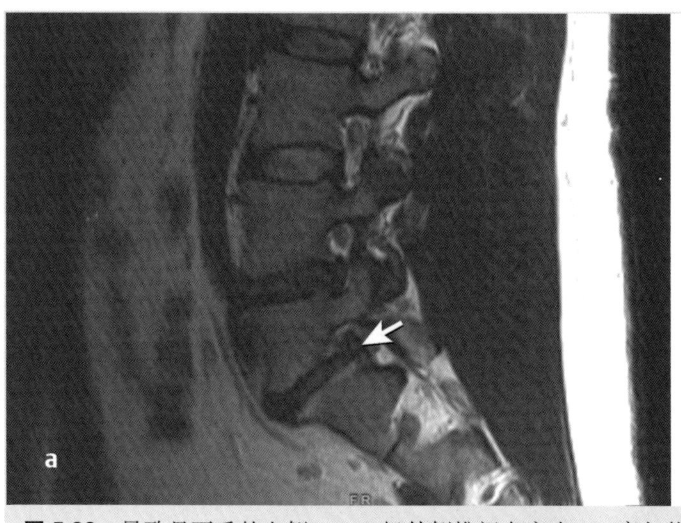

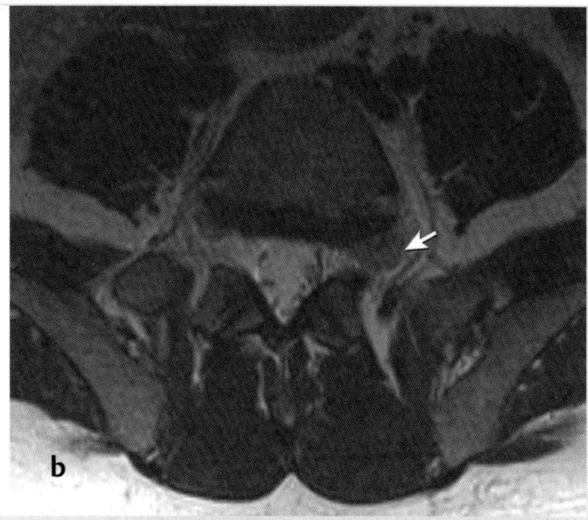

图 5.33　导致足下垂的左侧 L5~S1 极外侧椎间盘突出。a. 旁矢状位 T2 加权磁共振成像（MRI）显示 L5 椎间孔内的极外侧椎间盘突出（箭头）。在 L5 下侧和 S1 上侧可见伴有 Modic 改变的椎间隙塌陷。患者也有双侧峡部缺损。b. 轴位 T2 加权 MRI 显示 L5 椎间孔（箭头）中的极外侧椎间盘突出

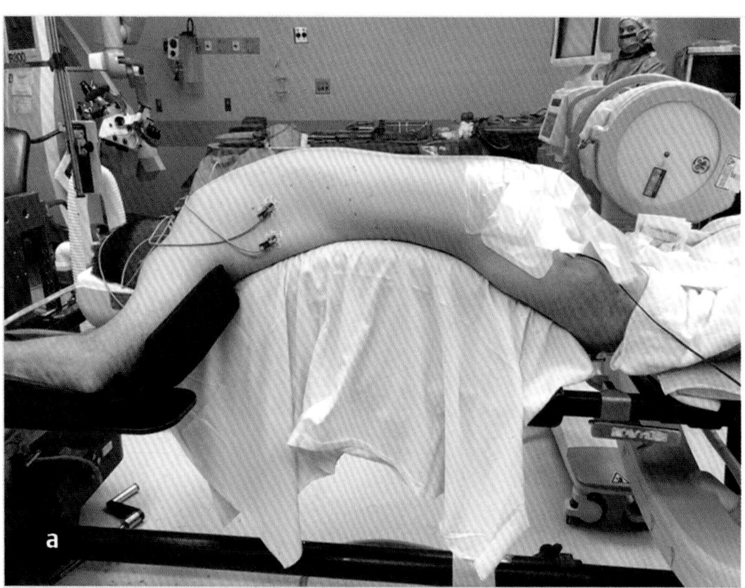

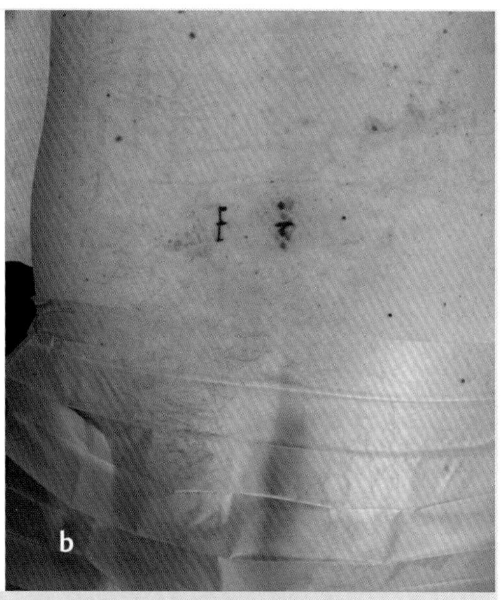

图 5.34　左侧 L5~S1 极外侧显微椎间盘切除术。a. 患者被放置在 Jackson 手术台上，上方有一个最大限度扩展的 Wilson 架。注意透视机已经就位。在这张照片中没有看到被覆盖并准备就绪的显微镜。b. 根据髂前上棘和棘突的解剖学标志，在距中线 40mm 处做一个 18mm 的切口

个扩张器的目标。一旦发现髂嵴和骶翼不会干扰到脊柱上的理想轨迹，序列便扩张至确保通道就位所需的 16mm 直径（图 5.35）。

初步分离峡部后，确定了峡部的缺损。在这种情况下，没有磨钻进入椎间孔。识别和分离横突间韧带。确认了紧靠 L5 神经根的 L5 椎弓根。移动神经根显示了突出的椎间盘，已将其去除（视频 5.2）。

术后指导

患者手术后胫前肌和拇长伸肌肌力量测量为 3/5，根性症状完全消失。患者配备了踝足矫形器。到术后第 3 个月，他已成功脱离踝足矫形器，胫骨前肌和拇长伸肌仅有轻度无力（4/5）。患者在动力位放射片上表现出 L5 向 S1 前移 2mm，但没有轴性背痛。术后 1 年患者的脊柱病不需要干预。继续接

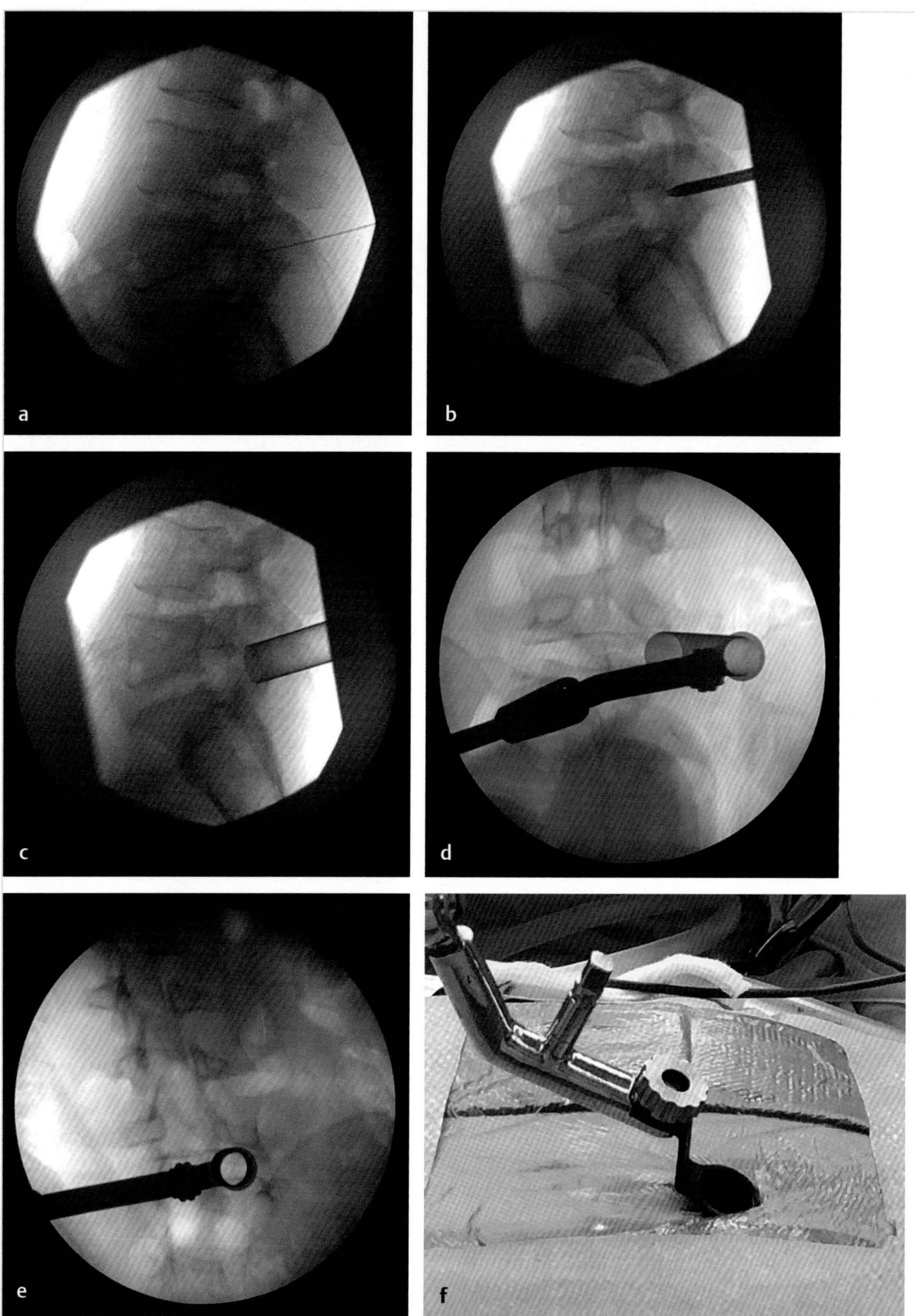

图 5.35 固定 L5~S1 极外侧显微椎间盘切除术微创通道的透视顺序。a. 侧位透视图像显示确定节段的脊柱针。b. 第一个扩张器就位的侧位透视图像。c. 侧位透视图像显示平行于椎间隙就位的 16mm 通道。d. 紧靠椎弓根下方通道远端的正位透视图像。e. L5 椎弓根的猫头鹰眼视图，确认通道已紧靠椎弓根下方。注意从通道到髂嵴的距离。f. 从手术台头侧拍摄的术中照片，展示了就位的会聚通道

受观察。

5.18　结论

很少有手术比极外侧显微椎间盘切除术更适合进行微创入路。它与显微椎间盘切除术、椎板切除术和经椎间孔入路的暴露显著不同。同时，正是从这些手术中发展起来的技能组合，尤其是微创经椎间孔入路，能让你的大脑熟悉极外侧隐窝的解剖结构。用本章开始时 Andre Gide 的话说，正在失去海岸（即中线）的视线，并通过峡部的触觉、透视图像以及你对解剖结构的绝对确定来建立你的方位，这些使得你掌握这一技术。一旦掌握，微创极外侧显微椎间盘切除术便比标准微创显微椎间盘切除术花费的时间更少。

在本书的前 4 章中，重点是培养医生熟练地将器械移入和移出微创通道的技能，并从稍微不同的形态熟悉骨性结构，同时安全有效地减压神经和固定脊柱。本入门书接下来的部分将这些技能应用到颈椎和胸椎。顺着这条路，读者走了两条便道，一条通过腰大肌，一条通过前路颈椎。第一个便道是下一章的主题。腰椎经腰肌入路完全不同于本入门教程中迄今为止开发的技能组合。除了使用扩张器外，该手术在概念、入路和技术上都是独立的。经腰大肌入路是一种变革性手术，引领了退行性椎间盘疾病和畸形治疗的新纪元。

参考文献

[1] Dandy WE. Recent advances in the diagnosis and treatment of ruptured intervertebral disks. Ann Surg. 1942; 115(4):514–520.

[2] Echols DH, Rehfeldt FC. Failure to disclose ruptured intervertebral disks in 32 operations for sciatica. J Neurosurg. 1949; 6(5):376–382.

[3] Macnab I. Negative disc exploration. An analysis of the causes of nerve-root involvement in sixty-eight patients. J Bone Joint Surg Am. 1971; 53(5):891–903.

[4] Abdullah AF, Ditto EW, III, Byrd EB, Williams R. Extreme-lateral lumbar disc herniations. Clinical syndrome and special problems of diagnosis. J Neurosurg. 1974; 41(2):229–234.

[5] Abdullah AF, Wolber PG, Warfield JR, Gunadi IK. Surgical management of extreme lateral lumbar disc herniations: review of 138 cases. Neurosurgery. 1988; 22(4):648–653.

[6] Epstein NE. Different surgical approaches to far lateral lumbar disc herniations. J Spinal Disord. 1995; 8(5):383–394.

[7] Darden BV, II, Wade JF, Alexander R, Wood KE, Rhyne AL, III, Hicks JR. Far lateral disc herniations treated by microscopic fragment excision. Techniques and results. Spine. 1995; 20(13):1500–1505.

[8] Donaldson WF, III, Star MJ, Thorne RP. Surgical treatment for the far lateral herniated lumbar disc. Spine. 1993; 18(10):1263–1267.

[9] Wiltse LL, Spencer CW. New uses and refinements of the paraspinal approach to the lumbar spine. Spine. 1988; 13(6):696–706.

[10] Maroon JC, Kopitnik TA, Schulhof LA, Abla A, Wilberger JE. Diagnosis and microsurgical approach to far-lateral disc herniation in the lumbar spine. J Neurosurg. 1990; 72(3):378–382.

[11] Jane JA, Haworth CS, Broaddus WC, Lee JH, Malik J. A neurosurgical approach to far-lateral disc herniation. Technical note. J Neurosurg. 1990; 72(1):143–144.

[12] Caspar W. A new surgical procedure for lumbar disc herniation causing less tissue damage through a microsurgical approach. Advances in Neurosurgery. Berlin: Springer-Verlag; 1977.

[13] Reulen HJ, Müller A, Ebeling U. Microsurgical anatomy of the lateral approach to extraforaminal lumbar disc herniations. Neurosurgery. 1996; 39(2):345–350, discussion 350–351.

[14] Foley K, Smith M. Microendoscopic discectomy. Tech Neurosurg. 1997; 3(4):307–307.

[15] Foley KT, Smith MM, Rampersaud YR. Microendoscopic approach to far-lateral lumbar disc herniation. Neurosurg Focus. 1999; 7(5):e5.

[16] Schlesinger SM, Fankhauser H, de Tribolet N. Microsurgical anatomy and operative technique for extreme lateral lumbar disc herniations. Acta Neurochir (Wien). 1992; 118(3–4):117–129.

[17] Cervellini P, De Luca GP, Mazzetto M, Colombo F. Micro-endoscopic-discectomy (MED) for far lateral disc herniation in the lumbar spine. Technical note. Acta Neurochir Suppl (Wien). 2005; 92:99–101.

[18] O'Toole JE, Eichholz KM, Fessler RG. Minimally invasive far lateral microendoscopic discectomy for extraforaminal disc herniation at the lumbosacral junction:cadaveric dissection and technical case report. Spine J. 2007; 7(4):414–421.

第 6 章 微创经侧方腰大肌入路腰椎融合术

摘要

微创经侧方腰大肌入路腰椎融合术是一种直接从腹膜后 90° 外侧经腹进入腰椎间盘间隙的方法。该手术本身对退行性脊柱侧凸、邻近节段退变和上腰椎节段退变的治疗产生了巨大的影响。与本入门书中已经介绍的各种微创技术的演变类似，经腰大肌技术源于对治疗爆裂性骨折时进行胸腰椎暴露的熟悉程度。认识到腹膜后间隙的安全性，外科医生将注意力集中在椎间盘间隙（椎间隙），并开始探索使用腹膜后通道直接进入腰椎侧面。本章介绍腰椎经腰大肌椎间融合术的演变和应用，重点介绍腰丛的解剖和对它的理解。接下来，将介绍解剖学基础、手术室设置和患者定位，并通过病例说明跨腰椎应用的三大类别。

关键词：邻近节段，股神经，生殖股神经，髂腹下神经，髂腹股沟神经，椎间融合，腰丛，脊柱侧凸，经腰大肌

一项发现越是具有原创性，之后就越是引人注目。

–Arthur Koestler

6.1 引言

没有比 Arthur Koestler 对发现的敏锐观察更能描述经腰大肌椎间入路的说法了。在近几十年来的现代脊柱外科手术中，外科医生在后路手术中穿过椎旁肌，在前路手术中游离腹膜和髂血管，并在胸腰椎外侧入路中切开横膈膜、游离腰大肌。所有这些手术都是以暴露胸椎、腰椎和骶椎为目的进行的。最初，这些暴露都不是微创的，但都是安全、全面和可靠的。归根结底，这些方法是脊柱手术发展过程中必要的第一步，最终将为进入腰椎间隙提供完美的解决方案。

对解剖学的深入理解以及从这些方法中获得越来越多的经验，成为脊柱微创方法发展的基石。一整套微创技术开始发展，以实现与传统中线切口相同的目标。腰椎和颈椎减压现在可以通过最小的通道可靠地实现。不久之后，通道可以实现腰椎内固定。基于这些成熟的微创技术，创新的外科医生率先提出了解决数十年来困扰我们所有人的问题的解决方案。然后，脊柱手术向前迈出了巨大的一步，采用直接且精心设计的经腰大肌入路达到腰椎间隙。

上世纪末，为实现传统中线手术的相同目标而尽量减少暴露程度的手术趋势迅速发展起来。秉承 Caspar 介绍的手术靶点与手术暴露成比例的原则，取旁正中切口，用一系列扩张器将扩大至能够放置最小工作通道，成为带有自固定牵开器的较大传统中线暴露的可行替代方案。这些技术一开始是针对更直接的病症，如椎间盘突出和腰椎管狭窄。为处理这些病理改变而发展的技术反过来又转化为用于腰椎内固定和腰椎间入路。到 20 世纪中期，使用扩张器、桌面式手臂以及固定直径和可扩展的最小工作通道已经能稳定并舒适地用于腰椎后路和颈椎后路手术。这些新技术将为更直接地经侧方进入腰椎椎间隙奠定基础。

人们对从外侧入路更直接的脊柱入路的兴趣可以追溯到 1985 年，当时 McAfee 及其同事描述了胸腰椎爆裂性骨折的减压和固定。舒适的胸腰椎暴露最终使这些作者能够在腹膜后空间内探索更集中的暴露，这直接促成了 Mayer 和 McAfee 等在 20 世纪 90 年代后期首次描述的经外侧腰椎融合术。随着脊柱外科医生对腹膜后空间愈发感兴趣和熟悉，微创技术也在不断改进。基于现有的以内镜和最小通道为主的技术平台，外科医生现在开始将注意力集中在一个目标上：椎间盘间隙。早在 2004 年，Bergey 及其同事就描述了一种内镜经腰大肌入路。届时，将采用建立在管状肌肉扩张牵开器平台上的经腰大肌入路。2006 年，Ozgur 及其同事报告了当前的经侧方腰大肌入路技术，从而开始了经侧方腰大肌椎间融合术的时代。

我仍然记得，直到成为一名 5 年级住院医师我才开始学习过经腰大肌入路技术。我的第一反应是，“为什么要花这么长时间才想到这一点？”这似乎是上腰椎显而易见的解决方案，尤其是在 L2~L3 或 L3~L4 邻近节段退变的情况下。我回忆起一个又一个案例，我煞费苦心地暴露然后延长先前的融合范

围，这种手术给患者和外科医生带来了同样的不适。现在，所有这些病例都属于经腰椎后路手术的范围，它完全避免了之前的后路手术，恢复了椎间盘高度，纠正了冠状位失衡，并间接为神经减压。作为脊柱外科医生，我们一直在面对这样一个困难的情况，当考虑这个明确答案的含义时，我感到很惊讶。同样的，解决方案越具有原创性，之后看起来就越明显。我的第二反应是担心。我已经完成了脊柱专科的轮转，我担心在担任住院医师期间学习这项技术的机会可能已经过去了。我害怕自己无法掌握此项技能，而使得我的脊柱外科职业生涯磕磕绊绊。

幸运的是，我接受培训的机构的骨科医生立即引入了经腰大肌技术，并给了我充足的观察机会。虽然我在住院医师培训期间从未操作过一个病例，但经腰大肌手术与齿状突螺钉手术类似，定位患者和布置手术室占了整个病例的90%。正是在这些早期病例中，我开始意识到将患者置于完全垂直的侧位的细微差别以及获取理想透视图像的重要性。结束住院医师实习后，我来到了圣地亚哥海军医疗中心工作，距加州大学圣地亚哥分校仅一箭之遥，那里的 William L. Taylor 医生多年来一直是经侧方腰大肌入路的先驱。Taylor 医生赞赏我对经侧方腰大肌入路产生兴趣，并通过一个又一个的病例指导我。本章在很大程度上代表了 Taylor 医生教给我的技术。

6.2　经腰大肌入路的优点

侧方暴露避免了后方暴露的所有不足，特别是骨切除以及椎旁肌的破坏和去神经支配所引起的医源性不稳。经腰大肌入路椎间隙的独特优势在于，它是最纯粹意义上的微创方法。在腹膜后间隙的安全位置开辟一条通道，可通过腰大肌直接暴露椎间盘间隙，而无须对肌肉组织进行任何明显的剥离或破坏。经腹膜后间隙抵达脊柱侧方的特性使得血管损伤的风险大大低于前路，因为前路需要直接暴露和游离主动脉与下腔静脉。血管损伤风险的降低在上腰椎节段中尤其明显，因为前部暴露需要大血管的广泛游离（图 6.1）。

在前路入路中，髂血管，特别是静脉，有可能限制器械进入椎间盘间隙。在后路经椎间孔入路中，进入椎间盘间隙受到出口及横行神经根的限制（图 6.2）。经腰大肌入路的最大优点是进入椎间盘间隙的不受约束的宽阔通道。直接进入这条宽阔通道可以跨越椎间盘间隙整个宽度并涵盖大量环状增生骨质。这种方法对在一个节段内矫正冠状位失衡是无与伦比的。

6.3　经腰大肌入路的缺点

经腰大肌入路的主要限制是看不见在腰大肌内

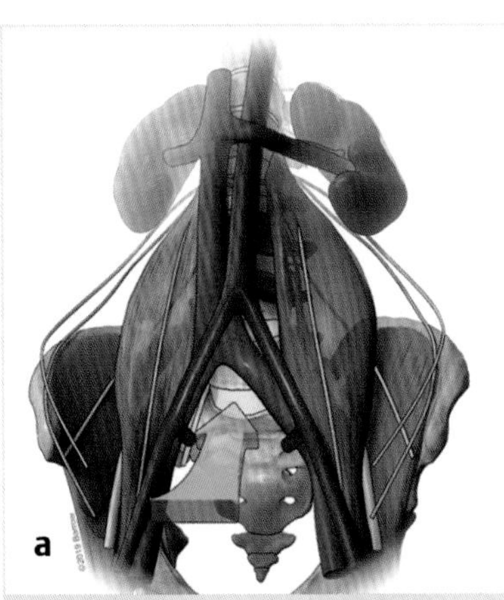

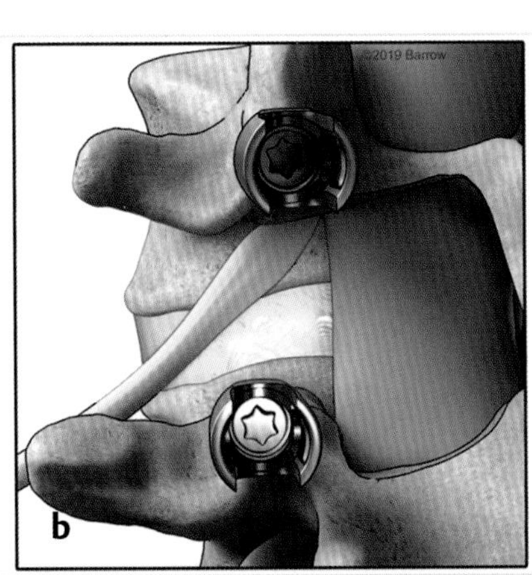

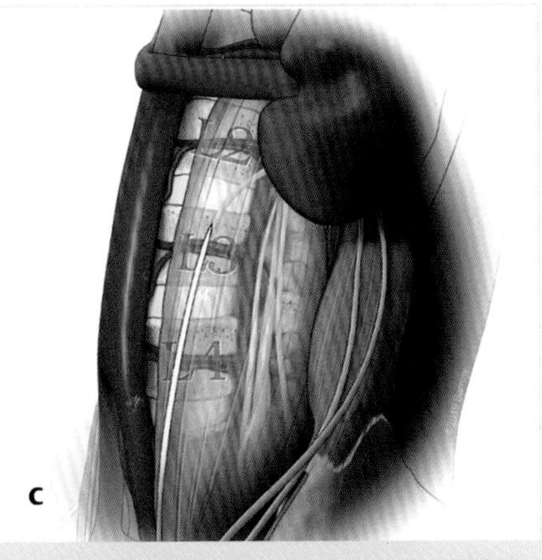

图 6.1　图例显示腰椎间隙的各种入路。a. 腰椎血管解剖的前视图。在 L5~S1 处，在最少游离髂动脉和静脉的前提下可以使用宽阔的通道，而游离的最少。然而，由于主动脉和腔静脉的存在，腰椎上段通往椎间盘间隙的前方走廊变得十分狭窄。要进入腰椎上段，必须移动这些血管，但这样会增加血管损伤的风险。b. 图示 L4~L5 的椎间孔通道。进入椎间盘间隙受到出口及横行神经根的限制。c. 腰椎血管解剖结构的侧视图。主动脉和下腔静脉在前方，入路不需要暴露或游离这些血管。节段性血管在椎体外侧上走行，通过外侧入路使血管处于危险之中，但这些血管不会在椎间盘间隙上走行。主要缺点是需要穿过腰大肌及腰丛导航。更薄的腰大肌和更靠后的腰丛，使得腰椎的上段非常适合经腰大肌入路

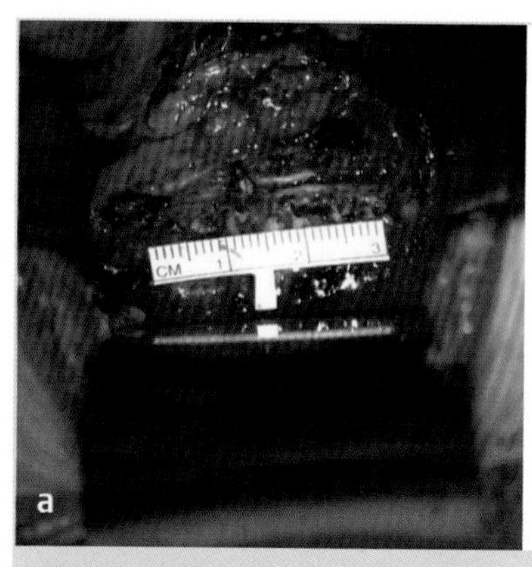

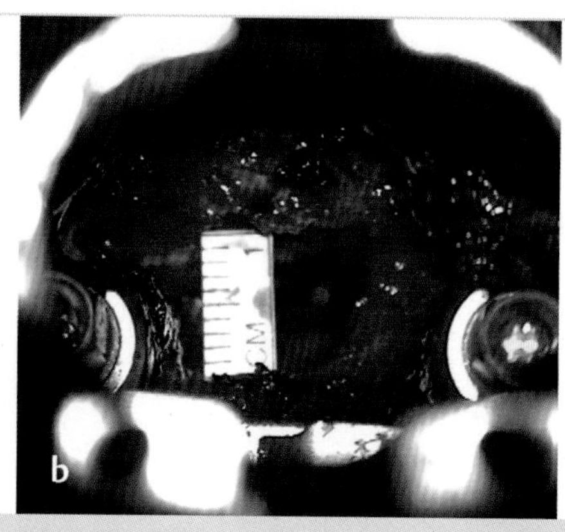

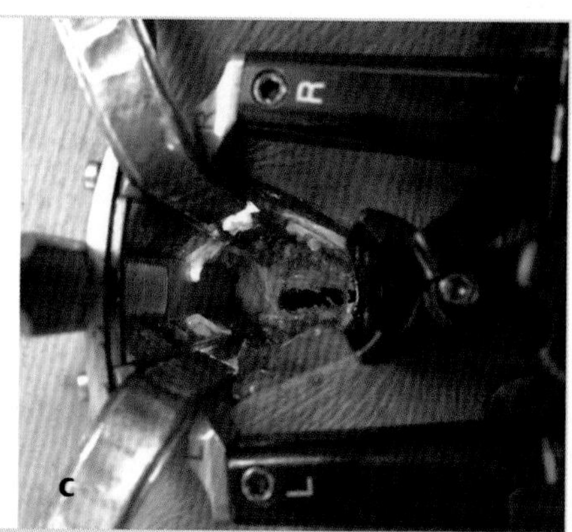

图 6.2 通往腰椎间盘间隙的通道。a. L5~S1 前路腰椎融合术中照片。L5~S1 水平的血管解剖结构提供了一条通向椎间盘间隙的宽敞通道，最大可达 40mm。在 L5 以上的水平，通道变得更加受限，导致更大的血管损伤风险，特别是因为靠近下腔静脉。b. L4~L5 右侧经椎间孔通道的术中照片。椎间盘间隙的通路受到出口及横行神经根的限制。由此产生的通道为 10~12mm。c. L2~L3 经腰大肌入路的术中照片。进入椎间盘间隙的通道不受血管或神经解剖结构的限制。在电生理监测下通过腰肌建立安全通道，并安全地移动生殖股神经后，就有超过 20mm 的空间可以进入椎间盘的间隙（照片 c 由医学博士 Juan S. Uribe 提供）

的腰丛及其分支。在这些看不见的神经丛分支周围操作的同时，经由腰大肌到达椎间盘间隙，是手术中技术要求最高的部分。腰椎节段越低，腰丛越靠前，神经损伤的风险就越大。采用这种方法仍有风险的一个腰椎神经丛分支是股神经，它有一种神奇的能力，可以在需要手术的椎间盘间隙上方立即显露出来。生殖股神经的一个常见路线是在腰大肌内穿过 L2~L3 椎间盘间隙的顶部。神经的识别和游离对于减轻神经麻痹或断裂的风险至关重要。但在这种方法中，需要考虑腰丛。腰椎越低，腰大肌就越厚，增加了到达脊柱所需的距离。在手术后的未来几周内，穿越腰大肌的后果是髋关节屈曲无力和酸痛。与患者就这些风险进行讨论是患者教育和手术知情同意的重要组成部分。

以前接受过腹部手术，特别是结肠手术的患者，可能在腹膜后间隙有明显的瘢痕。虽然我在曾接受过腹腔镜胆囊切除术或阑尾切除术的患者中没有遇到过任何明显的困难，但我的做法是，对于那些曾接受过结肠切除术的患者，不建议采用经腹膜后入路，因为腹膜后间隙已被之前的手术以及有时是放疗所阻塞。

6.4 患者选择和腰椎节段选择

有 3 类情况是理想的适应证：其中一个节段（L1~L2 或 L2~L3）出现孤立的退变；包括这些节段在内的多节段退变导致畸形；或在先前的融合术基础上出现邻近节段退变。上腰段，尤其是 L1~L2 和 L2~L3，是经腰大肌椎间入路的理想选择。在这两个层面上，腰大肌都很薄，腰丛还没有完全形成，椎间盘间隙的后部分已经能够暴露。一旦适当地识别和游离了生殖股神经，椎间盘间隙的前 2/3 将成为进入的通道。虽然上腰椎单节段退变并不常见，但当这些患者出现时，选择当日的单一微创手术是一种有价值的干预措施（图 6.3）。最常见的情况是 L1~L2 和 L2~L3 受累于多节段退行性畸形。在这种情况下，经腰大肌技术是解决畸形的更全面策略的一部分。作为手术的第一阶段，单个切口最多可以进入 3 个节段。在手术的第二阶段，进行后路固定、后柱截骨和额外的下腰椎节段（图 6.4）。

第三类适合采用经腰大肌技术的患者是下腰椎有广泛内固定且相邻节段有症状的患者。在这些患者中，经腰大肌入路是探查、植骨和延伸内固定的一种有吸引力的替代方法（图 6.5）。在没有严重的冠状位失衡或不稳定的情况下，可以选择 Standalone 术来处理相邻节段。主要依靠通过恢复椎间盘高度间接减压的原则，可以充分治疗相邻节段。然后在接下来的几周和几个月内观察患者。何时以及是否需要进行后路手术以进行额外的减压和稳定将会是很明显的。在这种情况下，经腰大肌入路将需要

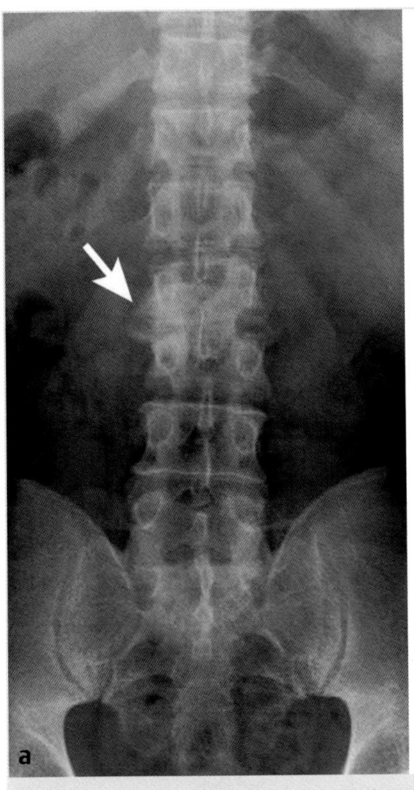

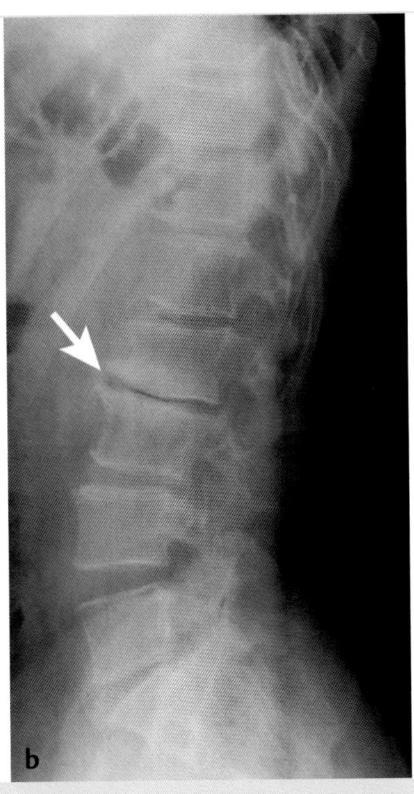

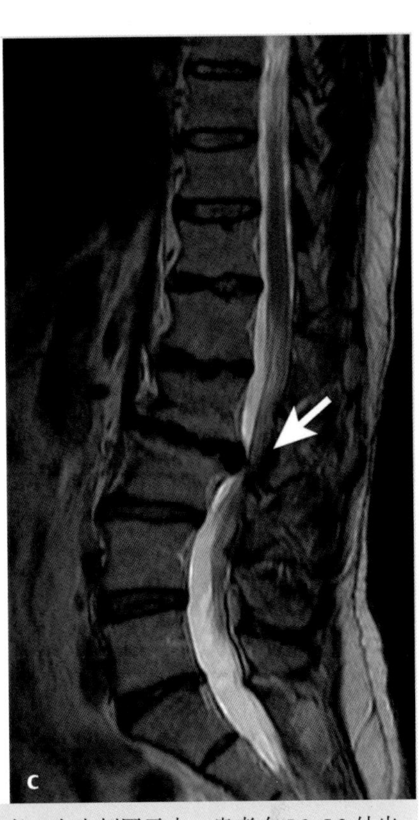

图 6.3　L2~L3 节段孤立退变。腰大肌入路的理想选择是上腰段有退行性节段的患者。在本例图示中，患者在 L2~L3 处出现单节段椎间盘退变。腰骶神经丛和腰大肌在这个水平的位置使得经腰大肌入路是理想的。a. 腰椎正位 X 线片显示无冠状位畸形。注意右侧 L2~L3 处的侧骨赘（箭头）。b. 腰椎侧位片显示 L2~L3 单节段退变。椎间盘间隙的塌陷导致节段性脊柱前凸的丧失。椎间盘间隙（箭头）内明显的真空椎间盘现象的存在确保了使用椎间融合器可靠地恢复椎间盘高度和节段性脊柱前凸的能力。c. 腰椎矢状 T2 加权磁共振成像显示 L2~L3 节段的局灶性狭窄（箭头）。该患者表现为神经源性跛行和 L2 神经根病

3~4h 手术和 3~4 天住院时间转变为不到 1h 内完成手术，住院时间仅为 24h。

6.5　L4~L5 节段的经腰大肌入路

对 L4~L5 节段的经腰大肌入路手术提出了独特的挑战，而这些挑战是脊柱上段（L1~L2、L2~L3 和 L3~L4）所不具备的。髂嵴、腰大肌的厚度和股神经都是需要考虑的因素。正位（AP 位）和侧位 X 线片提供有关髂嵴所需的信息。特别是侧位 X 线片，可以显示髂嵴是否阻止或限制了进入椎间盘间隙的理想通道。如果患者有适合经腰大肌入路的髂嵴条件，那么手术的重点就是穿越腰大肌的同时定位腰丛，特别注意股神经。文献中的经验证明了经腰大肌入路在 L4~L5 节段的安全性和有效性。当我考虑 L4~L5 的腰丛及其分支的解剖结构，特别是股神经时，我选择评估腰大肌的厚度，评估髂嵴给我提供的通道，然后我迟疑了。我所进行的 L4~L5 经腰大肌入路导致髋屈肌不适的持续时间比其以上节段的时间更长。我承认，有一些技术可以减轻腰丛和腰大肌损伤的风险，例如通道的浅表锚定。经验带来效率，而且缩短手术时间对腰大肌的影响是毫无疑问的。我有几位同事掌握了在 L4~L5 节段的经腰大肌椎间技术。

但是，我很难采用经骶骨入路的方法来处理 L4~L5 节段，因为在我的手中，经椎间孔入路是一个完全可行的选择。此外，在 L4~L5 节段解决的退行性病变通常来自后方，特别是脊柱滑脱、小关节病或腰椎管狭窄。虽然椎间盘间隙的撑开允许神经的间接减压，但我发现直视和直接减压有症状的神经根和硬膜囊会十分舒适。对一个 L4~L5 节段的动力性滑脱的病例，很难仅进行单一手术。在这些情况下，通常通过放置椎弓根螺钉和有时额外的减压来强化经腰大肌入路。尽管经腰大肌入路是一种

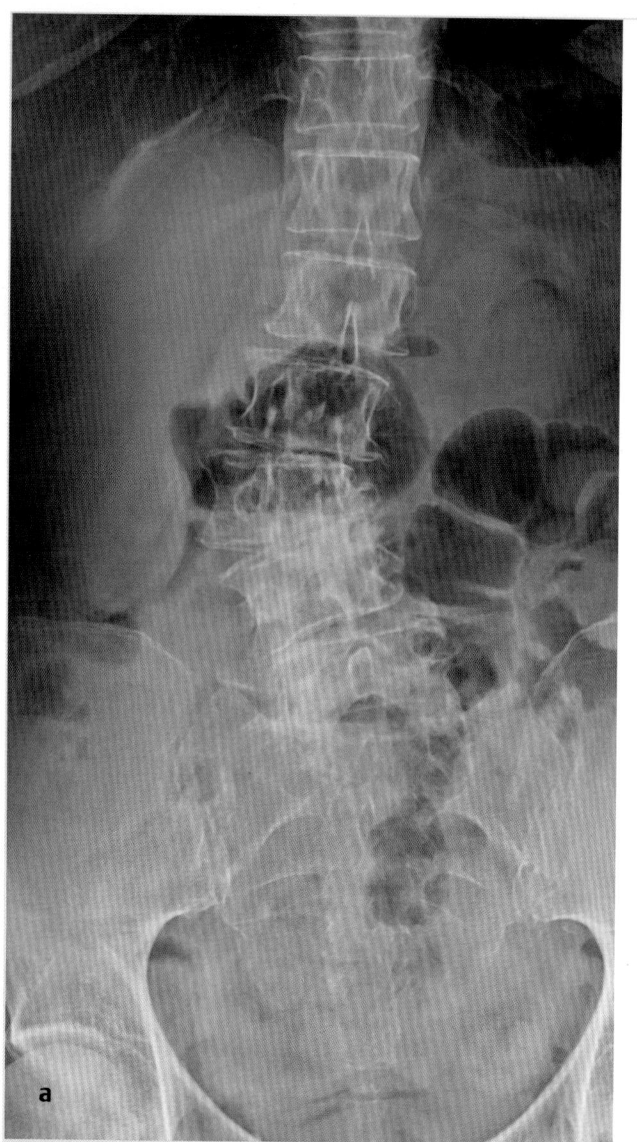

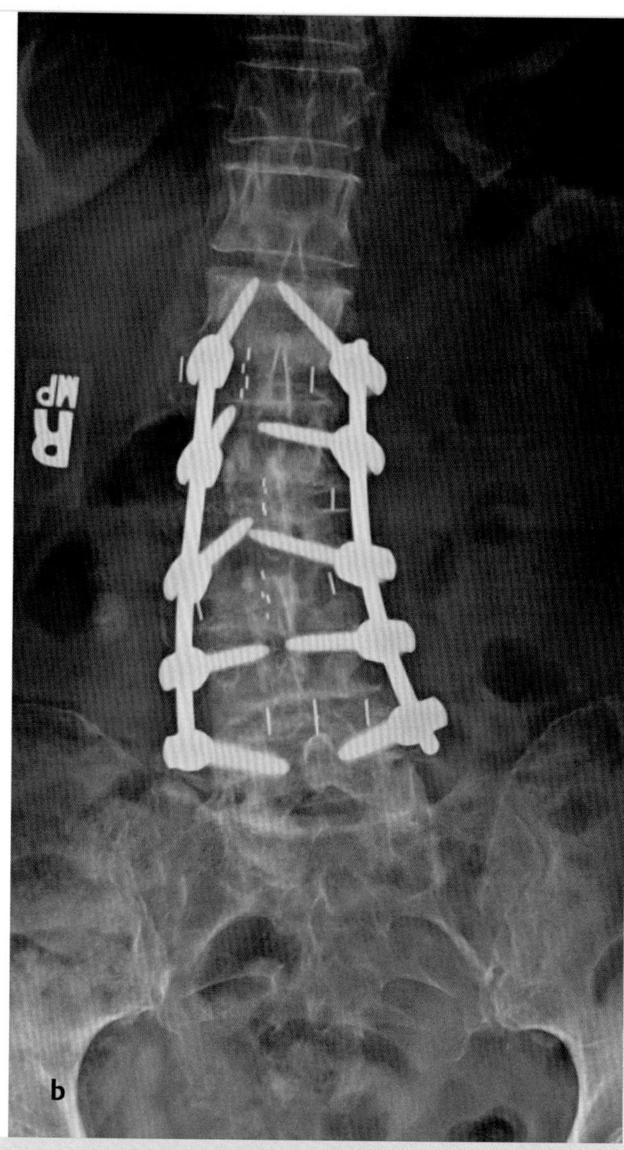

图 6.4 作为畸形矫正手术一部分的经腰大肌入路。a. 术前正位（AP 位）X 线片显示腰椎严重的冠状位失衡、侧滑和局部畸形。患者的 Cobb 角为 32°。b. 术后 AP 位片显示应用经腰大肌入路作为全面治疗策略的一部分，以纠正多个水平（L1~L2、L2~L3 和 L3~L4）的冠状位失衡。患者接受了 L1~L5 椎弓根螺钉固定，L4~L5 经椎间孔腰椎融合术和 L1~L2、L2~L3、L3~L4 及 L4~L5 后柱截骨术

完全可行的手术解决方案，但从哲学的角度来看，如果有一种可以解决问题的综合方案，可以通过单一入路在 1.5h 的手术中仅由一个位置完成手术的所有目标，那将是我直觉上赞成的方法。最后，在 L4~L5 经椎间孔入路中，手术中没有出现一过性或永久性的运动或感觉障碍。

L3~L4 节段介于两者之间。对于单节段 L3~L4 退变，即使在冠状位失衡的情况下，我也倾向于采用经椎间孔入路。在相邻节段退变的情况下，尤其是在那些接受过 L4~S1 内固定融合的患者中，经腰大肌椎间入路已经出现了变化（图 6.6）。

6.6 文献与腰丛

我是在对腰椎丛解剖缺乏足够了解的情况下，开始通过腰大肌进入椎间盘间隙的。在那个特殊的时期，我更有能力引出臂丛及其分支，而不是腰丛，因为我发现自己越来越频繁地进入腰丛。实际情况是，在我开始实施这些手术时，我对这种解剖结构的理解与当时这方面的文献如出一辙：非常有限。2006 年，当报道经腰大肌入路时，阐述腰丛及其分支穿过腰大肌的意义的文献充其量是有限的。我承认，我在职业生涯早期进行的手术更多地依赖于神

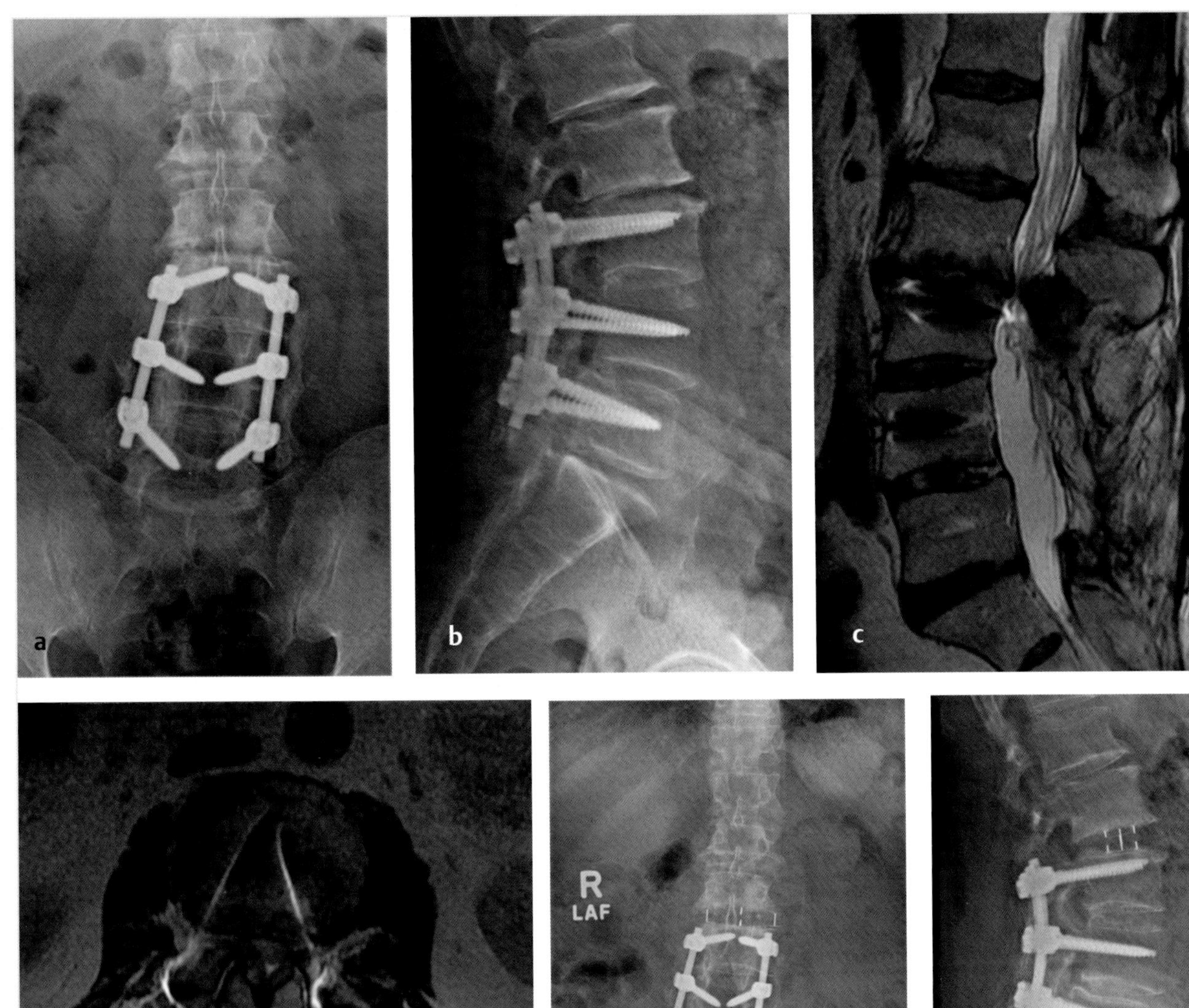

图 6.5　用于管理相邻节段退化的经腰大肌入路。在 L3~L4 和 L4~L5 处器械减压和融合水平上方的 L2~L3 处看到相邻节段退变。正位（AP 位）站立 X 线片（a）和侧位站立 X 线片（b）。c. 矢状位 T2 加权磁共振成像（MRI）显示 L2~L3 节段严重狭窄。神经根的冗余很明显。d. 轴位 T2 加权 MRI 显示导致中央狭窄的黄韧带和小关节病变。e. 通过经腰大肌入路放置椎间盘后的术后 AP 位片。f. 侧位片显示节段性前凸的矫正和椎间盘高度的恢复。该患者不需要额外的手术

经电生理学监测，而不是我对腰丛解剖结构的基本了解。

随着外科医生经验的增加和对并发症的逐渐认识，文献开始反映出对腰丛解剖结构的更复杂的理解。多年来，当我阅读这些手稿时，我松了一口气，除了一次生殖股骨损伤和一次腹疝外，我对腰丛未曾精进的了解并没有导致对神经丛或其一个分支造成不可逆的灾难性损伤。

在当前的经腰大肌入路的文献中，外科医生报告了他们广泛的经验和并发症，以及对腰丛的全面解剖学研究。回顾这些经验并研究这种解剖结构，你可以在首次开展该操作时对腰丛有深入的了解，这是该手术首次报道时所没有的。充分利用那些代表新技术成熟过程中的文献。这些知识是避免并发症的关键。对腰丛神经的高度了解会对你在使用该术式的决策中、手术期间甚至指导患者术后病程中起到积极的作用。无论是游离生殖股神经还是认识到由于股神经的位置而无法进入 L4~L5 椎间盘间隙，对解剖的确定会使你能做出决策。

在下文，我强调了这个解剖结构中一些最有价

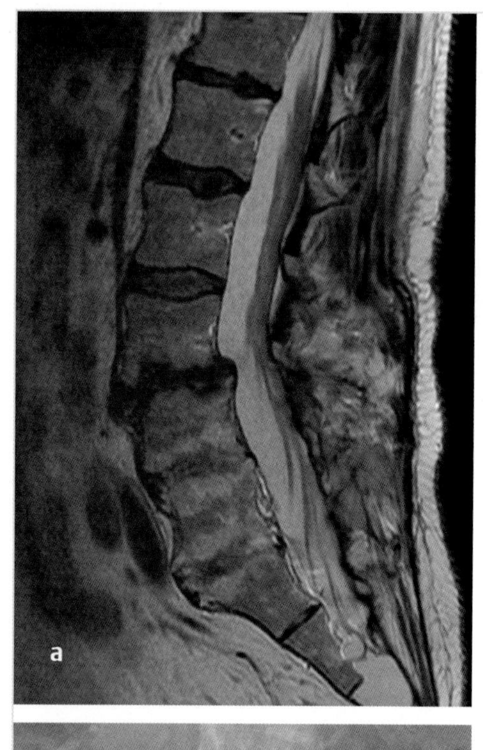

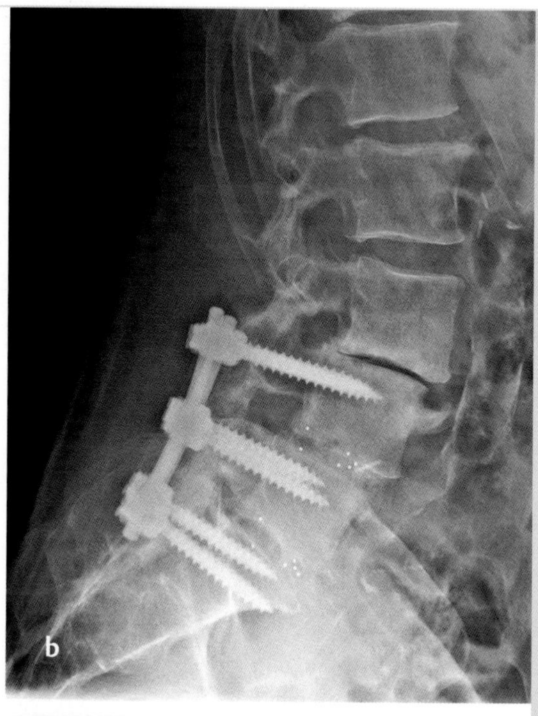

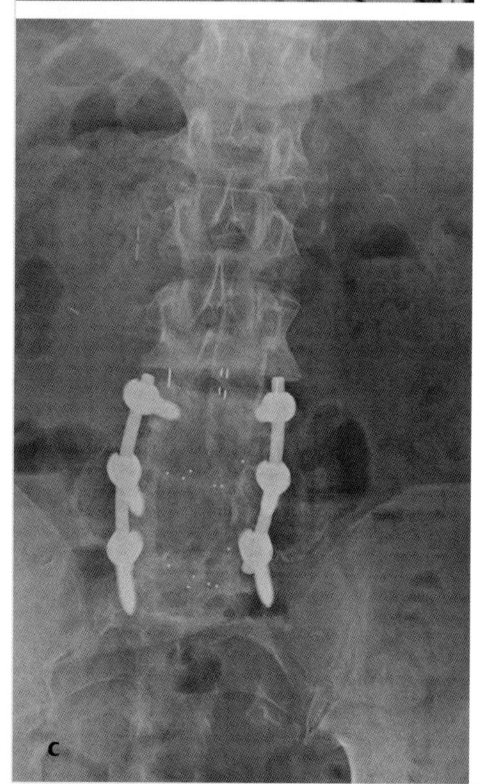

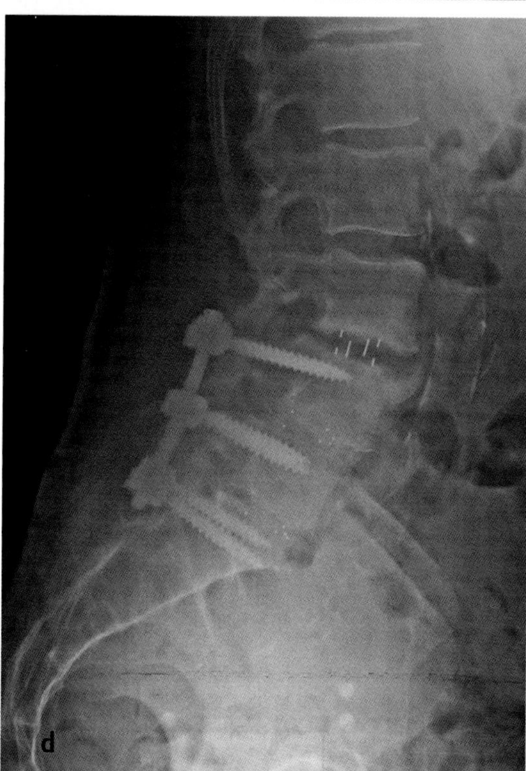

图 6.6 在 L3~L4 处经腰大肌入路。一名患者在 L4~L5、L5~S1 内固定椎间融合术后 12 年出现 L3~L4 相邻节段退变。患者在 L4~L5 或 L5~S1 处融合但无腰椎前凸，可能导致相邻节段问题。a. 矢状位 T2 加权磁共振成像（MRI）显示 L3 位于 L4 上（前滑脱），MRI 主要显示椎间孔狭窄，患者出现 L3 和 L4 症状，任何程度的走动都会加剧。b. 侧位片再次显示 L3~L4 间隙塌陷以及 L3 在 L4 上的前滑脱。请注意椎间盘真空现象，这表明恢复椎间盘高度和序列的能力。探查先前的融合、植入物以及延伸至 L3~L4 对于这个具有多种并发症的特定患者来说是一项大手术。相比之下，经腰大肌入路是一种有效的微创选择。c. 正位 X 线片显示采用经腰大肌入路恢复椎间盘高度。d. 侧位片显示椎间盘高度恢复、滑脱减少和部分节段性前凸恢复。在这种情况下，患者在使用经腰大肌入路治疗相邻节段后 24h 出院

值的方面。尽管如此，我还是鼓励你阅读本章参考书目中的解剖学研究。这些手稿填补了我知识的空白，为我了解腰丛及其分支奠定了基础。这些知识让我有信心处理这种技术引起的并发症，并在其他时候能完全避免那些信任我的患者出现并发症。你所具有的明显优势，那就是可以实时阅读新型手术的学习曲线。该文献准确地描述了对腰大肌神经支配的不断发展的理解、无法检测的感觉分支的影响，以及基于手术水平出现的潜在运动缺陷风险。为了患者的利益，要充分利用所有文献。有一件事是肯定的：相比较臂丛神经及其分支，你的头脑应该能够更好地想象出腰丛及其分支。

6.7　腰丛的解剖

总会出现这样的情况，当你从最小通道向下凝视腰大肌表面时，映入眼帘的是一条明显的白色神经。本节的目标是描述腰丛的各个分支，有助于你在通往椎间盘间隙的路径中遇到白色的神经时，知道它是什么以及如何安全地绕过它。

腰神经编号与其椎骨相同，并在椎弓根下方走行。然后它离开椎间孔，在几个点与其他腰神经根合并。这些神经在腰大肌内外的几个点汇合，共同形成腰丛。以下部分首先描述在腹壁的腰丛及其分支，然后再描述腰大肌部位的神经（视频 6.1）。

6.8　腰神经丛在腹壁的分支

在我早期的经腰大肌入路经验中，我将所有重点放在腰大肌内的腰丛分支上，而没有足够重视在腰大肌外走行的神经。现实情况是，在神经丛外穿过腹壁的神经可能面临更大的风险。与腰大肌中的神经丛不同，没有电生理监测可以识别这些神经。腹壁神经包括肋下神经、髂腹下神经、髂腹股沟神经和股外侧皮神经，它们是你在穿过腹壁的各层肌肉并进入腹膜后间隙时可能遇到的第一批神经。

6.9　肋下神经

首先要提及的神经甚至不是腰丛的一部分。相反，它是 T12 神经根腹侧支的一个分支，形成肋下神经。神经向前走行至腰方肌上部，然后在腹横肌和腹内斜肌之间走行。重要的是要认识到肋下神经具有运动和感觉分支，支配前腹壁的肌肉，尤其是腹外斜肌。该神经的损伤可能导致前腹壁肌肉无力、前腹麻木，甚至感觉异常疼痛。

6.10　髂腹下神经和髂腹股沟神经

髂腹下神经和髂腹股沟神经代表腰丛的第一分支。这两个分支都起源于 T12 和 L1 神经根的腹侧支（图 6.7）。髂腹下神经从腰大肌外侧缘发出，继续向前到达腰方肌，然后在腹横肌和腹内斜肌的肌层之间向前行进，最终在腹内斜肌和腹外斜肌之间完成其走行（图 6.8）。髂腹股沟神经在髂腹下神经的尾侧以相似的路径行进，这两条神经之间的主要区别在于终止部位。髂腹股沟神经行进至腹股沟管并行至浅表的腹股沟环。

与肋下神经相似，这两根神经都有运动和感觉分支。髂腹下神经产生支配耻骨上皮肤的前皮支。髂腹股沟神经支配大腿内侧皮肤的感觉。在女性中，

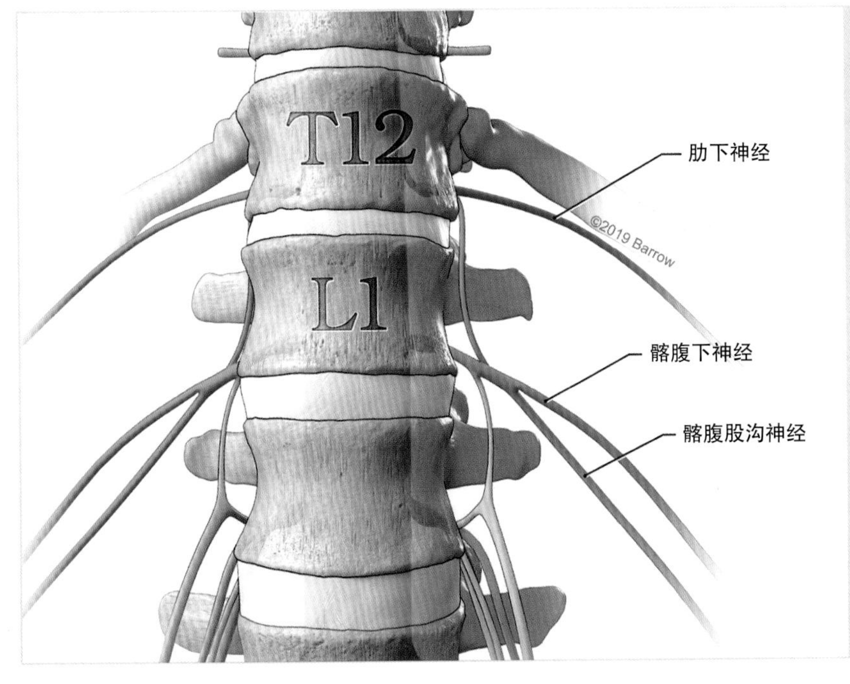

图 6.7　肋下神经、髂腹下神经和髂腹股沟神经（绿色）的形成。T12 腹支分支产生肋下神经，其第二分支与 L1 神经根腹支合并并发出髂腹下神经和髂腹股沟神经

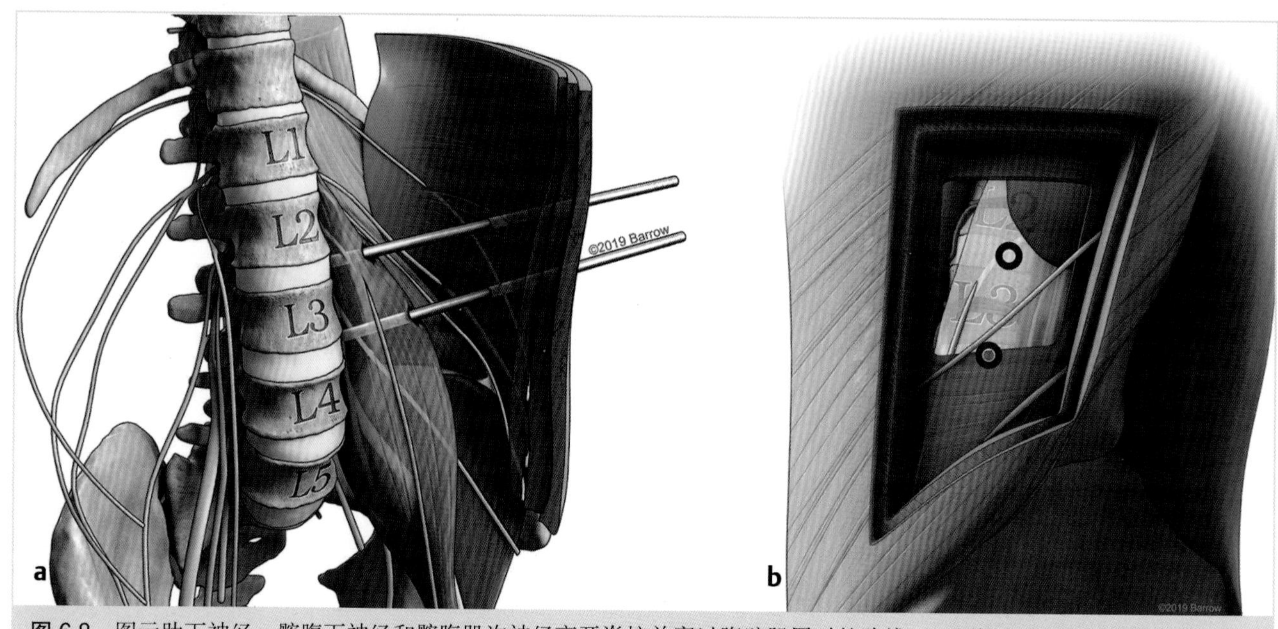

图 6.8 图示肋下神经、髂腹下神经和髂腹股沟神经离开脊柱并穿过腹壁肌层时的路线。a. 腰椎和腹壁肌肉的斜视图，肋下神经、髂腹下神经和髂腹股沟神经离开脊柱并进入腹壁。可以看到扩张器穿过腹壁到达 L2~L3 和 L3~L4 的腰椎间盘间隙。钝性解剖和避免烧灼可最大限度地降低这些神经损伤的风险。b. 腹壁和腰椎的侧方图示，其中 3 层肌肉已被切除。黑色环代表扩张器在 L2~L3 和 L3~L4 椎间盘间隙上的位置。髂腹下神经在 L3~L4 扩张器上方走行。髂腹股沟位于髂腹下神经的下方。注意腰大肌内的生殖股神经就在 L2~L3 椎间盘间隙上扩张器的前方，然后穿过腰大肌并在肌肉表面继续延伸

它支配耻骨和大阴唇的感觉，而在男性中，它支配阴茎根部和阴囊上部的感觉。这两条神经都支配前腹壁的肌肉，损伤可能引起腹壁麻痹，从而导致腹外疝。

6.11 股外侧皮神经

股外侧皮神经起源于 L2 和 L3 神经根腹支的背侧支。与前面描述的神经相似，它从腰大肌外侧缘约 L4 水平出现，走行远低于肋下神经、髂腹下神经和髂腹股沟神经。斜跨髂肌朝向髂前上棘走行，然后分出前支和后支。股外侧皮神经是一根纯粹的感觉神经，支配大腿的前部和外侧。幸运的是，与其他讨论的神经相比，其较低的走行路线使该神经受到损伤的风险较低，尤其是在 L2~L3 和 L3~L4 节段的治疗中。该神经根的损伤导致股痛与感觉异常。

6.12 腰大肌内的腰丛

6.12.1 生殖股神经

L1 和 L2 的腹侧支的分支在腰大肌内结合形成生殖股神经（图 6.9），它在腰大肌内向下并出现在与 L3 或 L4 相对的内侧边缘。它在腰大肌表面的腹膜下方行进，并在腹股沟韧带上方分为生殖支和股支。然而，在腰大肌顶部都看到两条分支的情况并不少见。顾名思义，它支配股骨和生殖器区域的感觉。

股支支配大腿内侧上部和股血管上方皮肤的感觉。生殖支进入腹股沟管，在男性中支配提睾肌和阴囊皮肤的感觉，而在女性中，它沿着圆韧带支配耻骨和大阴唇的感觉。该神经的损伤会导致感觉减弱或感觉异常疼痛，或在这些支配区内均有表现。

当进行经腰大肌的通道扩张时，重要的是要认识到生殖股神经在腰大肌的内侧走行，而且通常情况下，你会盲目地接近神经。其次，电生理监测不能确定这种皮神经的位置。根据我的经验，这根特殊的神经是腰丛中变异最大的神经，因此，在进入椎间盘间隙之前，我总是花 1~2min 直截了当地解剖腰大肌以寻找这条神经。如果我已经为椎间盘切除术暴露了足够的椎间盘间隙但没有找到它，我会继续进行椎间手术。如果在解剖过程中，我确实识别出了它，我会花时间将它从椎间盘间隙的工作通道的路径上移开。

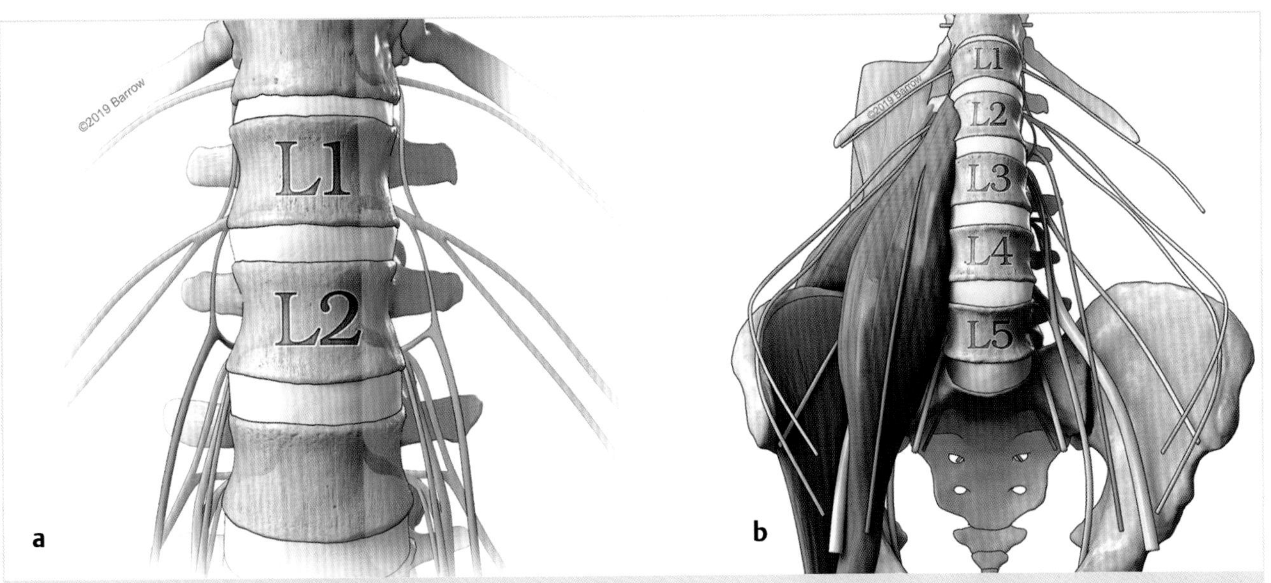

图 6.9　生殖股神经。a. 示意图说明 L1 和 L2 的分支结合形成生殖股神经。b. 解剖图展示了生殖股神经（绿色）的走行，腰大肌显示在脊柱右侧，而在脊柱左侧没有显示腰大肌。生殖股神经走行在腰大肌的内侧边缘，这意味着在经腰大肌入路中，生殖股神经可能会被盲目触及。电生理监测不能显示该神经的位置。解剖腰大肌、识别该神经以避免对其造成伤害是值得的。脊柱的左侧显示了生殖股神经（绿色）相对于腰丛其他神经的走行

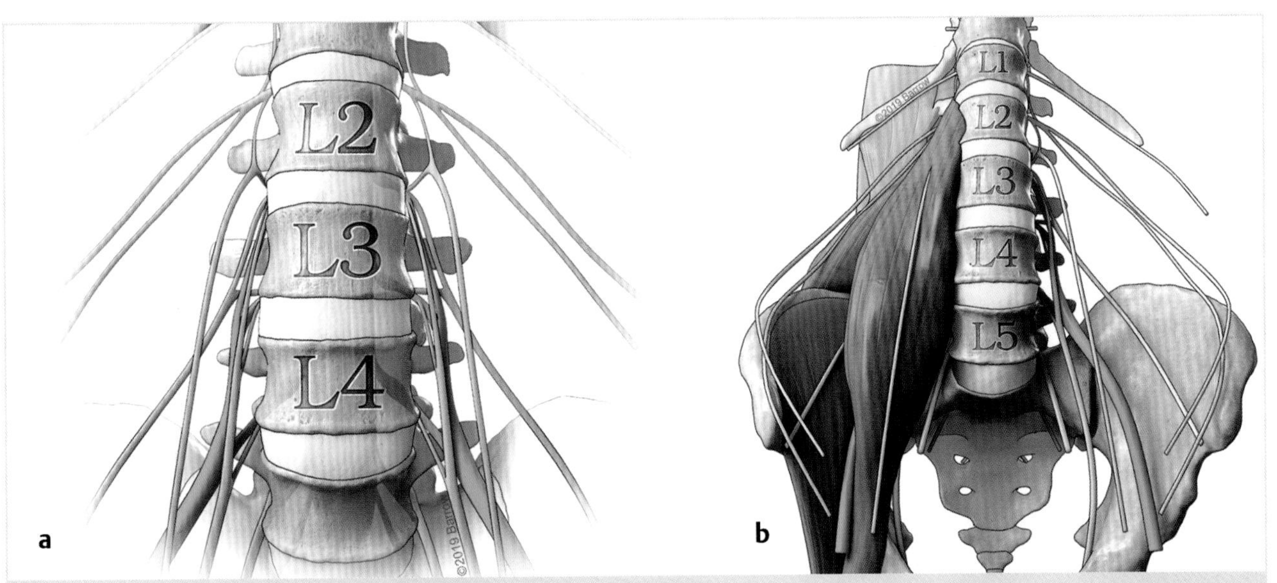

图 6.10　股神经。a. 示意图显示 L2、L3 和 L4（绿色）的分支结合形成股神经。b. 解剖图展示了图示右侧腰大肌内股神经（绿色）的走行，仅在经腰大肌入路的手术窗口外出现。神经出现在腹股沟韧带正上方、腰大肌的下外侧。组成股神经的分支和股神经本身必须通过电生理监测来识别，以避免受伤。图示左侧显示了股神经相对于腰丛其他神经的走行

6.12.2　股神经

L2、L3 和 L4 的腹侧支的背侧分支在腰大肌内形成股神经，这是腰丛最大的分支（图 6.10）。即使在完全形成后，股神经仍在腰大肌内继续走行，并且不会出现在由经腰大肌入路的通道上。神经在腹股沟韧带下方继续走行，然后分成前支和后支以支配股四头肌及腿部的感觉。由于它不可见，因此识别进入椎间隙通路相关的神经是必需的，稍后将进行更详细的讨论。

6.12.3 腰丛解剖在经腰大肌入路中的实际应用

已经介绍了腰丛的解剖结构，下一节过渡到解剖结构在经腰大肌入路中的应用。当你进入腰大肌入路时，会在上腰段瞥见一些在腰大肌内行进的神经，并且有时会发现它们出现在腰椎间盘间隙的后部，这应该不足为奇。这些发现不应该让你担心，而是会帮助你确定进入椎间盘间隙的安全通道。

Moro 及其同事发表了文献中最早的解剖学研究之一，特别是评估了与腰大肌相关的腰丛。有趣的是，该研究是在 2003 年撰写的，考虑到腰椎间隙的内镜入路，并且早于 Ozgur 及其同事在 2006 年发表的具有里程碑意义的研究，即描述了目前的经腰大肌椎间技术。无论如何，它代表了第一项分析腰丛及其分支相对于腰大肌和椎间盘间隙的研究。因此，它被立即用于经腰大肌入路，同时没有其他解剖学研究能够提供必要的信息。Moro 及其同事将椎体和椎间盘间隙分为 4 个象限（图 6.11）。最前面的象限被指定为区域Ⅰ，最后的象限被指定为区域Ⅳ。作者对他们的标本进行了切片，并报告了在特定区域内发现腰丛分支的概率。毫无疑问，这个网格系统对于各个分支在解剖上的位置概率是很有价值的，特别是考虑到该研究进行时甚至没有顾及经腰大肌入路的椎间技术。然而，其在手术的实际应用中仍存在局限性。

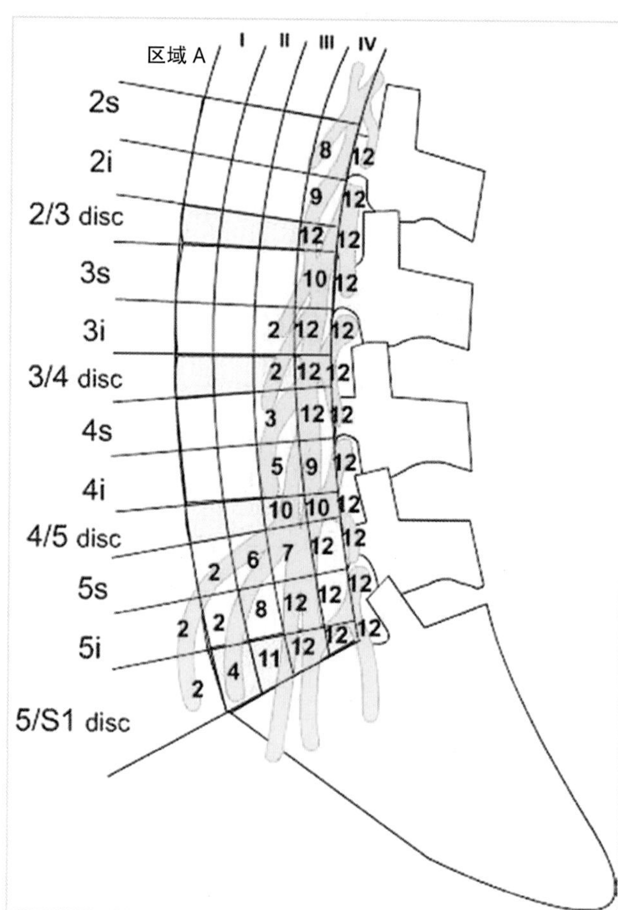

图 6.11 Moro 及其同事的插图确定了 4 个区域中腰丛分支的出现概率。该数字代表相应椎体节段。“s”表示椎体的上部分，“i”表示椎体的下部分。椎间隙被标记。重要一点需要注意，作者没有将生殖股神经纳入此插图

四象限系统的应用将构成髂腹股沟神经和髂腹下神经的分支定位在 L2~L3 椎间盘间隙的区域Ⅳ。当从头侧移动到尾侧时，下一个分支是股外侧皮神经。股外侧皮神经起自 L3~L4 水平腰大肌后外侧缘的区域Ⅳ。如前所述，与穿过腰大肌到达椎间盘间隙遇到该神经的起始部相比，经过腹壁进行初步暴露时可能面临更大的损伤其走行末端的风险。

L1 和 L2 神经根的分支形成生殖股神经。L1 分支倾向于在椎体前半部上穿过 L1~L2 椎间盘间隙。L2 的分支在其前方与 L1 分支交汇。几项解剖学研究证实了我在 L2~L3 椎间盘间隙（区域Ⅱ）中部或前部上方能够可靠识别该神经的经验。当识别出该神经时，必须游离并保护它不会被用于进入椎间盘的通道影响。

最后，L2、L3 和 L4 的分支合并形成股神经，这是位于腰大肌深处的腰丛最粗的分支。它从后向前逐渐行进，可以到达 L4~L5 椎间盘间隙的椎体中段（区域Ⅲ）。

6.12.4 与椎间盘间隙相关的主要感觉和运动神经

由于经腰大肌椎间盘入路完全可以围绕进入椎间盘间隙为目标，因此你必须掌握的概念是腰丛及其分支在腹膜后间隙中相对于计划进入的椎间盘间隙的解剖位置。Uribe 及其同事将四象限系统发展为腰丛及其分支从 L1~L2 到 L4~L5 椎间盘间隙相对位置的更实用的解剖学研究（图 6.12）。在通过腰大肌进行扩张时，一开始确定安全区非常有用。直到今天，当我经腰大肌入路抵达椎间盘间隙时，我牢记这些作者的观察结果，并总结如下。

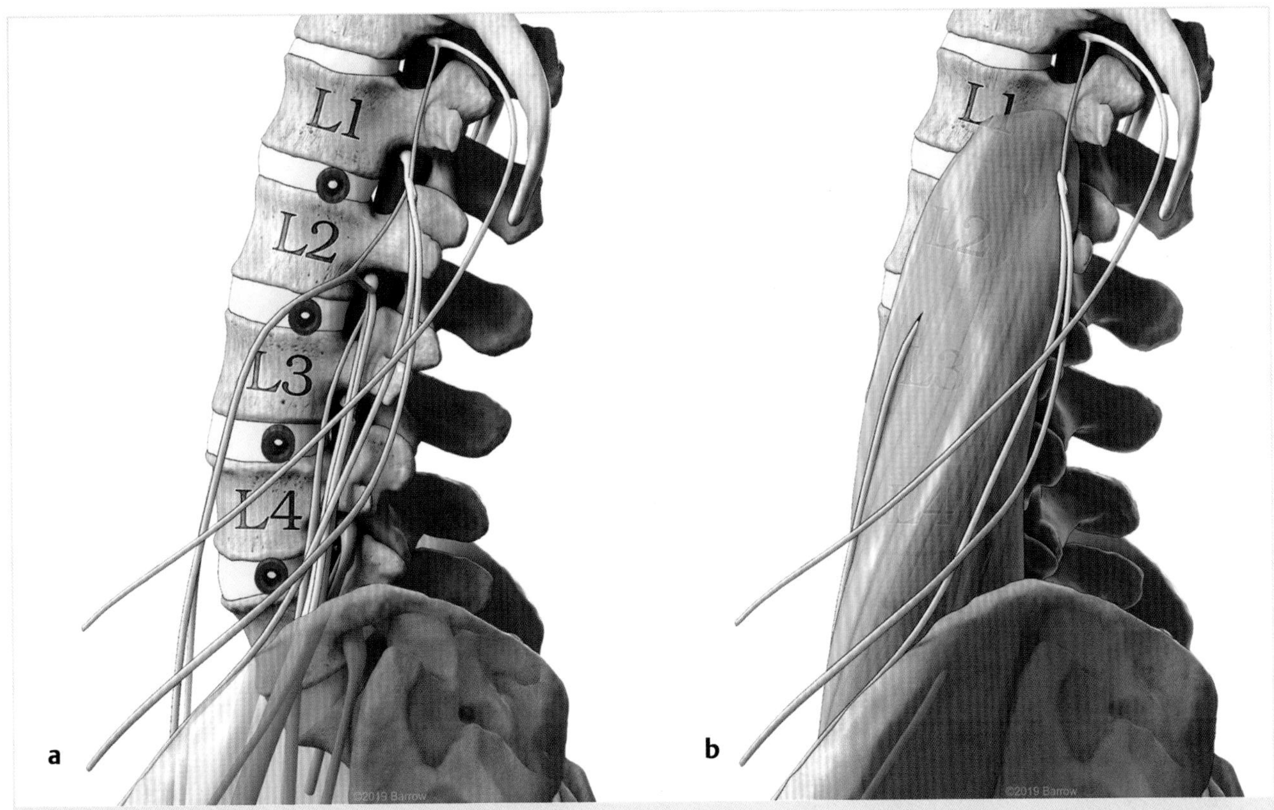

图 6.12 进入椎间盘间隙的经腰大肌安全工作区。Uribe 及其同事报告的包含安全工作区的插图。不同椎间盘间隙的安全工作区已用红色标记，腰丛的分支分别显示在没有腰大肌（a）和有腰大肌（b）的全视图中。重要的是能够在手术期间在你的脑海中想象图 a 中的图像，而实际上，你所看到的只是图 b 中的图像

L1~L2：所有神经根都在椎间盘间隙的后象限（区域Ⅳ）。损伤神经根、腰丛或其分支（髂腹股沟和髂腹下神经）的风险很低。

L2~L3：生殖股神经可以在椎间盘间隙的中部（区域Ⅱ）走行。其余的神经根和分支都在椎间盘间隙的后部（区域Ⅳ）走行。

L3~L4：变异的生殖股神经可能穿过椎间盘间隙的中前部（区域Ⅱ），甚至椎间盘间隙的前方。其余神经穿过椎体中线后方的椎间盘间隙（区域Ⅳ）。在经腰大肌解剖来识别和游离生殖股神经时需要注意。

L4~L5：股神经和闭孔神经可能走行到椎体中线（区域Ⅲ）。同样，生殖股神经可能位于椎间盘间隙的前方（区域Ⅰ）。

你拥有文献中所有解剖学研究的知识并不会改变摆在你面前的外科解剖学的现实或术中监测提供的信息。没有什么能取代你的亲眼所见。解剖学研究和电生理学监测可引导经腰大肌进入椎间盘间隙，但深度的解剖结构决定了你的手术决策，尤其是生殖股神经的位置不会被电生理监测显示。

6.13 血管解剖

了解腰椎的血管解剖与了解腰丛同样重要，尤其是在你遇到剧烈出血的罕见情况时。当我第一次开始做这些手术时，我并没有这样的观念，但是腰椎节段动脉出血很快将我从视野内仅对腰丛的关注扩大到血管结构。图 6.13 显示腰段动脉从主动脉分支出来，并在进入椎体中段之前略微向上倾斜。腰静脉平行于节段动脉流入腔静脉。识别升腰静脉很重要，它在腰大肌实质内在椎体后部走行。对血管分布的研究得出的直观结论是，没有血管结构的最安全通道是椎间盘间隙中心。在出血的情况下，确定其性质（即动脉或静脉）可以控制和解决出血。节段性动脉出血不能用止血剂和填塞物控制，而静脉出血可以。控制动脉出血需要直视烧灼。静脉出

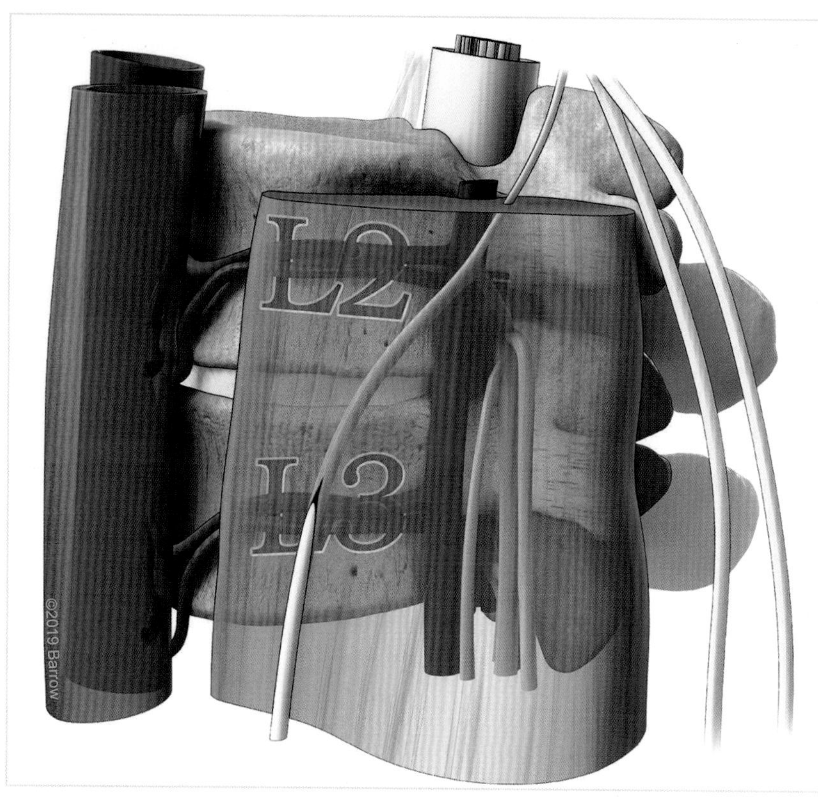

图 6.13 腰椎的血管解剖。L2~L3 腰椎的动脉和静脉结构图示。腰大肌在此图像中是透明的，以显示血管解剖结构。腰椎节段动脉直接从主动脉发出，向上倾斜，走行于椎体中段。静脉伴随节段动脉流入腔静脉。升腰静脉在腰大肌实质内沿椎间盘间隙的后侧沿头尾方向走行。腰丛的神经也显示在这张图片中。注意生殖股神经穿出腰大肌，在其表面走行

血需要止血剂、压迫和耐心。有时，通过手术显微镜观察并通过腰大肌解剖到椎体，可以极大地促进出血血管的识别和烧灼。

6.14 解剖基础和必要的解剖单位

将 Panjabi 及其同事报告的腰椎尺寸，与 Uribe 及其同事报告的安全工作区相结合，最后叠加腰丛和血管解剖，为经腰大肌手术建立了解剖学基础（图 6.14）。更具体的是确定必须暴露的解剖结构，以实现无缝、高效和低风险手术。我所说的手术所需的解剖单元位于椎间隙前 2/3 的 20~22mm 范围内，经由电生理监测没有腰丛结构（图 6.14）。向头尾端暴露包括最多 10mm 的椎体，使工作通道与血管解剖结构保持安全距离。下一节描述了在理想的必要解剖单元内放置通道的技术。

6.15 房间设置

可以在中间滑动和折叠的标准手术台非常适合此手术。透视显像设备位于入路侧的对面（图 6.15）。一种可以保持无菌的特殊 C 臂悬垂可以同时允许透视设备从 AP 位切换到侧位图像，对于该手术来说是非常宝贵的（C-Armor；CFI Medical，Fenton，MI）。C-Armor 悬垂减少了对多个无菌 C 臂罩的需要，并提高了操作效率。

6.16 患者体位

麻醉诱导后，将患者置于侧卧位。在脊柱侧凸或严重的冠状位失衡的情况下，由侧凸的凸侧进入，因此也摆放相应的体位以便其入路。在所有其他条件相同的情况下，由于血管解剖结构，我更喜欢经左侧入路，特别是使下腔静脉尽可能远离工作通道。患者的髂前上棘应位于手术台折点的下方。在我职业生涯的早期，我总是把手术台折成锐角，以方便进入椎间盘间隙。外科医生观察到过度成角的手术台会牵拉股神经使其更容易受伤，这引起了我的共鸣，因为我听到了患者在术后几天和几周内抱怨了他们的主观不适。

Molinares 及其同事撰写的一篇关于体位的有价值的文章，研究了体位对 50 例健康受试者的影响。受试者分别被放置在两个位置之一：平直侧卧位或侧卧折刀位。平直侧卧位的患者均未出现神经功能

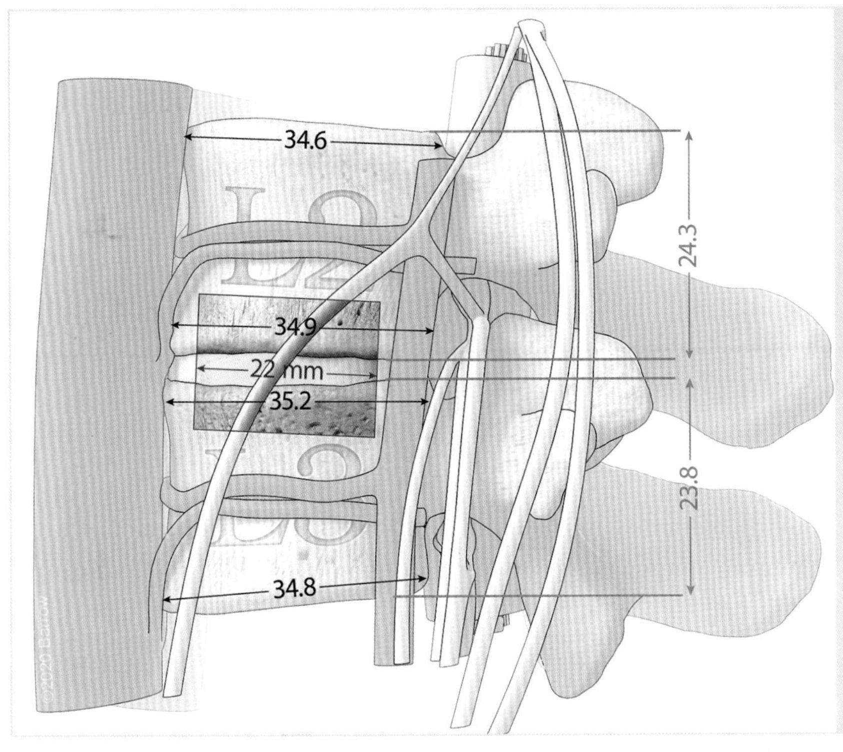

图 6.14　L2~L3 经腰大肌入路所需的解剖单位。L2~L3 水平的血管和神经解剖结构侧视图。Panjabi 及其同事报告的解剖尺寸（mm）奠定了椎间盘间隙侧方暴露 22mm 的解剖学基础，当以椎间盘间隙为中心时，该距离是与节段动静脉以及腰丛各分支的安全距离。偏后的入路不仅会增加腰丛分支损伤的风险，还会增加升腰静脉损伤的风险。注意在 L2~L3 所需解剖单位内的生殖股神经。识别和游离可能是必要的

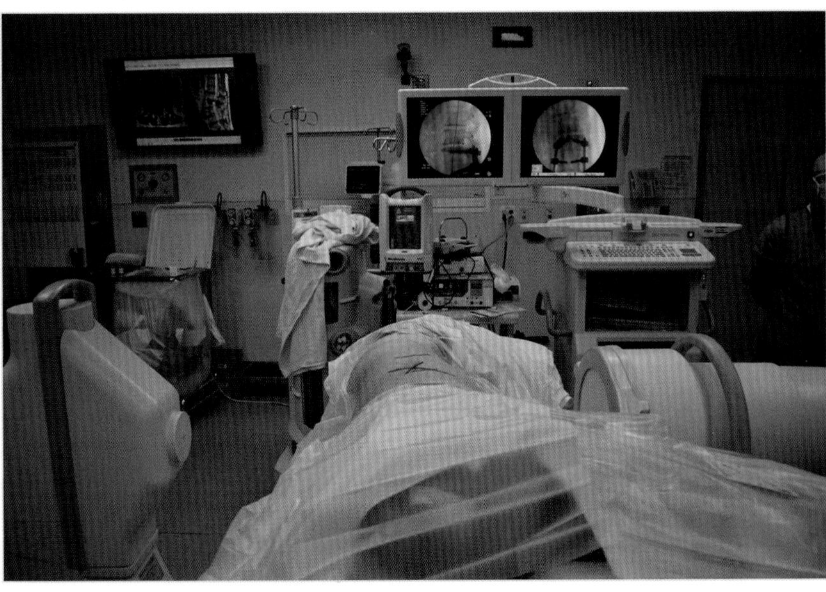

图 6.15　手术室设置。患者侧卧在标准手术台上，该手术台可以左侧朝上折叠，以处理 L3~L4 邻近节段问题，这可以在透视设备的屏幕上看到。外科医生站在患者的后侧，透射设备在其对面

受损，但所有侧卧折刀位的患者均出现神经功能损伤。这些结果提供了令人信服的证据，表明导致神经功能损伤的体位可能比经腰大肌扩张更重要。在阅读完这篇文章后，有一段时间我没有完全折叠手术台，以防止腰大肌、腰丛，尤其是股神经的紧张。然而，我很快发现平直侧卧位的患者无法提供足够的通道。我发现在手术台没有折叠成角的情况下，肋骨是阻碍抵达椎间盘间隙的一个更为突出的因素。从那以后，我又重新折叠手术台以便于入路，但我限制了折叠手术台程度。同样重要的是，我限制了患者处于该体位的时间（图 6.16）。

然而，在某些情况下，解剖条件需要以较大的角度折叠手术台，以允许充分进入椎间盘间隙。无论是否需要折叠手术台，髋部和腿部的屈曲都会减少腰大肌和腰丛的张力（图 6.17）。

凝胶卷放置在腋窝中，以尽量减少对位于下方的上肢臂丛神经的压迫。可以使用衬垫良好的臂板或 Mayo 支架来支撑上方的手臂（图 6.18）。膝关节

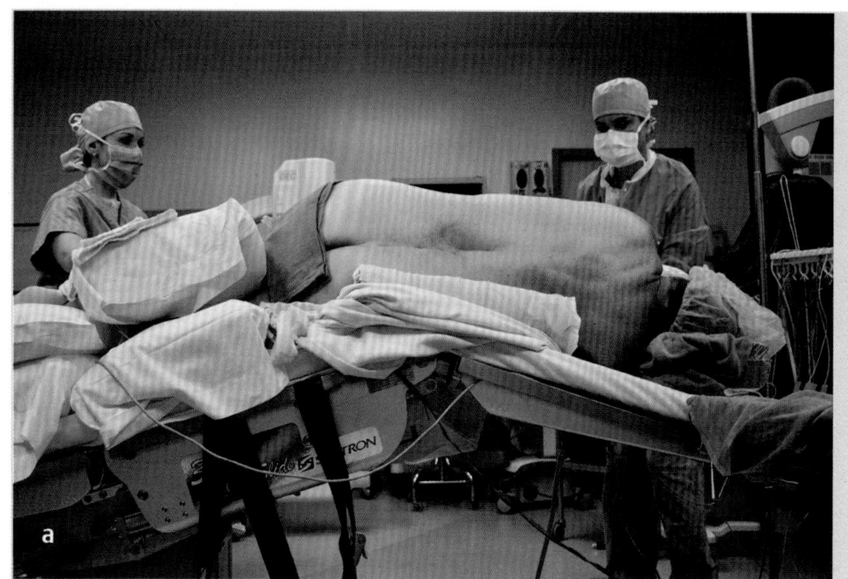

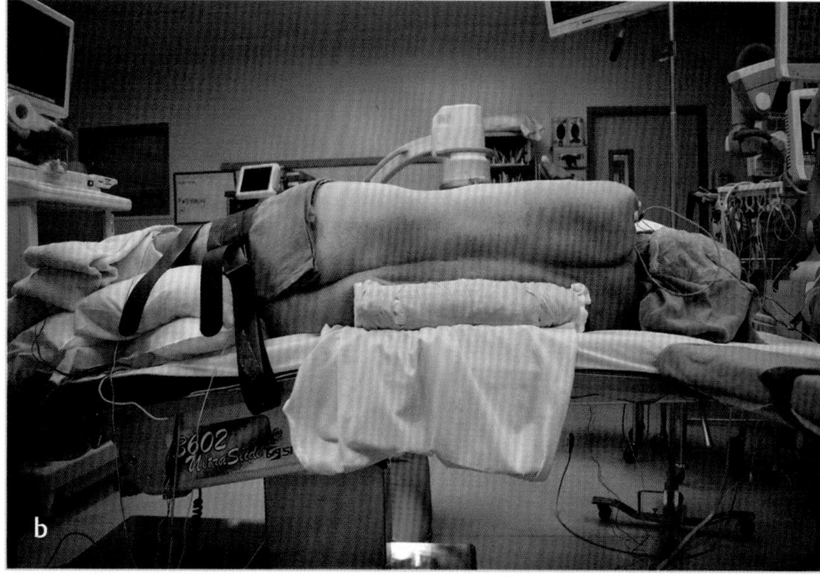

图 6.16 患者体位：折叠手术台。L2~L3 经腰大肌椎间入路的 2 例不同患者的体位照片。a. 第 1 例患者位于 25° 的侧卧折刀位置。Molinares 及其同事确定，处于该体位的患者在 60min 后有神经功能损伤的风险。改良了体位以消除手术台的这种极端角度。b. 第 2 例患者位于侧位，只将手术台少量成角，以将肋骨移开足以改善到脊柱侧方的通道，但如果不能消除的话，也会减少腰丛的张力

图 6.17 患者体位：髋关节屈曲。展示髋关节和膝关节屈曲以减少腰大肌和腰丛神经张力的照片

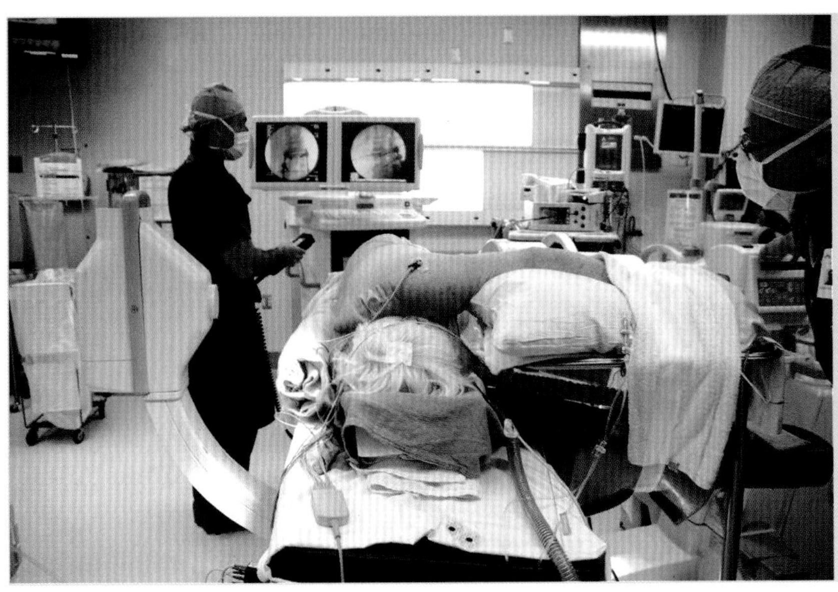

图 6.18　患者体位：手臂摆放。照片显示了位于 L3~L4 经腰大肌入路的患者的俯视图，用于处理 L4~S1 结构上方的相邻节段退变。在这种情况下，使用填充良好的 Mayo 支架来支撑上方的手臂。将腋窝卷置于患者腋下以保护下方手臂的臂丛神经

屈曲，髋部稍微屈曲以减少腰大肌的张力。患者需要完全侧卧，才能获得理想的透视图像。

一旦获得了理想的体位，我就会在手术部位上方和下方用胶带将患者牢固地固定在手术台上。目标是在患者就位后尽量减少脊柱的移动。我早就停止使用沙袋了，这会使透视成像变得复杂。我用 William Taylor 博士创造的“黏性卷”代替了沙袋，它只不过是卷起的毯子，用胶带的黏合剂朝外固定（图 6.19）。这些卷放置在患者的两侧，提供有用的额外支撑，而不会干扰透视成像。然后手术台中间折叠不超过 15°，允许躯干和腿弯曲并打开椎间盘间隙。手术台折叠 15° 使得肋骨对抵达椎间盘间隙入路的影响较小。继续进一步调整手术台（用 Trendelenburg 卧位动作）以保持脊柱的长轴与地板平行，特别是手术节段需要与地板完全垂直。在优化了患者的体位并用胶带固定该位置后，我将透视设备挪进来。

6.17　透视和定位

当患者处于侧卧位时，垂直位置的透视会生成脊柱的侧位图像，而我们习惯于看到正位（AP 位）图像。类似地，在水平位置的透视下采集脊柱的 AP 位图像，通常这会产生侧位图像。因此，在手术团队、外科医生和透视技术人员之间进行交流时，AP 位和侧位的命名可能会造成混淆。为了在心理上纠正侧位前提下 AP 位和侧位图像与透视设备的垂直和水平位置的反转，我现在使用术语“垂直”和“水平”来指代透视的位置。垂直位置的透视生成侧位图像，而水平定位的透视生成 AP 位图像。应用该术语使手术团队对成像的要求更加直接（图 6.20）。

经腰大肌入路透视的主要规则是 X 线管和图像增强器在手术中与脊柱保持完全垂直。完成这项任务的第一步是将患者的脊柱，特别是目标椎间盘间隙，摆放在相对于手术室地板的完美横向位置。任何获得 AP 位或侧位图像的操作都应通过重新摆放患者体位或旋转手术台而不是调整透视来完成。始终保持透视设备与脊柱垂直，允许外科医生在整个手术过程中将所有器械保持在垂直平面内。如果透视中的角度发生变化，外科医生将无法调整进入椎间盘间隙的器械位置以匹配该角度。随着脊柱在整个手术过程中移动，必须对手术台进行更改，以最大限度地减少血管或神经损伤的风险并优化椎间融合器的放置。

6.18　切口规划

在透视镜就位后，获得脊柱节段的初步图像，并微调患者的位置，直到获得理想的 AP 位和侧位图像。微调涉及改变手术台或重新调整患者或两者兼而有之。同样，透视设备的斜面、倾斜角或摆动不应有任何变动，透视镜头必须与手术室地板保持完全垂直。需要摆放体位以使得脊柱节段与手术室的地板垂直。透视镜的底座应该是这样的：透视镜的水平配置可以在不调整摆动的情况下生成完全正交

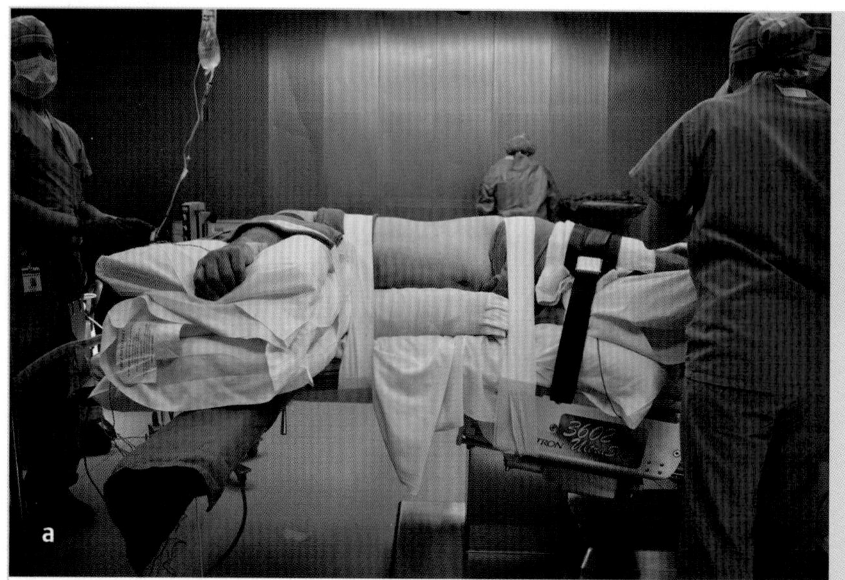

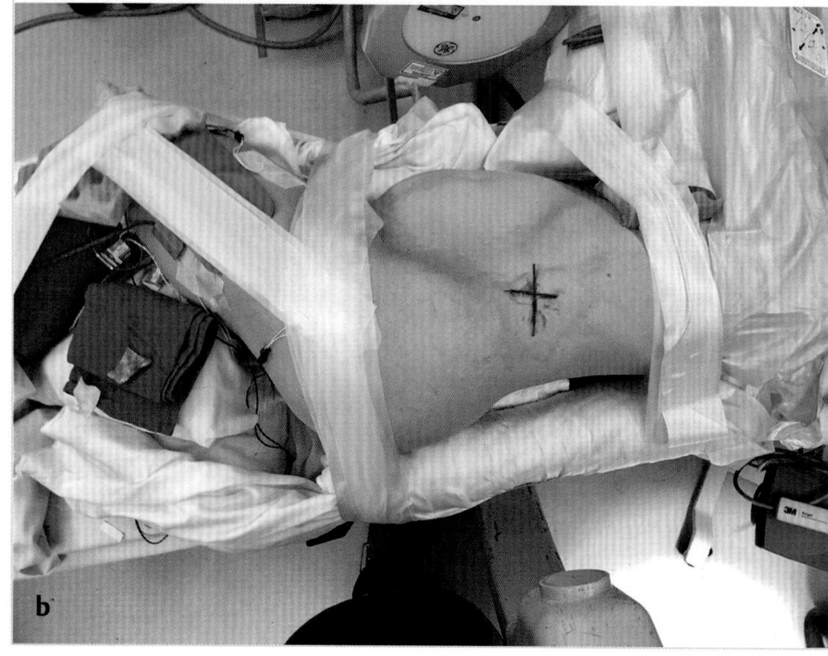

图 6.19 固定患者的位置。a. L3~L4 经腰大肌椎间融合术的患者体位照片。“黏性卷”放置在腹部和腰椎上，然后包含在胶带中，以理想的横向位置将患者牢固地固定在手术台上。b. L2~L3 经腰大肌椎间入路的患者体位整体照。透视设备就位以确认脊柱处于理想侧位，得到理想体位后用胶带固定

的脊柱 AP 位图像，并且透视镜的垂直配置生成完全正交的侧位图像。理想的 AP 位图像是棘突位于同一节段的两个椎弓根的几何中心，并在手术目标节段处可见清晰的终板。从椎弓根到棘突的距离在每个水平上都是等距的（图 6.21）。

理想的侧位图像在要手术的节段处具有清晰的终板和单个椎弓根（即，椎弓根没有双影）。为了使椎弓根在透视图像中成一直线，仅改变手术台以改变 Trendelenburg 卧位的程度，从而使相应节段进入正交位置（图 6.22）。在标记切口之前获得完美的侧位图像，然后用额外的胶带加强患者的位置以固定，这是一项时间投资。花时间将透视装置固定在相对于手术台的位置上也是一项值得的投入。只需松开一根杠杆并旋转 90°，在该位置它可以从水平位置（AP 位）过渡到垂直位置（侧位），而无须执行任何操作。让放射技师确保从水平位置无缝过渡到垂直位置，然后再为患者确定可能出现问题的区域。在悬垂之前练习一两次过渡操作可以识别 90° 过渡中出现的潜在障碍，并极大地提高手术效率。

获得理想的水平位（AP 位）和垂直位（侧位）图像后，我会进一步将患者固定在手术台上，以尽量减少脊柱的移动。在垂直位置的透视镜下，标记切口。有多种方法可以标记建议的切口。一种方法是使用两根克氏针，一根沿脊柱长轴，另一根沿椎

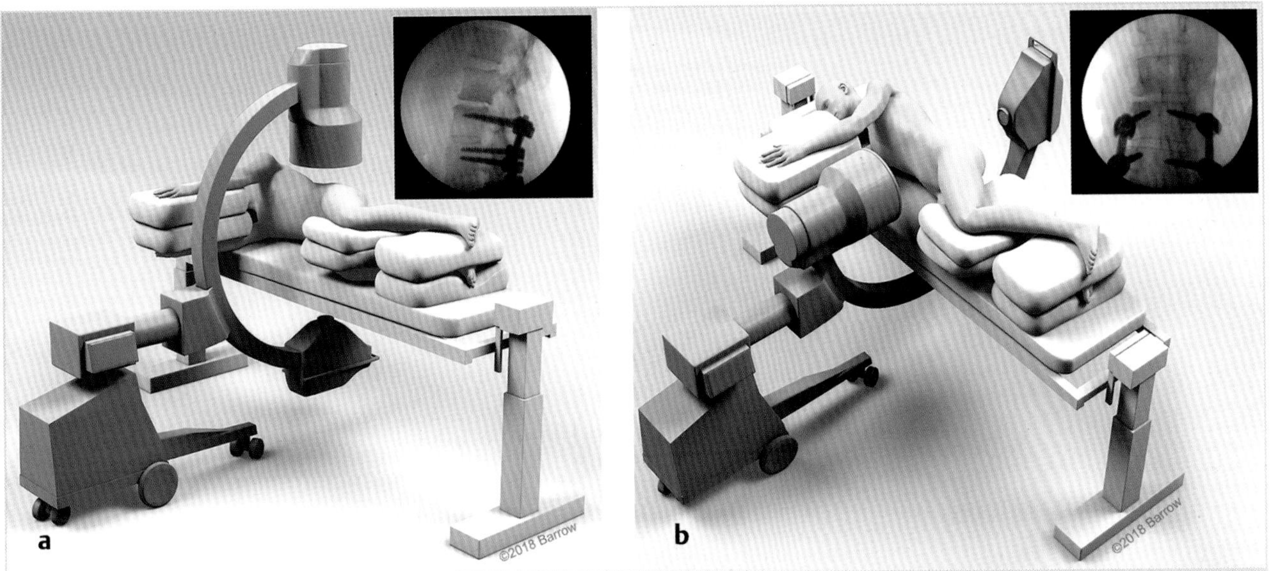

图 6.20　经腰大肌入路腰椎融合术的透视命名法。a. 1 例患者在侧卧位使用垂直放置的透视设备的图示，这会生成侧位图像（透视插图）。b. 侧卧位患者的图示，透视设备处于水平配置，生成正位（AP 位）图像。按照惯例，使用术语"水平"来获得 AP 位图像，使用术语"垂直"来获得侧位图像，以防止通信中的混淆

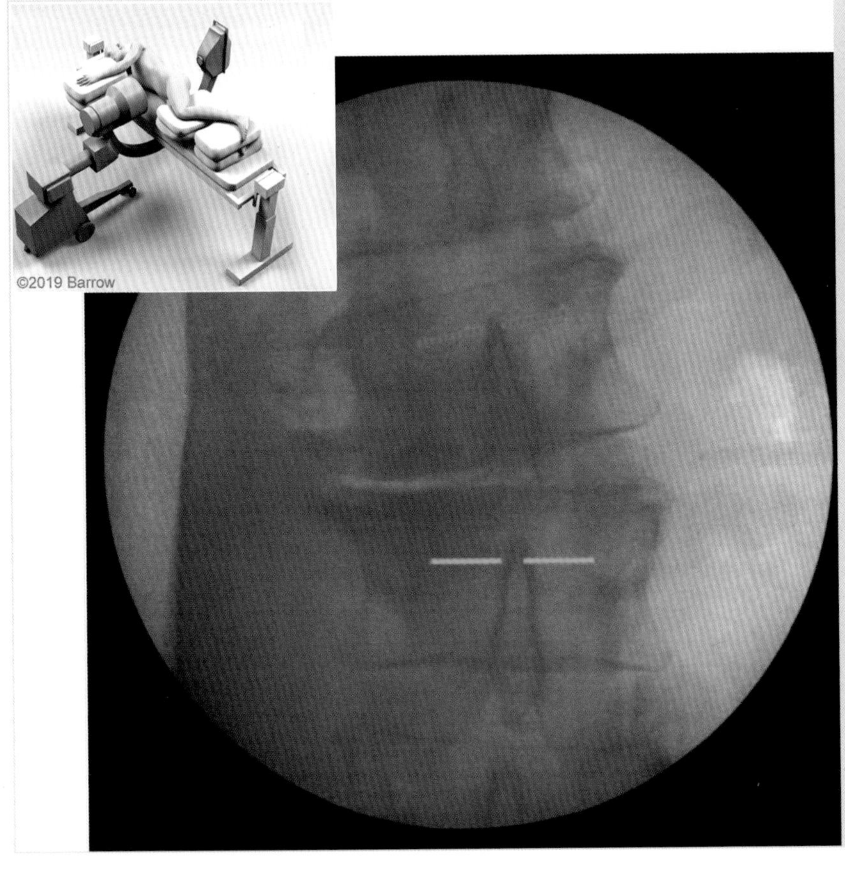

图 6.21　理想的水平位（AP 位）图像。L2~L3 经腰大肌椎间融合的水平图像微调。图中蓝线为 L2 椎弓根至 L2 棘突等距，绿线为 L3 椎弓根至 L3 棘突等距。一旦捕捉到该图像，患者就会被额外的胶带进一步加固，以将脊柱固定在这个位置

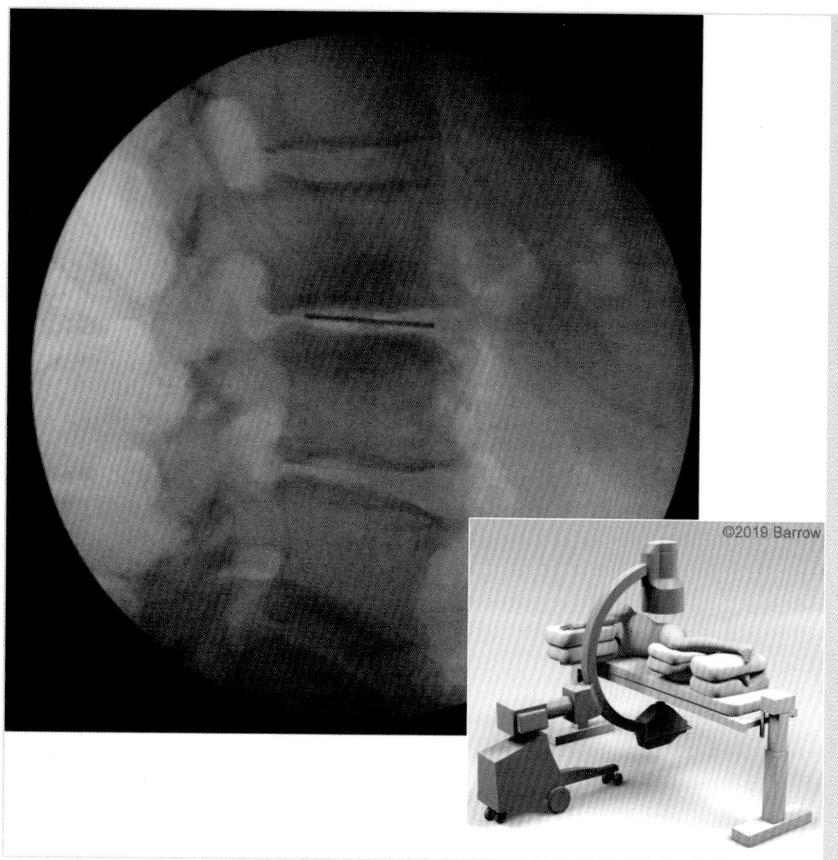

图 6.22 理想的垂直位（侧位）图像。接受 L2~L3 经腰大肌入路腰椎融合术的患者的垂直位图像（插图）。在确保理想的水平位图像后，调整 Trendelenburg 卧位度数，使 L2 和 L3 的椎弓根对齐。结果是 L2 和 L3 终板清晰可见。注意，虽然 L4 椎弓根处有双影，但 L2 和 L3 椎弓根处没有双影。在这张透视图像中，修剪过的克氏针放置在 L2~L3 椎间盘间隙的上方，以帮助规划切口

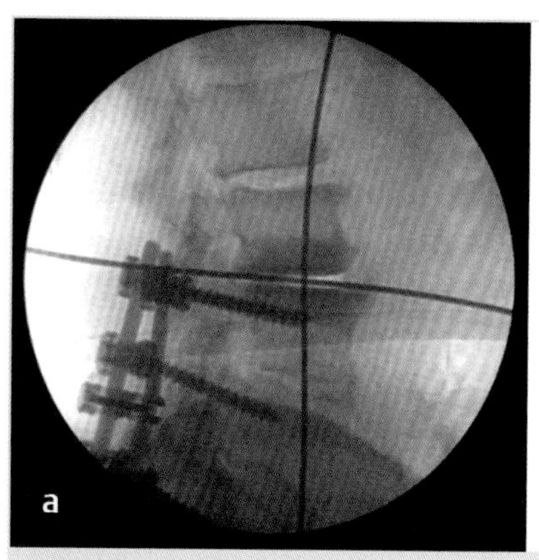

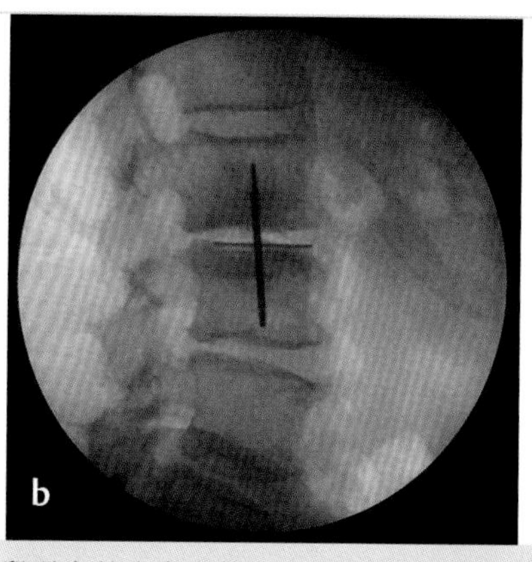

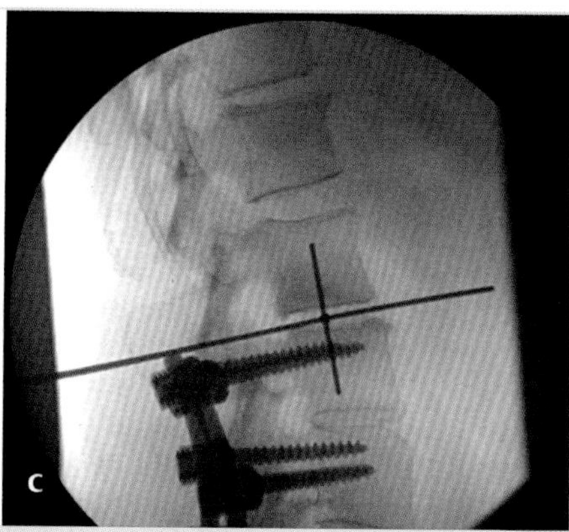

图 6.23 规划切口。a. 在 L3~L4 相邻节段退变的患者中使用克氏针定位透视图像。切口计划在期望的椎间垫片位置上方。请注意，具有清晰端板的理想侧位图像是通过旋转手术台而不是透视镜来实现的。L3~L4 处的"安全区"位于椎间盘间隙的前半部分。b. 用贴在 L2~L3 椎间盘间隙顶部的修剪过的克氏针设计一个切口。这种方法的优点是它允许外科医生避免靠近辐射源。c. 展示使用供应商提供的定位工具来规划切口的垂直位透视图像

间盘间隙（图 6.23）。这两条线的交叉点表示切口的中心点。标记一条表示脊柱长轴的长线和表示椎间盘间隙的第二条线在整个手术过程中作为参考点具有持续价值，可以将器械与椎间盘间隙的中心和脊柱长轴对齐。

我努力实现 2 根克氏针的精确放置，使其与我希望的最终植入物所在位置垂直。如图 6.23 所示，这些克氏针可以被切断或未切断。切割克氏针的优点是我可以将它们贴在皮肤上，并应用控制辐射的平方反比原理：在我自己和 X 线源之间建立距离。我的初步目标基于 Uribe 及其同事描述的、本章前面提到的和图 6.12 中所示的腰大肌安全区。在 L1~L2 和 L2~L3，我标记了椎间盘间隙的中心。在 L3~L4 处，我将该标记稍微迁移、远离腰丛。所有这些标记都

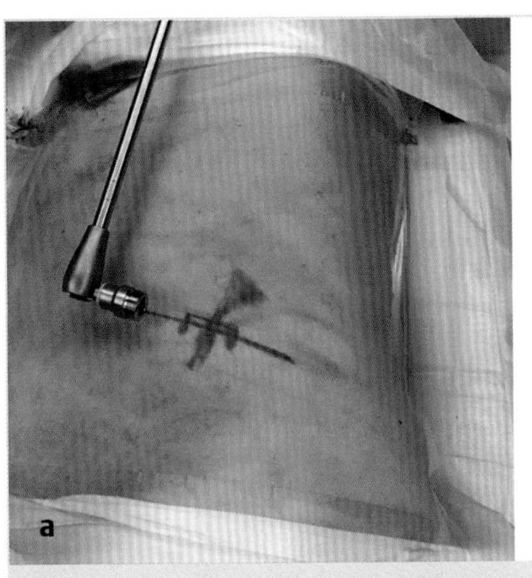
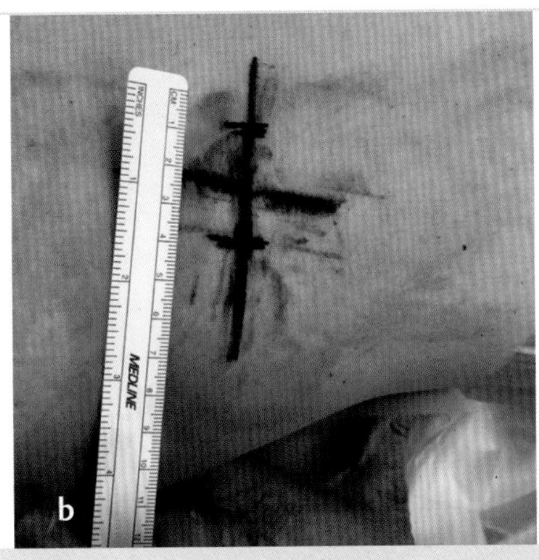
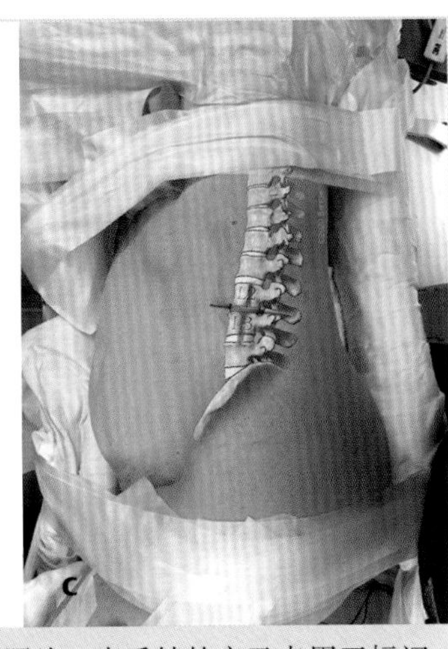

图 6.24　规划切口。a. 从手术台尾端拍摄的用于 L2~L3 经腰大肌入路腰椎融合术的切口照片。克氏针的交叉点用于标记椎间盘间隙和脊柱长轴。这些标记在操作过程中是有价值的参考，以确保器械位于椎间盘间隙的中心。b. 从患者背部紧靠切口顶部拍摄的照片。标记以脊柱长轴为中心并沿椎间盘间隙水平的 30mm 切口。c. 将脊柱叠加在用于 L2~L3 经腰大肌入路的皮肤切口上的图示

是基于腰丛及其分支的解剖结构，随着节段的下降，腰丛占据了越来越多的腰大肌。在 L4~L5 处，目标会稍微靠前；然而，正如前面提到的，我更喜欢在这个节段做经椎间孔入路。

我标记了一个 30mm 的切口，与以脊柱长轴为中心的椎间盘间隙对齐（图 6.24）。为患者做准备并广泛铺单，包括水平位置的透视镜。铺单前应将患者连接到电生理监测，以确保最佳的手术流程。

6.19　电生理监测

电生理监测是经腰大肌入路的必要条件。应适当连接患者以进行自由肌电图（EMG）和触发诱发运动电位的监测。无论是使用神经监测控制台还是依靠电生理学家，都应确保对麻醉和连接进行必要的准备。为此，麻醉师应避免使用长效肌松剂，并且在切开之前必须连续记录 4 次信号。同样重要的是要注意，无论整个病例的电生理信号如何，都可能发生神经损伤。实时、离散的阈值响应仅能为影响运动神经而非感觉神经的腰丛分支提供反馈。因此，生殖股神经仍然脆弱。只有将触发 EMG 的阈值响应、垂直位（侧位）透视图像和解剖结构的直接可视化结合起来，才能让你安全地穿过腰大肌。没有什么能取代对腰丛的理解所提供的解剖确定性，将思考叠加到直视的解剖结构上。知识才是真正的视觉器官。

6.20　手术技术

6.20.1　切开并穿过腹壁层

标记切口后，准备并覆盖该区域。我总是把棘突标记在视野内，这样我就有了另一个可触及的参照点。当我开始初步解剖时，我发现有时用非惯用手触诊棘突会很有帮助。棘突的触诊有助于我在脊柱上进行三角测量。

有两种技术报告用于经腰大肌入路。第一种是双切口技术。在该技术中，在后腹壁上做一个切口，将解剖平面引导到腰大肌上。我从未发现这种“定向”的切口可以额外保证不增加患者感染和不适的风险。在本章中，仅描述单切口技术。

对于单节段手术，我会根据术前透视图像确定的椎间盘间隙立即做一个水平切口。该切口往往位于竖脊肌和背阔肌的外侧，紧靠肋骨下方。单节段手术切口长度不超过 30mm，这是椎体的近似尺寸（图 6.14）。对于双节段手术，我计划沿脊柱长轴做一个垂直切口，并通过该切口在侧腹壁上形成较长的开口以抵达脊柱。

在切开之前，我用利多卡因和布比卡因的混合液充分浸润，然后用 15 号刀片切开。我使用烧灼法解剖 Camper 筋膜和 Scarpa 筋膜，两者都位于腹外肌的表面（图 6.25）。一旦我到达腹外斜肌的浅层，就完全停止使用烧灼法来降低对腹壁神经的损伤风

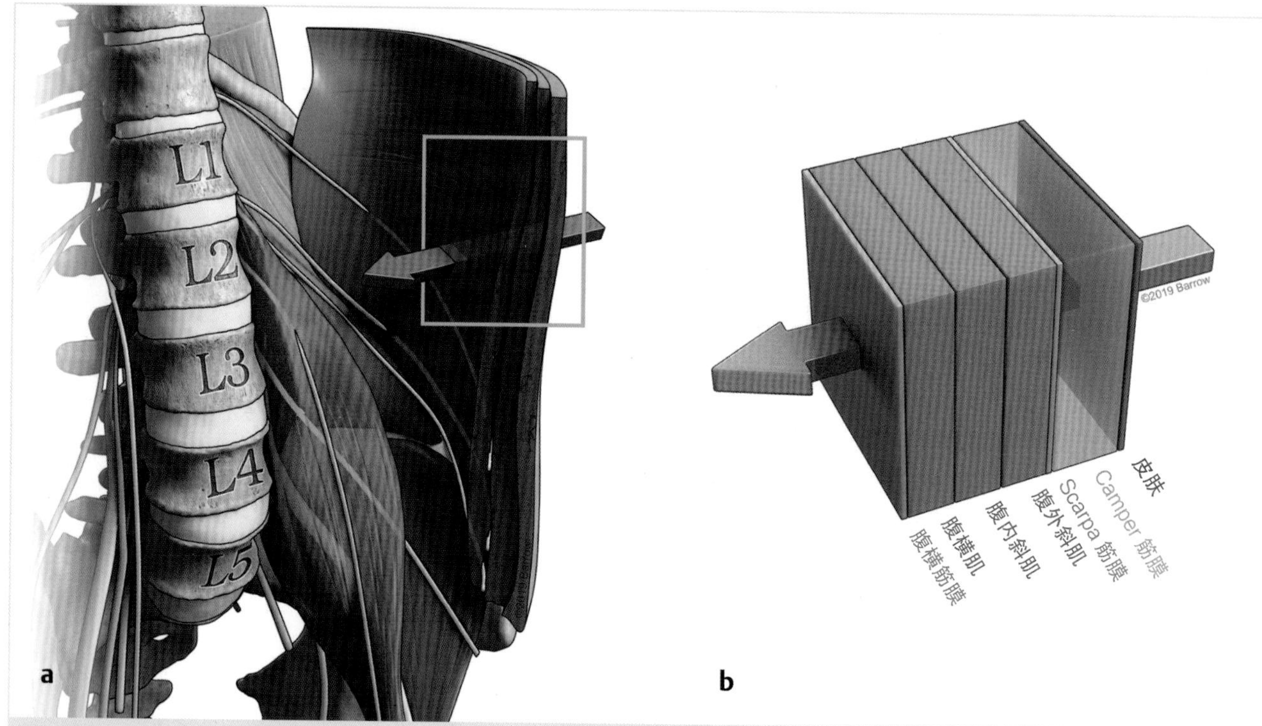

图 6.25 腹壁各层。a. 图 b 所示腹壁部分的位置。b. 从最外层的皮肤层到内部的腹横筋膜。切开后，需要穿过 Camper 筋膜，然后是 Scarpa 筋膜，才能到达腹壁的肌肉组织。从此处，在到达腹横筋膜之前，需要穿过腹外斜肌、腹内斜肌和腹横肌

险。我提醒自己腰丛的分支，它们在腰大肌之外走行，在腹部肌肉内走行。当穿过腹壁的肌肉层进入腹膜后间隙时，肋下神经、髂腹下神经和髂腹股沟神经都存在损伤风险。

我遇到的第一块肌肉是腹外斜肌。使用两个扁桃体止血钳分开肌肉的交叉纤维，来建立一个与椎间隙平行的解剖平面。再次，为了保护肋下神经、髂腹下神经和髂腹股沟神经，我将解剖限制在 30mm 范围内并保持平行于椎间盘间隙。下一层是腹内斜肌，可以通过与腹外斜肌相反的交叉纤维识别。在解剖过程中，应特别注意髂腹下神经和髂腹股沟神经，它们位于这两个肌肉层之间。正如腰丛神经部分所讨论的，这些神经的损伤对患者来说并非无关紧要，应小心保护它们。最后的肌肉层是腹横肌。通过撑开扁桃体止血钳尖端的方法，我到达了腹横筋膜。需要对止血钳的尖端施加稍微更大的向下压力，以在腹横筋膜上形成一个开口。当展开止血钳时，向下凝视，我看到明显的腹膜后脂肪。我现在肯定知道我在腹膜后间隙。腹横筋膜可能非常有限，因此我确定了已经构建了一个与椎间隙平行的横跨整个皮肤切口长度的解剖切口。

6.20.2 腹膜后间隙定位

进入腹膜后间隙后，我开始调整我的思路，并开始用手指钝性解剖，重建深部的解剖结构。触及腰方肌，然后从这里开始摸到横突。我发现用惯用手识别横突并用非惯用手在皮肤触诊棘突间隙是有帮助的。这两个触觉输入的组合帮助我定向并在椎间盘间隙上进行三角测量。最突出的横突始终是 L3，而且通常情况下，如果我此时拍摄透视图像，我会发现自己位于该位置。如果我在 L2~L3 水平上进行手术，那么我将手指从长横突向上滑动，并使用内镜 Kittner 钝性分离器确认 L2~L3 间隙。如果我在 L3~L4 处操作，我将手指向下滑动并确认 L3~L4 间隙。对于 L1~L2，第 12 根肋骨是一个标志，无疑可以看到胸膜。有时，需要移除至少一部分肋骨。尽管肋骨不一定会阻止我进入椎间盘间隙，但它确实会改变进入口的轨迹，从而影响器械进入椎间盘间隙的轨迹。

在横突上，小心地将手指滑过腰大肌并触诊椎间盘间隙和椎体的前部。重要的是确保腰大肌上方有一个游离平面，以防止对腹膜造成任何损伤。触

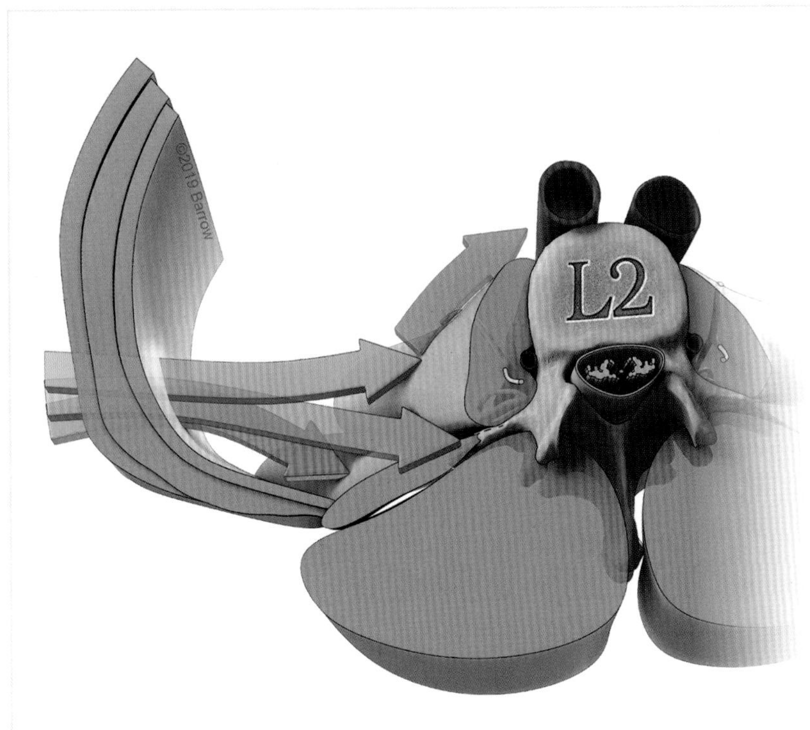

图 6.26 在经腰大肌入路中重建深层解剖结构。腹膜后经腰大肌入路轴向视图的图示。在穿过腹壁和腹横筋膜的肌肉层后，进入腹膜后间隙。首先触诊腰方肌（红色箭头），然后触诊横突（蓝色箭头）。从那里轻轻触诊腰大肌（绿色箭头），并在腰大肌（紫色箭头）上方游离出一个平面，以确保可以轻松地抵达肌肉。触诊腰大肌时，重要的是，要记住生殖股神经在其表面走行，不应误认为是粘连

摸手术目标：椎间盘间隙。椎体和椎间盘间隙有着明显的触感。皮肤标记、术前透视和解剖触诊相结合，可在重建深层的解剖结构，并帮助我们在整个手术过程中保持方位（图 6.26）。

应始终关注腹膜及其内容物。然而，还应该确信患者的体位已经移动了腹部内容物，可以在脊柱侧方上创建安全通道。Deukmedjian 等对侧卧位对腹部内容物影响的形态测量研究是一篇关于经腰大肌入路方法的必读文章，它可以让你对腹膜后空间的定向能力充满信心。那篇文章中的轴位磁共振成像（MRI）显示了大血管和腹膜在仰卧位，以及在左右侧卧位时的移位程度。这些很有震撼力的图像，需要熟悉并在你的脑海中记住。

6.20.3 横穿腰大肌

根据术前皮肤标记对椎间盘间隙进行触诊，可以可靠地确定手术目标。我发现在这部分手术中使用内镜 Kittner 钝性分离器很有帮助。这些器械细长且笔直，带有不会脱落的纱布尖端，并且非常有助于将腹膜固定在经腰大肌通道前方。将一根手指放在椎间盘间隙的前面，将内镜 Kittner 钝性分离器引导到椎间盘间隙并将其固定在那里，在此过程中我充分认识到我所在位置前方的血管解剖结构。使用内镜 Kittner 钝性分离器安全地游离腹膜并推向前方，我现在可以开始穿越腰大肌（图 6.27）。

所有市售系统的共同点是某种形式的触发式 EMG 刺激会传递到初始导引器或扩张器的远端。将导引器或扩张器放到腰大肌表面，期间伴随连续触发 EMG 刺激运行。阈值越低，扩张器越靠近股神经。一些系统提供有助于定位股神经的定向刺激。在这些系统中，当阈值从低变为高时，单象限刺激的方向在股神经之前，并已经确定了安全通道。无论使用哪种系统，目标都是在低阈值且没有任何神经去极化的情况下穿过腰大肌。在使用导引器穿过腰大肌之前，通过用示指触诊解剖表面来了解椎间盘间隙（图 6.27）。我提醒自己横突的位置，然后触诊椎间盘间隙的前部，直到我开始感觉到前方椎体出现落空感。通过这种方式，可以定位出椎间盘间隙的前后边界。然后将示指向后滑动几毫米，并在持续刺激下将导引器的尖端放在腰大肌上。导引器的位置应与脊柱完全垂直，并沿着皮肤上标记脊柱长轴方向。水平位（AP 位）图像确认节段和轨迹（图 6.27b）。在穿过腰大肌之前，我拍摄了一个垂直位（侧位）图像，以确认阶段和导引器相对于椎间盘间隙后部的位置。

在确认节段和神经监测安全的情况下，我将导引器或初始扩张器放在腰大肌表面，并拍摄垂直位

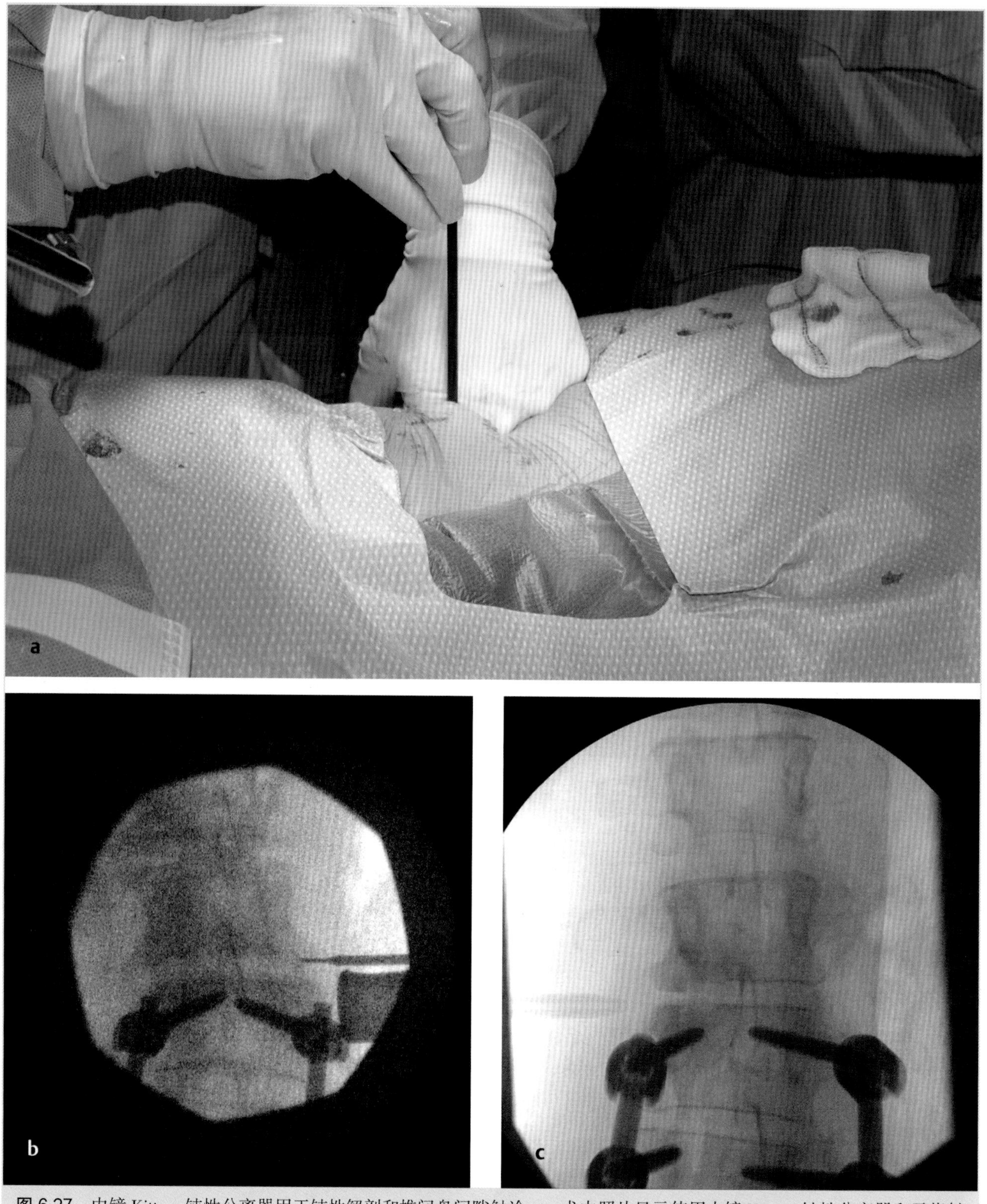

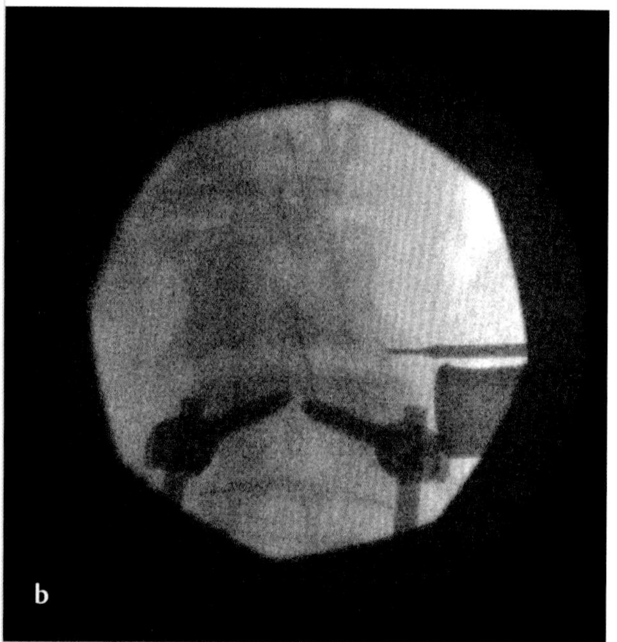

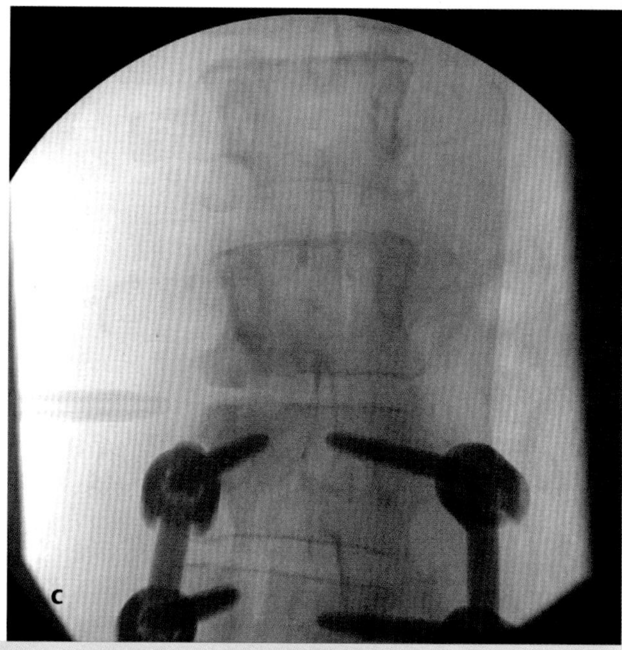

图 6.27 内镜 Kittner 钝性分离器用于钝性解剖和椎间盘间隙触诊。a. 术中照片显示使用内镜 Kittner 钝性分离器和示指触诊椎间盘间隙。请注意，内镜 Kittner 钝性分离器与脊柱保持垂直并与切口对齐。这样的位置可靠地确保 Kittner 钝性分离器位于预期的手术目标上。b. 水平位（AP 位）图像确认初始导引器的位置。请注意，当导引器沿脊柱长轴通过并保持在垂直位置时，从一开始就标记的目标水平可以被可靠地定位在一个图像中。c. 水平位（AP 位）图像展示了使用放置在腰大肌上的扩张器。在穿过腰大肌之前，获得一个垂直位图像以确认经安全区穿过腰大肌并抵达椎间盘间隙

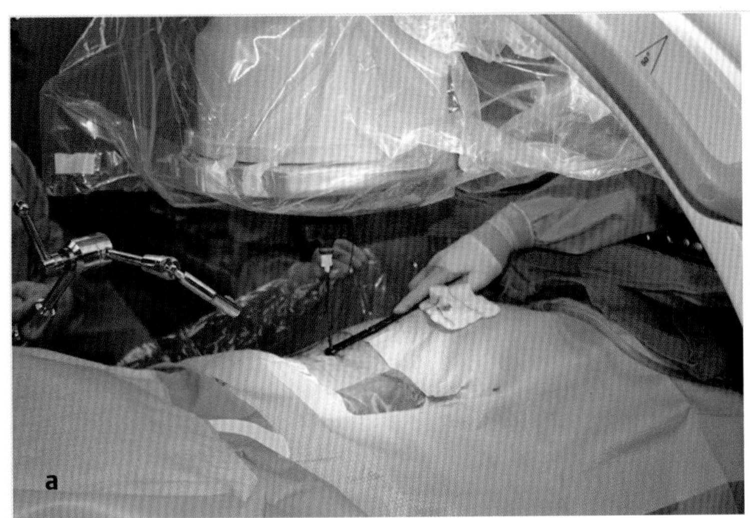

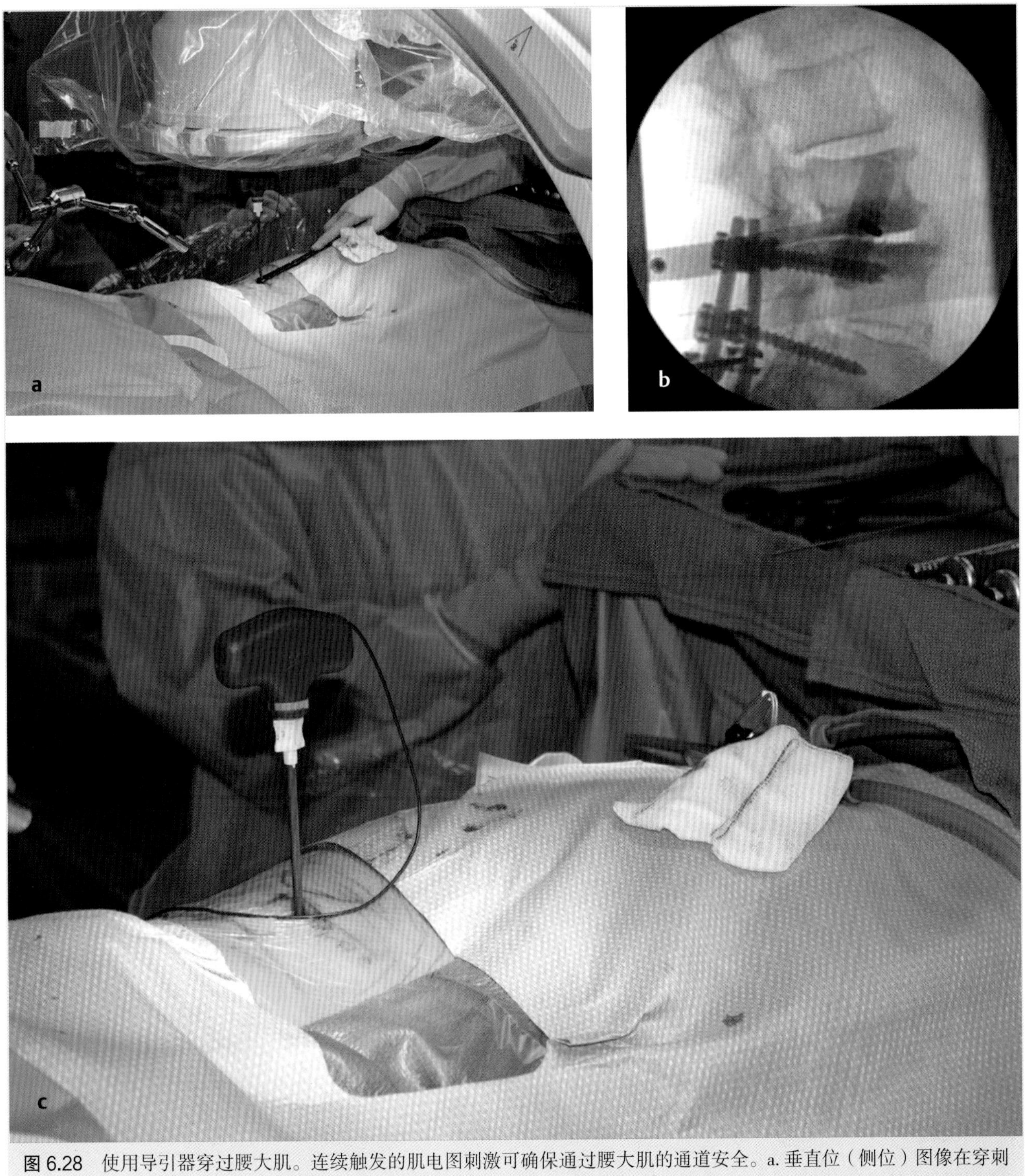

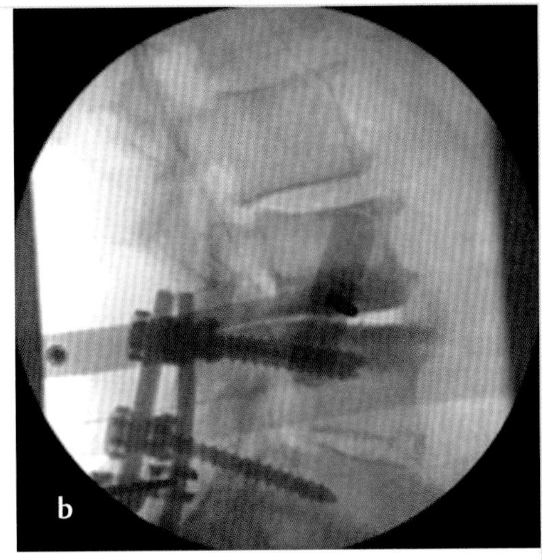

c

图 6.28　使用导引器穿过腰大肌。连续触发的肌电图刺激可确保通过腰大肌的通道安全。a. 垂直位（侧位）图像在穿刺纤维环之前确认椎间盘间隙内的位置。b. 准直光束低剂量垂直位透视图像显示了导引器位于椎间盘间隙后部。c. 当确认椎间盘间隙中的理想位置时，推进导引器。注意器械垂直

图像以确认椎间盘间隙内的位置（图 6.28）。在此过程之前或期间对腰丛产生任何刺激都可靠地表明我的位置在腰大肌内太靠后了。如果发生这种情况，我不会在此时拍摄图像；相反，我移动了导引器或初始扩张器，然后在更靠前的位置重新开始操作。

在获得水平位（AP 位）和垂直位（侧位）图像之前，我不会推进导引器或扩张器。理想的位置是尖端位于 Uribe 等报告的安全区域内（图 6.12）。在这一点上，根据在透视中看到的，我可能会做一些细微的调整，无论是向前还是向后，以达到理想的位置。对初始

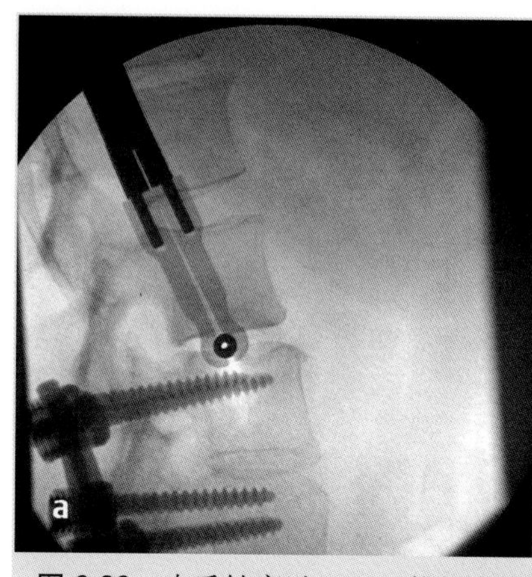

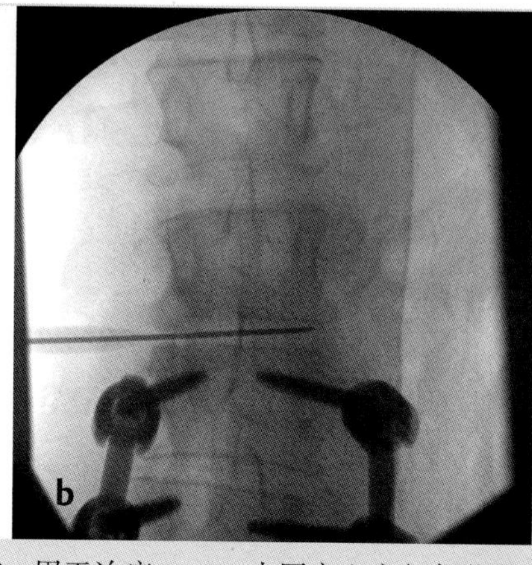

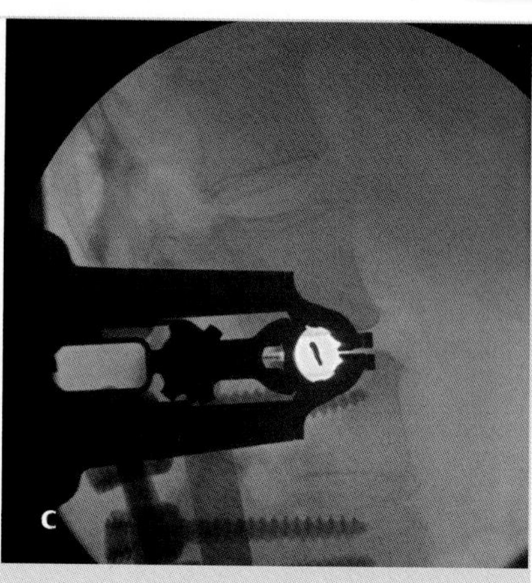

图 6.29 克氏针穿过 L2~L3 椎间盘间隙，用于治疗 L3~L5 内固定上方相邻节段退变的患者。a. 放置在腰大肌上方的初始扩张器的水平位（AP 位）透视图像，以确认安全进入区域的位置，通过连续自由运行的肌电图监测开始扩张腰大肌。确认安全区后，我将克氏针穿过椎间盘间隙。b. 水平位（AP 位）图像显示克氏针穿过椎间盘间隙。c. 额外的垂直位（侧位）透视图像，确认了由克氏针位置引导下通道与安全区的相对位置

扩张器或导引器的位置感到满意，我安全地穿过腰大肌，而不会刺激腰丛，刺穿纤维环并进入椎间盘间隙。此步骤后的任何重新调整位置都需要重复上述步骤，以尽量减少对腰丛的损伤风险。

在达到理想位置且腰丛没有任何去极化的情况下，根据我使用的系统，我要么移除导引器的尖端并将克氏针穿过椎间盘间隙，要么将克氏针穿过第一个扩张器。将克氏针穿过椎间盘间隙，但没有穿透对侧纤维环（图 6.29）。我将一个扩张器放在另一个上以扩张腰大肌。需要对椎间盘间隙进行细致的扩张以暴露必要的解剖单位。与本入门专著中描述的各种其他操作不同，没有使用经腰大肌方法。相反，在持续向下压力和连续 EMG 监测下，旋转扩张器对于优化通道 – 脊柱接口是必不可少的。一旦最终直径的扩张器穿过腰大肌，可刺激直径周边以确保在低阈值下股神经不会去极化。深度由最终扩张器上的标记测量，可扩展的最小通道固定到位。安装在工作台上的臂通常固定在手术台的对侧、手术部位的上方，以使外形最小化。取出扩张器，同时将克氏针保持在位，直到 AP 位和侧位透视确认放置理想（图 6.30）。

6.20.4　暴露必要的解剖单元

我将光源连接到通道并向牵开器内观察，以确保工作通道内没有相关结构，特别是生殖股神经。无论在哪个节段，我都会寻找这根神经，但是当我在 L2~L3 处操作时，我敏锐地意识到它的存在。只需要沿着腰大肌的纤维用长 Penfield 解剖器轻轻地解剖，就可以确定或排除通往椎间盘间隙的通路中是否存在生殖股神经。我清楚地记得在我早期的一个病例中遇到了生殖股神经。我试图刺激它并询问电生理医生，而他没有发现刺激对神经根有任何激惹。实际上，我并没有意识到我在看什么，这在事后看来是显而易见的（但关于腰丛的解剖学文章在 2008 年还没有）。生殖股神经是一种感觉神经，在电生理监测中不显示刺激。然而，我发现对根部进行牵拉会在患者浅麻醉时增加心率和血压，这可能代表了一种间接的神经监测形式。

如果确定了生殖股神经，那么问题就变成了向哪个方向游离它。正是在试图回答这个问题时，我的解剖学知识首先成为一种负担。我的推理是，在 L2~L3，由于股神经从第二区延伸至 L3~L4 的第一区，因此应向前方移动该神经。在我早期的病例中，我不遗余力地向前游离。这种教条主义的做法是错误的。答案是，应将神经以最小牵引力向远离损伤的方向游离。当我碰到这根神经时，我将它向前或向后移动，看哪个方向最有利于将它固定在进入口刀片后而不需要牵引或用 Penfield 解剖器将它往后拉。我还在水平位（AP 位）和垂直位（侧位）图像上评估了通道相对于椎间盘间隙的位置。如果通道需要向前、向后、头侧或尾部移动 1mm 左右，可以进行微调并通过松开和拧紧安装在桌面上的臂来固定它们。

一些系统有椎体螺钉，可将通道牢固地固定在脊柱上；其他系统具有进入椎间盘间隙并以这种方式固定通道的垫片。熟悉技术和解决问题的能力比通道本身的类型更重要（图 6.31）。

穿过腰大肌并固定通道是该手术中技术要求最高的部分。手术的早期阶段类似于将克氏针穿过齿状突骨折进行齿状突螺钉手术。一旦克氏针穿过齿状突骨折，该手术的技术要求高且风险高的部分就完成了。同样，一旦通道固定到最佳位置，该过程中技术要求高的部分就过去了。椎间盘切除术和椎间处理可能是手术中最直接的部分。

用 Penfield 解剖器在腰大肌内切开一个平面，纤维环的明显外观立即映入眼帘。如前所述，在通过通道凝视时，应再次确保没有看到腰丛的任何分支。顺利的时候，可以看到几股覆盖着椎间盘纤维环的细腰肌。此时遇到的腰大肌数量将与腰椎水平成正比。在 L1~L2 处，会有 1~2 股肌肉。在 L2~L3 处，腰大肌将开始成形，但仍然相对较薄。在 L3~L4 处，

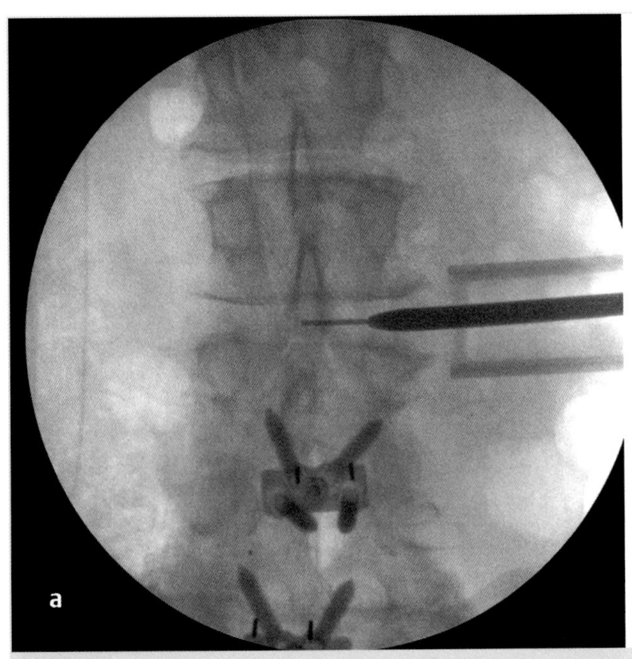

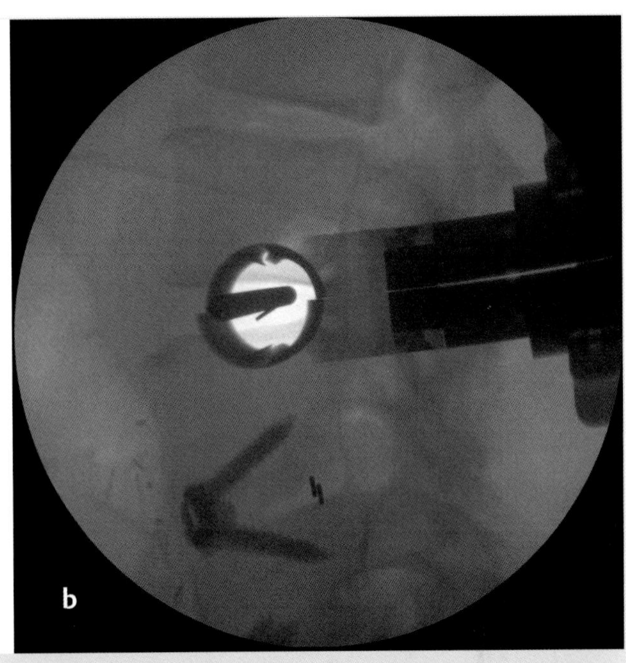

图 6.30　确认 L3~L4 经腰大肌椎间入路的通道位置。a. 水平位（AP 位）透视图像显示通道的垂直位置。b. 垂直位（侧位）图像显示通道稍微靠后的位置；然而，触发肌电图刺激没有提示腰丛去极化。在这两张图像中，首个扩张器和克氏针都保持在原位

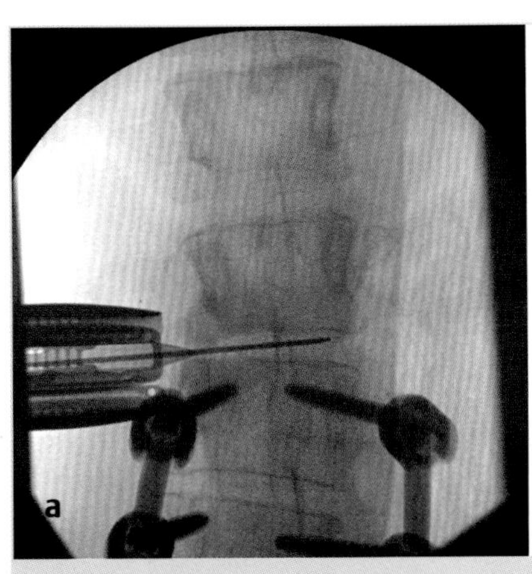

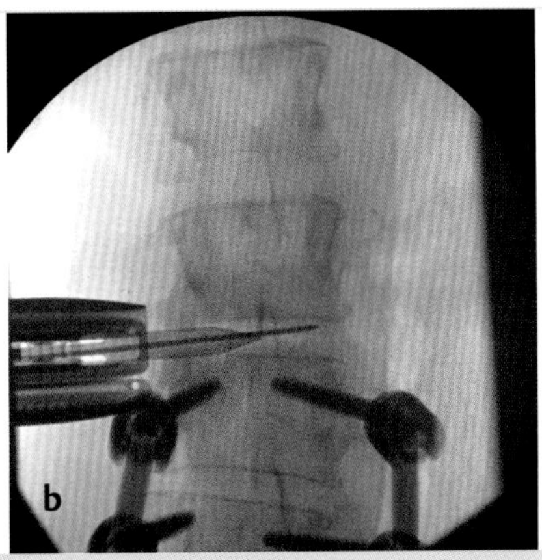

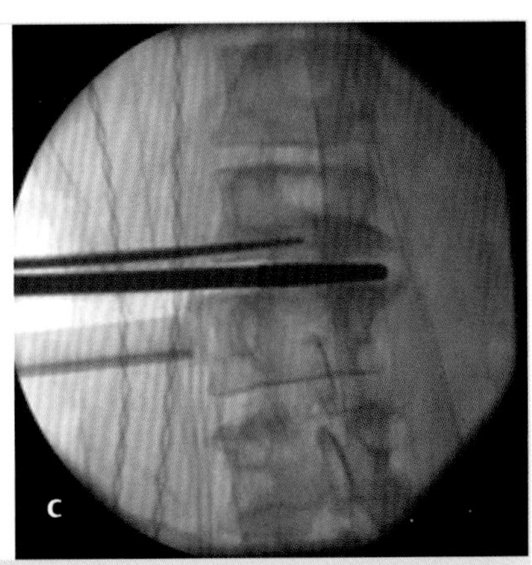

图 6.31　使用垫片或椎体螺钉进一步固定进入口。a. 水平位（AP 位）透视图像，展示了垫片的使用。在放置垫片之前，需要通过监测和直接可视化来探索建议的垫片路径。b. 一旦建立了安全通道，就推进垫片。c. 垫片的替代品是用于其他系统的椎体螺钉。这两个选项都可以防止进入口从必要的解剖单元迁移

有潜在的大量的肌肉。同样，我对 L4~L5 节段的理念在前面已经说得很清楚了。

此时，只需使用内镜 Kittner 钝性分离器或 Penfield 解剖器轻轻扫动即可进一步暴露椎间盘间隙。当整个椎间盘间隙被腰大肌覆盖时，会出现更具挑战性的情况。在这些情况下，一个大的 Penfield 解剖器被用来穿过腰大肌，并建立一个进入椎间盘间隙的解剖平面。在整个分离过程中，持续电刺激和再刺激是必不可少的，因为可能会遇到神经。如前所述，通常需要安全地将生殖股神经从椎间盘间隙的工作通道向外移动。有时，由于腰大肌的尺寸（尤其是 L3~L4），需要使用大型 Penfield 解剖器或内镜 Kittner 钝性分离器来牵开腰大肌。在这种情况下，可以实现椎间盘间隙的初步暴露并重复扩张过程。在直视下将初始扩张器放在椎间盘间隙上，并再次扩张到通道的直径。直视下的逐步扩张是一种手术时间的投资。优化通道 – 椎间盘间隙接口将提高手术效率，优化椎间盘间隙可视化，并减少术后不适。

在切开椎间盘间隙之前，使用刺激探针来评估周长，当然还有邻近切开纤维环的情况。我将在整个暴露区域周围移动探头，确保不会刺激腰丛。我使用 11 号尖刀片做一个大纤维环切口，跨越了牵开器提供的整个暴露区域（图 6.32）。正如本书通篇所提到的，对于微创外科医生来说，了解所使用的各种通道的确切尺寸是至关重要的。在这种情况下，我使用通道的直径范围为 16~22mm。通道的位置良好，很少需要在其头尾方向打开牵开器。但是，对于带有第三刀片的入路孔，点击几下第三刀片就能将腰肌扫向前方，进一步进入椎间盘间隙的前方。在椎间盘切除术时，腰大肌的肌肉收缩可能不允许一次性暴露所有椎间盘间隙。使用内镜 Kittner 钝性分离器或长刺刀形 Penfield 解剖器可以进一步向后推离腰大肌，从而能够安全地延长纤维环切口。

6.20.5 终板保护

当我开始准备椎间盘间隙时，在我脑海中最重要的是头端和尾端骨皮质终板的完整性。任何一个骨皮质终板的损伤都是不可逆的。根据作者的经验，侵犯终板会使患者术后的生活轨迹截然不同，不适感增加，椎间植骨有下沉的风险，治疗效果也不理想。因此，采取明确的措施可以用来降低骨皮质终板损伤的风险。首先，避免使用能够切割骨头的椎间刮刀，就像在执行微创经椎间孔腰椎融合术时所做的那样。这些刮刀很锋利，在冠状位严重失衡的椎间盘间隙中，它们可以刨出椎间盘间隙塌陷的骨皮质终板。相反，可以使用钝性椎间盘牵开器来打开椎间隙。这些器械仍然可以侵犯骨皮质终板，但程度低于平行于终板使用时的程度。其次，尽管我

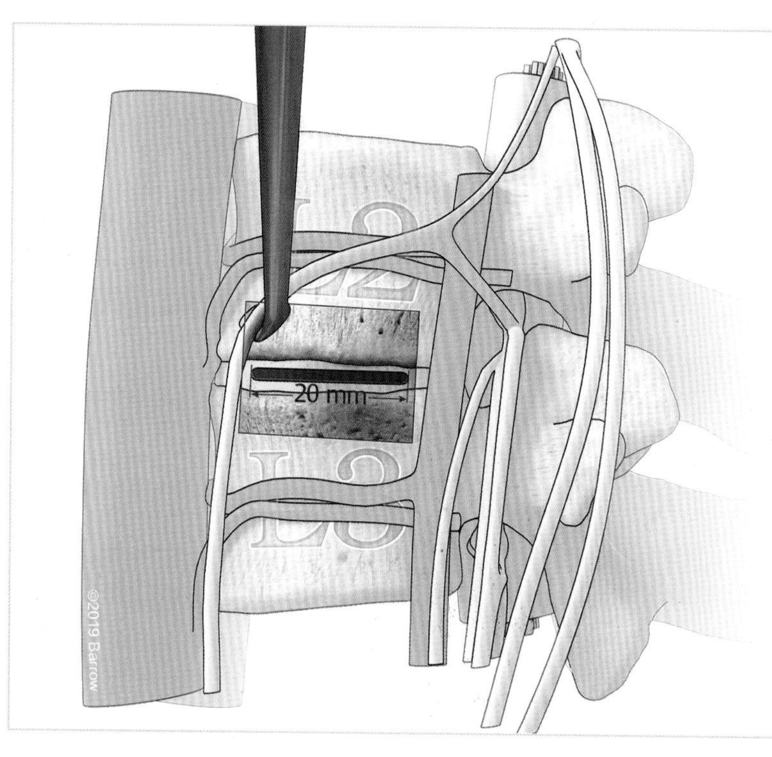

图 6.32 经腰大肌入路腰椎融合术的纤维环切开。已经进行了长约 20mm 的纤维环切开，这几乎是椎间盘间隙的 2/3。完成椎间盘切除术，为融合准备终板并放置椎间融合器

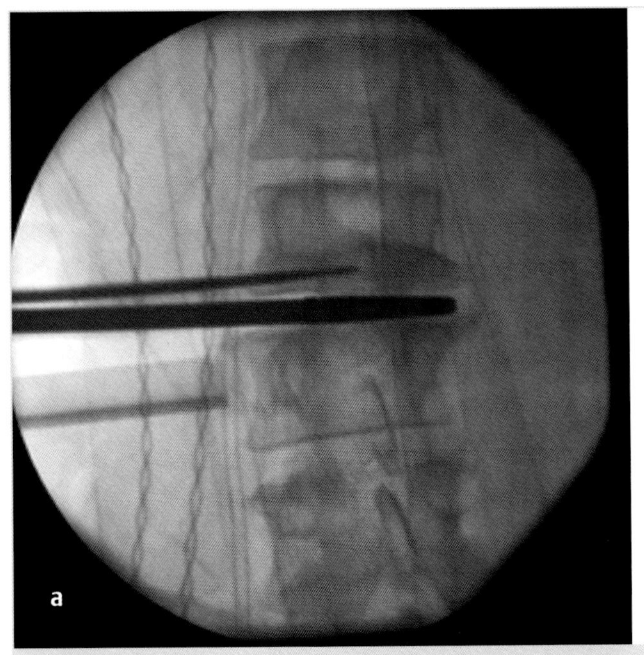

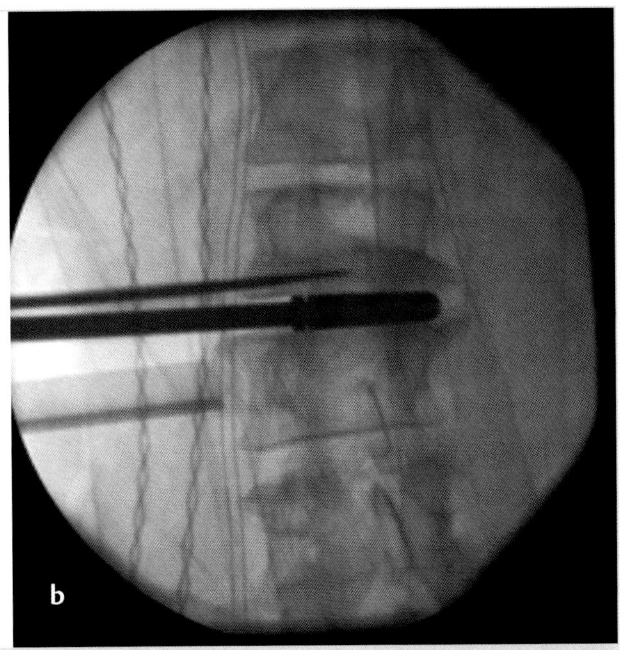

图 6.33　术中正位透视图像。a. 透视下楔形牵开器的位置，以防止破坏终板。b. 一旦就位，旋转牵开器以扩大椎间隙。请注意，尽管从理想图像开始，但该图像并不理想。仔细分析 L3 相对于椎弓根的棘突表明患者已旋转远离外科医生。这种体位旋转常发生在手术过程中。随着椎间隙操作的继续，手术台向外科医生旋转以获得理想的透视图像

不喜欢透视，但当使用骨刀或楔形牵开器时，我会透视以确保完全与椎间隙平行。这些额外的辐射剂量可以防止错误的轨迹进入终板。

纤维环切开后，使用垂体咬骨钳和 Kerrison 咬骨钳去除椎间盘。有时，在严重塌陷的椎间盘间隙中，即使是较小的 Kerrison 咬骨钳和垂体咬骨钳也无法进入椎间隙。在这些情况下，需要使用骨凿或楔形牵开器来进行椎间隙的初步撑开（图 6.33）。同样，在使用这些器械时需要小心不要破坏终板。如前所述，我通过透视使这些器械与椎间隙完全平行，以尽量减少发生此类事件的风险。

利用楔形牵开器和钝性旋转牵开器连续增加椎间盘高度直到松解对侧纤维环。在椎间盘准备阶段中，此时的目标是创建一个可以使器械通过的工作通道。

6.20.6　松解对侧纤维环

必须松解对侧纤维环以改善冠状位失衡和恢复椎间高度。在这样做时，我永远不会忘记在对侧纤维环的另一侧存在对侧腰大肌和腰丛。当我松解对侧纤维环时，我总会让电生理医生知道，这样他们就能保持警惕，并通知我对侧腰丛的任何活动。我们花了很多时间才尽我们所能保护同侧腰丛并尽量减少对同侧腰大肌的破坏。我现在挥舞着一个大型 Cobb 和一个木槌，目的是将对侧纤维环的纤维分开，但对侧腰大肌和腰丛就在纤维环的旁边。此操作有可能对对侧腰丛和腰大肌造成伤害。同样，尽管我不喜欢进行透视，但这种情况是比手术其他步骤更多地使用透视的阶段之一。

松解对侧纤维环需要熟悉松解时的触觉并通过水平位（AP 位）透视图像确认松解。我更加强调松解时的触觉，因此当我手上感觉到松解完成时再用透视成像确认。我开始使用椎间型长柄 Cobb，将其插入椎间盘间隙并用木槌轻敲对侧纤维环一两下。Cobb 上有一个小角度，让我可以首先关注纤维环的上侧。水平位（AP 位）透视图像确认已离开终板并位于椎间盘间隙的侧面。然后我开始用木槌敲击，直到我感觉到明显增加的阻力反馈。Cobb 的尖端现在牢固地抵靠在对侧纤维环与椎间隙上方交界处，并处于将其分开的临界。用木槌更加用力地敲击 Cobb 手柄一两次，当 Cobb 将对侧纤维环分开时，增强的阻力突然消失，就像活板门在我脚下坍塌一样，这提供了另一种明显的触觉反馈。

类似地，在整个过程中的一系列透视图像将证明 Cobb 的位置变化很小，可能会前进几毫米。一旦

活板门倒塌，穿过纤维环，透视图像将变化明显。从一个图像到下一个图像，Cobb 的前进将超过 1cm（图 6.34）。

随着对侧纤维环上止点分开，我将注意力集中在下止点的分离上。为此，我将 Cobb 的角度朝向纤维环向下插入椎间隙并重复该过程。诚然，当纤维环的上部已经松解时，其触感与初始松解的感觉不同，因为对侧纤维环已被初次松解减弱了。同样，透视是一种非常有价值的导航方法，可以最大限度地减少终板和对侧腰骶神经丛的损伤风险。

对侧纤维环的松解可以恢复椎间隙高度，因此，随着刮匙去除软骨终板和垂体咬骨钳去除椎间盘，可以提供更宽敞的椎间隙通道。如果在松解对侧纤维环后椎间盘塌陷仍然存在，并且器械进出椎间隙仍然困难，我将在椎间隙的塌陷部分插入一个桨形牵开器并旋转它。我移除手柄并在椎间隙内操作，无论是在桨形牵开器的前面还是后面，这都有助于器械通过并进一步的椎间隙准备。

6.20.7 椎间融合器

经腰大肌入路无与伦比的优势是能够跨越从一侧骨性边缘到对侧骨性边缘的整个椎间隙。位置良好的椎间融合器可以放置在椎体最坚硬的部分，从而最大限度地降低下沉的风险。椎间融合器承受着体重负荷，从而在准备好的椎间隙中实现可靠的融合。一旦软骨终板被移除，骨皮质终板准备完毕，对侧纤维环松解，就该试验椎间融合器的尺寸了。

6.20.8 椎间融合器尺寸

椎间融合器的横向尺寸很少小于 45mm，有时可能长达 55mm。椎间隙解剖结构决定了高度，可小至 8mm，大至 14mm。然而，多年的临床实践使我不再热衷于恢复椎间隙高度。我曾为一些患者恢复了相当高的椎间盘间隙高度，但这些患者在术后数月内更容易出现椎间盘高度的再次下降。必要的解剖单元能够安全暴露 2/3 的椎间隙。对于椎体横向尺寸为 40mm 的体形较大的患者，可能会暴露大约 26mm 的椎间隙。有了这样的通道，可以安全地固定尺寸高达 22mm 的宽椎间融合器。对于椎体横向尺寸为 30mm 的体形较小患者，通道更窄。在这些患者中，18mm 的融合器可能更安全。我不会那么教条地坚持一种宽度，相反，我会仔细地分析解剖通道来确定我的选择。有时，生殖股神经走行迂回，较小的植入物允许在放置椎间融合器时安全地牵拉生殖股神

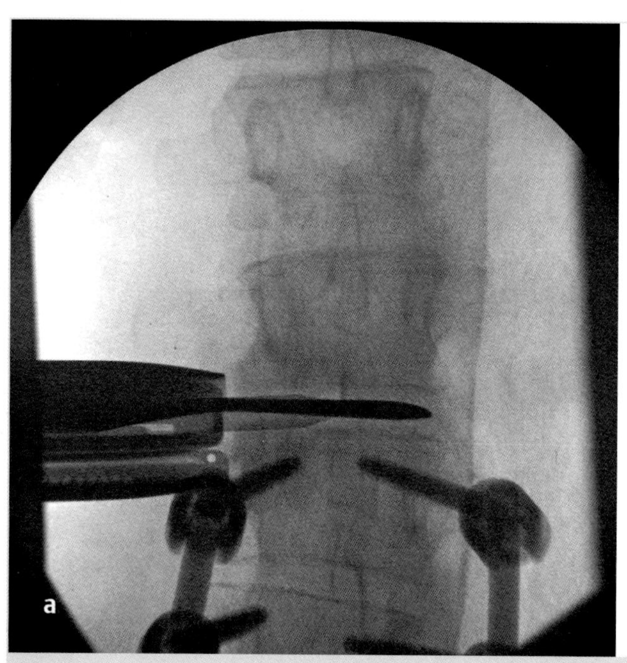

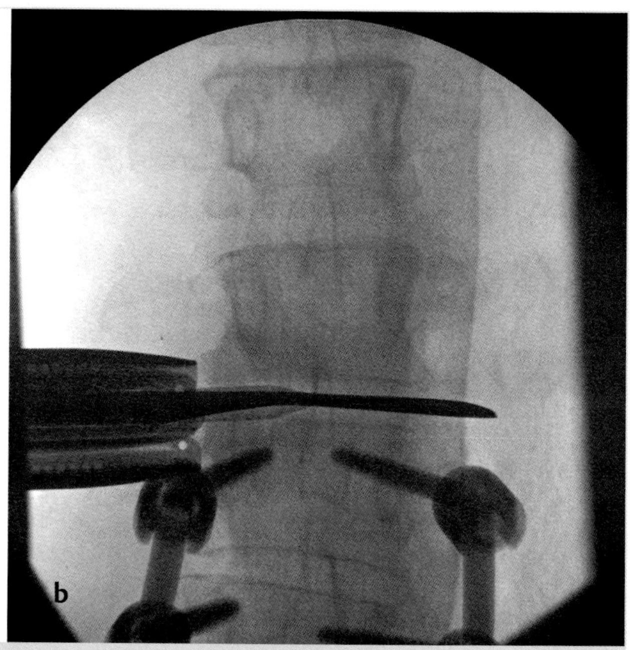

图 6.34 L2~L3 经腰大肌入路治疗邻近节段退变中的对侧纤维环松解。水平位（AP 位）透视图像显示用 Cobb 分离对侧纤维环，这主要是通过感觉而不是透视引导来完成的。a. Cobb 抵靠对侧纤维环。尽管多次敲击，Cobb 的尖端几乎没有行进。b. 用木槌在 Cobb 上轻敲几下，松解对侧纤维环。松解的感觉是 Cobb 在手中突然向前

经，而较大的植入物则无法做到这一点。我们的首要任务是保护神经功能。

6.20.9 椎间试模

一次又一次，我发现椎间融合器的最终安放位置正是试模的安放位置。经过观察，我发现了一个经验规律：试模如何进入椎间隙，那么椎间融合器就如何进入椎间隙。经验在一个接一个的病例中得到了验证。任何时候椎间移植物出现在次优位置时，事后证明该位置可以通过试模进行可靠的预测。因此，当开始放置试模时，我会特别注意确保试模与椎间隙完全垂直。最后，椎间融合器的位置直接反映了我的手术水平。这将是患者、我的同事和我长期关注的事情。椎间融合器的放置是手术的核心，力求完美。

在开始进行放置椎间试模之前，我会进行系统检查。我想确保仍然拥有完美的水平位（AP 位）和垂直位（侧位）图像。有时，在椎间盘切除、对侧纤维环切开，尤其是试模的放置或移除期间对脊柱的操作会移动脊柱节段。使用锤子松解对侧纤维环或简单的操作都可能轻微改变患者在手术台上的位置。我通过控制手术台移动患者来进行所有调整。没有通过改变透视设备来优化图像。只有在我重新确认理想的透视成像后，我才会在间歇性水平位（AP 位）透视成像下插入试模。有必要在此时拍摄另一个垂直位（侧位）图像以确认通道的位置。这两个图像在手术时的组合有助于在你的脑海中确认理想的椎间盘植入目标。在确认理想成像后，开始放置试模。

椎间试模在中心有一个孔或一个狭缝，这使它们在 AP 位透视中具有特征性的外观。试模的特殊外观在将其敲入位置时发挥巨大的作用。假设一个理想的水平位（AP 位）透视图像，孔或狭缝的任何模糊或不对称都表明位置不理想。目标是在敲入位置时始终保持试模的对称外观。孔和狭缝也有助于与棘突找齐以实现完美的居中位置（图 6.35）。

关于椎间高度的决定纯粹是凭感觉做出的。你不想过度撑开椎间隙，对上方和下方的节段施加过度压力，并且可能造成沉降。同时，你不希望放置的融合器所承受的环形张力不足，进而有假关节和移位的风险。我通常从使用的最后一个钝性撑开器的小一号开始。例如，如果我使用的最后一个钝性撑开器的尺寸为 12mm，那么我从 10mm 试验开始（假设试验以 2mm 为增量提供）。我通过间歇性透视将试模敲入到位，以确保最佳位置并避免对终板造成伤害。请记住，尽管相对于达到一定椎间高度的钝性牵引器来说，试验器的尺寸较小，但将相同高度的试验器敲击就位可能需要用锤子用力敲击。但是，如果发现自己使用了较大的力量而试模没有进入，应该停止并重新评估以防止对终板或椎体造成伤害。在这种情况下，我将减小试模大小，并继续减小，直到试模能够更轻松地进入椎间隙。

一旦找到可以横穿椎间隙的试模，我就会尝试最初的试模，该试模现在将可靠地进到椎间隙。重复这个过程，直到我确定了理想的椎间高度。确定椎间融合器尺寸的最后一步是水平位（AP 位）和垂直位（侧位）透视图像。椎间试模在此图像上的位置应该正好是你希望椎间融合器所在的位置（图 6.35）。

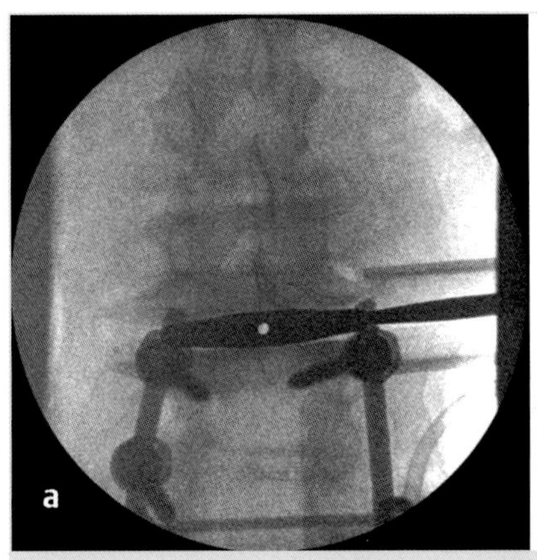

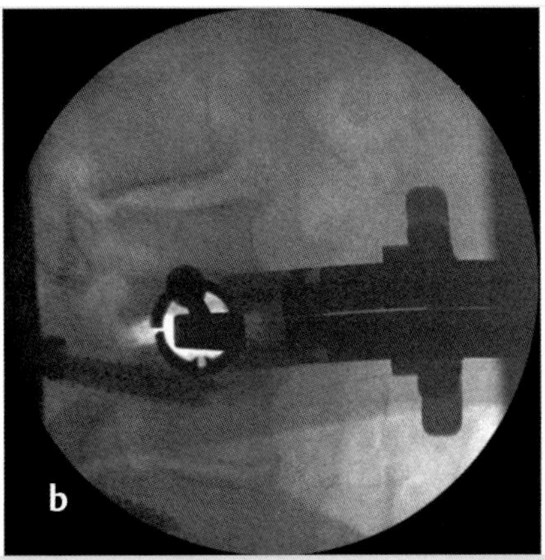

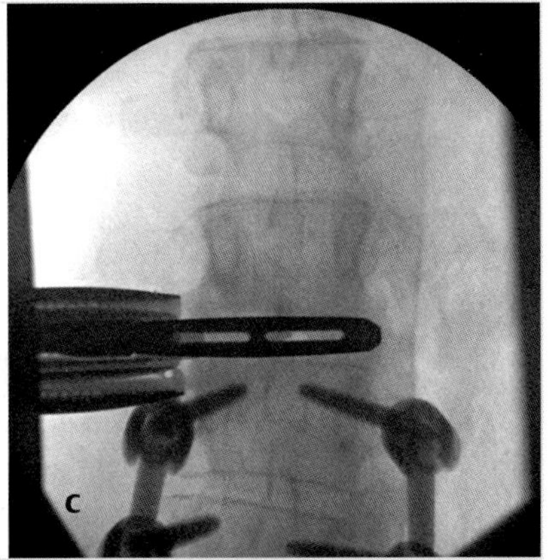

图 6.35 尝试插入椎间试模。a. 水平位（AP 位）透视图像，展示了位于椎间隙几何中心的试模。b. 垂直位（侧位）透视图像显示试模在椎间隙的前半部分这一理想位置。c. 水平位（AP 位）图像，展示了试模进入椎间隙的过程

椎间融合器的"合适"尺寸难以定义。从本质上讲，"合适的"尺寸是感觉、水平位（AP 位）和垂直位（侧位）透视成像上的组合，同样重要的是，与腰骶椎正常节段的椎间盘高度的比较。仅仅能够插入 2 倍于正常椎间盘高度的融合器并不能对患者有效。

6.20.10 椎间融合器的插入

选定椎间融合器的尺寸后，将其装载到插入器上并填充植骨材料。我将融合器的尖端靠在纤维环切开处，插入器与地板完全垂直，然后开始将椎间融合器敲入到位。我通常通过保持椎间试模就位，直到植入物准备好再来开始这个操作，这将继续松弛椎间隙前部和后部的环形纤维并利于椎间融合器的置入。对于椎间融合器的置入，我将使用所有信息来确认其进入轨迹以及相对于脊柱的位置。透视成像、在皮肤上最初标记的脊柱长轴以及与手术台垂直都有助于我进行置入操作。

当我用敲击锤从椎间隙中取出试模时，手术助手将椎间融合器装入插入器。我通过透视确认平行于椎间隙的轨迹以及插入器与先前在皮肤上所做标记的相对位置，然后开始将椎间融合器敲击到位（图 6.36）。此时的主要缺陷是没有沿着试模的置入轨迹进行。

6.20.11 闭合

在椎间融合器处于满意的位置后，我检查该区域以确保移植材料没有移出椎间盘间隙。有时，我只是将椎间融合器敲入椎间隙，植骨材料会漏出并需要放回椎间隙。腰大肌上不应留下任何植骨材料。一旦检查了椎间融合器及植骨材料，当助手松开安装在手术台上的臂时，我关闭通道的金属片。在拔出通道之前，仔细检查手术部位是否有任何出血。根据我的经验，出血都应该是少量的，并且只需短暂的双极电凝即可轻松处理。

我曾在一次松开金属片后，出现大量动脉出血。那是一条被切断的节段性血管。在这种情况下控制出血需要装备显微镜，使用两个吸引器，要有足够的耐心来识别和烧灼血管。在过快拔出金属片之前，需要牢记发生此类事件的可能性。幸运的是，遇到这样的出血是非常罕见的。熟悉脊柱侧方的血管解剖结构，可以让你在发生此类事件时有信心进行处理。无论出血来源如何，认识到动脉出血可能来自节段动脉而静脉出血可能来自腰椎升静脉，这为控制出血提供了确定性。

一旦实现止血并移除通道，即可识别出横筋膜

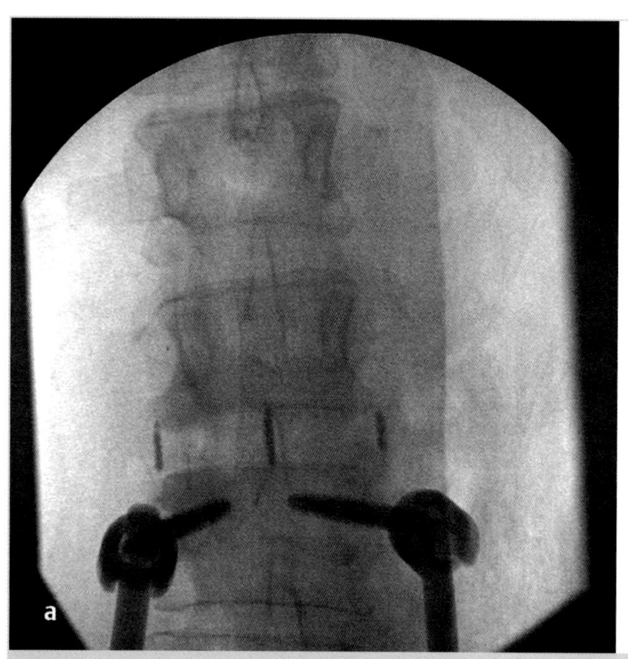

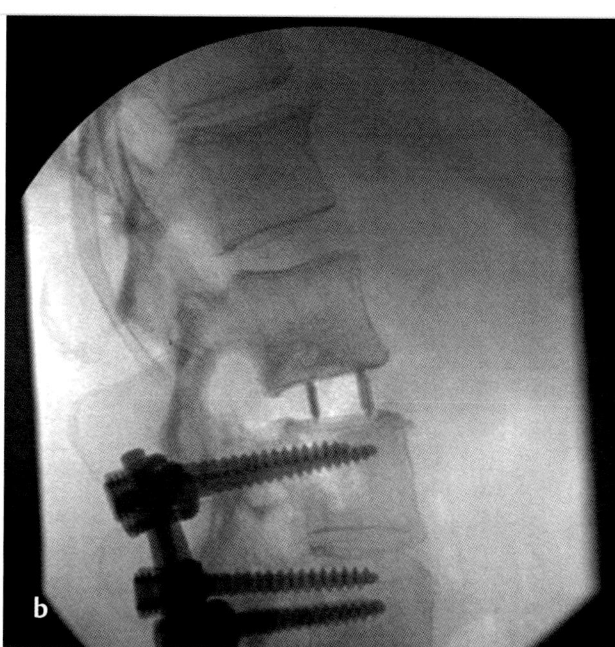

图 6.36 处理 L3~L5 内固定上方的 L2~L3 邻近节段退变。水平位（AP 位）（a）和垂直位（侧位）（b）透视图像，显示出椎间融合器在 L2~L3 的理想位置

的两侧，并使用UR-6针、0号Polyglactin 910缝线以间断的方式缝合。闭合该筋膜层对于预防腹壁疝至关重要。识别各层肌肉并闭合。如果告诉读者我识别了腹壁的每层不同肌肉并将其缝合，我就会歪曲事实。相反，我尽可能用UR-6针、0号Polyglactin 910缝线缝合了肌肉层。然后用X-1针、2-0号Polyglactin 910缝线缝合Scarpa筋膜，最后，用3-0号Polyglactin 910缝线缝合皮下。二苯乙醇酮和一个1in（1in=2.54cm）的Steri-Strip放在切口上，并在其上放置利多卡因贴剂。

如果经腰大肌入路腰椎融合术只是解决畸形这一更大手术策略中的一部分，那么可以在此时重新调整患者至俯卧位，以进行手术的第二阶段。如果手术是为了治疗邻近节段退变或单节段退变，则将患者唤醒并带到麻醉后监护室。

6.21　术后护理

尽管电生理监测没有任何异常，但也可能会出现神经功能损伤。最严重的损伤是股神经损伤。我总是在患者从麻醉中醒来后立即在恢复室检查，特别是检查髋部和腿部的屈伸。患者需准备好入路侧的腿部会存在不适，这可能会特别影响检查。患者还需准备好可能出现延伸到腹股沟的大腿前方麻木。我在恢复室检查的主要目的是排除股神经损伤，这与前面提到的股四头肌严重无力截然不同。

患者被送入观察室。如果是下面介绍的第一种或第二种病例，他们可能会在当天下午出院。下午晚些时候结束的患者通常会留观一夜。多阶段手术的病例总是留观至少24h。要求患者在第1个月内下床时随时佩戴腰围。在手术当天或术后第1天拍摄术后站立位36in X线片，这是与术后1个月X线片进行比较的参考X线片。特别是，当我正在寻找植入物移位或下沉的任何证据时。再次评估矢状位平衡，如果失衡，则提示需要进行后路内固定。在术前评估中存在矢状位失衡的患者，即使使用经腰大肌入路矫正后，如果没有进行再次评估，也会在相同的麻醉条件下进行后路内固定。退行性脊柱倾向于恢复到其先前状态适用于这些情况。在细致的神经系统检查后，询问患者神经根症状或神经源性跛行症状是否完全解决。任何持续存在的神经根症状都会使我计划在后路器械治疗的基础上进行减压。

6.22　后路或侧方内固定

生物力学研究已经详尽评估了椎间隙内椎间融合器的稳定性。侧方固定板已经与椎弓根螺钉内固定进行了比较，而椎弓根螺钉内固定又与带有椎体螺钉的Standalone手术进行了比较。在我看来，所有这些选项都是固定的可选方案。目标是为椎间融合提供足够的固定。使用内固定的时机是一个问题。多年来，我已经从经皮后路椎弓根螺钉（除了用于经腰大肌入路腰椎融合术所需的透视外，还需要大量的透视）发展到侧方固定板，到涉足Standalone手术，再到只是将脊柱内固定推迟到之后使用。特别是在邻近节段退变的治疗中，在受累节段下方存在相当大的内固定，干预有可能非常广泛。当前的大量文献正在将Standalone手术作为一种可选手术策略，但该问题的答案尚无定论。是否需要额外内固定这一问题可能会在未来几年找到明确的答案。然而，对于那些具有矢状位失衡的患者，即可进行后方内固定支撑对于防止进一步的后凸进展是必不可少的。

6.23　病例示例

在我目前的实践中，我发现经腰大肌入路腰椎融合技术非常适合治疗以下3类患者：上腰椎孤立性椎间盘退变；L1~L2、L2~L3或L3~L4的邻近节段退变，其下方具有2或3节段内固定；或退行性脊柱畸形，其中经腰大肌椎间入路是较大手术策略中的一部分。我在下文列举每一种情况的病例示图。

6.23.1　病例1：单节段L2~L3椎间盘退变

病史

一名44岁的警官在7年前因工作相关的腰椎外伤，表现为背痛、右髋痛和臀痛进行性加重，保守治疗无效。他的视觉模拟量表VAS（背部）为77mm，VAS（腿）为57mm，Oswestry残疾指数（ODI）为44。症状达到了他无法继续全职工作的程度，限制了职业的提升。在我的诊所就诊时，另一位医生已经为该患者安排了 L5~S1 前路腰椎融合术。

神经系统检查

对抗运动检查显示右侧股四头肌肌力 4/5；左侧股四头肌肌力 5/5；双侧胫前肌、腓肠肌和蹲长伸肌肌力 5/5。患者双侧髌腱反射和跟腱反射完好。针刺或轻触均未发现感觉异常。

影像学发现

站立 AP 位和侧位 X 线片显示 L5~S1 的严重退变，在站立的侧位 X 线片上有明显的椎间盘真空现象。患者在 L2~L3 节段存在偏向右侧的冠状位失衡和局灶性退变（图 6.37）。MRI 证实 L5~S1 退变，L5 下部和 S1 上部出现 Modic 改变，L2~L3 退变导致椎间孔压迫 L2 出口神经根（图 6.38）。鉴于 L2~L3 和 L5~S1 处的退变，进行计算机断层扫描（CT），以进一步明确每个节段的退变对患者症状的影响（图 6.38）。

在 L2~L3 处经腰大肌入路的基本原理

在这种情况下，影像学资料提示 L5~S1 和 L2~L3 节段可能导致症状。很难明确地区分这些节段分别对不适症状产生的责任程度。CT 在成骨细胞活性方面将 L2~L3 与 L5~S1 区分开来。选择性 L2 神经根阻滞暂时缓解了患者的症状。这将我的注意力转移到 L2~L3 水平。冠状位失衡，椎间孔狭窄，没有明显中央管狭窄和上腰椎节段不稳定得出了合乎逻辑的结论，即经腰大肌入路将是最好的手术选择，它将为两个不相邻的、存在明显退变的腰骶椎节段提供微创解决方案。

手术治疗

在患者接受确认性 L2 选择性神经根阻滞并暂时改善其神经根症状后，进行左侧 L2~L3 经腰大肌入

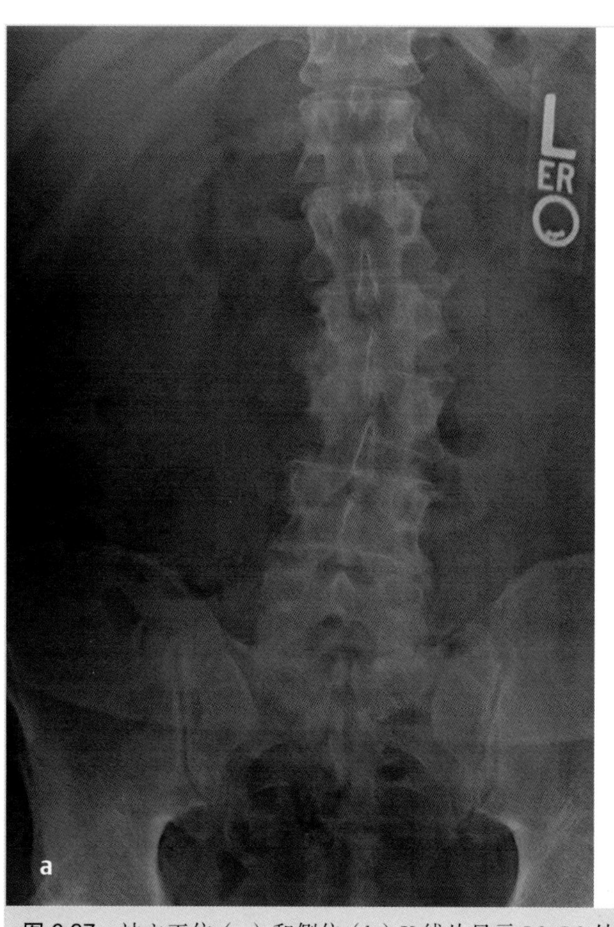

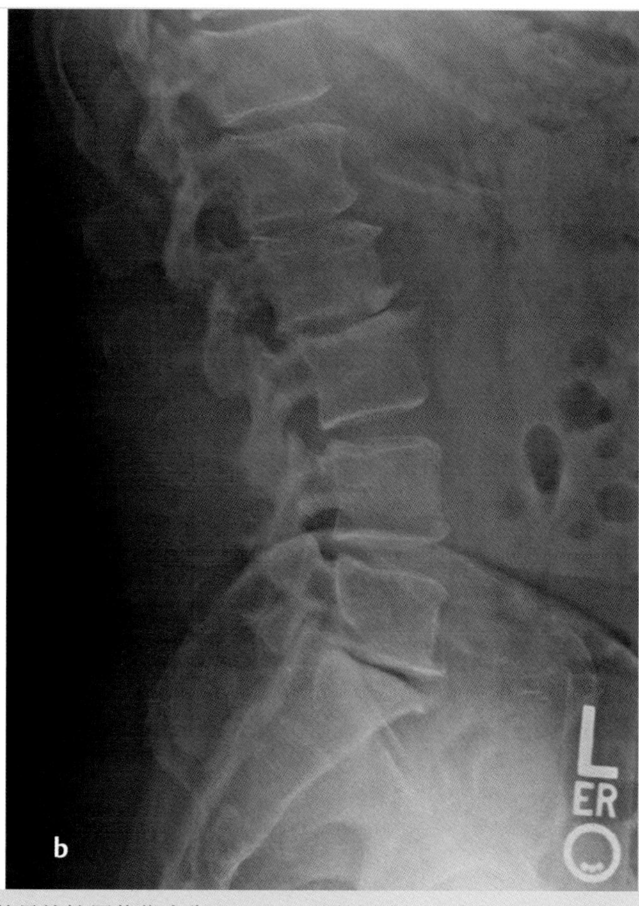

图 6.37 站立正位（a）和侧位（b）X 线片显示 L2~L3 处的局灶性冠状位失衡和 L5~S1 处的退变。患者在 L5~S1 腰椎前凸减少，这继发于严重退变

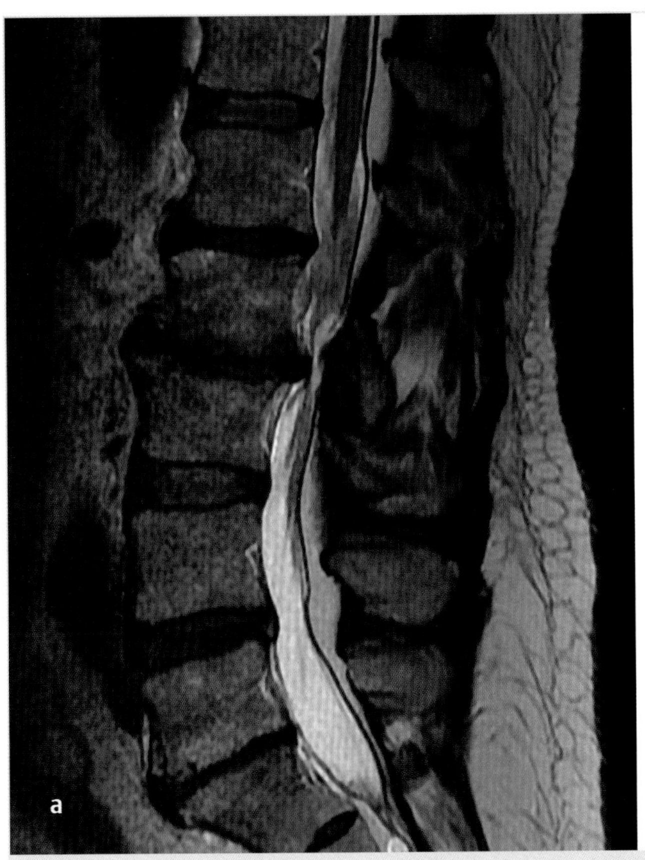

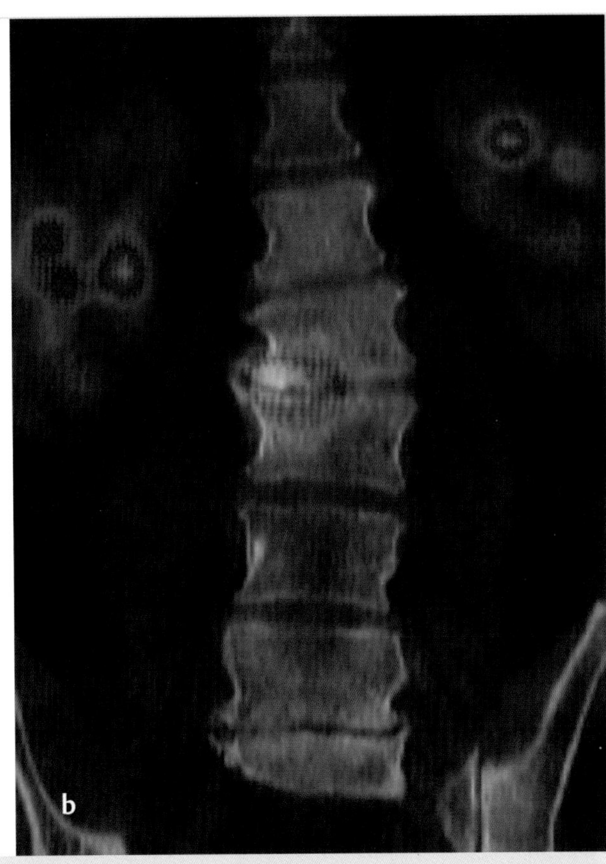

图 6.38　两个不相邻的退变节段的磁共振成像（MRI）和计算机断层扫描（CT）。a. 腰椎矢状位 T2 加权 MRI 显示 L2~L3 处的冠状位失衡和椎间孔压迫。L5~S1 无明显狭窄。b. CT 显示 L2~L3 椎间隙侧方的示踪剂信号增强，而 L5~S1 节段没有信号增强

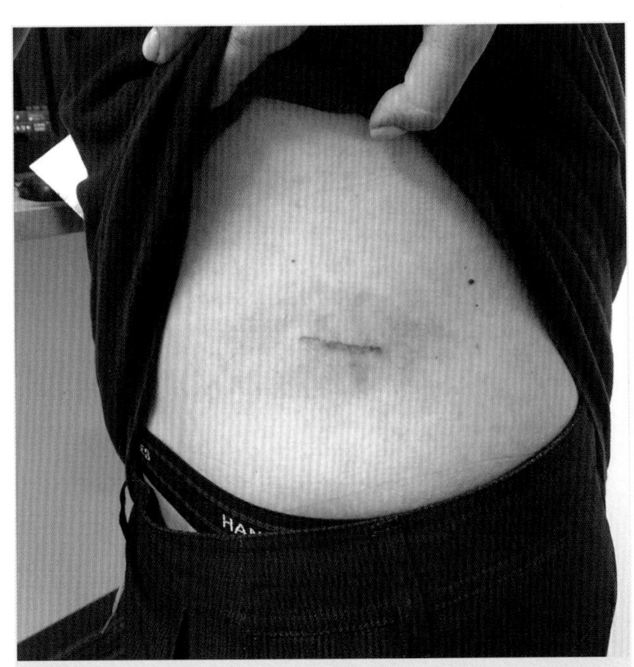

图 6.39　术后切口。病例 1 中患者切口的照片。30mm 的切口提供了足够的通道，可以抵达必要的解剖单元。使用 Valsalva 动作检查腹壁是否有无力的迹象

路 Standalone 手术（图 6.39）。取决于根据影像学向需要融合的方向进展程度，在未来数周或数月内与患者讨论后路固定的可能性。患者在平稳住院 24h 后出院，其右侧神经根症状立即改善，但左大腿前方有些不适。术后 30 天，患者报告其根性腿痛完全消失，左大腿麻木消失，背痛有显著变化。他的切口愈合良好，没有腹壁无力的迹象（图 6.40）。

术后 1 个月，患者恢复了轻度工作。到术后第 6 个月，在侧位 X 线片上提示融合，没有下沉的迹象，并且无须额外固定即可恢复作为警察的不受限制的全职工作（图 6.40）。术后 6 个月时，他的 VAS（背部）为 12mm，VAS（腿部）为 8mm，ODI 为 14。

6.23.2　病例 2：邻近节段退变

临床病史

一位 64 岁的律师在 L4~L5 节段进行内固定减压、融合手术 16 年后就诊。患者报告轴性背痛和左

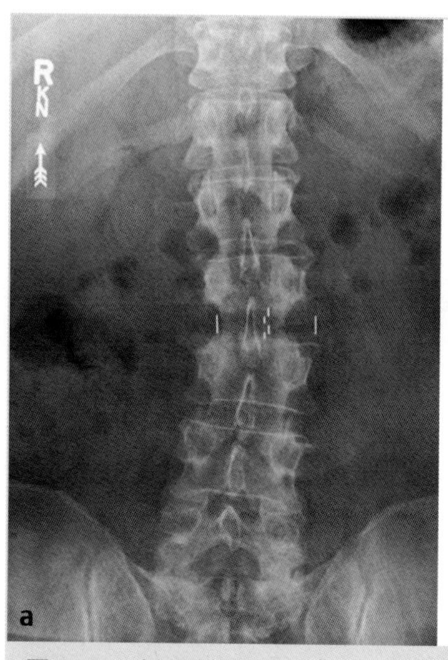
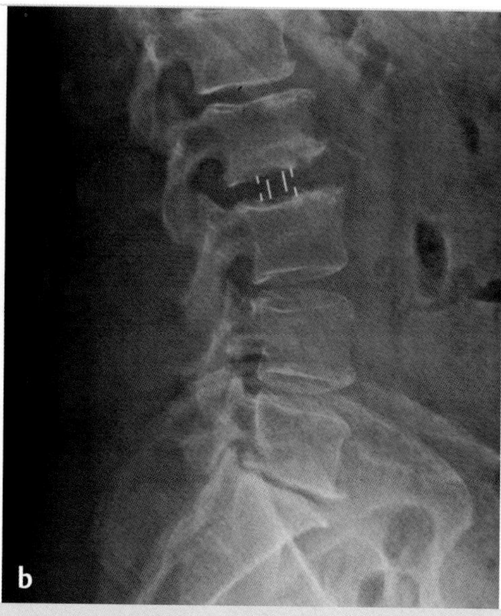
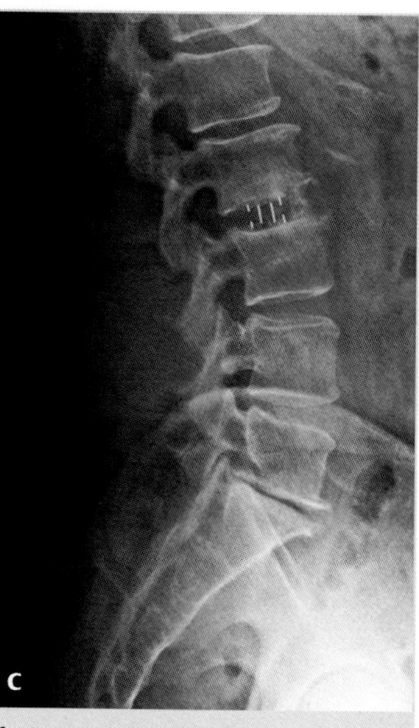

图 6.40　术后站立位 X 线片。a. 正位图像显示椎间融合器的位置和冠状位失衡得到部分矫正。b. 30 天时的侧位 X 线片，没有提示骨长入。c. 6 个月时的 X 线片显示出现融合，没有下沉的迹象。注意：骨桥主要位于椎间融合器的前面

侧根性腿痛逐渐加重。作为一名诉讼律师，他需要能够一次站立 20~30min，但左腿根部疼痛限制了超过 10min 的站立能力，此时他需要坐下并前倾以缓解症状。他报告的 VAS（背部）为 64mm，VAS（腿）为 78mm，ODI 为 48。

神经系统检查

对抗运动检查显示左侧股四头肌肌力 4/5；右侧股四头肌肌力 5/5；双侧胫前肌、腓肠肌和拇长伸肌肌力 5/5。左侧髌腱反射缺失，右侧髌腱反射 2+，双侧跟腱反射 2+。患者双侧下肢表现出非皮源性感觉丧失。

影像学资料

站立 AP 位和侧位 X 线片显示 L4~L5 椎间融合（图 6.41）。MRI 证实了 L3~L4 水平的退变程度，并且旁矢状位图像证实了左侧 L3 的椎间孔受压（图 6.42）。CT 显示 L3~L4 椎间隙左侧的示踪剂信号增强（图 6.43）。

在 L3~L4 经腰大肌入路的基本原理

我通常在邻近节段退变中保留经腰大肌椎间入路，以用于受累节段下方存在多节段内固定的情况。对于单节段内固定，我通常经由旁正中微创方法置入内固定并处理相邻节段。然而，在这种情况下，年代久远的内固定并不能很好地为微创手术提供操作的条件。我的选择是中线入路置入内固定及处理邻近退变，或者经腰大肌入路实现间接减压，并有可能补充后路内固定。

手术治疗

患者接受左侧 L3~L4 经腰大肌入路。采用 Standalone 方式置入了一个椎间融合器，患者在平稳住院 24h 后出院（图 6.44）。术后，患者报告能够长时间站立而没有左侧神经根症状。1 个月时，患者恢复了他的诉讼工作，只有轻微的症状，并且在第 6 个月时，他的站立能力不受限制。术后 6 个月，患者报告 VAS（背部）为 22mm，VAS（腿）为 11mm，ODI 为 21。与文献报道一致，不需要进一步固定。

6.23.3　病例 3：畸形背景下的多节段退变

临床病史

一名 76 岁女性，表现为影响正常生活的轴性背痛和神经根性腿痛，右侧为主，累及多个皮节区域。患者手术既往史复杂，过去 10 年间曾在外院进行过多次微创减压术（L2~L3、L3~L4 和 L4~L5）。在过去的 1 年里，患者的功能活动能力逐渐下降。她需要依靠助行器才能短距离行走，超过 100ft 则需

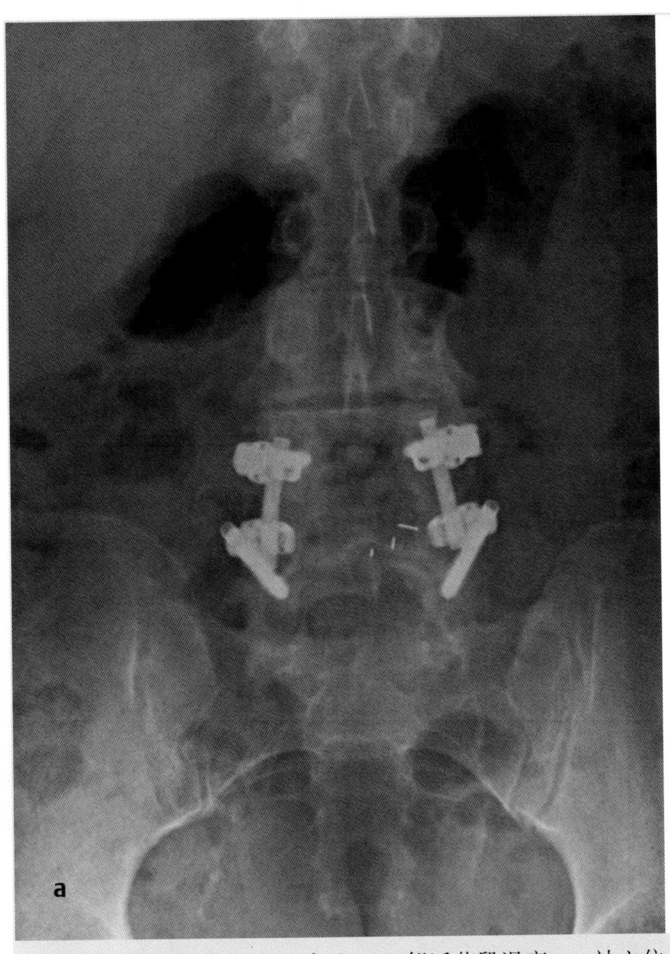

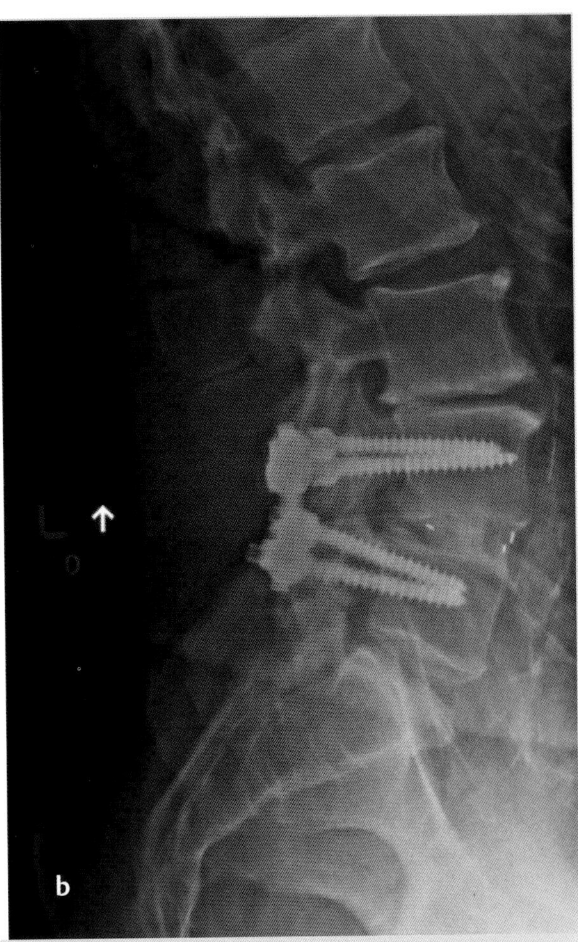

图 6.41　腰椎融合术后 16 年 L3~L4 邻近节段退变。a. 站立位 X 线片显示了腰椎内固定融合与 L4~L5 椎间融合和 L3~L4 的显著退变。b. 站立侧位 X 线片显示椎间隙塌陷导致椎间孔变窄

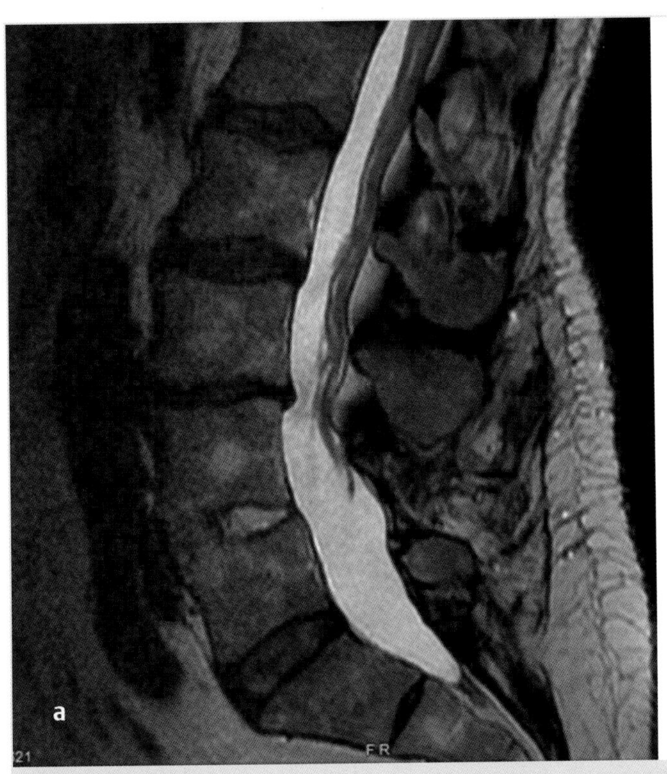

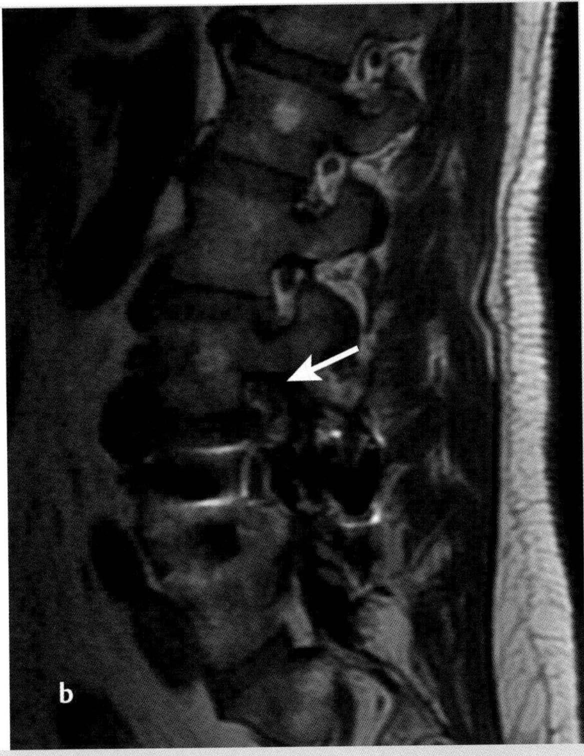

图 6.42　腰椎融合术后 16 年 L3~L4 邻近节段退变。a. 矢状位 T2 加权磁共振成像（MRI）显示 L3~L4 邻近节段退变，没有明显的椎间孔受压。b. 旁矢状位 T1 加权 MRI 显示左侧 L3 椎间孔受压（箭头）

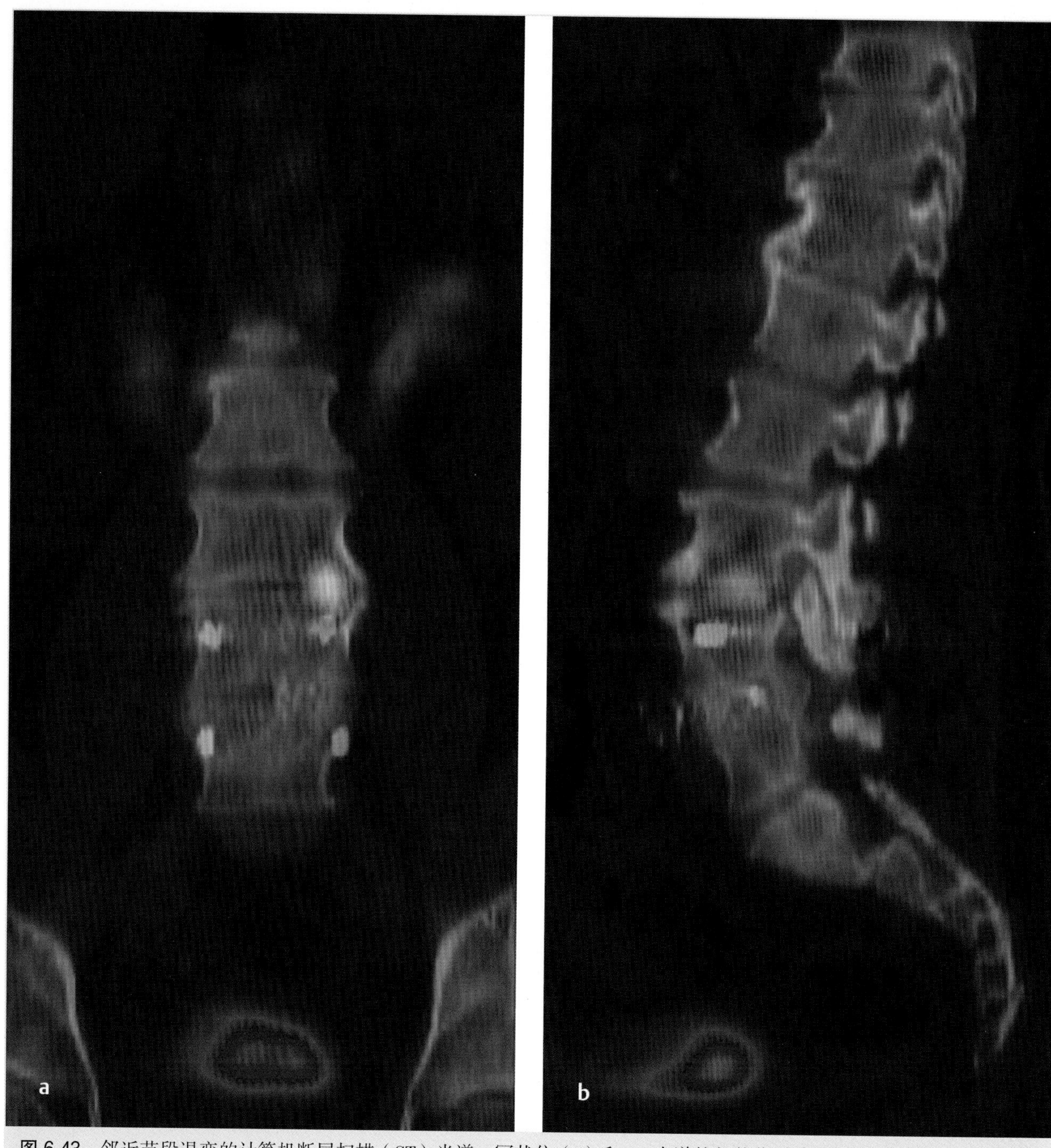

图 6.43 邻近节段退变的计算机断层扫描（CT）光谱。冠状位（a）和 CT 光谱的矢状位重建（b），提示 L3~L4 椎间隙左侧的示踪剂信号增强

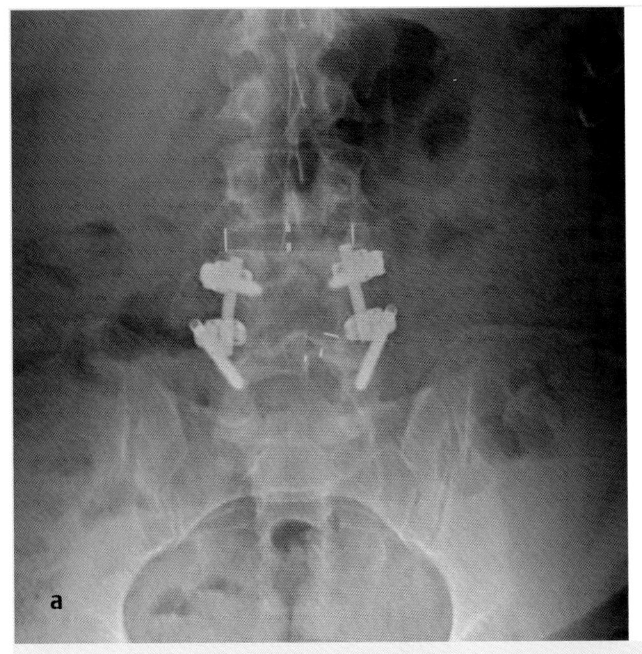

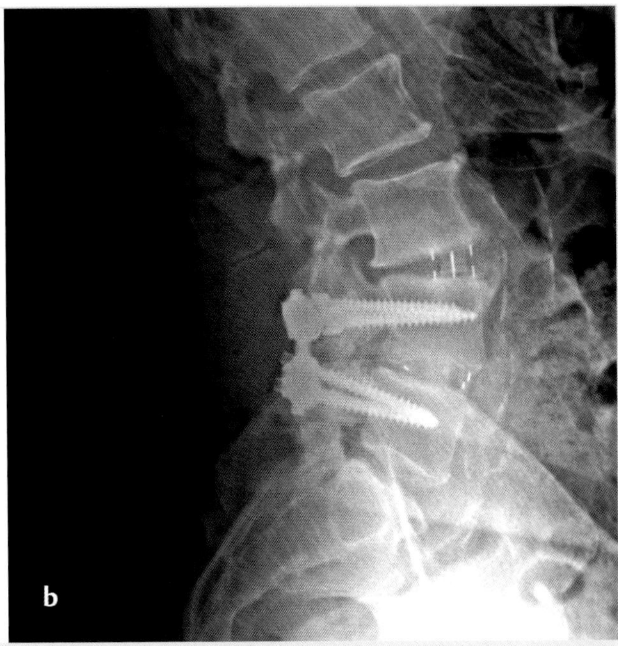

图 6.44　经腰大肌入路治疗邻近节段退变。a. 站立 AP 位 X 线片显示采用 Standalone 术式放置了一个椎间融合器。b. 站立侧位 X 线片显示椎间盘高度恢复、节段性前凸和椎间融合器内的良好融合

要依靠轮椅。患者术前 ODI 为 72，VAS（背部）为 80mm，VAS（腿）为 80mm。

神经系统检查

患者双侧髌骨和跟腱反射消失。她的身体严重失调，下肢肌群的力量仅为 4-/5。她的针刺和轻触感觉减退，范围累及下肢的多个皮节区域。

影像学资料

站立 AP 位 X 线片显示 Cobb 角为 24°，多节段冠状位失衡和进行性侧方滑移。站立侧位 X 线片显示 L2~L3 处Ⅰ度滑脱和 L3~L5 节段的医源性平背畸形。脊柱骨盆参数如下：骨盆投射角，53°；骨盆倾斜，25°；腰椎前凸，-31°；骨盆投射角 - 腰椎前凸，22°（图 6.45）。

作为手术策略一部分的经腰大肌入路的基本原理

患者和她的丈夫特别要求再进行一次微创手术来控制她的症状，因为她担心自己年事已高，身体虚弱，无法进行更大的手术。然而，在本例中，没有单一或甚至两个节段可以通过微创技术实现所有有意义的手术干预的目标。我提醒患者，如果她觉得自己年纪大，不适合做正确的手术，那么她同样不适合做错误的手术。患者需要矫正 L2~L3 椎体滑脱，L3~L4 侧方滑移，L3~L5 平背畸形，以及脊柱侧凸畸形 Cobb 角 24°。经腰大肌椎间入路将在矫正畸形、完成所有手术目标中起到作用，但只是作为更大的手术策略中的一部分。

手术治疗

在侧卧位，患者在 L2~L3 和 L3~L4 处使用经腰大肌入路放置椎间融合器。然后将患者转为俯卧位，从 L1~L5 进行椎弓根螺钉内固定，在 L2~L3、L3~L4 和 L4~L5 处进行 Smith-Petersen 截骨，在 L4~L5 节段经椎间孔入路实施嵌套式椎间融合术（图 6.46）。患者在 3 天后出院转至康复机构，可以借助助行器行走。1 个月时，患者可拄拐行走，并在 6 个月时独立行走。术后 6 个月时 VAS（腿）为 24mm，VAS（背部）为 34mm，ODI 为 22。

6.24　并发症

经腰大肌椎间入路应用于腰椎的并发症与本入门专著迄今为止介绍的所有其他手术不同。因此，本章的技术部分一直强调如何避免手术各个阶段的

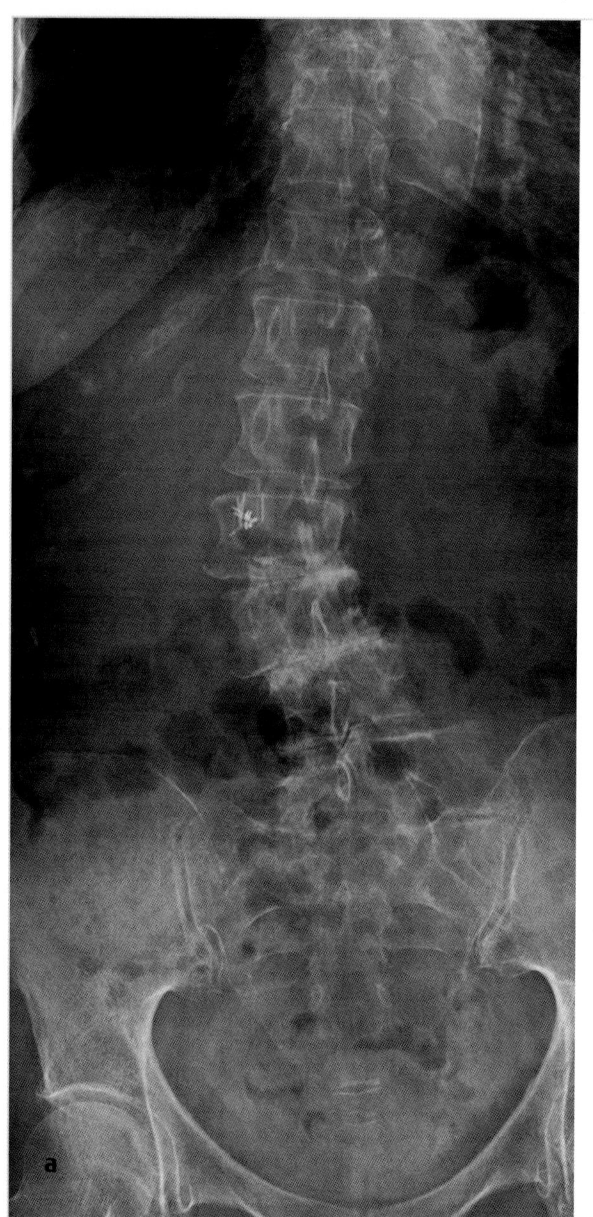

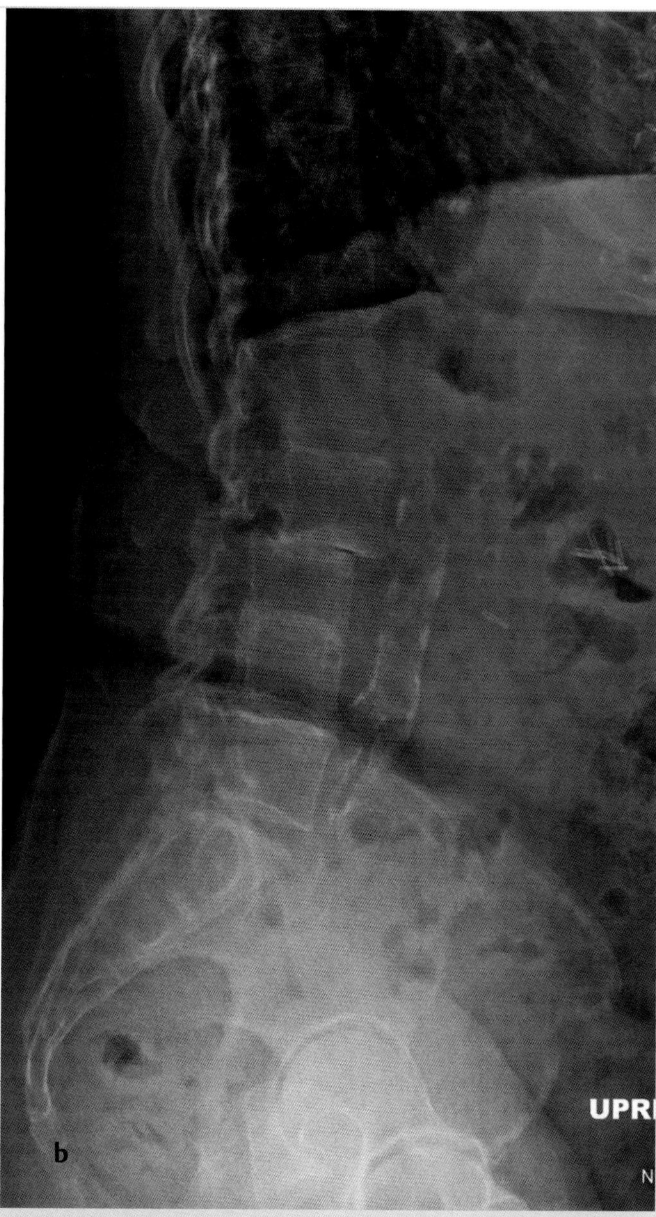

图 6.45 退行性脊柱侧凸、医源性平背畸形和腰椎滑脱。a. 正位 X 线片显示 Cobb 角为 24° 。L4 上方 L3 侧方滑移和多节段冠状位失衡。b. 侧位 X 线片显示 L2~L3 滑脱、多节段椎间盘退变、腰椎前凸消失和矢状位失衡。脊柱骨盆参数为：骨盆投射角：53° ；骨盆倾斜：25° ；腰椎前凸：-31° ；骨盆投射角 - 腰椎前凸：22°

并发症。我再怎么强调都不为过，在这个手术中，并发症的避免始于患者体位，并发症的识别一直持续到术后。仅穿过腹壁也可能会引起并发症，这些并发症可能会持续数周，甚至数月。穿过腰大肌进入椎间盘间隙可能会导致感觉根神经失用，而自由运行的 EMG 无法检测到这种损伤。虽然腰丛及其分支的解剖学知识是避免并发症的重要基础，但对解剖的理解需要在手术整体框架内，贯穿术前、术中和术后的各个时间点，以避免并发症。对于接受经腰大肌入路的术后患者，并发症管理最重要的是识别并发症本身，向患者解释其原因并决定是否需要进一步干预或评估。幸运的是，绝大多数并发症都是自限性的，并且随着时间的推移而改善。然而，让患者了解他们正在经历的症状以及这些症状将会消失的可能性，对患者来说具有不言而喻的心理价值。表 6.1 列举了撰写本文时可在文献中获得的最全面的并发症及其发生率。

并发症病例

存在最大争议的领域是明确是否立即需要后方

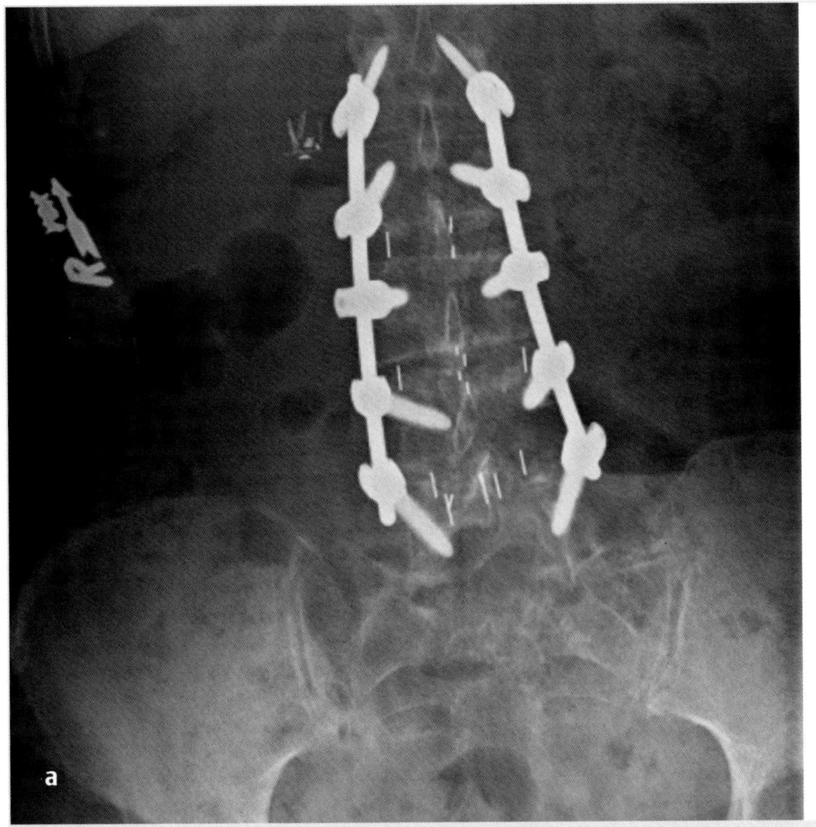

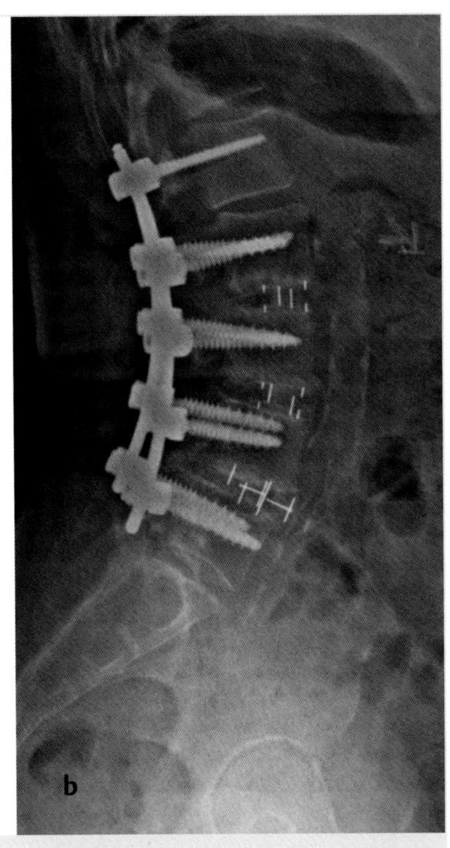

图 6.46　a. 正位 X 线片提示，L2~L3、L3~L4 经腰大肌入路腰椎融合、矫正 L3~L4 节段侧方滑移术后 6 个月的 X 线片。b. 站立侧位 X 线片所示，L2~L3 滑脱矫正，腰椎前凸和矢状垂直轴恢复

表 6.1　Walker 等报告的关于经腰大肌椎间入路的系统评价和荟萃分析的并发症发生率

并发症	经腰大肌研究（n=39）			
	事件数	患者总数	发生率 %（95%CI）	P 值
暂时性大腿或腹股沟麻木 / 疼痛	680	2352	21.7（17.2~27.0）	0.002
一过性屈髋肌无力	262	1295	19.7（14.6~26.0）	0.001
永久性运动神经功能损伤（永久性神经功能障碍）	43	2842	2.8（1.9~4.0）	0.005
交感神经丛损伤	0	641	0.0（0.0~3.2）	0.03
大血管损伤	5	2709	0.4（0.2~1.0）	0.01
腹膜（肠）损伤	3	1655	1.3（0.5~3.8）	0.64
泌尿系统损伤（肾、输尿管）	0	1655	0.0（0.0~0.9）	0.05
术后肠梗阻	15	1199	2.8（1.3~5.9）	0.79
感染	13	1807	3.1（1.9~5.1）	0.01
血肿（腰大肌、皮下）	5	1196	1.7（0.7~3.9）	0.13
融合器沉降	201	761（1537[a]）	13.8（9.4~19.7）	0.78
假关节	103	796（1275[a]）	7.5（4.9~11.4）	0.57

注：粗体表示统计显著性

a：评估的节段数量

固定。越来越多的文献明确了时机和干预的必要性。我在本章中介绍的几个病例均展示了 Standalone 技术。在邻近节段退变的病例中，受累及节段下方有一个相当大的内固定结构，采用 Standalone 技术的经腰大肌椎间融合术提供了最佳的微创解决方案。然而，脊柱不稳、矢状位失衡或脊椎滑脱等患者不适合这种方法。下面的病例演示了这样一个示例。

一名 46 岁女性接受了 L3~L4 和 L4~L5 经椎间孔腰椎椎间融合术，以治疗伴严重冠状位失衡的退行性椎间盘疾病。5 年后，患者出现加重的中轴背痛和神经根病。放射检查显示 L2~L3 邻近节段退变（图 6.47）。经屈伸位 X 线片证实患者有 I 度腰椎滑脱和不稳定。她接受了单纯的 L2~L3 经腰大肌入路，并且症状几乎完全消失（图 6.48）。

在接下来的几周内，患者已安排进行后路内固定手术，但考虑到她对手术的临床反应，她取消了后路内固定手术。在第 3 个月时，患者的临床状况恶化。她主诉背痛加重，双侧神经根症状复发。X 线片显示 L2 椎体相对于 L3 进一步滑脱。然后，患者在第 4 个月时进行了后路固定并复位滑脱，最终恢复到经腰大肌入路后的初始临床状态（图 6.49）。

我已经介绍这个病例来展示 Standalone 技术的潜在漏洞。现实情况是，后方固定的最终影像学结果不如经腰大肌入路术后的即时影像学结果。归根结底，这种情况非常适合立即行后方固定。在对 Standalone 技术相关的经腰大肌入路腰椎融合术的现有文献的 Meta（荟萃）分析中，Alvi 等发现，即刻后路内固定与再手术率、融合器沉降和融合器移位等发生减少相关。越来越多的文献证实使用 Standalone 技术成功治疗邻近节段退变，前述 Meta 分析的结果需要与这些研究相平衡。未来，

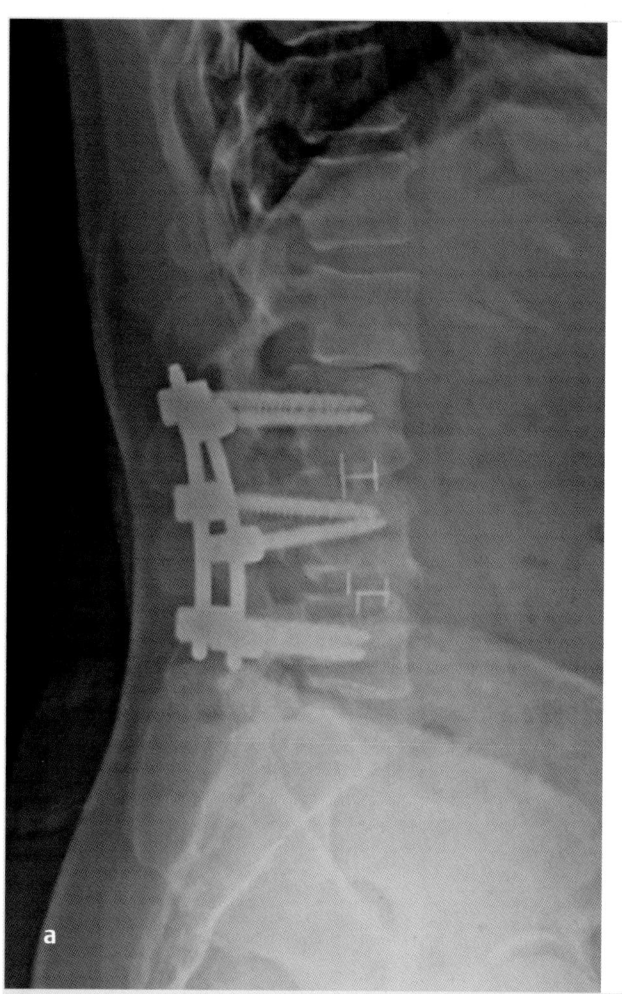

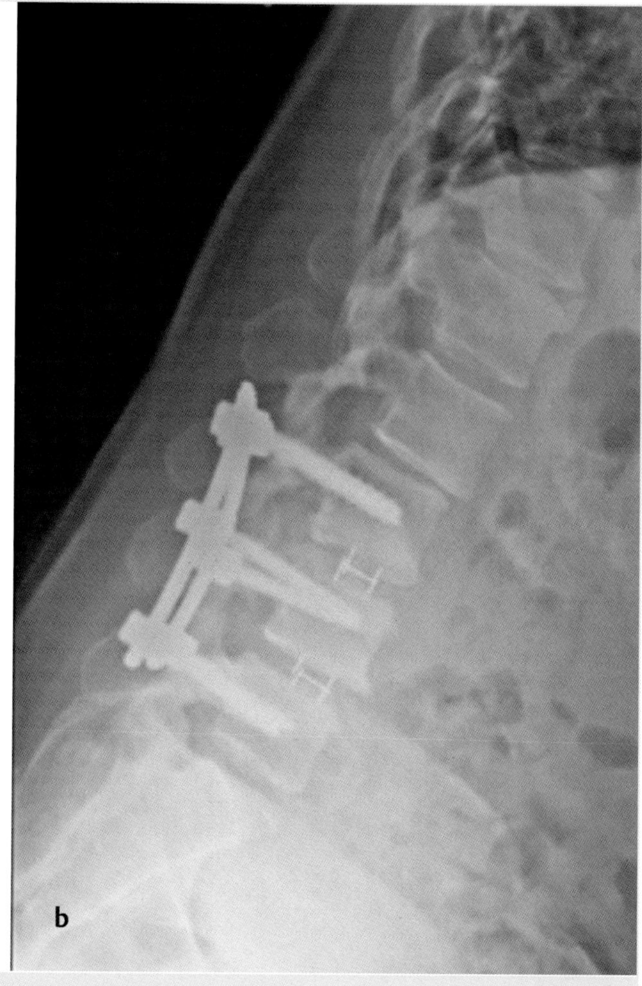

图 6.47 L3~L4 和 L4~L5 腰椎融合内固定术后 5 年，L2~L3 邻近节段退变伴不稳。a. 中立侧位 X 线片显示 L2~L3 椎体滑脱，椎间盘间隙完全塌陷。b. 前屈站立侧位片显示节段不稳

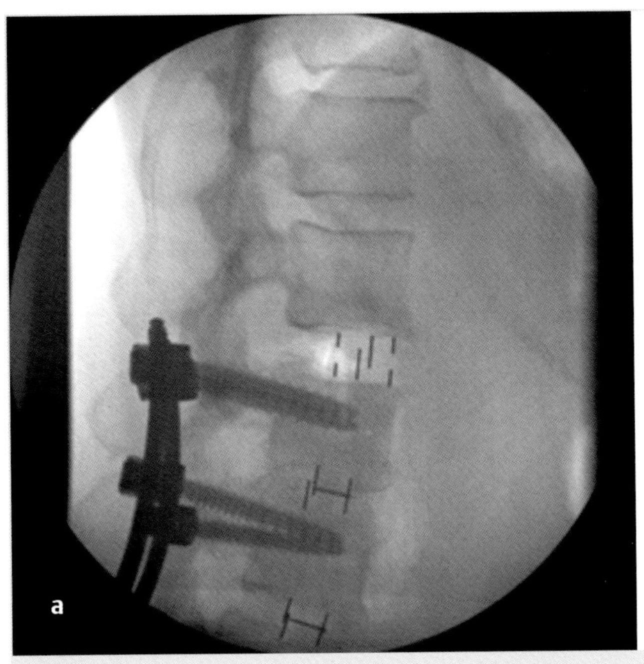

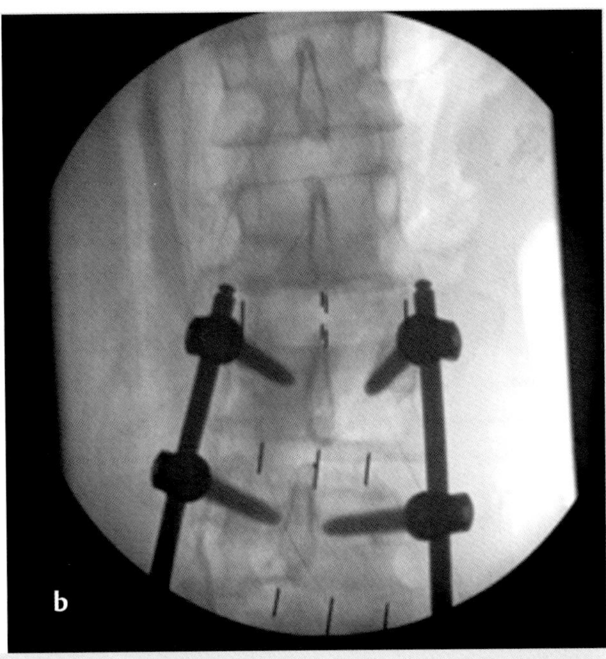

图 6.48　L2~L3 经腰大肌入路腰椎融合术中透视图像。a. 垂直位（侧位）透视图像显示 L2~L3 滑脱复位和椎间盘高度完全恢复。b. 水平位透视图像再次证明了椎间盘高度恢复和跨越整个椎间隙的椎间融合器

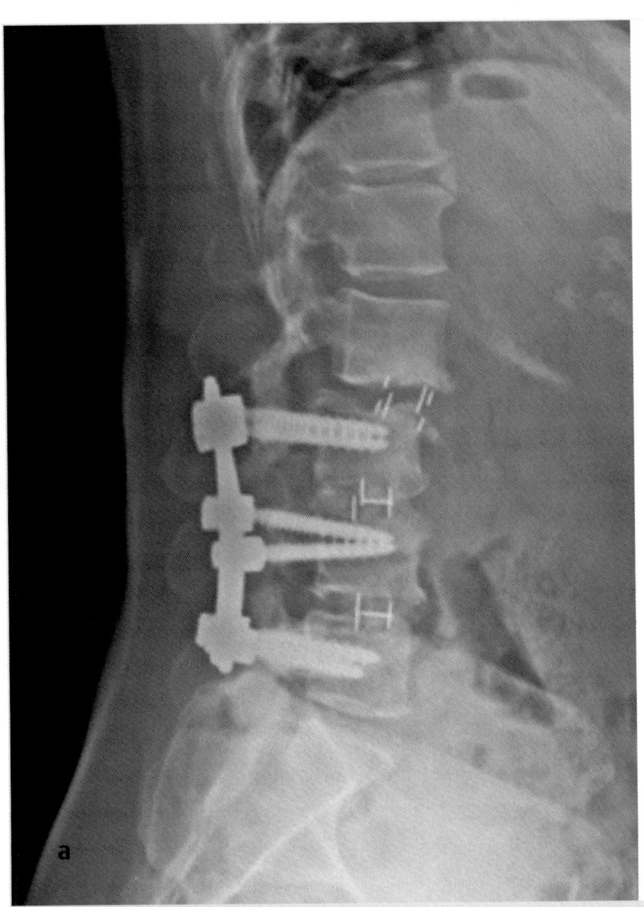

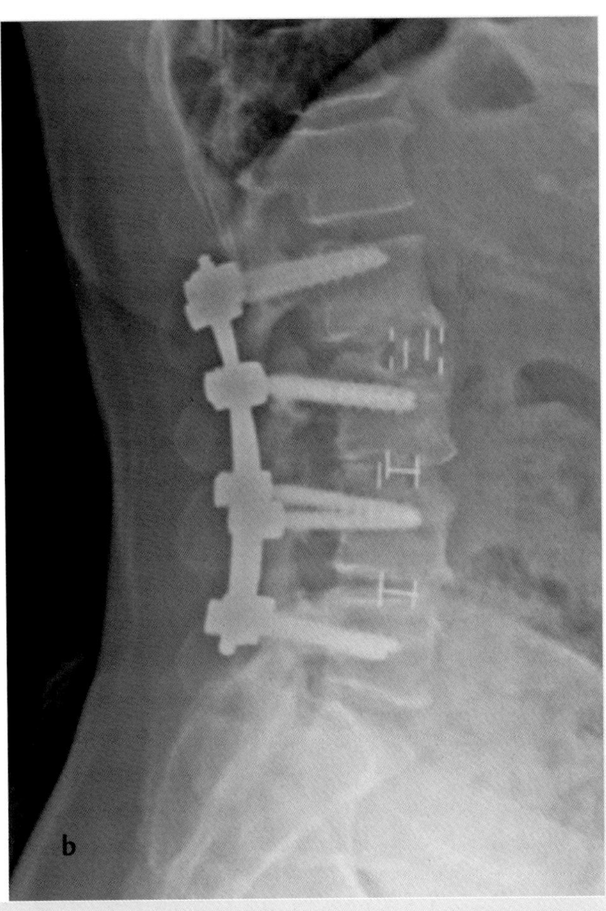

图 6.49　椎间融合器沉降和椎体滑脱复位丢失。a. 中立位侧位 X 线片显示 L2 滑脱的矫正丢失和其在 L3 上的滑脱加重。b. 术后 4 个月的站立中立位 X 线片，后路内固定延长至 L2 以减少 L2~L3 的复发性滑脱。椎间隙内可见骨桥。鉴于影像学提示椎间融合器沉降加重，该患者在经腰大肌入路放置椎间融合器后立即行后路内固定治疗是理想的治疗方案

人工智能和机器学习将使用更大的影像学数据集来确定这些患者的最佳手术方案。目前，需要对选择 Standalone 技术的患者进行密切的影像学和临床随访。

6.25 结论

经腰大肌椎间入路治疗腰椎疾病是在当前的技术经验达到顶峰后，该领域内发生的那些巨大转变之一，这也是临床医生和创新者所寻求的。开放胸腰椎入路的初步经验为外科医生发展经腰大肌入路提供了立足点。在过去的 10 年中，随着经腰大肌入路在全国的普及，脊柱手术发生了转变。该入路的机械和生理优势很多。该入路的本质特点允许从一侧骨骺环到对侧骨骺环实现整个椎间隙的操作。外侧入路比后方入路更容易通过去除软骨终板对椎间隙进行全面准备。椎间植入物对椎间隙的覆盖是无与伦比的，同时具有恢复椎间高度、椎间孔高度和冠状位平衡的能力。所有这些优势都需要与腰丛及其分支的损伤风险进行仔细权衡。生殖股神经损伤会给患者带来明显的不适，而股神经损伤可能对功能活动造成灾难性的后果。这些损伤的风险与操作的节段和外科医生的经验相关。在撰写本文时，经由腰大肌前方入路技术已应用于手术领域，并迅速成为 L4~L5 的首选技术。这种方法通过腰大肌前方的通道进入椎间盘间隙，实际上消除了对腰丛及其分支的损伤风险。但是改变工作通道可能会带来一系列全新的复杂情况。因此，经由腰大肌前方技术的优势必须与血管、交感神经丛损伤甚至泌尿系统并发症，尤其是输尿管损伤等增加的风险相平衡。

经腰大肌前方入路可能是本书未来版本中描述的一种技术。目前，文献中报道，特别是作者所报道的经验有限，在撰写本文时没有纳入关于该主题的章节。

本书的前 5 章专门介绍腰椎的微创技术。下一章将重点转到颈椎，并探讨微创技术在治疗神经根型颈椎病、狭窄和颈椎病中的应用。手术目标与手术暴露比率（Caspar 比率）的概念是本入门手册中反复出现的主题，同时强调了颈椎的人体测量，这会使你在心里重建解剖结构。你会发现，与大多数外科医生采用的中线暴露相比，微创视野可以让你通过放置在颈椎旁正中的 14mm 通道看到更多内容。

参考文献

[1] McAfee PC, Bohlman HH, Yuan HA. Anterior decompression of traumatic thoracolumbar fractures with incomplete neurological deficit using a retroperitoneal approach. J Bone Joint Surg Am. 1985; 67(1):89–104.

[2] Mayer HM. A new microsurgical technique for minimally invasive anterior lumbar interbody fusion. Spine. 1997; 22(6):691–699, discussion 700.

[3] McAfee PC, Regan JJ, Geis WP, Fedder IL. Minimally invasive anterior retroperitoneal approach to the lumbar spine. Emphasis on the lateral BAK. Spine. 1998; 23(13):1476–1484.

[4] Bergey DL, Villavicencio AT, Goldstein T, Regan JJ. Endoscopic lateral transpsoas approach to the lumbar spine. Spine. 2004; 29(15):1681–1688.

[5] Ozgur BM, Aryan HE, Pimenta L, Taylor WR. Extreme lateral interbody fusion (XLIF): a novel surgical technique for anterior lumbar interbody fusion. Spine J. 2006; 6(4):435–443.

[6] Lowe TG, Hashim S, Wilson LA, et al. A biomechanical study of regional endplate strength and cage morphology as it relates to structural interbody support. Spine. 2004; 29(21):2389–2394.

[7] Hartman C, Hemphill C, Godzik J, et al. Analysis of cost and 30-day outcomes in single-level transforaminal lumbar interbody fusion and less invasive, stand-alone lateral transpsoas interbody fusion. World Neurosurg. 2019;122:e1037–e1040.

[8] Dakwar E, Cardona RF, Smith DA, Uribe JS. Early outcomes and safety of the minimally invasive, lateral retroperitoneal transpsoas approach for adult degenerative scoliosis. Neurosurg Focus. 2010; 28(3):E8.

[9] Dahdaleh NS, Smith ZA, Snyder LA, Graham RB, Fessler RG, Koski TR. Lateral transpsoas lumbar interbody fusion: outcomes and deformity correction. Neurosurg Clin N Am. 2014; 25(2):353–360.

[10] Wang MY, Vasudevan R, Mindea SA. Minimally invasive lateral interbody fusion for the treatment of rostral adjacent-segment lumbar degenerative stenosis without supplemental pedicle screw fixation. J Neurosurg Spine. 2014; 21(6):861–866.

[11] Louie PK, Varthi AG, Narain AS, et al. Stand-alone lateral lumbar interbody fusion for the treatment of symptomatic adjacent segment degeneration following previous lumbar fusion. Spine J. 2018; 18(11):2025–2032.

[12] Palejwala SK, Sheen WA, Walter CM, Dunn JH, Baaj AA. Minimally invasive lateral transpsoas interbody fusion using a stand-alone construct for the treatment of adjacent segment disease of the lumbar spine: review of the literature and report of three cases. Clin Neurol Neurosurg. 2014; 124:90–96.

[13] Januszewski J, Vivas AC, Bach K, Gandhi SV, Paluzzi J. Minimally invasive lateral transpsoas interbody fusion at the L4/5 level: a review of 61 consecutive cases. Oper Neurosurg (Hagerstown). 2018; 15(4):447–453.

[14] Benglis DM, Vanni S, Levi AD. An anatomical study of the lumbosacral plexus as related to the minimally invasive transpsoas approach to the lumbar spine. J Neurosurg Spine. 2009; 10(2):139–144.

[15] Uribe JS, Arredondo N, Dakwar E, Vale FL. Defining the safe working zones using the minimally invasive lateral retroperitoneal

transpsoas approach: an anatomical study. J Neurosurg Spine. 2010; 13(2):260–266.

[16]Banagan K, Gelb D, Poelstra K, Ludwig S. Anatomic mapping of lumbar nerve roots during a direct lateral transpsoas approach to the spine: a cadaveric study. Spine. 2011; 36(11):E687–E691.

[17]Kepler CK, Bogner EA, Herzog RJ, Huang RC. Anatomy of the psoas muscle and lumbar plexus with respect to the surgical approach for lateral transpsoas interbody fusion. Eur Spine J. 2011; 20(4):550–556.

[18]Davis TT, Bae HW, Mok JM, Rasouli A, Delamarter RB. Lumbar plexus anatomy within the psoas muscle: implications for the transpsoas lateral approach to the L4-L5 disc. J Bone Joint Surg Am. 2011; 93(16):1482–1487.

[19]Dakwar E, Vale FL, Uribe JS. Trajectory of the main sensory and motor branches of the lumbar plexus outside the psoas muscle related to the lateral retroperitoneal transpsoas approach. J Neurosurg Spine. 2011; 14(2):290–295.

[20]Mahan MA, Sanders LE, Guan J, Dailey AT, Taylor W, Morton DA. Anatomy of psoas muscle innervation: cadaveric study. Clin Anat. 2017; 30(4):479–486.

[21]Le TV, Burkett CJ, Deukmedjian AR, Uribe JS. Postoperative lumbar plexus injury after lumbar retroperitoneal transpsoas minimally invasive lateral interbody fusion. Spine. 2013; 38(1):E13–E20.

[22]Moro T, Kikuchi S, Konno S, Yaginuma H. An anatomic study of the lumbar plexus with respect to retroperitoneal endoscopic surgery. Spine. 2003; 28(5):423–428, discussion 427–428.

[23]Panjabi MM, Goel V, Oxland T, et al. Human lumbar vertebrae. Quantitative three-dimensional anatomy. Spine. 1992; 17(3):299–306.

[24]Molinares DM, Davis TT, Fung DA, et al. Is the lateral jack-knife position responsible for cases of transient neurapraxia? J Neurosurg Spine. 2016; 24(1):189–196.

[25]Deukmedjian AR, Le TV, Dakwar E, Martinez CR, Uribe JS. Movement of abdominal structures on magnetic resonance imaging during positioning changes related to lateral lumbar spine surgery: a morphometric study: Clinical article. J Neurosurg Spine. 2012; 16(6):615–623.

[26]Fogel GR, Parikh RD, Ryu SI, Turner AW. Biomechanics of lateral lumbar interbody fusion constructs with lateral and posterior plate fixation: laboratory investigation. J Neurosurg Spine. 2014; 20(3):291–297.

[27]Nayak AN, Gutierrez S, Billys JB, Santoni BG, Castellvi AE. Biomechanics of lateral plate and pedicle screw constructs in lumbar spines instrumented at two levels with laterally placed interbody cages. Spine J. 2013; 13(10):1331–1338.

[28]Vivas AC, Januszewski J, Hajirawala L, Paluzzi JM, Gandhi SV, Uribe JS. Incisional hernia after minimally invasive lateral retroperitoneal surgery: case series and review of the literature. Oper Neurosurg (Hagerstown). 2019; 16(3):368–373.

[29]Dakwar E, Le TV, Baaj AA, et al. Abdominal wall paresis as a complication of minimally invasive lateral transpsoas interbody fusion. Neurosurg Focus. 2011; 31(4):E18.

[30]Walker CT, Farber SH, Cole TS, et al. Complications for minimally invasive lateral interbody arthrodesis: a systematic review and meta-analysis comparing prepsoas and transpsoas approaches. J Neurosurg Spine. 2019; 25:1–15.

[31]Alvi MA, Alkhataybeh R, Wahood W, et al. The impact of adding posterior instrumentation to transpsoas lateral fusion: a systematic review and metaanalysis. J Neurosurg Spine. 2018; 30(2):211–221.

第 7 章　微创颈椎后路椎间孔切开术

摘要

颈椎后路椎间孔切开术是基于微创治疗腰椎神经根病而发展的技术。虽然基本原则保持不变，但需要注意两者之间的差异。鉴于颈后部肌肉组织的复杂性，（套管）扩张到后颈椎的过程有其细微差别。此外，与腰椎不同的是，颈椎的减压工作局限于神经孔和椎管外侧，而腰椎的硬膜囊的回缩可以安全地修复位于椎管中心的突出椎间盘。颈椎后路间孔切开术不能取出中央型突出的椎间盘。这种情况限制了颈椎后路椎间孔切开术在颈椎间孔压迫性病变中的应用。本章回顾了微创颈椎后路椎间孔切开术的解剖学基础，以及各种单侧颈椎神经根病例的定位、手术技巧和治疗描述。同样重要的是最后的病例详细说明了不应用该技术的基本理由。

关键词：颈椎，减压术，椎间盘切除术，椎间孔切开术，突出，神经根病，脊髓，硬膜囊

透过敞开的窗户看到的东西比透过关闭的窗户看到的东西少。用心去看会比用眼睛看到得多。

Charles Baudelaire

7.1　引言

在担任住院医师期间，我总共参与了 5 例颈椎后路椎间孔切开术。我协助或实施的颈椎前路椎间盘切除融合术（ACDF）数量很多。当我完成住院医师实习后，刚到圣地亚哥海军医疗中心工作的头几个星期里，这里的一切都发生了改变。我惊讶于有那么多患者更适合颈椎后路椎间孔切开术而不是前路颈椎手术。一名又一名军人来到我的诊所，他们的颈椎间盘突出症纯粹是颈椎孔内的单侧根性病变，与脊髓毫无关系。他们唯一的症状是由于压迫了单侧颈神经根。虽然所有这些患者都是前路手术的候选者，但他们似乎都是颈椎单侧后路椎间孔切除颈椎间盘的更好的候选者。

在决定手术入路时，我不得不考虑的一个混杂因素是患者的非常特殊的需求。与在亚特兰大住院培训期间见到的多种程度退化的老年患者不同，圣地亚哥海军医疗中心的绝大多数患者都是年轻健康的，只有单侧有症状，并且有很强的动力返回军队执行不受限制的工作。手术对于及时回到工作岗位且不受限制地执行任务具有重要意义。如果进行颈椎融合，在多数情况下，服役人员无法立即返回工作岗位，直到颈椎完全融合。等待影像融合发生以便能够使这些服役人员重返全职岗位似乎并不是最好的方案。此外，对于一位 20 岁或 30 岁的患者来说，由于侧位椎间盘突出而出现单侧神经根型病变，但没有压迫脊髓，也没有明显的脊椎病，为了解决这一局限性问题，将整个健康的颈椎间盘切除并融合无法充分显示手术选择的优势。虽然颈椎人工间盘置换术是一个很好的选择，但是我认为这种手术能够更好地治疗中央型椎间盘突出，因为中央型椎间盘突出的手术收益是颈椎后路椎间孔切开术所不能达到的。

从临床、实践和军事的角度来看，颈椎后路椎间孔切开术是最符合逻辑的方法。然而，我必须在这一观点和我的能力之间取得平衡，因为我的经验有限，无法充分实施手术。事实上，在我职业生涯中，我觉得剪断一个后颈部交通动脉瘤比做一个颈椎间孔切开术更舒服，更不用说一个微创手术了。我发现这是我现在工作医院的住院医师和同事的共同认识。颈椎后路椎间孔切开术正在成为一门失传的艺术。在治疗颈椎间盘方面，前路与后路的趋势肯定不是什么新鲜事。早在 1990 年，一位关心此事的 Francois Aldrich 曾说过："这种对所有类型的颈椎间盘进行前路椎间盘切除术的趋势往往掩盖了后外侧入路对这些病变的逐渐发展。"

短短几年后，外科医生就开始在显微颈椎间盘切除术和颈椎后路椎板切除术中使用腰椎间微通道，他们冒险在颈椎后路使用这些扩张器。2000 年，Fessler 和他的同事发表了一篇关于使用微通道经肌肉入路的尸体可行性研究，有效地将这种技术从腰椎转移到颈椎。在阅读 Fessler 关于该手稿讨论中止血的陈述时，我发现他的担忧是相当有先见之明的。2001 年，Adamson 在神经外科文献中发表了关于第一个临床系列研究的文章，使用微创方法连续

进入 100 个颈后孔。也许 Adamson 的研究最重要的方面是 100 例患者中的 90 例当天出院。仅这些数据就表明，微创方法的假定益处实际上已经实现。自从 2001 年 Adamson 发表文章以来，文献中报道的关于经椎间孔微创入路的经验已经超过了其开放的经验。

虽然一些专家可能认为开放腰椎间盘切除术和微创腰椎间盘切除术几乎没有什么区别，但很少有人会在颈椎上坚持这种观点，因为开放手术中，颈椎后部肌肉组织必须分离。颈椎间孔切开术的开放性和微创性暴露之间的差异是天壤之别的。

在圣地亚哥海军医疗中心做主治医生的头几个月里，我立即开展了微创技术，这使得我做颈椎后路椎间孔切开术的次数超过了我整个住院医师生涯的次数。现在这一手术，我每个月在门诊进行几次。我需要解决的是微创手术的学习曲线，以便完全掌握这项技术。微创颈椎间孔切开术不是转变为脊柱微创手术的开始。你需要具备通过在腰椎进行微创显微椎间盘切除术和椎板切除术建立的技能组合的专业知识。舒适的微创磨钻和穿刺器械及微通道是必要的，甚至比通过微通道的直径更小。

一旦你开发了一种对腰椎进行微创手术的设备，你就可以很容易地将这些技术应用到颈椎间孔切开术中，这是微创治疗颈椎后路病变的关键步骤。通过微通道的器械只是技能中的一个要素。颈椎后路的微创方法有其特定的学习曲线。颈后筋膜与腰椎筋膜的横断面非常不同。后颈部肌肉平面更复杂，与腰部肌肉不同。对于外科医生来说，扩张到颈椎椎板与扩张到腰椎椎板上是不同的体验。位于椎板另一侧的颈脊髓改变了这种体验。虽然这些技能是相似的，但有一些细微差别。

这一章的开头引用了 Charles Baudelaire 的一句话，他说人们透过敞开的窗户看到的东西比透过关闭的窗户看到的东西少。Baudelaire 的观点，可以应用于微创颈椎间孔切开技术，这引起了我的共鸣。颈椎微通道迫使我深刻地意识到重建解剖结构的重要性。我必须在脑海里“看到”椎弓根、上关节突和颈神经根才能切开。有限曝光的本质要求我通过直径 14mm 的“关闭窗口”看到的比通过中线的“开放窗口”看到的更多。Baudelaire 在写这些文字的时候可能没有考虑到脊柱微创手术，但是没有任何语言能够更好地描述微创思维的运作方式。

本章的目的是描述微创颈椎间孔切开术的解剖学基础、技术和手术细节。我希望你能通过有限的直径对颈椎孔有更好的了解而不是通过传统的中线暴露。掌握这一程序将作为管理其他颈椎病变的平台，在下一章进行描述。理解这种方法的解剖学基础，并有精确的测量作为基础，以增加你的学习曲线的斜率。一旦掌握了扩张和暴露的细微差别，你会惊讶地发现微创颈椎后路椎间孔切开术很快会成为你器械中的宝贵资产。但是首先，考虑到这个手术非凡和迷人的历史，很难不强调其发展的某些因素。

7.2　颈椎后路椎间孔切开术的演变

自从 Mixter 和 Barr 使世界认识到腰椎间盘突出可以引起腿部神经根性疼痛，手术切除可以减轻症状，没过多久外科医生就把他们的目光转向颈椎间盘，认为它是臂神经炎的威胁性原因。颈神经根病的合理手术解决方案是将腰椎手术转移到颈椎。这种转换并不是一个独特的想法，几位外科医生开始探索这种可能性。在腰椎间盘突出症手术治疗的著作被发表后不久，Love 和 Camp、Semmes 和 murphy、Spurling 和 Scoville 开始报告他们在神经根型颈椎病的临床诊断和手术治疗方面的初步经验。

1943 年，Semmes 和 murphy 描述了他们对 4 例后外侧减压治疗的单侧神经根病患者的治疗经验。值得注意的是，这些作者报告说，这种手术是在局部麻醉下进行的，即使在今天，我也不会接受这种手术。此后不久，2 名医疗官员，1 名美国陆军中尉上校和 1 名在二战期间服役的美国陆军上尉，在 1944 年发表了一份手稿，题为《颈椎间盘的外侧破裂：肩膀和手臂疼痛的常见原因》。在手稿中，Spurling 和 Scoville 描述了神经根型颈椎病的诊断和治疗。他们所描述的技术需要一个小型骨凿来移除椎板和小关节，以扩大颈椎间孔，然后再缩回神经根和移除突出椎间盘（图 7.1）。当我读到这份手稿的“技术”部分时，我不得不佩服这些外科医生必须具备的熟练技巧和勇气，在神经根和脊髓的顶部使用这种技术。Spurling 和 Scoville 在 1944 年所

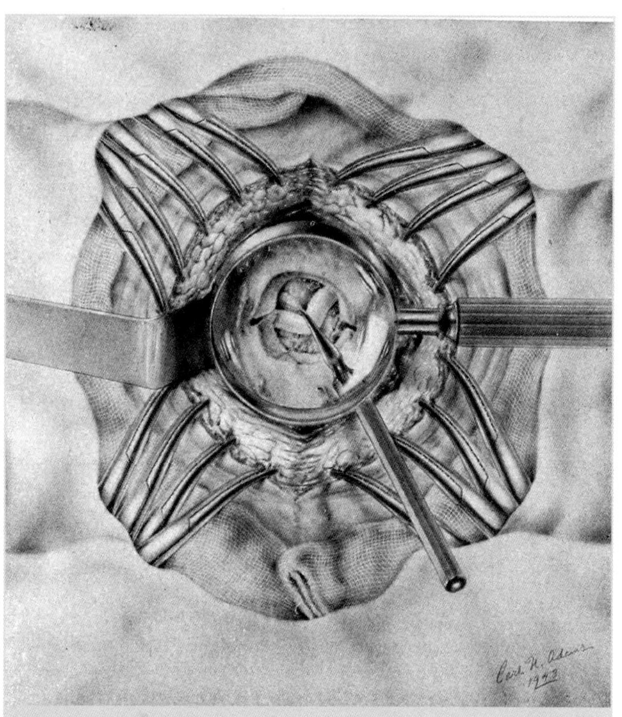

图 7.1 来自 Spurling 和 Scoville 的插图，展示了用小型骨凿进行的椎间孔切开术。神经钩向下收缩 C6 神经根以显示椎间盘突出

拥有的技能远远超过了我在 2020 年所掌握的技能和勇气。

1947 年，Frykholm 在瑞典斯德哥尔摩写信给我，表达了对于在颈神经根和脊髓顶部使用凿子同样的担忧。Frykholm 对他的次优手术结果的诚实评估使他相信，他的手术技术可能要么减压损伤了神经，要么导致了不完全减压。他试图解决当时骨凿技术的缺点，并引进了一种带有切割钻头的牙科钻头。图 7.2 展示了 Frykholm 使用"球形硫化胶切割器"钻头的技术。从凿骨到在神经根顶部钻骨的变化使得减压更安全，并允许更全面的减压。不用说，钻孔现在是这种手术的首选方法。随着透视定位和全身麻醉的进展，现代颈椎后路椎间孔切开术等待着微通道的发展，为下一步的进化做准备。到了 21 世纪初，习惯于在腰椎上使用微创通道的外科医生开始将其应用于颈椎，就像他们的前辈在 20 世纪 30 年代将 Mixter 和 Barr 的椎间盘切除术从腰椎转移到颈椎一样。微通道减少了相对于手术目标的手术暴露。从腰椎到颈椎的最小通路端口的转位使 Caspar 比率优化到几乎 1。实现这样的 Caspar 比率是微创方法的实质。

7.3 微创颈椎后路椎间孔切开与颈椎前路椎间盘切除融合术

在这本书中，我尽了最大努力介绍的更多技术而不是手术适应证。然而，在颈椎间孔切开术的情况下，很难不讨论这个话题。像颈椎后路椎间孔切开术这样的手术对于选择这种手术而不是前路手术值得讨论。虽然前路手术是治疗几乎所有颈椎退行性病变的一种选择，但颈椎后路椎间孔切开术的适应证要窄得多。

在实践中，我考虑单侧神经根病患者的颈椎间孔切开术，无论是椎间盘突出还是椎间盘 – 骨赘复合体。这种手术的理想患者是没有明显颈痛的个体，单侧神经根病，正常的脊柱前凸和没有明显的脊柱病。磁共振成像（MRI）应显示颈神经根受压，无论是由于骨赘或椎间盘突出引起的椎间孔损伤。然而，患者很少出现在如此明确划分的类别中。因此，我应用一些额外的标准来进一步指导我的选择。当我回顾 MRI 时，我评估是否存在椎间盘或椎间盘 – 骨赘复合体与脊髓的任何接触。脊髓腹侧的任何接触的存在促使我考虑前路方法。如果没有明显的脊髓移位，椎间盘突出与脊髓外侧面的接触仍然可以进行后路减压。

当我回顾颈椎 X 线片时，颈椎前凸的局部丧失或明显的颈椎病，尤其是在我考虑进行椎间孔切开术的水平，可能会让我停下来。颈椎后路椎间孔切开术可能不是这些患者的最佳方法，特别是当他们出现明显的颈部疼痛时。

有 3 种情况，我发现颈椎后路椎间孔切开术特别有价值。第一种是多节段椎间盘退变患者，只有一节段有症状。在这种情况下，前路手术可能需要 2 个或 3 个节段的手术，而颈椎后路椎间孔切开术可以解决症状根源。第二种临床情况涉及先前进行过单节段或多节段颈椎融合的患者，现在在相邻部位出现单侧神经根症状。颈椎后路椎间孔切开术极大地方便了这类患者的治疗，否则这类患者将需要前路探查及融合，可能的颈椎钢板置入。最后一种情况是，扩大融合以减压症状的根部。有了这种治疗策略，患者失去了部分运动。相反，后路微创方法解决了症状根源，避免了前路翻修手术的潜在并发症，同时保留了运动节段。虽然后路椎间孔切开术不是

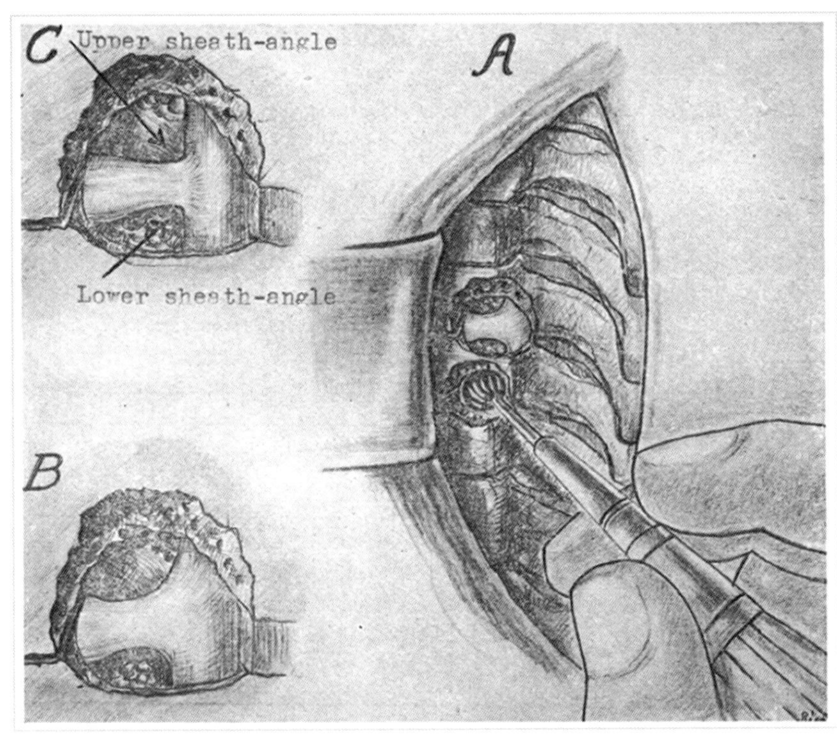

图 7.2 Frykholm 技术用于颈椎后路椎间孔切开术的插图。Frykholm 寻求一种更安全的方法来移除椎板和小关节，并转向牙钻来替换他以前使用的骨凿。颈部硬膜囊变形和硬脑膜鞘狭窄导致神经根受压，对臂神经痛的病因和手术治疗有贡献

一个全面的解决方案，但它可以充分解决根治性症状并可能推迟多年，如果不能达到，则需要前路手术。

最终的临床情况是颈椎前路椎间盘切除融合术（ACDF）或颈椎间盘置换术后持续症状的患者。每年有 2~3 名患者来到我的诊所，在前路手术后出现不完全或持续的单侧神经根症状。从前路治疗持续性神经根病有其潜在的挑战，特别是当患者已经有融合时。在这些患者中，颈椎后路椎间孔切开术可能是首选的手术。

7.4　患者教育

当考虑同一条件下的两种手术之一时，为患者设定期望可能是患者教育中最宝贵的元素。对于没有脊柱病的患者引起单侧神经根病的软性突出，术前咨询相对直接。我回顾了程序的目标，并解释了基本原理和技术。在脊椎病的背景下，我更深入地讨论了在颈椎神经根病的背景下颈椎病的自然史。我总是向患者解释，解决退行性颈椎间盘突出最全面的方法是通过前路切除整个椎间盘，恢复椎间盘高度并稳定节段。它是允许恢复椎间盘高度和节段性脊柱前凸的前路方法，同时减压神经元，防止任何进一步的固定退化。我向患者强调，微创颈椎后路椎间孔手术是一种保留运动的手术，旨在缓解神经根的压迫。它放弃了植入物的需要，无论是间盘置换装置，椎间移植物还是颈椎钢板。然而，它不能恢复椎间孔的高度，也不能防止进一步的退化发生。我向患者强调，目标是减压到手臂的神经，因此不能可靠地减轻颈部疼痛。最后，我特别提到在未来几年或几十年内可能需要采用前路手术进行明确的治疗。我发现这些陈述可以帮助患者开始明确术后期望什么，甚至巩固他们在选择他们希望接受的手术类型后的想法。

本章的结尾包括一系列关于患者选择的细微差别的病例，以及术前和术后影像的回顾，以强调仔细选择患者对于良好的结果是至关重要的。最终，微创颈椎间孔切开术在微创脊柱外科医生为患者精心挑选的手术中具有独特的地位。

7.5　微创入路的解剖学基础

微创颈椎后路椎间孔切开术的主要目的是通过从后路开放和扩大椎间孔来减压特定颈椎节段的出口根。在椎间盘突出的情况下，打开椎间孔可以进入神经根和椎管，以祛除椎间盘突出。正是解剖决定了这一过程，因此了解颈神经根相对于骨性解剖

的走行是至关重要的。

在颈椎中，神经根出现在同位椎体的椎弓根之上，即 C6 神经根出现在 C6 椎弓根之上。因此，C6 椎弓根形成 C6 神经根的椎间孔的底部，C5 椎弓根形成顶部。椎间孔前缘由椎间盘间隙（本例为 C5~C6 椎间盘）和外侧钩突形成（图 7.3）。正是从这个方面的椎间孔经常出现病理压迫。椎间盘可能突出并压迫神经根。钩椎关节可能发生骨赘复合体，导致神经根的症状性压迫。

枕骨孔后壁由同节段椎体的上关节突组成，即 C6 神经根后壁由 C6 神经根的上关节突组成。上关节突也可能是晚期小关节病情况下神经根压迫的来源（图 7.4）。

在进行微创后路颈椎间孔切开术时，有 3 种测量方法具有极大的价值。第一种测量方法是测量椎弓根间距离。根据椎间盘高度，椎弓根间距范围为 9~12mm。它很少超过 12mm。第二种测量方法是测量正位尺寸，它是从椎间盘后侧到上关节突的前侧测量的。这个正位尺寸范围为 4~6mm。最后一种测量方法是测量椎间孔的侧面尺寸，即测量从侧面的椎间隙到内侧的中间上关节突，因为它向前投射；这个测量一致范围为 8~10mm（图 7.5）。

考虑到这些测量结果，进行手术所需要的暴露范围更加明确。头尾暴露应该从椎弓根到椎弓根，距离至少 12mm。内侧显露应从椎弓根内侧至小关节突外侧块复合体中间，距离至少 10mm。后路的固有性质使得正侧维度与暴露无关。使用这两种测量方法将手术范围定为 12mm × 10mm。应用理想的 Caspar 比率（手术目标与手术暴露的比为 1）的原则，使用直径 14mm 的通道符合这一标准。通过对这些测量结果的深入了解，我们可以清楚地看到，一个位置良好的 14mm 直径的微通道如何能够充分提供颈神经根全面减压所需的表面积，而不暴露不必要的解剖结构（图 7.6）。

本文通过对颈椎间孔的解剖学及其解剖测量的回顾，为颈椎微创入路的研究奠定了解剖学基础。在描述手术的技术之前，我想在前面的段落中强调“位置良好”。一个位于侧块外侧的微通道将不允许你对颈神经根进行充分的减压，而且它有使节段不稳定的风险。位于椎板上的微通道不会破坏节段的稳定，但当你向外侧神经根移动时，它会使颈椎脊髓暴露于不必要的风险。微通道的理想位置是正好在颈神经根上方，这个位置是手术的中心（图 7.7）。

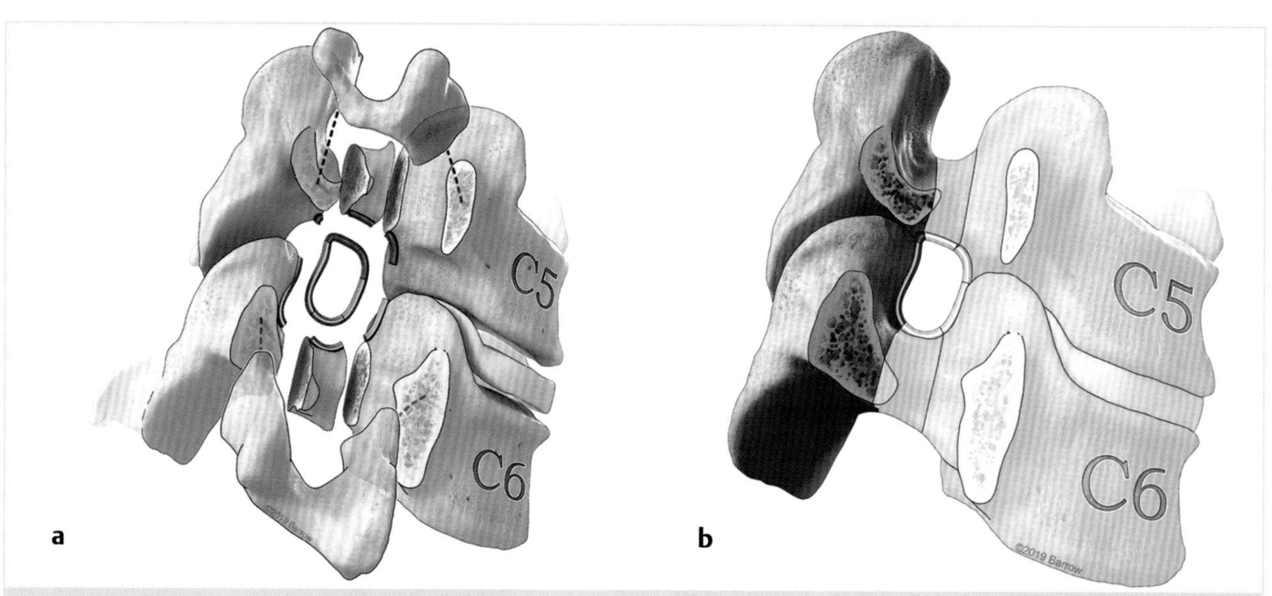

图 7.3 C6 颈神经孔的插图显示了由 C5 和 C6 组成。a. 颈椎间孔的分解描述显示了构成的边界。红色环的成分代表 C5 椎骨对椎间孔的构成。孔的上方由 C5 椎弓根的下方组成。C5 椎体的后方构成椎孔的前上方。绿色环的组成部分代表 C6 椎骨。从图中可以看出，C6 神经孔的大部分由 C6 椎骨组成。椎骨的后方构成了前下壁。C6 椎弓根的上方构成了椎间孔的下缘。C6 的上关节突（上关节突）占神经孔后缘的大部分。b。这个插图显示了骨性工作的主要目标。颈椎后孔切开术的重点是椎间孔的后壁（绿色）。因此，在这种情况下，C6 的上关节突是骨性工作的主要目标。在这张图中，已经移除了椎间孔，以表示上关节突对神经孔的构成

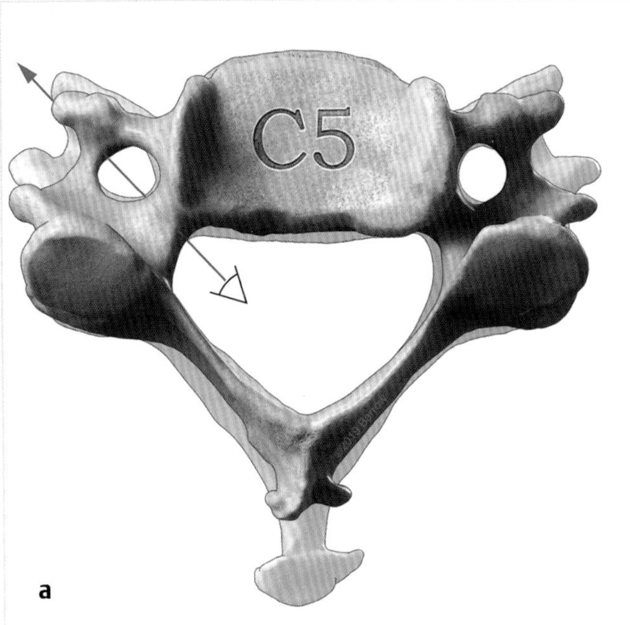

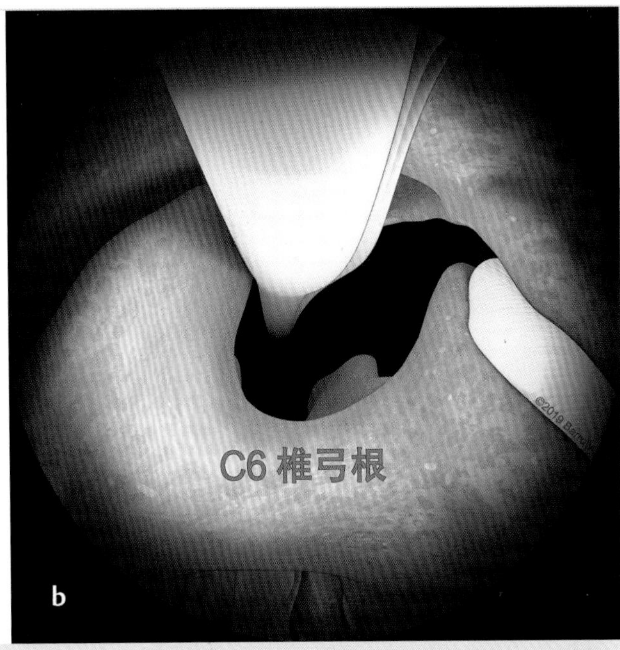

图 7.4　椎管内神经孔视图的插图。a. 从椎管内通过 C6 神经孔向外看的视图。椎管内的示意图显示了图 b 中所示的通过孔的视线。b. 透过 C6 神经孔，C6 神经根位于 12 点钟位置。钩椎关节位于 3 点钟位置。考虑到这个解剖结构，很明显，钩椎骨刺导致神经根受压。在 6 点钟位置，C6 椎弓根构成了神经孔的底部。在 9 点钟位置，上关节突构成后壁，是颈椎后孔切开术的骨性工作目标

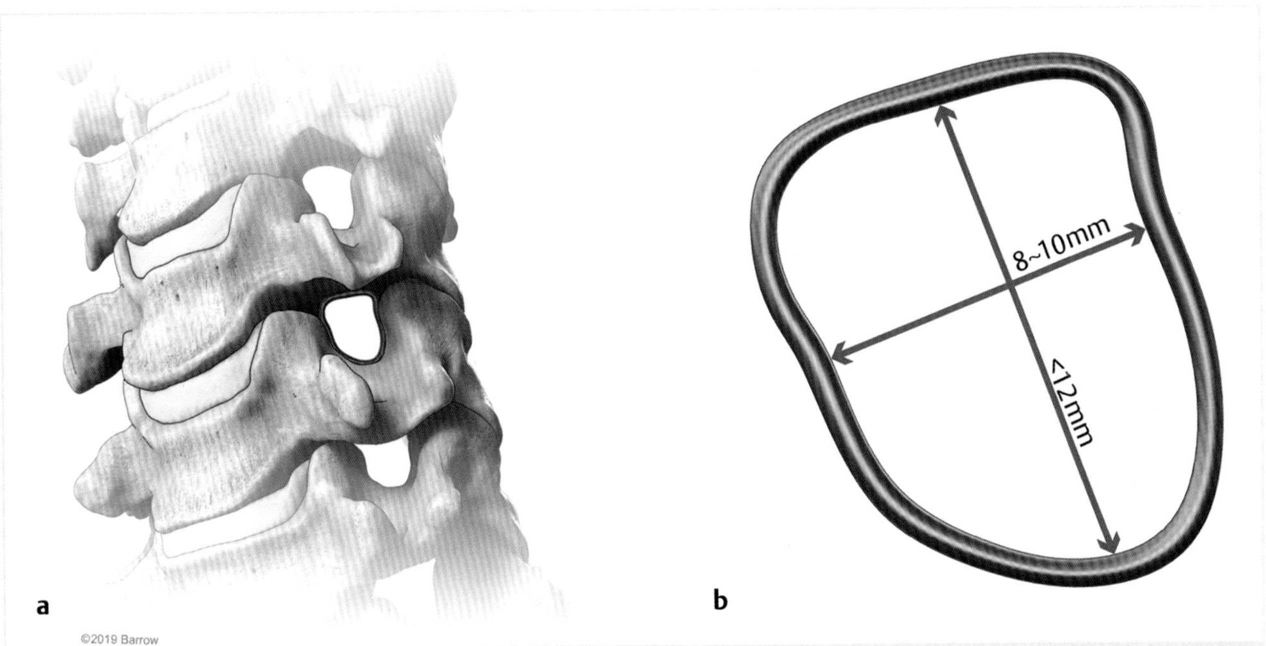

图 7.5　显示平均颈椎孔尺寸的插图。a. 单独标记颈椎间孔的边界（红色）。椎弓根间距离取决于椎间盘高度。b. 红色环显示颈椎间孔的平均尺寸。头尾尺寸通常小于 12mm。内外侧尺寸范围为 8~10mm。来自钩突过程的骨赘可能侵入该维度的内侧面

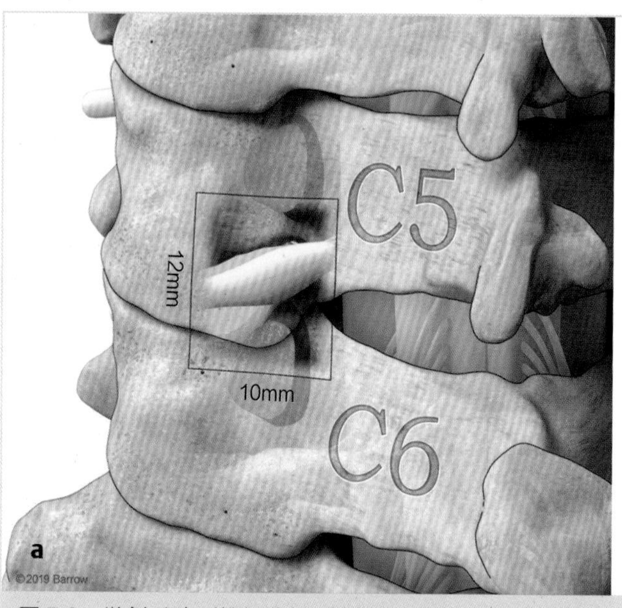

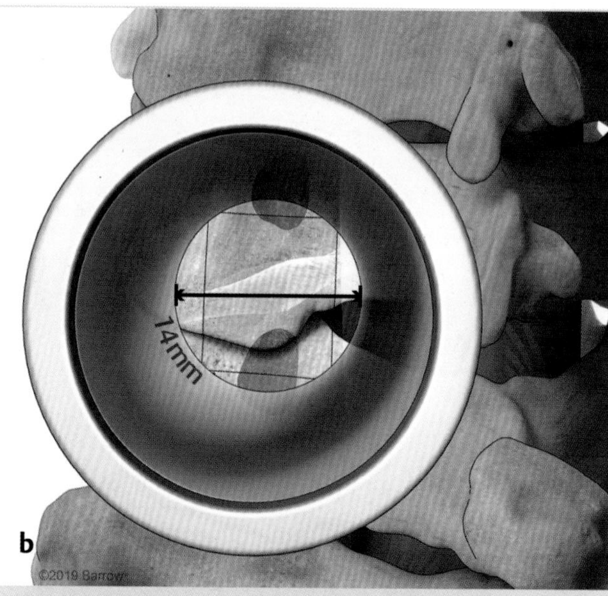

图 7.6 微创后路颈椎间孔切开术的必要解剖学和解剖学基础图。a. 颈神经根完全减压所需的必要解剖结构。该解剖结构的最大尺寸为 12mm × 10mm。这些尺寸为使用 14mm 直径的通道奠定了解剖学基础。b. Caspar 比率。叠加在必要解剖结构上的 14mm 通道显示 Caspar 比率接近 1，并为该程序建立解剖学基础

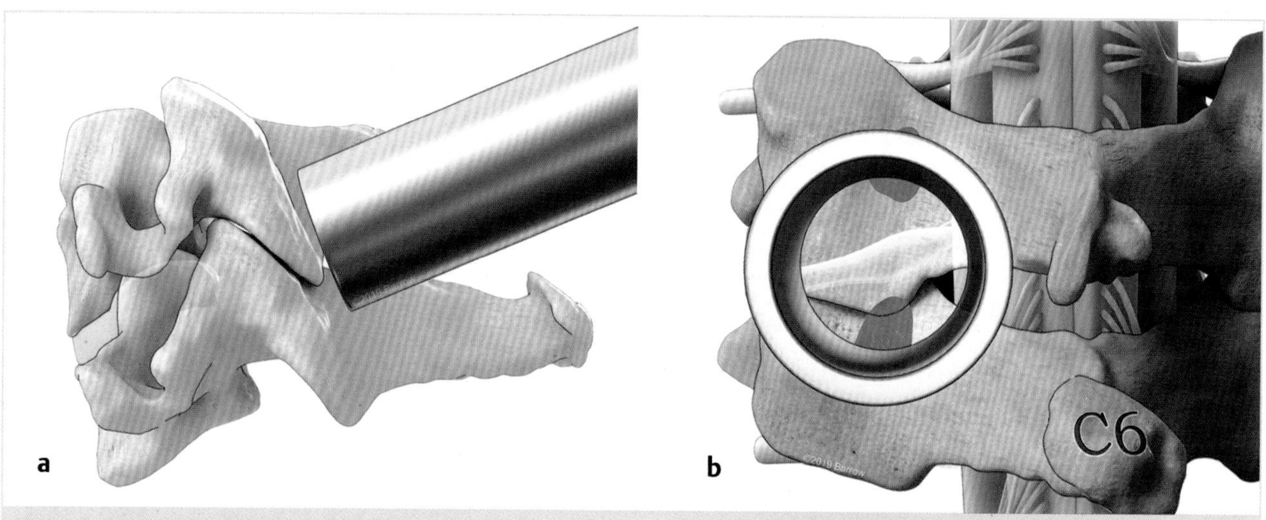

图 7.7 微创后路颈椎间孔切开术微通道的理想位置的示例。a. 一个 14mm 的微通道位于颈椎的侧位图，微通道与椎间盘平行。下关节突均在视野范围。b. 通过通道的后视图，显示微通道位于椎弓根中线上方，可以进入椎间孔的内侧和外侧。椎弓根用蓝色标出

7.6 患者定位

在颈椎后路椎间孔切开术中，有几个因素可以优化该节段的透视、外科医生的人体工程学和患者的舒适度。从颅骨夹放置到胸垫的位置，本节涵盖了患者定位的各种细微差别。

7.6.1 颅骨夹的应用

颅骨夹的理想位置提供了头部和颈椎的稳定，不会造成任何明显的术后不适。两者的关键是避开颞肌（图 7.8）。固定在颞肌的针可能会导致出血，一旦颅骨夹被移除，还能引起患者术后长期不适。尽管如此，良好的颅骨固定对于稳定性是绝对必要的，因为扩张器对颈椎施加压力。永远不应该出现患者因为放置不理想而滑出针脚的情况。因此，理想的位置是将所有的针都置于颞上线，按照定义这些针都置于颞肌之上。

夹子应该放置在颅骨上，以便一侧的针与耳屏

保持一致，另一侧的两根针放置在耳屏的两侧（图 7.8）。在确认头钉的最佳位置后，我将 27.22kg 的压力施加到颅骨夹上。当我按住患者头部时，我的手术团队将患者翻转到俯卧位，我们将患者放置在手术台中央的胸垫上，这样连接到手术台的颅骨夹系统就不会阻碍最终的正位图像，我必须确认通道相对于颈椎弓根的位置。当把患者的头保持在一个中立的位置时，让助手固定住关节臂，并锁定颅骨夹的位置（图 7.9）。

7.6.2　定位患者

Fessler 等对患者采用坐位进行手术提出了非常合理的观点。我们认为，术者在俯卧位时，由于硬膜外静脉压力增加，更容易遇到剧烈的静脉出血。坐位的最大优点是硬膜外静脉压力降低，因此静脉出血减少。就在我撰写本书的时候，我的脑海中浮现出我正在处理俯卧位患者的静脉出血。在那些早期的病例中，我自言自语道：“也许我应该让患者

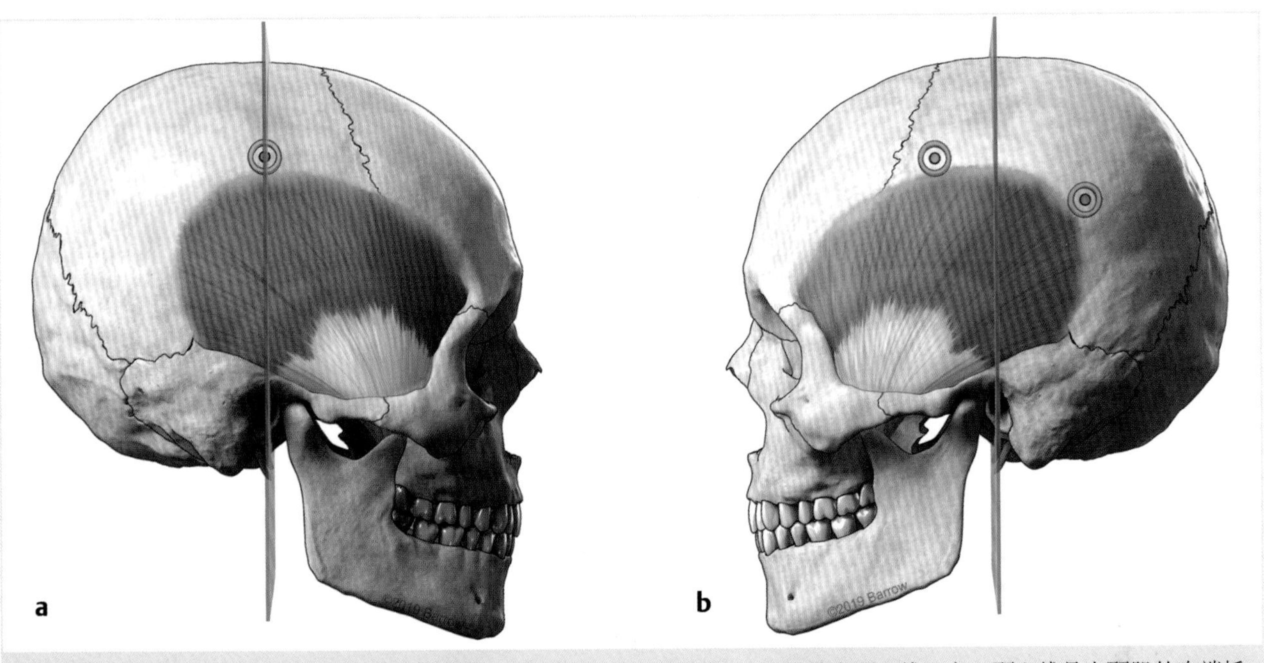

图 7.8　颅骨夹钉在颅骨中的理想位置示意图，显示颞肌，应避开颞肌。针应放在颞上线上方，颞上线是由颞肌的吻端插入点确定的。a. 单针与外耳道对齐并位于颞肌上方的右侧头部视图。b. 头部左侧图，针点为耳屏两侧的基准点

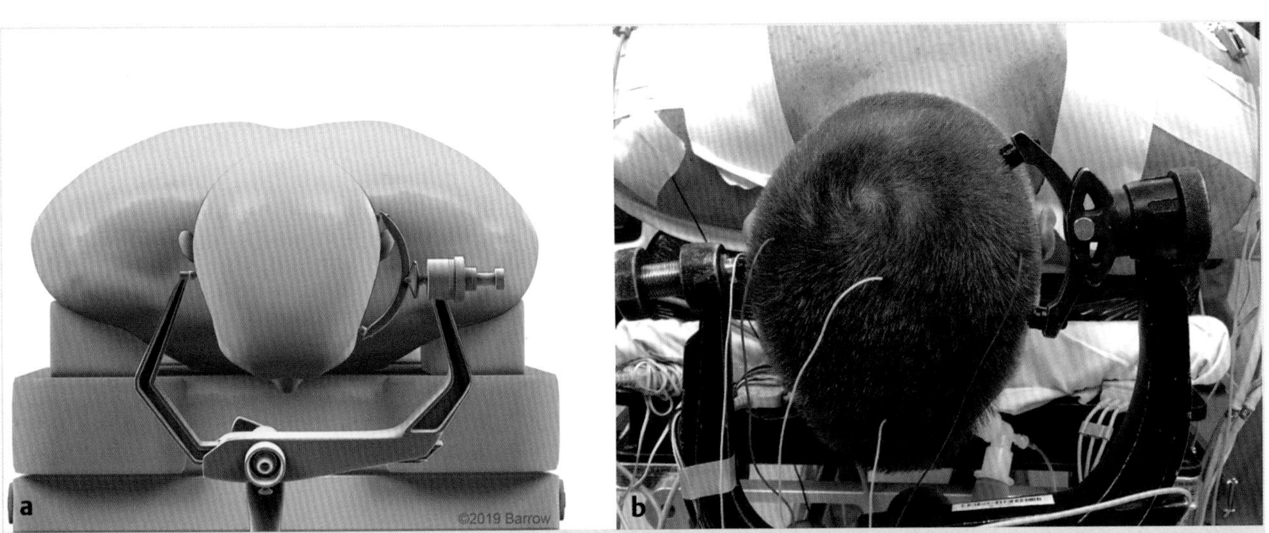

图 7.9　患者定位图（a）及患者定位照片（b）。一旦放置了颅骨夹，患者被翻到胸部垫并进入手术台的中心。然后将颅骨夹固定在手术台上，关节臂与颈椎定位在中立位

坐着做这些手术。”与此同时，这种观点可能会被空气栓塞的风险所抵消，至少在理论上，当患者坐着的时候，空气栓塞的风险会升高。坐姿的支持者否认这种观点，因为他们在数百例病例中没有见过这种情况。

承认坐姿和俯卧位的优缺点，让患者采用俯卧位做这个手术，但我建议患者采用反 Trendelenburg 体位（俯卧的头高脚低位）。这样，头部高于心脏，即使只是轻微地降低了硬膜外静脉压力。

我决定让患者俯卧是很实际的。我们的麻醉科同事并不喜欢坐位，我发现很难让所有人接受坐位手术，这在很大程度上可以通过反 Trendelenburg 体位来实现。虽然在坐位时硬膜外静脉出血可能较少，但事实是，无论患者的体位如何，出血都会发生。我经历了患者在坐卧位和俯卧位的大量失血。然而，对我来说，转折点是我们麻醉科的同事表示坐位手术似乎也会降低麻醉的效率，从而降低整个手术的效率。因此，我用降低颈部硬膜外静脉压力的潜在好处换取了有效定位和一名热情的麻醉师。我发现这种让步减少了麻醉时间，优化了手术时间。我的患者很少有失血超过 50mL 的情况，但不可否认的是，有时候确实会遇到剧烈的硬膜外静脉出血，这又一次让我重新考虑坐姿。幸运的是，这种出血的概率不足以改变我的手术偏好。

7.7 手术室设置及工作流程

我设置了手术室以优化手术流程。我把手术台放置在离麻醉师很远的地方，几乎在房间的中间，这样我就可以在手术台头侧扩张和对接最小的接口。显微镜放置在患者的症状侧，而透视机放置在患者的健侧（图 7.10）。多年来，我已经意识到，定位接入口理想的人体工程学位置是在手术台头侧（图 7.11），而不是在患者的一侧。在手术台头侧工作可以优化操作的效率。出于这个原因，我把透视机和它的显示屏幕放在手术台尾侧，这样当扩张肌肉和置入通道时，就可以直接看到屏幕。

我把能固定在手术台上的拉钩放在患者症状侧的对面刚好在患者肘关节水平，这是固定自动拉钩把持微通道的理想位置。在手术台头侧工作，我不会跨过 C 臂机来进行手术。相反，我处于理想的人体工程学位置。

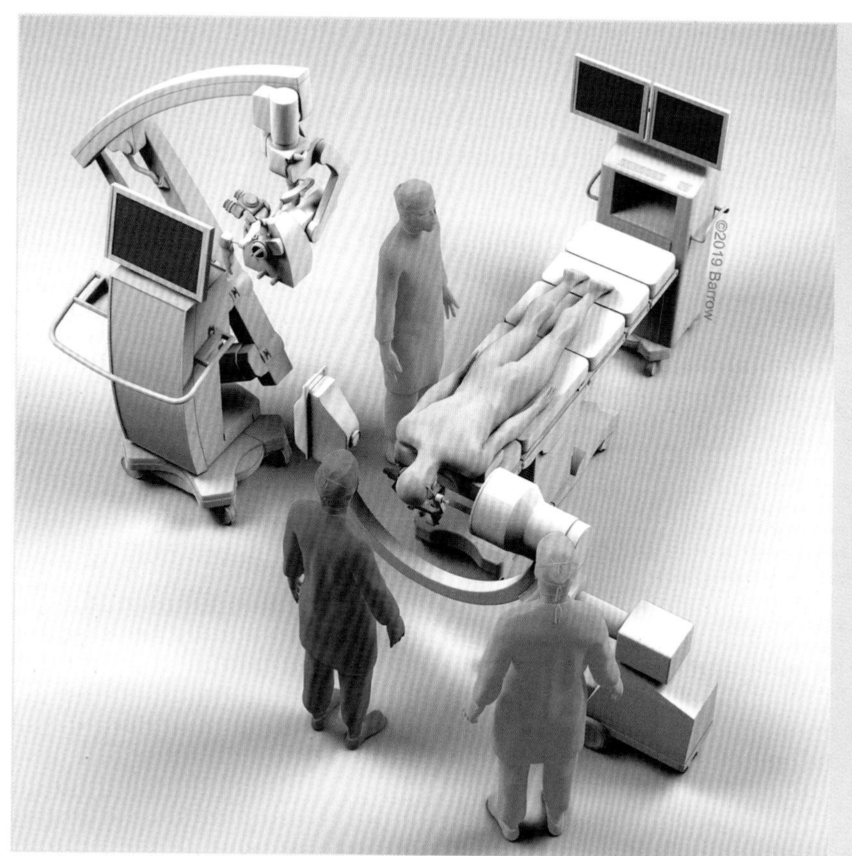

图 7.10 手术室设置的三维示意图。手术显微镜和 C 臂透视都以优化手术流程的方式定位在患者周围。患者被定位在胸垫的标准手术台上。头部和颈椎用固定在手术台上的颅骨夹来稳定。手术显微镜定位在患者的患侧，C 臂透视的图像增强器位于显微镜对面。当外科医生（深蓝色）站在手术台头侧时，C 臂透视塔位于手术台尾侧，与外科医生的视线直接相连。手术技术员（浅蓝色）站在患者的一侧，麻醉师（浅蓝色）站在手术台头侧靠呼吸道的一侧

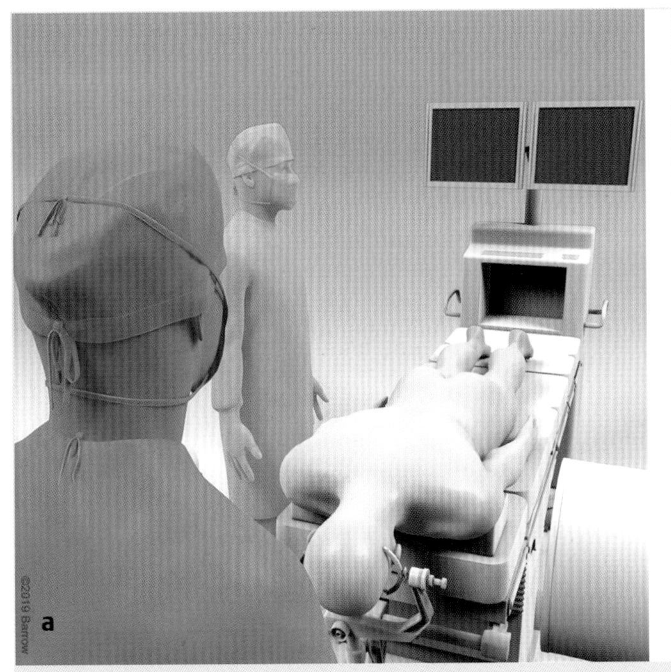

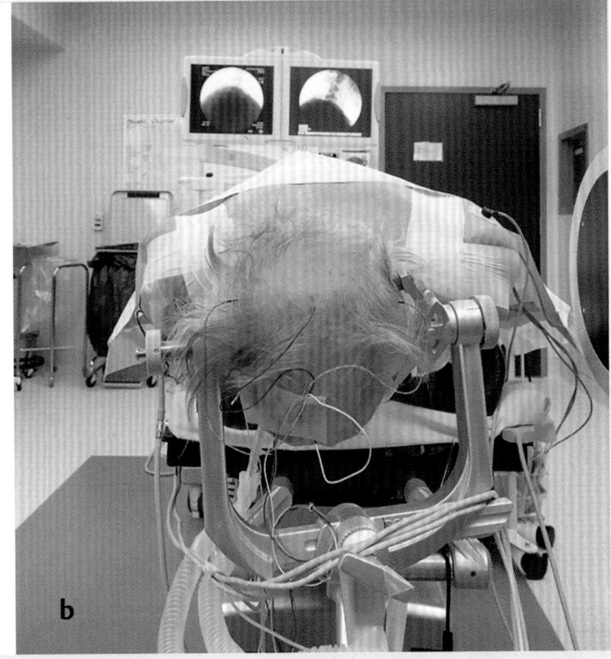

图7.11 患者体位和手术室设置的图示和术中照片。a.越过外科医生肩膀的插图。外科医生站在手术台头侧,直视手术切口、微通道扩张和对接。b.术中照片，从手术室设置的手术台头侧视角，患者位于颅骨夹中被固定在胸垫上。透视C臂屏与图像增强器位于症状侧的对面。C臂透视的监视器在手术台尾侧。显微镜(没有看到)在患者有症状的一侧(本例为右侧),覆盖并准备摆好位置。这张照片是从外科医生的有利位置拍摄的，他正准备置入微通道。在手术台头侧工作可防止在做切口和确认微通道到位时来自C臂透视的任何阻碍，同时为外科医生工作而优化一个符合人体工程学的位置

7.8 C臂透视

患者定位的目的是将患者放置在病床的几何中心，这里对正位透视成像的金属干扰最小。当我的助手收紧颅骨夹的关节臂时，我则尽一切努力保持颈部中立。第一个潜在的定位陷阱就出现在这个时候。胸部需要垫足够高的胸垫才能保持颈部的中立位置。如果胸垫的位置太低,胸部和颈椎会发生伸展,扩张器向下的压力会使脊柱过度下压。当颅骨夹固定到最终位置时，确保患者头部不会倾斜也是非常重要的。头部位置的任何倾斜都会使侧位透视图像上的平面排列复杂化，这对于微通道的理想定位至关重要。当保持解剖结构在一条直线而没有任何倾斜时，切开的解剖深度是可以预测的。当所有人只有14mm直径的暴露时，尽量减少解剖结构深度的变化对于保持方向至关重要。

患者摆好体位，屈曲患者的膝关节以防止患者滑下床，然后将患者固定在反Trendelenburg体位(垂头仰卧位)(图7.12)。肩膀用胶布固定以便于下颈椎水平的显露。C臂透视后计划并确认切口(图7.13)。

鉴于第Ⅷ颈神经根侧位图像很难辨别，可视化的第Ⅷ颈神经根减压术出现了一个特殊的情况，因为在这一位置进行侧位成像本身就很困难。以前的解剖学家将C7椎骨的棘突命名为隆突，因为其具有很长的特征性棘突可通过皮肤触及。因此，我开始通过触诊隆突(C7)，根据水平向上或向下触诊，并通过放置一个Kelly钳或一个带有保护罩的钝斯氏针来估计切口的位置，以免刺穿皮肤(图7.14)。获取一个理想的侧位C臂透视图像,各个方位对齐。C臂机可能需要倾斜，手术台稍微旋转以获得理想的图像。与本入门指南中迄今为止所描述的前几种手术不同，在前几种手术中，我将任何成像都推迟到为患者铺巾之后进行，而获得完美图像的时间则是在为患者进行准备和铺巾之前。对患者进行完美的正交定位可大大方便放射成像。

当获取了完美的侧位像后，将C臂透视保持在适当的位置，直到确保微通道到位。可以上下移动工作台为患者准备和铺单，但我不可以移动底座。这样做的目的是节省时间。

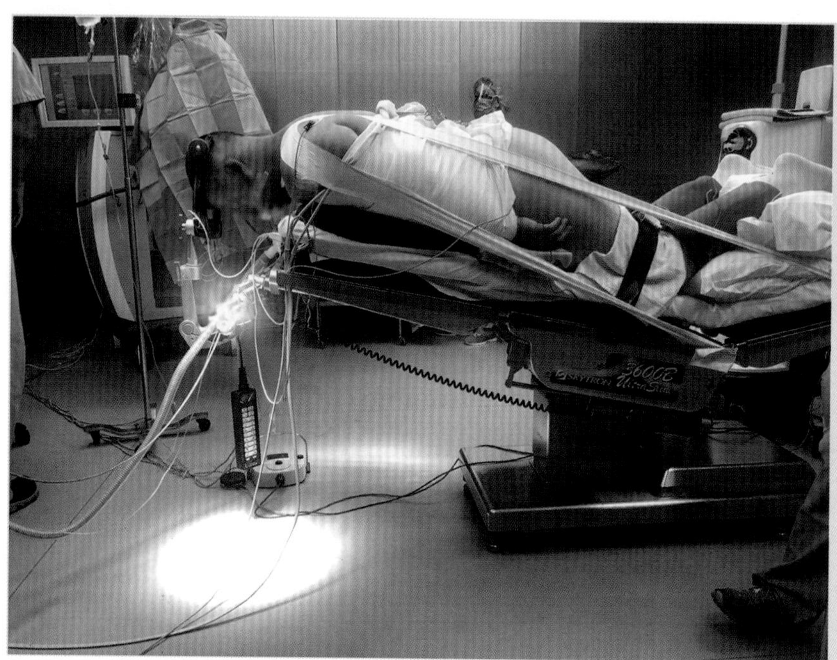

图 7.12 患者俯卧在标准手术台的胸垫上，头部置于 Mayfield 头部支架。手术台是反向摆放的，以便于通过 C 臂透视机。先屈曲膝关节，然后将患者置于反向 Trendelenburg 体位，再用胶带固定患者的肩膀。反向 Trendelenburg 体位可以降低中心静脉压，并且可以减少颈部硬膜外静脉的出血。一旦患者摆好体位，即可获得第一个透视图像

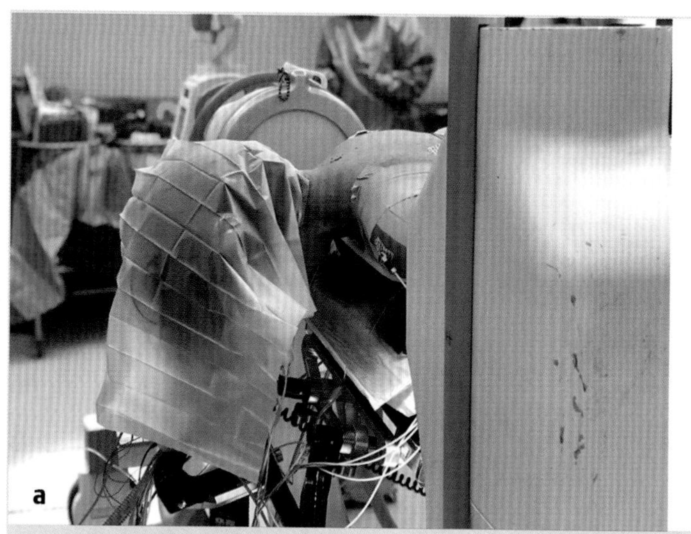

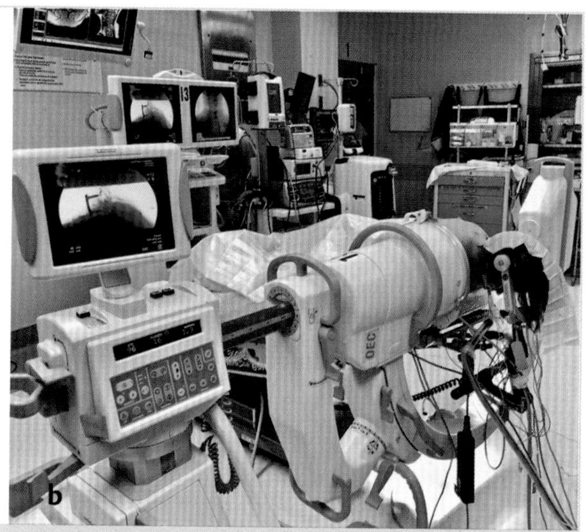

图 7.13 患者体位和手术室设置的术中照片。a. 在皮肤准备和铺单之前，透视机进入术野规划切口。b. 已行 C6~C7 颈椎前路椎间盘切除融合术的再行 C7~T1 颈椎后路椎间孔切开术的手术室设置的术中照片。一旦捕获理想图像，C 臂透视将保持在适当的位置，直到置入微通道，以防止需要重新捕获理想的侧位图像

根据 C 臂透视图像调整钝化的斯氏针并标记水平（图 7.15）。计划切口距离中线 1.5mm。在要使用的通道的直径上增加 2mm，也就是说，对于一个 14mm 的通道，可以计划一个 16mm 的切口，然后广泛地消毒铺单。将中线标记于铺单区域，以便保持位置。

7.9 定位

诚然，我发现定位和微通道在颈椎要比在腰椎更痛苦。在手术的这个阶段，任何器械进入椎管的后果都是可怕的，这个话题在第 8 章中有更深入的讨论：微创颈椎后路椎板切除术。同时，我对自己的解剖学知识很有信心。只要掌握中线的位置，就可以安全地置管。对中线的了解和确定是必不可少的。根据 Panjabi 等报道的人体测量结果，从椎管几何中心到椎管侧面的距离大约为 12mm。我知道，计划在中线外侧 15mm 的切口，可以安全地对接到骨头上，只要不过度内聚。

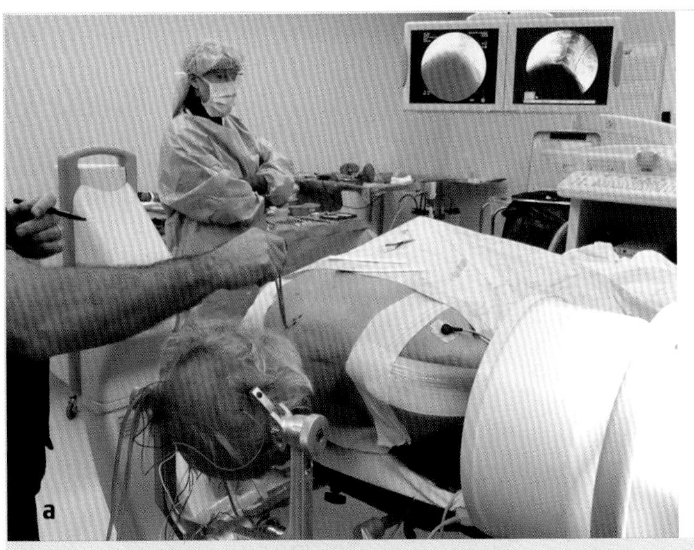

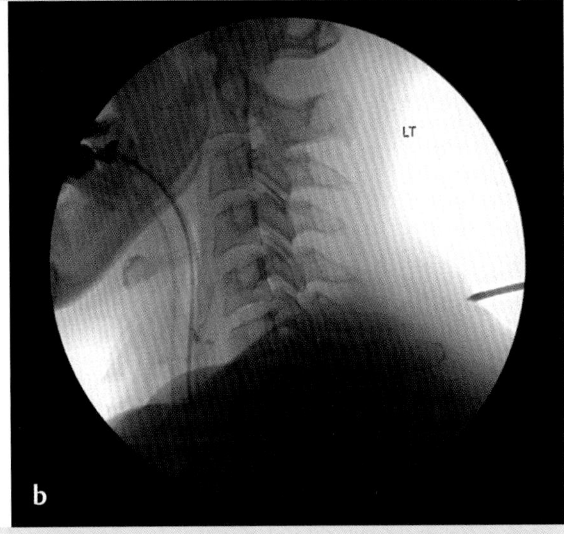

图 7.14　a. 规划切口。使用 Kelly 钳（弯血管钳）或有保护的斯氏针来规划切口。b. 侧位透视图像，显示在 C6~C7 水平位置有一个斯氏针（针尖用胶带覆盖，以防刺破皮肤），以便规划切口。需要调整侧位图像，直到各平面完全对齐。注意，在这张图像中，要操作节段（C6~C7）的平面是对齐的

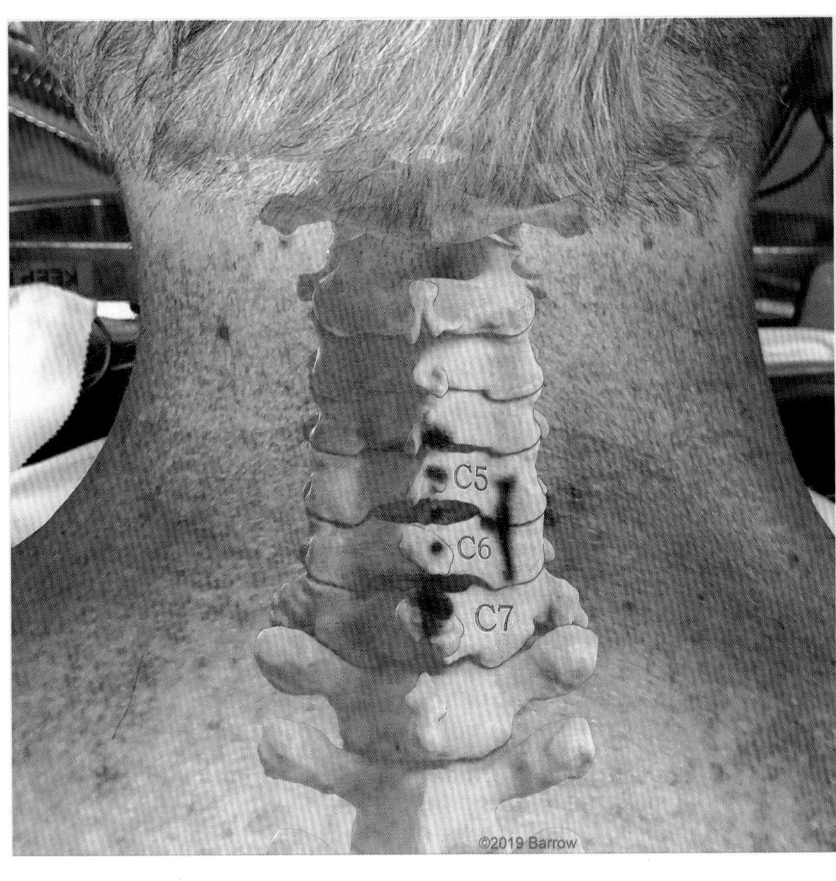

图 7.15　规划切口。中线是通过触诊棘突来标记的，如图所示中线上的点。C7 的棘突（隆突）很容易触诊和标记（在图像中标记的最下方的十字）。计划在距离中线 1.5cm 处做 16mm 的切口，并在透视确认的区域上方。在手术时，外科医生的大脑需要开始重建深层的解剖结构

所有的准备和铺单都是围绕着透视机进行的。为了优化手术流程，在术前定位过程中捕捉到理想图像后，不移动透视机是至关重要的。正如第 7.7 节“手术室设置及工作流程”中所提到的，当开始手术时，我站在手术台头侧面对着透视机的监视器（图 7.16）。因此，当站在患者身边时我避开了透视机，我没有伸长脖子试图看图像，而放射技师有意无意地间歇性地照射我身体的某些部位。C 臂显示器在手术台尾侧，这样我就可以同时直接看到影像和手术部位。因为定位后我不会移动透视机，我知道第

一张图像就是理想的图像。

当给患者铺单时，我不会改变手术台或透视机的高度或位置，我会把透视机也进行铺单。透视机的悬臂是唯一的例外。除了悬臂，我可以用无菌的方式把X线管和图像增强器包围起来。包围完毕后，将一根20号的针头穿过之前标记的切口，放到脊柱上。即使在中线外侧1.5cm，我仍然希望脊柱针稍微偏离中线。我可能会检查一个或两个透视图，因为我把它放到小关节突侧块复合体。使用脊柱针尖时遇到明显的坚硬骨质是非常令人安心和舒适的（图7.17）。

穿刺针的轨迹必须平行于手术节段，这样可以确保切口的位置为暴露提供最佳的轨迹（图7.17c）。穿刺针进针点可以向头端或尾端调整以优化角度，并且可以从那里调整切口。一旦确认了水平和优化的轨迹，取出针芯，连接一个充满局部麻醉药（利多卡因、布比卡因、肾上腺素混合物）的注射器。首先，把针芯从骨头上拔出来，然后在拔出针管的同时注入药物。用皮下注射针头将药物渗透到计划切口的皮肤里。

只有在我确认了手术水平并且对有症状的神经根有一个最佳的轨迹之后，我才会重新标记切口，精确地测量，并使其比我将要使用的通道大2mm。虽然前面讨论的微创入路的解剖学基础表明，14mm

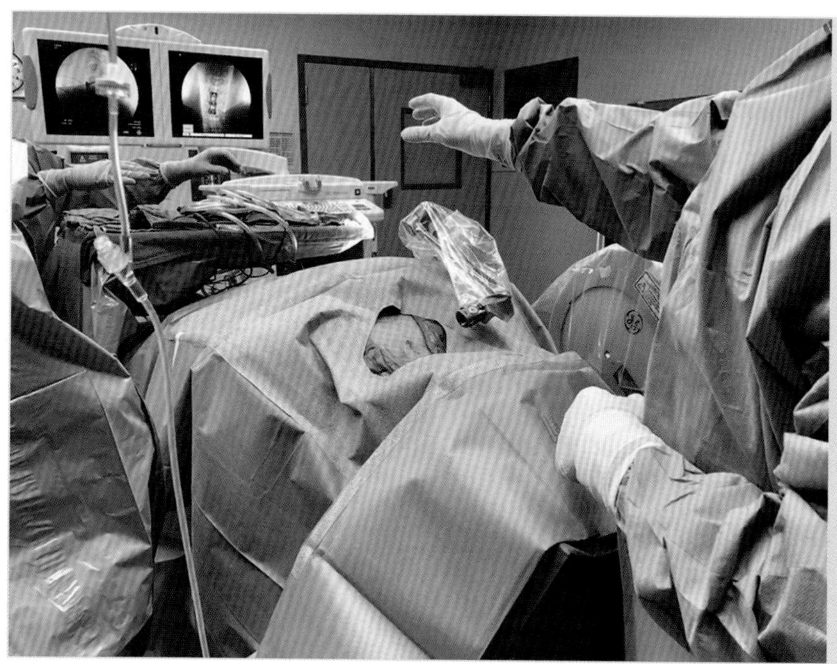

图7.16 位于手术台头侧的外科医生放置微通道的照片。站在手术台头侧优化置入通道而且符合人体工程学，同时避免阻挡透视机的路径。由于透视机的显示器在手术台尾侧，外科医生可以同时直视透视图像和获得最佳的工作空间

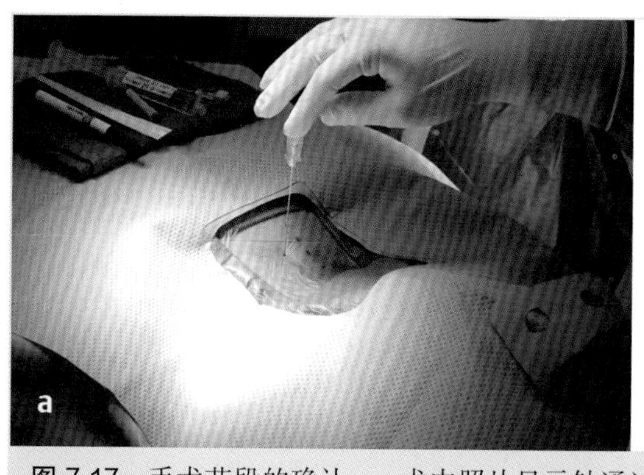

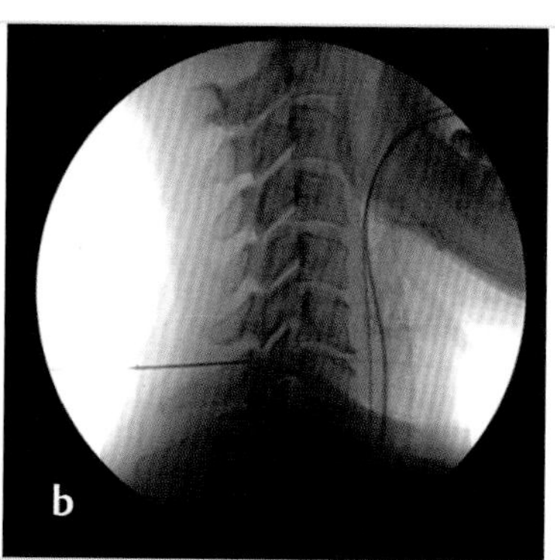

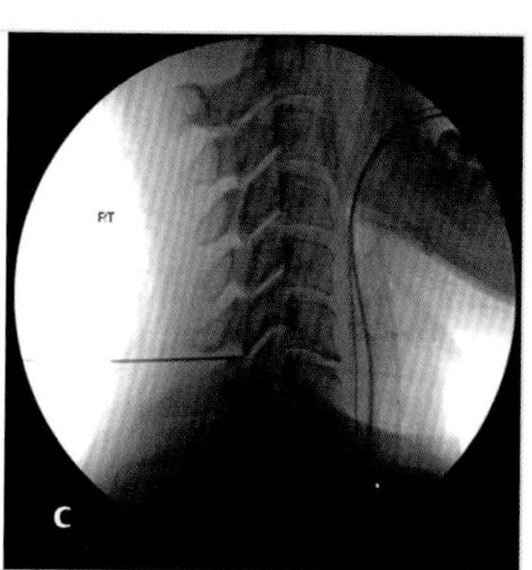

图7.17 手术节段的确认。a. 术中照片显示针通过侧块小关节突－椎板交界处。针头应该始终偏离中线，永远不要会聚到中线上。b. 侧位透视图像显示脊柱针定位的侧位透视图像。针沿着远离椎管的轨迹，到小关节侧块复合体上。请注意在这两张理想的侧位图像中小关节是对齐的。针头的初始位置显示非最佳轨迹。对于最佳轨迹来说太低了，因为它远低于椎间隙。c. 侧位透视图像显示脊柱穿刺针尖在下关节突并且平行于椎间隙。理想的切口应围绕皮肤上的这个入口点

可以提供颈神经根减压所需的暴露空间，但 16mm 直径可以提供更多的余地。较大的 16mm 直径是学习曲线的早期的一个很好的起点。随着你的经验增加，你应该会更偏好使用 14mm 直径通道，这是我在所有情况下使用的直径，无论是解决骨性椎间孔狭窄或减压椎间盘突出。正如第 7.5 节“微创入路的解剖学基础”中所讨论的，颈神经孔的解剖学并不要求比颈神经根完全减压更多的表面积。

7.10 切开并固定入口

用 15 号刀片做切口，然后使用电灼开始解剖至颈后筋膜。颈后筋膜层大大厚于腰椎或胸椎。在我的早期经验中，我试图用逐级扩张器扩张这一筋膜层，进而发现自己使用了过多的力量穿过筋膜到达脊柱。有时向下的压力会改变患者颈部或者颅骨夹的位置，这让我感到不安。我拜读了几篇技术论文，其中作者描述了使用 Metzenbaum 剪刀在筋膜和脊柱之间创造一条间隙。在我的手中，这样的解剖看起来既不精确又不优雅，而且造成了难以忍受的出血。鉴于此，我开始用像我在开放病例中做的那样完全相同的方法——电灼法打开筋膜。通过切口，术者一只手拿着吸引器，另一只手拿着电刀，解剖出一条线性的路径，一直延伸到颈后筋膜。我用直接可视化的方法做了一个精确的筋膜开口，同时控制可能发生的出血。一个绝缘的烧灼刀头是必不可少的，以防止向下解剖筋膜时不小心烧灼皮肤。

颈后筋膜有一个明确的韧性，但电刀很容易切开。椎旁肌紧靠筋膜层的下方，在筋膜垂直线性分离后即进入视野。我开始置入逐级扩张器。虽然颈后筋膜坚硬，不适合扩张，对扩张器会有强烈的阻力，但椎旁肌很容易撑开。扩张器到达脊柱时向下的力量比分开筋膜时大大减少。

回想一下，手术台和透视机从最初的脊柱针术前定位后都没有移动过。当我逐级置入扩张套管到脊柱上时，保持透视机和手术台的位置可以节省时间。无须再次优化 C 臂的位置。结果是一个不间断的操作流程。我再次强调，需要一个完美的侧位图像，使关节面完全对齐，以确保通道的最佳位置。

第一个置入脊柱上的扩张器是最重要的。脊柱的理想轨迹关键是不会聚。目标是头侧椎体的下关节突，例如 C6 颈椎后路椎间孔切开术，目标是 C5 的下关节突。在我放置第二级扩张器之前，我必须感觉到金属与骨骼间有明确的接触感。必须将第一级扩张器的尖端牢固地顶到下关节突椎骨的头侧。从那里开始，从下关节突滑落并重新回到上面的触觉是一种独特的感觉，这让你的大脑开始在深层重建解剖结构。你对这种感觉越熟悉，将微通道放置神经根上方的位置就会越精确。腰椎的弯曲允许扩张器在椎板上进行大幅度的摇摆运动，从而促进暴露。相比之下，颈椎后路椎间孔切开术的范围只在下关节突的上下滑动。当我用更大的扩张器扩张时，我要确保每个扩张器的尖端牢牢地顶在骨头上。再次强调，通道置入的关键是确保第一个扩张器固定在最佳的位置（图 7.18）。

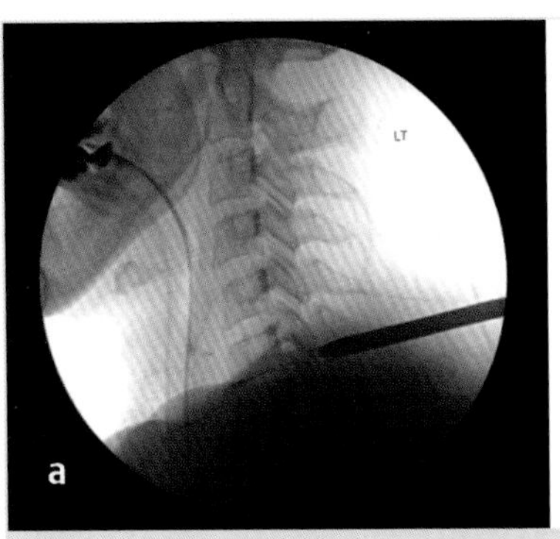

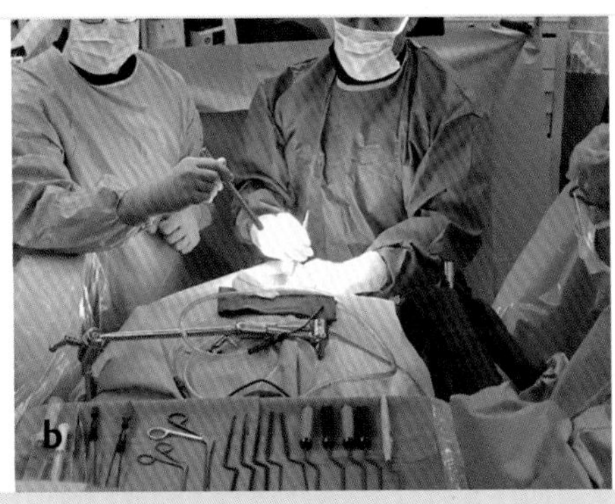

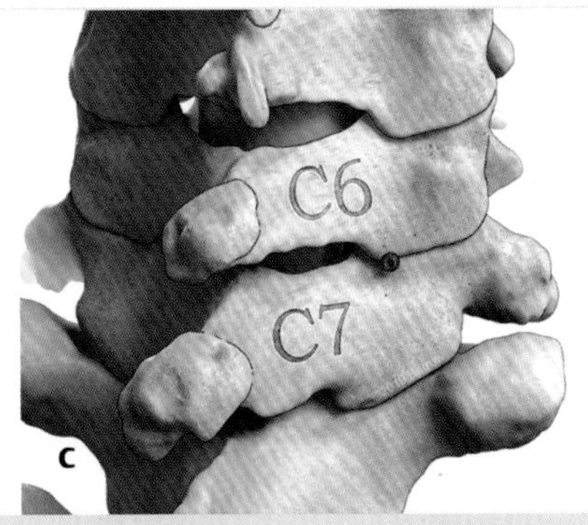

图 7.18 第一级扩张器定位的照片和插图。a. 侧位透视图像显示扩张器位于右侧 C7 颈椎后路椎间孔切开术的位置。请注意，扩张器的尖端与 C6 的下关节突紧密接触。b. 术中照片显示顺序扩张达到 14mm 以容纳通道。注意外科医生在手术台头侧工作，透视机在位。外科医生直视透视机屏幕。c. 插图显示第一级扩张器的理想位置。红色圆点标志第一级扩张器的理想位置在关节突 – 椎板交界处

在将最初的扩张器放置到下关节突之后，维持后续的扩张器在骨骼上变得越来越困难。然而，细致的扩张可以使必须从骨骼上移除的肌肉数量最小化。随着扩张器直径的逐渐增大，扩张器有一种不能到达骨头的趋势。虽然较小直径的扩张器容易接触小关节突 – 椎板连接处（图 7.18c），但较大直径的扩张器往往离脊柱越来越远。当我回顾侧位透视图像上扩张器的通道时，我留意到最后一个扩张器的位置并审视图像以确定它是否已经从脊柱移位。确认并退回扩张器在骨头上的位置是必要的。在一定程度上，微通道远离脊柱的移位是不可避免的。然而，当扩张器放置于小关节突 – 椎板交界处位置不佳时，外科医生可能需要穿过相当数量的椎旁肌才能到达脊柱。穿过大量的椎旁肌会导致患者术后不适。退一步，再次扩张可降低术后不适感。一旦扩张完成，我选择微通道的长度并将其固定到位（图 7.19）。

当我将通道固定在辅助手臂上时，我施加适度的压力，使微通道向上移动最小化。持续向下的压力即使不能消除，也能最大限度地减少肌肉进入手术的区域。微通道到位后，我拧紧辅助手臂的所有关节，并获得最终的侧位透视图像。然后放射技师将透视单元旋转成正位以获得最后的图像。最终侧位和正位图像在手术期间持续显示在屏幕上。这些图像作为在整个手术中方向的保持具有重要参考意义（图 7.20）。将透视机放在手术室里，以备需要再次确认节段或重新定位通道。当透视机推出手术区域时，显微镜推进来，从手术台头侧移动到患者有症状的一侧，开始暴露骨性解剖结构（图 7.21）。

7.11 显露

在显微镜下解剖的第一阶段是显露。这样做的目的是明确深层解剖结构。我的大脑开始将正位和侧位透视图像的信息与我用第一级扩张器探测解剖结构收集到的信息进行整合。我必须将所有这些数据转换成心中的解剖图像，然后在深处将这些图像叠加到直径为 14mm 的通道上（图 7.22）。

在发现手术节段时，我确认了心中的解剖结构。我希望从微通道看下去并电烧灼一两次后能立即确定下关节突。如果没有，我就开始进行调整，将微通道置于相关解剖结构的中心。当我通过显微镜观察时，我寻找小关节 – 侧块复合体。如果我不能直接观察到侧方的骨块，我会用吸引器轻轻地探测，实际上，骨头位于通道所包围的直径之下。使用一个可延长带保护套的电烧头，轻轻地触摸在视野外侧骨头顶部的肌肉。

如果已经细致地完成定位、切口规划、测量和扩张，那么我们应该在轻轻电烧灼被称为象限 I（图 7.23）的外上象限的一层薄薄的肌肉后，立即观察到明显得象牙色的骨头。我继续用吸引器轻轻地探查以确保骨头直接位于椎旁肌下并开始用电灼清除剩余的肌肉，从而暴露下关节突和外侧头端骨板的汇合处。我完全暴露了头侧关节突的内侧象限。当我将肌肉从椎板上分离时，我更喜欢在头侧面暴露。

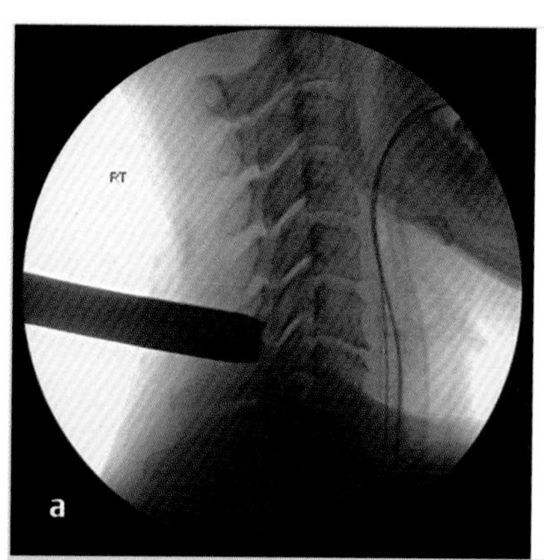

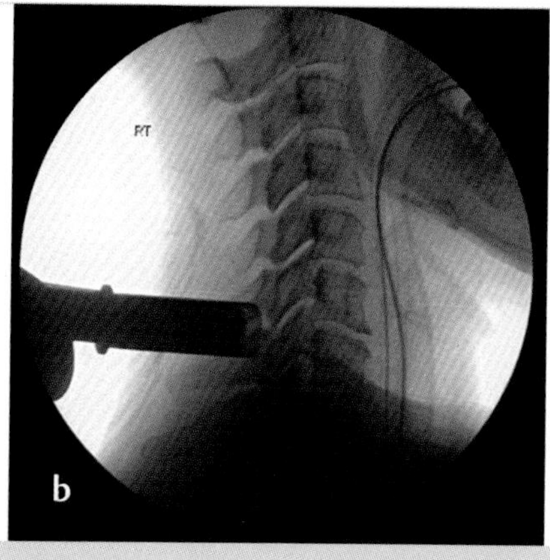

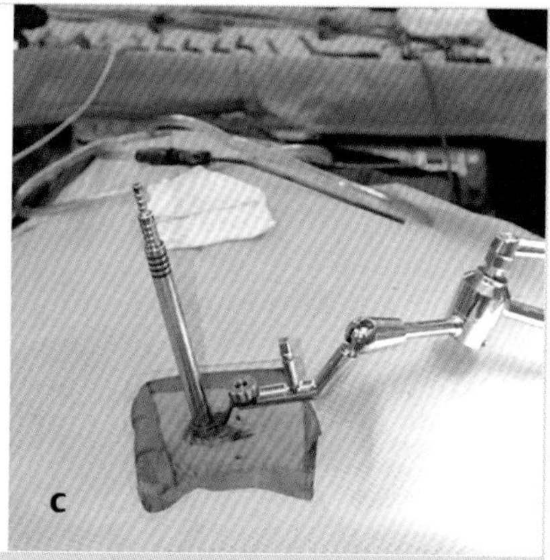

图 7.19 理想地扩张器定位的透视图像和术中照片。a. 侧位透视图像显示最后一级扩张器相对于关节突 – 椎板连接处的理想位置。b. 微通道达到理想位置的侧位透视图像。现在从关节突 – 椎板连接处到脊柱有一小段距离。当把通道固定到辅助手臂上时，向下的压力使这个距离最小化，从而使肌肉蠕动。c. 术中照片显示微通道固定好位置，扩张器仍然在原位

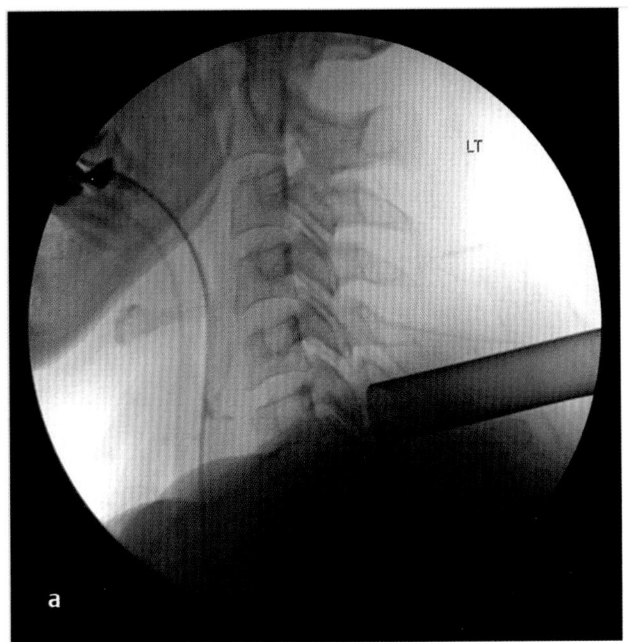

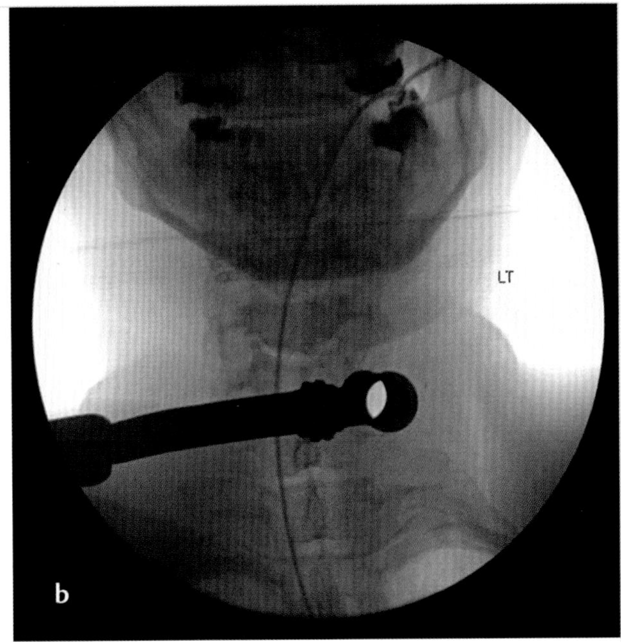

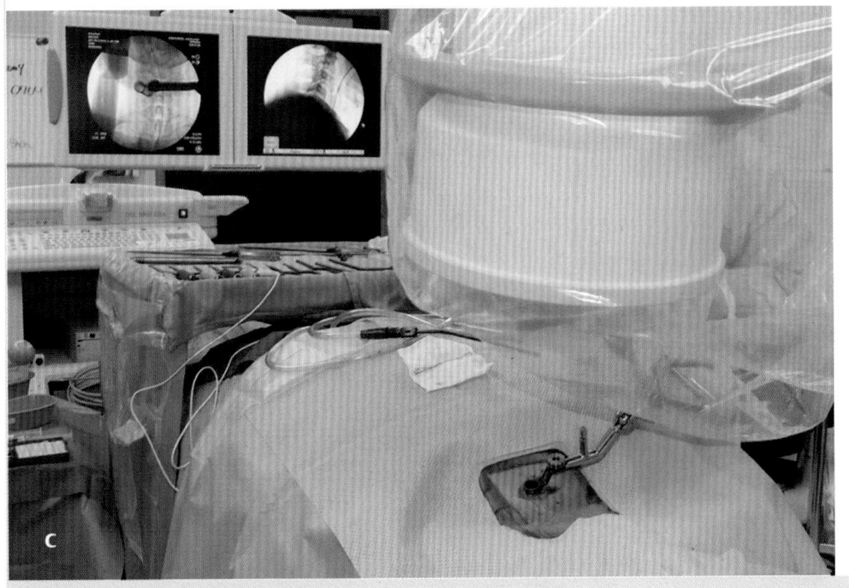

图 7.20　右侧 C7 颈椎后路椎间孔切开术的透视图像。a. 侧位透视图像显示微通道平行于 C6~C7 椎间隙，这是距离关节突 – 椎板交界处的最小距离。b. 正位透视图像显示微通道在椎弓根中线上，可以方便进入椎间孔的内侧和外侧。c. 透视机推出手术区域之前，得到最终透视图像的术中照片

我总是避免在椎板间使用电烧灼。一旦上椎板侧面和关节突内侧完全暴露，返回外侧和下象限（象限Ⅲ），继续暴露尾侧关节突和椎板。再次暴露外侧面到内侧。在解剖的过程中，我一直避免在椎板间（象限Ⅳ）附近使用电烧。相反，我总是朝它扫过去，不管那附近还有什么软组织，我都会用 Kerrison 咬骨钳切除（图 7.24）。应避免用髓核钳拔出肌肉束的冲动，这只会将更多的组织拉入视野。

7.12　直接可视化逐级扩张

有时，尽管在扩张椎旁肌组织方面技术精湛，但微通道与脊柱上方 1cm 处，在通道口和下关节突之间有一列椎旁肌纤维。为了充分暴露必要的解剖结构，需要移除的肌肉量太多，会导致术后不必要的不适。去除过多肌肉也不符合保存自然脊柱和最小限度地破坏解剖结构的原则。初步暴露骨性解剖

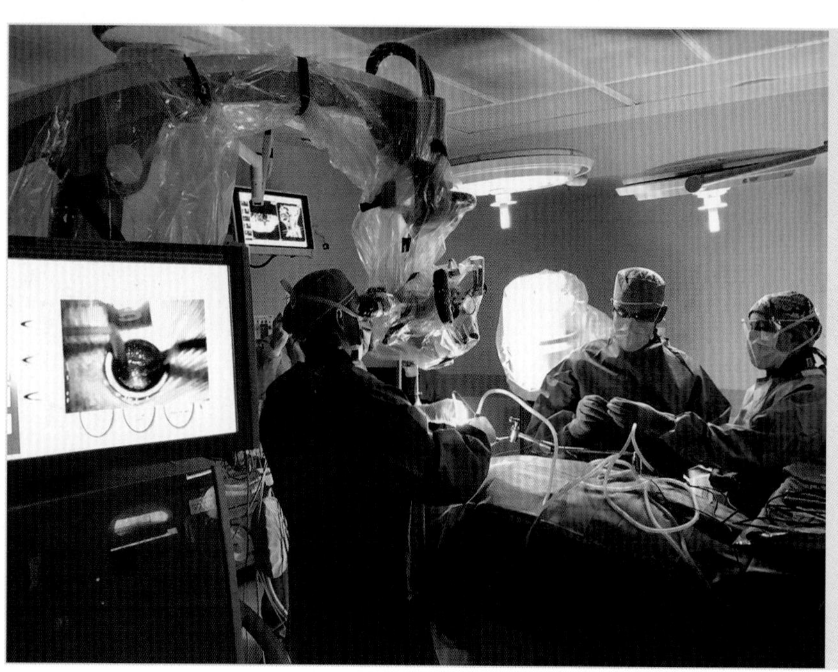

图 7.21　手术室设置的术中照片。一旦获得最终的透视图像并定位微通道，透视机被推出手术区域，但如果需要进一步透视仍然可以使用。将显微镜（覆盖无菌套）放置到患者的患侧并准备就绪

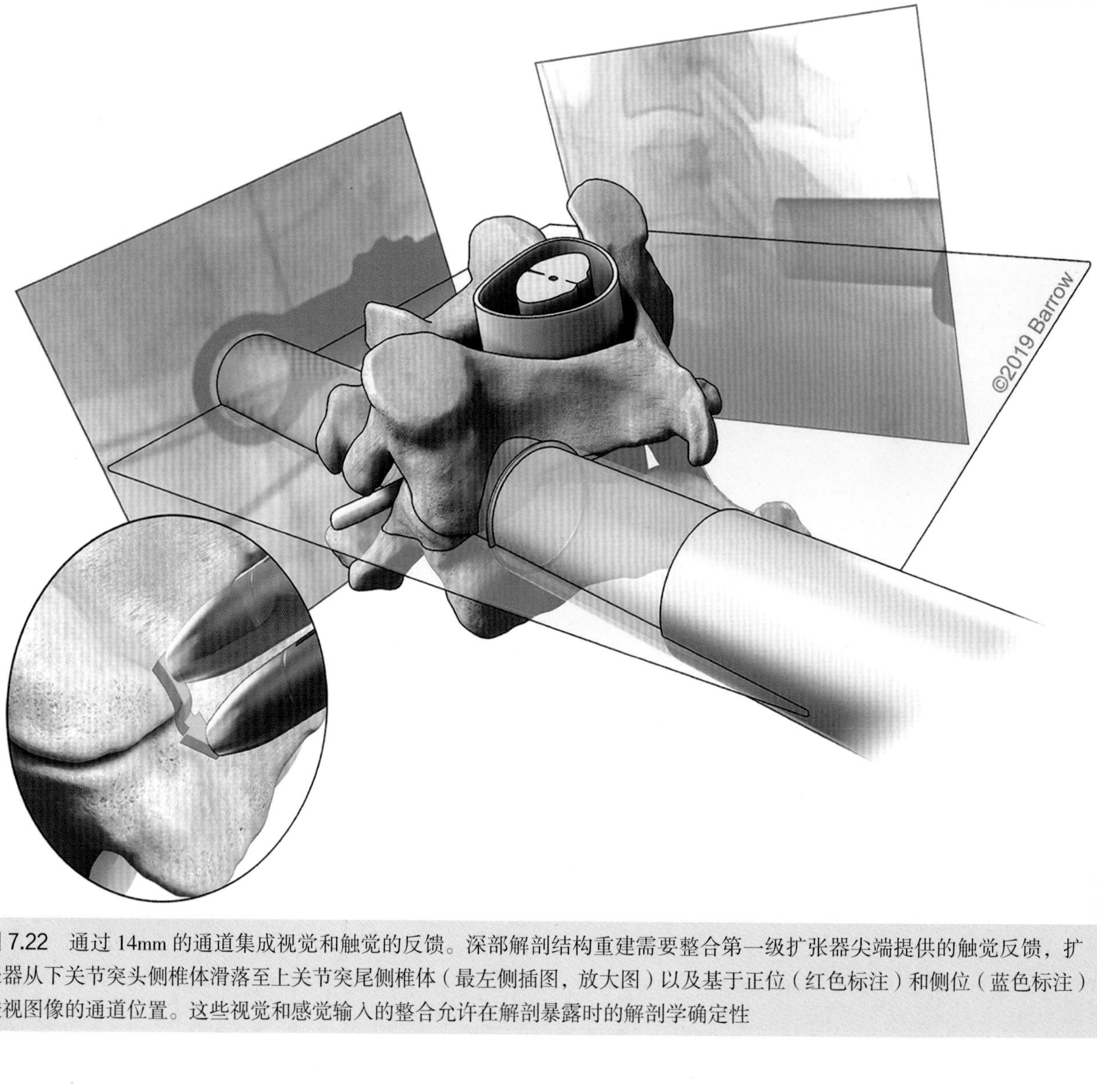

图 7.22　通过 14mm 的通道集成视觉和触觉的反馈。深部解剖结构重建需要整合第一级扩张器尖端提供的触觉反馈，扩张器从下关节突头侧椎体滑落至上关节突尾侧椎体（最左侧插图，放大图）以及基于正位（红色标注）和侧位（蓝色标注）透视图像的通道位置。这些视觉和感觉输入的整合允许在解剖暴露时的解剖学确定性

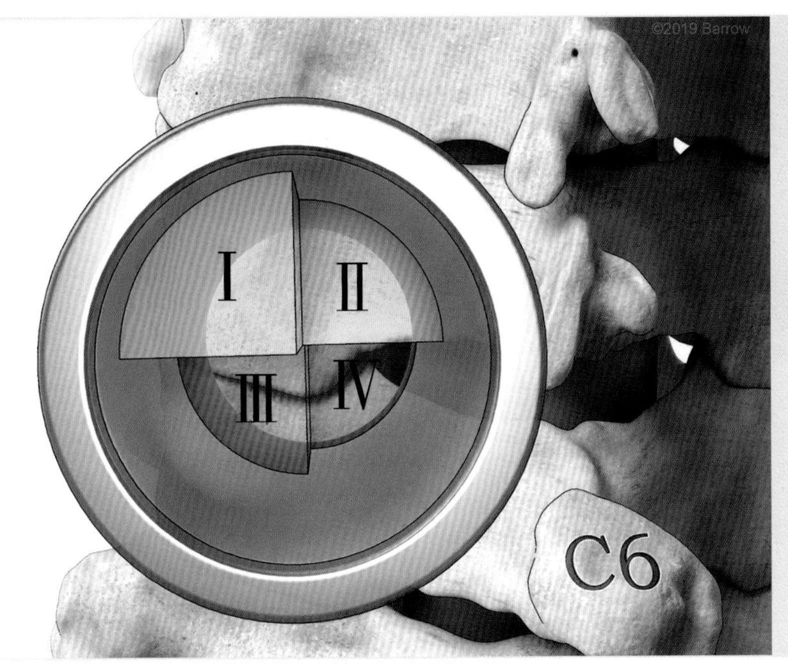

图 7.23　通过直径 14mm 的微通道观察颈椎后路椎间孔切开术的解剖显露顺序说明。开始烧灼暴露的安全象限位于直径的上、外侧区域即象限Ⅰ。在象限Ⅰ暴露下关节突骨后，继续向关节突的内侧面和椎板的外侧面解剖，即象限Ⅱ。然后继续向外侧解剖至象限Ⅲ，最后烧灼清扫在象限Ⅳ看到的外侧尾板上的软组织

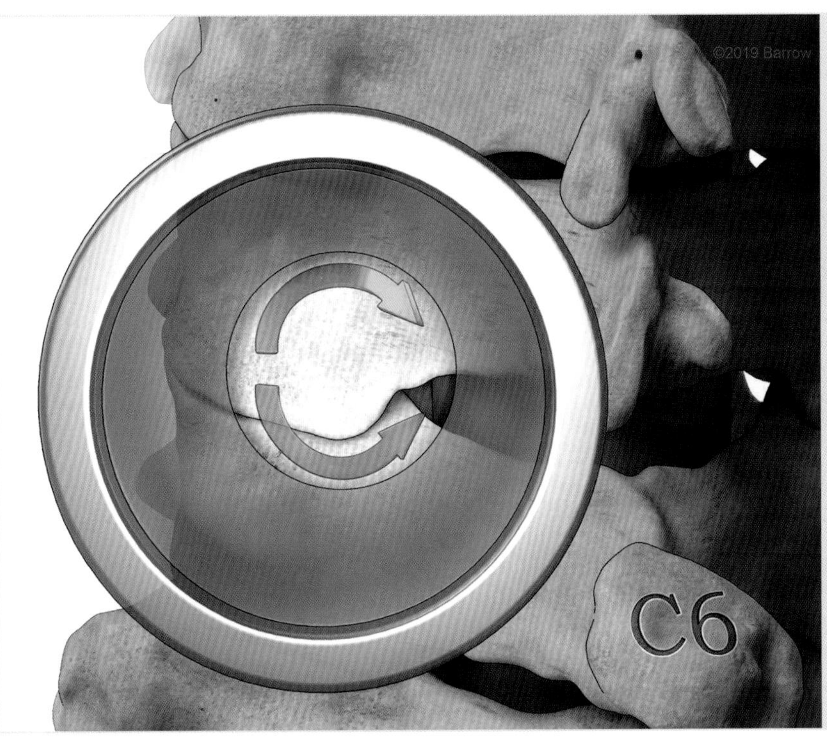

图 7.24　使用电烧灼法暴露的顺序。插图中的蓝色箭头表明安全使用灼烧法暴露上下关节过程。重点是从暴露的上下关节突外侧逐渐向椎板空间清扫。在椎板内附近空间避免使用电烧灼是至关重要的

和二次扩张改进这种情况（图 7.25）。

第一步是使用电烧灼创建一个到下关节突的线性路径。由于正位和侧位图像显示了微通道在椎弓根中线上的位置，因此可以使用电烧灼来创造一个狭窄而直接通向下关节突的路径，直到骨质出现在视野中。通过肌肉创造的窄缝直接可视化下关节突，为二次扩张以优化小关节－椎板界面提供了一个机会。直视下关节突，通过第一级扩张器，把它直接放在下关节突上，然后把它牢牢地固定在位置上。我还需要再通过两个扩张器来达到所需的 14mm 直径，但是无法将显微镜放在理想的位置上。所以，我把显微镜提高到一定高度，允许扩张器置入。目前，我使用显微镜作为光源，因为在目前高度我可以不再通过目镜观察。通过第二级扩张器，我确定

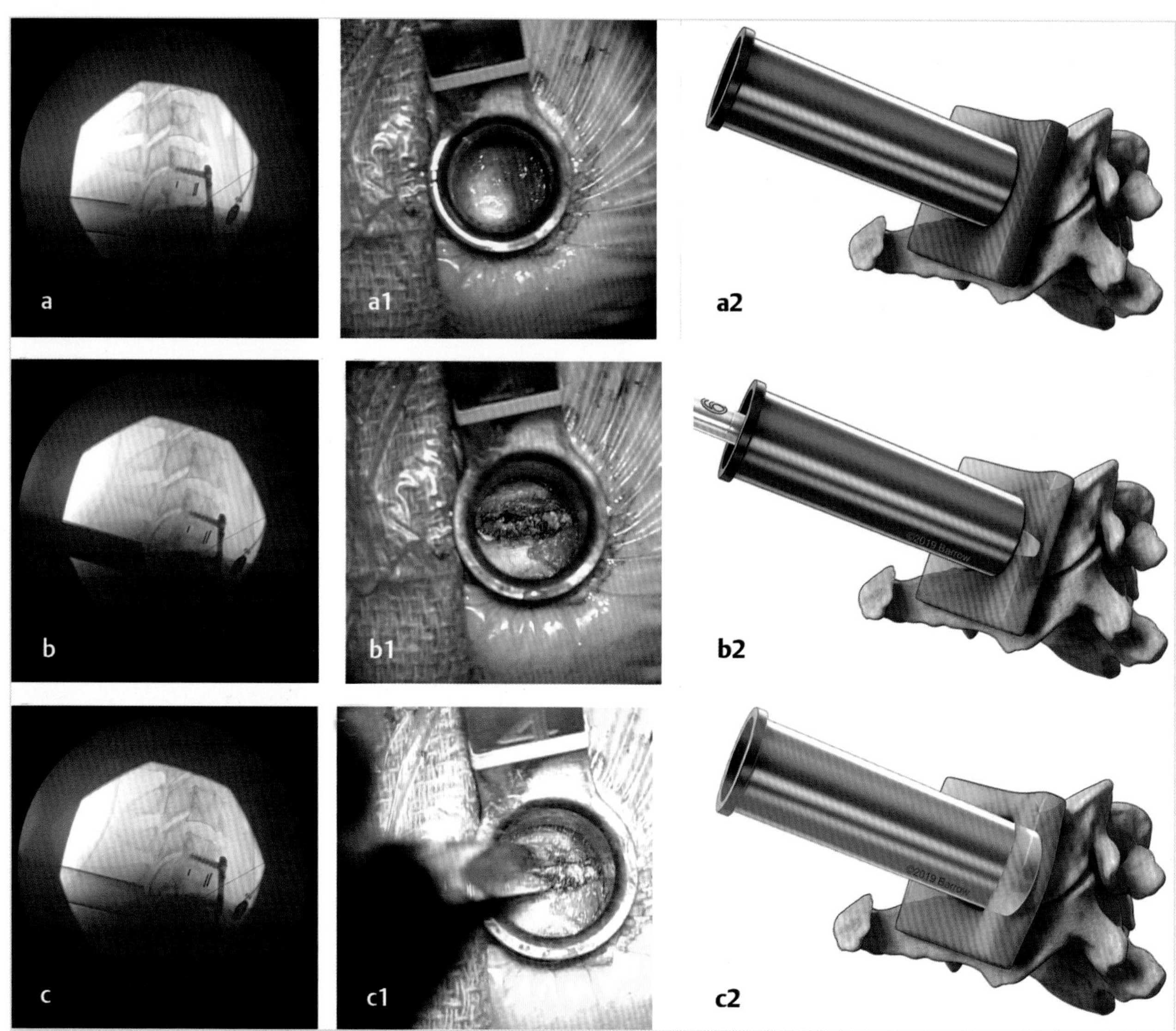

图 7.25 二次扩张以优化颈椎通路口界面。a. 侧位透视图像显示一个 14mm 的通道位于 1 例持续有 C7 神经根病的患者，此病例在先前行 C5~C6 和 C6~C7 颈椎间盘切除融合术（ACDF）。通道口的最终位置距离下关节突 1cm。a1. 通过次佳扩张通道的视野照片。图像显示椎旁肌覆盖在颈椎后部解剖结构上。a2. 插图显示通道的尖端和脊柱之间的位置有 1cm 的椎旁肌（红色）。b. 侧位透视图像显示二次扩张。b1. 在肌肉中电烧灼窄缝后显露下关节突的骨头的术中照片。b2. 插图显示在上覆肌肉中创建缝隙后，将初始扩张器置于直接可视化下精确地暴露下关节。此时，通道已被移除，并且重复依次扩张。c. 侧位透视图像，显示通道位于颈椎椎板和关节突复合体的位置良好。c1. 术中照片显示初始扩张器就位。拔出 14mm 通道，并将扩张器通过初始扩张器。最后的扩张器现在可以通过扩张电烧灼产生的缝隙来取代椎旁肌。同样的通道现在可以固定在小关节 – 椎板连接处，肌肉蠕动最小。c2. 插图显示通道的最终位置距离下关节突仅几毫米，避开了椎旁肌组织

地知道初始扩张器的位置。在通过第三级扩张器之前，我完全移除了通道，把第三级扩张器一直通到脊柱。然后通过第三级扩张器放置微通道回到位置。我现在已经穿过了整厘米的椎旁肌不需要切除其中的任何一条。微通道现在在脊柱上具有最佳的界面，没有肌肉爬入视野（图 7.26）。因为我已经重新定位了通道，所以在进行手术之前，我获得了确认的侧位和正位透视图像。

逐级扩张与直接可视化只增加几分钟的手术时间和两个额外的透视图像。这是一个值得投资的时间，可以减轻患者的术后不适感。

使用最佳位置的微通道，应该能够看到下关节突，以及头侧和尾侧的椎板。我开始在心中重建神经孔的解剖结构（图 7.26）。我设想预期尾部椎弓

根的位置。在理想的情况下，通道的直径应包括位于暴露下方的尾侧椎弓根，其中心位于直径的垂直轴上。图 7.27 说明了叠加时钟表面的通道的理想位置。头端椎弓根位于 9 点钟位置，尾端椎弓根位于 3 点钟位置。在我开始钻骨之前实现这个定位，将神经根置于微通道的十字线内。一旦头侧和尾侧椎板，上、下关节突进入视野，手术的暴露阶段就完成了。在操作过程中，必须确保微通道的最佳位置。

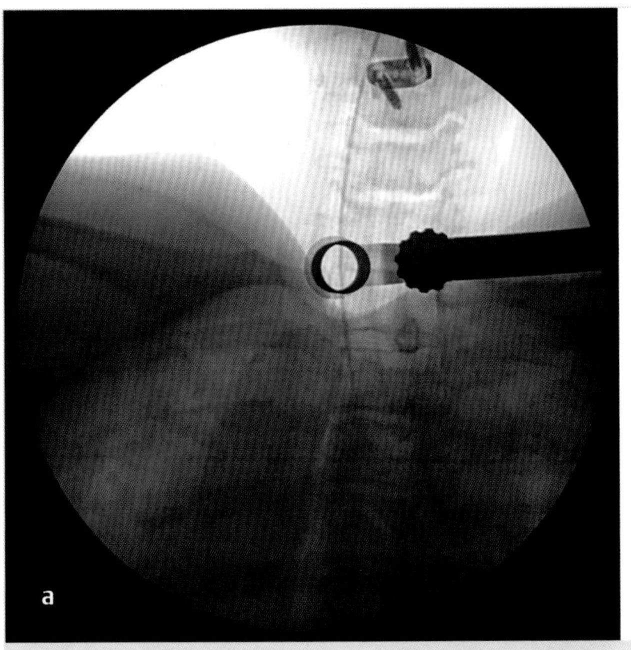

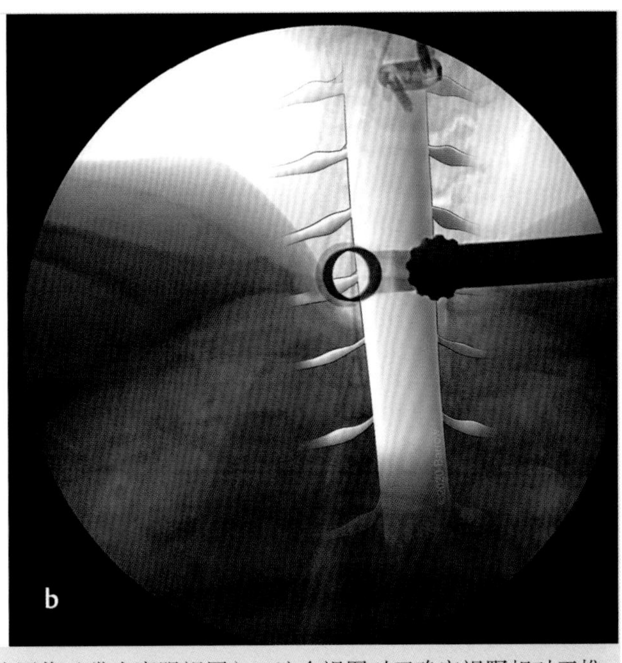

图 7.26　通道的理想位置。a. 与通道的轨迹一致的斜（正）位图像（猫头鹰眼视图）。这个视图对于确定视野相对于椎弓根的位置特别有帮助。b. 将神经解剖叠加在图 a 中所见的猫头鹰眼视图上。由于视野狭窄，重建脑海中的解剖结构是通过通道的重要组成部分。这张图像捕捉到了外科医生在开始曝光之前需要进行心中重建的内容

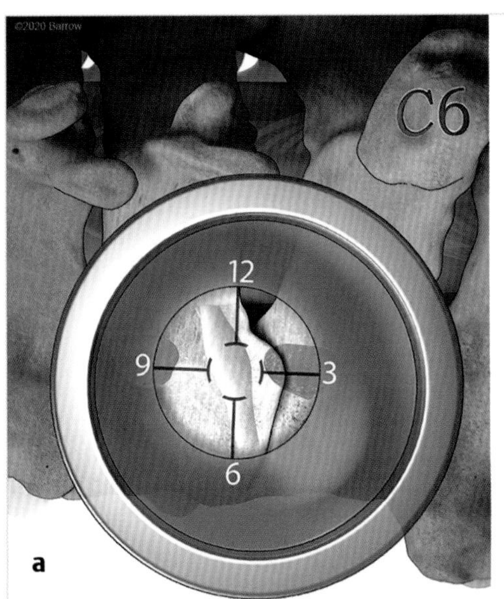

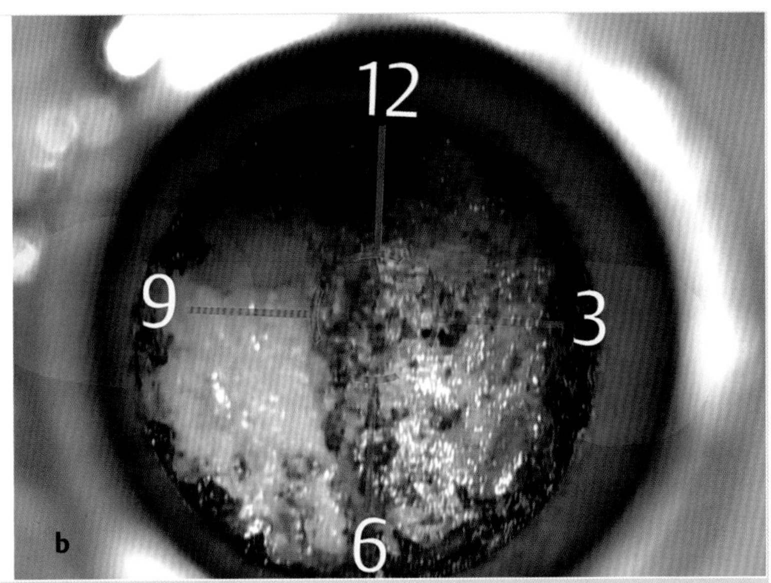

图 7.27　直径 14mm 微通道的理想位置说明。a. 在左侧 C6 颈椎后路椎间孔切开术中通过神经根顶部的通道口观察手术方向的解剖结构。直径的下方应包括 C6 椎弓根（蓝色阴影）在 3 点钟位置，而入口的上方应包括 C5 椎弓根（蓝色阴影）在 9 点钟位置。通道在该位置，可以可靠地实现从椎弓根到椎弓根的减压。b. 对应于图 a 的插图，左侧 C5~C6 颈椎后路椎间孔切开术（外科医生的视图）的术中照片。外科医生的头脑必须继续在深层重建解剖结构，透过骨骼“看到”C5 和 C6 椎弓根（蓝色阴影）

如果需要调整神经根上的微通道，则应在钻孔关节突和椎板前进行，以优化手术流程。

7.13 减压

7.13.1 第一阶段：钻孔关节突和椎板

带有微创附件的钻头是必不可少的，特别是当钻入一个直径14mm的通道时。我更喜欢使用钻石钻头钻入颈椎后路椎间孔切开术中的骨头，原因有两个：首先，钻石毛刺在不均匀的表面上保持稳定。因此，无论你钻的是什么形状的骨头，钻石的毛刺都不容易漏钻。其次，钻头越靠近神经根，其本身就变得越迟钝。钻石毛刺的潜在缺点是它产生的热量。然而，间歇性注水可以解决这一问题。钻孔椎板和关节突分4步完成，同样基于1999年引入的象限系统（图7.23）。步骤概述如下（视频7.1）：

- 步骤1：在象限Ⅰ内磨除下关节突。
- 步骤2：在象限Ⅱ内磨除椎板的内侧面。
- 步骤3：在象限Ⅲ中磨除上关节突。
- 步骤4：在象限Ⅳ中磨除尾椎板的内侧面。

从下关节突的上外侧面开始钻骨，直到遇到小关节的关节间隙（图7.28a、a1）。从那里开始，将骨性工作向内延伸到头侧椎板（图7.28b、b1）。继续磨骨头，直到我确定了黄韧带和神经周围脂肪，这表明我已经到达了中央管。我继续朝着椎管内侧完成骨骼减压。

我完成钻孔下关节突和头侧椎板通道的视野，直到上升斜坡的上关节突完全进入视野。椎板和下关节属于C5（图7.28c、c1）。我使用直角刮匙去除上关节突的关节软骨层，并且暴露出上关节突的头侧椎体。我发现去除软骨层很重要，因为它是与钻头尖端接口的界面不利。然后我开始钻探C6的上关节突（图7.28d、d1）。这种骨性结构需要在这个操作中进行最大量的钻孔。在钻孔时，注意上关节突倾斜的几何形状是很有帮助的。记住这个几何形状可以让我们在上关节突上安全有效地钻孔，它位于颈神经根上方。上关节突的头侧最薄，离孔最近，而上关节突的尾侧最厚（图7.29）。

当我在上关节突钻孔时，我正在寻找骨骼颜色从白色到粉红色的变化。这种细微的颜色变化表明我越来越接近神经根和周围的硬膜外静脉。记住上关节突的倾斜几何形状，尽可能均匀地钻动上关节突。骨头上会出现一个开口，这意味着我必须从磨钻过渡到一个小的向前弯的刮匙和Kerrison咬骨钳。开始显露神经根。钻孔的第四步也是最后一步涉及椎板的侧面。我把椎板磨薄，这表明我已经到达了中央管的外侧面。切除剩余的椎板，并使用小弯刮匙和Kerrison咬骨钳将椎间孔切开延伸到中央管。

内侧上关节突和椎板整块切除术

钻孔去除整个上关节突和外侧椎板的替代方法是进行整体去除。图7.30显示，通过将钻孔集中在通道周边，基本上可以将步骤3和步骤4结合起来。位置良好的14mm通道标定了骨性工作的边界。在关节分离点钻孔可以防止去除整个上关节突和椎板。取而代之的是，从象限Ⅲ开始，向象限Ⅳ前进，我钻孔到上关节突的外围，这样就形成了一个足够容纳1号Kerrison咬骨钳的缺口。从这个缺口开始，沿着头侧方向切开一条通往尾侧椎弓根（本例中为C5）的细骨路径，然后沿着内侧和尾侧方向切向尾侧椎弓根（C6）和椎管。可以用一个小弯刮匙去除整个上关节突和外侧椎板。这种技术的主要优点是效率高。与钻孔上关节突的整个厚度和跨度（这可能需要相当长的时间）不同，将重点放在外周和分离上关节突可以节省大量时间。扩大椎间孔的骨性工作现在已经完成，我接下来的两个目标是：确认头侧和尾侧椎弓根。

7.13.2 第二阶段：确定头侧和尾侧椎弓根

当用刮匙清理最后一片骨块时，我倾向于从神经根的侧面开始，而不是从中央管的中间开始。我用一个小弯刮匙和一个1号Kerrison咬骨钳配合，创造一个足够大的开口来使用2号Kerrison咬骨钳。我可以安全有效地开始扩大椎间孔切开。在我看来，硬膜外静脉强力出血并不奇怪。硬膜外静脉充盈，只需用器械轻微接触即可打开并充盈手术野。液体凝胶泡沫、非常轻的压力和1/2in×1/2in（1in≈2.54cm）的棉片是控制出血所需要的。在剩余的减压过程中，静脉出血会再次发生。在短时间内，器械护士将习惯于液体凝胶泡沫和面皮的反

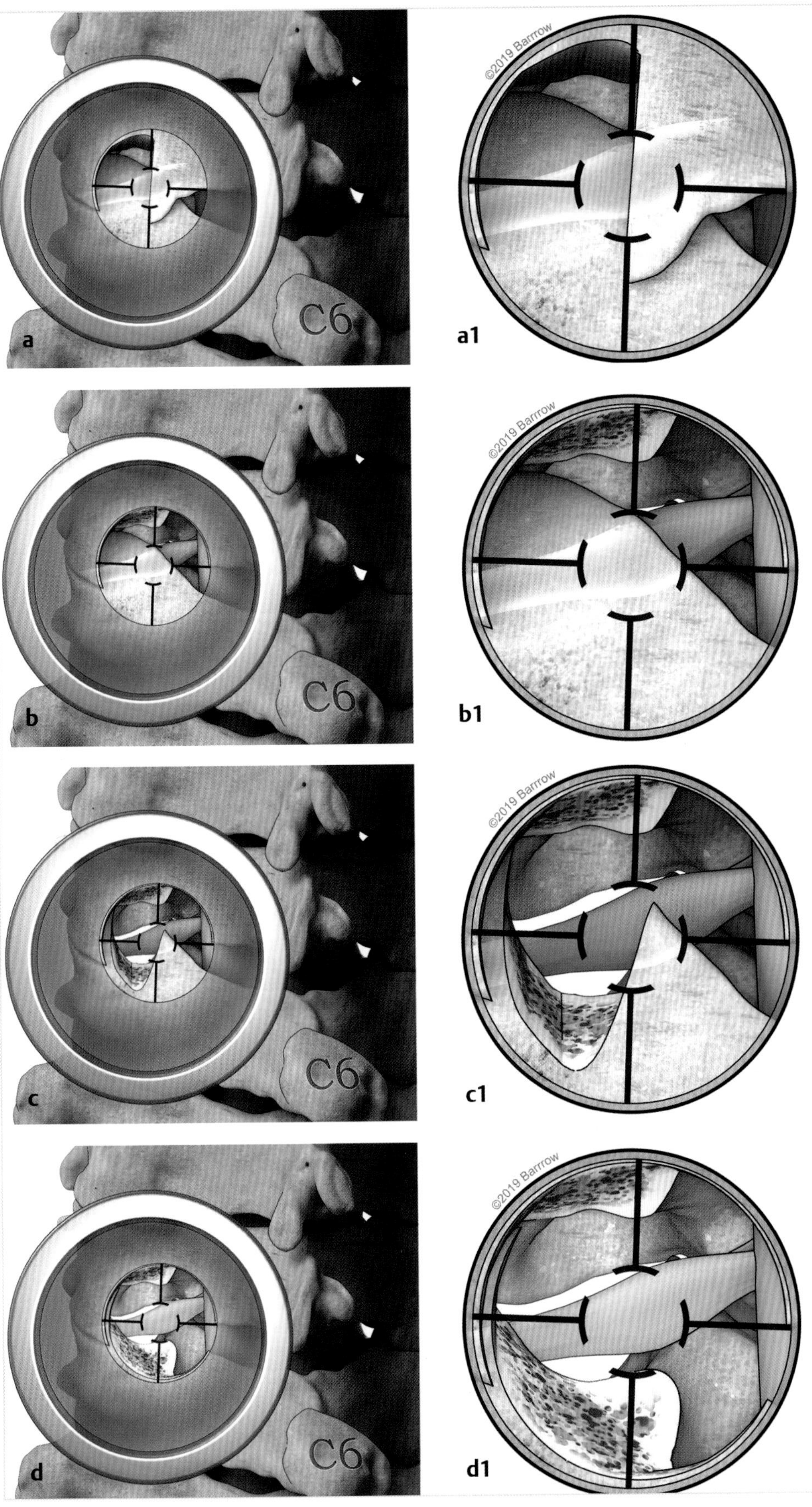

图 7.28 颈椎后路椎间孔切开术中钻骨的顺序。a. 钻孔开始于暴露的下关节突和头侧椎板的上侧和侧面，本例为 C5。a1. 放大的显微镜视图。b. 一旦确定上关节突（上关节突），钻骨工作就从椎板顶部向内延伸，直到黄韧带出现。此时，C6 的上关节突清楚地映入眼帘。如图所示，症状性神经根紧靠 C6 的上关节突。b1. 放大的显微镜视图。c. 钻孔的下一个目标是暴露侧面，即尾椎的上关节突，本例为 C6。c1. 放大的显微镜视图。d. 待钻孔的最后一部分是尾侧上关节突和椎板的内侧面，本例为 C6。d1. 放大的显微镜视图

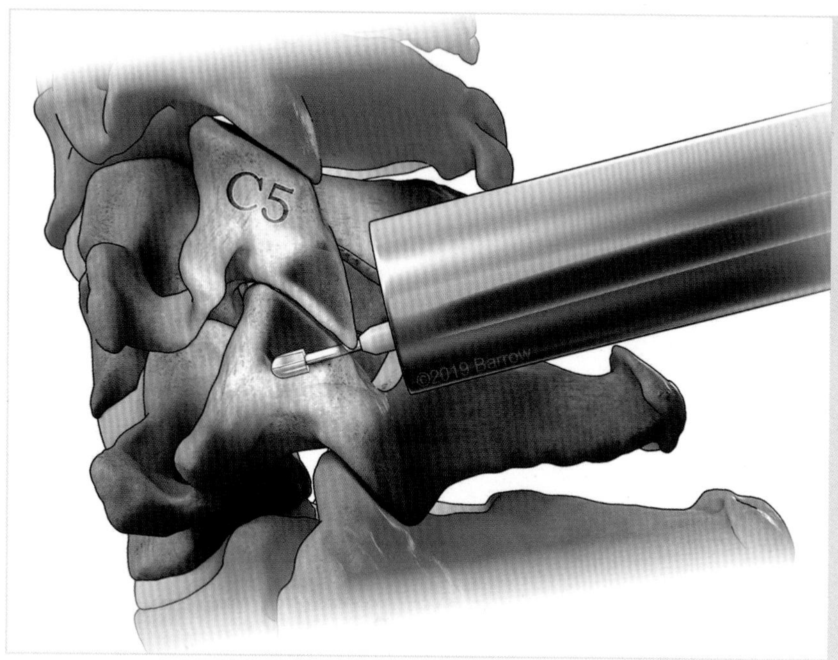

图 7.29 钻孔上关节突（上关节突）。该插图显示了 C6 椎间孔切开术的第 3 步骤的操作。C5 的头侧椎板和下关节突已被移除。在钻孔时记住上关节突的倾斜几何形状是重要的。上关节突在头侧最薄，尾侧最厚。目的是将神经从椎弓根减压到椎弓根。因此，必须将上关节突钻入尾端

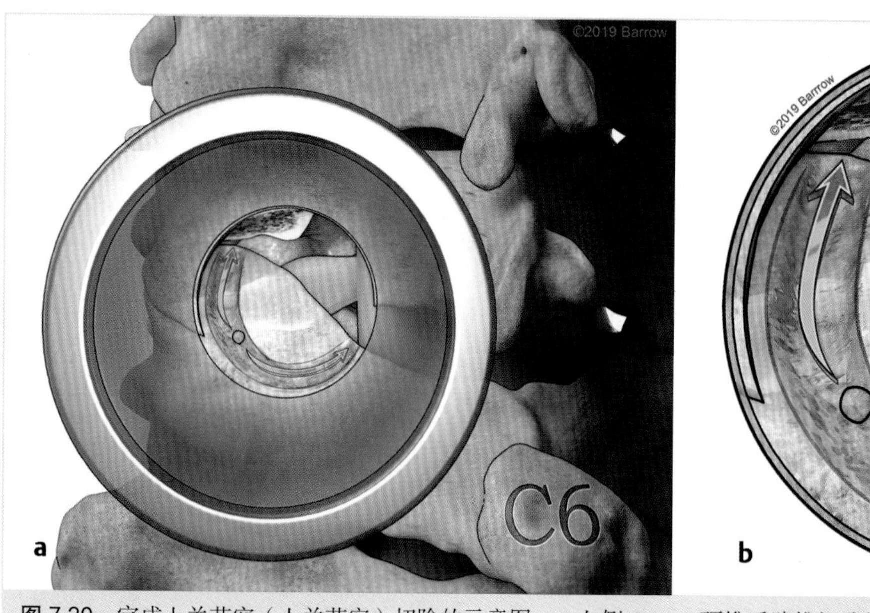

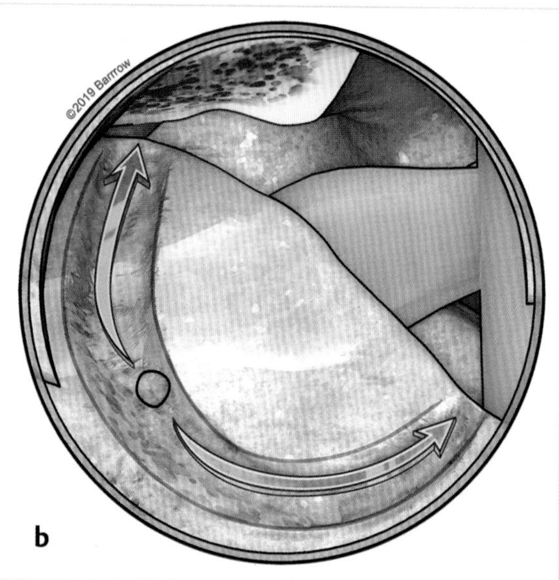

图 7.30 完成上关节突（上关节突）切除的示意图。a. 左侧 C5~C6 颈椎后路椎间孔切开术的手术视图。C5 的下关节突和外侧椎板已经完全钻孔。上关节突已经变薄，并且已经造成了一个缺口。使用一个倾角刮匙确保 1 号 Kerrison 咬骨钳安全通过，这个钳子用来移除上关节突的其余部分。b. 通过 14mm 通道的放大显微镜视图。箭头指示了 1 号 Kerrison 咬骨钳的工作路径，它围绕着骨头周围的缺口工作

复使用。

一旦我在上关节突钻出所有的骨头并用 Kerrison 咬骨钳取出剩余的骨头，我就能辨认出椎弓根的骨质。骨骼化尾侧椎弓根确保神经根的最佳减压。

我发现识别椎弓根最安全的方法是用一个小的直角神经钩，把它放在神经根下暴露的孔里，然后向下旋转。通过这种方式探查，椎弓根变得明显。有时，我发现当我做初步的骨骼处理时，实际上已经钻穿了椎弓根的上部。其他时候，我发现有更多的上关节突骨钻孔，以达到尾侧椎弓根。因为要减压的神经根经过椎弓根，所以必须清楚地识别它。一旦对椎弓根的位置有了感觉，我就将剩下的工作集中在确保神经钩在椎弓根内侧、椎弓根外侧和椎弓根上方。

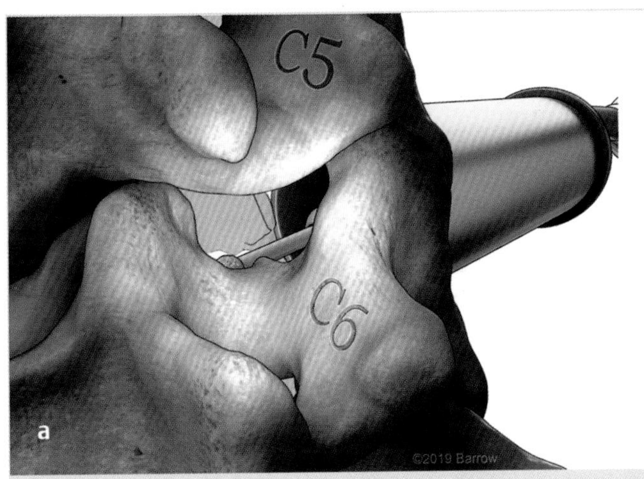

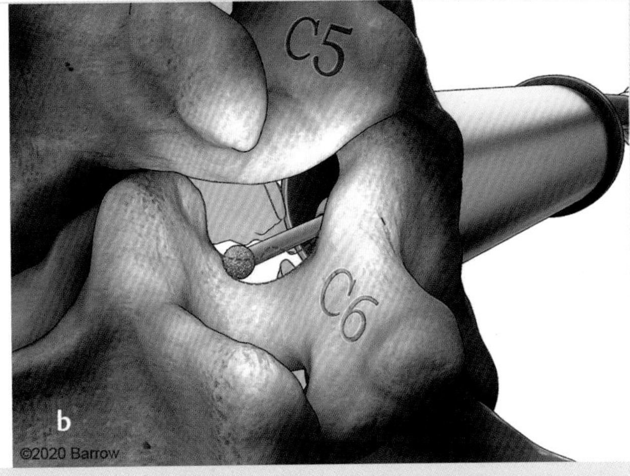

图 7.31　左侧 C6 椎弓根切开术示例。a. 从前向后看颈椎孔的有利位置。微通道已就位，可以看到钻头开始在 C6 椎弓根的上方工作。b. 完成的 C6 椎弓根切开术。红线表示椎弓根的初始水平

椎弓根切开术

在 Webb 和其同事 2002 年的文章中，John Jane 医生详细描述了颈椎弓根切开术。12 年后，在 Jagannathan 及其同事的 13 个系列的 162 个颈椎后路椎间孔切开术中，Jane 医生提到颈椎弓根切开术作为椎间孔切开术的辅助手段。这两篇文章都是掌握这种手术的必要阅读材料。自从我研究了这些文章，我将 Jane 医生的适应证和技术应用到颈椎后路椎间孔切开术中，尤其是椎间盘高度塌陷的病例。颈椎后路椎间孔切开术的局限性是无法恢复椎间盘高度。因此，颈椎间隙塌陷将使头尾尺寸变小。然而，去除椎弓根的上方为神经根增加了几毫米，从而增加了椎间隙的高度。因为这种椎弓根切开术可能需要额外的钻孔以暴露神经根，所以我采取了特别的预防措施来保护它。

在这种情况下，当计划去除颈椎弓根的上方时，应保持椎板的外侧面完整，以保护脊髓。在神经根顶部放置一小片浸泡过凝血酶的凝胶，然后小心翼翼地放入椎弓根的上方。同样，金刚石毛刺，因为在手术中钻孔到目前为止已经变钝了，非常适合这个特殊的任务。毛刺固有的设计，特别是当它已经稍微钝化时，它不太可能跳跃比切削毛刺可能接触不均匀的边缘。重点是在椎弓根内钻孔，以防止无意中接触到周围的神经结构。由于椎弓根的上方被压平，使其与椎体平齐，因此可以使用一个直的刮匙来挡在椎弓根的壁上（图 7.31，图 7.32）。

尾椎弓根的暴露使得神经孔的边界成为焦点。头侧椎弓根最多距离 12mm。为了扩大椎间孔，可以将 2 号 Kerrison 咬骨钳从侧面穿过椎弓根，从椎间孔穿出。然后，继续将 Kerrison 咬骨钳从内侧移到椎弓根，再移除几毫米的骨头，以进一步释放颈神经根。将注意力转向头侧椎弓根，确保可以用神经钩或小弯刮匙触到它。这种手术的一个潜在陷阱是将上关节突的一部分留在椎间孔的内侧面。向上到头侧椎弓根防止留下任何残留的上关节突，同时确保椎弓根至椎弓根减压。

最后一项工作是清除骨质，正如第 7.13.1 节所提到的，第一阶段：钻孔关节突和椎板，即使已经钻过脊髓外侧面的椎板，我仍然保持它在这一点上，以保护脊髓。然而，在完成手术之前，必须确保在神经根与脊髓分离时没有椎板。在我职业生涯的早期，我在这个手术中所犯的错误是由于没有采取足够的内侧减压。任何遗留在神经根顶部的椎板骨基本上都会将减压后的神经根固定在残留的椎板上。因此，去除头侧和尾侧椎板的外侧暴露脊髓的外侧面，从而完成减压（图 7.33）。

最终系统检查

作为最终系统检查的一部分，应确保已经确定了孔的边界，特别是头侧和尾侧椎弓根以及椎管的外侧边界。进一步确保神经钩可以自由通过内侧和外侧到椎弓根。我的偏好是将 2 号 Kerrison 咬骨钳椎弓根内侧传递到平行的椎管，侧面传递到头侧和尾

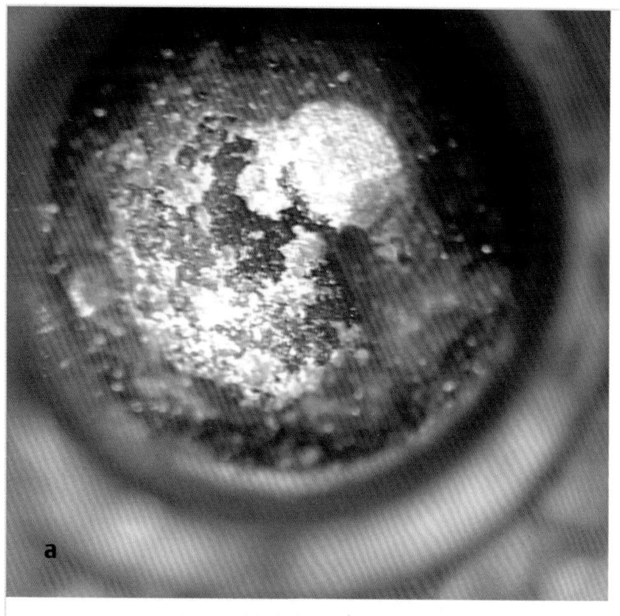

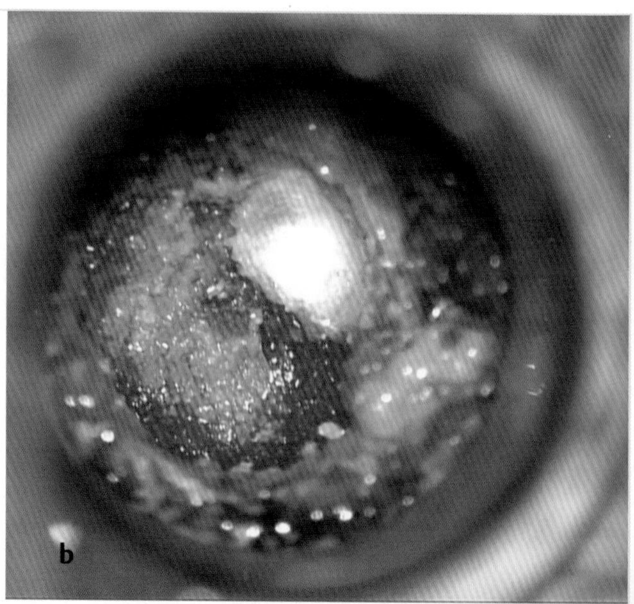

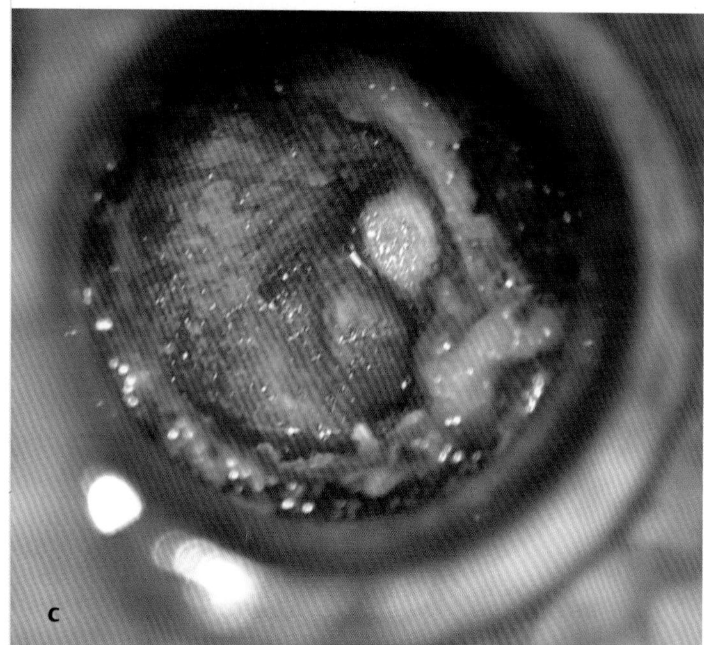

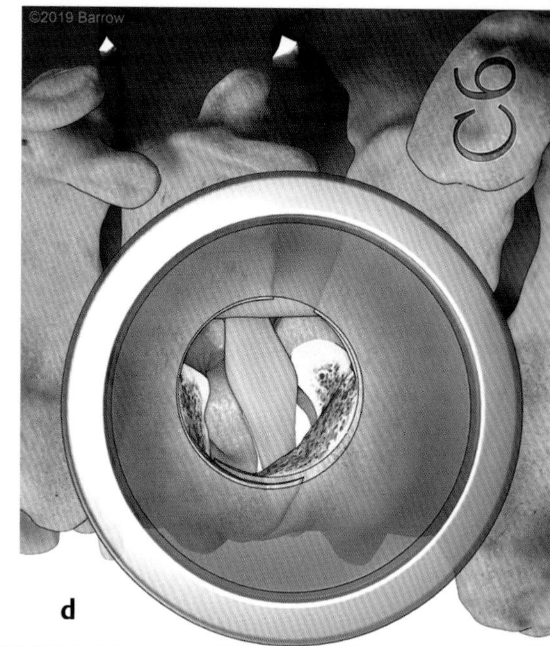

图 7.32 C6 椎间孔切开术中尾侧椎弓根切开术。左侧 C6 椎间孔切开术，C6 椎弓根上方与 C6 椎体平齐，使椎间孔的前后径增加几毫米。a. 显示 C6 椎弓根初步钻孔的术中照片。b. 在椎弓根内钻孔是压平椎弓根的最安全的方法，同时尽量减少损伤神经根的风险。c. 完成颈椎后路椎间孔切开术和椎弓根切开术。椎弓根已经与椎体平齐。C6 神经根已经从椎弓根到椎弓根减压。d. C6 椎弓根切开术的举例

侧椎弓根。随着系统检查的完成，我已经完成了手术的目标。

7.14 颈椎后路显微椎间盘切除手术

接下来的部分包括椎间孔切开术，以便进行显微椎间盘切除术。当患者在没有任何显著的脊椎病变的情况下出现侧位椎间盘突出时，选择的手术是颈椎后路椎间孔切除术和椎间盘切除术。它消除了邻近节段退变、假关节形成风险和植入物相关问题的担忧。患者越年轻，这种说法就越真实。

虽然前面几页的绝大多数内容都适用于显微椎间盘切除术和椎间孔狭窄，但当我的主要目的是切

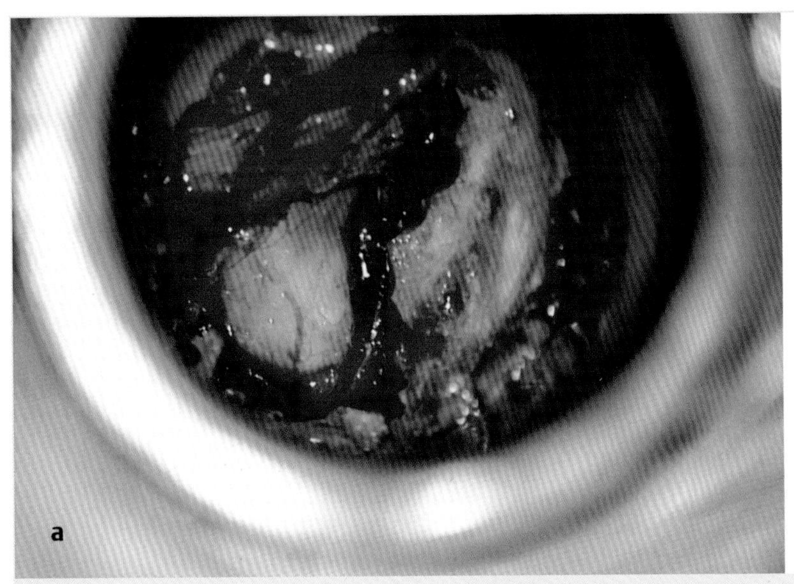

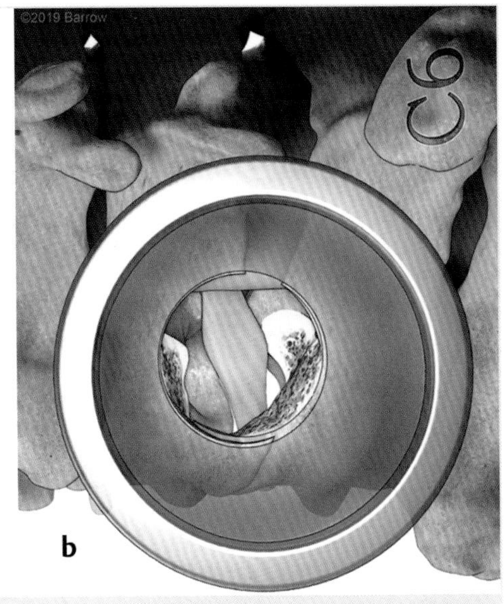

图 7.33　完成颈椎后路椎间孔切开术。a. 术中照片显示颈神经根从椎弓根到椎弓根的完全减压。显示神经以移除椎间盘突出。黄韧带已从神经根的肩部被切除。b. 术中照片中完成的减压的说明

除软性椎间盘突出时，我还是做了一些微妙的修改。第一个修改是立即将微通道置于椎间盘突出物上而不是椎弓根上。有时，椎间盘突出可以位于椎弓根内侧，与椎弓根一致或在椎弓根侧方。通道的中心，或者更确切地说十字线，应该集中在椎间盘突出而不是椎弓根(图 7.34)。因此，对于显微椎间盘切除术，管状牵开器直径的长轴应该与椎间盘突出一致。

对于椎弓根内侧的椎间盘突出，需要在椎弓根内侧去除更多的骨质，而在椎弓根外侧则需要切较少的骨质。然而，确定神经孔的边界对确定神经根有帮助。对于颈椎后路显微椎间盘切除术，部分椎弓根切除术（第 7.13.2 节第二阶段：确定头侧和尾侧椎弓根）是非常有帮助的。切除椎弓根的上方和内侧部分可以最大限度地减少对神经根的牵拉，并提供一条通往椎间盘的通道，而不会与脊髓有任何明显的接触。

我做了内侧椎间孔切开术来显示脊髓外侧硬脑膜。去除黄韧带是与简单的颈椎间孔切开术的另一个区别。抬高黄韧带的纤维揭示了神经根和脊髓顶部的硬膜外静脉。我发现硬膜外静脉在神经根和脊髓的腋窝处特别突出。处理这些静脉需要双极电凝、液体止血泡沫和耐心。止血使我能够识别脊髓和神经根上的硬脑膜。然后椎间盘突出变得明显。有时，神经根会因为前方的椎间盘突出而变形。由于椎间盘突出，神经根也可以向头侧方向移位。如果解剖结构不完全清楚，那么及时延长骨性工作和暴露时间是一项很好的投资，直到解剖结构清晰地摆在你面前。尾侧椎弓根是这次手术的指导方向。通过识别椎弓根并确认其解剖结构，可以迅速消除任何方向错乱。

直角神经钩是椎间盘切除术牵拉神经根的理想工具。将神经钩沿着椎弓根滑动并在神经根下扫动，在神经根和椎间盘突出之间建立一个平面。我更喜欢用直角神经钩从椎弓根内侧边缘到外侧边缘在神经根下面建立一个平面。同样，这些操作可能会遇到严重的硬膜外出血，这应该用液体止血泡沫、微量脑棉和轻压吸引器头来应对。我在神经根和椎间盘突出之间建立了一个平面，这样就可以开始在头侧方向将神经根回缩并进一步暴露椎间盘突出。有时，椎间盘是游离的碎片，可以用髓核钳切除。其他时候，它是一个包含的碎片，我需要一个 11 号刀片打开环空将其取回（视频 7.1）。

使用 11 号刀片通过 14mm 通道暴露神经根和脊髓有其潜在的挑战。与腰椎显微椎间盘切除术类似，清楚地识别神经根和脊髓是必要的。一旦这两种结构被明确识别，我就用直角神经钩或小的神经剥离子向头侧牵拉神经根（图 7.35）。我从不对脊髓进行牵拉，因为即使椎弓根内侧的椎间盘突出仍然是在脊髓的外侧。向头侧方向收缩神经根可以使椎间盘突出清晰可见，并使神经根远离危险。如果游离

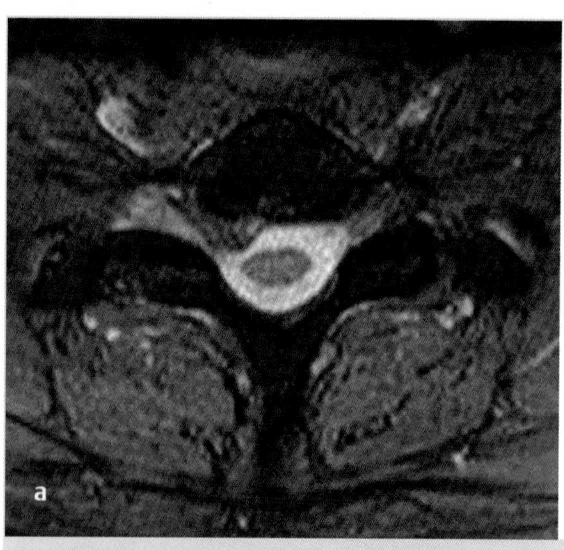

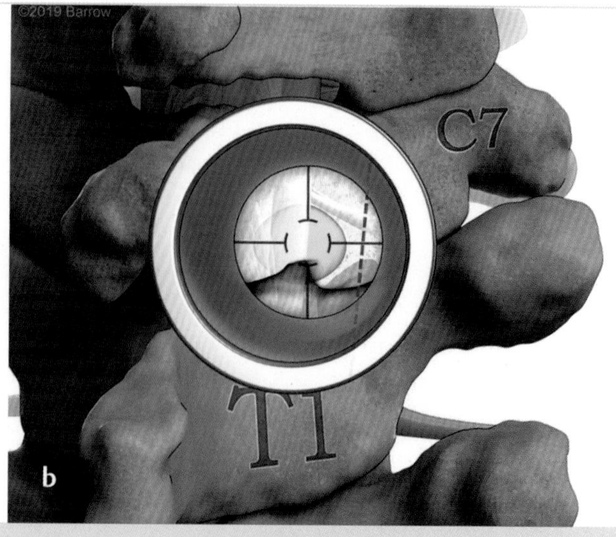

图 7.34 颈椎后路椎间孔切开椎间盘切除术。a. 颈椎的轴位 T2 加权磁共振成像（MRI）显示 C7~T1 处的椎间盘突出。在这种特殊情况下，椎间盘突出是在椎弓根内侧的。因此，微通道也需要位于椎弓根内侧。b. 插图微通道的十字线显示椎间盘突出而不是椎弓根（蓝色）

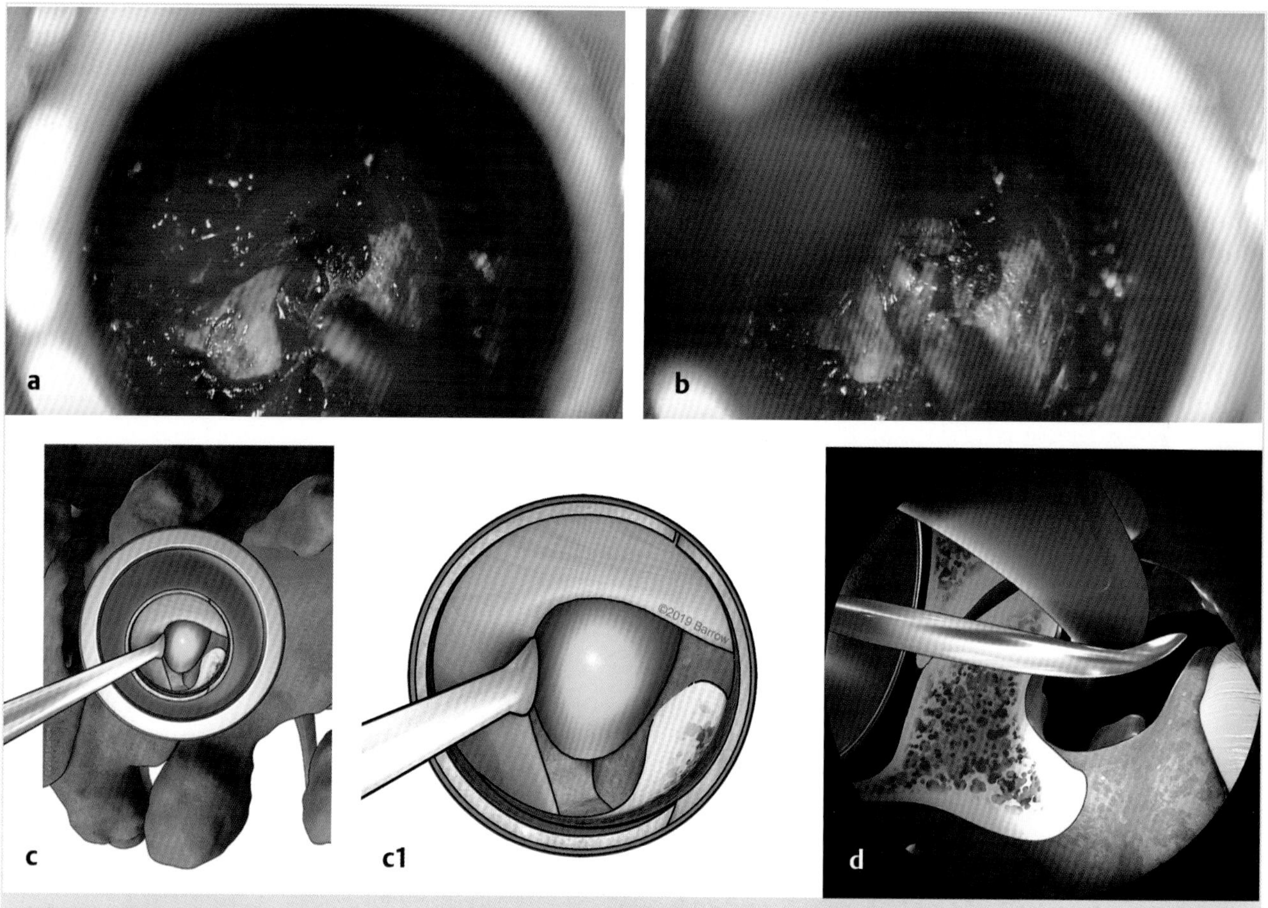

图 7.35 颈椎后路显微椎间盘切除术。a. 显示 C7~T1 显微椎间盘切除术的术中照片。神经根已经暴露，T1 椎弓根已变平以便于进入椎间隙。一个小的吸引器头在 T1 的椎弓根上。b. 显示神经根回缩和椎间盘突出暴露的术中照片。硬膜外静脉已经烧灼，颈神经根已经完全暴露，神经根与椎间盘挤压之间的界面已确定。然后可以使用小的神经剥离子将神经根向头侧方向回缩以显示椎间盘突出。此时容易取出游离碎片，而包含的髓核需要用 11 号刀片进行环切术。c. 图 b 中照片的插图说明，显示集中在椎间盘突出顶部的骨性工作和神经根的收缩。c1. 放大的显微镜视图。d. 从颈椎管内向椎间孔外看，神经根回缩的视图。这张图展示了如何去除椎弓根的上方而创造一个更大的工作通道来完成显微椎间盘切除术

的椎间盘碎片不能自行显露，我将使用 11 号刀片做一个小的椎间盘切开术。然后我开始用直角神经钩或者髓核钳切开椎间盘。根据我的经验，后路颈椎椎间盘切除工作类似于腰椎显微椎间盘切除术。有时我发现当自己用髓核钳取出一个大的令人满意的突出椎间盘时，神经根完全减压。其他时候，我发现自己无休止地拔出不可思议的小块椎间盘来完成减压。不管碎片的大小如何，我都会继续椎间盘切开术，直到神经根停留在椎间孔内，没有任何移位。

7.15 系统检查

最后的系统检查确保神经根充分减压。类似于我在第 2 章中介绍的，我将显微镜放大到最低放大倍数，然后重新检查矢状位和轴位 MRI。然后我将我脑海中的图像与手术中看到的图像进行比较。我回到手术视野，放大并检查减压的程度。我把直角神经钩从神经根的顶部穿过，在神经根的下方，在椎弓根的内侧和外侧。我确定没有留下任何椎间盘的碎片。没有任何持续的神经根压迫标志着手术的结束。

7.16 结束

我会慢慢地移除微通道，一只手拿着直角双极电凝，另一只手拿着抽吸器。通常情况下，有些小血管只需轻轻电凝烧灼就可止血。几次烧灼之后，微通道检查完毕，伤口没有出血。

有时，可能会遇到剧烈的出血，因此，必须做好准备。我让我的助手松开辅助手臂，慢慢地把微通道向上拉。剧烈的出血通常是由于在扩张过程中肌肉的一个小的动脉分支分裂造成的。当这种情况发生时，它是可以接受的。如果发生这种情况，必须确认血管的两侧并烧灼它们。如果是肌肉的动脉分支，液体止血泡沫和填塞不会起到止血的作用。过快地拔出管状牵开器会使情况复杂化，因为在出血过程中很难将通道滑回原来的轨道。处理出血最有效的方法是以控制的方式慢慢移除通道，每次遇到出血就停止立刻止血。简单地将牵开器固定在其当前位置可以停止出血，并提供时间来识别和烧灼出血血管。

当我移除通道时，有时会遇到静脉导致大出血。至少在手术显微镜下是这样的。通过肌肉扩张的过程可能拉伸静脉直到撕裂。你一开始不会意识到静脉的破坏，因为微通道会堵塞出血点。只有在你移除了通道之后才会发生出血。这种可能性使得我们更有理由慢慢移除微通道，比在腰椎手术中移除类似的通道要慢得多。移除微通道过快会失去识别清楚和烧灼撕裂静脉的机会。根据作者的经验，当出血为静脉时，它很少被分成像动脉两条分支，这种情况可以直接用双极电灼封闭两端。相反，如果是静脉的一侧中断，则是一个更具挑战性的情况。他一只手拿着吸引器头，另一只手拿着直角双极电凝，我花时间确定静脉的走向及长度并烧灼。间歇性地向微通道施加向上的压力，可以显示出血情况，帮助确定静脉。盲目地沿着先前的通路进行烧灼是徒劳的。

我移除微通道后再次用利多卡因和布比卡因混合液浸润切口。我使用 0 号聚乳酸 910（Vicryl，Ethicon US，LLC，萨莫维尔，新泽西州）和 UR–6 针关闭筋膜。在最好的情况下，16mm 切口缝合 2~3 针是可行的。然后我在 X–1 针上使用 2.0 聚乳糖缝线将皮下组织缝合在一起，如果需要的话，在 RB–1 针上使用 4.0 聚乳糖缝线将皮肤边缘缝合在一起。我使用一个液体黏合剂和伤口封闭黏合带、一个小 Telfa 绷带（KPR US，LLC，都柏林，俄亥俄州）和一个利多卡因敷料伤口。患者仰卧在床上，取下颅骨夹，并用局部麻醉药浸润针眼部位。

7.17 术后护理

绝大多数患者在术后 1h 左右就回家了。大多数患者表示，他们头部的针孔部位比颈部的切口更让他们感到不适。除了止痛药，肌松剂也是一种有价值的辅助药物。在术后第一次随访时，我获得了屈曲位、伸展位、正位和侧位 X 线片，以排除不稳定性并评估椎间孔切开术（图 7.36）。如果患者无症状，可以允许在他们可耐受范围内活动。即使在最活跃的患者中，我也不会在 30 天后对他们施加任何限制。毕竟，我不是在等待骨融合。在持续性神经根症状的罕见情况下，需要进一步的成像，并考虑前路融合是有保证的。诚然，在我的学习曲线的早期，有

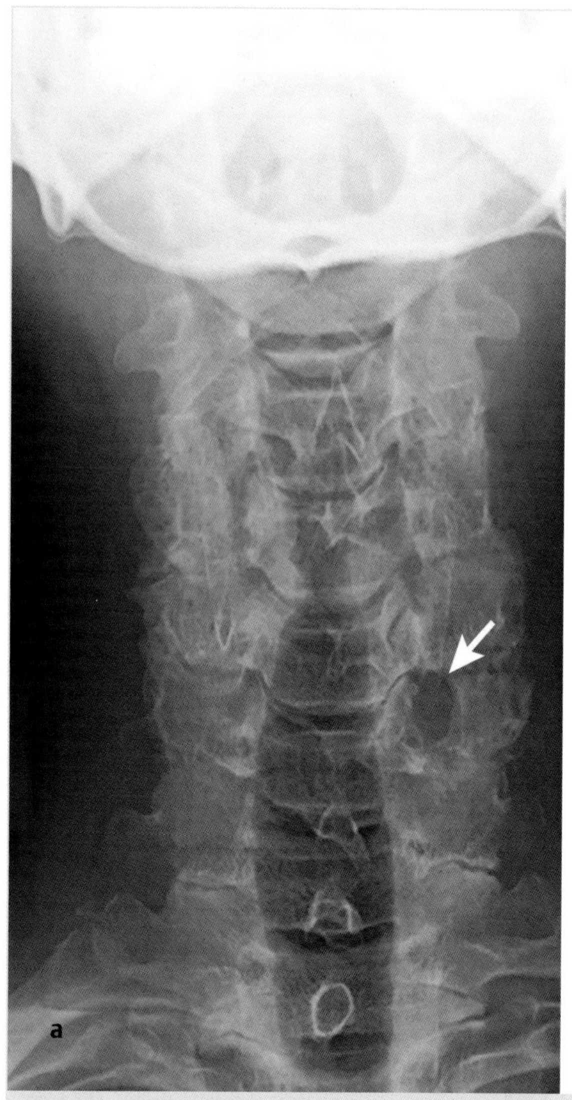

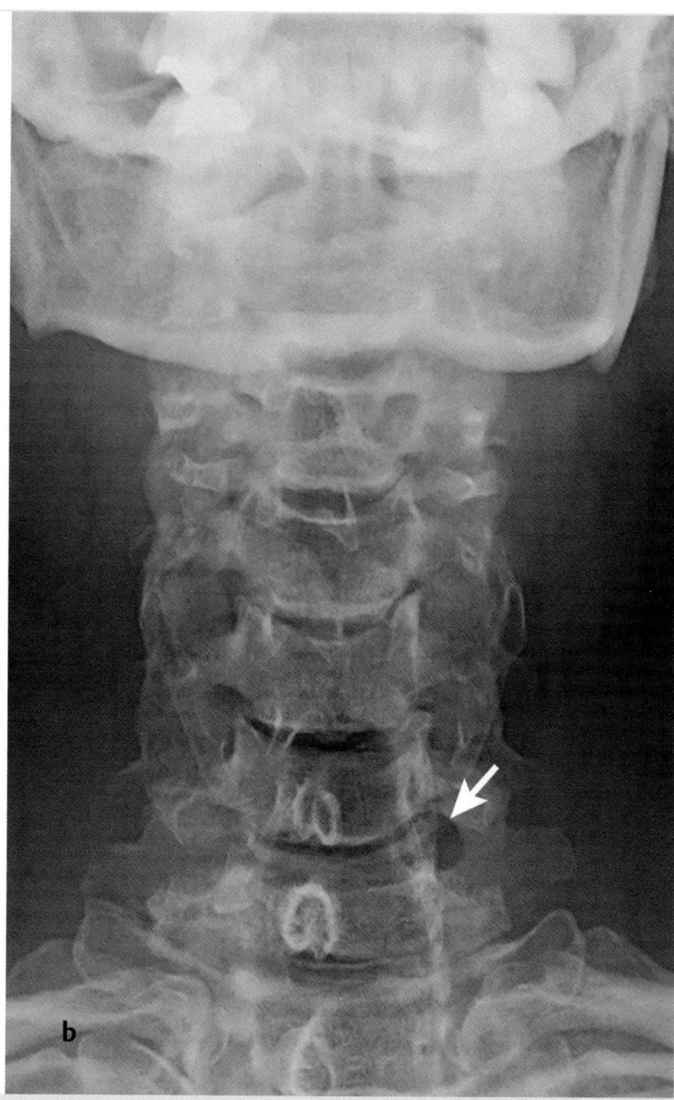

图 7.36　颈椎后路椎间孔切开术术后图像。a. 患者出现左侧 C6 神经根病变的术后正位 X 线片。在就诊时，他要求关节成形术，坚决反对融合手术。考虑到正位所见小关节病变的程度，他不适合进行椎间盘置换术。如果选择前路手术，则需要融合。X 线片（箭头）显示椎弓根椎间孔切开术完全缓解了他的神经根病。b. 一名接受左侧 C7 椎间孔切开术的警官术后正位片（箭头）。手术后 3 周，他恢复了无限制的全职工作

些患者需要额外的前路手术治疗持续的神经根症状，我认为这是一个成功的椎间孔切开术。失败永远是最好的老师，正是倾听这些患者的心声，研究术后影像，给了我一个机会去评估和改进我的技术。特别是 CT 扫描上的多平面图像具有巨大的价值。冠状位和矢状位重建显示骨骼的成形总是不理想。通常情况下，我会在孔内发现上关节突的内侧残余成分或不完全的椎弓根至椎弓根减压。这些病例揭示了我的盲点，改善了我的系统检查，并允许我发展我的技术。在我目前的实践中，对一位精心挑选的患者进行椎弓根到椎弓根减压术后，持续的症状是极其罕见的。

7.18　举例说明

以下部分提供了各种病例说明，在各种临床情况下，微创颈椎后路椎间孔切开术是治疗单侧神经根病的首选手术。我介绍了临床病史、放射学研究和神经系统检查以及选择后路而不是前路的基本原理。

7.18.1　病例 1: 双节段融合后非相邻节段神经根病变

临床病史

59 岁，左利手的退休消防员有 6 周左侧神经根

性上臂疼痛病史。患者在 11 年前有显著的手术史 C3~C4 和 C4~C5 ACDF，并未完全解决症状。患者接受了物理治疗，并接受了脊柱按摩、颈椎牵引和硬膜外注射治疗，但没有缓解他的症状。在介绍的时候，患者的颈部残疾指数（NDI）为 46，视觉模拟评分（VAS）手臂评分为 65mm。

神经系统检查

患者在视觉检查中显示左侧肱三头肌显著萎缩。通过抵抗进行运动检查左侧肱三头肌肌力为 4/5，右侧为 5/5。左侧和右侧剩余的肌肉组为 5/5。下肢反射正常，但上肢反射迟钝。患者左侧有阳性 Spurling 征和正性肩外展征。感觉检查完好无损，可进行针刺和轻触。脊髓电生理图证实左侧 C7 神经根病。

放射学研究

正位和侧位 X 线片显示颈椎钢板 C3~C5 的位置（图 7.37）。轻度脊柱病变存在于 C5~C6 和 C6~C7。

颈椎的 MRI 显示 C6~C7 处的侧椎间盘 – 骨赘复合物压迫左侧 C7 神经根（图 7.38）。C5~C6 没有中心狭窄或椎间孔狭窄。

手术决策

在考虑该患者的最佳手术策略时，非相邻节段的单侧症状性神经压迫综合征呈现独特的情况。在 C6~C7 的前路进行关节融合术或关节成形术是一种可靠的选择，可以充分解决患者的症状。然而，融合节段将 C5~C6 节段串联在两个节段臂之间（C3~C5 节段融合和 C6~C7 节段融合）是有问题的。患者有轻度脊柱病变，使得椎间盘置换术成为一种选择。运动保留可以消除融合节段非邻近融合的担忧，但在 59 岁时，患者处于理想的人工椎间盘置换候选人的年龄上限。没有脊髓压迫和单侧症状是特别适合行颈椎后路椎间孔切开术的。虽然重要的是要告知患者，这种手术并不能防止进一步的退行性变发生，并且最终可能需要从前路进行额外的手术，但它将减轻神经根压迫综合征，而不需要器械、植入物或关节融合术。我觉得是这个患者的理想治疗方法，考虑到这个病例独特的解剖学情况，应该行微创保留活动的颈椎后路椎间孔切开术。

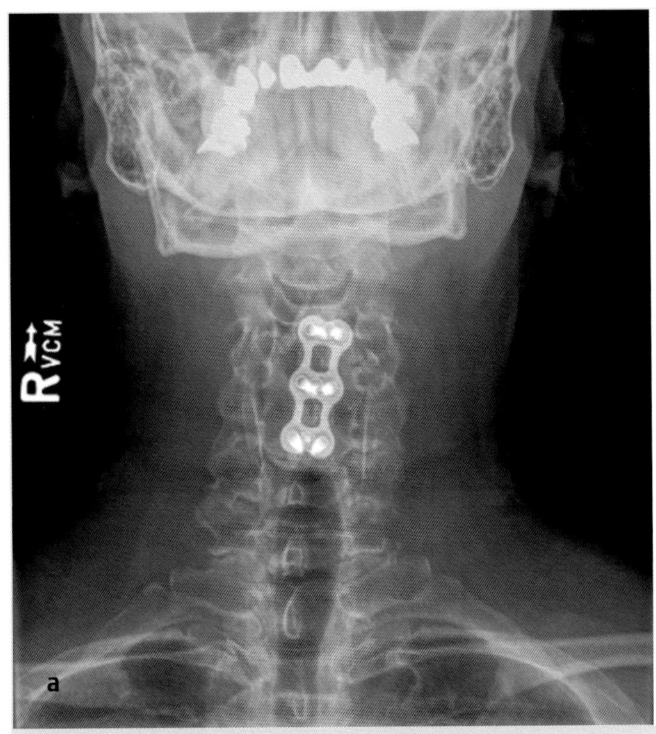

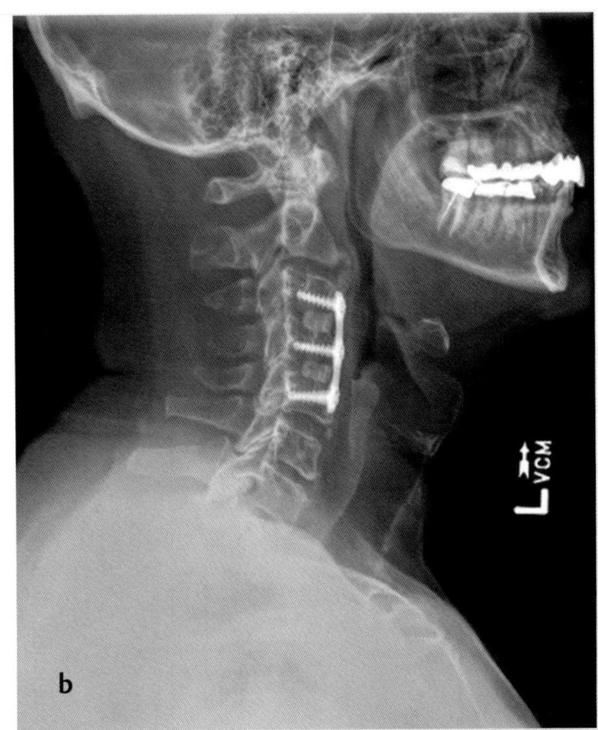

图 7.37　显示颈椎非相邻节段融合后神经根病变的 X 线片。侧位（a）和正位（b）X 线片显示 C3~C4、C4~C5 内固定颈椎融合。患者在 C6~C7 节段出现继发于椎间盘 – 骨赘复合体的左侧 C7 神经根病

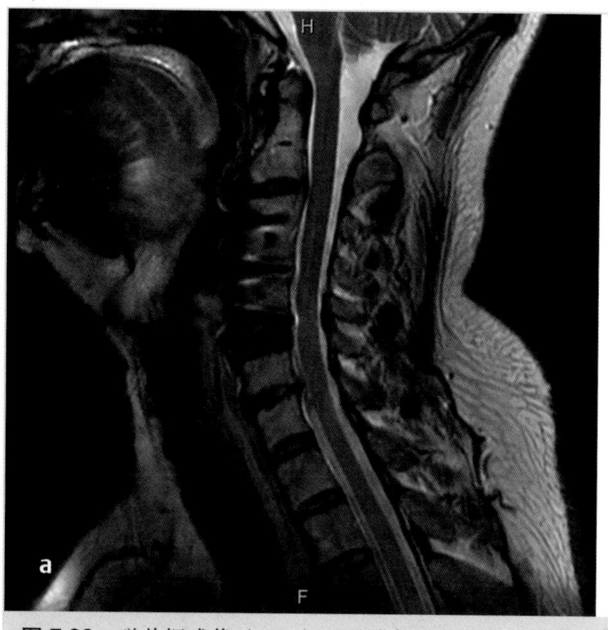

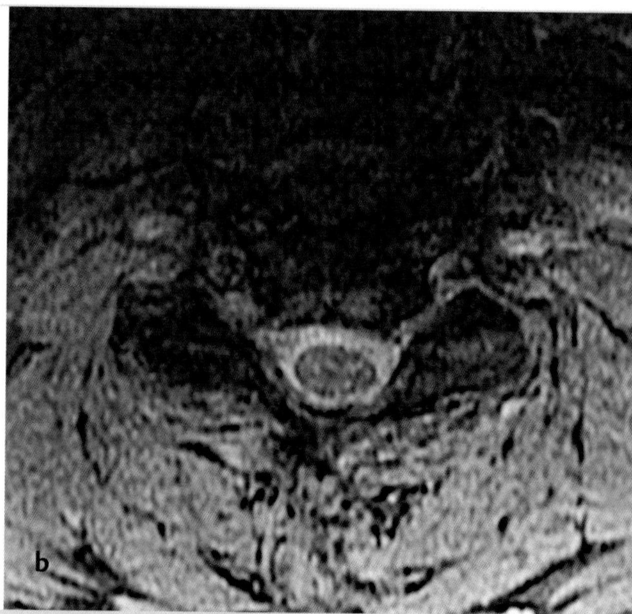

图 7.38 磁共振成像（MRI）显示非邻近节段的颈神经根病变。a. 颈椎的矢状位 T2 加权 MRI 显示 C3~C4 和 C4~C5 内固定的伪影。C5~C6 节段没有显示出任何显著的变形。在 C5~C6 水平没有中心狭窄或神经孔损害。在 C6~C7 偏左的椎间盘 – 骨赘复合体压迫 C7 神经根。b. C6~C7 节段的轴位 T2 加权 MRI 显示左侧 C7 神经孔的椎间孔狭窄

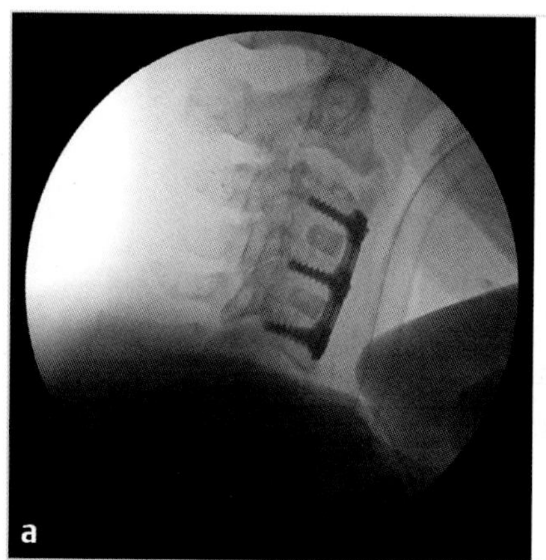

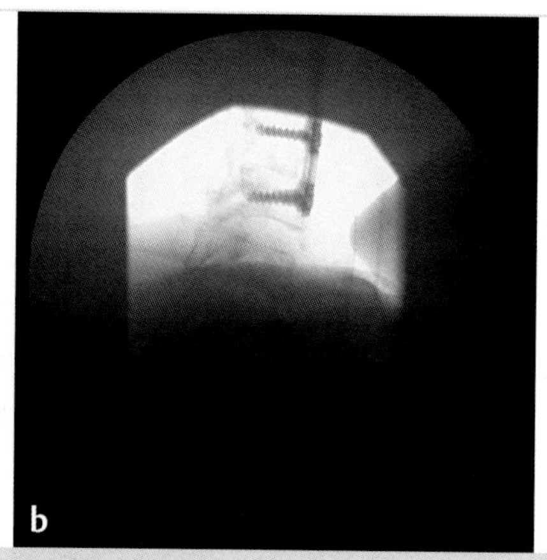

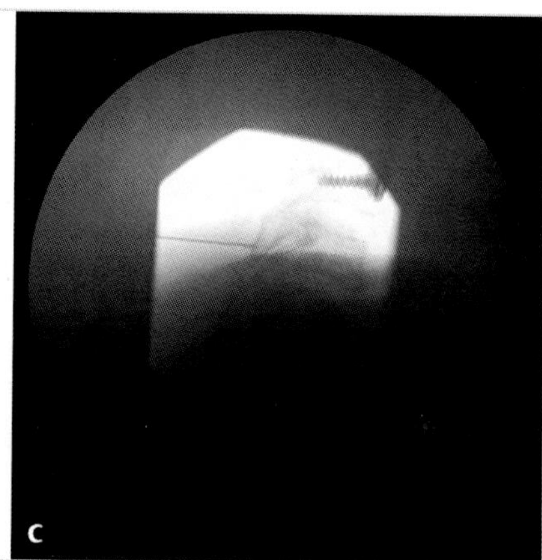

图 7.39 C7 颈椎后路椎间孔切开术序列透视定位。a. 侧位透视图像显示跨越 C3~C5 的颈前钢板。有症状的 C6~C7 水平的可视化需要准直。板的下方有助于确认节段。b. 具有理想对齐的 C6~C7 水平的侧位透视图像。c. 确认 C6~C7 节段以确认切口和轨迹。图中脊柱针与下关节突接触，下关节突是第一级扩张器的目标

手术技术

患者俯卧位，头部用颅骨夹固定。病床位于反 Trendelenburg 位，肩部用胶布固定以优化 C6~C7 节段的视觉效果，切口采用 Kelly 钳在离中线 1.5cm、长 16mm 的皮肤上规划。在患者准备和铺单后，用 20 号脊柱针确认计划的切口和轨迹（图 7.39）。

我从手术台头侧开始工作，按照计划进行切口，并将切口解剖至颈后筋膜。我使用电灼法分割筋膜，并将第一级扩张器放置到 C6 的下关节突上，侧位透视图像可以证实这一点。顺序扩张至 14mm 直径，并确保了微通道与椎间隙平行。我确认了微通道的理想位置，在正位、侧位和猫头鹰眼视图的透视图像，然后推进显微镜（图 7.40）。

椎间孔切开术采用第 7.13.1 节描述的 4 步法，Ⅰ期：钻孔关节突和椎板。在骨性工作完成后，确认椎弓根到椎弓根的减压，并延长减压时间，直到 2 号 Kerrison 咬骨钳可以通过外侧和内侧到达 C7 椎弓根。

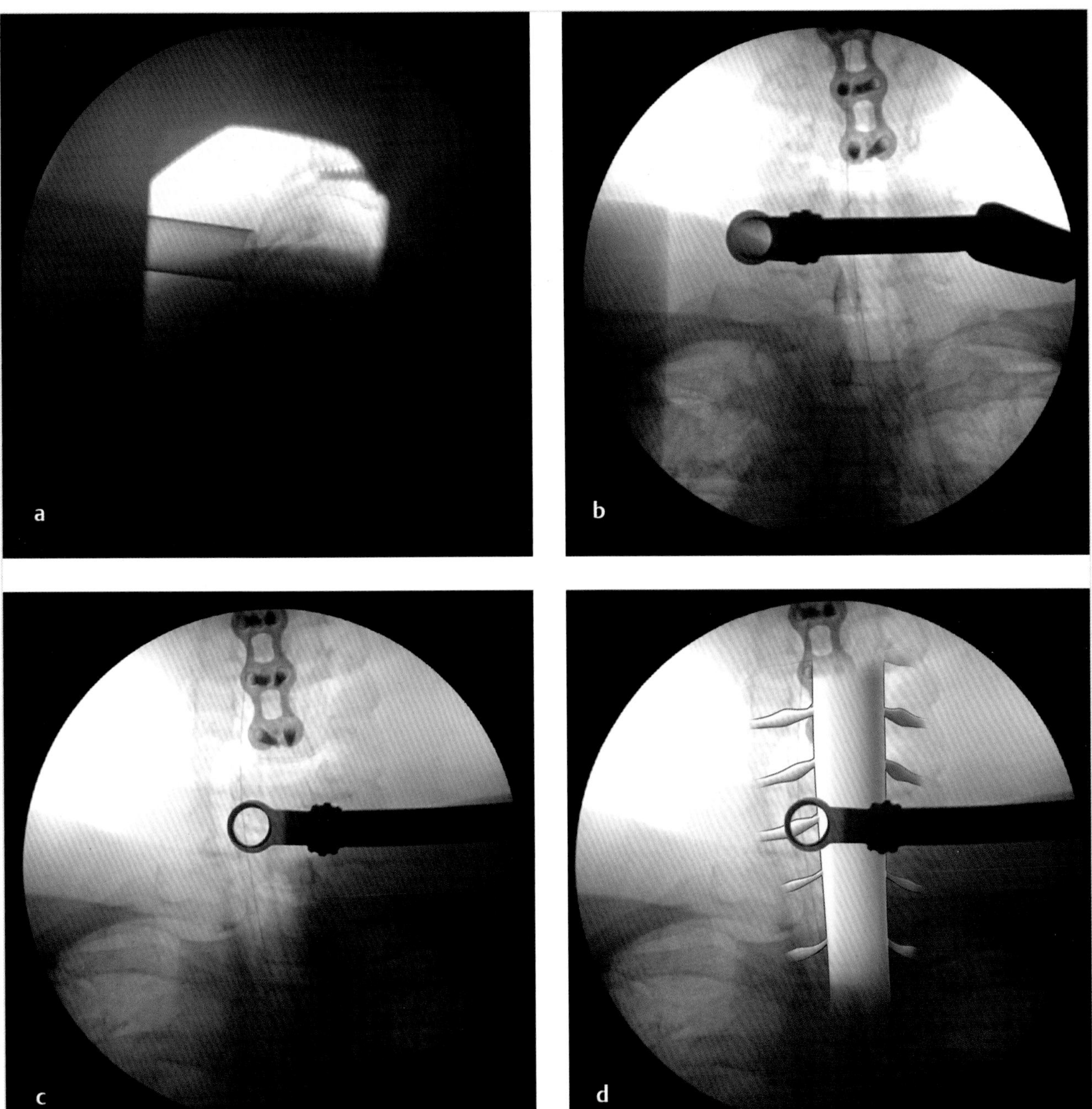

图 7.40　左侧 C7 颈椎后路椎间孔切开术的通路定位。a. 侧位透视图像显示一个 14mm × 6cm 的微通道在 C6 下关节突附近，在进行二次扩张后的位置非常接近，如第 7.12 节所述，迭代扩张直接显示。b. 通道位于 C6~C7 节段上方的前后位透视图像。c. 猫头鹰眼视图，显示视野中具有 C7 椎弓根和神经根的通道。d. 将神经结构叠加到图 c 中的透视图像上

术后护理

患者在手术后 1.5h 出院，症状明显减轻，他报告 NDI 为 7 分（从 46 分降低），VAS（手臂）评分为 10 分（从 65 分降低）。他停止了所有的止痛药。他说只是偶尔服用非甾体类抗炎药。术后正位影像显示左侧 C7 处的椎间孔切开术。没有发现屈伸影像学研究的不稳定性（图 7.41）。

7.18.2　病例 2: 人工椎间盘置换术后持续性神经根病

临床病史

一位 40 岁的左利手的女性，在其他医院接受 C6~C7 人工间盘置换术后，就持续性左侧神经根性上臂疼痛提出了进一步的意见。在患者发生左侧根

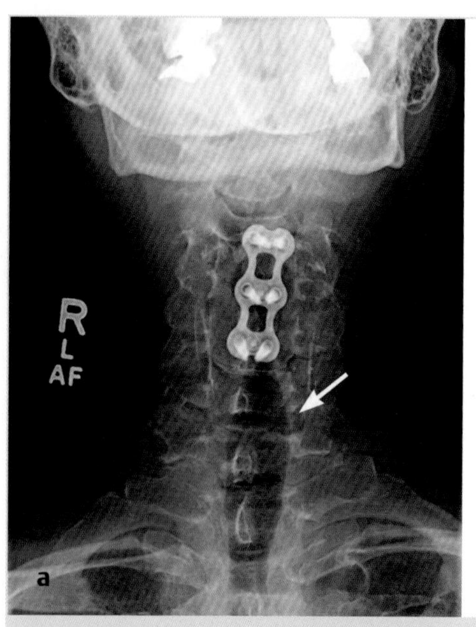

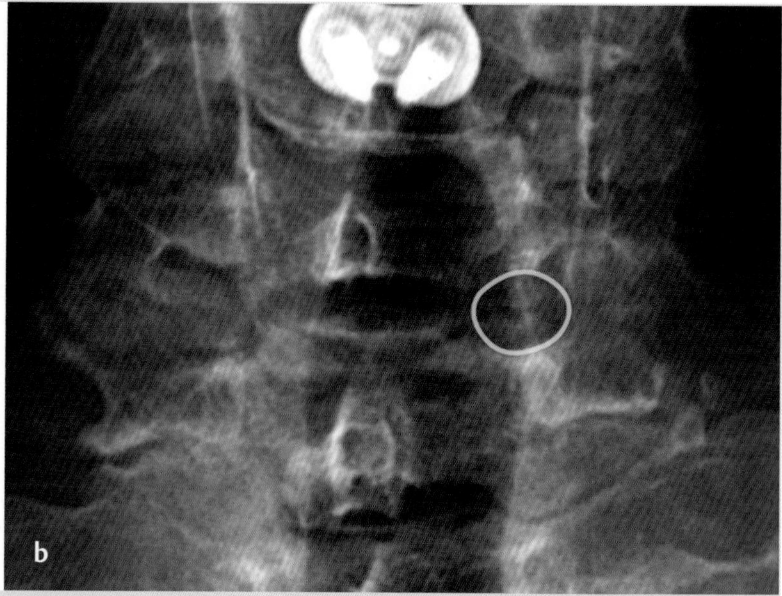

图 7.41 术后 C7 颈椎后路椎间孔切开术。a. 正位 X 线片显示左侧 C7 颈椎后路椎间孔切开术（箭头）。b. 放大的正位视图（绿松石圆圈）中显示的椎间孔切开术

性手臂疼痛一年前，她经历了低能量创伤。左侧根性上臂疼痛难以彻底的非手术治疗，因此，她决定进行颈椎间盘置换术。然而，她在间盘置换术后并没有有意义的缓解她的神经根症状。她的主治医生建议在 C5~C6 节段进行额外的关节成形术，以解决她的持续症状。患者就诊时 NDI 相对较低，为 23 分，但 VAS（手臂）评分高达 78 分。

神经系统检查

在检查时，患者没有表现出任何肱二头肌或肱三头肌肌无力。通过抵抗性检查两者肌力都是 5/5 级。患者的针刺和轻触觉减弱，仅限于左手食指，她报告说与间盘置换术前相比没有变化。双侧肱二头肌和肱三头肌反射消失。患者 Spurling 征阳性，最大的疼痛点位于左斜方肌，并通过手臂放射到手背。

放射学研究

间盘置换的伪影限制了 MRI 对脊髓的显示（图 7.42）。由于伪影的程度，轴位图像没有显示。平片显示，C5~C6 处的骨植入物位于中心良好，无植入物失效和轻度颈椎病的证据。尽管颈椎处于中立位置，患者在 C6~C7 节段有局灶性节段性后凸，可能是由于持续性神经根病变造成的。

无法从患者术后的 MRI 资料中获得任何信息，促使我们回顾她在接受颈椎间盘置换术前的影像学资料（图 7.43）。这些资料显示左侧 C6~C7 椎间盘突出，C5~C6 轻度椎间盘病，左侧椎间孔没有明显狭窄。

手术决策

患者没有明确的 C6 或 C7 神经根压迫综合征。没有运动无力和感觉检查异常，无法提供令人信服的证据表明某一颈椎神经根压迫了另一神经根，这使得手术决策变得更加复杂。患者可能因 C7 神经根受压而持续出现症状，或因 C6 神经根受压而出现新的症状。手术方案包括根据主刀医生的建议在 C5~C6 进行另一次人工间盘置换术，或重新考虑 C6~C7 水平可能是神经根病变的持续来源。后一种考虑可以通过使用前路或后路进行翻修治疗。修复基于椎体为中心的间盘置换装置并非没有风险。此外，间盘置换装置在正位处于一个理想的位置，如果 C6~C7 是手术的目标，后方入路将是首选。为了指导决策过程，在 C7 进行选择性神经根阻滞。患者报告症状得到缓解，因此，C7 颈椎后路椎间孔切开术是推荐的。

手术技术

用颅骨夹夹住患者，并以反向 Trendelenburg 姿势俯卧在胸部，可以在侧位透视的帮助下计划切口。

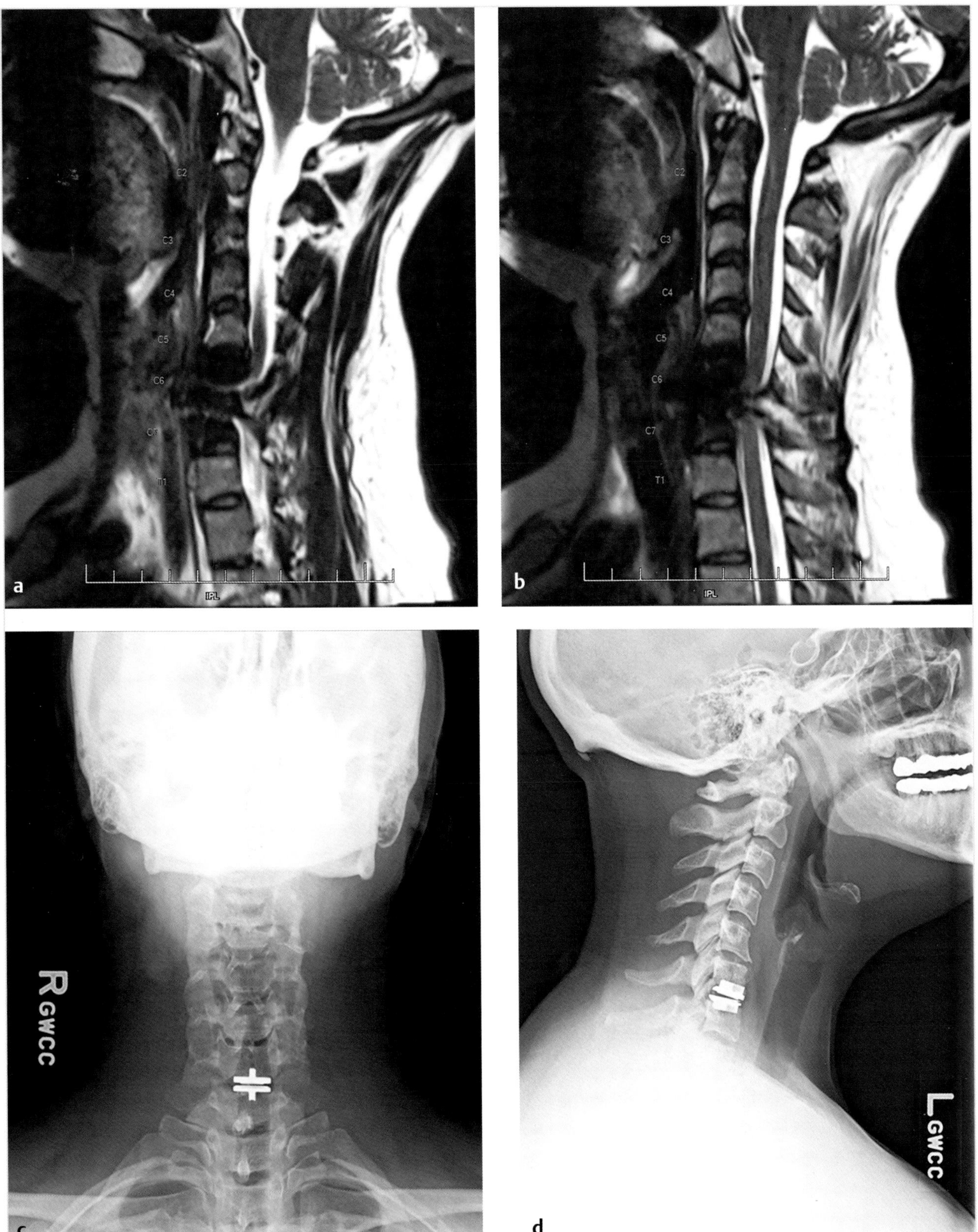

图 7.42　颈椎间盘置换术后持续性神经根病。矢状旁位（a）和矢状正中位（b）的 T2 加权 MRI。这两张图都显示了铬钴关节成形术设备产生的伪影，其限制了对图像的解释能力。c. X 线片显示以椎体为中心的人工间盘装置，无植入物相关并发症。d. 中性侧位 X 线片显示植入物处于正确位置，但未处于前凸位置。患者矢状面平衡阳性，可能与持续性颈神经根病有关

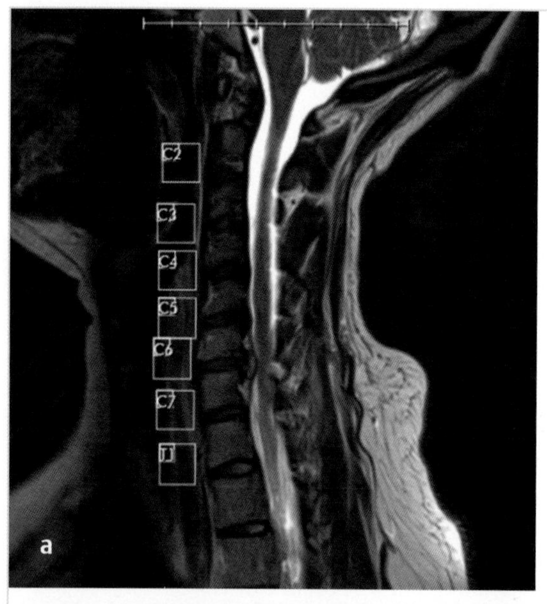

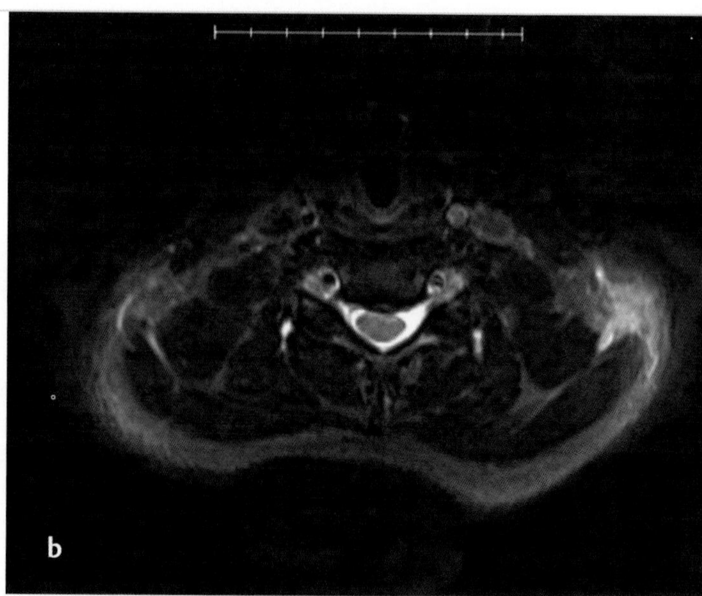

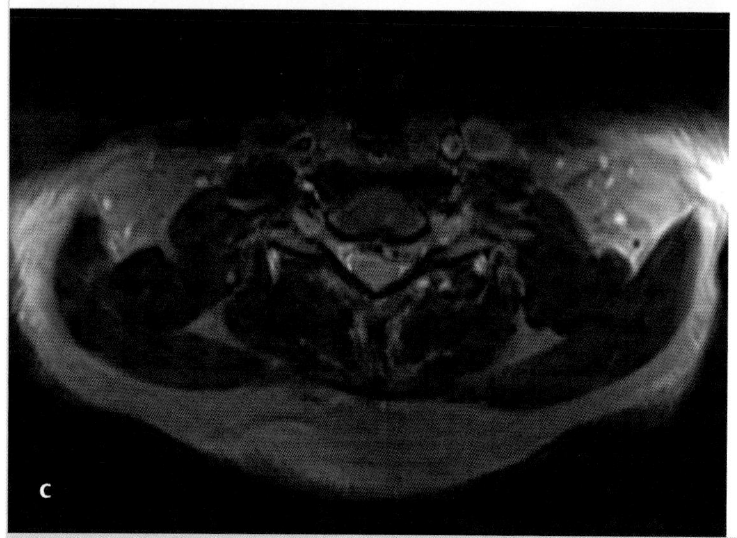

图 7.43 颈椎间盘置换术前颈椎的 MRI。a. 矢状位 T2 加权 MRI 显示 C6~C7 处的椎间盘突出。b. 通过 C5~C6 的轴位 T2 加权 MRI 显示 C6 神经孔广泛狭窄。c. 通过 C6~C7 的轴位 T2 加权 MRI 显示椎间盘压迫 C7 神经根

切口标记（距中线 1.5cm，长 16mm），患者准备并铺单。C6 的下关节突是脊柱针和第一级扩张器的靶点。一个 14mm × 5cm 微通道被固定在辅助手臂上，在正位和猫头鹰眼视图显示接入端口的理想位置（图 7.44）。钻孔的 4 步法，然后进行 C6 的关节突和椎板以及 C7 的上关节突和椎板。C7 神经根从椎弓根到椎弓根广泛减压，然后动员起来检查椎间孔内的任何残留椎间盘碎片。

术后过程

患者术后 2h 出院，左侧神经根症状基本缓解。在术后 1 个月时，患者报告其总体症状改善了 95%。她的 NDI 为 9 分（术前为 23 分），VAS（手臂）评分为 0 分（术前为 78 分）。术后 X 线片显示在正位位图像上两侧椎弓根的椎间孔切开术和在侧位 X 线片上矢状面平衡得到改善（图 7.45）。

7.18.3 理想的颈椎后路椎间孔切开术和椎间盘切除术候选者的病例说明

我认为，与其描述颈椎间盘突出症的单一病例，不如回顾一下患者是颈椎后路显微椎间盘切除术理想候选人的解剖学情况，以及我更有信心采用前路

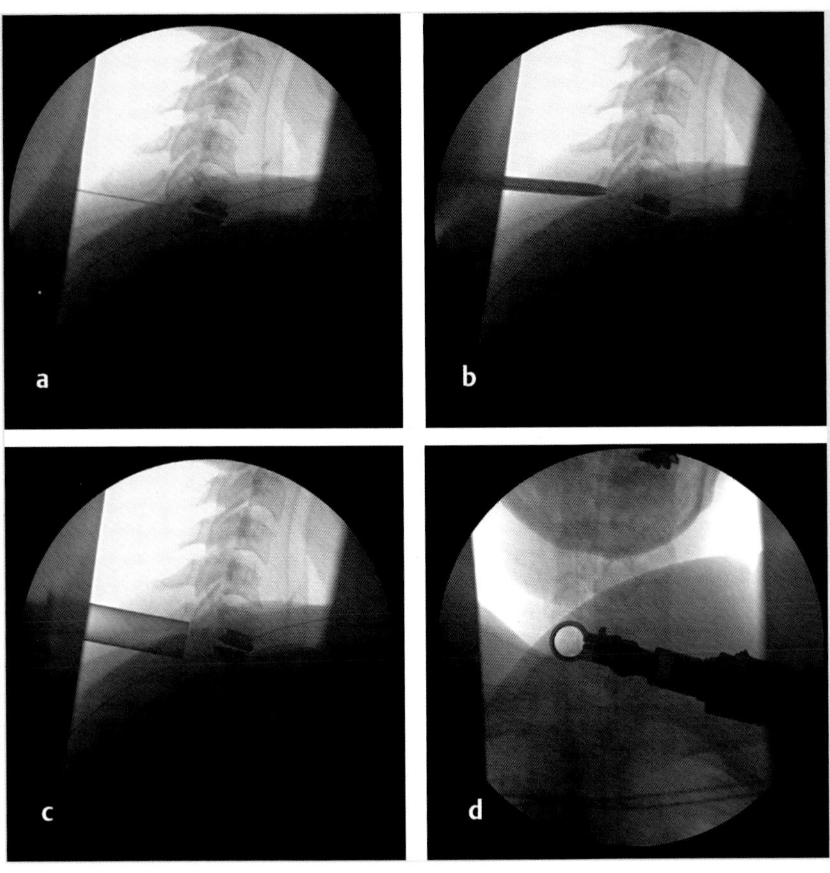

图 7.44 颈椎人工间盘置换术后持续性神经根病的序列透视。a. 侧位透视图像显示用 20 号脊柱针定位。b. 初始扩张器位于 C6 的下关节突上。c. 侧位透视图像，显示与椎间隙平行的位置上的 14mm 通道。d. 猫头鹰眼视图显示通道位于椎间孔的顶部

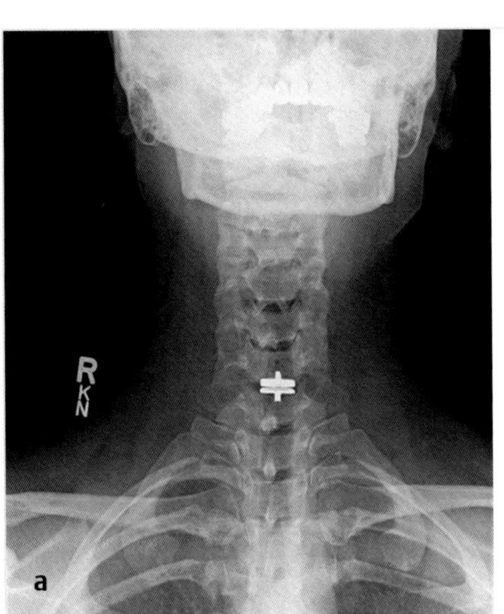

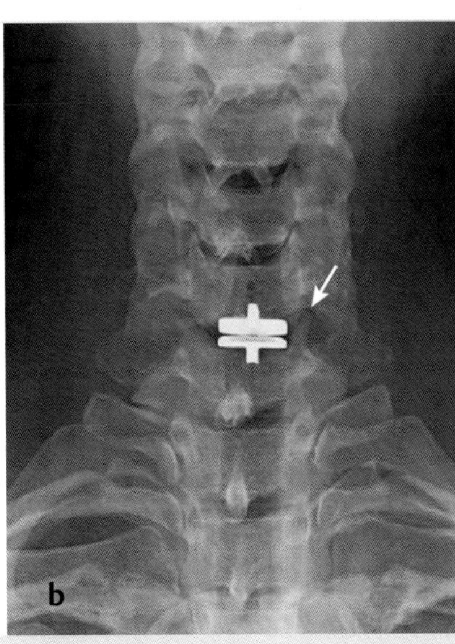

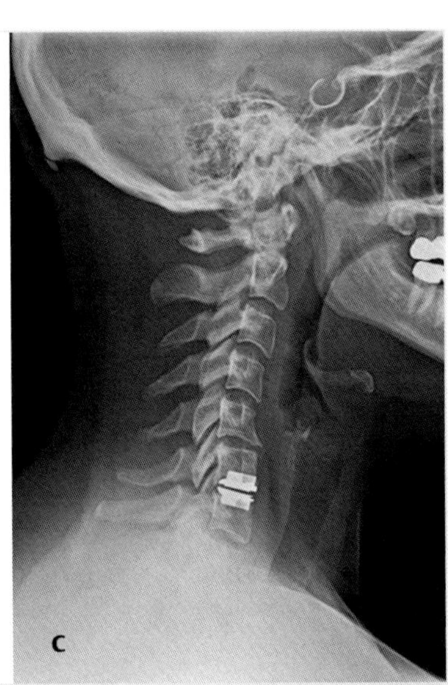

图 7.45 颈椎后路椎间孔切开术治疗人工间盘置换术后持续性神经根病术后 X 线片。a. 前后位图像显示为椎间孔切开术进行的骨缺损。b. 左侧 C7 神经孔处骨缺损放大视图（箭头）。不到 50% 的小关节被移除。c. 与术前研究相比，侧位 X 线片显示 C6~C7 的矢状面平衡和节段性前凸得到改善

手术的情况。因此，我将 2 例适合颈椎后路显微椎间盘切除术的患者与 2 例患者并列，其中我应用了前路手术。所有这 4 例患者均表现为单侧神经根病，涉及单一节段。理想的颈椎后路显微椎间盘切除术患者的共同特点是急性表现为单侧神经根病，椎间盘突出接触或移位脊髓。以下病例说明了这些独特的影像学结果，指导了手术决策。

病例 1 是一位 54 岁的右利手男性，他在打喷嚏后有 3 周的手臂疼痛病史。他的症状对注射疗法、物理疗法和颈椎牵引都是无效的。运动检查显示右侧拇短外展肌、拇内收肌和小指外展肌（2/5）明显无力。患者在第 4 和第 5 掌指和背侧有感觉异常以及针刺和轻触感觉减弱。他的症状与他作为记者的工作不相称。颈椎的 MRI 显示 C7~T1 处的椎间盘突出（图 7.46）。C7~T1 的轴位 T2 加权 MRI 显示右侧椎间盘突出，没有与脊髓接触。没有脊髓压迫和椎间盘的椎间孔位置突出使患者特别适合后路椎间孔切开术和显微椎间盘切除术。本章附带的手术视频演示了椎间盘突出的解剖和摘除（视频 7.1）。尽管患者恢复了他惯用手的所有力量，但他继续经历第 4 和第 5 指的感觉减退。但他的根性疼痛完全消失。

病例 2 是一位 41 岁的右利手女性，在私人教练开始新的锻炼方案后出现了持续 2 个月的右侧 C7 神经根症状。经过彻底的非手术治疗，她出现右肱三头肌肌无力（4/5），阳性 Spurling 征和阳性肩膀外展征。与之前的病例相似，MRI 显示椎间盘突出与 C7 神经根接触，但不与脊髓接触（图 7.47）。椎间盘挤压在椎弓根内侧。患者接受了椎间孔切开术和椎间盘切除术，并获得成功。

下面的两个病例说明了患者出现急性椎间盘突出导致单侧颈神经根病变的情况，与前两个病例相似，但椎间盘突出的位置和形态促使采用前路而不是后路。

病例 3 是一名 48 岁的右利手女性，在机动车事故后出现急性神经根病。在检查中，她没有表现出任何脊髓病的症状，没有 Lhermitte 征，也没有过度反射。她患有典型的左侧 C6 神经根压迫综合征，C6 皮肤感觉减退，缺乏左侧肱二头肌反射和左侧肱二头肌肌无力。矢状面 T2 加权像上没有脊髓软化的证据，但椎间盘突出的位置在 C5~C6 节段移位并压迫了脊髓，这促使了一个全面的前路手术（图 7.48）。我担心的是，尝试取出椎间盘碎片会与脊髓的腹侧接触要对颈髓进行牵引，这是绝对不应该做的。与前两例不同，椎间盘突出不限于椎间孔。在 C5~C6 ACDF 后，患者的症状和神经状态都有显著的临床改善。

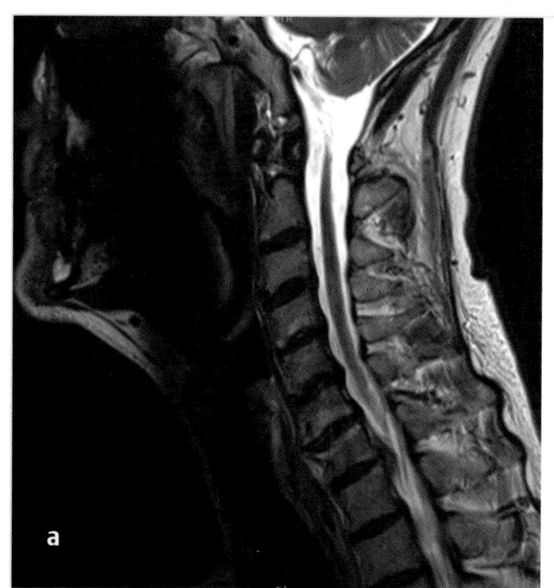

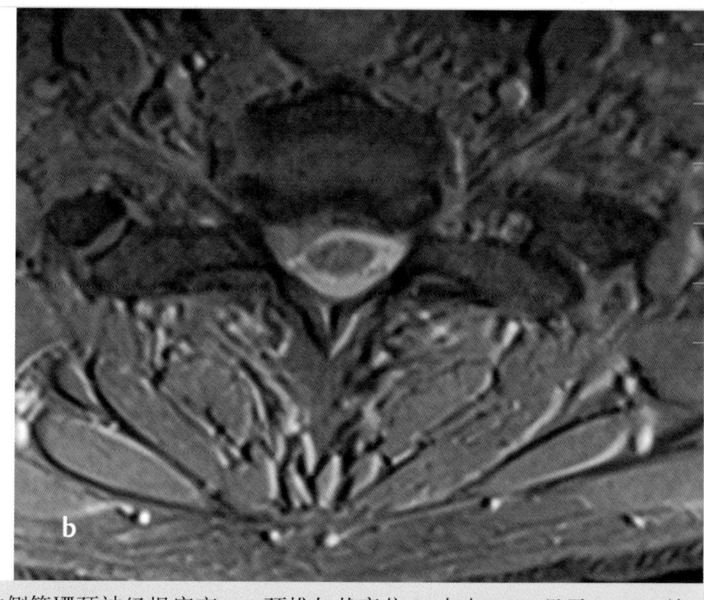

图 7.46 MRI 显示由 C7~T1 椎间盘突出引起的单侧右侧第Ⅷ颈神经根病变。a. 颈椎矢状旁位 T2 加权 MRI 显示 C7~T1 处的椎间盘突出。b. C7~T1 的轴位 T2 加权 MRI。椎间盘突出在右侧，不接触脊髓。没有脊髓压迫和椎间盘挤压的椎间孔位置特别适合于颈椎后路椎间孔切开术。这个患者接受了一个简单的显微椎间盘切除术，完全解决了他的神经根症状，增加了他的手的力量，但是他的第 4 和第 5 指的感觉持续下降

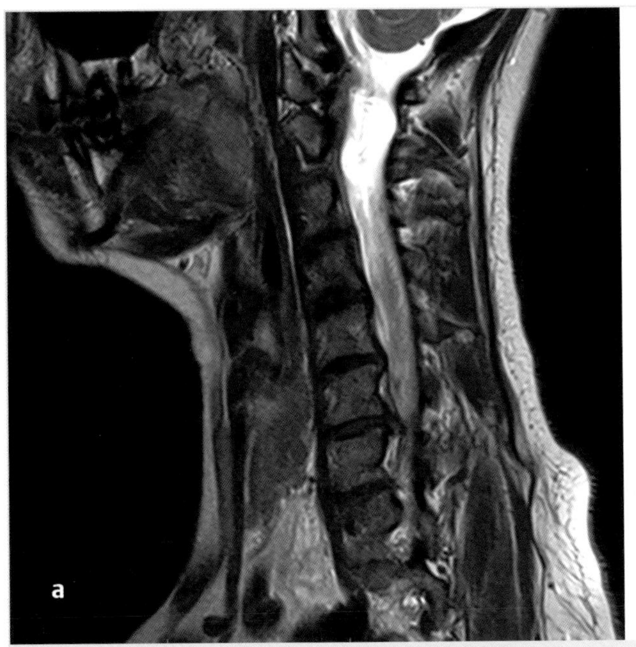

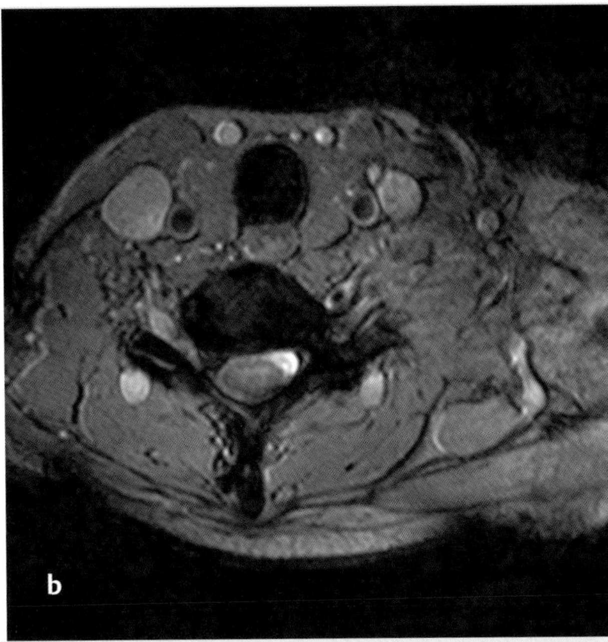

图 7.47 MRI 显示来自 C6~C7 椎间盘突出的右侧 C7 神经根病。a. 颈椎的矢状旁位 T2 加权 MRI 显示 C6~C7 处的椎间盘突出。b. C6~C7 的轴位 T2 加权 MRI。与图 7.41 类似，椎间盘突出在右侧，与脊髓没有接触。颈椎后路椎间孔切开术加椎间盘切除术可以完全减压神经根并缓解症状

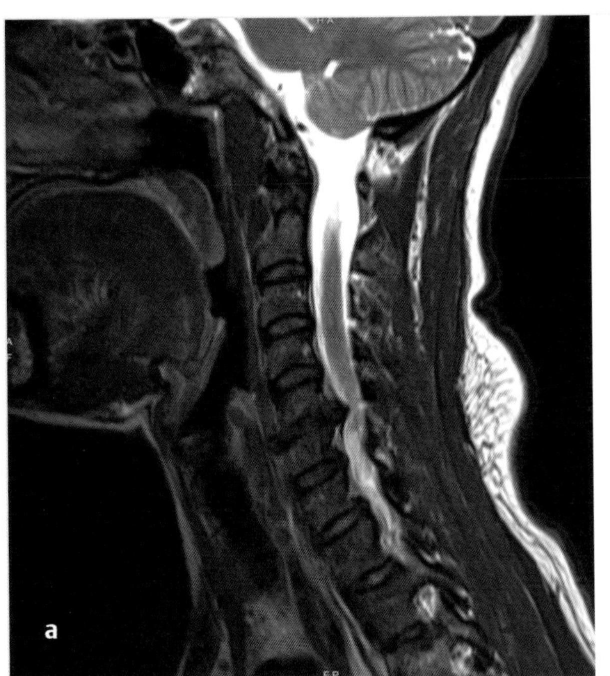

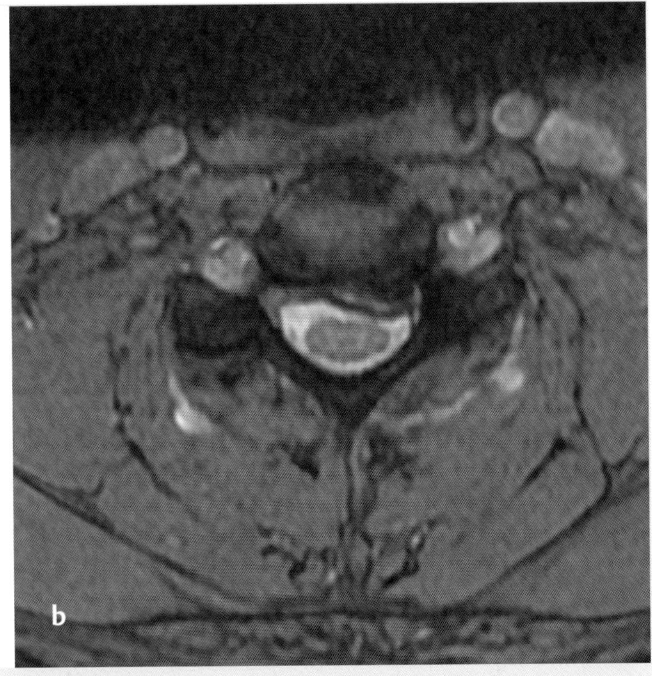

图 7.48 MRI 显示椎间盘突出并伴有中央管和神经根受压导致颈神经根病变。a. 颈椎的矢状位 T2 加权 MRI 显示 C5~C6 与脊髓接触的椎间盘突出。b. C5~C6 节段的颈椎轴位 T2 加权 MRI 显示与脊髓接触的突出和脊髓移位。需要注意的是对脊髓的牵引

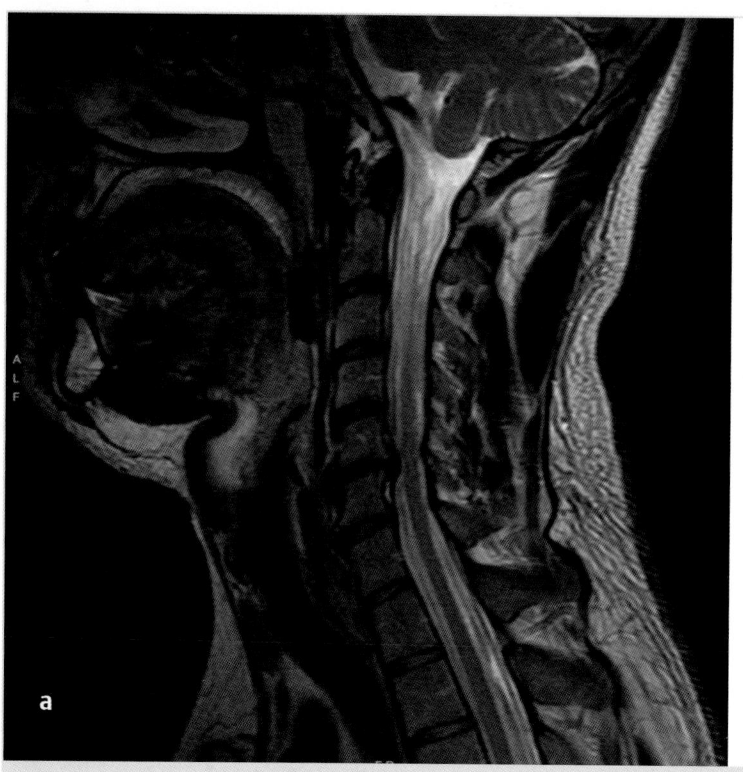

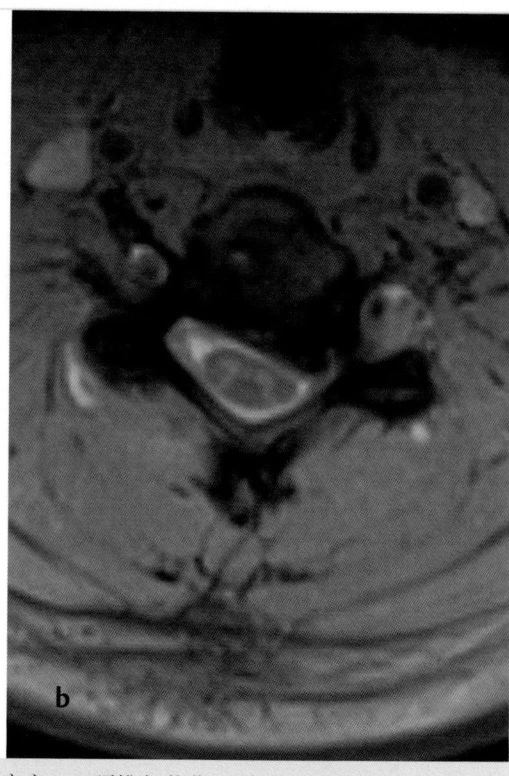

图 7.49 MRI 显示椎间盘突出伴有中央管和神经根受压，导致颈神经根病变。a. 颈椎矢状位 T2 加权 MRI 显示 C5~C6 与脊髓接触的椎间盘突出。b. 颈椎 C5~C6 节段轴位 T2 加权 MRI 显示椎间盘突出中央管多于椎间孔。患者接受了人工椎间盘置换术，改善了他的症状

病例 4 是一名 41 岁，右利手的半职业曲棍球运动员，在他被检查进入滑冰场后出现。他描述了左侧颈部和斜方肌的瞬间疼痛，以及左臂神经根疼痛。尽管接受了硬膜外注射和物理治疗，但持续 6 周的症状后，他寻求手术评估。图 7.49 显示了椎间盘突出，其在椎管中比在椎间孔中更多。对脊髓牵引的相同担忧促使前路减压和放置人工椎间盘置换装置。

7.19 结论

本章开头引用的 Baudelaire 的话值得在结尾重复："透过敞开的窗户看到的东西比透过关闭的窗户看到的东西少。""关闭的窗口"，或者更确切地说，是我们用来进行微创手术的通道，需要外科医生的头脑来重建周围的解剖结构，而不是将颈部的解剖结构摆在我们面前。我们的视野可能只有 14mm，但是在深度解剖重建中发展起来的技术已经使外科医生获得椎弓根、脊髓、神经根的解剖学确定性，这些结构的尺寸和椎间孔的尺寸。

最后，一个直径 14mm 旁正中肌肉通道的好处是平衡颈椎后路入路和耐受性良好的前路入路之间的差异。微创手术原则的引入在一定程度上减轻了 Aldrich 在 1990 年提出的关于颈椎前路和后路手术趋势得担忧。微创脊柱外科医生的手术目前在门诊常规进行，对颈椎后方肌肉组织有最小的破坏，Caspar 比率接近 1。在一个和两个节段上解决单侧颈神经根病的能力排除了对器械的需要，无论是运动保存还是关节融合术，都是非常宝贵的。对于有单节段或多节段融合病史的相邻节段有单侧神经根病变的患者，微创颈椎后路椎间孔切开术尤为重要。后路方法排除了移除颈椎钢板的需要，颈椎钢板有时可能跨越多个节段并融合。颈椎后路椎间孔切开术是前路手术后持续性颈神经根病的理想治疗方法。最后，对于压迫脊髓的急性椎间盘突出症来说，这是一种特别理想的手术。

从病例说明中可以看出，治疗单侧颈神经根病的能力有多种临床情况将微创颈椎后路椎间孔切开术置于微创脊柱外科医生的手术室内的独特作用。

与微创显微椎间盘切开术为腰椎椎板切除术奠定基础的经验类似，颈椎后路椎间孔切开术为椎间孔内侧和中央管减压提供了经验和信心。读者应该不会感到惊讶，微创颈椎后路椎板切除术的具体描述见下一章。

参考文献

[1] Tumialán LM, Ponton RP, Gluf WM. Management of unilateral cervical radiculopathy in the military: the cost effectiveness of posterior cervical foraminotomy compared with anterior cervical discectomy and fusion. Neurosurg Focus. 2010; 28(5):E17.

[2] Aldrich F. Posterolateral microdisectomy for cervical monoradiculopathy caused by posterolateral soft cervical disc sequestration. J Neurosurg. 1990; 72(3):370–377.

[3] Roh SW, Kim DH, Cardoso AC, Fessler RG. Endoscopic foraminotomy using MED system in cadaveric specimens. Spine. 2000; 25(2):260–264.

[4] Adamson TE. Microendoscopic posterior cervical laminoforaminotomy for unilateral radiculopathy: results of a new technique in 100 cases. J Neurosurg. 2001; 95(1) Suppl:51–57.

[5] Mixter WJ, Barr J. Rupture of the intervertebral disc with involvement of the spinal canal. N Engl J Med. 1934; 211:210–215.

[6] Love JG, Camp JD. Root pain resulting from intra-spinal protrusion of intervertebral disks: diagnosis and surgical treatment. JBJS. 1937; 19(3).

[7] Semmes RE, Murphey F. The syndrome of unilateral rupture of the sixth cervical intervertebral disk with compression of the seventh cervical nerve root with compression of the seventh cervical nerve root: a report of four cases with symptoms and simulating coronary disease. JAMA. 1943; 121(15):1209–1214.

[8] Spurling RG, Scoville WB. Lateral rupture of the cervical intervertebral disc: a common cause of shoulder and arm pain. Surg Gynecol Obstet. 1944; 78:350–358.

[9] Frykholm R. Deformities of dural pouches and strictures of dural sheaths in the cervical region producing nerve-root compression; a contribution to the etiology and operative treatment of brachial neuralgia. J Neurosurg. 1947; 4(5):403–413.

[10] Barakat M, Hussein Y. Anatomical study of the cervical nerve roots for posterior foraminotomy: cadaveric study. Eur Spine J. 2012; 21(7):1383–1388.

[11] Panjabi MM, Duranceau J, Goel V, Oxland T, Takata K. Cervical human vertebrae. Quantitative three-dimensional anatomy of the middle and lower regions. Spine. 1991;16(8):861–869.

[12] Webb KM, Kaptain G, Sheehan J, Jane JA, Sr. Pediculotomy as an adjunct to posterior cervical hemilaminectomy, foraminotomy, and discectomy. Neurosurg Focus. 2002; 12(1):E10.

[13] Jagannathan J, Sherman JH, Szabo T, Shaffrey CI, Jane JA. The posterior cervical foraminotomy in the treatment of cervical disc/osteophyte disease: a singlesurgeon experience with a minimum of 5 years’ clinical and radiographic follow-up. J Neurosurg Spine. 2009; 10(4):347–356.

第 8 章 微创颈椎后路椎板切除术

摘要

临床工作中单节段颈髓背侧压迫的病例比较少见。因此，微创颈椎后路椎板切除术是本书描述的最不常见的操作。然而，当面临单节段颈髓背侧压迫这种情况，没有比微创减压技术更好的治疗策略了。采用旁正中入路可避免破坏颈后方肌肉，并避免暴露颈后正中线和与暴露相关的椎旁肌离断。除此之外，使用扩张器扩张局部组织，在背侧压迫区域迅速建立安全的微创工作通道，可以在保留棘突、对侧椎板和相应节段运动功能的情况下进行背侧减压。本章将介绍该手术的解剖学基础、手术室设置和手术技术。在本章最后，会展示采用微创颈椎后路椎板切除术治疗单节段颈髓背侧压迫的临床病例。微创颈椎后路椎板切除术虽然不常见，但在治疗颈椎退行性、肿瘤性和感染性疾病等方面有一定的作用。

关键词：工作通道，减压，椎板切除，后正中入路，旁正中入路，椎旁肌肉，脊柱解剖，狭窄

8.1 引言

传统的观点告诉我们，无论是微创手术还是开放手术，我们都应当认识到某一特定术式的优势和局限。在决定采用一种术式而放弃另一种时，需要仔细考虑每种术式在解剖学条件下的优劣性。当面对肋骨横突切除、经椎弓根入路与开胸脊髓减压来解决腹侧压迫时，这种说法是正确的，当面对微创颈椎后路椎板切除术时也应当如此思考。

所有微创手术都具备的优点是通过最小限度破坏周围肌肉组织建立工作通道并暴露必要的解剖结构。然而，颈椎退变性疾病很少局限于单一节段，其往往涉及多个节段，此时对颈椎的生物力学平衡也会产生影响。此外，颈椎后方肌肉组织也更复杂。颈椎后方错综复杂排列的肌肉和多层交错的纤维组织与腰椎肌肉的纵向和间隔排列截然不同。在无明确局灶性压迫的情况下，多次贯穿肌肉组织建立通道会不可避免地对颈后肌造成破坏。但同样利用微创技术进行多节段减压也会导致患者术后颈部不适及手术时间过长。腰椎多节段微创减压与颈椎多节段微创减压两者相比是完全不同的情况。

多年临床实践经验使我观察到，由颈椎后方结构引起颈椎狭窄和脊髓病的患者通常累及多个节段。这些患者患病的根本原因是先天狭窄椎管伴多个节段退变椎间盘及骨赘形成。如果压迫主要来自后方，需要进行广泛彻底的减压来获得有效的治疗，如果合并脊柱后凸，有时需要进行融合。椎板成形术仍然是颈椎前凸角度完好患者的一种选择。然而，椎板成形术目前也不在微创手术的范围内。

尽管包括我在内的许多人都希望通过微创入路治疗多节段狭窄的颈椎病，但没有任何一种手术能真正地达到开放手术所取得的手术效果。其中一个原因是微创手术依赖于微创工作通道。在腰椎，减压和内固定融合可以从同一工作通道完成，椎弓根螺钉从切口处向脊柱内聚 15° ~25° ，减压时需向同一方向内聚 20° ~30° 。颈椎减压和固定的通道入路是不同的，也就是放置侧块螺钉的通道和进行中央减压的通道的方向完全不同。多年来，颈椎的内固定和减压工作通道不同向的难题一直是微创脊柱外科医生难以攻克的（图 8.1）。

最后，很难想象出一种微创手术，能利用一个切口建立可同时实现多节段减压及内固定目的的工作通道。即使我们考虑椎板成形术，多节段微创椎板成形术也有其自身的一系列限制性。总之，颈后肌肉组织的复杂性让多节段的微创治疗举步维艰。尽管写这些话让我很痛苦，但事实是，就颈椎后方的解剖来说，用我们目前的微创入路技术治疗颈椎多节段狭窄是有局限性的，至少在编写本章的时候是这样的。也许，在未来的岁月里，这个棘手的问题会被这本初级读本的读者解决。

正中线切口充分暴露颈椎椎板和侧块，为外科医生减压时提供了最大的安全保证，而且在需要时，可以对脊柱进行内固定。因此，对于患有先天性椎管狭窄和多节段椎管狭窄的患者，由于 C3~C6 的后方压迫及继发的脊髓软化，尝试微创手术是没有意义的。并不是我们没有能力实施这样的手术，而是如上所述，颈椎后方独特的解剖结构使微创手术在

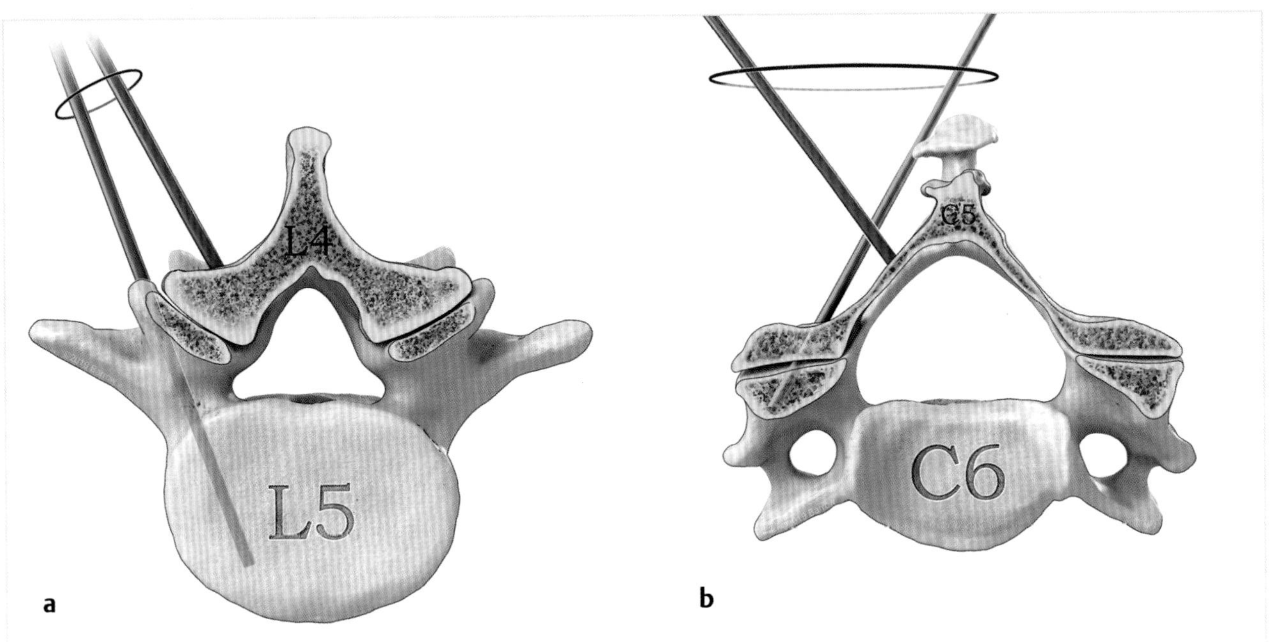

图 8.1　腰椎、颈椎减压与融合的不同入路。a.L4~L5 节段的冠状位示意图，减压的通道入路（蓝色）和内固定的通道入路（绿色）都向脊柱内聚。向椎弓根和椎板内聚的工作通道可以在内固定和减压时最小限度地破坏解剖结构。b. C5~C6 节段的冠状位示意图，减压的通道入路（蓝色）向椎板内聚，然而内固定的通道入路（绿色）相对椎板外移以便内固定器械进入侧块

多节段病变中发挥不出优势。

有时，患者会特别要求接受微创手术（图 8.2）。也有时，需要进行综合手术的老年患者合并有其他疾病时，善意的咨询医生会推荐微创手术。在这两种情况下，必须明确手术的目标是什么，并确定是否可以通过微创术式实现这些目标。如果无法实现，继续进行微创手术是不明智的，因为术后症状有可能不缓解、出现并发症，甚至不得不进行更多的手术。花时间去向那些对微创手术有误解的患者进行解释和宣教，是对你的临床时间和患者整体健康的投资。请记住，如果有并发症的老年患者的健康状况无法接受正确的术式，那么他们也肯定无法接受错误的手术。

有时，颈椎椎管狭窄伴脊髓背侧受压发生在单一节段，这在一些程度上为微创手术的应用提供了机会。与微创手术治疗颈椎多节段压迫时弊大于利一样，传统的正中线暴露手段治疗单节段后方压迫时弊也是大于利。正中线入路的优点在于能够充分暴露脊柱多个节段，进而减压和内固定。然而，当面对脊髓背侧局灶性压迫时，这种广泛的暴露变成了负担而不是优势。正如我永远不会考虑对颈椎多节段狭窄患者采用微创手术一样，我也不会对颈椎单节段局灶性压迫患者实施正中线入路的开放手术。开放手术正中线暴露本身的代价是后侧肌肉组织的严重破坏和离断。此外，正中线入路可导致后张力带断裂，并导致术后进行性脊柱后凸。上述情况的发病率和术后不适感促使我们思考，是否真的需要对单节段的狭窄椎管实施后正中线开放手术？毕竟传统的暴露手段不可避免地要利用撑开器充分暴露后路解剖结构。正中线入路的缺点在于：需要广泛剥离棘突和椎板上的肌肉，破坏后张力带，才能看到有限的解剖结构。再加上使用撑开器，会影响肌肉和皮肤的血供，因此采用开放术式治疗单节段压迫很难令人信服。正如已经在本书中说过的，开放手术并未完全利用整个暴露区域，事实上，外科医生术中仅是通过暴露区域的小部分来实现手术目的（图 8.3）。

在本书中，一个不断出现的主题就是我所说的 Caspar 比率，也就是手术目标区域与手术暴露区域的比值。从这个比值来看，微创手术是一种高效的技术，原因很简单，几乎每 1mm 的暴露都被用来进行手术操作。另一方面，正中线开放手术，由于其

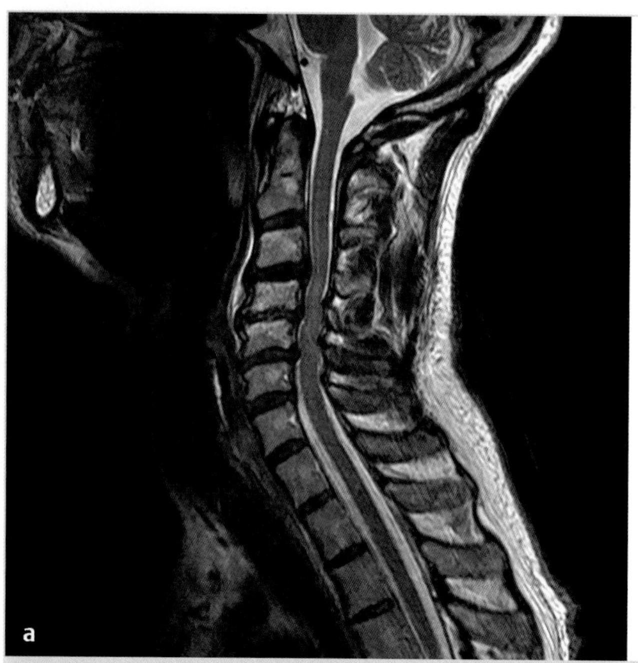

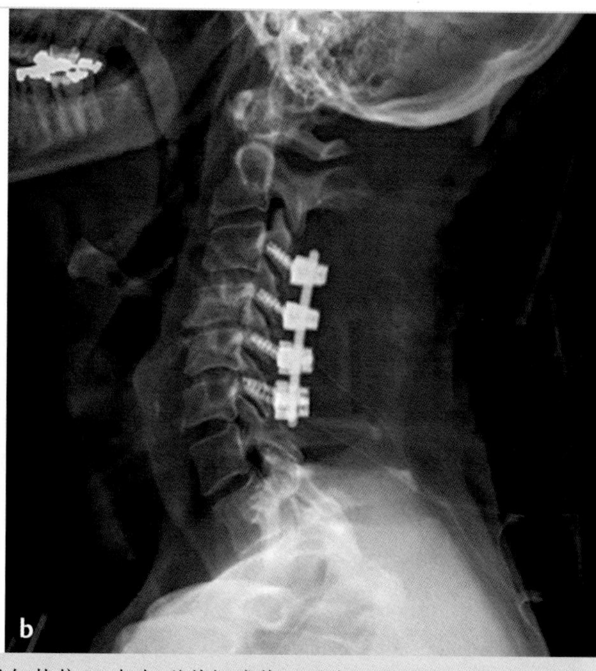

图 8.2　先天性椎管狭窄患者出现多节段颈椎管狭窄症。a. 颈椎矢状位 T2 加权磁共振成像显示先天性椎管狭窄。该患者仅对微创治疗感兴趣。神经系统检查显示四肢腱反应亢进，双侧 Hoffman 征阳性，双侧 Babinskiy 征阳性，Romberg 征阳性，行走困难。b. 在深度咨询了解微创手术的局限性和脊髓型颈椎病的自然病史后，患者接受了 C3~C6 椎板切除术和侧块融合术。C3~C6 颈椎板成形术或 3 个节段的颈椎前路椎间盘切除融合术也是另一种合理的选择。然而，对于这种情况，后路微创手术无法完全解决患者的问题

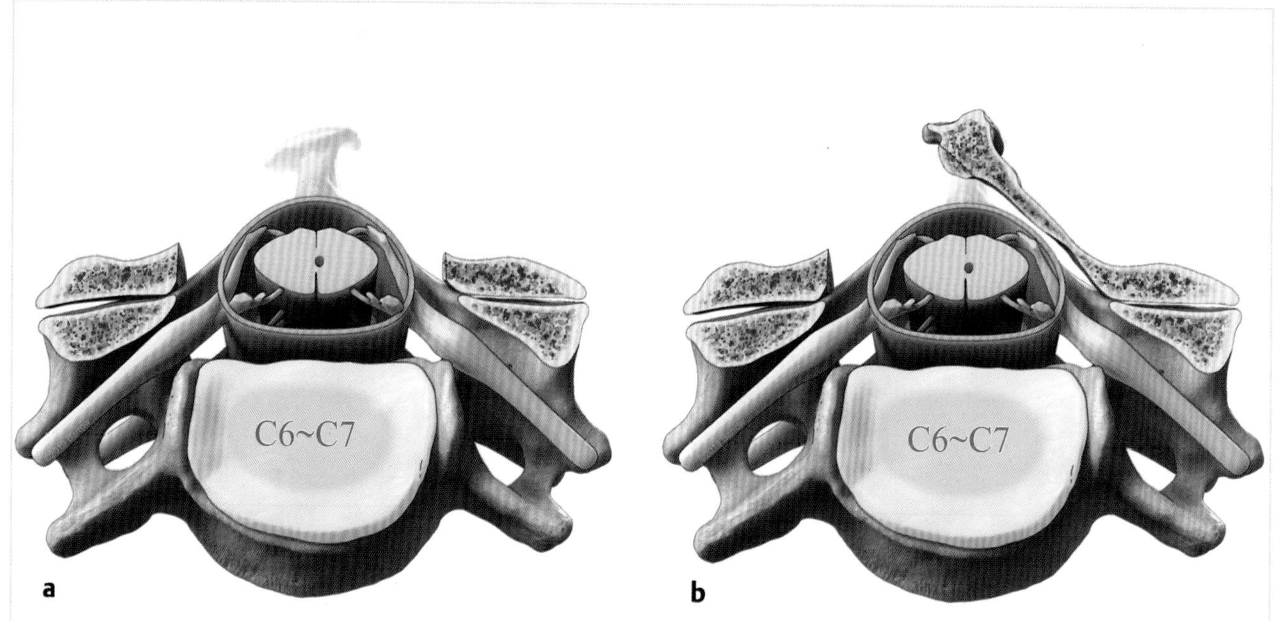

图 8.3　不同单节段颈椎椎板切除术术式的比较。a.C6~C7 颈椎后正中线开放椎板切除术。为了完成暴露，棘突需要被移除，后张力带被破坏，椎旁肌被广泛剥离。为了使必要的解剖结构可视化，手术暴露区域远远超过手术目标区域。b. 微创手术使用 14mm 通道暴露必要的解剖结构。棘突和后张力带都保留了下来。精准地暴露区域避免了对椎旁肌的剥离，同时不影响脊髓减压

本身的特点，就显得不是那么高效。对于颈脊髓背侧局灶性压迫的患者，广泛暴露不仅不必要，而且会成为负担。我相信 Mr. Chris Lynch 抓住了微创颈椎后路手术的本质，对单一节段的开放手术，他在本章的开篇就说了这样一句话："有时看到所有的东西反而挡住了路。"微创颈椎后路椎板切除术就是这种说法的体现，也是 Caspar 比率的完美例证（图 8.4）。

我希望在本章中告诉读者的是，由于只有小部分后正中线广泛暴露的区域被用于实施手术操作，对于颈脊髓背侧局灶性压迫，采用传统的正中线入路进行广泛暴露不仅烦琐，而且没有必要。因此微创术式对目标区域的精准暴露不仅更合理，而且更完美。尽管单节段颈椎背侧局灶性压迫的情况少见，但是当这种情况出现时，微创后路手术绝对是简单有效的。

8.2　少见的临床情况

正如引言中提到的，颈椎椎管狭窄伴有背侧压迫往往累及多个节段，很少累及单节段或双节段。但是少不等于无，在临床工作中还是会遇到需要进行单节段或多节段减压的情况。具体病因包括退行性、肿瘤性、出血性或感染性。以上这些情况在本章最后都会有病例汇报。当这样的患者出现时，我们应当想到微创术式，它可以避免暴露棘突、破坏后张力带和离断椎旁肌。Louis Pasteur 的格言在这种情况下尤其贴切："幸运眷顾有准备的头脑。"对外科医生而言，微创入路处理这些局灶性病变比开放入路更加直接，患者的耐受性也更好。类似于腰椎手术，显微椎间盘切除术是实施腰椎椎板切除术的基础，对于颈椎手术而言，微创颈椎后路椎板切除术的前提是掌握第 7 章所述的颈椎椎间孔成形术。一旦你掌握了暴露与建立通道的能力，你就可以自信地将通道的轨迹从颈椎神经根管转向颈椎椎板来减压脊髓。

8.3　颈椎椎板间隙的测量

当我第一次开始将扩张器转向内侧的椎板进行微创颈椎椎板切除术时，我最大的担心是扩张器无意中穿过椎板间隙插进椎管。毕竟，微创后路颈椎椎板切除术与颈椎椎间孔成形术是不同的。微创颈椎后路椎板切除术的目标是要从扩张的椎板间隙看到颈椎中央管。颈椎椎间孔成形术的目标是神经根上方，因此，手术视野在椎板重叠处的椎管外侧。我觉得使用扩张器处理颈椎外侧比扩张中央管更简单。尽管扩张器从潜在通道进入椎管的问题一直都存在。但颈椎椎间孔成形术是将扩张器放置在颈椎

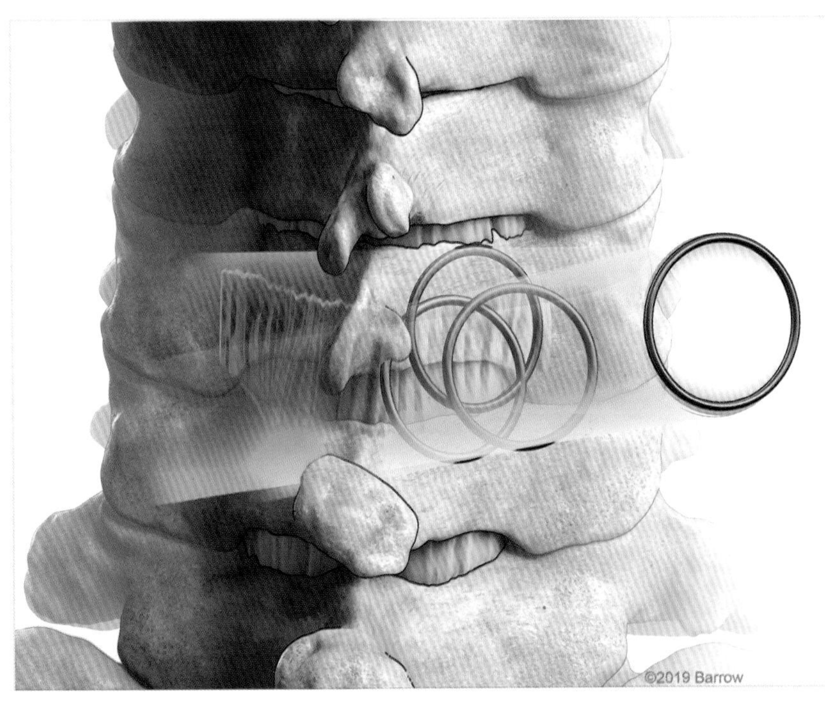

图 8.4　微创颈椎后路椎板切除术中的 Caspar 比率。通过切口使用 14mm 通道在颈椎椎板的 3 个不同位置显露手术靶点。因此，手术区域的显露程度远远大于切口的大小。与腰椎椎板切除术相似，手术靶点区域与手术暴露区域的比值大于 1

椎板重叠形成关节面的区域。椎板的重叠减少了椎板间隙距离，从而从理论上降低了扩张器进入椎管的风险（图 8.5）。

另一方面，将扩张器从颈椎的外侧逐步移到颈椎椎板上，一直是件麻烦事。准备进行中线减压时，需要将扩张器的顶端从关节突 - 椎板连接处向中线转移，此时上下椎板逐渐分离，从而形成椎板间隙，扩张器有可能由此进入椎管。我的直觉告诉我椎板间隙从头侧向尾侧逐节段增加。当患者处于屈曲位时，椎间隙距离增加，但增加多少不得而知。

为了减轻担忧并增加对解剖结构的理解，我再次查阅了文献，回顾了与颈椎解剖学参数相关的各种测量人体的研究。我特意去检索颈椎椎板间隙的测量值以及屈曲体位对测量值的影响。我认为，深入了解椎板间隙参数将使颈椎后路椎板切除术的扩张过程变得简单。掌握这些知识，我可以将扩张器直径与颈椎椎板间隙距离进行对比，评估通道进入椎管的风险。了解椎板间隙距离与扩张器直径的关系，将建立我实施扩张步骤的信心。然而，当我仔细浏览各类文献后，我发现既往文献中的测量结果有明显的漏洞，即没有关于颈椎椎板间隙测量的结果。各类既往研究详细报告了各个颈椎椎体的尺寸参数，但没有任何一篇文献报道颈椎椎板相对于另一个椎板的尺寸参数。这些文献的共同点是，它们都是在微创技术兴起之前发表的。开放手术中，椎板间隙的尺寸并不是那么重要，因为术中剥离从棘突开始，直达椎板，清晰的解剖结构可以使术者有效地识别并避开椎板间隙。然而，在微创手术中，椎板间隙的测量则尤为重要。扩张器需要在不显示中线结构的情况下直达椎板。同样重要的是，扩张器需要向椎板施加向下的压力，以保证工作通道以最佳的位置和角度抵达椎板，避免损伤肌肉。这个过程中，椎板间隙始终不可见，因此，如果不能尽快找到最佳的通道位置，初始扩张器很容易通过潜在缝隙进入椎管。我认识到进入椎管的风险与扩张器直径相对于椎板间隙的大小有关。我已经知道各种扩张器的直径，我需要进一步知道的是椎板间隙的尺寸。我和我的生物力学团队利用 8 个尸体标本，测量了颈椎椎板间隙在颈椎中立位、屈曲位和伸展位 3 种体位下的尺寸。我们测量的椎板间隙数据如表 8.1 所示。

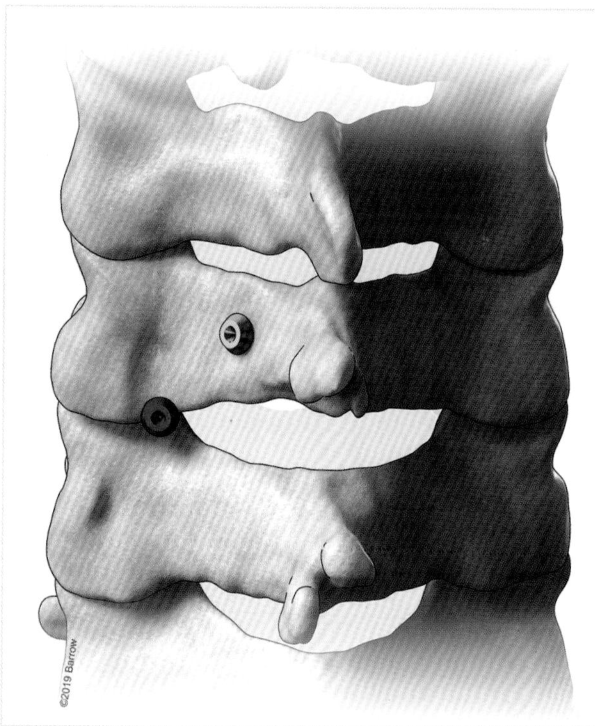

图 8.5 颈椎后方示意图。红色标记是微创颈椎椎间孔成形术的靶点。微创颈椎椎间孔成形术的靶点位置，椎板的重叠和关节突的形成减少了椎板间隙，从而降低了扩张器进入椎管的风险。蓝色标记是微创颈椎椎板切除术的靶点。椎板间隙向中线方向有相当大的增加，将扩张器停靠在椎板上时进入椎管的潜在风险大大增加。这种风险与扩张器直径相对于椎间隙的大小有关

通过这些数据，我对屈曲位和伸展位对椎板间隙距离的影响有了更加直观的理解（图 8.6）。

然后收集市售的各种不同直径的扩张器，如表 8.2 所示。

通过这两张表格，我可以评估扩张过程中插进椎管的风险。

通过观察表 8.2 中的数据我发现了一些信息。第一个信息是直径 0.9~1.5mm 的克氏针进入椎管的风险最大。多年前，微创手术的传统观点已经说服

表 8.1 中立位、屈曲位、伸展位下椎板间隙的距离

节段	中立位（mm）	伸展位（mm）	屈曲位（mm）
C2~C3	6.6 ± 1.7	6.0 ± 1.6	7.6 ± 1.6
C3~C4	4.8 ± 1.3	4.0 ± 1.6	6.7 ± 1.7
C4~C5	3.8 ± 1.0	3.0 ± 1.2	6.0 ± 1.2
C5~C6	5.0 ± 1.5	4.0 ± 1.2	7.1 ± 1.4
C6~C7	5.3 ± 1.8	4.5 ± 1.4	7.7 ± 1.6
C7~T1	4.8 ± 1.7	4.4 ± 1.8	6.2 ± 1.4

表 8.2 市售微创扩张器中各种扩张器的直径

扩张器编号	美敦力（mm）	Depuy-Synthes（mm）	Globus（mm）	Stryker（mm）
1	5.3	3	2	6
2	9.4	10	5	10.75
3	12.8	13	8	12.75
4	14.6	16	12	14.75
5	16.8	19	15	16.75
6	18.8	22	18	18.75
7	20.8	25	22	20.75
8	22.8	28		24.75
9	24.8			

我放弃在任何微创手术中使用这种型号的克氏针。椎板间隙的测量结果只是加强了我的这一认知。第二个信息是，在颈椎的某种体位下，特别是屈曲位时，1 号扩张器和在某些情况下的 2 号扩张器（取决于系统），可以进入椎管。中立位下椎板间隙距离为 3.8~6.6mm。在屈曲位时，椎板间隙距离增加了几毫米，C6~C7 节段达到 7.68mm，这是最常见的需要手术治疗的节段之一。因此，当考虑到椎板间隙距离及 1 号扩张器的直径时，扩张器通过椎板间隙的可能性大大增加并会导致不可想象的结果（图 8.7）。

表 8.1 中的颈椎椎板间隙测量结果为颈椎后路

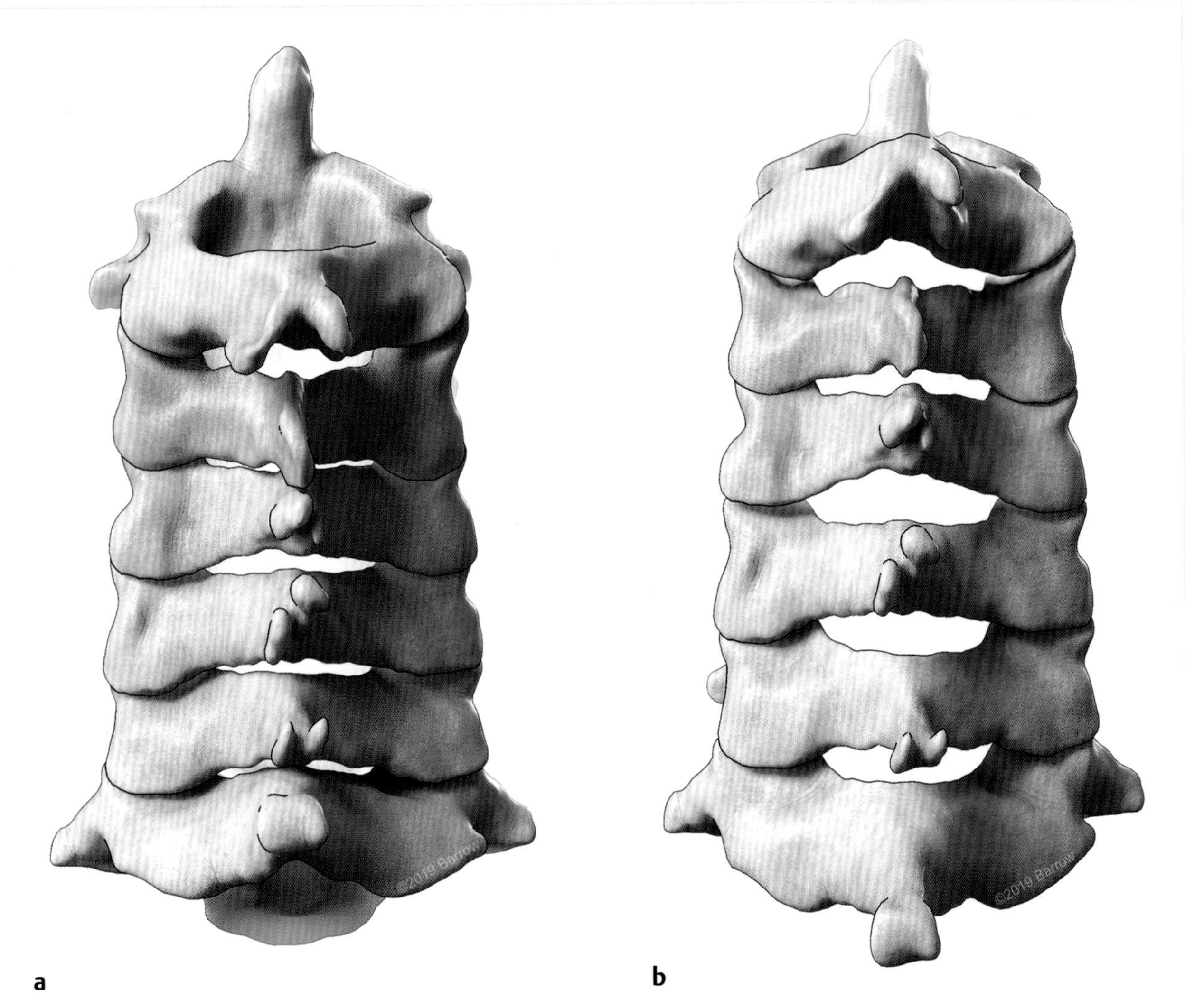

图 8.6 颈椎伸屈位时椎板间隙距离。a. 颈椎伸展位后视图。椎板间隙距离在 C4~C5 处减小至 3mm，其余大部分在 4mm 范围内。b. 脊柱屈曲位后视图。在 C6~C7 处，椎板间隙可增加至 7.7mm。在屈曲位时，所有的椎板间隙测量值都比市面上任何一种最小微创扩张器大

椎板切除术的扩张步骤建立了一个重要的框架。1 号扩张器需要从椎间孔上方开始，类似于颈椎后路椎间孔成形术。将 1 号扩张器放置在上下位椎板重叠处，而不是椎板分离处，可以减少进入椎管的风险。值得注意的是，根据表 8.1 的测量结果，在所有市售扩张系统中，颈椎屈曲位时，理论上最小的扩张器都存在进入椎管的风险。因此，扩张的顺序从椎间孔顶部开始，此时扩张器直径最小，椎板间隙距离最窄。随着扩张器的逐渐更换变粗，靶点逐渐向椎板挪移。到 3 号扩张器时，进入椎管的风险在解剖学上几乎是不存在的，可以安全地对椎板施加向下压力，以优化椎板的工作通道。在获得颈椎椎板间隙数据前，我做手术时犹豫不定地将扩张器放置在椎板上，并避免对椎板施加向下压力，以免进入椎管，导致暴露不足和过度的肌肉挤压。结果是微创工作通道的位置不理想，需要过度切除肌肉以到达颈椎椎板。额外的肌肉切除会给患者带来不必要的术后不适。我发现，当获得颈椎椎板间隙相对于扩张器直径的尺寸数据后，我就有信心建立起理想的工作通道。在这种情况下，知识才是真正的视觉器官，正如第 2 章开头所引述的那样。虽然我看不见椎板间隙空间，但椎板间隙距离及扩张器直径的数据改变了手术的扩张步骤。确定扩张器直径及颈椎椎板间隙距离是建立这种信心的第一步。掌握表 8.1 和表 8.2 中的数据，并将其融入扩张过程中，让你的大脑深度重建解剖结构。这些数据可以为你在未暴露和看不见的椎板间隙中安全导航，进行微创颈椎椎板切除术。

8.4 解剖学基础

掌握椎板间隙距离知识后，术者在使用扩张器操作的过程中会更有信心，但这还不足以建立手术的解剖学基础。了解颈椎管和椎板的尺寸参数后，微创颈椎椎板切除术的解剖学基础就变得清晰了。Panjabi 和他的同事们在 12 个新鲜的尸体样本（8 个男性和 4 个女性）中测量了这些尺寸参数。Panjabi 及其同事的论文中所报告的平均测量值真正促进了外科手术医生对患者颈椎尺寸参数的理解（见表 8.3）。微创颈椎椎板切除术的两个最重要的尺寸是椎管宽度（SCW）和椎管深度。表 8.3 提供了每个颈椎的尺寸参数。图 8.8 为该数据提供直观的解释。

最常用椎板（C5~C7）的平均 SCW 约为 25mm。颈椎的半椎板从侧块到棘突长度约为 13mm。有了这个数据，就不难想象一个 14mm 的通道如何覆盖整个椎板的宽度（图 8.9）。

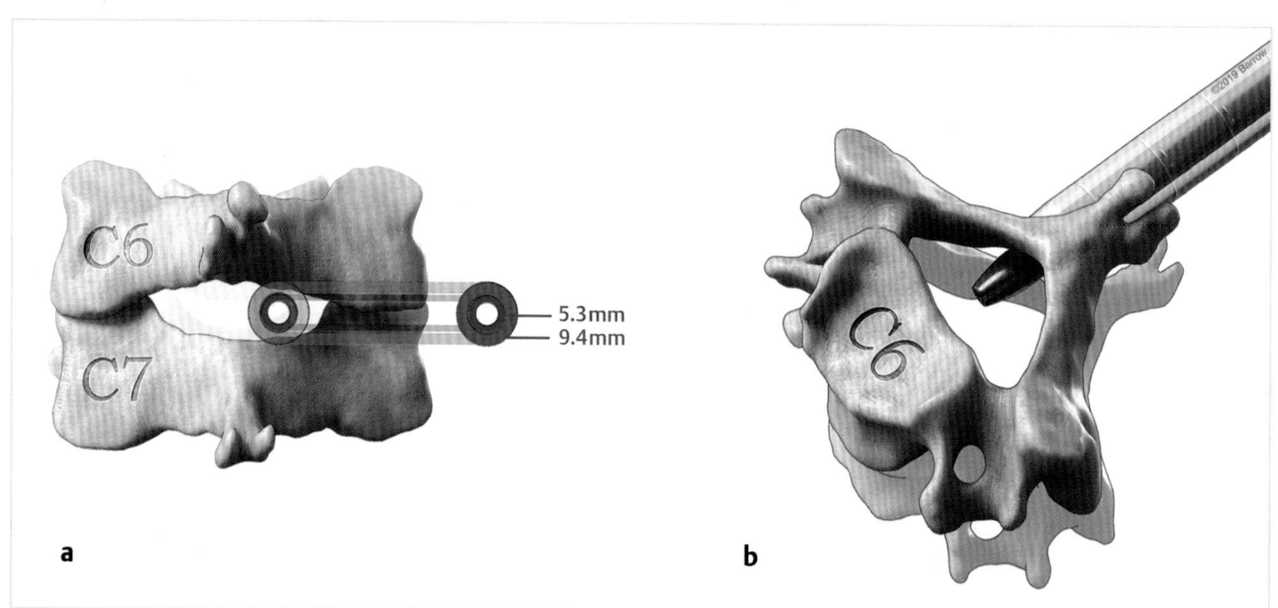

图 8.7 扩张器进入椎管的理论风险。a. 颈椎 C6~C7 屈曲位时的后视图。在 C6~C7 屈曲位椎板间隙平均测量值为 7.68mm，我习惯使用最小直径 5.3mm 的扩张器，理论上有进入椎管的风险。b. 上斜视图显示 5.3mm 的扩张器进入了椎管

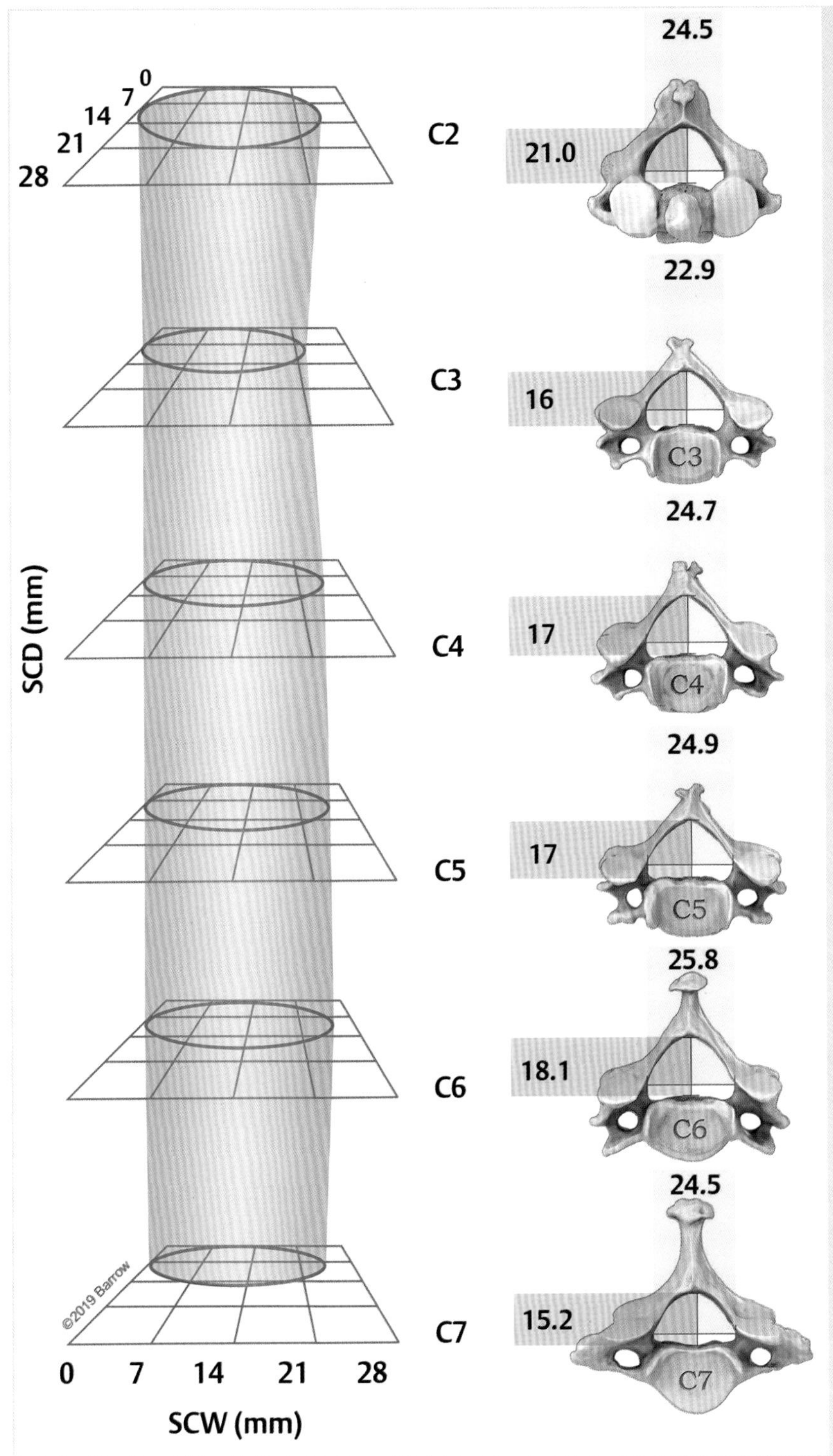

图 8.8　颈椎的尺寸参数，以毫米为单位的椎管深度（SCD）和椎管宽度（SCW）

表 8.3　Panjabi 等测量的 SCD 和 SCW

	C2	C3	C4	C5	C6	C7
SCW（mm）	24.5	22.9	24.7	24.9	25.8	24.5
SCD（mm）	21	16	17	17	18.1	15.2

缩写：SCD，椎管深度；SCW，椎管宽度

8.5　手术室设置

手术室设置与颈椎椎间孔成形术相同（图 8.10）。如第 7 章所述的位置放置 X 线透视机和显微镜来优化手术过程。我把 X 线透视机放在入路对侧，把显微镜放在入路同侧。麻醉师在手术台头侧拥挤的空间工作（图 8.11）。由于麻醉师需要管理

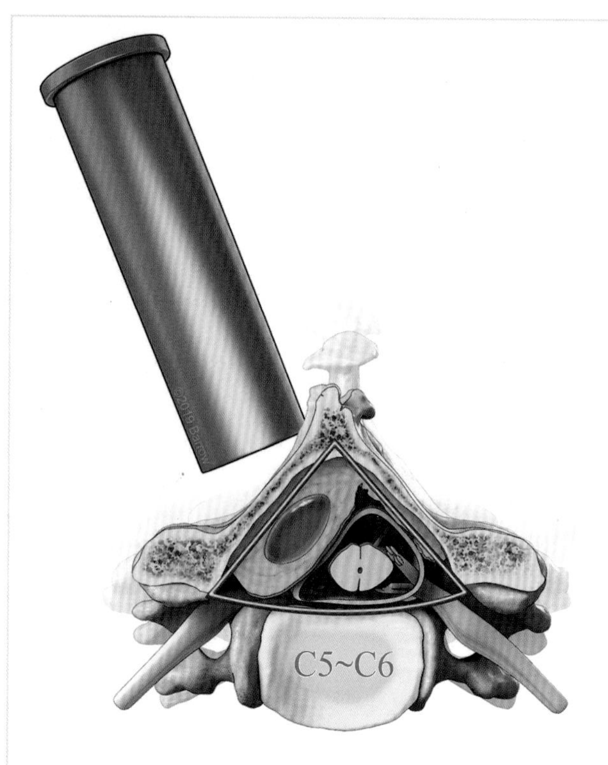

图 8.9 微创颈椎后路椎板切除术的解剖学基础。图示：小关节突囊肿导致单侧脊髓背侧压迫，在 C6 椎板建立 14mm 的通道。红色的三角形代表椎管的面积

气道，而术者也需要在头侧进行操作，故需要将手术台与麻醉监控台之间的空间加大，即将手术台放置在手术室中间，以便于产生足够的操作空间。虽然这看起来有点麻烦，但我发现麻醉同事们也喜欢这样做。与颈椎椎间孔成形术类似，固定臂位于入路对侧的肘关节水平。

8.6 颅骨牵引弓与定位

如第 7 章所述，颅骨牵引弓需要坚固地嵌进头盖骨以提供手术所需的稳定性，同时应避开颞肌，以防导致患者术后不适。因此，理想的位置是所有的固定针都位于颞肌上方的颞上线。其中一侧的单根固定针位于耳屏垂线上，在另一侧的两根固定针位于耳屏垂线的两侧（图 8.12）。在确定固定针的最佳位置后，患者取俯卧位，颅骨牵引弓上施加 60lb（1lb ≈ 0.45kg）的压力。至关重要的是，我的团队要把患者推到手术台的中央，这样颅骨牵引系统的部件就不会影响拍摄正位 X 线图像。当患者的头部保持在中立位时，我的助手将颅骨牵引系统锁定在

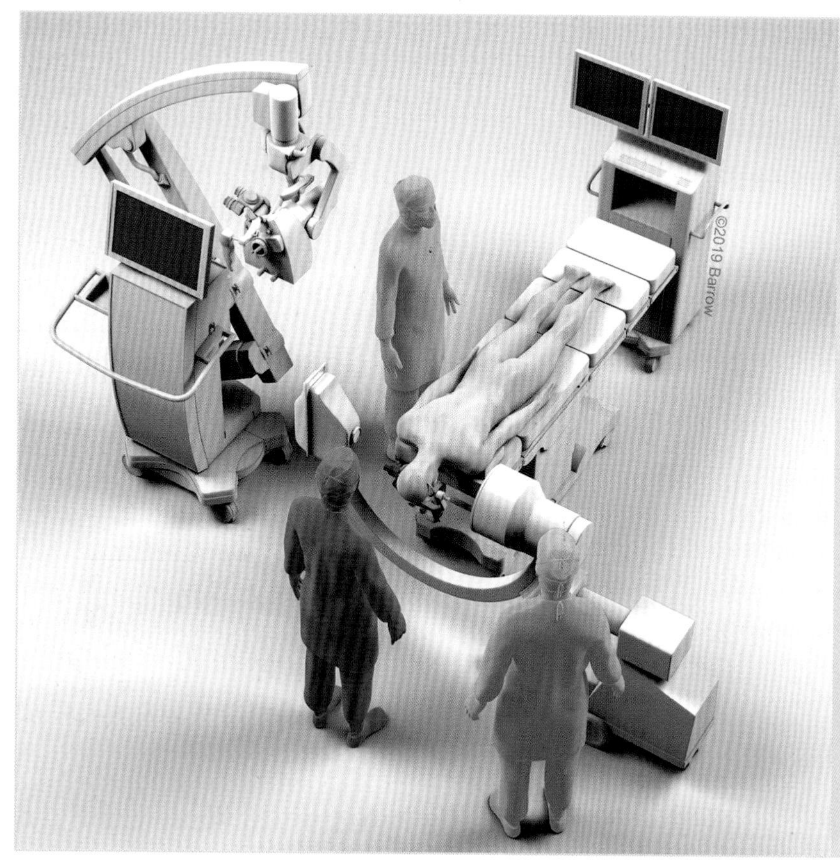

图 8.10 手术室设置。标准手术台上患者为俯卧位。透视机放在手术显微镜的对侧。透视机的显示屏放置在手术台尾侧，当使用扩张器时，确保可以直视屏幕。外科医生（深蓝色）站在手术台头侧操作，与显示屏保持直视。麻醉师也在手术台头侧术者旁边（浅蓝色）。器械护士的站位要方便在手术台上把器械交给外科医生

正确位置。摆体位时，术者应当知道屈曲位对颈椎椎板间隙的影响。在获得了颈椎椎板间隙在不同姿势下的尺寸参数后，实施微创颈椎后路椎板切除术时我一直避免将患者头部置于屈曲状态。正如表 8.1 和图 8.6 所示，屈曲位时颈椎椎板间隙距离增加到 7.7mm，这一距离超过了每一种商用微创扩张器的最小直径。保持患者头部中立位，使椎板间距离保持在 5mm 左右，这是进行颈椎椎板扩张的安全距离。

8.7 定位

患者俯卧位，颅骨牵引弓通过关节臂固定在手术台上，手术显微镜放置在入路同侧，技术人员把透视机推到透视位置。通过触诊棘突标记中线，然后在责任节段中线外侧约 2cm 处切开，切口比颈椎后路椎间孔成形术更靠外侧，以便通道可以内聚到椎板上。首先确认 C7 棘突，再由此向上计数，

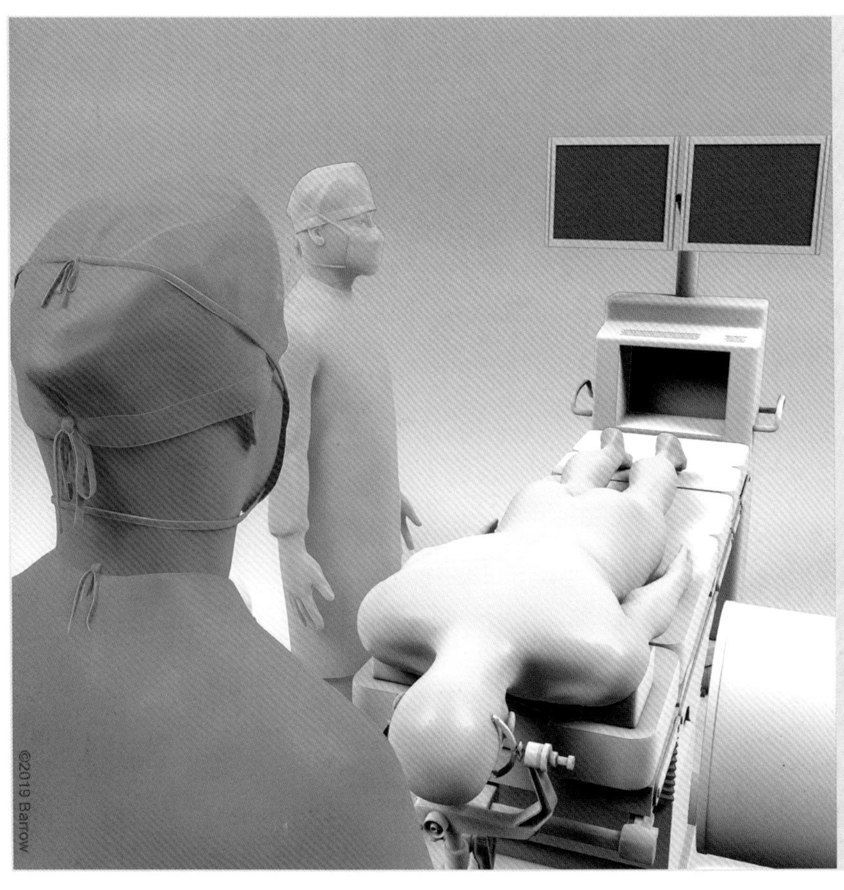

图 8.11 手术室设置的肩扛式视角。图片展示外科医生应该站在什么位置建立工作通道。通过这种方式，透视机显示屏与术者的位置得到优化。在手术台头侧工作也是外科医生建立工作通道的理想人体工程学位置

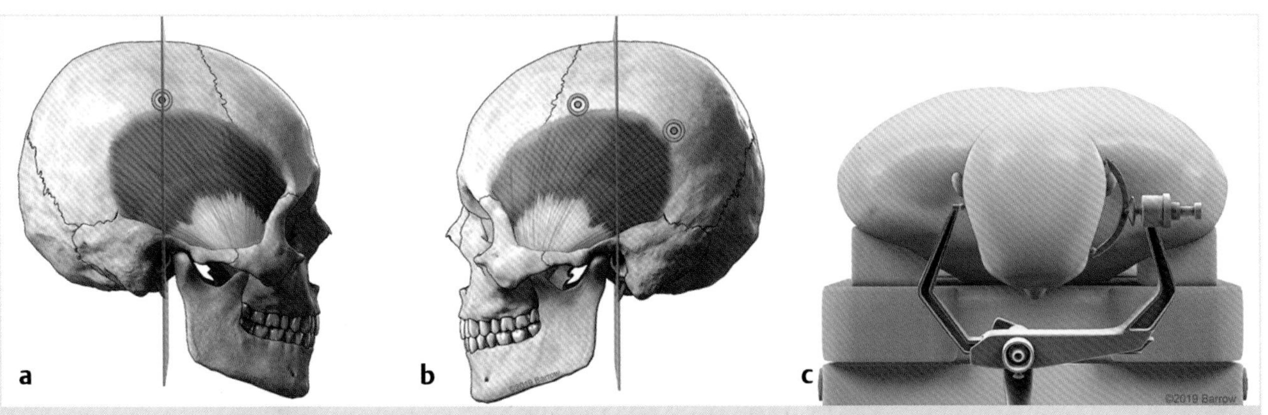

图 8.12 颅骨牵引固定患者头部的示意图。a. 颞肌的解剖与相对理想的固定针穿刺点。避开颞肌可以防止刺穿颞肌带来的术后不适。b. 另一侧，理想的固定针位置在耳屏垂线两侧的颞上线。c. 颅骨牵引固定头部的俯视图

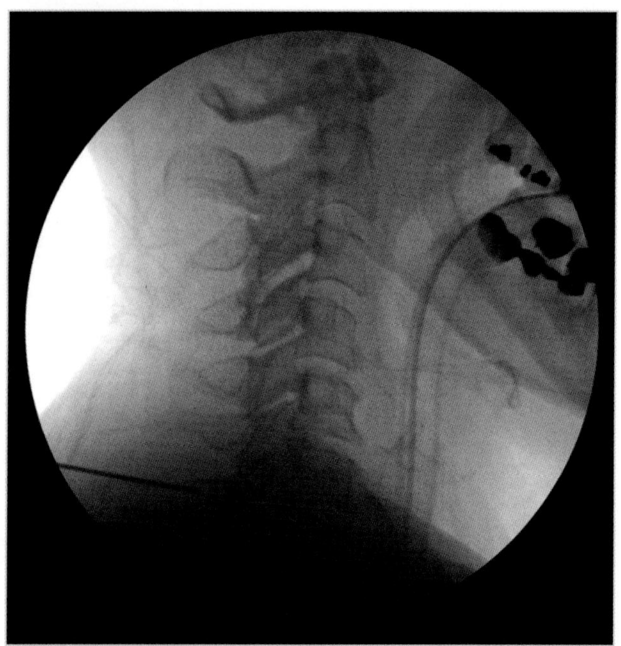

图 8.13 定位针确认颈椎节段。颈椎侧位透视图，定位目标责任节段并设计 C6~C7 椎板切除术的切口

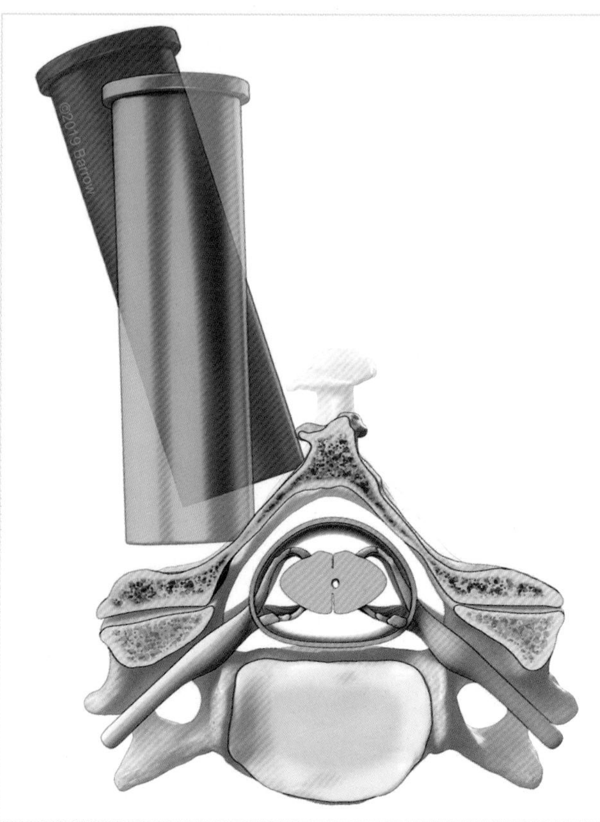

图 8.14 椎板切除术与椎间孔切开术。图示椎间孔切开术的垂直通道（绿色）和椎板切除术的内聚通道（蓝色）之间的区别

大概标记责任阶段，再通过透视确认。与腰椎手术前不拍摄透视图的习惯不同，颈椎手术中，我们习惯于摆好体位拍摄侧位图并将透视机保持在这个位置。我利用定位针和另一张侧位图来确认切口位置，并在消毒和铺巾前进行调整。铺好无菌单，我将一根定位针插入关节突，方法与颈椎后路椎间孔成形术完全相同。尽管在这次的椎板切除术中，通道需要内聚到椎板和棘突上，但我仍然将定位针放置在偏外侧，以避免定位针由椎板间隙插入椎管（图 8.13）。一旦确定责任阶段，就可取出针头，慢慢地将定位针拔除，同时注射局部麻醉剂混合物（利多卡因、肾上腺素和布比卡因）。在颈椎椎板切除术中，我首选的微创工作通道直径是 14mm，因为椎管外侧到棘突的距离大约为 13mm。以定位针的入针点为中心，设计 16mm 的切口，为 14mm 的通道做准备。在用 15 号刀片切皮前，切口部位再注射一些局麻药。和颈椎后路椎间孔成形术一样，我用电刀分离筋膜。一手拿着吸引器，一手拿着头端带保护套的电刀，直视下分离筋膜。椎间孔成形术和椎板切除术的关键区别在于，前者直接向椎间孔进行暴露分离，而后者则向后正中线逐渐分离（图 8.14）。记住，椎板切除术的起始点是距离中线 2cm 处，因此通道向中线的内聚应当从切开筋膜就开始。我从皮肤切口内侧开始切开筋膜并穿过筋膜直达肌肉层。一旦通过筋膜开口看到肌肉，我就开始使用扩张器。

当使用 1 号扩张器时，目标靶点就是头端椎体的下关节突（IAP）（图 8.15）。我需要感受从下关节突到上关节突（SAP）的“台阶感”。从 IAP 到 SAP 的台阶感可以帮助确认颈椎外侧的确切靶点。之后改用 2 号扩张器向头侧及内侧椎板方向前进内聚（图 8.16）。椎板间隙距离和扩张器尺寸的知识对于 3 号扩张器的使用很有价值，根据直径参数的对比，我们知道 3 号扩张器几乎不存在突入椎管的风险。

即便如此也要在整个过程中持续地感受金属扩张器和骨质摩擦的感觉。用更大的扩张器对椎板保持向下的压力，使用电刀的过程中保证尽量少地破坏肌肉组织。如果术中的任何时候我无法感受到金属扩张器和骨质摩擦的感觉，我会从 1 号扩张器的位置重新开始。与腰椎相比，在颈椎后侧对椎板施加向下的压力时，我们会更加谨慎。但由于这种谨

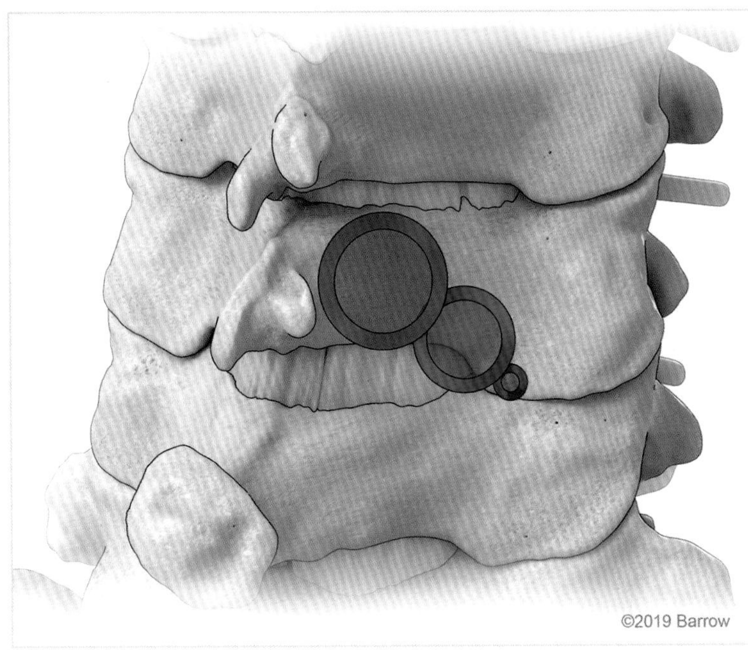

图 8.15 扩张器逐渐向椎板内聚。图示随着扩张器直径的增大，依次向椎板内聚。随着直径的增加，扩张器向内侧和头侧变化的轨迹

慎小心，可能使我们无法达到最佳的扩张效果。这虽然可以在某种程度避免突进椎管，但是却导致肌肉过多的破坏。破坏过多的颈后肌才能到达椎板并不能真正体现出微创入路的优势。无法达到最佳的扩张效果，会导致颈后肌过度破坏，给患者带来明显的不适。如果这样的话，就丧失了微创手术的一个主要优势。当入口建立后，向下轻微地压吸引器头，如果不能轻易地触到颈椎椎板，那么说明扩张的效果不够完美。要么用 1 号扩张器重新开始，要么应用第 7 章中描述的重复扩张过程，我们将在下面的章节中回顾。无论如何，当扩张器直径增加和向椎板前进时，要保持扩张器的头端对椎板施加压力。确保微创工作通道放置在椎板上，通过透视图进行确认。我对正位的图片尤其挑剔（图 8.17）。如果我觉得没有达到最佳的内聚位置，我将保持透视机的位置，松开手术台上的固定臂，保持向下压力的同时使扩张器内聚，进而再透视一次。固定撑开器并拍摄另一张透视图。一旦对撑开器位置满意，就开始使用手术显微镜。

8.7.1　直视下的重复扩张

如第 7 章所述，在颈椎后路椎间孔成形术中发现通道与椎板关节面复合体的位置不理想时，重新建立入路的一种选择是通过椎旁肌组织劈开一个切口，进而直接显露椎板，将 1 号扩张器直接对准目标。我对通过这个办法建立的通道很有信心，随后扩张器进入肌肉，优化了通道与椎板关节突复合体的位置。如果我发现某层厚厚的肌肉使我看不到椎板时，我就会使用同样的技术，类似于颈椎后路椎间孔成形术中，我使用电刀直接在颈椎椎板上切开一个面。一旦我能清楚地看到颈椎椎板的乳白色骨质，我就直接将 1 号扩张器放在颈椎板上。在对位置绝对确定后，重新进行扩张。这种自信可以让我放心地对椎板施加压力并且在破坏极少肌肉的情况下优化通道位置。直视下的重复扩张过程让我能够利用微创入路的优势之一：保留脊柱后方肌肉组织。

8.7.2　暴露椎板

此时应当将开放椎板切除术中的暴露椎板与微创术式中的暴露方法进行对比。在开放手术中，暴露过程首先需要识别棘突的顶端，去除整个棘突，然后再暴露椎板，最后再暴露关节突侧块复合体。开放术式的这种暴露顺序是合乎逻辑的、有针对性且安全的。在微创颈椎椎板切除术中，暴露的顺序几乎与此完全相反。

微创颈椎椎板切除术，第一个暴露目标是小关节内缘。在这里的定位结构是关节突内缘，而不是棘突顶部。接下来的暴露目标是关节突内缘和椎板的移行部，进而达到棘突的底部。以类似但相反的方式，暴露顺序是合乎逻辑且安全的，但它确实有

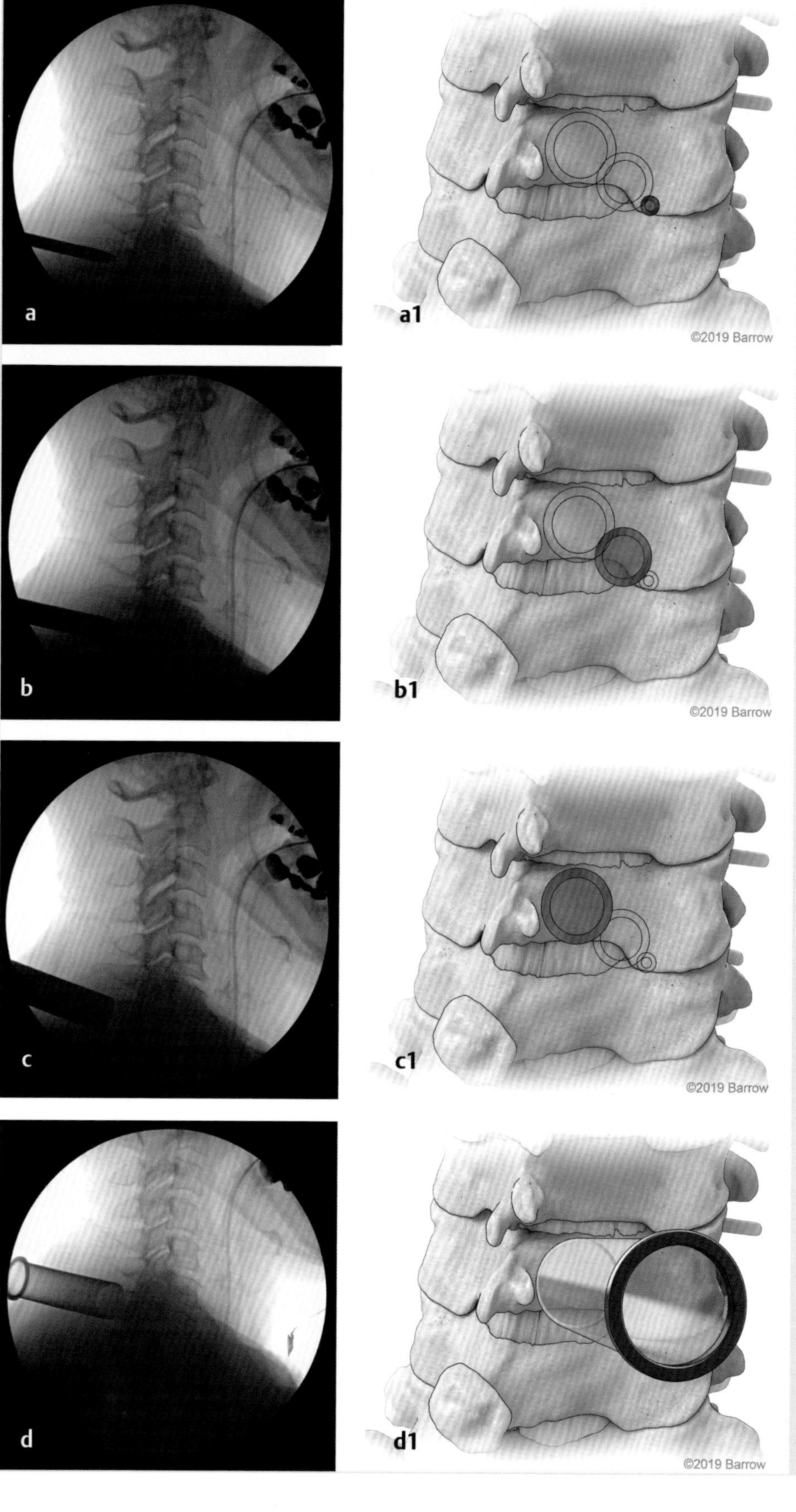

图 8.16 随扩张器的直径依次增大而向中线方向逐渐内聚的系列侧位透视图。a. 1 号扩张器与椎间孔成形术中的位置相同。a1. 相应的图显示 1 号扩张器在颈椎的位置。b. 随着扩张器直径的增加，更大一号的扩张器逐渐向棘突方向内聚。b1. 相应的图显示 2 号扩张器的位置。c. 内聚到紧贴脊柱棘突。c1. 相应的图显示 3 号扩张器的位置。d. 工作通道内聚到椎板上。通过内聚的工作通道可以看到椎板。d1. 相应的图显示工作通道向椎板的内聚

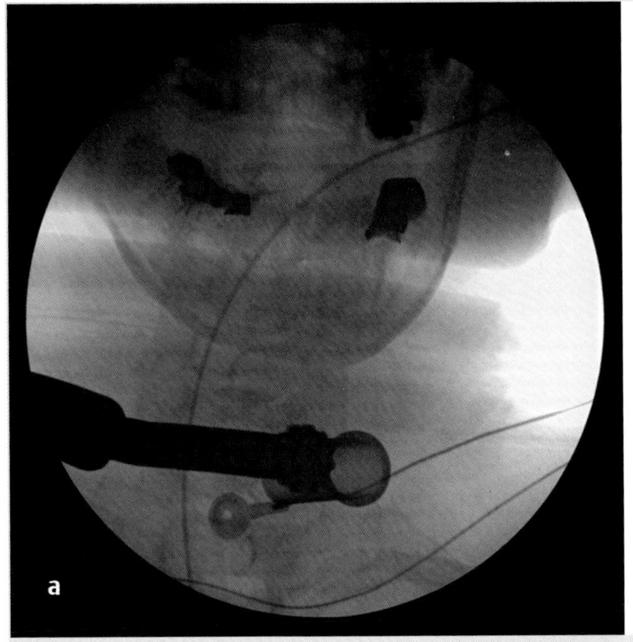

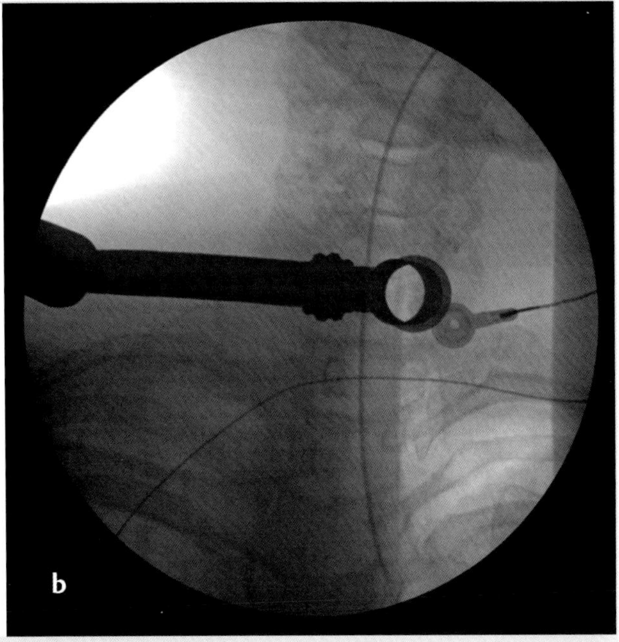

图 8.17　工作通道向椎板内聚。a. 标准正位（AP 位）透视图像，显示工作通道向椎板 – 棘突交界处内聚。b. 斜后位透视图像，显示与工作通道方向一致的视图。这个斜视图显示了工作通道正对着椎板

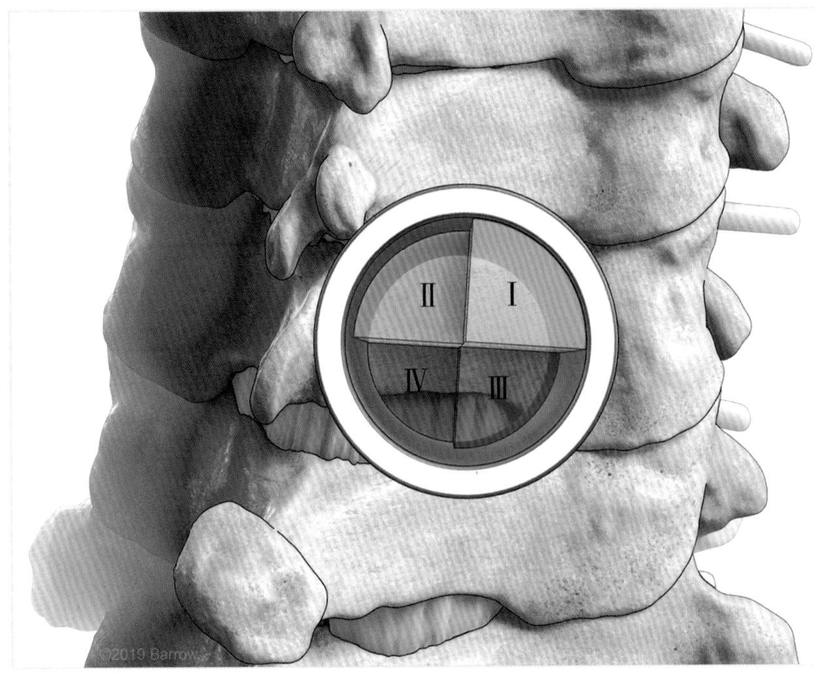

图 8.18　颈椎椎板暴露顺序。图示 14mm 直径工作通道放置在 C6 椎板上。暴露的最安全位置是视野的外上象限（象限Ⅰ）。从那里开始，依次暴露象限Ⅱ（上内侧）、象限Ⅲ（下外侧）和象限Ⅳ（下内侧）

可能让术者失去方向感。建立工作通道后，在没有从解剖学上绝对确定椎板所在位置的情况下，直接试图从视野的中间开始暴露是不明智的。要像熟悉中线入路时的棘突顶端一样熟悉内侧关节面并将其作为定位的基础是顺利掌握微创暴露方法的关键。这就是为什么掌握颈椎椎间孔成形术有助于学习其他微创术式。掌握颈椎椎间孔成形术后熟悉关节突的结构，再由此向内侧椎板方向会聚就容易很多。

工作通道就位后，暴露的起始位置是通道的外上象限，这与颈椎椎间孔成形术类似。我的第一个目标是暴露上位椎体下关节突的内侧面。上一句话可能会让人感到困惑，也许，更好的表达方式是，例如，在 C6~C7 减压术中，首先暴露 C6 下关节突的内侧面（图 8.18）。一旦我看到暴露出来的乳白色的关节面，就一手拿着吸引器轻轻探查，确认椎板的存在，然后另一只手拿着电刀将肌肉剥离。如果我对

将要烧灼的椎板有任何担心，我会用一个正手刮匙来确认它的存在。我把一个直的刮匙插入能清楚地看到暴露的椎板位置，然后剥离肌肉确认下面的椎板。这样做，我可以剥离肌肉，直接看到下面的椎板。我现在继续用电刀进行剥离。暴露过程持续到抵达棘突的基底部。在这个过程中，无须透视机的辅助，因为直视下可以清楚地看到陡升的椎板和倾斜的棘突。但是，如果工作通道的位置出现问题，可能还需要额外的透视。暴露到椎板与棘突的移行处后，我继续暴露下位椎体的上关节突，在本例中为C7。我小心翼翼地避开椎板间隙，停留在暴露的尾侧椎板。如果我无法确定是否能暴露尾椎板，我就保留第Ⅲ和第Ⅳ象限不动（图8.18），直到我去除下关节突和头侧椎板，之后这些结构都会暴露出来。完成暴露步骤后，在开始去除骨质前还有最后一步，即旋转手术台（以手术台的纵向为轴）。这种旋转优化了工作通道与棘突下方椎板的位置关系，便于术者操作（图8.19）。

8.8 颈椎黄韧带解剖

Rahmani及其同事们发表了一篇关于颈椎黄韧带最全面的分析文章，我认为这篇文章是任何颈椎后路手术的必读材料。作者提供了颈椎各节段黄韧带的尺寸参数，这对减压操作有巨大价值。与腰椎椎板切除术一样，颈椎手术中我也将颈椎椎板上的黄韧带的止点作为靶点。图8.20显示了椎板下方黄韧带的止点。就像我在腰椎中的操作一样，去除的骨质需要稍微超过这些止点，如此才能完整去除黄韧带。

8.9 磨钻处理椎板

虽然我使用金刚砂钻进行颈椎椎间孔成形术，但椎板切除术需要磨除骨质的量要多得多。金刚砂钻仍然是一种选择，但我更倾向于使用切割磨钻进行颈椎椎板切除术。我在象限Ⅰ、Ⅱ从外到内开始磨（图8.18），将椎板磨到和虾壳一样薄，直到看到黄韧带，将剩余的椎板磨到相同厚度。就我做了这么多手术的经验来说，14mm的直径是十分合适的。我的目标是磨除视野范围内所有的椎板。黄韧带的止点应在视野范围内，在止点之外进行操作有利于将其完整去除，这与腰椎椎板切除术类似（图8.21）。使用初始通道的最后一步是磨除棘突和对

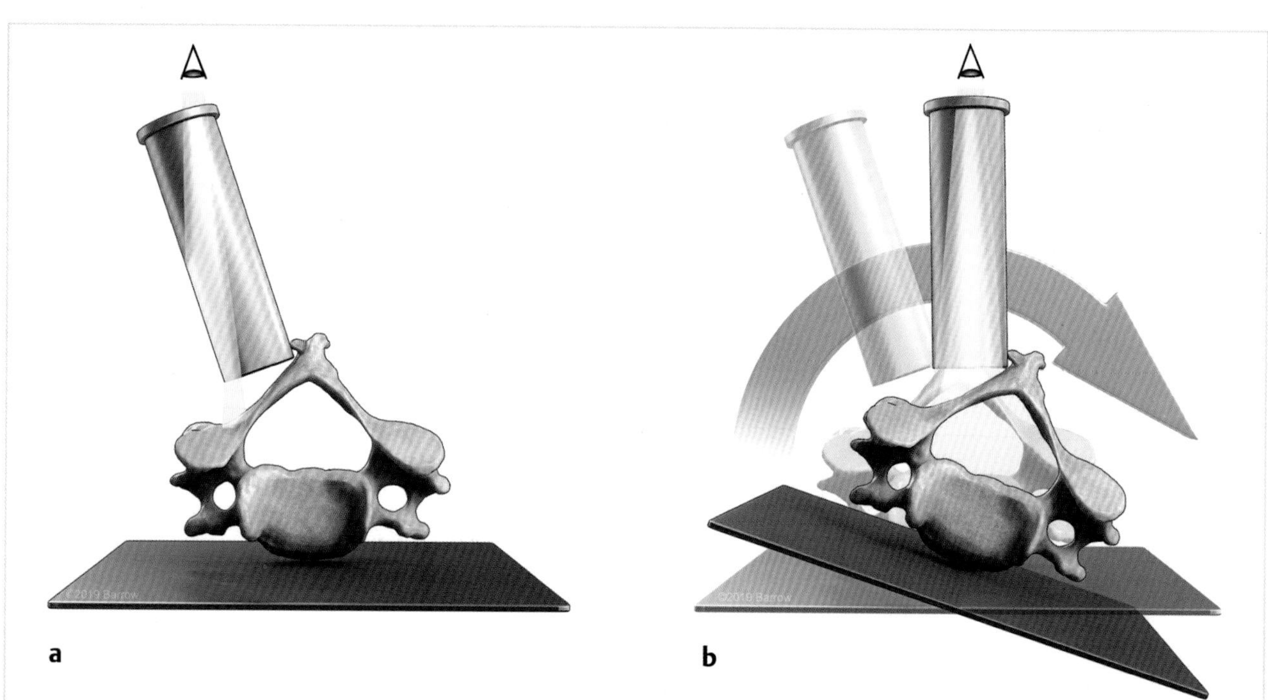

图8.19 通过轴向旋转手术台优化微创颈椎后路椎板切除术的体位。a. 概念性轴位视图显示出工作通道与操作视线的位置不理想。b. 手术台的轴向旋转优化了操作视线和工作通道的位置，允许对责任阶段进行充分减压

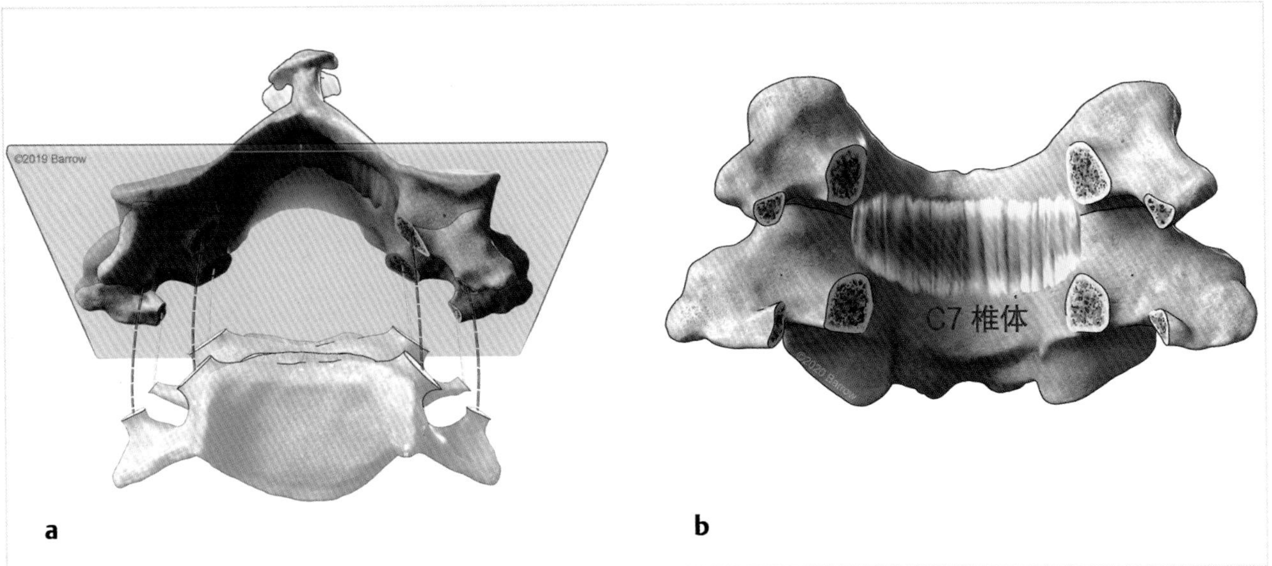

图 8.20 黄韧带解剖。a. 颈椎横断面，标记出图 b 纵断面。b. 从椎管内侧观察黄韧带在椎板的止点。在进行责任节段减压时，了解这些止点是很有价值的。黄韧带的止点是椎板磨除的指示标志

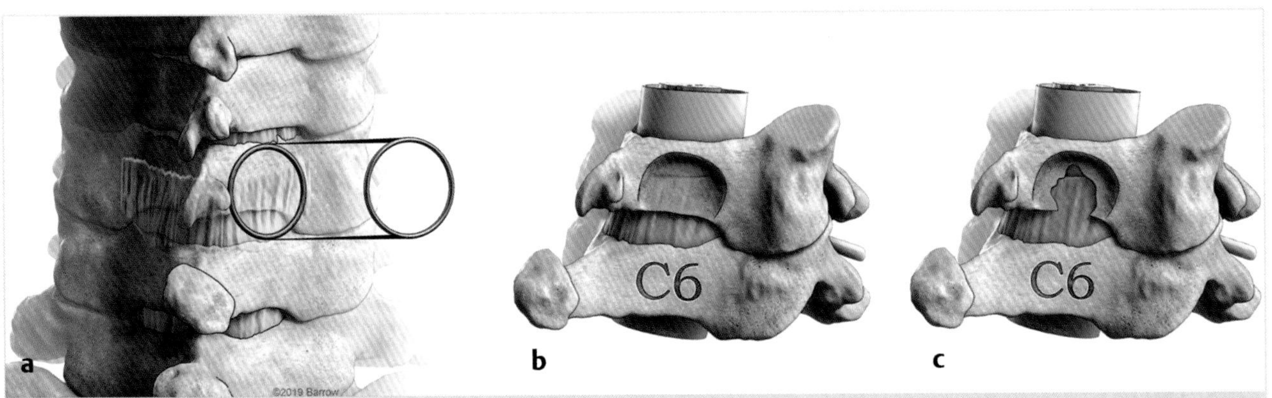

图 8.21 椎板变薄并暴露出黄韧带。a. 颈椎后视图，显示工作通道位置（红色环）。b. 颈椎椎板后视图，磨至虾壳样厚度。c. 去除薄骨，直至椎板下方的黄韧带止点。暴露黄韧带的过程与腰椎椎板切除术类似

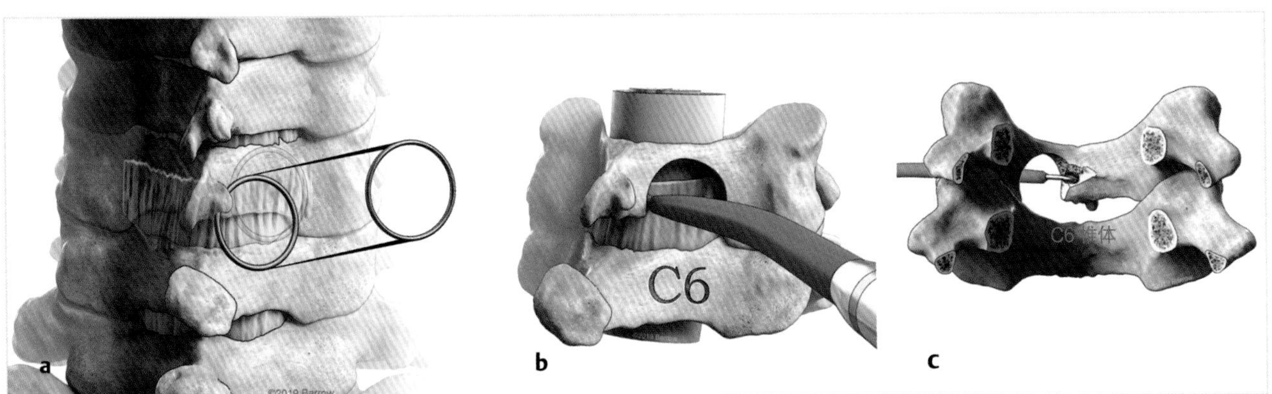

图 8.22 磨钻处理对侧椎板。a. 颈椎后视图显示进入对侧椎板的工作通道（绿色环）的位置。b. 钻透整个颈椎椎板后，注意转到图中所示对侧椎板的下侧。c. 椎管内视图，可以看到棘突和对侧椎板的下方

侧椎板的下侧，也与腰椎椎板切除术类似（8.22）。

如果这个位置能接触到尾侧椎板，就可以把尾侧椎板也磨除了。如果还没有暴露到尾侧椎板，就结束工作通道在当前位置的工作。具体来说，我将黄韧带从它的头侧和外侧止点处松解，然后将工作通道移到下一个位置。部分黄韧带游离，但仍然在脊髓的上方，所以将工作通道移动到尾侧椎板。我确保暴露位置至少重叠 50%，这样就可以继续已经开始的减压工作。重新放置工作通道，重新开始减压过程，向下磨除尾侧椎板至黄韧带止点之外，就完成了中央管减压（图 8.23）。向下将椎板磨至虾壳样厚度，以便使用椎板咬骨钳或前向刮匙在硬膜上方完成减压。根据病变的程度，可以选择进一步向上或向下倾斜进入工作通道。在黄韧带止点之外进行磨钻操作可以保证黄韧带的整块切除。工作通道的最后位置是在椎间孔上方，为了减压脊髓外侧和出口根（图 8.24）。我将最后一个扩张器放入工作通道，松开安装在桌子上的固定臂，使工作通道轨迹变直，使视野更接近于颈椎椎间孔成形术。重新放置工作通道后，我将手术台恢复正常的位置。

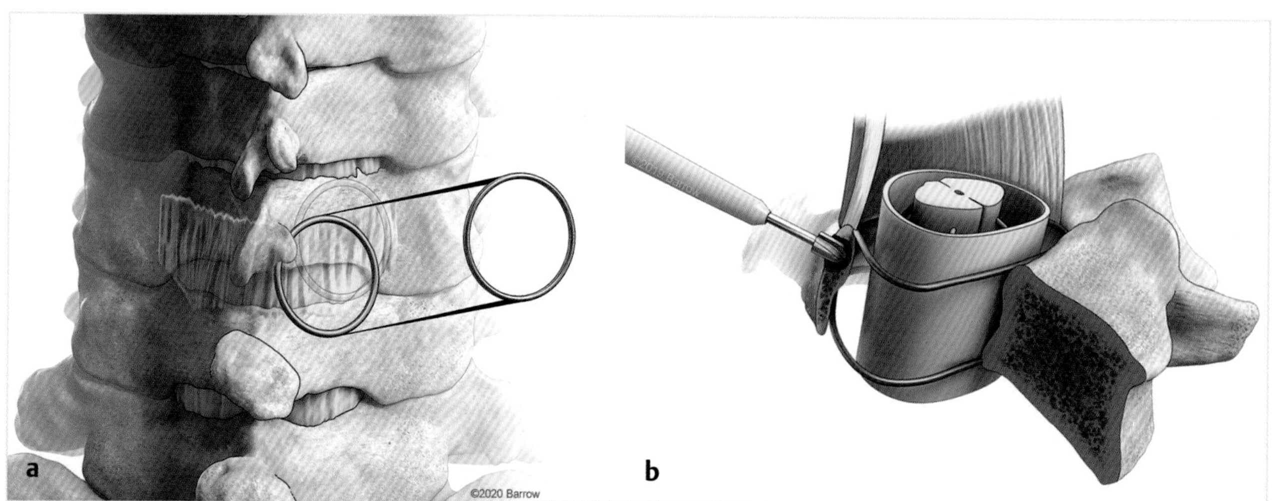

图 8.23 磨钻处理黄韧带尾端止点。a. 工作通道（绿色环）保持在第二个位置。b. 图示显示磨钻处理尾侧椎板远端至黄韧带止点。红色环显示椎管狭小；因此，磨钻的工作范围在红色环以外，避免损伤神经。椎管远端变宽，可以看到绿色环。图中的环代表椎管直径，而不是工作通道的位置

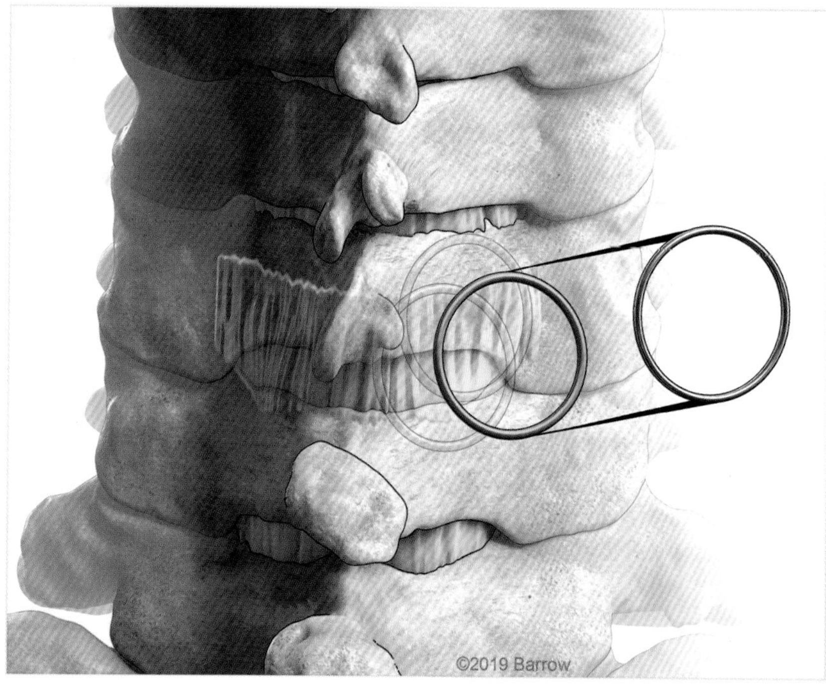

图 8.24 磨钻处理同侧椎板和关节突关节内侧面。颈椎后视图显示完成椎板切除术的工作通道口（绿色环）的最终位置

利用熟悉的颈椎椎间孔成形术可以完成神经根和脊髓外侧的减压。我已经达到了手术的目的，即整个脊髓和出口根的减压。

止血与闭合切口

在闭合切口之前，我会系统地进行最后一次检查。我重新评估透视图，回顾磁共振图像，然后低头最后看一眼显微镜。当我觉得已经完成了所有的操作时，我就移除工作通道。类似于颈椎椎间孔成形术，我会非常缓慢地在直视肌肉的情况下取出工作通道。大多数情况下，取出工作通道时，除了被烧灼的肌肉组织，带不出其他任何东西。有时，由于扩张过程中血管被撕裂，动脉血管会出血，这时必须烧灼血管两端止血。直角双极电凝非常适合完成这一任务。尽管肌肉动脉分支出血可能相对容易处理，但静脉分支出血止血就比较困难。据我观察，工作通道损伤静脉可能沿着静脉一侧伸展和撕裂，而肌肉小动脉则是从头到尾撕裂。因此在烧灼处理这些静脉时需要更加谨慎耐心。出血有时会很剧烈，为了找到出血点有时需要使用工作通道压迫止血。认识到出血可能来自静脉一侧，为了加快止血，需要烧灼整个静脉。在取出工作通道后，我再次向皮肤和软组织注射 1% 利多卡因、肾上腺素和布比卡因的混合物。0 号的 Polyglactin 910 缝线和 UR-6 针是缝合筋膜的最佳选择。2~3 根缝线就可以重新恢复筋膜的强度。X-1 针和 2-0 Polyglactin 缝线用于缝合皮下，RB-1 针和 4-0 Polyglactin 缝线缝合皮肤。我在皮肤上涂上液体黏合剂，然后用消毒贴覆盖（3M 公司）。小型 Telfa 敷料覆盖消毒贴（3M 公司），利多卡因贴片覆盖整个手术部位。敷料到位后，手术就完成了。我将患者平卧置于转移手术台上，取下颅骨牵引，将利多卡因、布比卡因混合物渗进固定针穿刺部位。

8.10　病例展示

颈髓单节段局灶性压迫是一种少见的临床情况，因此需要病例展示来说明手术技术的选择和应用过程。以下是我成功实施微创颈椎后路椎板切除术的 3 个病例。尽管如此，失败也许是最好的老师，这些失败是由于术中我试图实现多节段减压。在这些失败病例中，尽管临床结果是可以接受的，但过程还是十分艰难的。麻醉时间、出血量和术后病程都是影响因素。如果微创手术缩短手术时间、减少出血量和减轻术后不适，则需要仔细考虑是否采用该技术。在本章的开始，我强调了明确的局灶性压迫的重要性，它是选用颈椎微创手术时应当考虑的一部分。在 Dahdaleh 及其同事关于微创颈椎椎板切除术的文献中，Dr. Fessler 博士写到，平均减压节段为 2.2 个，范围为 1~4 个节段。作为外科医生，我们在管理患者的过程中成长进步。正是这种经验，让我在实施微创手术时，将手术节段限制到 2 个。简单地说，在我的经验中，对患者和医生都很重要的是，我无法证明以微创方式进行多节段颈椎减压的好处。重要的是要认识到，在我的手中，多节段减压的缺点更多是由于术者使用不当，技术本身是没有问题的。接下来汇报利用微创颈椎椎板切除术治疗单节段脊髓局灶性压迫的病例。

8.10.1　病例 1: 继发于 C3~C4 小关节囊肿的颈椎病

临床病史和神经查体

68 岁男性，表现为进行性步态不稳和以右手为主的灵巧度下降。几周的时间，就从正常行走变成了只能靠助行器行走。体检发现患者可利用助行器行走，但由于手的灵活性下降，扶助行器时遇到了困难。患者在神经检查中表现为腱反射亢进与 Romberg 征阳性。上肢近端肌力尚保留，但双手灵巧度下降。

影像学表现

颈椎 MRI 显示 C3~C4 处小关节囊肿导致脊髓受压。矢状位 T2 加权 MRI 显示左侧 C3~C4 的关节突囊肿。轴位 T2 加权 MRI 显示脊髓受压侧移（图 8.25）。病灶无明显强化表现。既往无恶性肿瘤病史。屈伸位片（未展示）未见任何异常运动表现。

选用微创术式的依据

本章开始描述的微创颈椎椎板切除术的手术适应证包括：既往无颈椎椎板切除术史、只有一个或两个节段背侧压迫、不需要器械内固定。矢状位和

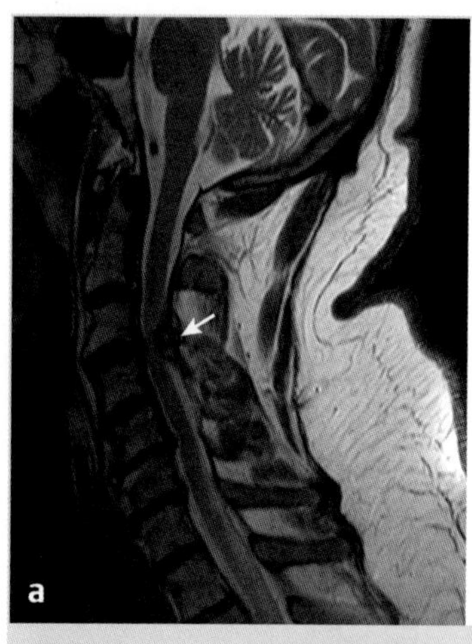
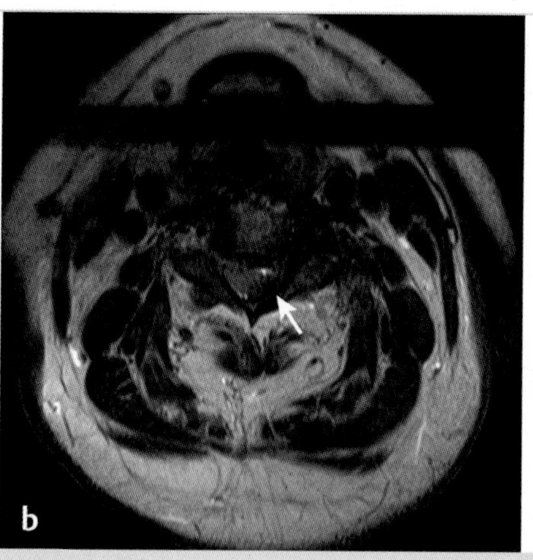
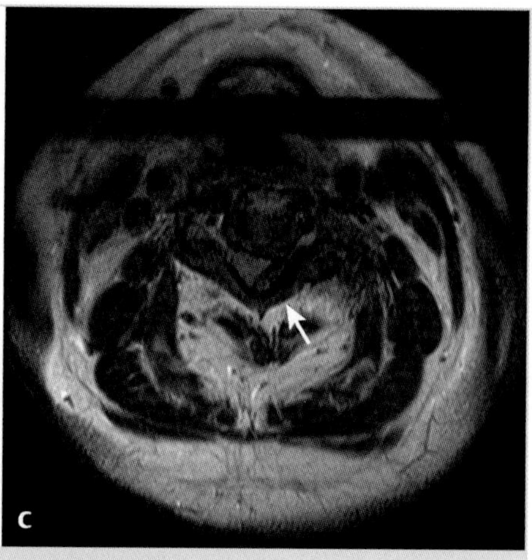

图 8.25　C3~C4 颈椎脊髓受压。a. 矢状位 T2 加权磁共振成像（MRI）显示背侧局灶性压迫性病变（箭头）导致脊髓受压。b、c. 轴位 T2 加权 MRI 提示小关节突囊肿（箭头）来自左侧 C3~C4 小关节突

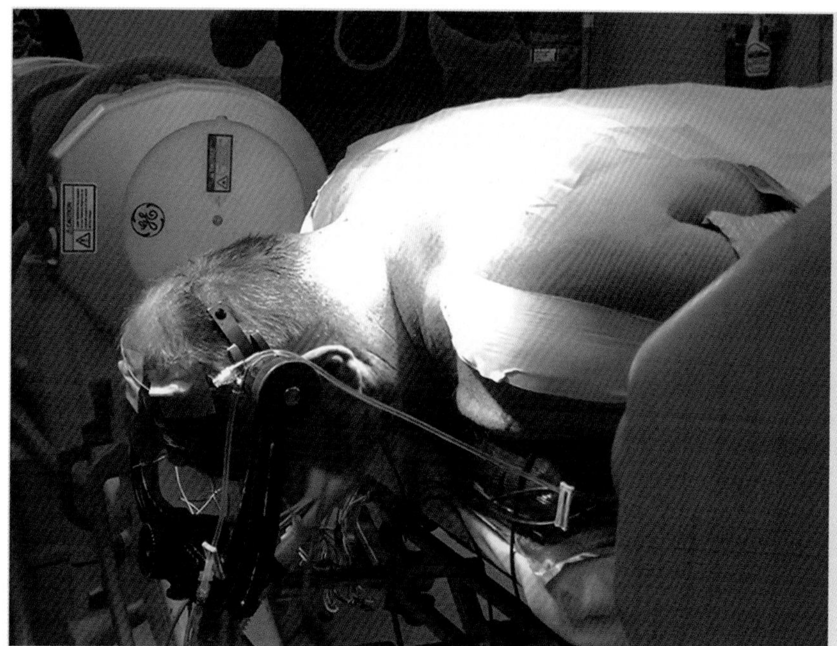

图 8.26　颈椎椎板切除术的体位。照片展示患者俯卧位并用 Mayfield 头架固定头部。颈部屈曲位，肩部用胶布固定，以便暴露脊柱

轴位 MRI 清楚地显示脊髓单节段的背侧压迫，这使该病例成为微创入路的理想选择。这种情况下的一个潜在问题是需要考虑到脊柱不稳的情况。小关节突囊肿的形成提示小关节突关节水平存在异常。不稳定可能是囊肿形成的原因之一，在进行简单的减压手术前必须排除这一可能。患者的屈伸位 X 线片表明患者符合上述的微创椎板切除术的 3 个手术标准。对于该患者的治疗，我建议采用微创下 C3 和部分 C4 椎板切除术、内侧半关节突切除和小关节囊肿切除术。

手术过程

将患者置于为俯卧位，用颅骨夹固定头部。由于小关节囊肿位于左侧，显微镜放置在患者的左侧，在右侧放置透视器（图 8.26）。用定位针定位大概的责任节段（图 8.27）。采用 18mm 的皮肤切口，以便使用 16mm 的工作通道（图 8.28）。术者站在手术台头侧，用利多卡因和布比卡因混合物对切口周围浸润麻醉，并用 15 号刀片切开皮肤。与开放手术一样，用电刀切开深筋膜。我在深筋膜上开了一个大口，以便向椎板扩张前看到颈后肌。将 1 号扩

张器放到关节突关节内侧和椎板的外侧，这时可以感受到金属与骨质摩擦的感觉。内心了然 C3~C4 椎板间隙的距离，我尽量减少扩张器向椎板的内聚。在用 1 号扩张器进行扩张后，我通过感觉扩张器顶端从下关节突到上关节突的台阶感来确认椎板 - 关节面复合体。当置入 2 号扩张器时，我开始向头侧、中线侧的椎板内聚，目的是让之后 3 号扩张器的内侧可以碰到

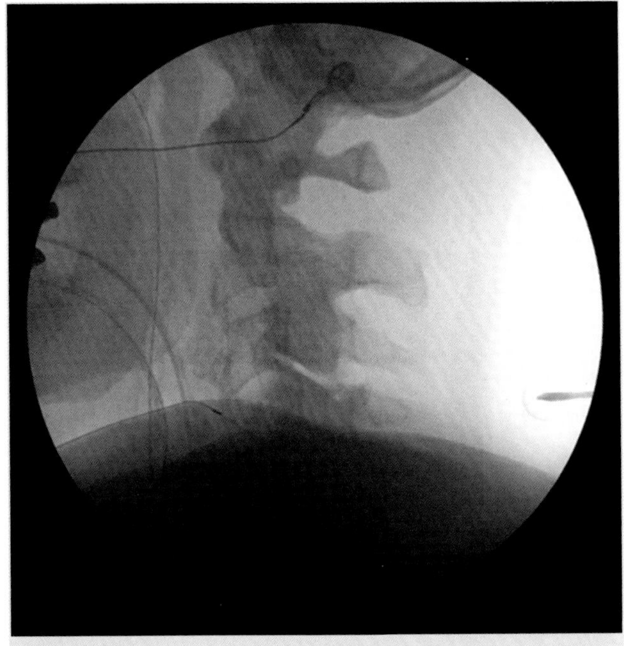

图 8.27　切口定位。侧位透视图像显示利用定位针定位责任阶段与切口位置

棘突椎板移行处。我知道随着扩张器直径的增加，进入椎管的风险逐渐降低。记住这一点，我就可以自信地保持对椎板向下的压力，感受金属与骨头触碰的明显感觉（图 8.29）。由于 MRI 上可以看到小关节囊肿压迫到中线了，当我逐级扩张时，持续向中线靠拢。

固定工作通道后，拍摄正位（AP 位）像，以确保手术所需的内聚角度（图 8.30）。根据经验，这些图像帮助我重建深层的解剖结构。因此，在显微镜就位之前，我开始思考工作通道直径范围内的解剖结构（图 8.31）。

利用手术显微镜暴露 C3 和 C4 椎板。无论我多么小心地扩张椎旁肌，总有部分肌肉需要用电刀去除。我的目标是在工作通道的直径范围内只能看到椎板。一旦暴露出 C3 和 C4 椎板，就开始用磨钻处理 C3 椎板直到抵达黄韧带。在暴露视野的最外侧，我看到了 C3~C4 关节突关节的内侧。继续用磨钻处理 C3 椎板直到抵达黄韧带的头端止点。当我将椎板磨薄到黄韧带的止点外侧时，为了保护脊髓，此时故意保留黄韧带，并将注意力转向 C4 椎板。当 C4 的椎板磨到和虾皮一样薄后就可以显示整个黄韧带了。为了确保不弄破关节突囊肿，接下来，我开始暴露脊髓，我将黄韧带从中线颈椎板下方的止点处松解，进而暴露脊髓。很快可以看到脊髓硬膜，继续由内外侧的止点松解剩余黄韧带。接下来的手术就变成了小关节囊肿切除术，主要目的是分离切除

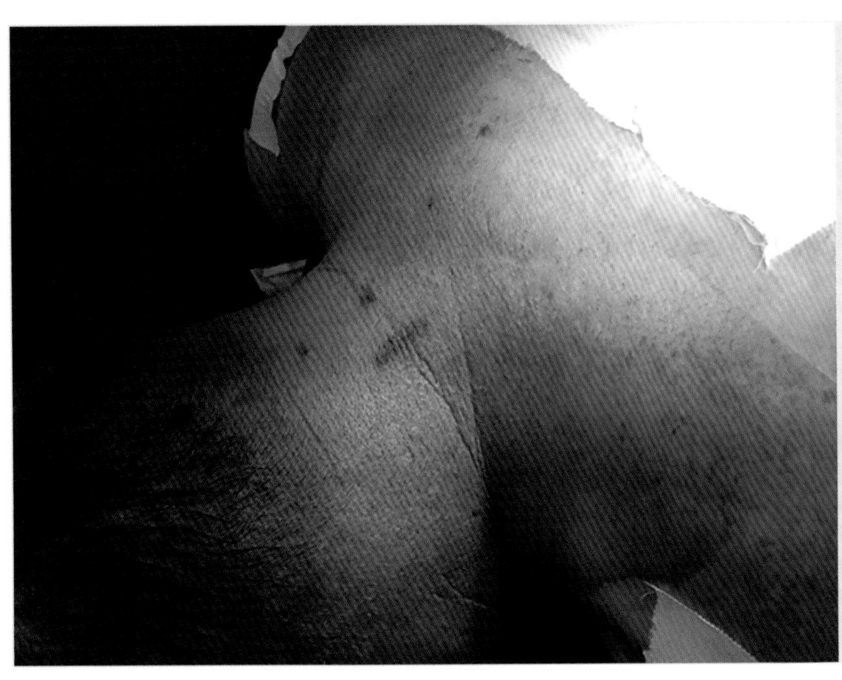

图 8.28　图片显示设计的切口位置。设计切口的第一步是标出中线。这是通过触诊和标记棘突来完成的，如图中虚线所示。在中线外侧 2cm 处标记切口，以便向椎板的内聚

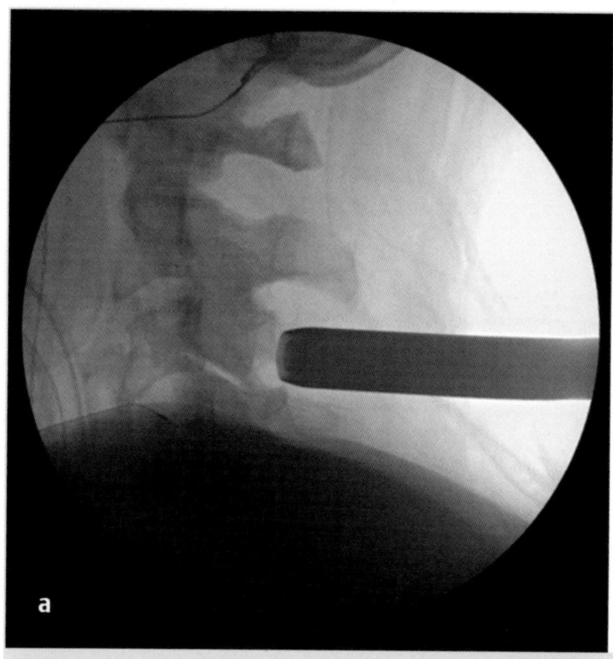
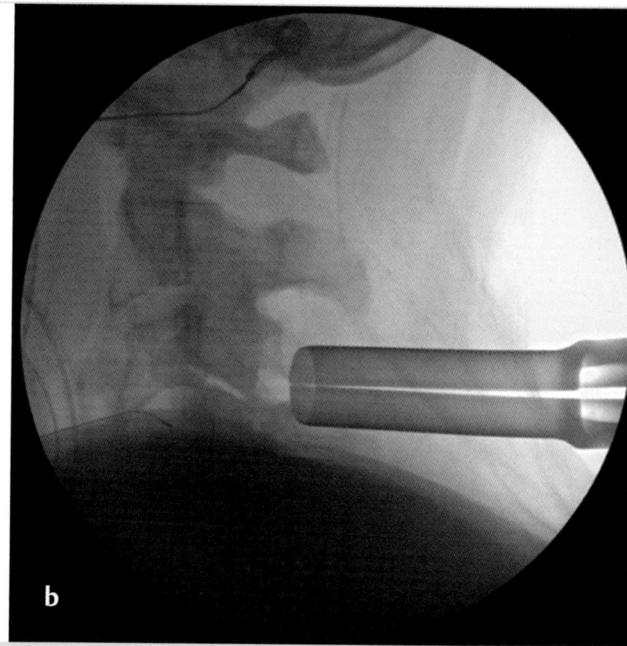

图 8.29 侧位透视图像显示工作通道的位置。a. 逐级放置扩张器。b. 16mm 的工作通道固定在扩张器的位置

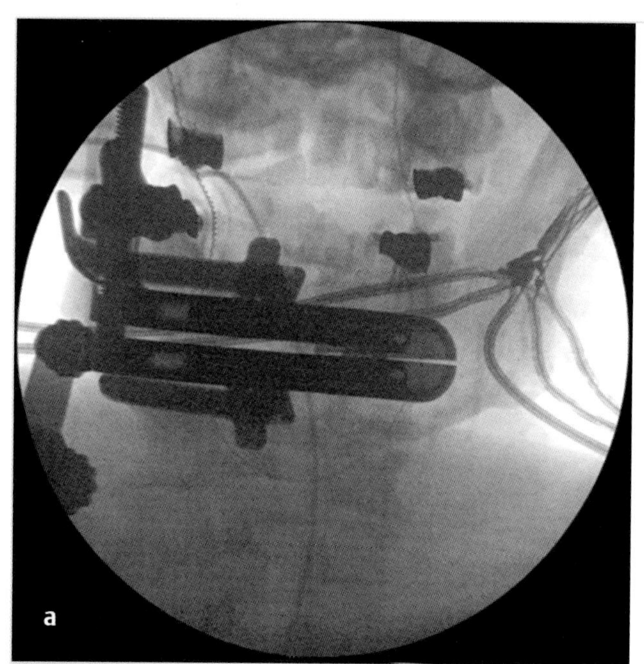
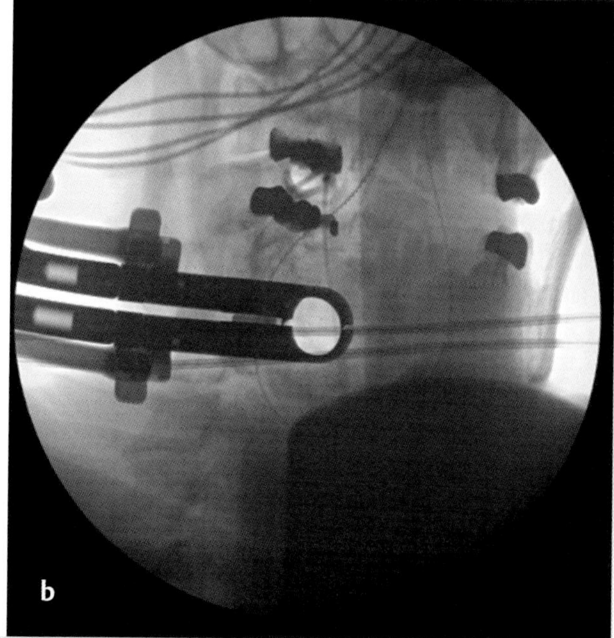

图 8.30 工作通道的透视图像。a. 正位（AP 位）图显示工作通道的内聚。在图像上方可以清楚地看到齿状突和 C1~C2 关节。b. 斜位图通过工作通道可以清楚地看到颈椎侧块并确认工作通道在椎板上

小关节囊肿。

再次观察 MRI 图像，可以看到小关节囊肿导致的压迫延伸到中线。暴露到中线是非常重要的，这样才能确保在小关节囊肿周围建立边界，并确保充分地减压。我继续切除小关节囊肿周围的黄韧带直到到达关节突内侧。然后我切下关节突关节内侧面直到看起来不再有任何脊髓压迫的表现。完成减压，移除工作通道，并按第 8.9 节“止血与闭合切口”中描述的多层方式关闭切口（图 8.32）。

术后情况

患者术后恢复很好，并于术后第一天出院。术

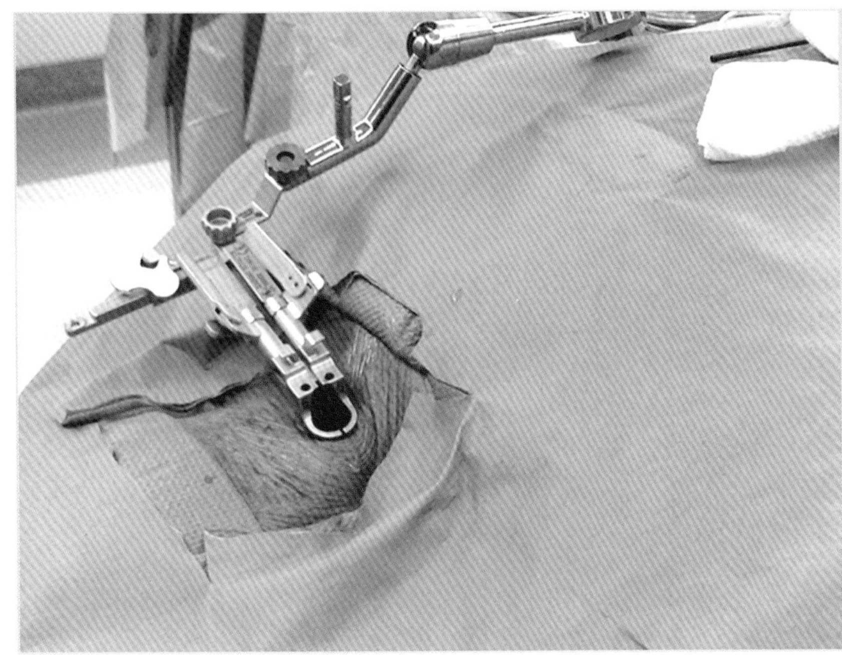

图 8.31　最终的透视图拍摄后，工作通道的术中位置图。挪开透视机，放置手术显微镜

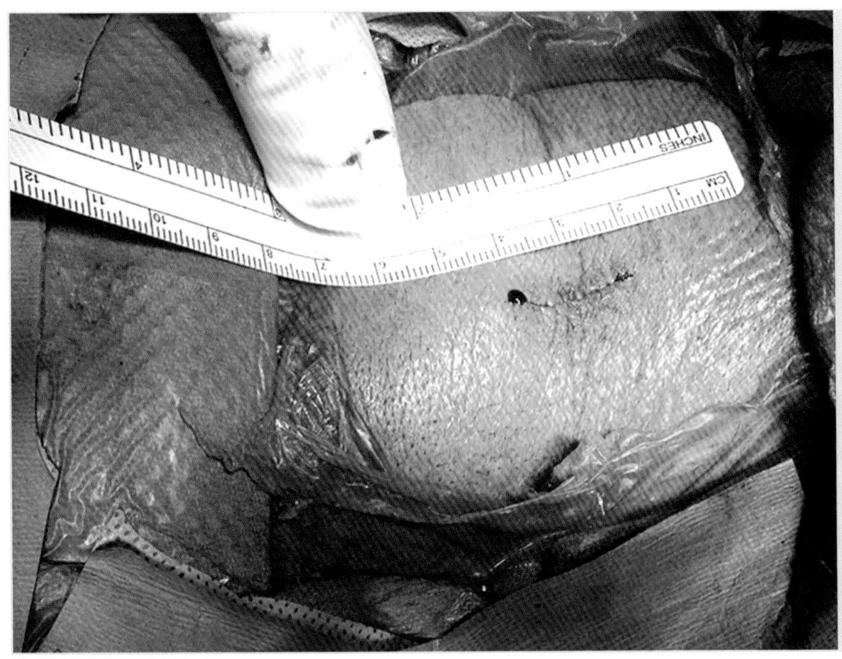

图 8.32　切除小关节囊肿、脊髓减压、切除 C3 和部分 C4 椎板后的皮肤切口图片

后第一次随访时，可独立行走并且手的灵活性有了明显的改善。患者术后腱反射略有亢进，病理征阴性，可直线行走一段距离。术后 MRI 显示 C3~C4 处脊髓完全减压（图 8.33）。

8.10.2　病例 2：继发于硬膜外脓肿的神经根型及脊髓型颈椎病

临床病史及神经查体

55 岁男性，右利手，发病 72h，因发热、寒战、沿左臂放射性的肩胛骨间疼痛及左上肢无法活动于急诊就诊。在过去 24h 内，患者左手灵活性下降、行走困难。患者近期曾去过墨西哥，1 周前左手曾被珊瑚礁严重撕裂。就诊时，手上的伤口愈合得很差。神经系统检查显示左侧肱三头肌肌力 4~5 级。患者的双侧 Hoffman 和 Babinskiy 征呈阳性。双下肢和右上肢肌力尚存。无法直线行走。他的实验室检查结果：白细胞计数为 13500 个 /μL，红细胞沉降率为 95mm/h，C- 反应蛋白水平为 15.4mg/L。

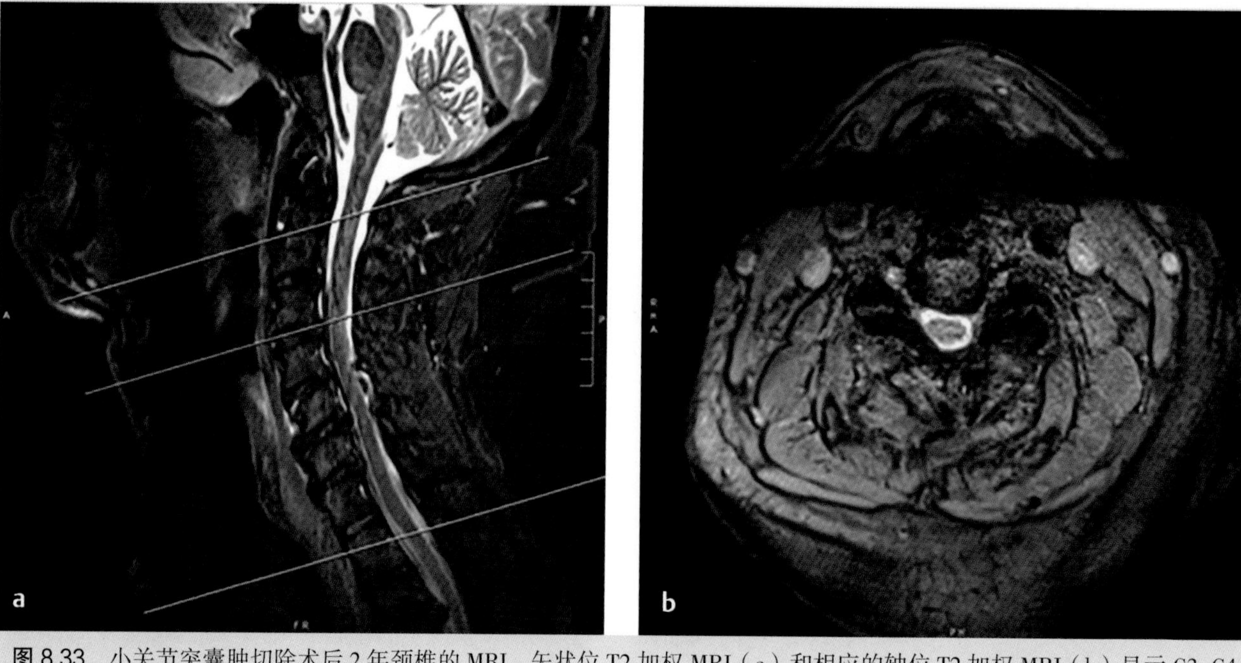

图 8.33 小关节突囊肿切除术后 2 年颈椎的 MRI。矢状位 T2 加权 MRI（a）和相应的轴位 T2 加权 MRI（b）显示 C3~C4 节段脊髓完全减压（如图 a 中的线所示）

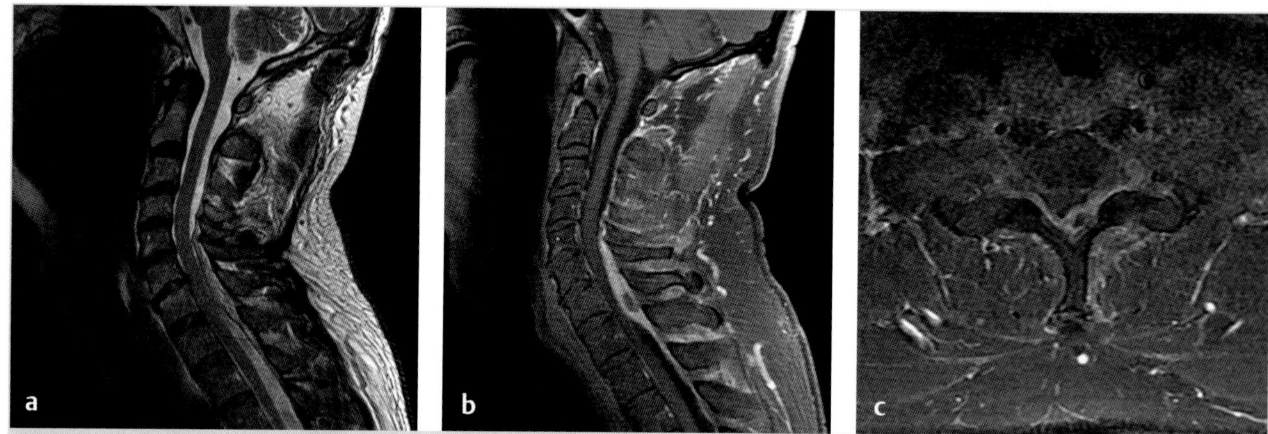

图 8.34 颈椎平扫及增强 MRI。a. 矢状位 T2 加权 MRI 显示髓外肿物，在脊髓 C5~C6 至 T1 节段有占位效应。b. 矢状位 T1 加权增强 MRI 显示 C5~C6 至 T1 的背侧强化，脓肿的中心可疑位于 C7~T1，脓肿中心无强化。c. 颈椎轴位 T1 加权增强 MRI 显示脊髓的占位效应和无强化的中央区域

影像学结果

为患者完善颈椎平扫及增强 MRI，显示 C5~T1 的背侧硬膜外有偏左肿块，在增强 MRI 中表现为高信号，考虑脓肿可能（图 8.34）。

选用微创手术的依据

理论上来说，采用传统的中线切口，进行广泛的椎板切除术可以完全地减压脊髓，这种办法可以解决各种情况下的压迫。这个患者曾是一名职业足球运动员，目前是一名活跃的健美运动员。所以，颈椎后方的肌肉组织特别发达。我担心的是，对一名 55 岁对活动仍有很大需求的患者采用中线入路、从止点处剥离所有的肌肉组织、破坏后张力带，特别是在颈胸交界处所带来的后果。我可以想象这种方法不仅会给患者带来术后即刻的不适，而且还会在接下来的几周甚至几个月里带来不适。因此，我考虑了微创入路的可能性，这将避免破坏中线组织和后张力带，并减少对颈后肌的破坏。患者不需要器械内固定，而且压迫完全位于背侧的一边。然而，

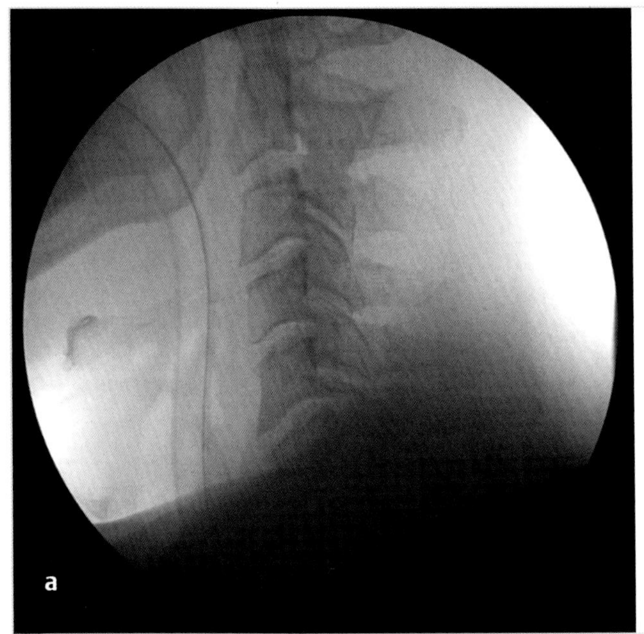

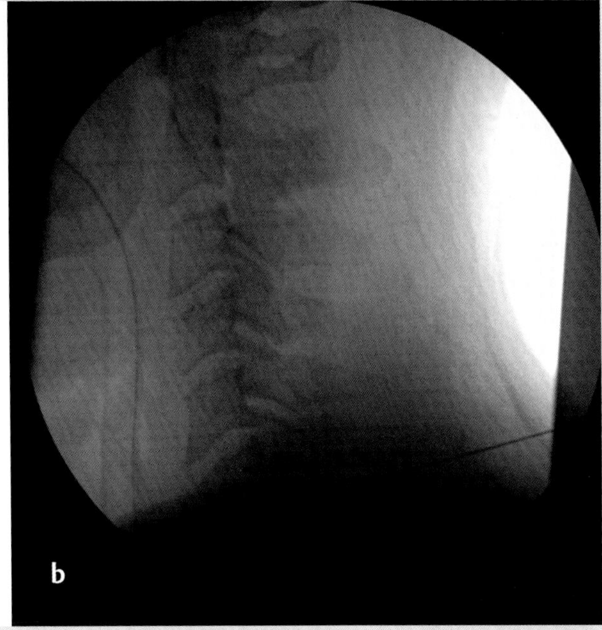

图 8.35　a. 术前侧位透视图像显示，尽管以最大张力将肩部下压，但可见极限仍为 C5~C6。C7~T1 水平需要通过正位图像来确认。b. 侧位透视图显示 C6~C7 水平的定位针，作为工作通道的参考点并确认节段

脓肿跨越 C5~T1。现在的问题是，是否有必要对整个脓肿进行彻底的减压，以充分治疗患者，或者是在脓肿中央即 C7~T1 进行局部减压就足以缓解患者症状。在与患者进行了深入的交谈后，我告诉他手术最大的风险是需要进行广泛的清创手术，我决定继续进行 C7 椎板切除术来减压硬膜外脓肿，这与脓肿的中心位置相对。

手术过程

与上一章和本章中介绍的病例相似，患者俯卧位，颅骨夹固定头部。术前透视图证实了我一开始对这位患者的疑虑：在侧位透视图像上看不到 C7~T1 节段（图 8.35a）。意识到这一点，我把一根定位针插入 C6~C7 节段（图 8.35b）并通过这个定位针来设计切口。由于无法在透视图上直视目标节段，我不得不更多地依靠在颈椎椎间孔成形术中培养的触觉技能来确定在颈椎上的位置。我更多是依靠我的经验和我对解剖的了解而不是靠我在侧位透视图像上看到的。我在 C7~T1 节段上方切皮，用电刀将筋膜广泛切开，开始扩张。由于肩部对于侧位透视图的遮挡，我只能通过 C6~C7 节段来大概确定 C7~T1 节段的位置。切记，知识才是真正的视觉器官。我知道，一旦我把 1 号扩张器的顶端放在关节突与椎板交界处，我就可以利用自己的解剖触觉自信地扩张并放置工作通道。金属扩张器与骨骼的摩擦感和从下关节突下降到上关节突的台阶感将取代由于肌肉体型而无法透视的 C7~T1 节段。因此，我固定工作通道的位置，然后拍摄正后位像，借此确认 C7~T1 节段。通过透视图，调整工作通道位置，

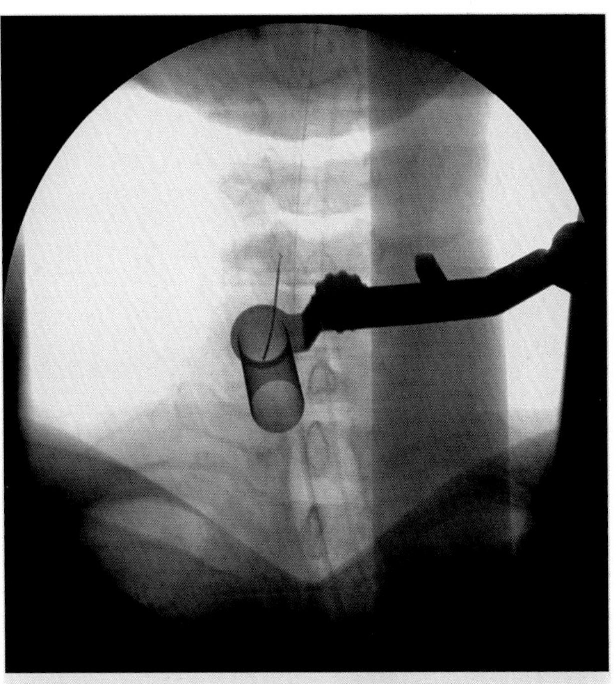

图 8.36　正位透视图确认了 C7~T1 水平的工作通道。注意定位针的位置在 C6~C7。对于该手术，工作通道必须向棘突内聚，以实现中线减压

使其向椎板内聚（图 8.36）。接下来我就可以使用手术显微镜进行操作了。

利用显微镜开始在通道直径视野的上部和侧面暴露椎板。我把剩下的肌肉从骨头上清除，之后清楚地看到 C7 和 T1 的椎板（图 8.1）。用磨钻处理 C7 和 T1 椎板直到其和虾壳一样薄，进而用 2 号椎板咬骨钳完成椎板切除术。当我继续进行椎板切除术时，碰到了脓肿，并有部分脓液流出，收集这些脓液并送去培养。在清除这些脓肿并获得用于培养的液体后，继续向各个方向扩展椎板切除术。有炎性组织附着在硬膜上，无法形成一个清晰的平面。我继续用一个直角球头探针在已经暴露部位以外的地方松解和减压硬膜。这种方法剥离了更多的炎性组织，去除了更多的脓性物质。当我能够利用球头探针在各个方向自由活动时，就可以使用过氧化氢对暴露和减压区域进行冲洗。脊髓减压和脓肿引流后，移除工作通道，并按常规的方式关闭了切口（参见第 8.9 中“止血与闭合切口”）。

术后情况

术后即刻患者左上肢的放射痛完全缓解。术后第一天，可以正常活动，神经系统检查未发现明显异常。术中脓液培养出了沙门氏菌，患者接受了为期 6 周的抗生素治疗。就像硬膜外脓肿患者经常发生的那样，他回归社会并没有继续随访。

8.10.3 病例 3: 出血性转移灶导致的脊髓型颈椎病

临床病史及神经查体

58 岁女性，诊断乳腺癌 4 年，此次就诊是因为出现严重的步态不稳，右手活动笨拙及颈部疼痛。作为一名教师的她，在授课时无外伤史的情况下突然出现了颈部疼痛，之后被救护车送到了医院。体格检查发现步态不稳伴 Romberg 征阳性。双下肢腱反射亢进及持续痉挛，Hoffman 征也呈阳性。一开始，她被怀疑患有椎动脉夹层。但脑 MRI 未发现后循环扩散受限，脑和颈椎磁共振血管造影也都正常。颈椎 MRI 显示髓外病变导致脊髓 C6~C7 节段受压（图 8.37）。

选择微创手术的依据

需要再一次说明的是，这个病例是少见的临床情况即单节段的局灶压迫。基于本章提出的标准，微创入路发挥了颈椎后路椎板切除术的优势，是理想的干预方法。此外，考虑到恶性肿瘤病史，如果

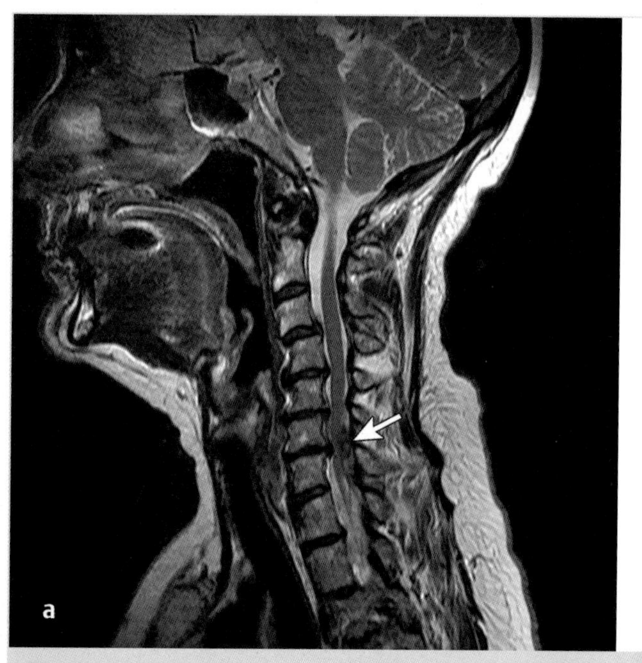

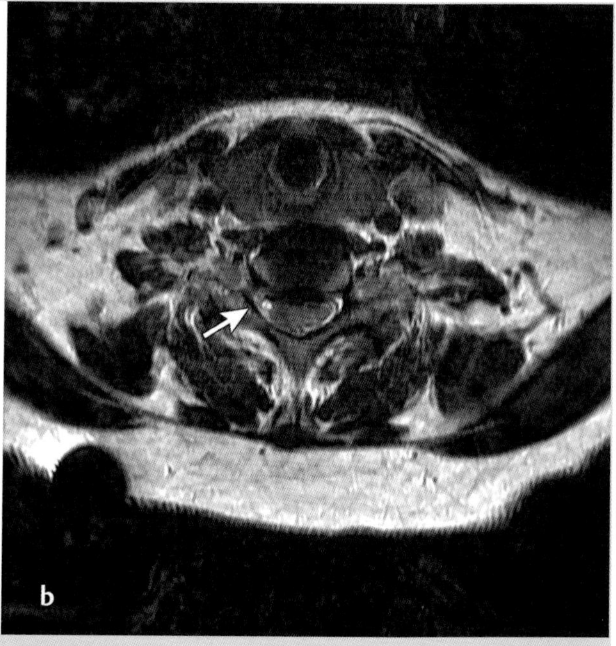

图 8.37　引起脊髓压迫的硬膜外病变。a. 矢状位 T2 加权 MRI 显示硬膜外病变（箭头）导致脊髓受压。C6~C7 处存在的椎间盘 – 骨赘复合体进一步加剧了硬膜外病变导致的狭窄。b. 轴位 T2 加权 MRI 显示右侧硬膜外病变（箭头）导致脊髓受压

需要的话，微创方法允许术后立即采用放射治疗。必须考虑到的一个问题是，该压迫病灶可能是硬膜外血肿，如果这样的话，通过小直径暴露实现止血目的可能是个问题。然而，在仔细权衡了风险和收益之后，我们决定继续使用微创方法。

手术过程

患者俯卧位，头部使用颅骨夹固定，胸部和肩部用胶布固定，以便观察 C6~C7 节段，对颈椎进行消毒和铺巾。与之前所有的颈椎后路椎间孔成形术和椎板切除术病例相似，手术台头侧和麻醉监护器之间有足够的空间，以便我确认工作通道的水平和位置。由于肿物在右侧，显微镜被放置在右侧，而透视机和显示屏放置在左侧。在 C7 棘突水平距离中线 2cm 处做了一个 16mm 的切口。没有任何内聚角度地向 C6 侧块插入定位针（图 8.38）。确定目标节段与切口位置，接下来利用利多卡因、肾上腺素和布比卡因混合物浸润麻醉工作通道的大致轨迹。标记 16mm 的切口，为 14mm 的工作通道做准备，局部浸润麻醉，用 15 号刀片开始手术。然后使用电刀分开筋膜直到能清楚地看到椎旁肌。我把筋膜开口开得很大，以减少扩张器通过椎板上方肌肉时的阻力，然后放入 1 号扩张器（图 8.39）。如之前病例所述，重要的是 1 号扩张器要安全地放置到关节突 – 椎板连接处。在这一点上应该有最小限度的内聚。随着扩张器逐渐替换，其直径也逐渐增加，进入椎管的风险也越来越小。因此，使用更大直径的扩张器可以很轻松地实现对椎板的内聚。工作通道应该具有最大的内聚角度，这在侧面透视图上很容易看出来，特别是通道顶部的环形开口的外观（图 8.39）。在开始使用手术显微镜之前，获得一个正位（AP 位）图，以确保在椎板上有一个理想的位置与角度（图 8.40）。通过这张 AP 位图像，我确认工作通道处于理想位置。我继续用电刀探查工作通道视野内的上外侧，确定椎板的外侧，这为我提供了一个立足点，从这里可以清除覆盖在椎板上的残余肌肉。在开始使用磨钻前，应确保工作通道内所有的椎板都暴露清楚（视频 8.1）。

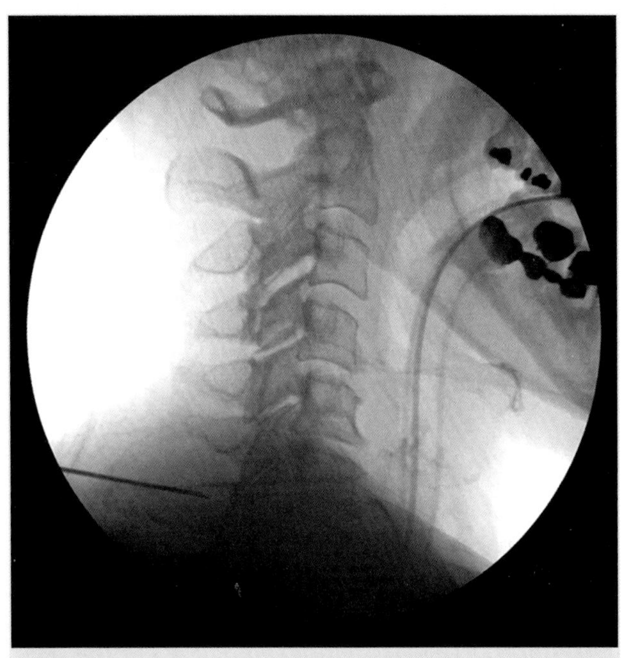

图 8.38　定位图。侧位透视图显示定位针位于 C6~C7 节段。当节段确认后，标记切口并局部浸润麻醉

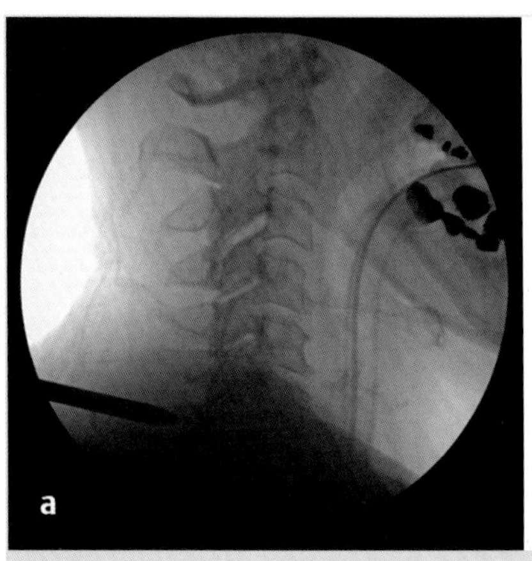

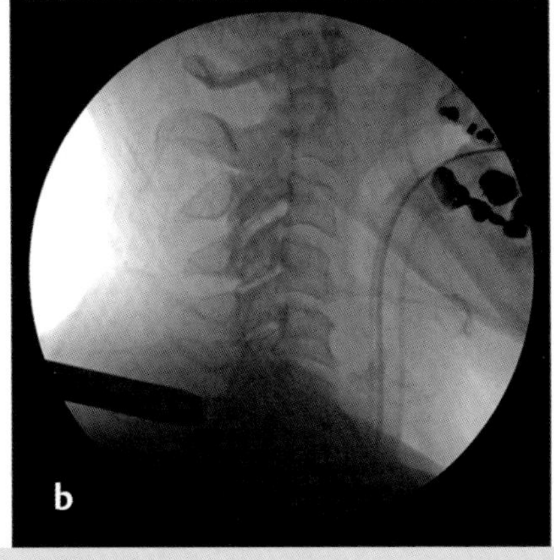

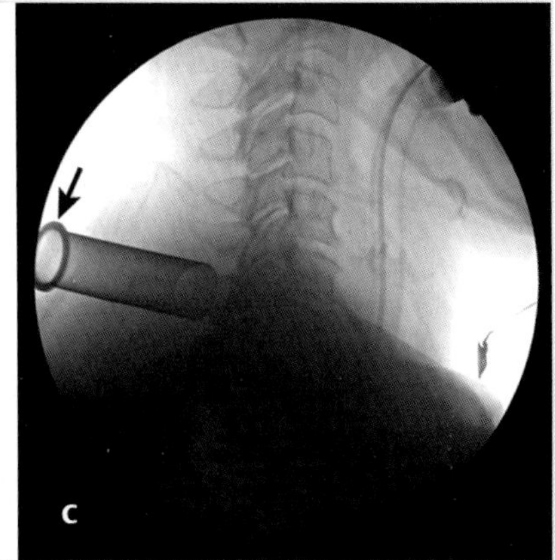

图 8.39　逐级扩张。a. 侧位透视图，1 号扩张器位于 C6 关节突处。b. 放置 3 号扩张器的侧位透视图。随着扩张器的不断更换，越来越向椎板内聚。c. 直径 14mm 工作通道的侧面透视图。注意内聚程度，通道顶部的环形开口（箭头）所示

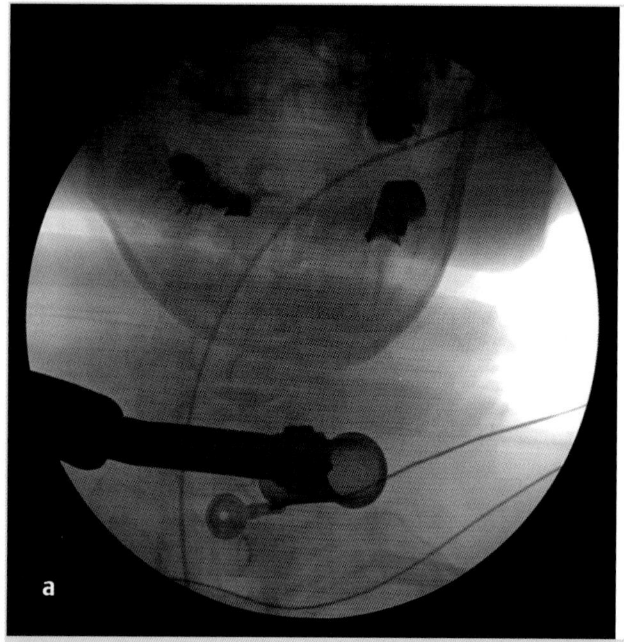

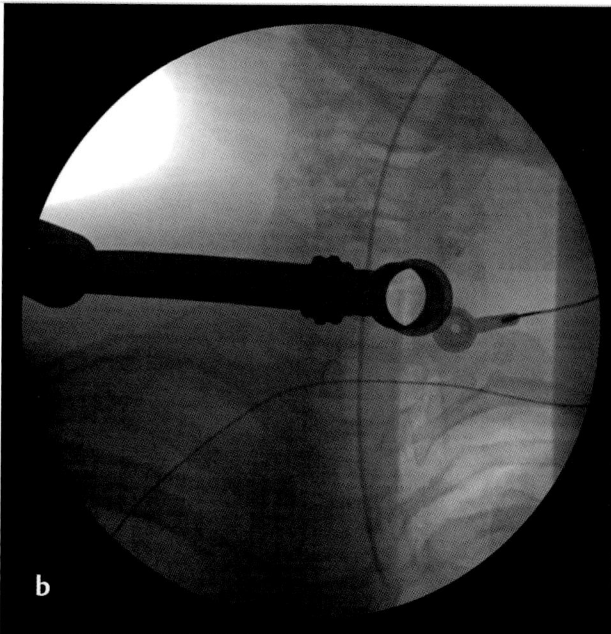

图 8.40 微创通道的位置。a. 真正前后（AP）位图像显示会聚在 C6 椎板上。b. 透视轨迹沿着微创通道进入的斜 AP（猫头鹰眼视角）位图像。此图显示微创通道紧靠 C6 椎板面

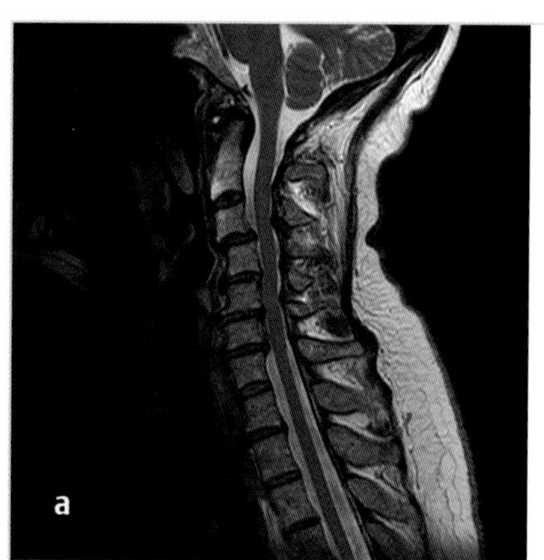

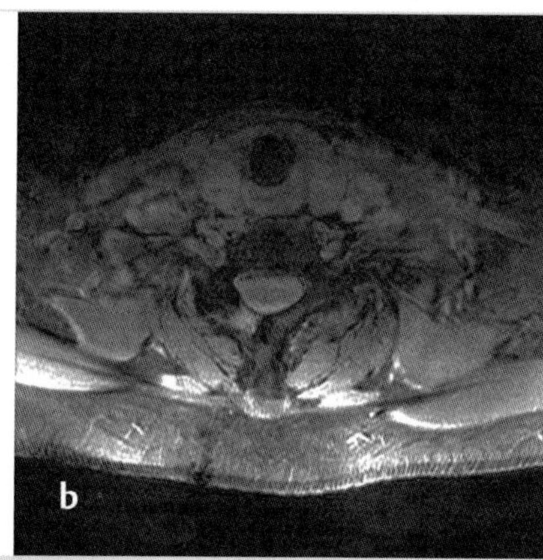

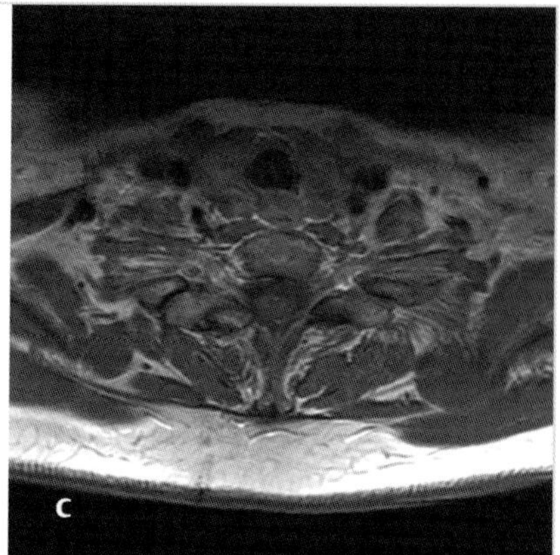

图 8.41 硬膜外转移病变在微创颈椎椎板切除术后 3 个月的磁共振成像（MRI）。a. 矢状位 T2 加权 MRI 显示出血性转移病变完全清除。b. 轴位 T2 加权 MRI 显示 C6 椎板上的半椎板切除。c. 钆轴位 T1 加权 MRI 显示没有异常增强

这时，我开始从侧方暴露椎板，并向通道中心延伸。和往常一样，我的目标是把椎板磨至虾壳样厚度。当使用椎板咬骨钳将脊髓上剩余的椎板取出时，血肿立即变得明显（视频 8.1）。操作视频进一步展示的是工作通道的范围。当我切除了视野范围内整个椎板和硬膜外血肿后，很明显，更多的血肿留在了通道暴露区域的外面。通过更换最大号扩张器，并将通道向头侧成角，暴露更多的椎板，磨钻处理暴露并完成减压（图 8.41）。血肿内发现的异常组织被送到病理实验室，并被证实为转移性乳腺癌。

术后情况

手术后，患者颈部疼痛立即得到完全缓解。步态不稳的问题得到了解决，在手术当天已经能够正常行走。右上臂的麻木和刺痛 2 周后逐渐消退，不伴神经根性疼痛。进一步检查，没有发现其他地方的转移灶。病灶病理确诊后，患者于术后 7 天开始放射治疗。在术后 4 年的随访中，她无任何症状。

8.11　总结

虽然不常见，但局灶性颈椎狭窄伴脊髓背侧受压是通过微创技术使患者受益的合适病例。3个病例说明了通过微创的工作通道，保留了中线结构和后张力带，解决颈脊髓的压迫病变。对于这些病例，传统的中线椎板切除术将花费更长的时间、破坏后张力带，并需要对复杂的颈后肌进行大量破坏和离断。尽管目前没有临床研究表明微创技术可以避免颈椎后凸，但传统手术中破坏后张力带后，特别是在颈胸交界处的后张力带，导致进行性后凸的潜在风险是很难忽视的。微创颈椎后路椎板切除术为这些罕见的解剖情况提供了一个优雅的解决方案。平均来说，我1年要做2~3次这样的手术，所以数量并不大。事实上，颈椎后路椎板切除术是我做过的最不常见的微创手术。但是对于有局灶性颈脊髓背侧压迫的患者来说，无论是短期还是长期都是有好处的。

上一章和本章重点介绍颈椎微创技术在颈椎后路手术中的应用。第9章，颈椎前路椎间盘切除、置换及融合术，在这里可能一开始看起来不合适，但在阅读它后，我希望读者理解，它存在于本初级读物是合理的。毕竟，颈椎前路椎间盘切除术是脊柱外科医生的第一个脊柱微创手术。

参考文献

[1] Tumialán LM, Lehrman JN, Mulholland CB, de Andrada Pereira B, Newcomb AGUS, Kelly BP. Dimensional characterization of the human cervical interlaminar space as a guide for safe application of minimally invasive dilators. Oper Neurosurg. 2020 Mar 6. pii: opaa013. doi: 10.1093/ons/opaa013. [Epub ahead of print].

[2] Panjabi MM, Duranceau J, Goel V, Oxland T, Takata K. Cervical human vertebrae. Quantitative three-dimensional anatomy of the middle and lower regions. Spine. 1991; 16(8):861–869.

[3] Rahmani MS, Terai H, Akhgar J, et al. Anatomical analysis of human ligamentum flavum in the cervical spine: special consideration to the attachments, coverage, and lateral extent. J Orthop Sci. 2017; 22(6):994–1000.

[4] Dahdaleh NS, Wong AP, Smith ZA, Wong RH, Lam SK, Fessler RG. Microendoscopic decompression for cervical spondylotic myelopathy. Neurosurg Focus. 2013; 35(1):E8.

第 9 章　颈椎前路椎间盘切除联合置换术或融合术

摘要

颈椎前路椎间盘切除融合或椎间盘置换术是治疗神经根型颈椎病或颈髓压迫最确切、可靠的手术方式。虽然这一手术方式不是通过微创通道进行显露的，但它仍然遵循脊柱外科的各种微创原则。椎体、钩椎关节和横突孔尺寸较固定，这使脊柱外科医生有信心在有限的解剖暴露下完成颈椎前路广泛减压。本章回顾了颈椎前路椎间盘切除 + 融合或椎间盘置换术的解剖学基础，其重点在于明确颈椎手术所必需的暴露范围。颈椎手术特别强调中线的确定；本章节首先对患者的姿势、手术室的设置进行介绍。而后对颈椎融合及颈椎前路钢板的原则和手术技巧进行介绍。在本书中，前面 8 个章节介绍的微创原则将贯穿于颈椎手术的理论及技巧当中。

关键词：颈椎前路，关节融合术，置换术，颈椎钢板，减压术，椎间盘切除术，椎间孔成形术，骨赘，神经根病

对称传达了一种难以言表的和谐或美学的对称比例，反映出一种美或完美。

Euclid

9.1　前言

尽管我的同事、Fellow（进修医生）和住院医师都告诉我，颈椎手术并不是一个微创手术，那为什么我还选择在这本书中加入关于颈椎前路椎间盘切除术（ACD）的章节呢？因为我并不同意他们的观点，本书中介绍的脊柱微创手术的原则也同样适用于 ACD。颈椎前入路手术原则也是尽可能减少手术部位与手术暴露区域的比例，并可在不破坏肌肉的前提下广泛显露手术区域的解剖结构。最后，ACD 可以通过单一切口完成单节段或多节段颈椎病的治疗。因此，ACD 是第一个成功且常规的脊柱微创手术，它被誉为拯救脊柱外科的手术。因为 ACD 是一个构思良好且可重复的手术技术。如果本书缺少关于 ACD 的章节，将会留下一个明显的空白。

由于这是一本脊柱微创入门书籍，我将在本书中描述的微创原则背景下介绍本章的颈椎手术技术。与显微椎间盘切除术、椎板切除术或椎间孔入路类似，本章中也有相关的解剖学数据。例如，在进行微创腰椎融合术时，我们要知道 L4~L5 椎弓根之间的距离为 28~32mm。这种特殊的解剖测量有助于减少手术中对脊柱结构的破坏。我认为没有必要超出解剖范围进行微创通道的扩张，因为我们已经讨论过过度扩张和过度暴露对手术没有帮助。事实上，过度扩张微创通道会造成肌肉蠕动，从而妨碍视觉，并增加患者术后的不适感。

类似地，当进行侧方骨赘减压治疗神经根型颈椎病时，我们需要知道整个颈椎两侧椎动脉间的距离为 24~29mm。在减压后的颈椎椎间隙中刚好放置一个 1.27cm × 1.27cm 的棉片，说明仅完成了 12~14mm 的减压；如已确定中线位置，可安全地进行额外 8mm 椎间隙的暴露，其下方的神经元就能得到更充分的减压。此类解剖测量的知识和应用是微创手术的特点。在这本脊柱微创手术入门书中，我已经讨论了在术者内心重建解剖结构的重要意义。正是这些知识帮助我确保每次手术都能充分减压。在脊柱外科手术中，解剖尺寸最有意义，这也确保了脊柱手术的可重复性。在本章中，我回顾了颈椎椎体的大小，并利用这些数据来构建手术器械及减压技术。

颈椎前路手术的核心在于术中以双侧钩突关节缓坡为参考，确定椎体中线位置，并放置各种手术器械，包括保留颈椎运动节段的人工椎间盘，或椎间融合的颈椎椎间融合器及颈前路钢板。无论是融合术还是置换术，确认中线的原则都是一样的。在本章中，我将重点介绍颈椎手术的解剖学基础，在这一过程中，我会运用脊柱微创手术的所有原则，这些原则已成为本书中其他微创手术的基础。我希望本章内容与本书完美契合。

9.2　解剖学基础

了解颈椎椎体的三维解剖结构是掌握颈椎前路减压和器械治疗的绝对必要条件。脊柱外科医生必

须对颈椎体的尺寸（包括高度、宽度和深度）有直观的理解，才能实现对颈椎解剖结构的显露及神经的充分减压。Panjabi 和同事们对下颈椎的解剖参数进行了全面定量三维分析，他们的论文是脊柱外科医生掌握颈椎前入路手术方式的必读文章。我总结了文章的一些关键元素，但想更深入理解需要阅读 Panjabi 的原文（图 9.1 和表 9.1）。

每个颈椎椎体的高度为单节段颈椎间盘置换术或四节段颈椎前路椎间盘切除融合术（ACDF）提供了所需显露的头尾端解剖数据。这些数据也有助于规划颈椎前路钢板的长度。椎体的宽度为椎间融合器、人工椎间盘或颈椎前路钢板提供了所需的内外侧暴露的解剖数据。两侧横突孔间的距离数据为神经根型颈椎病钩椎关节骨刺的广泛减压提供必要的信息。本节简要介绍了颈椎椎体的关键尺寸，更加直观地展现颈椎。

颈椎平均椎体高度约为 11mm，其中 C6 椎体最短为 10.9mm，C7 椎体最高为 12.8mm。在进行单节

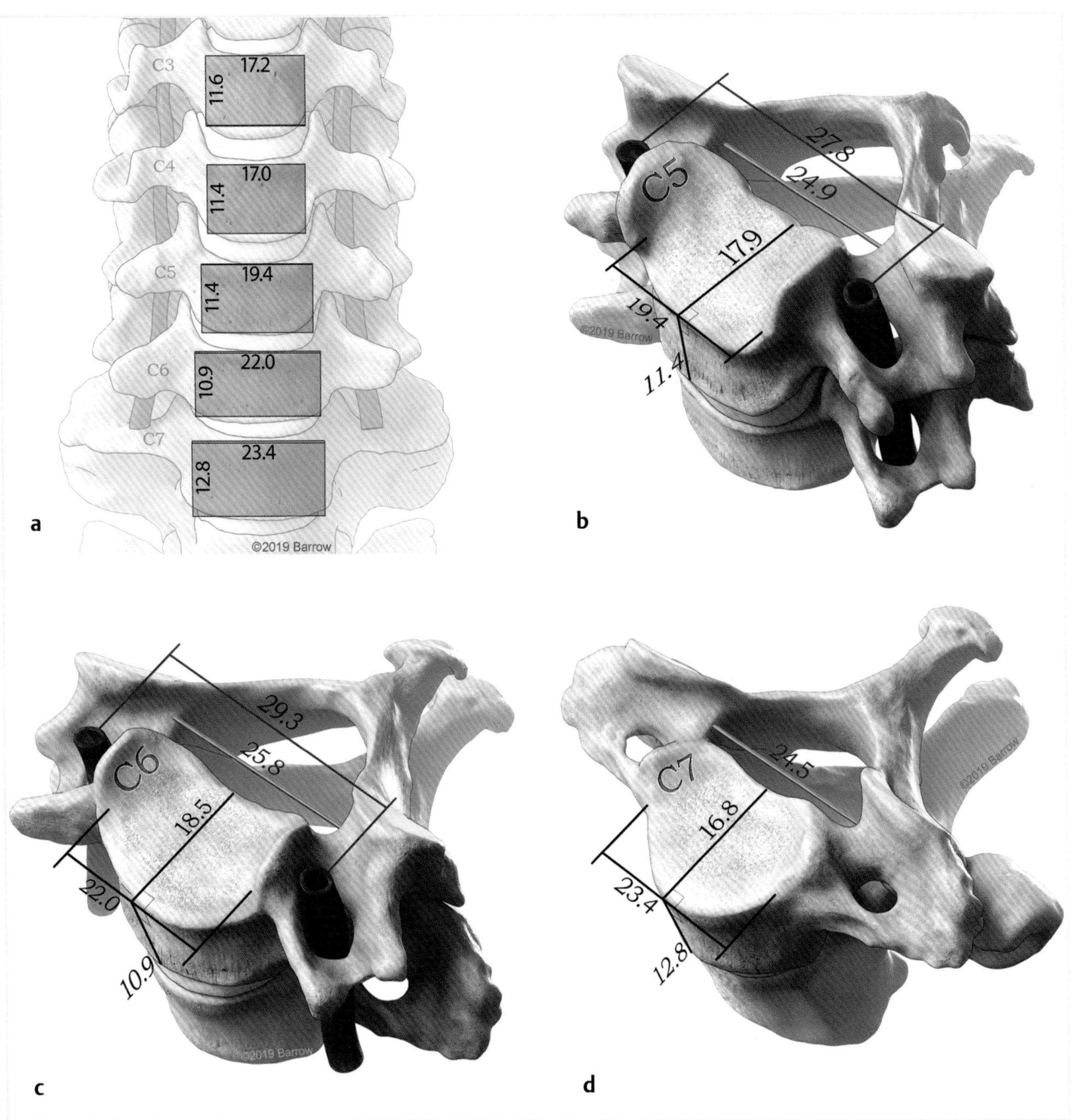

图 9.1　颈椎尺寸（mm）。颈椎前视图，C3~C7 各椎体高度和宽度数据（a）。上斜位图显示 C5（b）、C6（c）和 C7（d）椎体的深度尺寸；双侧钩突关节间的距离、椎管宽度及椎动脉之间的距离，由 Panjabi 等报道

段 ACDF 时，了解椎体高度有助于避免不必要的节段暴露。对邻近节段椎间盘的破坏可能会在术后几年或几十年后导致邻近节段退变。在多数情况下，颈椎前路手术中头、尾端暴露仅需达到椎间隙上下方 5mm 即可。椎体前方宽度平均约为 20mm，是颈前路充分减压所需的内 – 外侧显露的最小尺寸。椎管宽度为两侧椎弓根间的距离，接近两侧横突孔。两侧椎弓根间的平均距离为 25mm，可以直观地了解椎动脉的位置。最后，颈椎椎体的深度（所有节段平均为 16.7mm，范围为 15.6~18.5mm）为椎间植骨、人工椎间盘或颈椎前路钢板螺钉固定提供深度信息。

在这一章节中，我特别强调椎间盘切除时完全暴露钩突的重要性。轻度倾斜的钩椎关节是颈椎前路的北极星。以德国解剖学家 Herbert von Luschka 命名的钩椎关节，也被称为 Luschka 关节。无论是椎间活动度保留技术还是椎间融合技术，术中充分暴露这一结构可帮助脊柱外科医生定位颈椎中线。识别和标记颈椎中线是充分减压、人工椎间盘或颈前钢板中线放置的必要条件（图 9.2）。

钩椎关节的斜坡是减压的外侧边界，其外侧是椎动脉（图 9.3）。对椎动脉位置的确定可使医生有信心在椎动脉孔内对神经根进行充分减压。正如前面提到的，基于解剖测量数据对解剖结构进行深度重建是微创外科的一个特点，Panjabi 和同事对尸体

表 9.1 Panjabi 等报告的颈椎测量平均值

测量（mm）	C2	C3	C4	C5	C6	C7	平均
椎体高度	—	11.6	11.4	11.4	10.9	12.8	11.6
前方椎体宽度	17.5	17.2	17.0	19.4	22.0	23.4	19.4
椎体深度	15.6	15.6	15.9	17.9	18.5	16.8	16.7
椎管宽度	24.5	22.9	24.7	24.9	25.8	24.5	24.5

注：这些平均测量值是基于 12 具新鲜尸体标本（8 男 4 女），平均年龄为 46.3 岁，平均体重为 67.8kg，平均身高为 167.8cm。颈椎椎体尺寸的平均值可方便医生在手术时建立对颈椎的直观感觉。这些值的变化较小（标准误差范围：0.25~1.15mm）

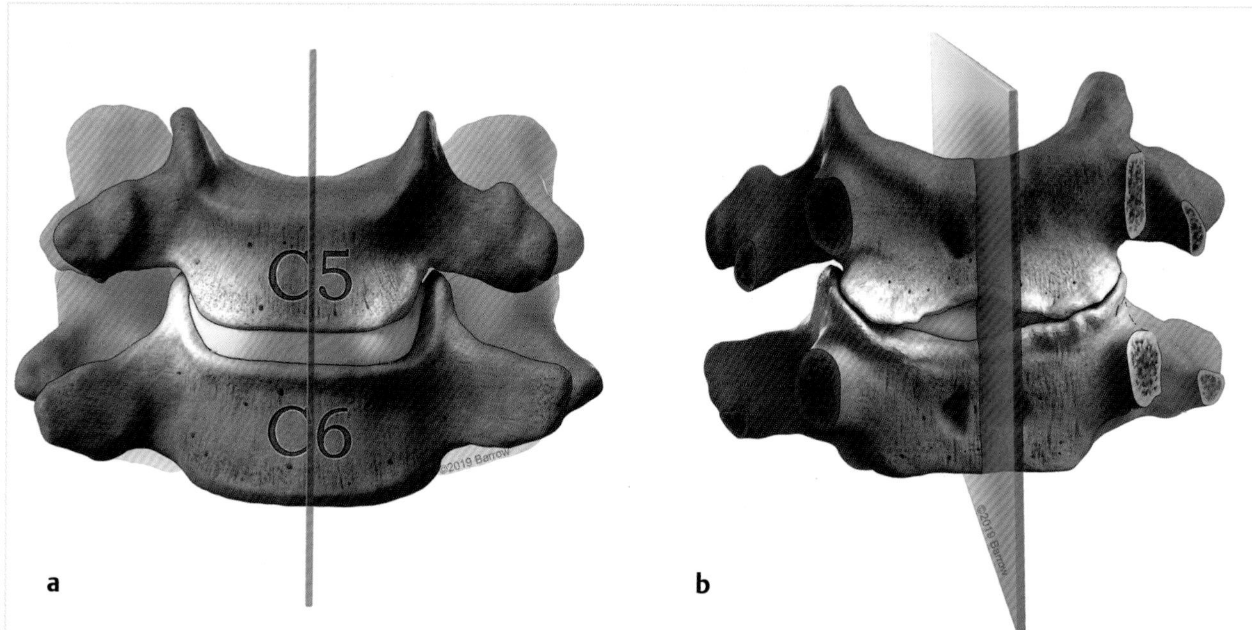

图 9.2 钩椎关节或 Luschka 关节是颈椎前路椎间盘切除术的北极星。a. C5~C6 的前视图显示：如何在钩椎关节完全暴露的情况下识别中线。钩椎关节的上斜面提供了平衡对称标记点，能够帮助脊柱外科医生识别和标记中线。b. 颈椎后视图显示：脊柱外科医生在确定中线后，通过去除骨刺对椎间孔进行减压。钩突关节可指导减压及椎间融合器或人工椎间盘的置入

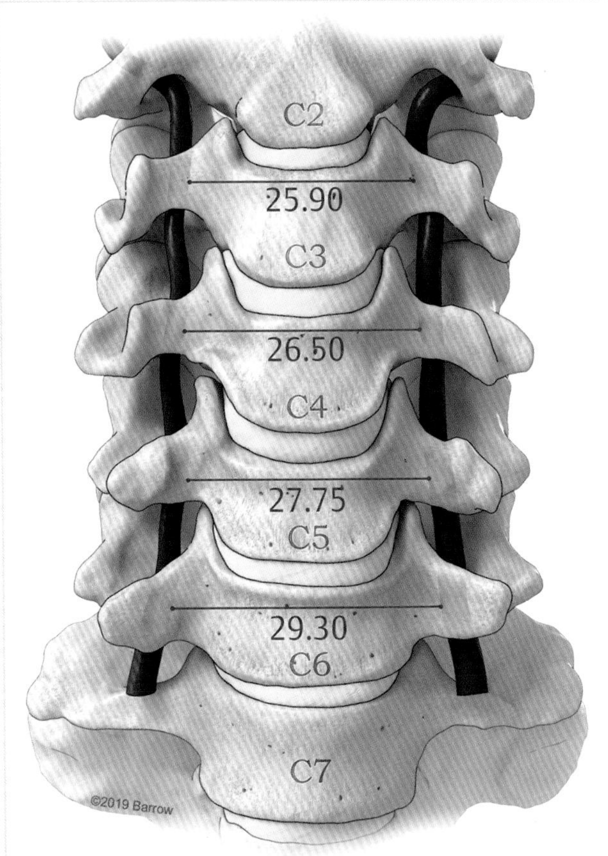

图 9.3　C3~C6 前路椎动脉间距示意图（单位：mm）。对钩椎关节斜度变化趋势、钩椎关节间距、椎动脉间距和椎间盘间隙感官的认识，为颈椎前路椎间盘切除术奠定了解剖学基础。了解 C3~C7 的椎体尺寸确保了一致的、可重复的减压以及椎间融合器、人工椎间盘或颈椎前路钢板的放置

进行解剖分析已经为椎管宽度提供了重要的参考。Vaccaro 和同事利用计算机断层扫描（CT）分析证实了 Panjabi 及其同事报告的测量结果，他们同时还测量了椎间动脉间距。椎间动脉的距离范围在 C6 最高可达 29mm，在 C3 最低可达 25mm。正如本章技术部分所讨论的，这些测量结果，以及 Panjabi 及其同事的数据报告，为多数患者至少需行 20~22mm 的椎间隙减压提供了解剖学基础（图 9.2）。作者术前会常规在轴位 CT 上观察拟减压节段的横突孔情况，并记录任何不规则情况，包括椎间孔扩张或椎动脉弯曲。

9.3　必要的解剖单元

综合颈椎前路的全部解剖测量数据，我们得出颈椎前路手术所必需的解剖单元。不同节段颈椎手术暴露两侧的尺寸应为 20~22mm。椎体头尾侧的显露不应超过椎间隙的上方和下方 5mm，以减少邻近节段退变的风险。图 9.4 显示了进行单节段椎间融合或椎间盘置换术时所必需显露的解剖单元。从逻辑上讲，多节段颈椎所显露的解剖范围是所需减压节段的解剖单元的总和，并且在手术开始时进行充分暴露（图 9.5）。

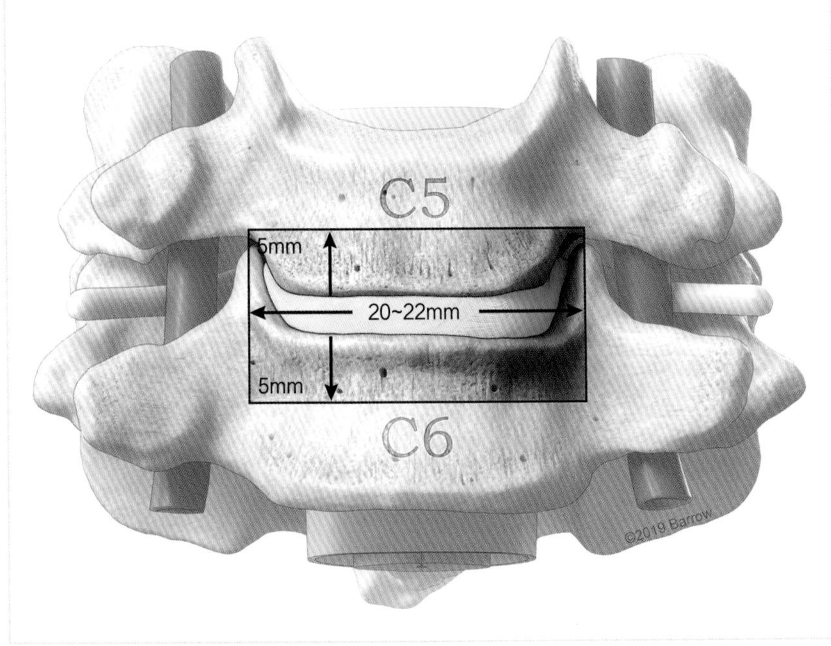

图 9.4　颈椎前路椎间盘切除术所需的解剖单元。颈椎前视图，方框中显示的是 C5~C6 单节段颈椎前路椎间盘切除术所需的解剖结构

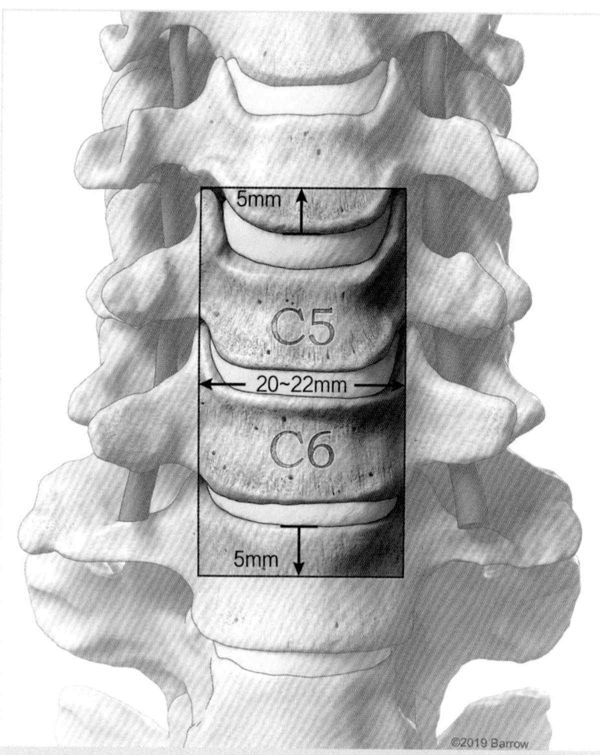

图 9.5 颈椎前路三节段（C4~C7）椎间盘切除术所需暴露的解剖结构。图 9.4 中定义的解剖单元分别在 3 个节段进行显露。暴露范围为椎间隙的上方和下方 5mm 及两侧 20~22mm

9.4 手术室设置

手术是在一个标准的手术台上进行的。反向移动手术台，使底座远离头侧，便于进行 C 臂定位。先将患者的头部置于 Caspar 固定器中，以保持颈椎处于正位，并维持头部稳定。这样有助于稳定颈椎。此外，在颈椎后部使用垫子固定以维持颈椎前凸。在我看来，患者体位对颈椎中线定位非常重要，Caspar 固定器对颈椎的稳定起到了重要的作用。我将在患者定位部分进一步讨论这一装置的优点。

需要确定颈前左侧入路还是右侧入路，以方便手术室工作人员知道显微镜和 C 臂的摆放位置。我个人偏好从颈椎症状的对侧入路。例如患者是由于左侧椎间盘突出造成左侧 C6 神经根症状，我会用右前方入路。理由是右侧入路可直接观察对侧椎间隙和椎间孔，而右侧症状则选择左侧入路。术者需要提前向手术室工作人员传达手术入路的选择，使他们能够提前布置手术室。当然，无论从哪侧进入均可以实现完全减压。然而，我发现从症状对侧进入可以更好地观察对侧侧隐窝。C 臂应在患者消毒

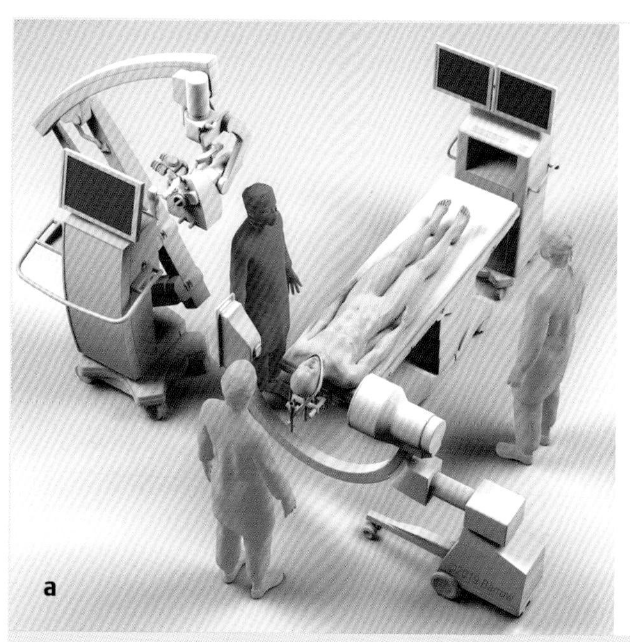

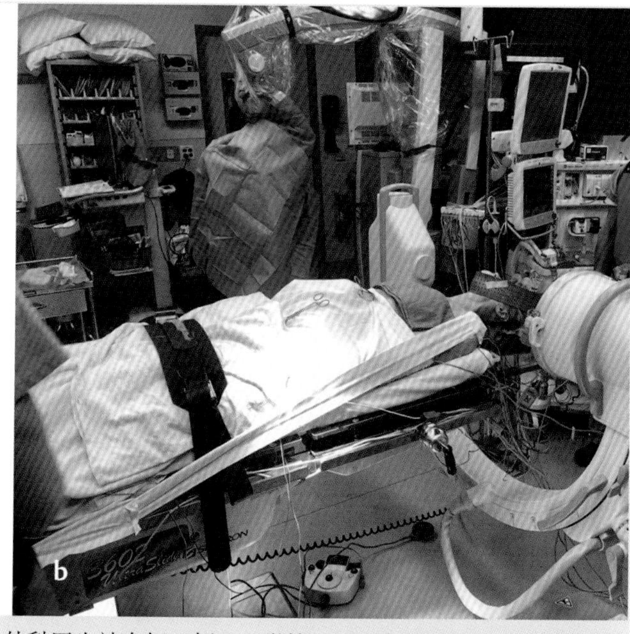

图 9.6 颈椎前入路的手术室布置。a. 左前入路布置示意图：外科医生站在切口侧，显微镜已经准备好了。C 臂在显微镜的对面。b. 右前入路布置示意图：手术台的底座是倒置的，以便于 C 臂定位。患者头部用 Caspar 固定器固定，C 臂摆放于显微镜对面，使用胶布下拉患者的肩部，以充分显露手术节段。如照片所示，无论左前还是右前入路，双极踏板总放置于手术台头侧，而磨钻踏板置于手术台尾侧方向

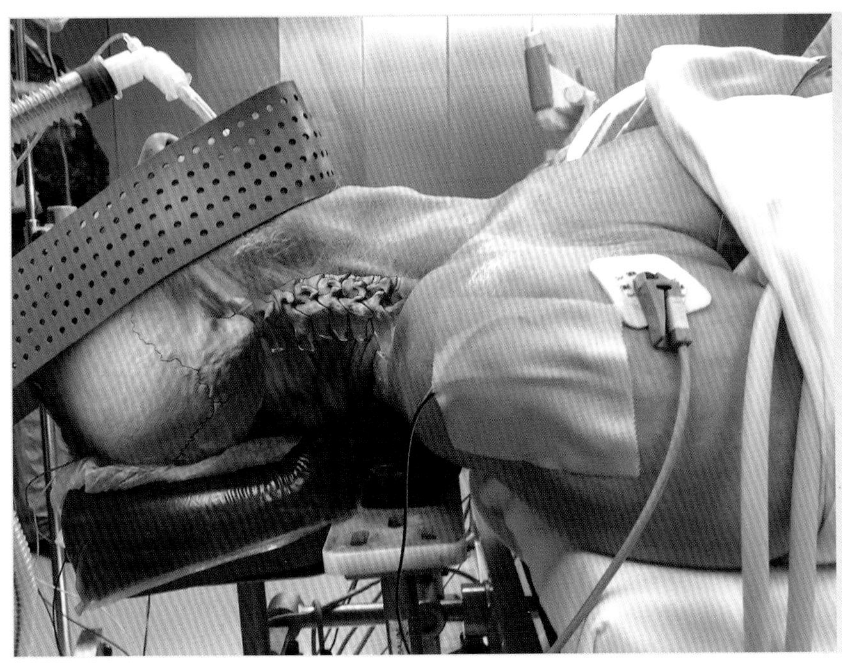

图 9.7　患者头部固定于 Caspar 固定器中。这张照片显示了一名患者在 Caspar 固定器中进行颈椎前路椎间盘切除术和融合手术。下颌带对患者下颌骨进行牵拉，维持颈椎前凸状态。在整个手术过程中，Caspar 固定器均保持垂直位置。颈后支撑物也起到维持颈椎前凸位置的作用，并在置入颈椎内固定时起到对抗作用。枕颈骨性图已经添加入照片中，更加直观地展示头部固定器及颈椎支撑物维持颈椎前凸

铺巾前置于手术区域内。与前面提到的技术类似，C 臂放置于切口对侧，显微镜放置在切口同侧。这样能够避免机器之间碰撞（图 9.6）。

9.5　患者位置

刚开始进行颈椎手术时，我在患者肩胛骨后面放一个输液袋，头部放在一个圆形的乳胶圈中，并用胶布固定肩膀，以便暴露下颈椎。问题是患者的头部没有固定。如果术中头部发生旋转，会造成颈前钢板或人工椎间盘无法放置在正中线处。因此，保持脊柱处于正中位是任何节段脊柱手术的原则。

固定头部有利于颈椎的稳定。在颈椎前路手术中，头部固定器是稳定头部和颈椎的理想选择。头套将患者的头部置于手术台的中心，下颌带固定下颌并保持中线的位置，颈肩枕维持颈部前凸的姿势。当敲击内植物（人工椎间盘或融合器）时，颈肩枕可以起到支撑作用（图 9.7）。

在肩膀处喷洒黏合剂，然后用胶布下拉肩部，移动 C 臂至合适的位置，定位并观察下颈椎段，以便于规划手术切口。

9.6　切口规划

单节段手术，我会将切口设计在椎间隙处（图 9.8）。多节段手术，我会将切口设计在中间椎体或椎间隙处。例如，在进行 C5~6 和 C6~C7 节段的 ACDF 手术时，我计划在 C6 椎体上方切开，这是手术区域的中心（图 9.9）。在进行三节段 ACDF 手术时，我将切口设计在中间椎间隙处。例如，在进行 C4~C7 节段的 ACDF 时，我计划在 C5~C6 椎间隙上

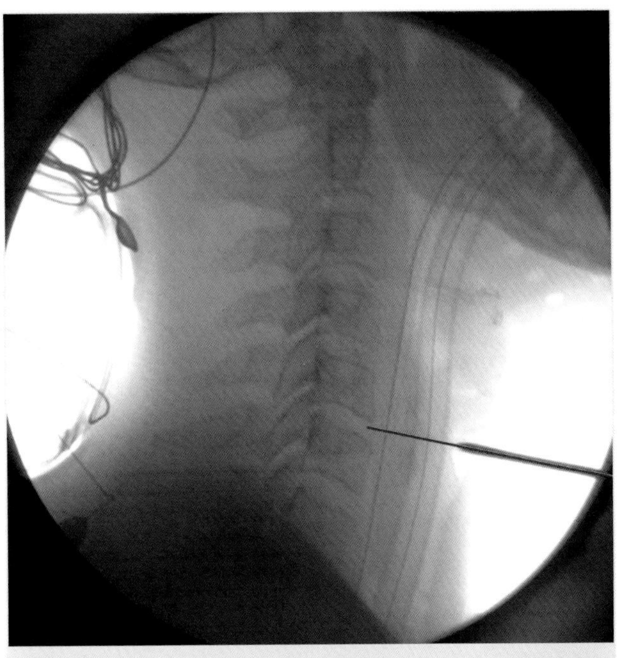

图 9.8　单节段颈椎手术切口的规划。显示：一根带塑料保护套的斯氏针准确定位 C5~C6 椎间盘，如果颈纹正好位于标记点附近，为了美观可从颈纹处做切口

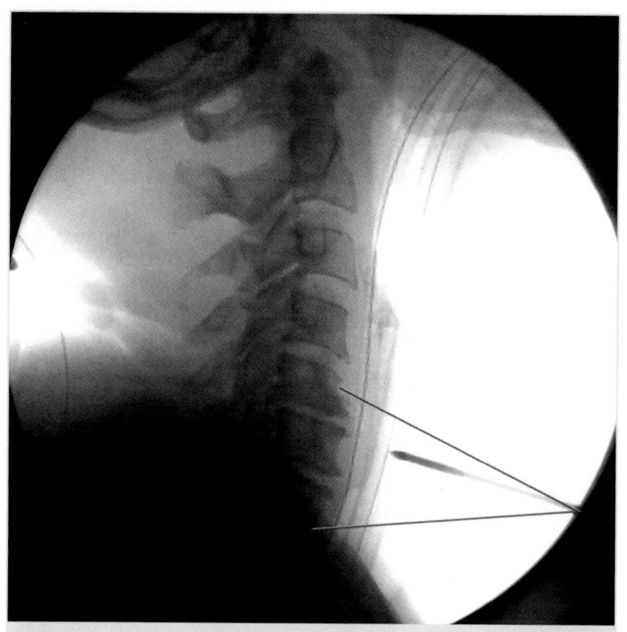

图 9.9 双节段颈椎前路椎间盘切除和融合术的术中侧位透视图。一根带塑料保护套的斯氏针指向 C6 椎体，并标记了切口。本例中定位针置于颈纹上，轻度高于 C6 椎体中点。以 C6 椎体为中心，便于暴露 C5~C6 和 C6~C7 间隙（红线）

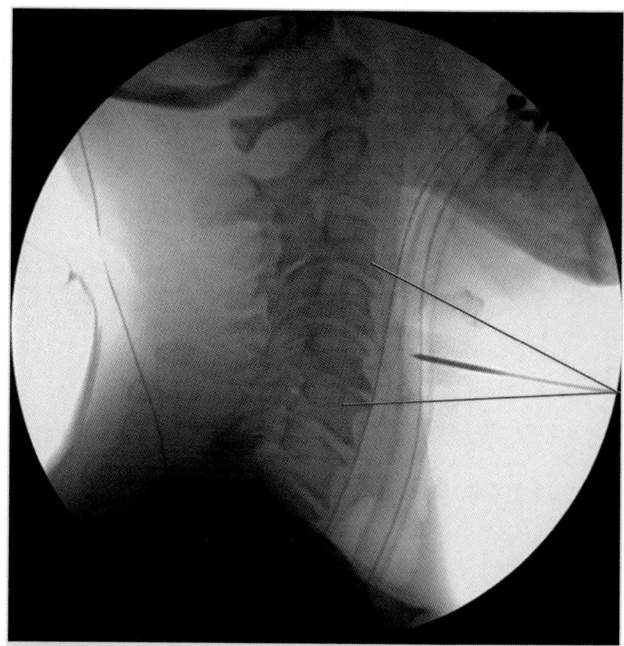

图 9.10 三节段（C3~C6）颈椎前路椎间盘切除和融合术的术中侧位透视图。斯氏针指向 C4~C5 节段，是手术暴露的中心；C3~C4 和 C5~C6（红线）与 C4~C5 间盘等距

方切开，这是手术区域的中心点（图 9.10）。

最后，对于四节段 ACDF，我使用 Riew 教授的双切口技术。例如，在进行 C3~C7 节段的 ACDF 时，我计划在 C4 椎体上方做一个小切口，可以暴露 C3~C4 和 C4~C5 间隙；在 C6 椎体上方做一个大一点的切口，可以暴露 C5~C6 和 C6~C7 间隙（图 9.11）。在第 9.8 节“手术技术”中会详细讨论双切口技术。

如前所述，我通常会在症状对侧做切口，这样能更好地观察症状侧的侧隐窝。我用一根斯氏针垂直定位于颈部胸锁乳突肌旁，用来标记切口。而后使用 C 臂透视显示斯氏针垂直方向即手术显露的通道。在手术过程中，沿着斯氏针垂直轨迹进行暴露，可以准确到达预定节段。1~2 张透视图即可让我在皮肤上确定最佳切口位置。我会立刻标记理想切口并找寻此切口附近的颈纹（图 9.12）。如果有两条颈纹，我会用位置较高的那条，因为头侧剥离比尾侧剥离困难。若没有找到颈纹，我会用最初的切口标记点。

标记切口后，我会在胸骨切迹处标记一个明显的 V 字，作为中线的参考点（图 9.13）。心电图导联可放在鼻尖上，这样隔着无菌单也能摸到。鼻尖和胸骨切迹成为中线的两个参考点，在放内植物时具有重要参考意义。在消毒铺巾时我会显露包括中线和 V 字在内的尽可能多的视觉线索，以保证术中能够确认中线位置。

9.7 颈椎前路起源

我在手术技术部分描述的颈椎前方入路被称为 Smith-Robinson 入路。关于神经根型颈椎病和脊髓型颈椎病治疗方法的发展史，值得单独写一章节。尽管超出了本书的范围，由于我对脊柱手术发展史的热爱，我要就这个话题发表一点评论。我们希望读者对这些原始论文进行深入阅读，并让所有人对颈椎手术的起源和目前我们所取得的成就有更深刻的认识。

1958 年对于颈椎前路具有重要意义，在此之前，神经根型颈椎病和脊髓型颈椎病的治疗仅限于颈后路。脊柱外科医生很早就认识到椎板切除术和椎间孔切除术的局限性，并开始探索从前路对脊髓和神经根进行减压，特别是中央型脊髓压迫。来自

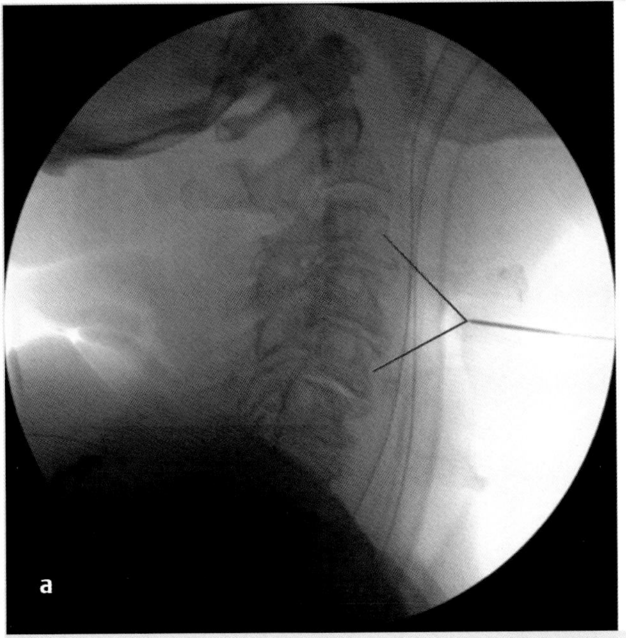

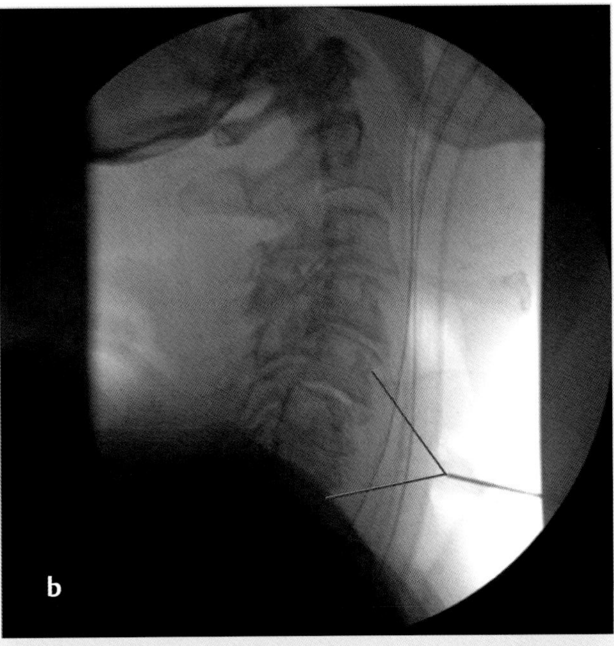

图 9.11　双切口技术用于四节段（C3~C4、C4~C5、C5~C6 和 C6~C7）颈前路椎间盘切除术和融合。a. 用于规划上两个节段 C3~C4 和 C4~C5 的侧位透视图（红线跨越 C3~C5）。斯氏针标记了 C4 椎体。b. 侧面透视图中斯氏针指向 C6 椎体。在这一水平做一个长切口，以进入 C5~C6 和 C6~C7 间隙（红线跨越 C5~C7）

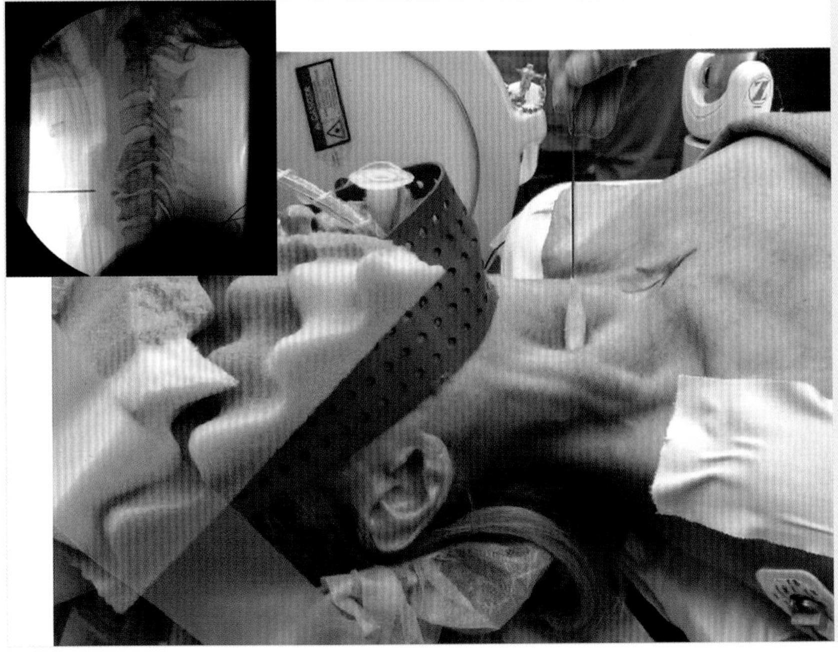

图 9.12　规划 C4~C5 和 C5~C6 前路椎间盘切除术和融合的切口。照片中显示定位的斯氏针置于胸锁乳突肌旁 C5 椎体上方。透视图显示斯氏针垂直定位，沿着这一方向进行手术暴露，会落在 C5 椎体上

夏威夷檀香山 Ralph Cloward 于 1958 年在 *Journal of Neurosurgery*（《神经外科杂志》）上发表了 *Anterior Approach for Ruptured Cervical Disks*（《颈椎间盘破裂的前路治疗》）。同年，来自马里兰州巴尔的摩 的 Ralph Cloward、George W. Smith 和 Robert A. Robinson 在 *JBJS*（《骨与关节外科杂志》）上发表了 *The Treatment of Certain Cervical-Spine Disorders by Anterior Removal of the Intervertebral Disc and Interbody Fusion*（《前路椎间盘切除和椎间融合治疗部分颈椎病》）。Cloward 技术中使用钻头对椎间盘进行减压，然后放置骨块（图 9.14），而 Smith-Robinson 技术更符合我们现在的手术过程：椎间盘切除后进行自体髂骨移植 + 椎间融合（图 9.15）。

脊柱外科医生对于使用大号钻头正对椎管行椎

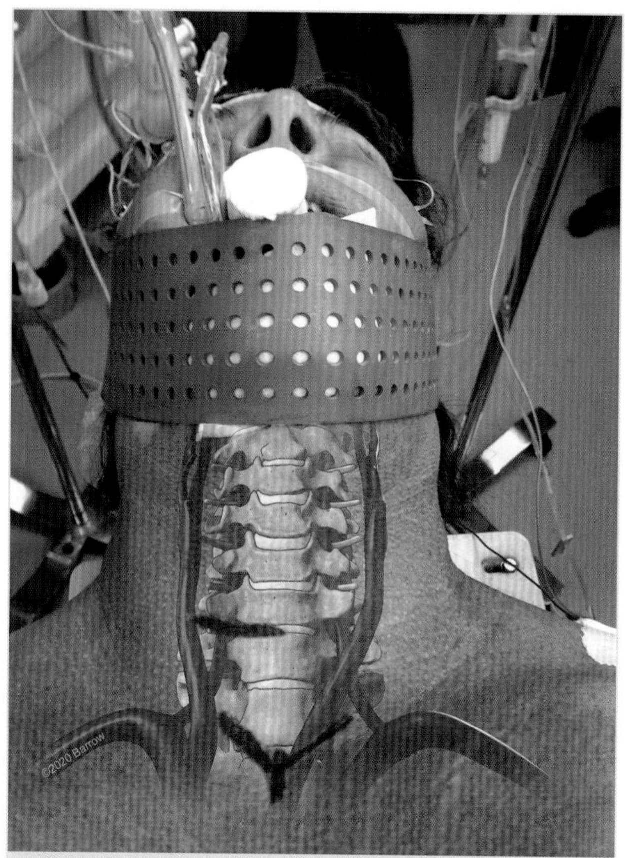

图 9.13 设计切口并标记胸骨切记。这张照片显示患者在 Caspar 固定器中进行 C6~C7 前路椎间盘切除融合术。在透视引导下标记切口，在胸骨切迹处标记一个 V 字。在照片上叠加了颈椎的插图，以显示切口与 C6~C7 椎间盘及椎动脉的位置关系

间隙钻孔减压非常担忧，因此 Cloward 技术逐渐被放弃。而 Smith-Robinson 技术简单且可重复，得到广泛的应用。因此，颈椎前路又被称为 Smith-Robinson 入路，我将在下一节介绍这种入路。无论 Cloward 技术还是 Smith-Robinson 技术都使用相同的胸锁乳突肌内侧缘无血管平面，允许对颈椎前路进行无血解剖。从显露的角度看，这两种技术是没有区别的。

9.8 手术技术

在 Jonathan Swift 的小说《格列佛游记》中，来自小人国的小矮人用数百根细绳将主人公莱缪尔·格列佛绑起来，这些绳索不过是丝线。尽管小人国的一根绳索永远无法将巨大的格列佛拉下来，但数百根细绳的组合却让巨人成为他们的俘虏。当我暴露颈椎前路时，我经常会想起 Swift 的故事。颈椎前路显露可以是痛苦的，也可以是愉悦的；这取决于我对组织的关注度。无数细绳束缚我，我需要小心翼翼地分离解剖，这样手术显露就会变得轻松和愉快。尽管一根细绳无法束缚我，但组织及筋膜之间的粘连可以让我成为它们的"俘虏"，使手术变得吃力，解剖变得不理想，从减压到固定的一切都变得非常困难——欢迎来到小人国。

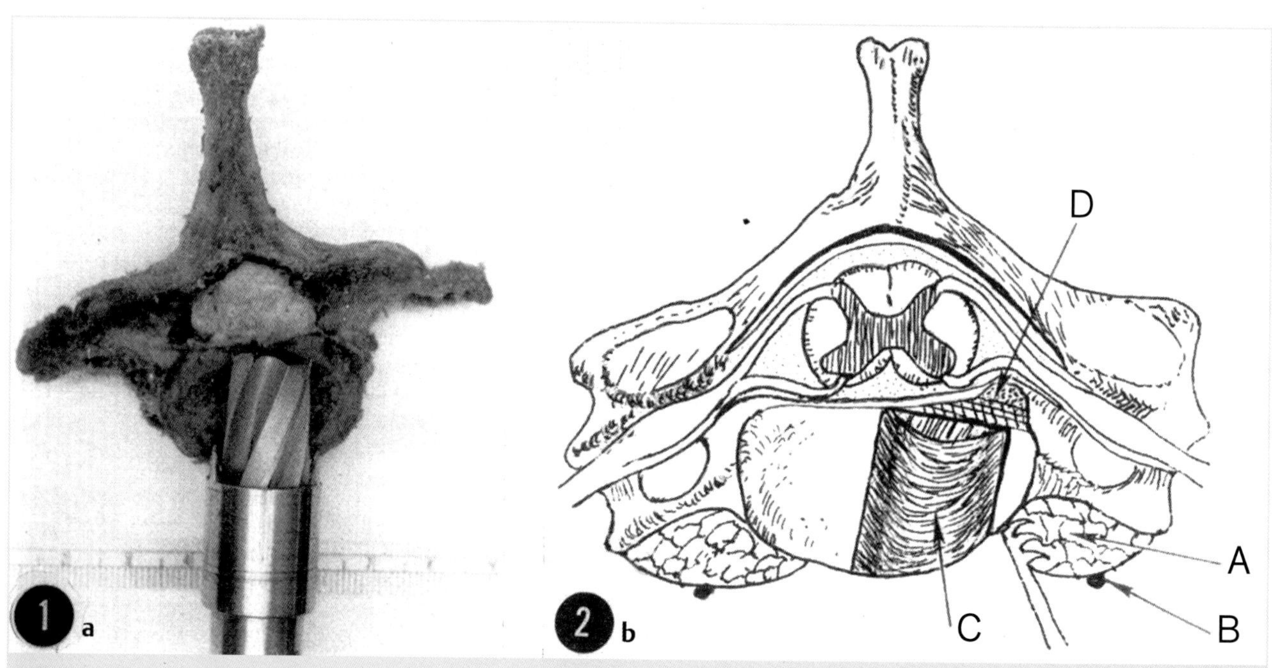

图 9.14 Cloward 里程碑意义的论文阐述了他的颈椎前路技术。a. 钻头位于椎间盘内的尸体标本照片。b. Cloward 对其手术技术的阐释（A，颈长肌；B，交感神经节；C，钻头；D，骨赘）。Cloward 用患者的髂骨或骨库中的骨块来填补椎间隙的缺损

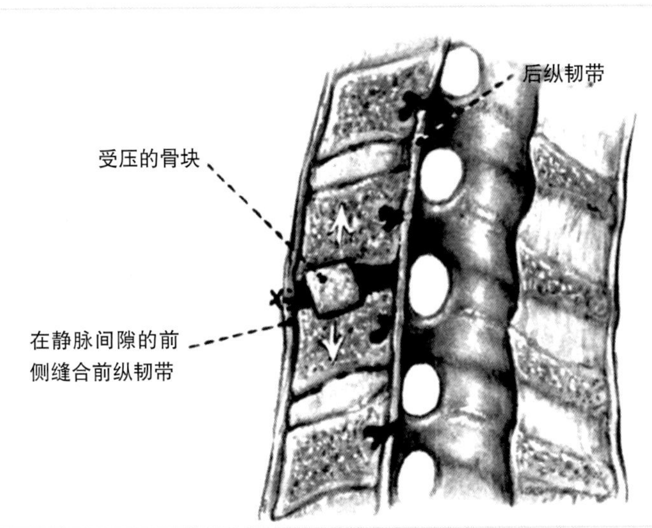

图 9.15　椎间盘切除术后的 Smith-Robinson 椎间植骨技术。图片来自 Smith 和 Robinson 里程碑意义的论文，该论文描述了椎间盘切除术、终板制备技术和患者髂前上棘自体骨移植技术。文章中没有对后纵韧带分离进行描述

颈前路显露的主要目的是暴露不同的组织层次，需要达到可将食管和气管毫不费力牵拉向内侧，并最大限度地显露颈椎前路手术解剖单元。这些组织层面识别、松解分离得越清楚，手术的解剖结构就能够得到更好的暴露。不这样做手术必需的解剖单元显露就会大打折扣。如图 9.4 所示，显露目标是头侧椎体的下 5mm 和尾侧椎体的上 5mm，两侧为 20~22mm 区域。例如，做 C5~C6 椎体 ACDF，我会暴露 C5 椎体的下半部分，大约 5mm，和 C6 椎体的上半部分（5mm）。松解颈长肌，以暴露椎体前方 20~22mm 范围。

需要先暴露颈椎前路手术所必需的全部解剖结构，再放置颈椎自动牵开器和椎间撑开器。无论单节段还是多节段颈前路手术，先完成全部解剖单元的暴露可以优化手术流程。不要过早置入椎间撑开器，会影响术者注意力并限制暴露范围。我和我的助手使用手动颈椎拉钩来完成整个颈椎前路减压前的各节段暴露。这样，当我完成最后节段的减压和椎间植骨时，就不需要再做额外的暴露。相反，在最后一个椎间融合器放置好后，我可以将颈椎钢板直接放置并固定在颈椎前方。减压前的暴露做得好，放置钢板的过程将是操作中最简单的部分。

9.9　手术暴露

单节颈前路手术，我会在颈纹处用 15 号刀片做一个 18mm 的横切口。如果是双节段，一般为一个 20mm 的横切口；三节段手术，一般为 25mm 的横切口；而对于四节段手术，我会做两条切口，一个小的头侧 20mm 横切口和一个尾侧 30mm 横切口。所有切口都从肌肉开始，并向胸锁乳突肌外侧延伸。

切开皮肤后，我会使用电刀的“切割”模式，完成皮下组织的切割，暴露颈阔肌。我在头侧、尾侧和内侧大量松解颈阔肌表面的软组织。我会用一个钝性皮肤牵开器将皮肤撑开，使颈阔肌保持张力，手柄置于对侧。接着我用尖镊，在切口最外侧找到颈阔肌，用组织剪沿着颈阔肌的纤维方向向头尾侧分离，直到进入颈阔肌下方的间隙中。颈阔肌与下方组织分界明显，分离较容易，将组织剪尖端朝上在颈阔肌下方进行分离，因为颈阔肌下方有许多静脉丛。保持组织剪尖端向上，小心地分离可以避免损伤这些静脉。

颈阔肌下方有一个解剖平面，我将组织剪置于颈阔肌的薄层下面，张开剪刀，沿着切口方向将颈阔肌纤维分开。我再次使用尖镊夹起颈阔肌分叉并向头侧、尾侧和内侧方向分离暴露。颈阔肌下方的筋膜粘连和筋膜带就是“小人国”的细绳，使我很难暴露颈椎前方。随着颈阔肌成功分离，我们将皮肤牵开器放在分离后的颈阔肌下方并撑开，此时胸锁乳突肌位于切口的外侧，清晰可见（图 9.16）。气管和食管位于胸锁乳突肌的内侧，而颈动脉和颈静脉位于胸锁乳突肌的正下方。

通过胸锁乳突肌腹内侧无血管平面，通过最小的剥离即可找到通向颈椎前方的通道。我用镊子轻

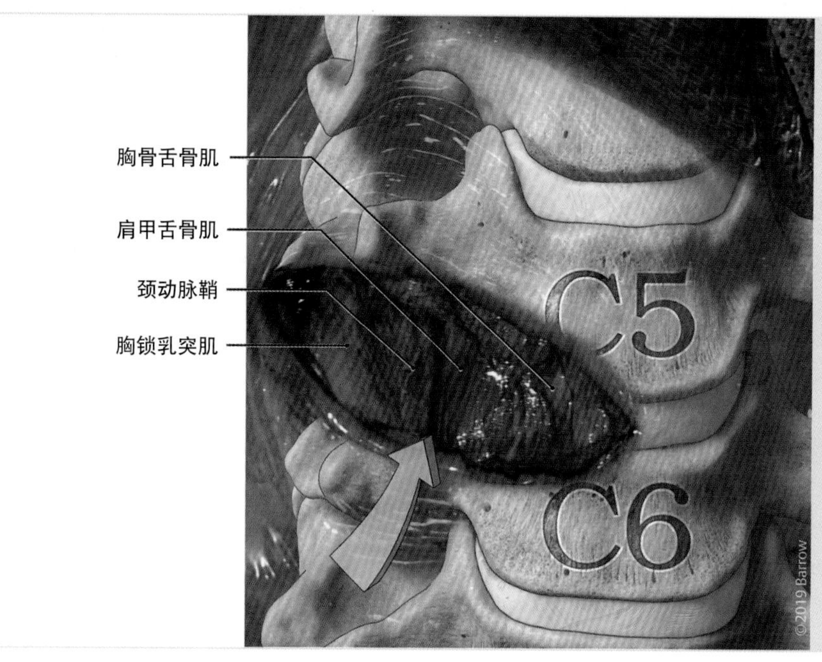

图 9.16 右侧入路颈椎椎前肌肉组织的术中照片，并有颈椎示意的叠加图。颈阔肌分离后，胸锁乳突肌是外侧突出的肌肉组织。沿着胸锁乳突肌和颈动脉鞘内侧的无血管间隙（箭头）分离解剖直接通向颈前筋膜

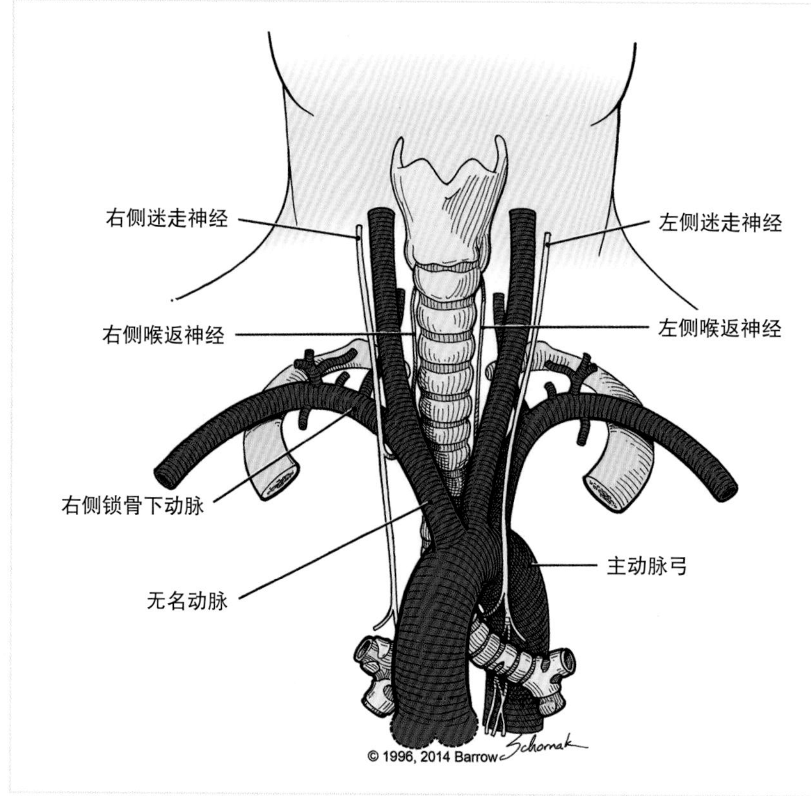

图 9.17 颈椎前路血管和神经结构示意图。左侧喉返神经袢位于主动脉弓下方，而右侧的神经袢位于锁骨下。据推测，较短、较斜的路径使右侧喉返神经更容易发生牵拉损伤

轻地向外侧牵拉胸锁乳突肌显露内侧筋膜束。再用组织剪分离筋膜束，以扩大无血管区。用剪刀的刀片在胸锁乳突肌外侧和胸锁舌骨肌之间的平面、胸锁甲状肌和肩胛舌骨肌内侧之间进行分离，即可直接到达颈前筋膜。通常用示指来确认解剖平面，波动的颈动脉位于示指外侧，气管软骨环位于示指内侧，这与 Smith 和 Robinson 在 1958 年发表的里程碑意义的论文中所描述的方法完全相同。

9.10 喉返神经

右侧切口有时会看到喉返神经（图 9.17）。

此时需要努力对其进行保护，当使用自动牵开器时，神经无张力。如果看不到喉返神经，我也不会去找它。关于喉返神经损伤的发生率、原因和预防的文献很多。有几项研究表明左侧入路可降低喉返神经损伤的发生率。然而也有文献反对这一观点。Apfelbaum 及其同事们建议，无论采用哪一侧入路，牵开器牵开后，将气管内球囊放气后再充气至小于 20mmHg，是一种值得推广的方法。

9.11 暴露必要解剖单元

完成前面的分离步骤后，我将牵开器置入解剖平面，在颈前筋膜上方将食管和气管拉开，并使用“花生米”钝性分离颈前筋膜。Smith 和 Robinson 在文献中是这样描述的：“前纵韧带甚至可以通过颈前筋膜发光，它清楚地标志着椎体的中线。”这句话不管放在今天还是 1958 年都是正确的，每当我开始确定中线时，我总是想起这句话。

我的助手向内牵拉食管和气管，我则使用两枚“花生米”向头尾侧钝性分离前方椎体。我的目标是钝性剥离颈前筋膜，并在颈椎椎体和椎间隙上看到闪闪发光的前纵韧带。在钝性分离之前，我会检查颈前筋膜上的横行静脉丛。虽然这些静脉很小，但在分离时会造成出血，使得术者非常难受。为了避免这些静脉撕裂，我认为应该先对这些静脉电凝，再将其锐性切断，最后才用“花生米”进行钝性分离。

因为我已经按照术前斯氏针透视的路径垂直显露手术视野，所以我会准确地暴露预期的节段。现在我不需要用针头定位，只需将一枚“花生米”置于椎间隙上方并用 C 臂进行透视确定位置即可。我早就放弃了使用针头穿刺椎间盘的定位方法，因为可能穿刺到其他节段。有文献表明，刺穿正常椎间盘会造成退变级联反应，远期导致邻近椎间盘退变（ASD）。因此，我没用针头定位，而是把一枚“花生米”置于椎间盘上，移开颈椎牵开器（因为它不透 X 线），并调整手术台及 C 臂高度完成侧位透视。侧位透视图证实我在正确的水平位置（图 9.18）。即使我定位非病变节段，因为没有刺穿纤维环，也不会造成任何不良后果；颈前筋膜没有破坏，也没有使用电凝或电切。我仅通过松解胸锁乳突肌内侧的筋膜束达到病变椎间盘水平。只有在确认了病变椎间盘后，我才用电凝或电切在椎间隙的上方和下方的椎体上各做一个标记，并完成暴露。

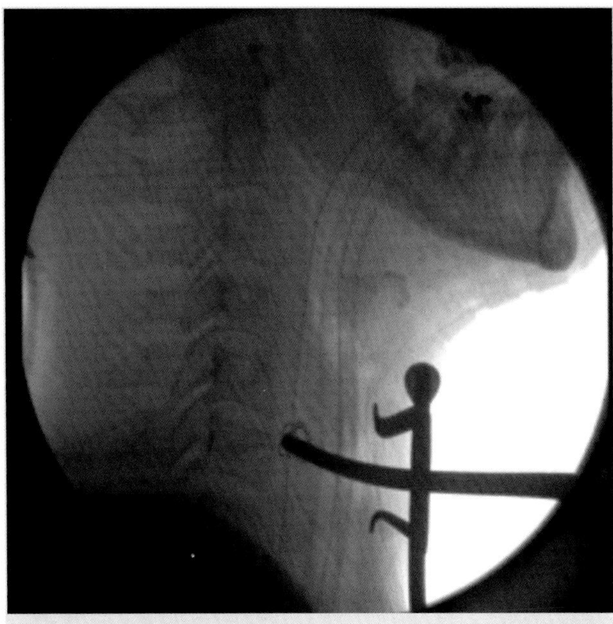

图 9.18 颈椎间盘置换术 C5~C6 节段的确认。侧位透视片显示 C5~C6 水平。将“花生米”而不是斯氏针，放置于椎体前方来确认手术节段

确认椎间盘后，我重新使用颈椎牵开器，并确认钝性分离颈前筋膜到达椎体。颈长肌在椎间盘两侧非常明显的位置，为我确定中线提供了初步参考依据。我用颈椎牵开器牵开颈长肌上面的软组织而不牵开颈长肌，主要是为了防止肌肉的扭曲，造成定位偏差。助手在我的对侧也是这样牵开的，此时可以看到两条颈长肌纵行分布于术野两侧（图 9.19）。两条肌肉柱中点与颈椎椎体中线几乎重合，我在椎间盘上方的椎体电烧一条竖线，然后用紫色记号笔标记。我从不使用黑色墨水，因为黑色墨水标记与电烧的痕迹难以区分。然后对两侧的钩椎关节也进行紫色标记，再次确定中线的位置。

标出中线后，我用电烧分离双侧颈长肌的内侧部分，进一步显露椎体的两侧。我使用自动牵开器建立手术通道。前面介绍的微创原则也适用于这里。每个脊柱外科医生始终需要考虑的是：在整个颈椎中，椎动脉两侧的间距为 24~29mm。有解剖研究表明，两侧椎动脉距离在 C3 处最小，在 C6 处最大。因此，暴露 22mm 的椎体横向距离是非常安全的，且可以完成对病变节段的充分减压。如果在初次暴露时没

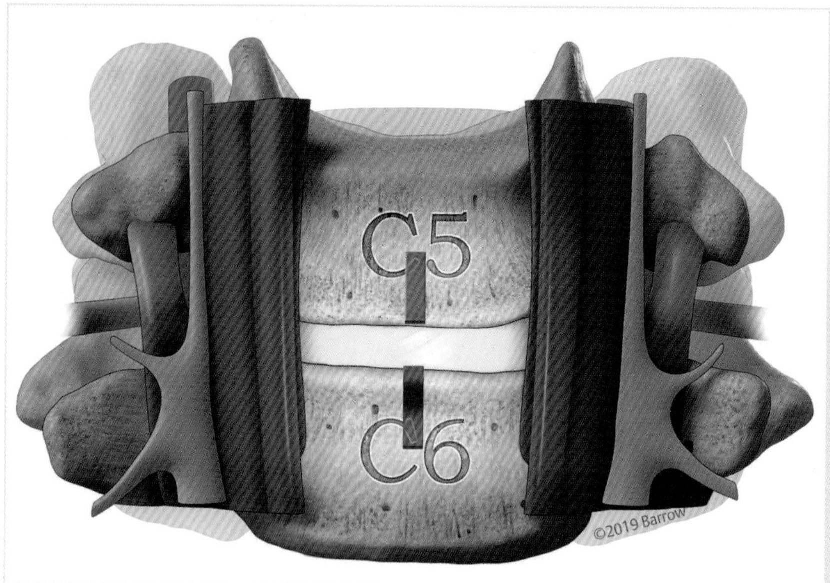

图 9.19　基于颈长肌的中线标记。如图所示：颈长肌的走行，交感神经节走行于颈长外侧，在分离推移颈长肌前需要使用电刀及紫墨水标记中线

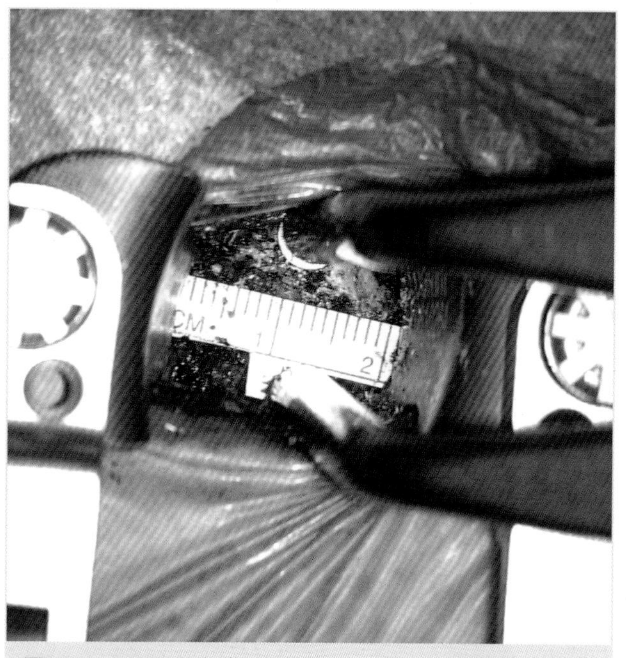

图 9.20　必要的解剖单元暴露。C4~C5 前路减压融合术所需的解剖单元的术中照片。两侧显露 22mm 的横切面，显露椎间盘上下方各 5mm。用尺子确定横径尺寸为 22mm

有完成 22mm 的椎体横向距离显露，放置自动牵开器后也不会完成。因为知道交感神经节走行于颈长肌外侧，所以，我只剥离到颈长肌内侧肌腹和椎体外侧的交界处。

我们在本书前面的章节介绍的常规应用于其他手术的一种微创器械——微创吸引牵开器，在这里也能帮助维持手术通道。使用微创吸引牵开器牵开双侧颈长肌，在使用电刀将两侧软组织从椎体上剥离后完成侧方显露的同时，还能将电烧产生的烟雾吸走。建立的通道也能够维持牵开器的叶片位置。

为了确保每次手术操作都是同样的，我让洗手护士把塑料尺剪成 22mm，这样更容易在术野中测量。一旦术野横向暴露达到 22mm，我将显露上位椎体下 5mm 和下位椎体上 5mm，并在上下方均暴露 22mm 的横向距离。达到这一尺寸后，我确信有足够的术野完成减压、椎间植骨、钢板固定或放置人工椎间盘。我将在不同节段的椎间减压过程中重复上述步骤，然后放置颈椎自动牵开器（图 9.20）。

我更喜欢先对整个手术区域进行显露，打开头灯及放大镜后，放置椎间撑开器。而后我开始切除椎间盘，并一直使用放大镜和头灯，直到椎间盘几乎完全切除，看到椎间隙后部时，才开始使用显微镜。我的手术室团队都知道，椎间撑开后几分钟，我就会让我的团队把显微镜推到合适的位置（图 9.21）。

9.12　多节段颈椎前路椎间盘切除融合术的术野显露

多节段 ACDF 时，通常我们会暴露其中一个椎间隙，然后再向上或向下剥离显露。这是我多年的习惯，直到我偶然间发现 Riew 的论文，他们使用双切口做四节段 ACDF。他们的技术关键是在皮肤上

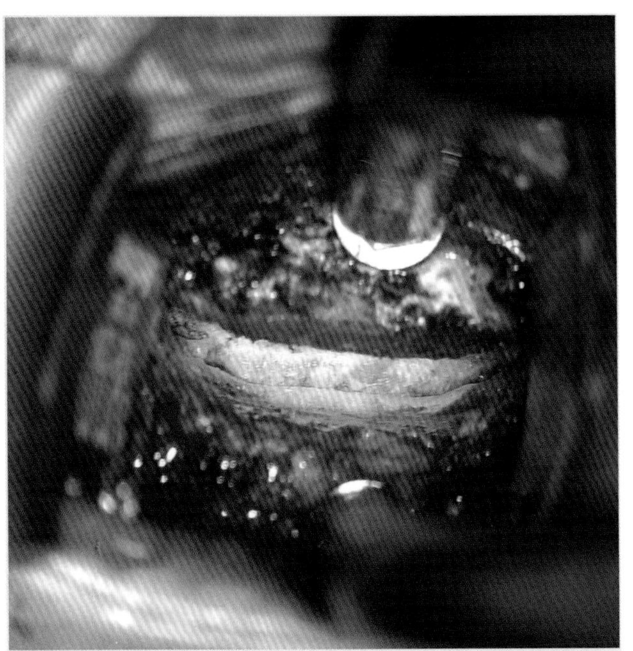

图 9.21　颈椎前路椎间盘切除的必要暴露区域。已知椎动脉间距为24~29mm，提示22mm的横向暴露的安全距离。在这张术中照片中，椎间撑开器已经就位，椎间盘切除已完成，显露出双侧钩椎关节

做双切口，并在皮肤及颈阔肌下方将上下切口连通，以此减少暴露范围以及对食管和气管的牵拉。这一概念也适用于单切口的两节段和三节段 ACDF。我没有将某一节段暴露出来，然后上下分离，而是对每个节段分别进行暴露。原理类似建立单个椎间隙的解剖通道，然后将这些通道连成一体。

暴露第一个椎间隙后，将牵开器取出，我开始从胸锁乳突肌内侧的无血管平面向下剥离，我唯一的目的是暴露上方或下方的椎间隙。一旦我到达颈前筋膜，我将再次使用“花生米”进行分离，并和邻近通道相连。我会将筋膜粘连和筋膜带剥离。此时，我完成了两个椎间隙的暴露并连接到一起，如果是进行三节段 ACDF 我会重复上述步骤。

我发现这种分节段暴露的方法比常规广泛暴露法还要快。此外，我更容易分辨是颈阔肌还是筋膜束阻碍了我。在三节段 ACDF 的手术中，将 3 个椎间隙通道连通，比传统的广泛暴露法更好，几乎没有张力。根据我的经验，试图通过自动牵开器显露会造成解剖结构不清晰，无法正确识别并分离粘连带和筋膜束。后来，无论是单节段还是多节段的颈前路手术，我都会逐个间隙进行显露，再依次连接这些通道，直到所有的操作通道都达到 22mm 宽。只要坚持这个原则，我确信，在放置自动牵开器前，无须进一步暴露即可完成手术。

9.13　自固定牵开器工作台——微创手术改良

早年在我培训的时候，我的上级主治医师试图用纱布和止血钳固定颈椎牵开器，但效果不佳。经过多年的训练，我也模仿同样的方法：使用纱布和止血钳来维持牵开器的稳定，但最终都失败了。作为一名住院医师，我发现自己需要经常调整牵开器的位置，以获得最佳的术野。自固定式颈椎牵开器将在微创手术手册中有一席之地。将颈椎自动牵开器固定在台式手臂上，这种台式手臂是我们微创通道常用的器械，解决了之前手术中颈椎牵开器固定不好带来的困扰。现在，我们可以连接颈椎自固定牵开器并固定到台式臂上，将牵开器固定在合适的位置，如果需要，允许重新调整位置，由于台式臂增加了牵开器的稳定性，可以定位理想的中线位置（图 9.22）。

我发现这种微创台式机械臂的操作非常简单，但是它还是保留了关键部件，牵拉颈长肌和软组织的叶片。牵开器叶片需要不同长度以贴合肌肉边缘并轻松地将其拉开。将牵开器固定在台面上的好处是防止其被过度打开。因为过度使用牵开器会使颈长肌从牵开器叶片下露出，遮挡术野。当我使用牵开器时，我会确保颈长肌的肌腹在牵开器叶片范围内。在打开叶片后，牵开器有向下压力，有助于维持它的位置。尽管我很小心，但有时如果卡扣扣得太紧，叶片也会与肌肉失去接触。造成颈长肌暴露在术野的侧面。有一种错误的观点就是在不取下叶片的情况下试图将肌肉塞回去，这几乎是不可能的。相反，此时我们需要花费一点时间，重新调整牵开器叶片，将颈长肌牵开，这一次我的卡扣少扣一扣，避免过度牵开叶片。

9.14　椎间撑开器

现在颈椎自动牵开器已经就位，再次抬高手术台，并进行术中透视。我在透视引导下将椎间撑

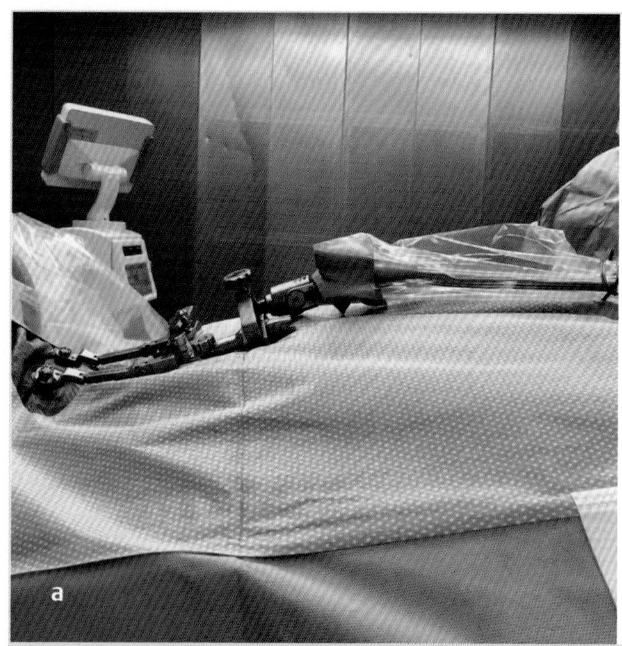

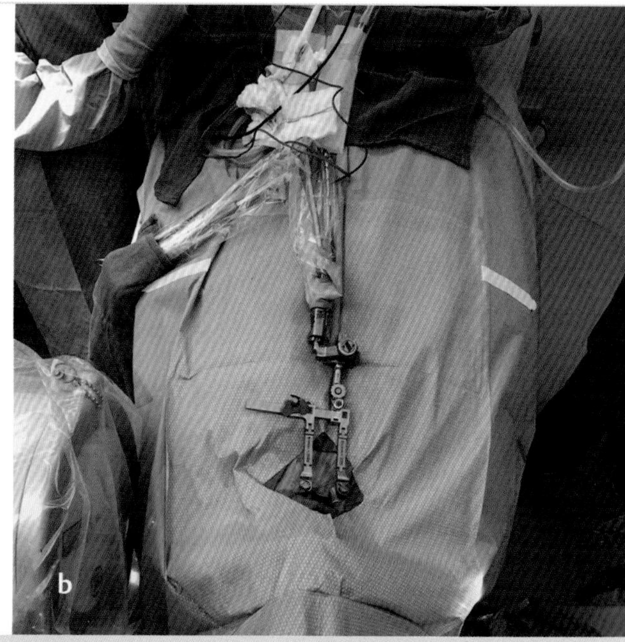

图 9.22 微创自动牵开工作臂在颈椎手术中的应用。该机械臂固定在颈椎自动牵开器上，使牵开器放置在理想的位置上。a. 从患者右侧拍摄的照片显示气动臂与颈椎牵开器相连。b. 从床头拍摄的照片显示气动臂在中线连接颈椎牵开器

开器固定钉打入椎体中。使用中线标记线作为参照，将固定钉置于中线处。在距离椎间盘空间上下5mm 的位置，将开路器或固定钉放置在距椎体中线1~2mm 的位置。透视确认最终的位置。这样我就可以达到尽可能减少对相邻节段干扰的目的。如果我使用带龙骨人工椎间盘，为了保留足够的空间进行龙骨切割，固定钉需要放置在距离椎间隙 3/4 的椎体位置。然而，非龙骨人工椎间盘是我的首选植入物，因为能够定位在椎体中部。

将固定钉插入坚硬的皮质骨中可能有点难度。我会先用锥子或较小固定螺丝为固定钉创造一个导孔。我认为，在椎体上打一个导孔比用锤子直接将固定钉敲入椎体更为合理。我担心用锤子会把能量直接传递到脊髓上，毕竟脊髓已经受到骨赘的压迫。相反，椎体上有了导孔，固定钉就会毫无阻力地钉入椎体。

固定钉有两种尺寸，12mm 和 14mm。参照 Panjabi 等人的研究，女性使用 12mm，男性使用 14mm。一旦固定钉固定到位，其在透视下的位置和形态就成为颈椎螺钉长度、椎间植入物或人工椎间盘置入深度的参考。这些内容将在第 9.22 节“椎间植入物”以及第 9.23 节“椎间植入物尺寸”中进行更详细的讨论。

可以使用 1~2 张术中透视片为椎间撑开器固定螺钉在椎体上打入的位置及方向进行准确引导。首先，我要确保立柱与椎体后缘完全垂直。其次，立柱与相邻节段之间保持安全距离（图 9.23）。由于椎间隙上下方一致距离已被证实小于 5mm，我尝试将固定立柱放置在椎体中点附近。对于有龙骨的人工椎间盘，立柱需要放置在龙骨切口安全的距离以外。图 9.24 显示固定钉及立柱需要固定在椎体中部偏上，以让出人工椎间盘龙骨的位置。

多数情况下，患者的颈椎存在局灶性后凸（图 9.25）。处理颈椎后凸最有效的方法是确保立柱完全垂直于椎体后壁，当撑开立柱时就能纠正颈椎的局灶性后凸，从而获得颈椎前凸形态，便于椎间融合。再次强调，颈椎融合时，尽量保持与邻近节段的距离，以减少邻近节段退变的风险。前面已经提到，与相邻椎间隙的最小距离为 5mm，这个值在第 9.25 节“颈椎钢板”中会再次提到。

使用 1 号和 3 号剥离子防止软组织在椎间撑开器滑入立柱过程中卡在其中。有时，颈椎局部后凸非常明显，两根立柱交角非常大，想要放置椎间撑开器，必须将立柱掰成平行线。遇到这种情况，我

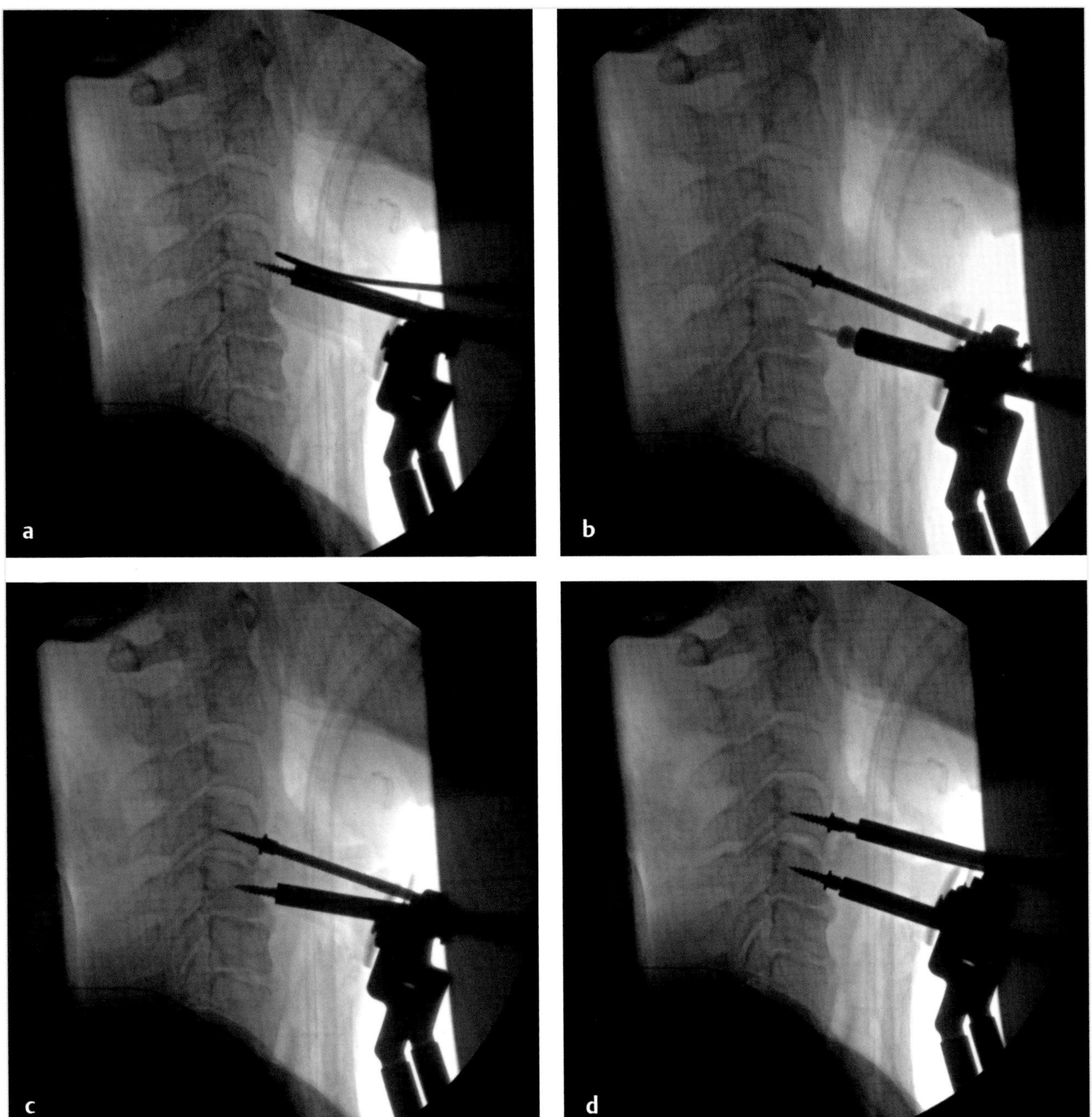

图 9.23 C4~C5、C5~C6 和 C6~C7 颈椎前路椎间盘切除融合术中椎间撑开器固定钉的放置。a. 侧位透视图显示撑开器固定钉打入 C4 椎体。透视图像引导固定钉方向与 C4 椎体后壁垂直。b. 侧位透视图像显示使用开路器在 C5 上开一个导孔。c. 随后放置撑开器固定钉，开路椎也可以完成。一般固定钉会固定在椎体中间，以免造成邻近节段的损伤。请注意此时的固定钉尾侧相互靠拢。d. 牵开椎间隙以恢复节段性前凸。注意，此时固定钉通过撑开力相互平行

会在两根立柱中间放置一个颈椎自动拉钩，通过撑开使两枚立柱平行。此时椎间撑开器就可以滑入立柱；使用剥离子阻挡软组织卡入。有时只需将颈椎牵开器松开一到两扣，卸掉部分张力，以方便椎间撑开器滑入立柱中。我会给撑开器加一到两扣，纠正后凸，使椎间隙张开并开始切除椎间盘。手术显微镜进入手术区，C 臂机放置在床头（图 9.26）。

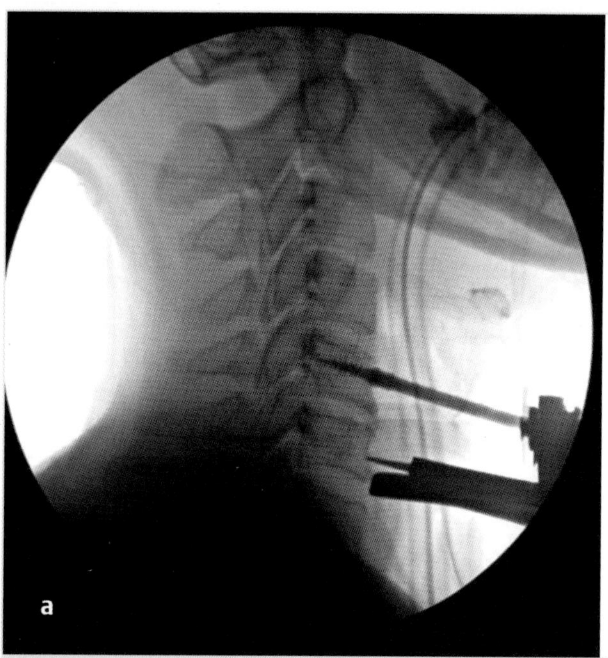

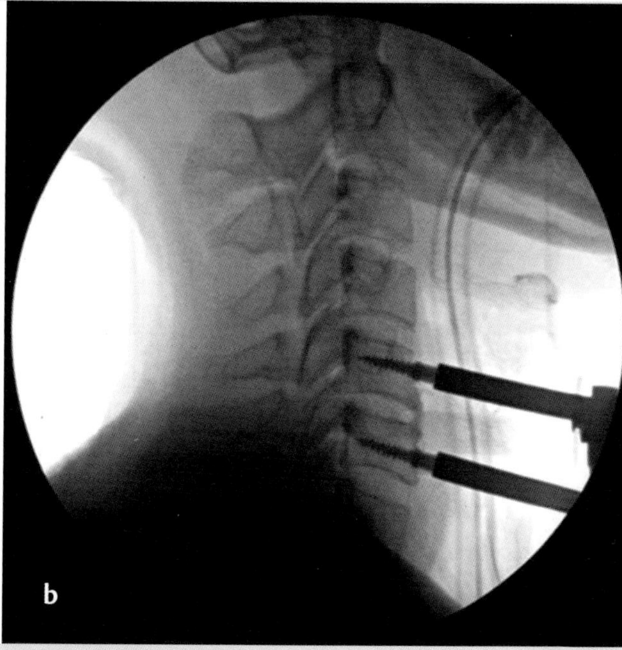

图 9.24 带龙骨人工椎间盘的椎间撑开器立柱的放置。a. 立柱放置在椎体的 3/4 标记处。图中展示了使用开路椎在椎体上打孔。b. 在这张侧位透视图中，立柱距椎间盘的距离是椎体的 3/4，预留龙骨切割的安全距离

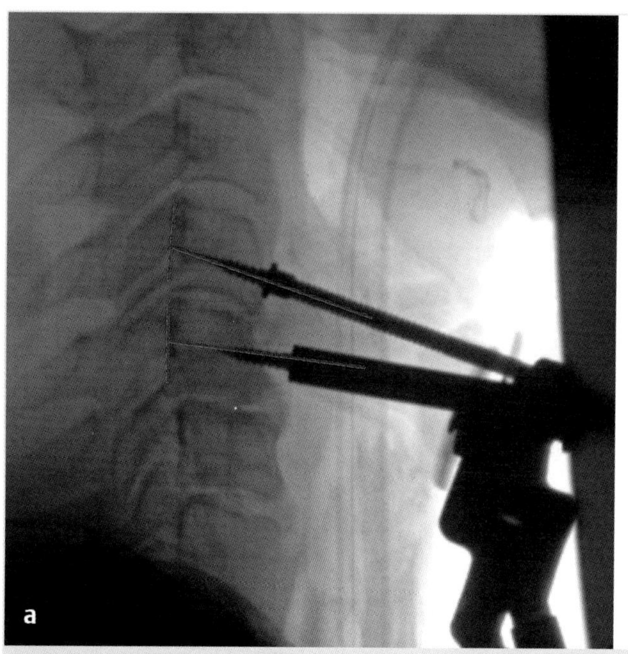

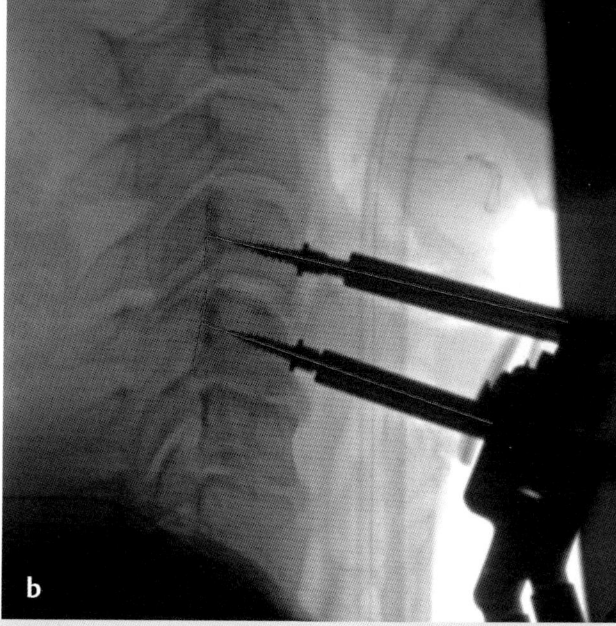

图 9.25 垂直椎体后壁放置立柱，矫正节段性后凸。a. 图 9.24 所示患者的侧位透视放大图。立柱尾部交汇（红线），这表明颈椎存在节段性后凸。b. 侧位透视图显示立柱撑开后，恢复了椎间盘高度和节段性前凸，立柱仍然垂直于椎体后壁（红线）

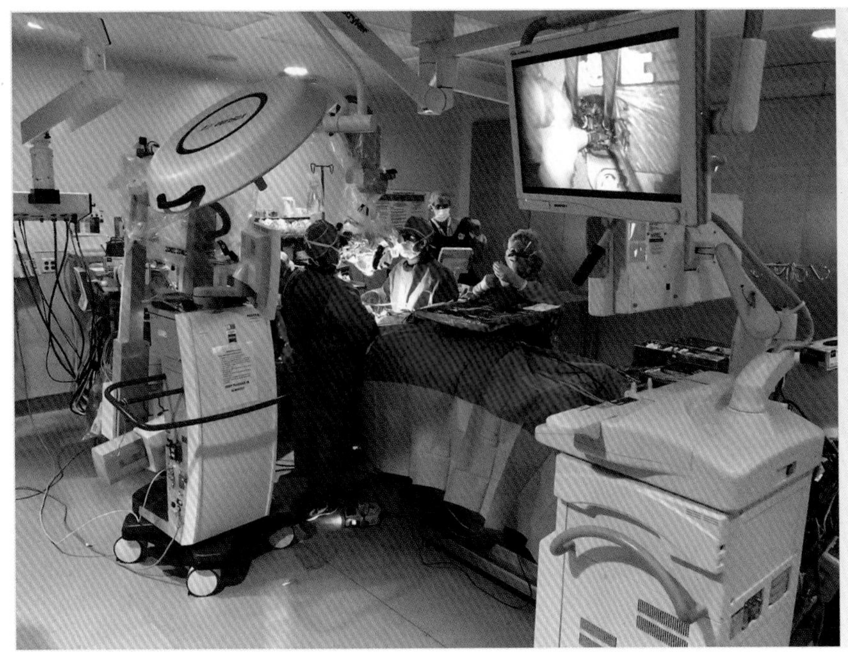

图 9.26　手术室布局。外科医生在显微镜下工作时，可将 C 臂机置于床头，这样在减压完成后，能够立即进行透视，对椎间植骨、人工椎间盘或颈椎钢板的位置进行确认

9.15　椎间盘切除融合术：两种方法治疗两种颈椎退变

对于软性椎间盘突出的年轻患者和晚期颈椎病老年患者及骨赘导致神经根型颈椎病和脊髓型颈椎病患者，我的思考及处理方式完全不同。在颈椎前路手术中，不同的病理改变需要不同的技术。

图 9.27 中是 2 例颈椎病患者的颈椎 MRI，需要根据颈椎病的严重程度，采用不同的技术策略。图 9.27a 是一名 41 岁患者的颈椎 MRI，C5~C6 处有软性椎间盘突出。她没有颈椎退变，如果不是中央型突出，首选颈椎后路椎间孔成形术 + 椎间盘切除术。图 9.27b 是一名 68 岁患者的颈椎 MRI，明显的 C5~C6、C6~C7 处椎间盘退变。颈椎退变造成椎间盘塌陷、骨赘形成和颈椎前凸消失都是导致症状的原因。由于这两名患者病变程度及病因不同，我选择的处理方式也不同。

9.16　软性椎间盘突出的椎间盘切除术

软性椎间盘突出的治疗指导原则是尽可能少地撑开椎间隙，尽量少使用钻头。确定椎间隙后，暴露必要的解剖单元，放置颈椎牵开器和椎间撑开器后，将椎间隙撑开至恢复局部颈椎前凸的位置即可，然后开始切除椎间盘。对于没有明显颈椎退变的患者，椎间撑开越少，患者术后恢复得越好。使用 11 号刀片在纤维环上做一个浅的横切口，大约 20mm。接下来，我会用髓核钳，去除椎间隙内的组织，创造一个空间来容纳其他手术器械。去除大部分椎间盘后，我开始修整上位终板，为椎间融合术创造合适的表面，清理组织后直达后纵韧带（PLL）。需要注意的是，我只有在椎间融合手术中才会削平终板，而在人工椎间盘置换术中不会。因为椎间盘置换保留了运动功能，手术方法略有不同，我会努力保持终板的凹面，以放置人工椎间盘。人工椎间盘置换术有细微的差别，因此本章专门有一节介绍这一术式。

去除终板凹面的主要优势是可以清楚地看到椎间盘后方，从而最大限度地完成减压。我会使用磨钻和椎板咬骨钳来完成这一步骤。使用 2 号椎板咬骨钳来平整上位终板前唇，用磨钻来修整终板的后部（图 9.28）。

随着椎间盘和上位椎体终板前唇的切除，下一步是制备终板。理想的椎间融合环境需要去除终板的软骨，并暴露出皮质骨。我倾向于在手术中先制备终板，再暴露神经。各种不同方向的刺刀刮匙特别适合这一操作。这些刮匙能够非常高效地刮除终板的软骨，并暴露终板的皮质骨。而且它们的刺刀

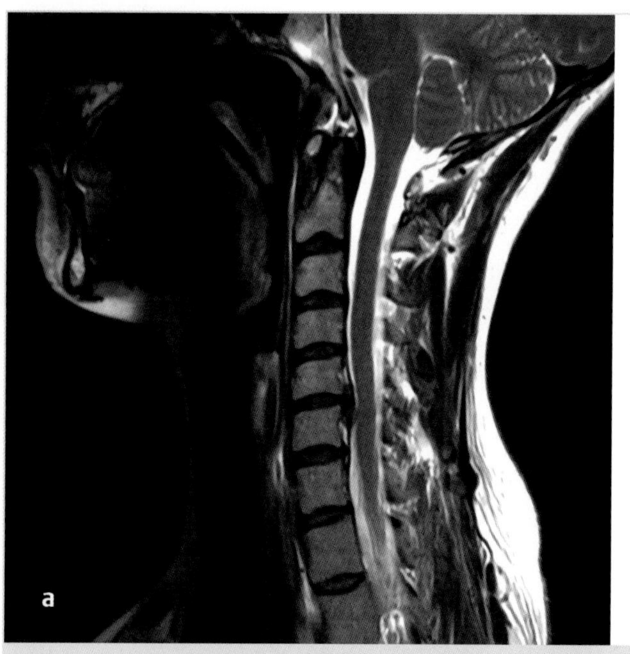

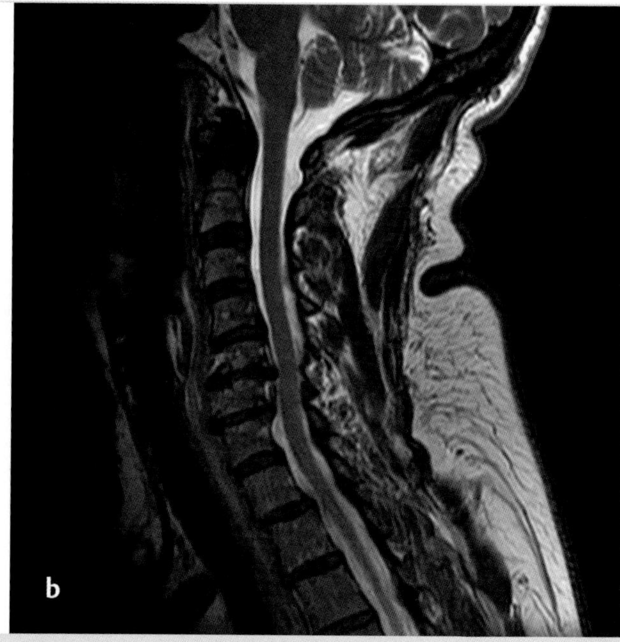

图 9.27 颈椎前路椎间盘切除术伴或不伴颈椎退变。颈椎矢状位 T2 加权 MRI 显示两种不同的颈椎情况。a. 41 岁患者矢状位 MRI 显示急性椎间盘突出，无明显颈椎退变。b. 68 岁患者矢状位 MRI 显示晚期颈椎病。这两种疾病治疗方案不同

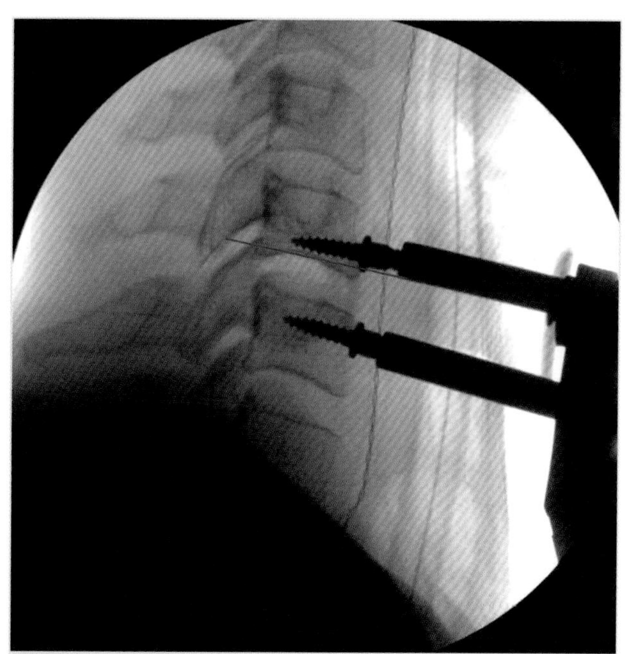

图 9.28 椎间盘置换的终板制备。侧位透视图显示上位椎体的下终板向上凸起。需要去除红线下方的骨组织，使终板变平，为椎间融合创造理想的表面

结构保证了操作过程中术野不受遮挡。操作中需要仔细体会金属刮皮质骨的声音和感觉，必须听到且感觉到，这样才能保证终板制备成功。正如前面第 4 章所提到的，金属摩擦骨头的声音是“融合之声”。整个终板必须都制备好，但我最关注的是在植入物区域的终板。用髓核钳或椎板咬骨钳将终板的软骨碎片取出。

9.17 脊髓和神经根减压

在多数情况下，颈长肌是中线的可靠标志。但有时这些垂直的肌肉并不对称，可能会影响外科医生对中线的标记。但是钩椎关节是确认中线位置的可靠标志。因此，我在显微镜下使用钩椎关节作为标志确认中线。使用刮匙充分暴露两侧的钩椎关节，刮匙可在关节外侧斜面上滑动，并去除终板软骨。充分暴露两侧的钩椎关节使中线更加明显。我们需要在同一术野中暴露双侧关节斜面。我将一把裁剪到 22mm 的直尺放入椎间隙中，以测量术野范围。双侧钩椎关节显露后，我缩小显微镜视野并将其直接放置在椎间盘水平，首先用电烧标记中线，再用记号笔标记。这些记号成为中线最可靠的标记，我以此为参考线，进行钢板固定或置入人工椎间盘（图 9.29）。

标出中线后，下一步是进行椎间隙减压。对于软性椎间盘突出，我需要暴露椎间盘后方纤维环（视频 9.1）。在没有严重颈椎退变的病例中，我很少

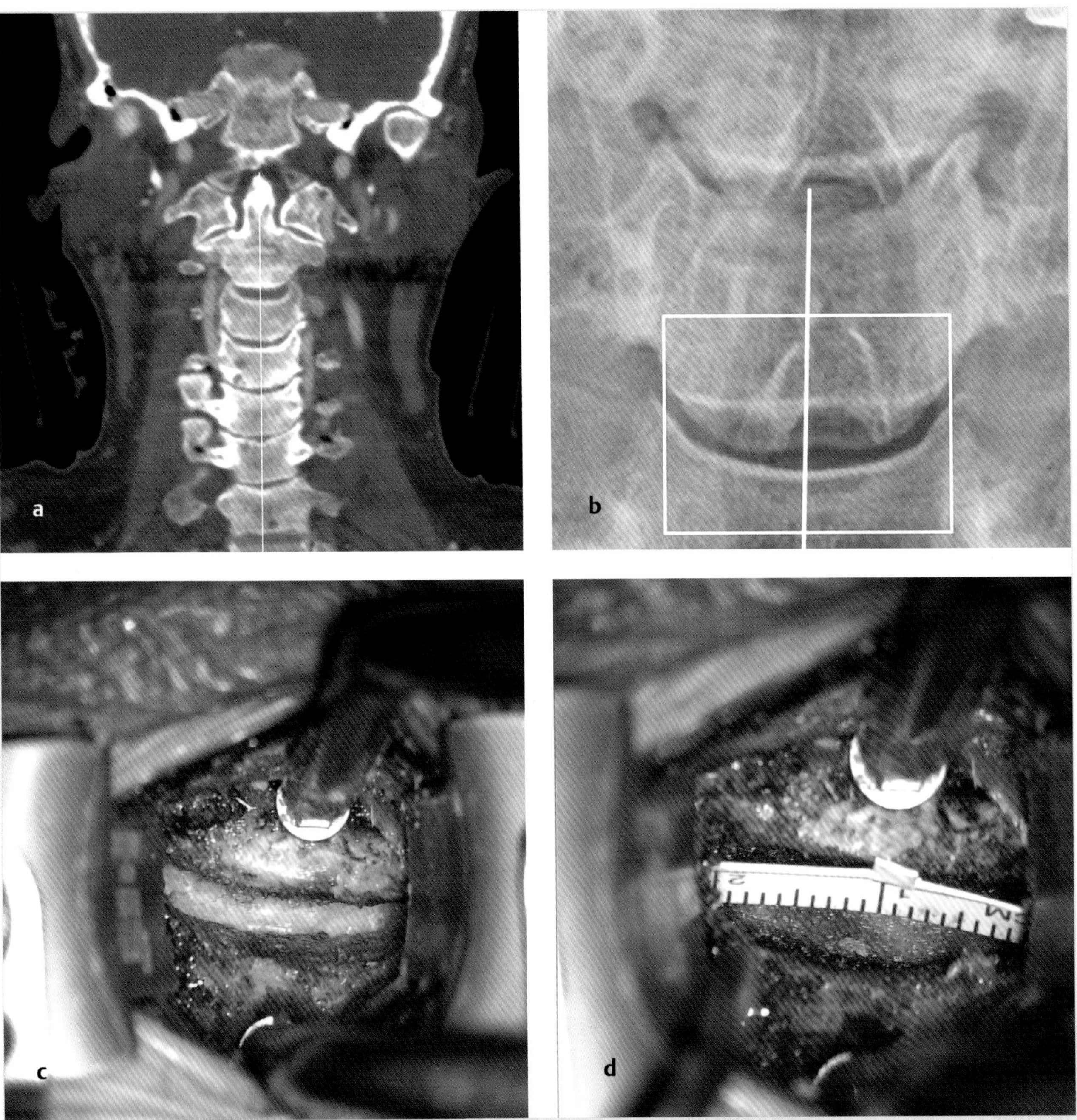

图 9.29 暴露钩椎关节，定位中线。a. 颈椎冠状位 CT。椎间隙中心与两侧钩椎关节同等距离。确认两侧钩椎关节的上升是标记中线的可靠方法。b. 颈椎平片显示单节段颈椎前路减压（ACD）所需暴露的解剖结构。上下位椎体仅需暴露 5mm。在 X 线片上可以看到，钩椎关节是确定中线的主要参考点。c. C5~C6 前路减压 + 融合术中照片。颈椎牵开器叶片与颈长肌肌腹相接触，暴露 22mm 的椎间隙。安装椎间撑开器立柱并撑开椎间隙。d. 用一把裁剪到 22mm 的尺子，测量并确认椎间隙已充分减压

看到在这一步使用磨钻的情况。一个前方带角度的颈椎微刮匙可以在纤维环后方和椎体后部之间的平面内进行操作。此时，可以用 1 号或 2 号椎板咬骨钳进入上下位椎体后方切除后方纤维环。通过这一操作，任何突出的椎间盘都可以很清楚地看到，并可以用钝头神经拉钩和髓核钳切除。仔细阅读轴位 MRI，有助于查找病变位置。现在脊柱外科医生与硬脑膜之间唯一的组织结构就是后纵韧带。

9.18 后纵韧带的分离和切除

后纵韧带（PLL）位于纤维环后部，可能是一层

薄膜，很容易分离并切除；也可能厚如皮革，需要小心地剥离。无论PLL的厚度如何，侧面都是其最为薄弱的地方，而其中心位置较厚。所以切除PLL最安全的方法是找到PLL侧方和硬脊膜之间的间隙并给予切除。我的首选工具是微型前角刮匙，我会先把显微镜放大到最高倍率，然后将刮匙放置到椎间隙的侧面并在椎体后方探查，用刮匙的尖端探查PLL的薄弱区，有时需要多次尝试才能找到PLL和硬脊膜之间的空隙，如果我在下位椎体附近没有找到，需要在上位椎体后方进行探查。用刮匙钩住PLL，就会发现蓝白色的硬脊膜，此时，我就会用刮匙上挑PLL，并使用1号或者2号椎板咬骨钳（根据空间大小决定）并开始分离。

使用1号或者2号椎板咬骨钳切除PLL时，第一口确保在硬脊膜和PLL之间的平面。我现在用2号椎板咬骨钳来完成切除。我使用了边缘切除技术，类似于“卷地毯”，而不是直接咬除PLL。我小心地在PLL下方滑动2号椎板咬骨钳，然后将它斜向插入上位椎体的下方。目的是将韧带和骨头一起咬掉（图9.30，视频9.1）。然后对下位椎体进行同样的操作。我在上下位椎体间来回交替斜行切除，一直切到钩椎关节。在整个过程中，我让椎板咬骨钳远离PLL的中间位置。我发现切除椎间盘中间部位的韧带会使完整切除PLL变得十分困难。技巧是通过切掉上、下位椎体边缘的骨组织将后纵韧带和骨赘（如果存在）切除。一旦我到达对侧钩椎关节，PLL就会像地毯一样卷起来，用椎板咬骨钳一直咬到钩椎关节边缘就可以完成韧带的切除了。此时，脊髓和神经根已经得到充分的减压，我就可以欣赏硬脊膜发出的蓝白色光泽。在显微镜下，我看到减压后的神经在半透明的硬脊膜下搏动。用2号椎板咬骨钳在同侧完成切除操作，最多需要咬2~3钳即可。

9.19 显微镜下的系统检查

我会在显微镜下系统检查解压是否充分。我在低倍镜下检查我的减压范围。切除PLL时使用高倍镜，会影响对减压范围的判断。在低倍镜下，我一次又一次地发现减压量不足，特别是同侧。我喜欢用钝头神经钩探查侧隐窝，以确保没有残留的椎间盘组织，椎间孔通畅。我还会探查上下位椎体后方以确保没有游离的椎间盘碎片。系统检查完成后，我开始确定内植物的尺寸。

9.20 退变颈椎的椎间盘和骨赘切除

椎间盘骨赘卡压颈神经根或颈髓的晚期颈椎退变的手术入路与软性椎间盘突出的手术入路是有天壤之别的。对两种不同病理变化的椎间盘进行减压时，我的心态完全不同。椎间撑开器撑开椎间隙后使用钻头进行清理是治疗颈椎退变的指导原则。虽然我对软性椎间盘突出很少使用钻头，但对晚期颈椎病和椎间盘-骨赘复合体的患者，几乎都用钻头进行减压，因为此类患者的病因是骨赘而非椎间盘。对于晚期颈椎病患者来说，想要改善症状，骨赘比椎间盘更需要去除。

骨赘形成的晚期颈椎病患者常伴有椎间隙高度下降和节段性后凸。因此，解决这种病理改变的关键是纠正颈椎局灶性后凸，并撑开椎间隙。尽管如此，我发现，常会因椎间隙撑开不足，而难以到达椎间隙的后方，而顺利进入椎间隙后方对于去除骨赘至关重要。我们在椎间盘的后部磨一个最佳工作通道，由此通道切除骨赘并对神经进行减压。最后，在椎间隙的后方形成一个喇叭口状的空间，以确保减压充分（图9.31）。

举例来说，图9.31是一名神经根型颈椎病患者的侧位片。在X线片上，C5~C6和C6~C7节段明显有椎间盘塌陷和节段性后凸。

显露手术节段后，将椎间撑开器立柱垂直椎体后壁固定在上、下位椎体上。通过椎间撑开矫正局部后凸畸形及恢复椎间盘高度，受颈椎退变严重程度的限制。此外，单靠椎间撑开是无法切除椎体后方骨赘的。只有分别切除上、下终板各几毫米，才能在椎间隙的后部形成工作通道（图9.32）。我将椎间撑开器打开，尽可能恢复椎间盘的高度。我将椎间盘的残余部分切除并通过双侧钩椎关节确定中线。由于椎间减压需要磨椎体，因此确定中线以保持与椎动脉的安全距离至关重要。

我用钻头在上位椎体下方和下位椎体上方各去除几毫米。椎间隙撑开后，我们可经过这些平行通道进入椎间隙的后部，并处理突出椎管的骨赘。

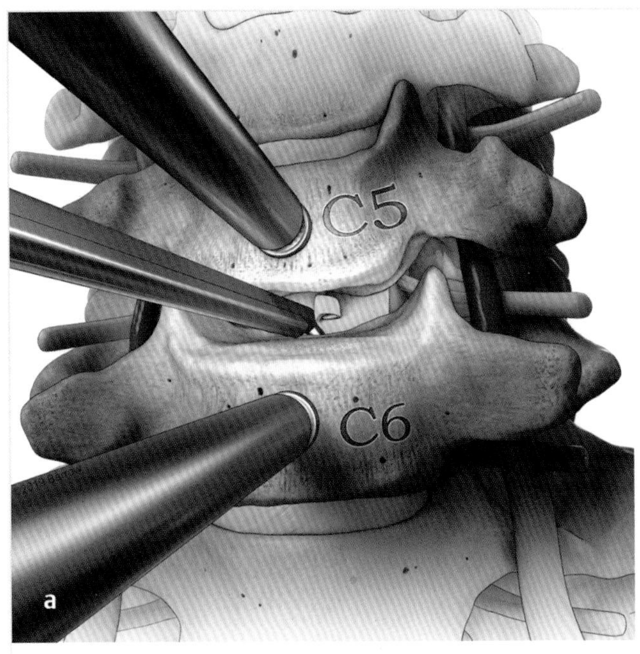

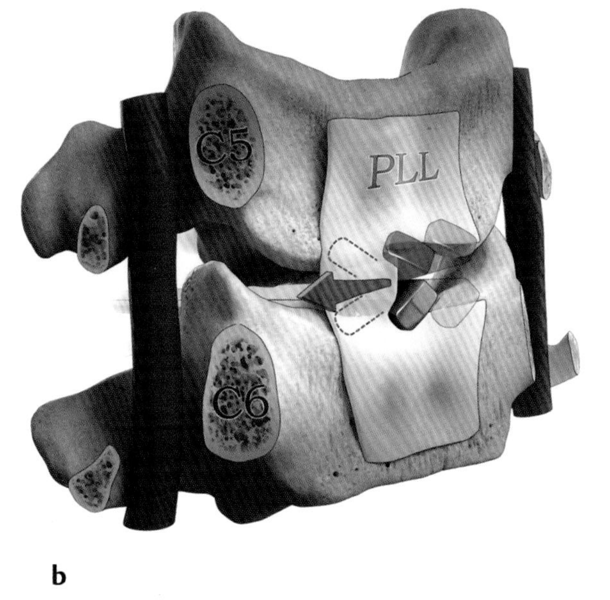

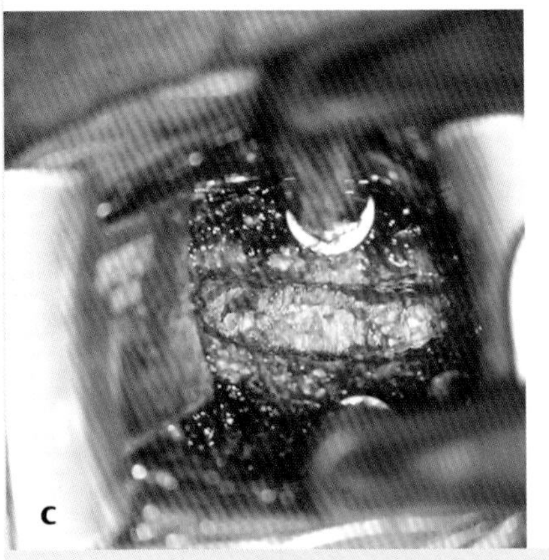

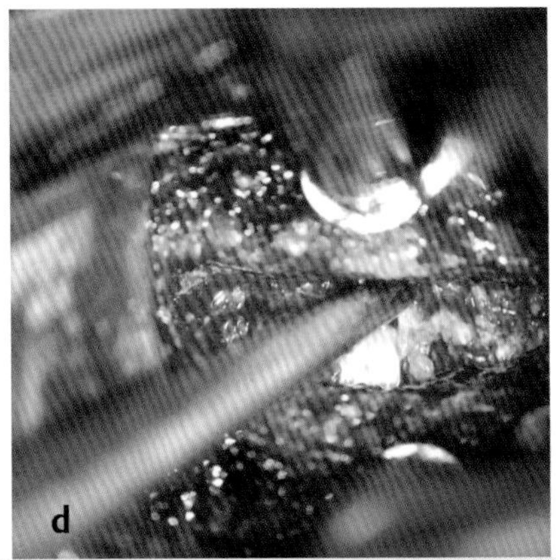

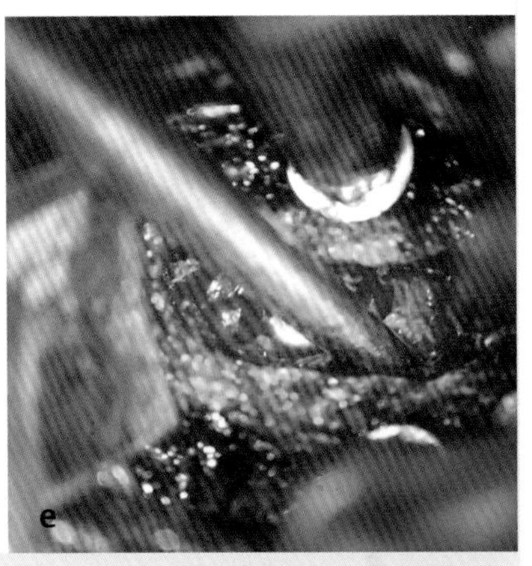

图 9.30 C5~C6 切除后纵韧带（PLL）。a. 颈椎椎体前视图，展示椎板咬骨钳在椎间隙水平交替进行头尾侧交替切除 PLL 基本原则示意图。b. 颈椎椎体后视图，椎体后侧部分被切除，展示椎板咬骨钳在管内的活动轨迹。c. PLL 暴露的术中照片。d. 2 号椎板咬骨钳头侧切除 PLL 和骨赘时术中照片。e. 2 号椎板咬骨钳尾侧切除 PLL 和骨赘时术中照片

9.21 微创手术使用磨钻附件去除后缘骨赘

在这一点上，有必要在脊柱微创外科手册单独拿出一页来写磨钻内容。正如本书前面所讨论的那样，微创磨钻前端附件有一个平缓的曲线，允许在固定范围内或微创通道内实现最佳可视化。在进行 ACD 手术时，磨钻的工作通道等同于微创通道。因此，轻度弯曲的磨钻前方附件结构允许在不遮挡视线的情况下对椎间盘后部进行磨削。具体来说，在椎间隙后方操作时，没有手的阻碍，可以很容易地看到磨钻的尖端，手始终处于稳定并符合人体工程学的位置。我在所有颈椎前路手术中都采用了微创磨钻附件，这代表了磨钻在脊柱手术中的快速发展。

一旦磨平椎间隙后方椎体上下缘后，就可以使用更倾斜的角度来磨削最后几毫米，这样就可以磨出一个工作通道，用来切除骨赘。这一通道类似一个喇叭形（图 9.33）。以这种方式磨削椎间隙的后部，可在上位椎体后部骨赘的上方和下位椎体后部骨赘的下方建立一个工作通道。只需要一个显微刮匙就可以将骨赘挑起，解除神经压迫，暴露并切除 PLL。

在晚期颈椎患者中，PLL 的分离比软性椎间盘突出的患者更具有挑战性。但处理方式是一样的。

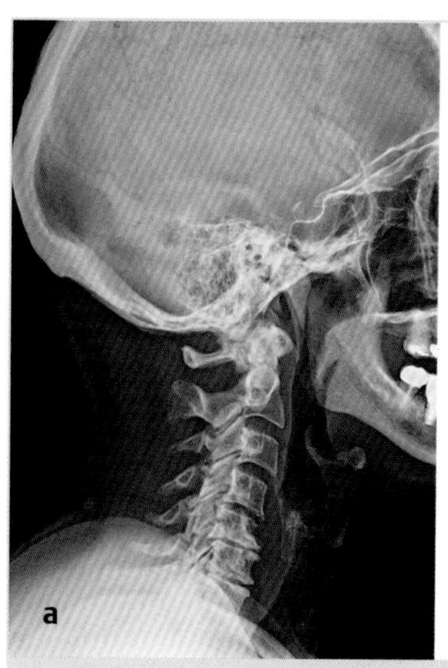

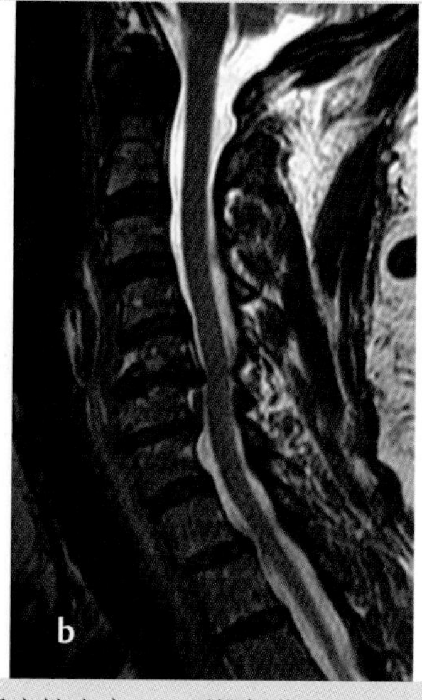

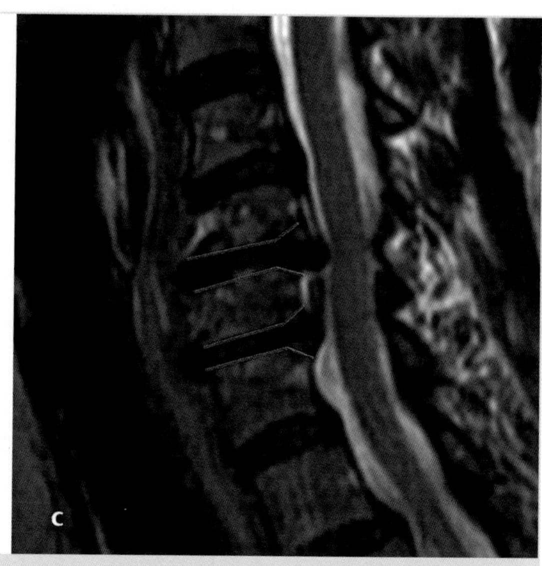

图 9.31 C5~C6、C6~C7 晚期颈椎退变性疾病。a. 颈椎侧位片显示 C5~C6 和 C6~C7 晚期颈椎退变。在这两个节段都有严重的椎间隙塌陷、骨赘形成和节段性前凸消失。椎体前方骨赘是椎体后缘骨赘的标志。b. 矢状位 T2 加权 MRI 显示椎间盘后缘骨赘形成造成中央管狭窄。手术目的是恢复椎间盘高度和局部生理性前凸，并完成颈脊髓和神经根的减压。为了达到上述目的，必须完全切除后缘骨赘。c. 图示如何去除后缘骨赘。喇叭形（红线）减压到达骨赘的头端和尾端上方。该患者的治疗方法与软性椎间盘突出症患者完全不同

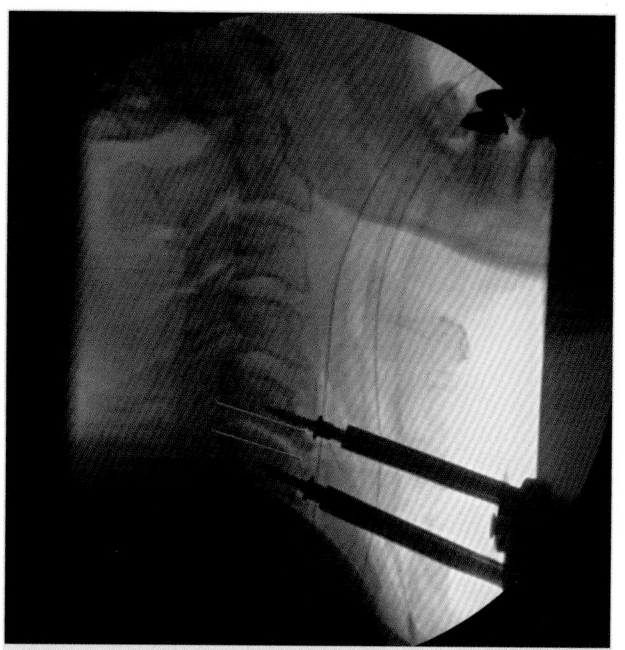

图 9.32 创建工作通道。术中侧位透视图：红线标示拟切除的骨赘范围。尽管椎间撑开器可以撑开椎间隙，但对椎间盘高度的恢复有限。椎间盘切除术不能达到完全恢复生理性前凸、椎间盘高度和减压的目的。在椎间隙间磨一个平行通道，提供一个可以切除压迫颈脊髓骨赘的操作空间

我喜欢用钝头神经钩或显微刮匙探查侧隐窝的韧带薄弱处。一旦神经钩或刮匙在韧带后面找到空间，就可以利用椎板咬骨钳对 PLL 进行分离切割。

在 PLL 上找到突破口后，我会继续切除上下椎体后方骨赘，同时像第 9.18 节“后纵韧带的分离和切除”中描述的那样切除 PLL。当我从椎体的下、上方切除 PLL 时，我会一直减压到双侧颈间孔区。在椎板咬骨钳咬除 PLL 时会剧烈出血。此时，出血的来源不太可能是动脉，而是来自硬膜外静脉丛，因为椎体后壁和椎动脉在两个不同的平面上。尽管出血可能会很剧烈，但联合使用止血剂、止血海绵和吸引器顶端的轻微按压，很容易控制出血（图 9.34）。2 号椎板咬骨钳可以自由出入颈间孔和看到硬脑膜搏动确认该节段减压完成。接下来是放置椎间植入物。

9.22 椎间植入物

多年来，我采用过皮质骨块移植、皮质 + 松质骨块移植、金属植入物和聚醚醚酮（PEEK）移植。只要椎体上下终板准备充分，我发现所有这些移植物都能很好地达到椎间融合效果。有时皮质骨移植

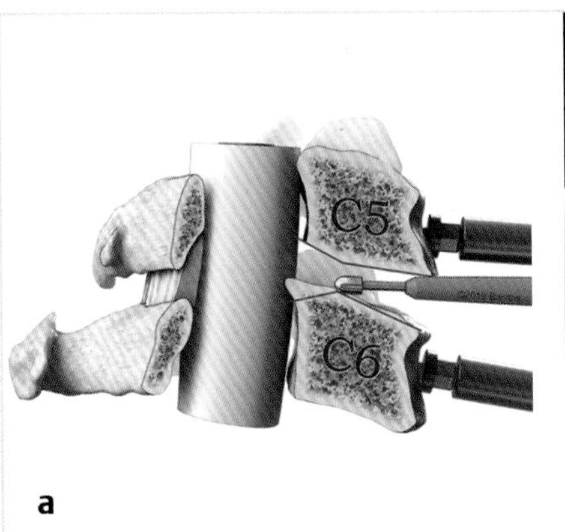

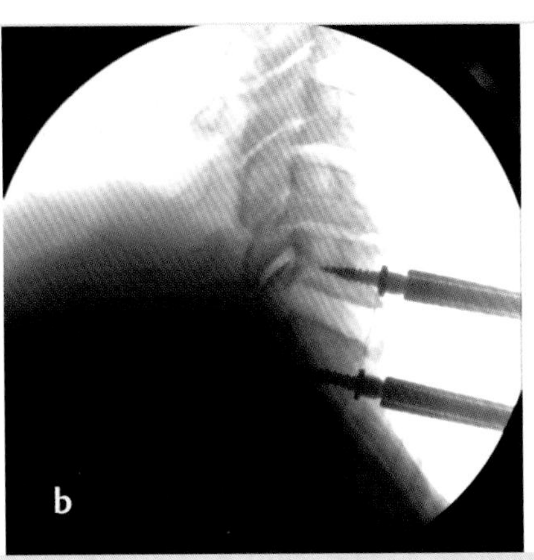

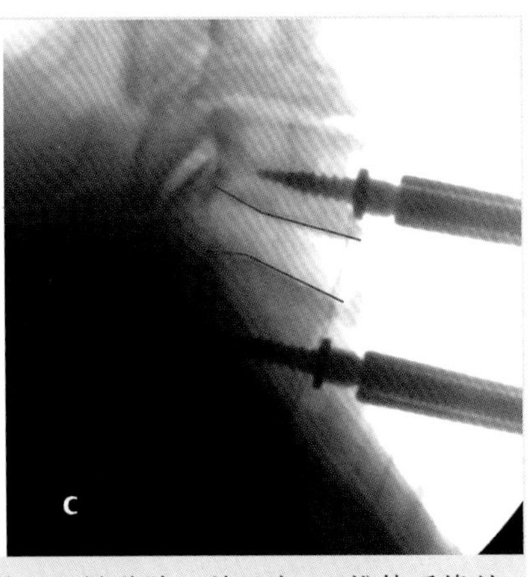

图 9.33　后方骨赘切除。a. 去除后方骨赘的示意图。在这张图中，C5 下方的骨赘已经被移除，并且在 C6 椎体后缘处磨削（红线）。b. 侧位透视图显示后路骨赘已去除，椎间盘高度恢复。c. 图 b 的方法图显示：椎体后方呈喇叭形（红线）

物会“下沉”入终板，或者皮质骨 + 松质骨会随着时间而溶解，这些让我逐渐放弃了同种异体骨移植。我更喜爱不可吸收的 PEEK 材料。然而，一些最近的研究告诉我，成骨细胞更喜欢 3D 打印的钛合金材料的粗糙表面，而不是 PEEK 的光滑表面。所以我改用 3D 打印金属植入物。当进一步的科学研究得出结论，成骨细胞不喜欢的只是 PEEK 的光滑表面，而不是 PEEK 材料本身时，我又开始使用 PEEK 植入物。成骨细胞在多孔 PEEK 材料中与在 3D 打印的钛合金材料中都可以很好地生长。在最后的分析中，文献无法区分两种材料哪种更好。最终我回顾了颈椎椎间融合器的历史，得出结论：实现椎间融合的最重要因素不是内植物的类型，而是其表面的工艺。

本章中我将介绍 PEEK 和钛合金两种椎间植入物。虽然我关注材料表面技术，但这并不是我选择它们的原因。相反，我希望利用椎间融合器提供的稳定性，这将使我能够模板化颈椎融合器的尺寸并预钻孔。我将在第 9.25 节颈椎钢板中讨论颈椎钢板的固定和使用。

9.23　椎间植入物尺寸

在没有创伤或韧带不稳的情况下，我确定内植物尺寸的方法是评估减压间隙上下方的椎间隙尺寸。将一个 9mm 高的垫片插入原来只有 6mm 高的椎间盘中没有任何意义。我不认可通过插入高的内植物来恢复椎间孔的观点，因为椎间孔本身就没有那么大。毕竟，椎间孔扩大是靠减压。此外，我发现植入物越大，周围的肌肉组织、韧带和关节囊的牵拉就越大，患者术后的不适感也越大。

对于椎间融合，我的目的很简单：利用椎间撑开器恢复椎间高度，使用帖服好的椎间融合器来恢复节段性前凸，从而可靠地实现椎间融合术。为了能够获得最佳的椎间融合效果，我使用解剖学允许的最宽、最深的椎间融合器。此外，融合器面积越大，越容易放置在椎体中心处。钩椎关节引导融合器放置于解剖中线处。由于我的显露范围是 20mm 宽，我更倾向于放置 16~18mm 宽的椎间植入物。椎间植入物的解剖限制不是宽度，而是深度。只要看眼椎间撑开器固定钉和椎体的透视图，就可以确定融合器的深度。例如，在图 9.35 中，12mm 的立柱表明有足够的空间放置 14mm 深的内植物。因此，可以选一个 16mm × 14mm 的内植物。如果 12mm 立柱已接近椎体后缘，解剖上允许的内植物深度为 11mm。无论选择哪种系统，了解如何选择椎间融合器大小至关重要。

一旦我选择了合适的内植物尺寸，我就将患者自体骨碎片和同种异体骨碎片混合置入内植物中，将其放入合适的位置，并进行正位透视检查。我要确保内植物充分嵌入椎间隙中。内植物和上下终板嵌合紧密，槌子敲击不再向前移动即可。我将椎间

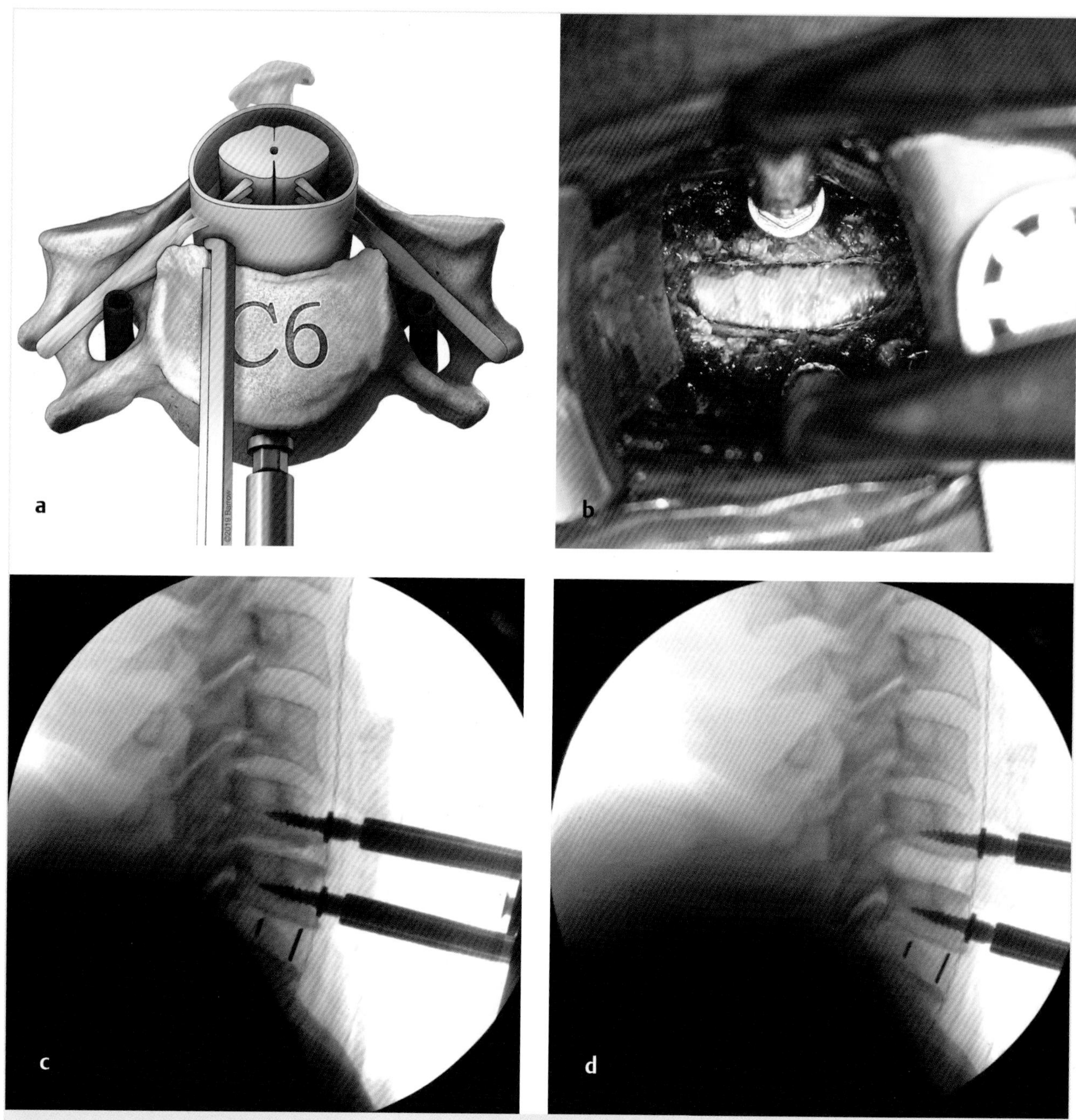

图 9.34 晚期颈椎病的前路双节段椎间盘切除融合术。a. 用椎板咬骨钳去除骨赘的示意图。请注意椎体的后壁与椎动脉不在同一平面上。因此，骨赘切除过程中的出血来自硬膜外静脉丛。b. 后纵韧带切除后从一侧钩椎关节到另一侧钩椎关节的术中照片。c. 术中侧位透视图显示 C6~C7 处的椎间融合器和减压前 C5~C6 处的椎间撑开器立柱。d. 术中侧位透视图显示已经完成减压的 C5~C6 间隙

撑开器完全松开后，再用槌子敲击一下内植物，以确保内植物牢固地固定在椎间隙中。如果我做多节段颈椎病，我会将椎间撑开器的立柱从上一位椎体移开，固定到下一位椎体上并开始减压融合（图 9.36）。重复这个过程，直到完成所有病变椎间隙的减压。

9.24 去除椎间撑开器立柱

当椎间融合完成后，取出立柱，并用骨蜡填充椎体上的空隙。为了移除立柱，我松开颈椎内侧牵开器，消除切口张力。此时可以用 1 号或 3 号神经拉钩阻挡软组织进入伤口，并放置骨蜡以封闭椎体

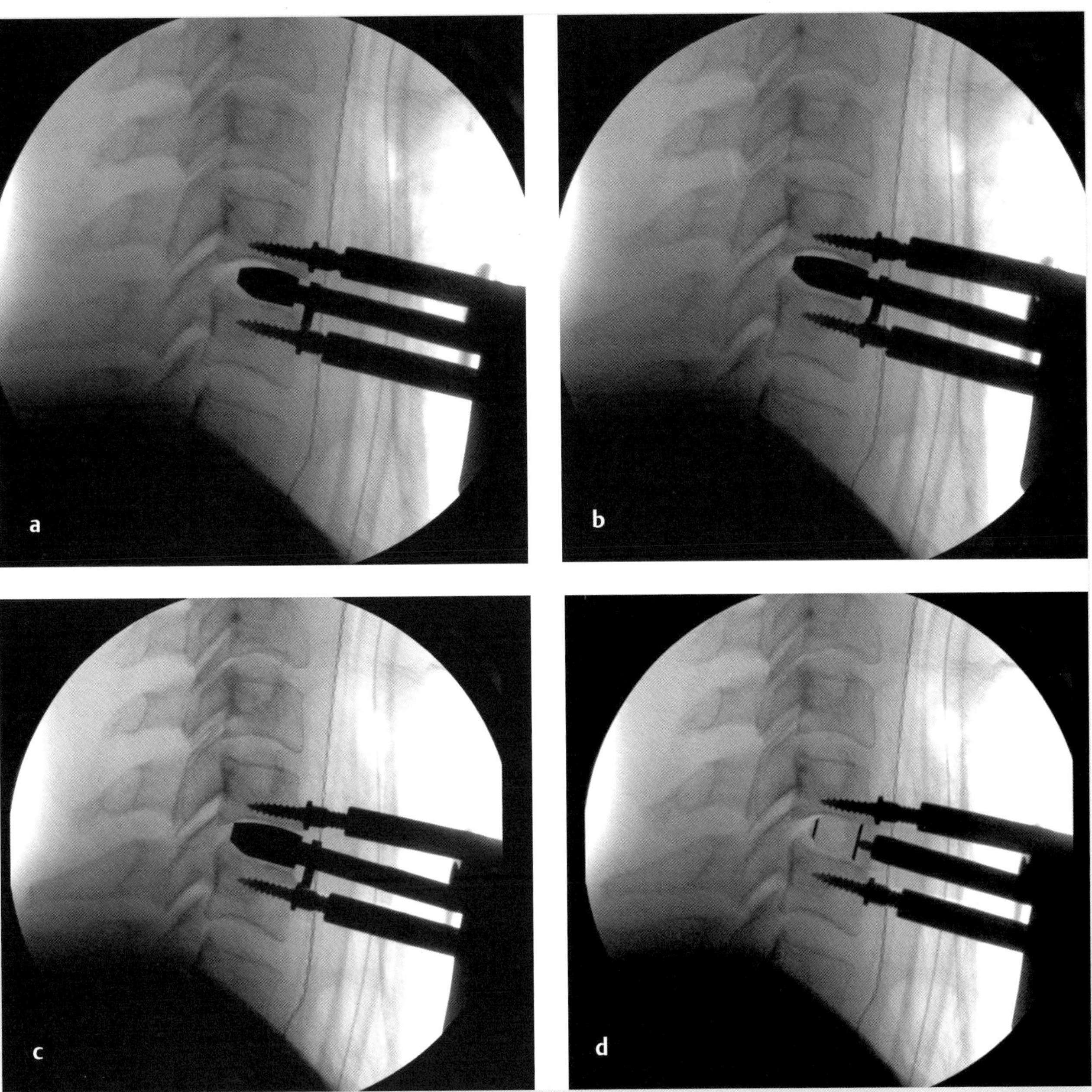

图 9.35　C4~C5 前路椎间盘切除术 + 融合术治疗软性椎间盘突出，椎间融合器大小的测量。a. 侧位透视图显示试模的位置。立柱长度为 12mm，作为一个参考点，距离椎体后壁至少 5mm。在这张图中，一个 14mm × 11mm × 6mm 的椎间融合器，在椎间隙中显得很小。b. 侧位透视图，一个 16mm × 14mm × 6mm 的试模。上位椎体下终板的凹面与椎间融合器无法贴合。c. 侧面透视图，使用了一个 7mm 试模。为了让椎间融合器与终板紧密帖服，使用磨钻将上位椎体下缘磨平。d. 最终选用一个 16mm × 14mm × 7mm 的聚醚醚酮椎间融合器

出血。

9.25　颈椎钢板

我们所有人的头脑中都有一种对事物的直觉。这种直觉的基础是对称。正如本章开头所提到的，对称抓住了我们所有人的直觉，传达了“一种令人愉悦的和谐或美学上的平衡；这样才能反映出美或完美。”患者偶尔会评论钢板是否居中和垂直。因为，这就是他们所期望的。如果是钢板有些倾斜，情况就不一样了。我总会惊讶地发现患者看着他们的颈椎 X 线片，眼睛在术后正位（AP 位）片上仔细地看

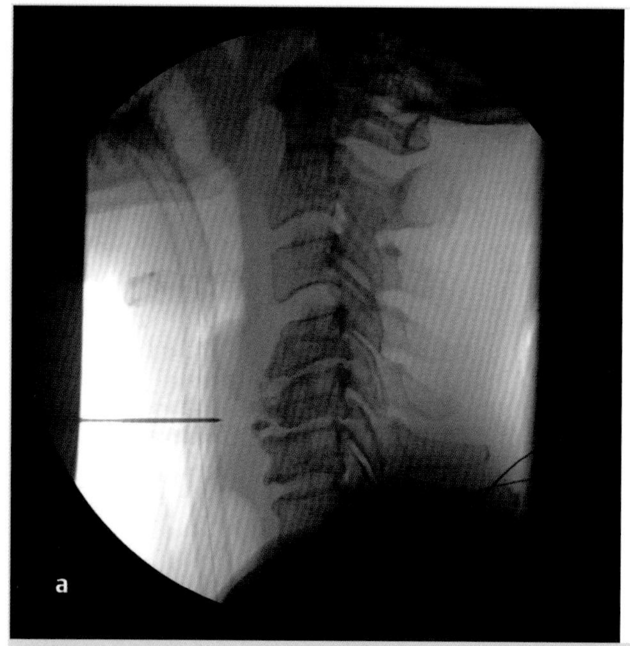

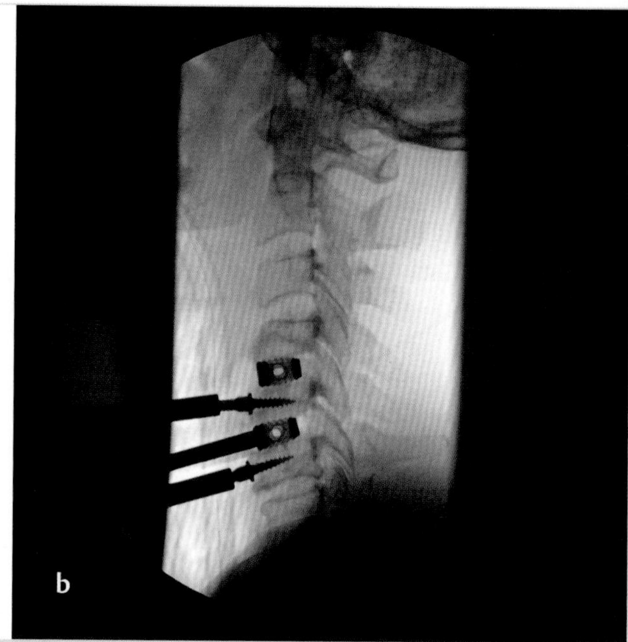

图 9.36 颈前路双节段椎间盘切除融合术治疗神经根型颈椎退变。a. 侧位透视图显示 C4~C5 和 C5~C6 处双节段颈椎退变。b. 完成双节段椎间盘切除术并放置钛合金椎间融合器后的侧位透视图

着倾斜的钢板。然后，经过深思熟虑，患者会问我："为什么我的钢板是斜的？"

有意识或无意识间，患者都在寻找与骨骼相对称的结构。他们在寻找那种和谐感。不管他们是否意识到，他们都在寻找正中线上的对称钢板。这样的钢板传递着平衡感。另一方面，倾斜的钢板会破坏骨骼解剖上的完美对称，它会不成比例，破坏平衡。

虽然对对称的认识有一些直观和不精确的东西，但这个术语有一个精确的定义，可以根据几何学来证明。我们作为外科医生努力争取将颈椎钢板对称地放置在椎体长轴的两侧。

没有生物力学研究证实中线对称的钢板优于倾斜的钢板，也没有生物力学研究证明中线对称的钢板比倾斜的钢板在结构上更加牢固。然而，钢板旋转的程度会增加一些风险。简单地说，一个倾斜较大的多节段颈椎钢板可能会增加椎动脉损伤的潜在风险，因为固定钢板的螺钉离中线太远。在多节段手术中，钢板倾斜会迫使螺钉在椎体上更倾斜。钢板越倾斜，这些螺钉就越靠近横突孔，从而靠近椎动脉。还有另一个关于螺丝的问题，倾斜的钢板在同一椎体两个不同平面上有螺钉。一枚螺钉可能会在终板附近固定在皮质骨上，而第二枚螺钉通常会位于椎体中心，会固定更多的松质骨。不过，我还没有发现任何研究能证明倾斜钢板在生物力学上存在缺陷。

颈前路固定的另一个指导原则是尽可能使用短钢板，这一点几乎没有争议。这也是基本几何原则，一个倾斜的 42.5mm 颈椎钢板比完全垂直放置的钢板要长几毫米。因此，颈椎钢板垂直放置时需要的钢板最短。

有大量的研究表明，椎板到椎间盘的距离与邻近节段退变有关。目前的文献已经达成共识，颈椎钢板到邻近的椎间隙的距离为大于 5mm。小于这一距离会增加邻近节段退变的风险。以目前的文献为指导，我建议，当我们进行颈椎手术时，尽量减少对邻近间盘的破坏，确保使用最短的钢板，并保证钢板与邻近椎间盘的距离。下一节，我将重点讲述如何做到这一点。

9.26 颈椎间盘置换术

在这一节写人工椎间盘置换术既不是作者的失

误，也不是编辑的疏忽。我认为，读者无疑更加期待如何对称地放置一块颈椎钢板的内容，但却突然发现这一节换成了人工椎间盘置换术的内容。原因其实很简单。做颈椎间盘置换术的经验会让你更好地理解颈椎间盘空间的解剖结构、钩椎关节和中线。对于颈椎关节置换术，中线是至关重要的。偏离中线 2mm 以上会对人工椎间盘的功能产生不利影响。是颈椎间盘置换术让我真正理解了如何建立中线，从而提高了我将钢板放置在中线处的能力。在此之前的回顾基本上是我作为一名颈椎外科医生的发展历程。只是在我开始尝试保留运动功能之后，我才发现自己在颈椎前路手术的各个方面均得到了提高。

9.27 颈椎间盘置换术与神经功能预后

我记得我还是住院医师的时候参加了一次全国会议，我听到一个关于颈椎间盘置换的报告，其数据之一是神经功能预后，具体来说，颈椎间盘置换术中，受压的神经根经过减压后，患者术后的力量和麻木的改善情况要更好，当时我感到十分困惑。一名外科医生站起来质疑这些数据。他的观点是，无论采用椎间盘置换术还是椎间融合术，减压的范围都应该是相同的。当时，我对颈椎间盘置换术毫无经验，但我认为，这位外科医生说得有道理。我无法想象这些关于神经的数据是如何准确获得的。在随后的几年里，多篇论文认为，无论使用何种类型的人工椎间盘，患者的神经功能预后均会得到明显的改善。一些数据具有统计学意义，而另一些数据则没有，但所有的报告都得到一致的结论：椎间盘置换术和椎间融合术患者的神经系统预后存在差异，椎间盘置换术表现出明显的优势，但我很难对这些数据提出质疑。

当我开始做椎间盘置换术时，这种神经预后的差异在我的脑海中不停回荡，答案变得越发清晰。最后，我认为这与使用的人工椎间盘种类无关，而可能与需要放置人工椎间盘而进行的椎间减压更加彻底有关。当我进行椎间盘置换术时，有意无意中，我都在扩大减压范围，充分暴露出钩椎关节，建立中线，以扩大空间，为人工椎间盘放置做充分的准备。我发现为了放置更宽大的假体，制备更大的椎间隙，需要比椎间融合术做更广泛的减压。

人工椎间盘假体与上下的终板固定的“脚”比融合术的椎间融合器更宽。外加上还需要放置一个占据整个椎间隙空间的人工椎间盘，这会影响椎间盘切除的范围，使减压范围更广。正是由于人工椎间盘置换术必须进行的更广泛的减压，所以才有了文献中的数据：颈椎间盘置换术组患者神经功能比对照融合术组预后更好（维持或改善）；成功率更高，在所有随访中均超过 90%。事实上，术后 24 个月，颈椎间盘置换术组的成功率为 92.8%，而对照融合术组的成功率仅为 84.3%。在 12 个月和 24 个月的随访时，人工椎间盘组的神经恢复程度显著高于融合术组。

对这些数据的另一种解释是运动节段保留对预后有影响。尽管这是对颈椎残疾指数（NDI）的合理解释，但我很难解释运动保留是如何影响神经功能的。我对这些数据的解释是，神经根型颈椎病患者在广泛的减压后，神经功能预后得到改善。我相信这可能是从颈椎间盘置换术的数据中得到的最重要的经验，我认为是手术技术影响了预后，而不是使用不同内植物的原因。虽然脊柱外科医生考虑了椎间盘置换术与椎间融合术的好处以及对邻近节段退变的影响，但我强调的是手术的预后效果，即人工椎间盘置换术与椎间融合术后患者神经的预后结果是相同的。实现这一目标的方法是无论使用何种植入物都进行相同的减压。在我看来，与关节融合术相比，我在颈椎间盘置换术方面的经验使我更适应进一步的侧方减压。

人工椎间盘置换术的指导原则之一是在椎间隙空间所能容纳的范围内放置一个最大的假体。更宽的假体“脚”实现了两个目标：从生物力学上优化了假体；还可利用钩椎关节将假体控制在椎体中心。我发现，放一个宽“脚”的假体会影响我减压时的心态。例如，当我准备放置一个 17mm 的假体时，我会努力多清除 1~2mm 的椎间盘组织，这种情况下相当于完成了 21mm 的减压范围。而在进行椎间融合手术时，通常我只准备放置一个 14mm 宽的融合器，减压范围就会大大缩小，两种手术方式的减压范围就会相差很大。

为了更加安全地进行广泛的减压，我需要回到微创手术的思维模式：扎实的解剖学知识，使我们对不能直接看到的组织了然于心，并将已知的和未知的连接起来。这一原则在颈椎手术中的应用涉及颈椎中线和椎动脉间距的确定，中线对人工椎间盘置换至关重要。

9.28 颈椎间盘置换术的适应证

最理想的人工椎间盘置换的患者，在颈椎屈伸位片上应该有很少的颈椎退变和几乎正常的关节活动度。人工椎间盘置换术应该保留活动度，而不是恢复因颈椎病而失去的活动度。我的经验法则是，受累节段在侧位片上应该与未受累节段的活动度没有不同。图 9.37 显示一名 C6~C7 椎间盘突出的患者，无明显颈椎退变，行颈椎间盘置换手术。相比之下，图 9.38 显示了一个要求行椎间盘置换的患者，但受累节段有晚期颈椎退变，最终行椎间融合术。

9.29 颈椎间盘置换术的技术要点

关节置换术的原则包括用椎间撑开器最小限度地撑开椎间隙，不使用磨钻，如果我发现必须使用磨钻才能去除骨赘，我会重新考虑是否在这一患者身上行椎间盘置换术。我会采用与椎间融合术相同的方法，将患者置于一个有头固定器的手术台上，以确保整个手术过程中头、颈的稳定性。和之前描述的一样，我会使用 Smith-Robinson 入路，完成颈前路手术必要的解剖单元的暴露。完成暴露后，将椎间盘置换术专用椎间撑开器放置在需要减压的椎间隙上下椎体。对于有龙骨的假体，立柱需要放置在上下椎体 3/4 处。对于无龙骨的假体，椎间隙上方和下方 5mm 的空间就足够了（图 9.39）。

然后，进行椎间盘切除，并向两侧不断暴露椎间隙，直到我明确地看到钩椎关节的斜坡。我调整显微镜的视野中心与减压节段中心一致，从而消除显微镜的视野差。当我完全暴露钩椎关节时，我发现不需要进行颈椎正位透视。因为术中颈椎正位透视会受到牵开器、椎间撑开器等手术器械的干扰，很难提供中线位置的准确信息。当我带着颈椎牵开器进行正位透视时，我花了很多时间来确认图像中的各种器械，而不能专注于我所暴露的解剖结构。因此，我已经养成不进行颈椎正位透视的习惯。我不依赖术中透视图像，而是依靠显微镜下的术野，它为我提供了一个完整的解剖结构。随着钩椎关节充分暴露，我在中线的上、下位椎体上电烧一个中线标记，然后用紫色记号笔标记。这些标记能够指导试模和假体的放置位置。在放置假体前，我去除上下终板的软骨组织，暴露出终板皮质骨。我分离并切除 PLL，确保两侧椎间孔均得到充分减压。

下一步是放试模。试模尺寸的指导原则是：椎间隙内所能容纳的最大的假体（图 9.40）。现在有几种颈椎间盘假体已被美国食品和药品监督管理局（FDA）批准用于临床。这些假体及其放置方法会有一点差别。我推荐脊柱外科医生通读不同类型假体的技术指南，并认识到假体置入的指导和训练的重要性。有一件事是肯定的：掌握颈椎间盘置换术能够提高颈椎前路手术的技巧，包括颈椎钢板的固定，这将在下一章节中介绍。

9.30 颈椎钢板技术

在我职业生涯的早期，我发现颈前路钢板的放置十分困难，是手术过程中我最关注的部分。我希望放置一个完全正位的中线钢板，但却让我感到很痛苦。我发现将颈椎前路钢板放置到位，再用螺钉固定，最后术中正位透视，可确保钢板位于正中线。但是不去掉撑开器等手术器械，很难获得满意的正位透视图像。在我职业生涯的早期，我确实过度依赖于术中透视。我始终认为，需要术中正位透视来确认钢板的位置。我发现自己需要反反复复进行正侧位透视，直到我认为钢板位置满意。然而第二天早上，当我查看术后影像学图像时，我的下巴都要掉下来了，因为可以明显地看出钢板倾斜偏离中线。不用问，患者一定会在术后复查时看到他们图像，并问我："为什么我的钢板是歪的？"

我只能向他们解释，钢板的角度是没有意义的，你们看不到的术中充分减压才是最重要的。患者会强忍住失望的表情，犹豫地点点头。同样，我也会担忧、失望。其实患者和我想要的东西一样：那种一眼就能看出来的和谐、对称的美感——对称垂直的钢板。

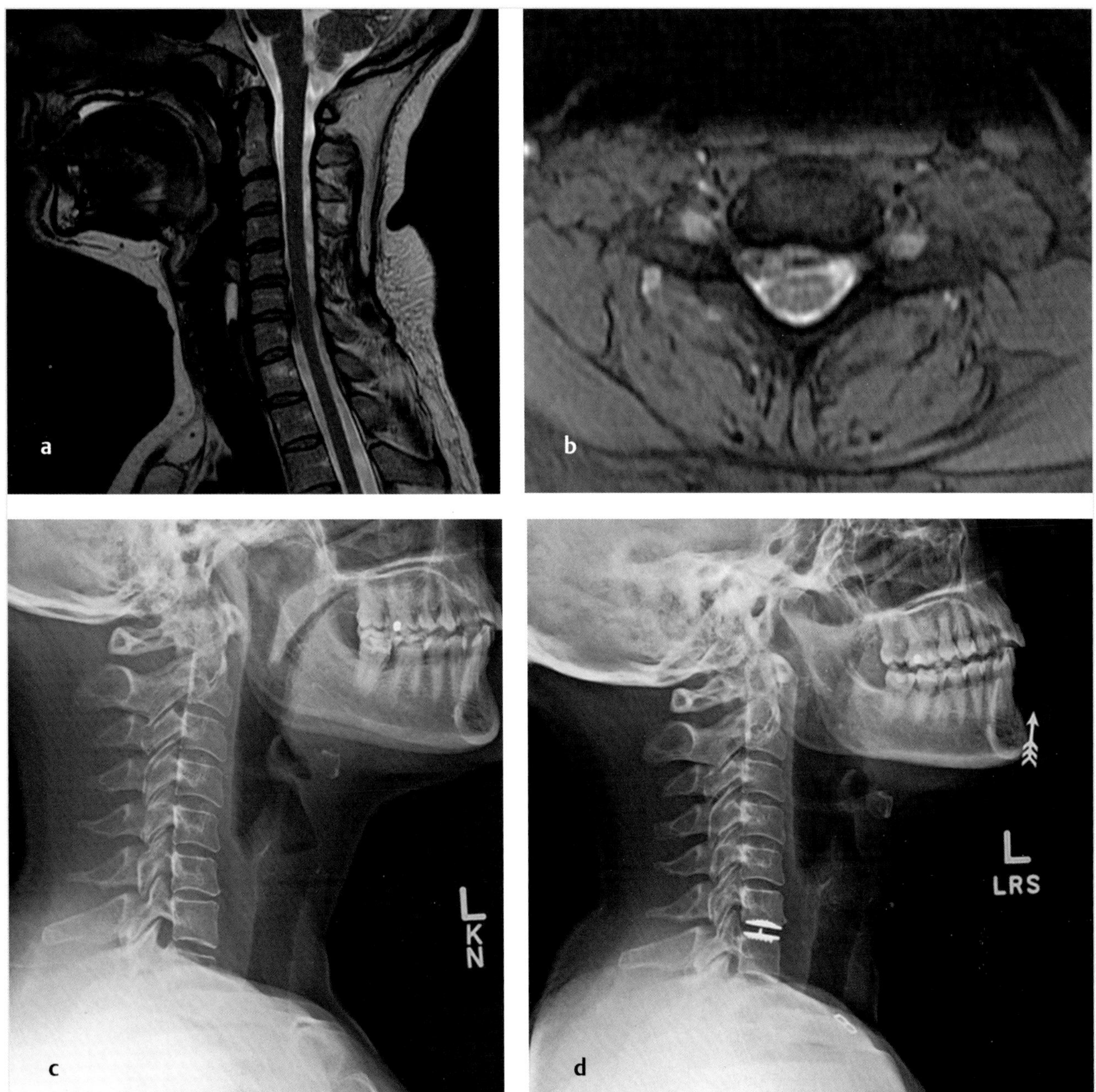

图 9.37　理想的椎间盘置换术适应证。a. 矢状位 T2 加权 MRI 显示 C6~C7 椎间盘突出。MRI 未见椎间盘明显退变。b. 轴位 T2 加权 MRI 显示椎间盘突出伴中央管和椎间孔狭窄，未见明显小关节退变。c. 侧位片显示 C6~C7 椎间隙双凸状，无骨赘形成。仅有轻微的椎间盘高度丢失。注意患者的矢状垂直轴（SVA）丢失，可能是由于神经根刺激造成的。屈伸位片显示患者 C6~C7 节段活动度正常（未显示）。d. C6~C7 关节置换术后的侧位片，提示 SVA 得到改善

在我完成培训后的几年中，我开始寻找一种新的手术技术，能够有效地确保每次都能将钢板对称垂直中线放置的方法。毫无疑问，每位外科医生都在不断改进他们的手术细节，以实现他们的手术目标。所以，我很乐意介绍几种可以将颈椎钢板垂直对称放在颈椎上的方法。当然无论采用何种技术，我们都在追求这一理想的位置。我前面已经介绍过，垂直对称中线放置钢板是最短和最安全的原因。此外，目前的文献支持：钢板到椎间盘的最小距离为 5mm，以减少邻近节段退变的发生率，特别是头侧椎体。我将在下一节详细介绍实现这些目标的方法。

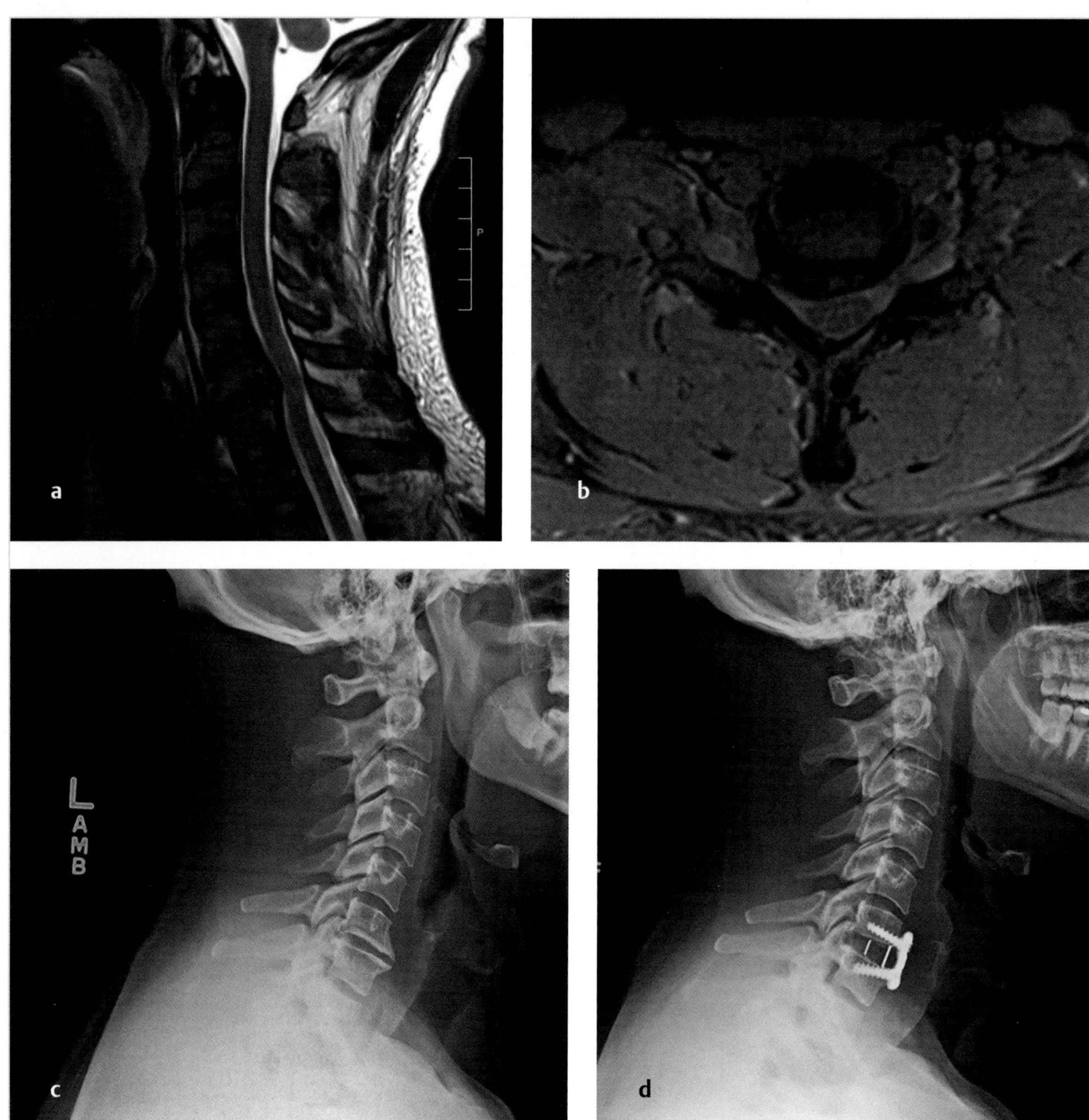

图 9.38 不理想的椎间盘置换患者。a. 矢状位 T2 加权 MRI 显示 C6~C7 椎间盘骨赘形成，并与脊髓相接触。b. 轴位 T2 加权 MRI 显示椎间盘 – 骨赘复合体压迫造成 C7 神经孔狭窄。c. 侧位片显示 C6~C7 处严重颈椎退变。屈伸位片上 C6~C7 节段活动度明显下降（未显示），C6 椎体下缘凹陷消失，骨赘突出，提示需要行椎间融合术。d. 术后侧位片显示 C6~C7 前路椎间盘切除术 + 融合术

9.31 三大原则

我的颈椎钢板技术建立在三大原则之上。第一个原则是，在放置颈椎钢板前，需要很好地显露中线。当钢板放在椎体上时，中线就变得模糊了。第二个原则是螺钉总能找到钻过的孔。作为脊柱外科医生，我们都知道在脊柱手术中最困难的任务之一是在一个路径已经建立后，将螺钉重新打入另一个路径。最后一个原则是，在一个减压充分的颈椎前路手术中，椎间植入物应位于中线。问题是如何利用所有的这些原则来保证颈椎钢板的放置，并使钢板的放置成为术中最容易、最愉快的部分，我将在下面的

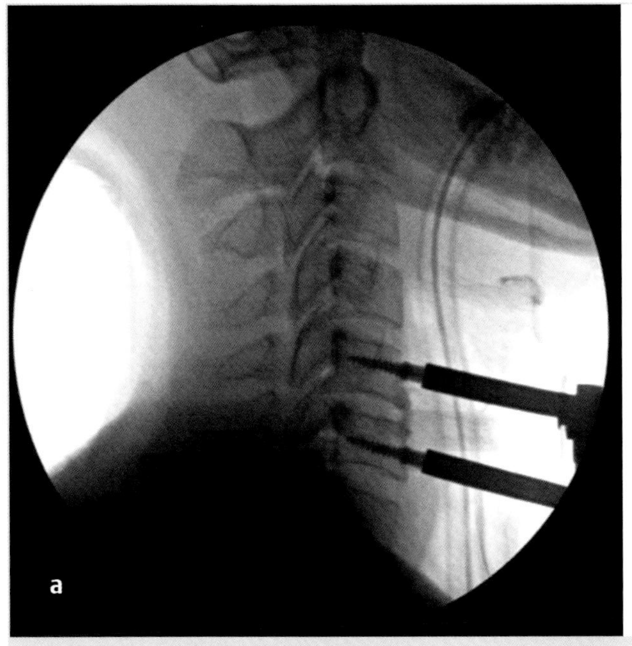

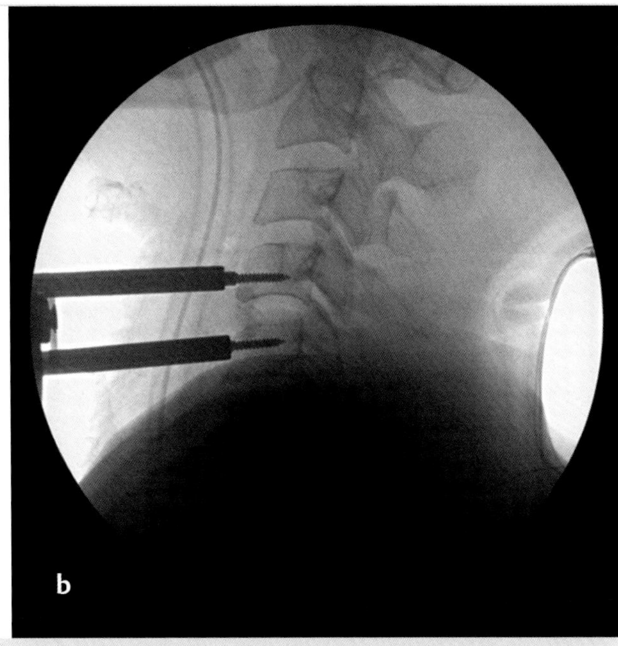

图 9.39　带龙骨假体与无龙骨假体的椎间撑开立柱放置位置比较。a. 侧位透视图显示立柱放置在上下位椎体的 3/4 处，以方便龙骨切割。b. 侧位透视图显示无龙骨假体的椎间撑开立柱位置不同——更靠近椎间隙。在这一病例中，立柱可放置在距椎间隙 5mm 以内的范围，避免相邻节段的损伤

段落中给出这个问题的答案。

9.32　暴露和中线

在本章的前面讨论颈椎显露时，我强调，在手术开始时，合适的切口和暴露，才能让我们轻松地放置颈椎前路钢板。松解颈阔肌下方的软组织及胸锁乳突肌外侧缘上下的筋膜束对于放置钢板非常重要。至少，需要显露上位椎体的下半部分和下位椎体的上半部分（图 9.4）。在解剖时必须一丝不苟，不要破坏相邻节段的纤维环或其他韧带结构，以降低邻近节段退变的风险。在放置自动牵开器和椎间盘切除前，需要确认术野是否充分暴露。如果在开始切间盘后才发现显露不足，则需要中断操作并移除自动牵开器，才能完成额外的暴露。因此，最好在一开始就完成术野的显露。

关于中线的内容，本章已经写了很多。中线标记的确认可以很好地指导减压的范围，也将成为钢板放置的标志点。上面提到的第一个原则是，将颈椎钢板放在椎体上以后，中线就变得不明显。因此，应在放置颈椎钢板前，对中线进行再一次评估。如果采用上面几节推荐的方法，椎体前方就会有明确的紫色中线标记。在显微镜下，用低倍镜观察手术视野比用高倍镜观察要更好。然而，此时最好是在显微镜外观察整个视野，这样可以看到胸骨切迹上的 V 字标记，整个颈部都在视野中。在这一点上，这样的视野远优于术中透视图。

9.33　侧方骨赘

一旦确定了中线，就需要评估椎体前缘的骨赘。突出的骨赘，特别是那些不对称的骨赘，最终会使钢板发生倾斜，破坏钢板 – 骨 – 螺钉的界面。为钢板准备椎体前缘被许多外科医生称为“修剪”，我不确定这个术语是否概括了手术的本质，因为之前使用过，所以“修剪”这一词语仍在本书中延用。

颈椎最重要的组成部分是确保前外侧骨赘被适当地“修剪”平整。位于中线前缘的骨赘是“低矮处的果子”，很容易磨平。中线或旁正中的骨赘也不是什么问题，因为它们非常显眼，你在放钢板前就需要去除这些骨赘。然而，位于椎体外侧缘的骨赘却很“狡猾”。因为它们刚好处在术野外，这些骨刺极有可能阻碍我们固定钢板。多年来，我放置的颈椎钢板倾斜的最大原因是我没有充分认识到这

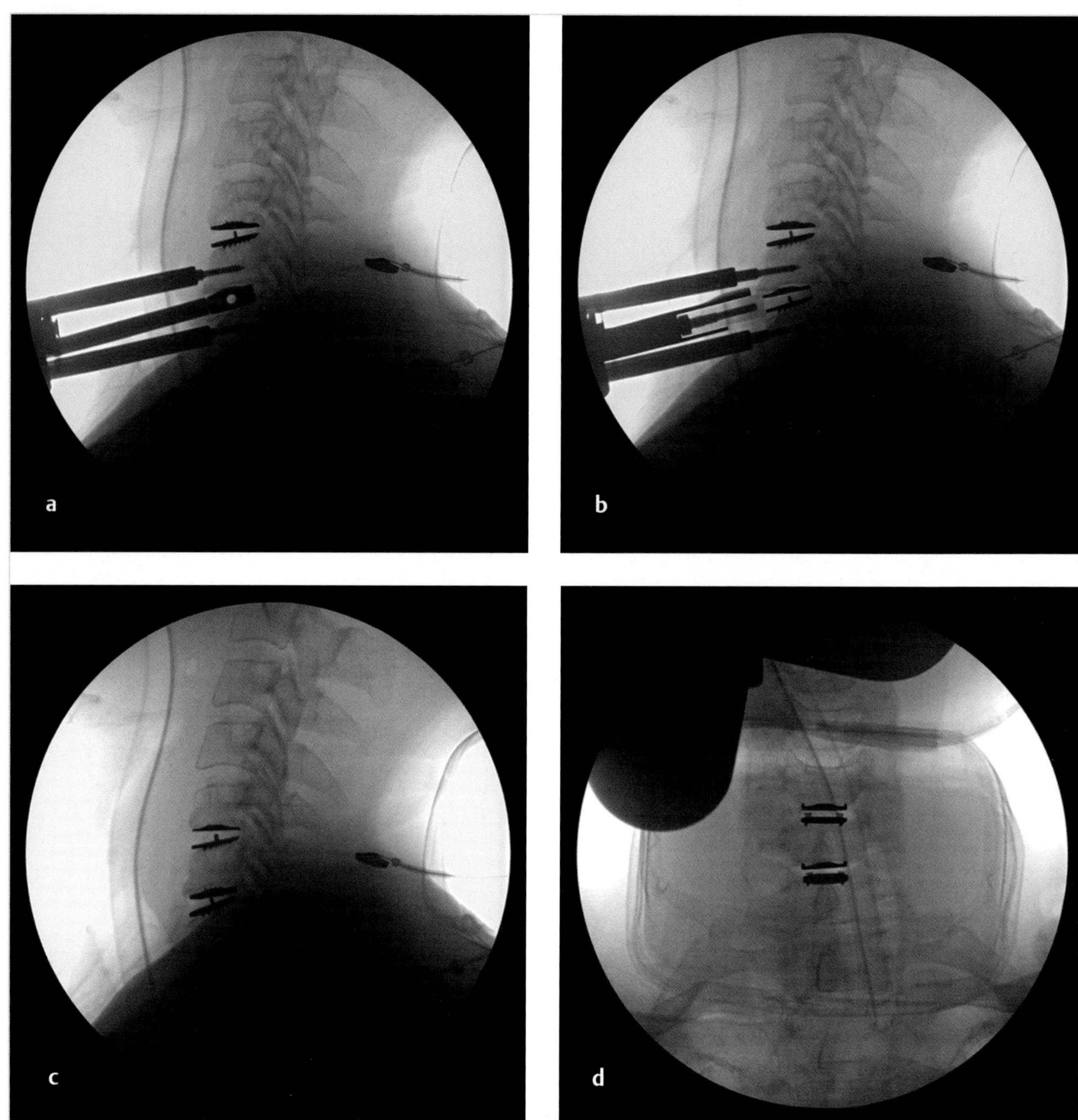

图 9.40　在 C5~C6 和 C6~C7 人工椎间盘置换术中放置试模和假体。a. C6~C7 节段椎间盘置换术试模的侧位透视图像。b. 侧位透视图显示假体置入器械为假体创造了一个前凸形态。c. 放置假体后的侧位透视图显示假体处于一个前凸状态。d. 正位透视图显示假体位于中线处

些侧方骨赘的危害。这些骨刺会造成颈椎不对称隆起，在固定钢板后会使倾斜的钢板看上去完全垂直对称。

为了充分处理这些侧方骨赘，你应该首先考虑钢板的侧方尺寸。大多数颈椎钢板的侧径约为 18mm 或更小。不管你选择什么样的钢板，你需要知道将钢板固定在颈椎上需要多少空间。因此，为了方便钢板的安放，必须在中线两侧预留 10mm，并将两侧骨赘磨平。如果不能充分处理这些骨赘，会将原本非常简单愉快的手术变得令人沮丧。

这个时候，我会将自动牵开器多撑开一到两扣，然后用 1 号或 4 号神经剥离子探查椎体前方的两侧。在晚期颈椎病患者中，这些侧方的骨赘会明显突出。通常情况下，用大咬骨钳咬几口就很容易去除骨赘。

其他时候，在需要使用牵开器保护食管的同时用磨钻磨平骨赘。

9.34 椎体上打孔

我发现，钢板最大的挑战之一是如何将钢板准确地维持在理想的对称位置上，然后在椎体上钻一个孔来打入螺钉。而钢板不是移动就是倾斜。正是由于这个原因，大多数颈椎前路钢板系统都配有一套钢板固定系统。从概念上讲，设计这种结构是为了在上螺钉的过程中维持钢板的位置。这些颈椎钢板的技术指南通常建议将钢板放置到位，然后打入钢板固定针。我曾使用过这种技术，但发现，在固定钢板的时候，几乎看不到中线，而且在不移动钢板的情况下，很难用固定针将钢板维持在理想的位置上。结果，我的钢板固定针总是无法固定到预想的位置上。

然而，如果我们在固定钢板时合理地运用本节的前两个原则，可以弥补上面的不足。首先，我们要确定中线，然后在没有颈椎钢板的情况下，将一根钢板固定针打入中线平面上，这样就可以准确地放置钢板。在没有钢板的情况下打入螺钉，比直接固定钢板更容易、更可靠。此外，这种方法还可以使螺钉更靠近终板，以确保钢板到椎间盘的距离小于 5mm。螺钉打入椎体 3/4 的距离后去除。然后我把钢板放到合适的位置，并运用螺丝总会找到孔的原理，将螺钉打入预先钻好的孔中，钢板将固定在预想的位置上。这种技术的主要限制是很难预钻尾端孔，因为两孔的间距是由钢板而不是椎间隙决定的。我已经尝试了几次预钻尾端孔，但我的所有尝试结果不是固定钢板，而是导致钢板不稳定。因此，当我采用这种技术时，我只在钢板放好后才钻尾端孔。

一旦将钢板放置在椎体上，并用固定针固定在上位椎体，就能确保颈椎钢板位于中线处，下一步就是确保钢板的中线对称放置。

9.35 以椎间融合器为参考

我多次观察到，无论是我还是其他医生手术的患者，虽然钢板倾斜偏心，但椎间融合器都在椎间隙内，不倾斜，并且位于中线处。这一观察结果促使我将颈椎钢板与椎间融合器对齐。大多数颈椎钢板都有一个中心窗口，允许外科医生参考对齐椎间隙。作为系统检查的一部分，我确认钢板中心窗口与中线标记对齐。在将钢板与中线标记对齐后，检查整个解剖结构——从胸骨切迹的 V 字直到头部。此时仅可以根据外科医生的判断进行轻微的调整。然而，有了这些参考点，钢板中线和对称位置的误差距离必定在毫米以内，最多 1° ~2° 。将钢板以这种方式对齐后，我将尾端固定针固定好，然后再钻孔打入螺钉以固定钢板。

9.36 单节段颈椎模板

在我的早期手术中，我发现自己会花很多时间来安装颈椎钢板，即使使用钢板固定针，钢板的最终位置也不太满意。我问我自己能做些什么来进一步优化这一过程。我希望找到一种一致性好、可重复的手术步骤，确保钢板位置正中对称，且与相邻节段的距离小于 5mm。手术进展顺利时，病变节段得到充分的减压，且钢板大小合适、正中对称。此时，我认为自己的手术很完美。但马上，我就发现自己在放置钢板时遇到了困难，当我看到术后的图像时，我感到难过，因为钢板是倾斜的。在经历了一切之后，我觉得自己很无能。

我试图开放一种技术，无论哪一节段，无论颈椎病变的程度，无论身体习惯，都能确保每次放置的钢板是正中对称的。我想把邻近节段退变的风险降到最低。我想给每一位信任我的患者做理想的手术。

基于我的颈椎间盘置换术的经验，我改进了确认中线的技术后，将重点放在我认为的该技术主要不足之处：无法将钢板牢固地固定到位并固定螺钉。我注意到，这一缺陷的根源在于固定钢板的固定针。用钢板固定针将钢板初步固定到完美位置，但钢板还是会移动。当固定角度的钻头导向器嵌入颈椎钢板上的孔中时，手部按压的力量会移动原本位置良好的钢板，而钢板固定针也会跟着移位。

当我研究这些固定针时，我意识到这些针的直径很小，长度有限。医生对这些不起眼的固定针要求太高了。而这种尺寸的针无法可靠地稳定钢板，也抵抗不了使用钻头导向器对钢板造成的旋转力。此外，我越来越有意识地保护邻近节段，并开始降低椎间撑开器立柱在椎体中的位置。立柱离终板越近，与固定针把持的皮质骨就越少。有时，立柱的孔会严重影响钢板固定针的固定。在评估了较长的钢板固定针稳定钢板的能力也很有限后，我再次改进了颈椎钢板放置的方法。

在思考如何放置钢板时，我考虑的最理想的情况是：将钢板固定在颈椎解剖中线，在使用钻头导向器时不会发生移位。将钢板长轴与颈椎长轴完全重叠，即垂直放置。固定或可变角度的钻头导向器应该能与钢板接合并钻螺丝孔，而不会出现移位或倾斜的风险。在尝试满足这些标准时，我首先查看了椎间融合器。我多次在术后 X 线片上发现，尽管钢板的位置会出现倾斜，但椎间融合器总是在中线并且从不倾斜（图 9.41）。为了便于放置钢板，我需要利用椎间融合器提供给我的中线位置。我问自己的问题不是如何使用固定针，而是如何使用椎间融合器将钢板固定到中线的位置。

这样，我就构思了基于我之前提出的三大原则的颈椎模板的概念：椎间植入物总是在中线；在颈椎钢板遮挡视野之前，需要看清中线；螺钉总能找到椎体上已钻好的孔。为了利用椎间融合器中线的位置，我需要一种方法来连接融合器本身。为此，我转而使用 PEEK 或钛合金材料，这样我就可以使用同样的孔作为模板的锚定物，螺纹轴穿过模板并固定到椎间融合器上。整个颈椎钢板太大会遮挡中线，我将模板设计成两个与颈椎钢板对应的孔。将颈椎模板的螺纹轴拧紧到椎间融合器上之前，将其旋转至正中对称的位置上。小模板不遮挡术野，能轻松确认中线。拧紧模板螺纹轴后，将固定或可变角度的钻头导向器接合到模板孔中时，由于模板被锚定到融合器上，而不易旋转（图 9.42）。固定到融合器上后也无法横向移动。

模板上的螺钉孔与钢板上的完全相同，我使用固定角度或可变角度的钻头导向器直接啮合模板上的螺丝孔。我通过模板打孔后，把模板取下，然后将颈椎钢板放在与模板相对应的位置上。现在只需将颈椎钢板上的孔与已钻好的孔对齐并放置螺钉即可（图 9.43）。参照螺钉总能找到孔的原则，可以

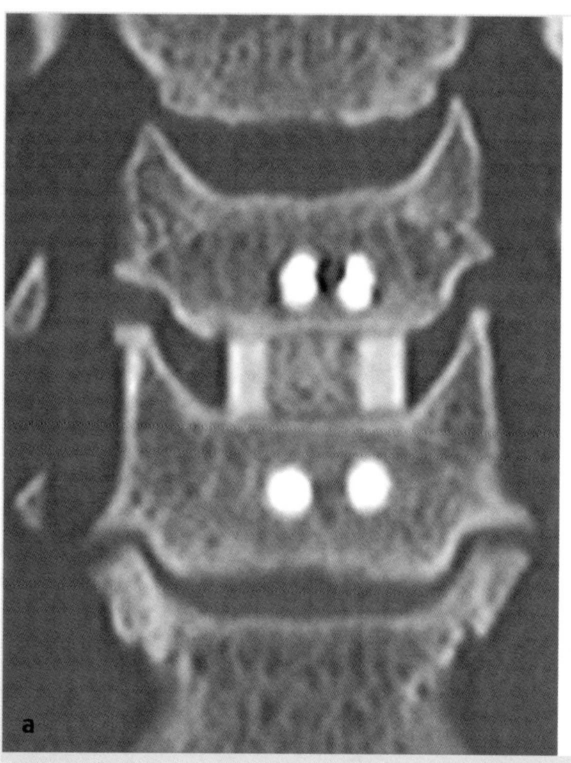

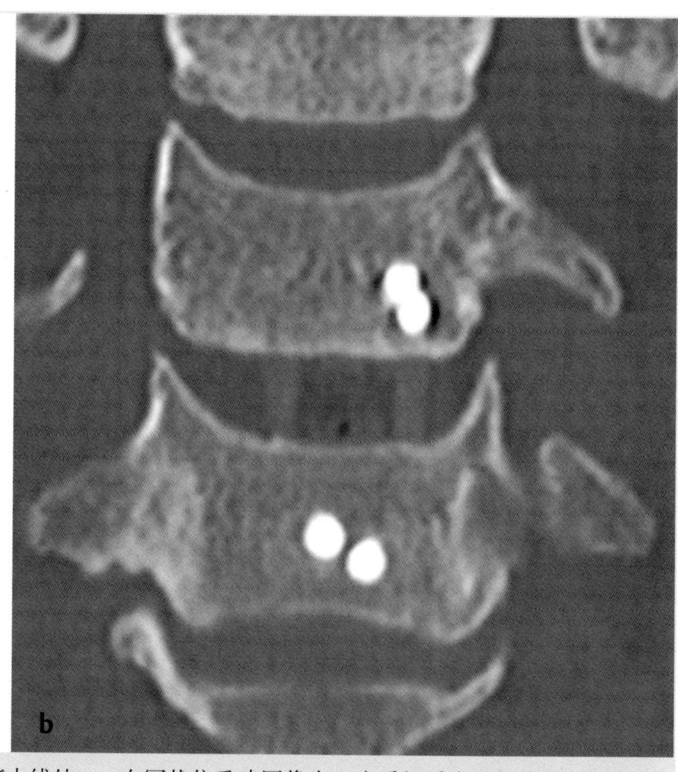

图 9.41 冠状位 CT 重建显示椎间融合器位于椎间隙几何中线处。a. 在冠状位重建图像中，皮质松质内植物位于几何中线处。b. 尽管在冠状位重建中聚醚醚酮融合器位于中线位置，但颈椎钢板明显向左倾斜。如果颈椎钢板以椎间融合器为参考，钢板就可以处在正中对称状态

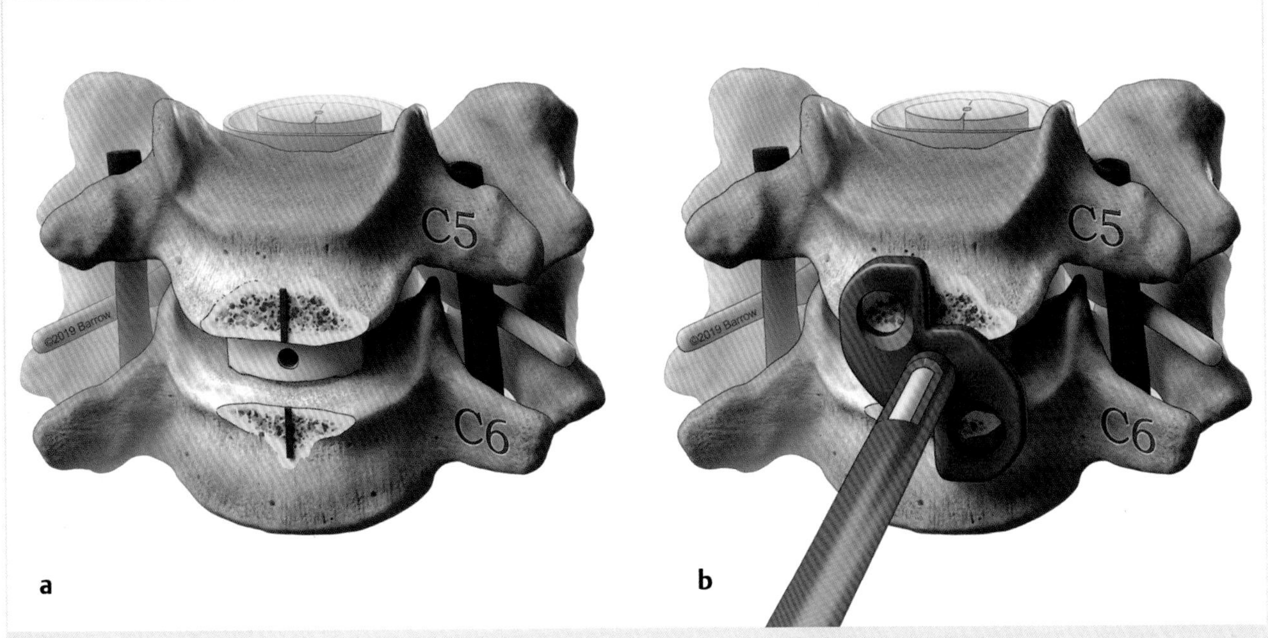

图 9.42　颈椎模板概念示意图。a. 在减压充分的病例中，椎间融合器往往能放置在中线处，因为钩椎关节斜面能够限制融合器的偏移。检查以钩椎关节为参照的中线标记是否与椎间融合器的中央孔一致。b. 模板可以牢固地锚定在椎间融合器的中央孔中，确保了模板位于中线处。在将模板拧紧前，可将模板旋转到与脊柱长轴垂直的位置

轻松地将钢板固定在中线的位置上。

单节段模板在手术中有几个优点，可方便颈椎钢板的放置。第一个优点是单节段钢板长度确定，避免了使用不同长度的钢板反复测试的过程。第二个优点是对侧方骨赘的识别。在一些情况下，放置模板后，才能确定侧方骨赘的严重程度和影响。尝试将模板固定到位时，侧方骨赘会显得非常明显。模板在其轴线上旋转的过程中可以确定阻碍的原因。移除模板，磨平骨赘，很容易将模板重新定位。通过模板就能够发现并去除外侧骨赘，并防止放置颈椎钢板后，由于钢板的阻挡而无法显示侧方骨赘。第三个优点是可以通过直接检查或侧位透视图来保证钢板到椎间隙的距离大于 5mm。仅目测就能观察颈椎钢板与椎体的位置关系，并确保选择的是最短的钢板。

与椎间融合器连接是颈椎模板的理念要求。有时，椎间融合器打入过深，使螺纹轴无法与融合器的中心孔连接。反之亦然，如果椎间融合器打入太浅，模板也无法牢固地与椎体前方贴合。在这种情况下，模板仍然可以旋转，所以要确保一个正中对称的位置会有些难度。当模板与椎间融合器连接后，就不可能发生侧向移动了。

根据我对 50 例接受单节段 ACDF 患者的前瞻性观察队列研究发现，颈椎模板与脊柱长轴的平均角度为 2.4°（0°~4.4°），与中线的平均距离为 1.3mm（0~2.8mm）。同样重要的是，从钢板上缘到上位相邻间隙的平均距离为 5.4mm（4.6~6.2mm），到下位相邻间隙的平均距离为 5.1mm（4.3~5.8mm）。因此，模板可以满足钢板至椎间盘不少于 5mm 的距离标准，以减轻邻近节段的退变风险。

9.37　多节段颈椎模板

两点确定一条线的几何原理是多节段颈椎模板的理论基础。多节段颈椎模板允许在头、尾两侧椎体上各钻一个孔，为钢板确立中线和对称的位置。我更倾向于将多节段颈椎模板先放在最尾侧椎体上。该技术类似于单节段模板，因为它锚定在椎间融合器上。主要的区别是在同一个椎体上钻两个孔。这两点一旦确立，就可以防止钢板倾斜。手术中，尽管我已经预先钻了两个螺钉孔，但我只固定一枚螺钉，如果将两枚螺钉都固定，可能会使钢板翘起。我使用其中一个孔将钢板固定在颈椎上，然后将钢板与上下椎间融合器对齐。我用第二个孔作为参考

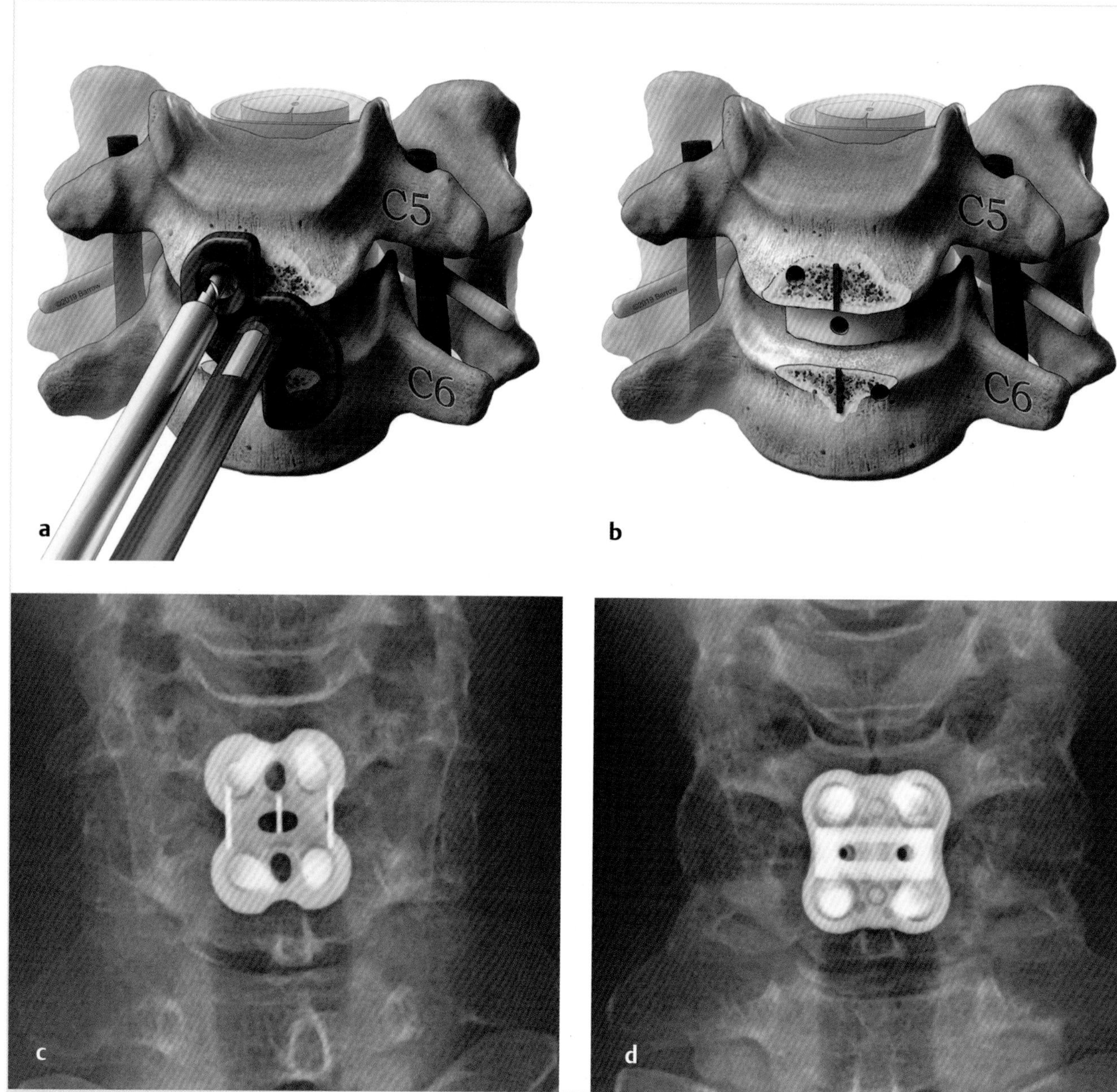

图 9.43 利用模板固定颈椎钢板的示意图。a. 模板就位，对准中线位置，打孔。b. 取出模板，将颈椎前路钢板与孔对齐。然后将钢板固定在颈椎上。c. 椎间融合术后正位（AP 位）片：颈椎钢板与聚醚醚酮椎间融合器。d. 椎间融合术后 AP 位片：颈椎钢板与钛合金椎间融合器

点，在头侧椎体钻孔，以便放置第二枚螺钉。一旦头尾两侧椎体的孔打好后，就确立了中线，我可以放心地继续钻孔并固定其余的螺钉。

单节段和多节段手术的主要区别是无法确定钢板的大小，需要反复测量不同型号的颈椎钢板。这在多节段手术中更具挑战性。尽管如此，多节段颈椎模板利用预钻孔及中线确立等方法，使得其与相邻椎间隙距离不少于 5mm。当多节段颈椎钢板放置于颈椎前方时，螺钉通过预先钻好的孔，固定其中一个点。颈椎钢板与各节段椎间融合器对齐，以确保其垂直放置（图 9.44）。

钢板对齐，固定点确定后，最后一步是将钢板固定在椎体上。这项任务可以利用固定钉加万向螺钉完成。我们有必要回顾一下其生物力学及原理。

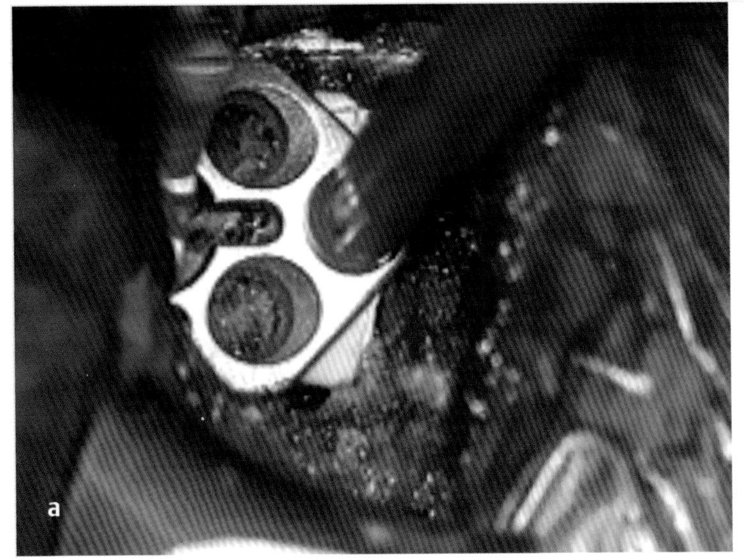
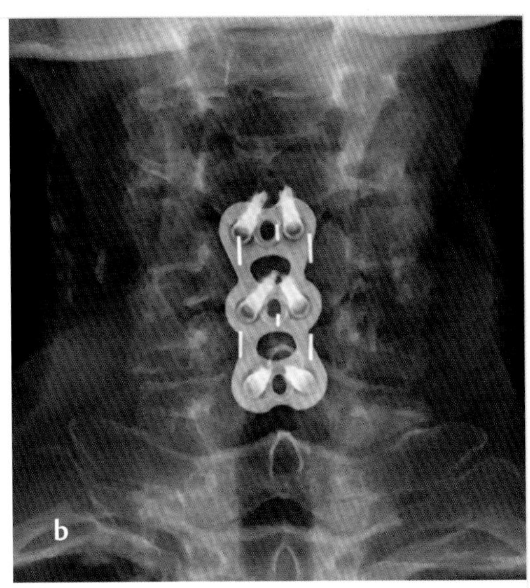
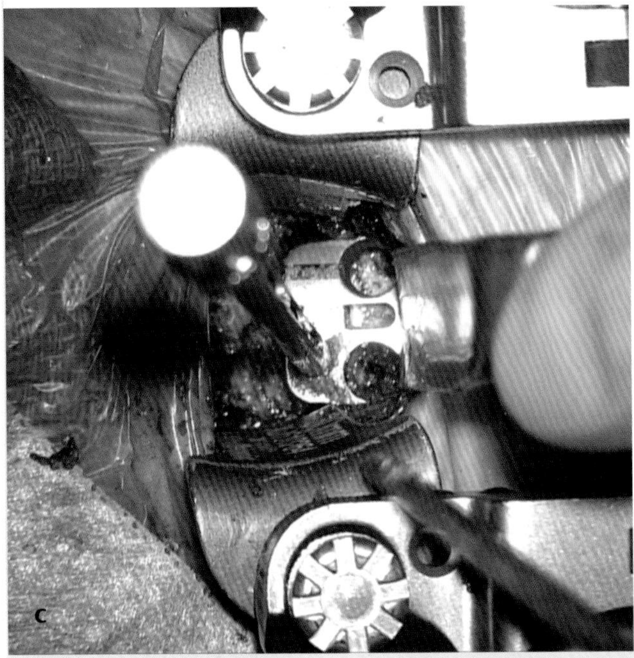
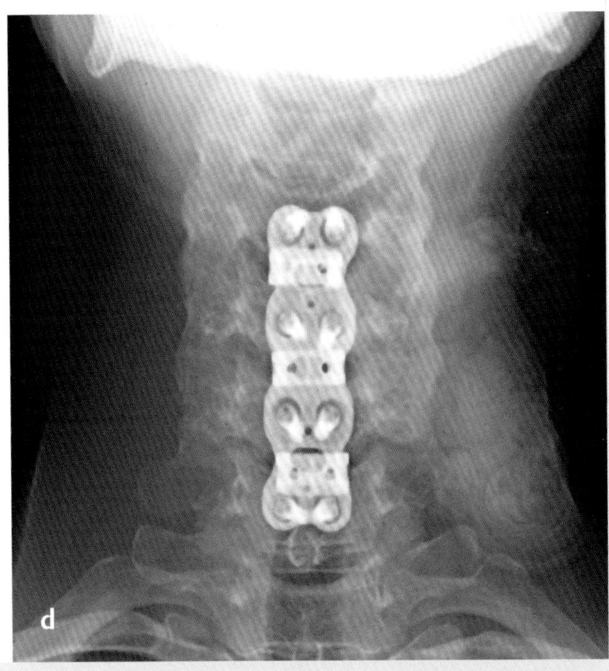

图9.44　颈椎多节段模板。在单节段颈椎模板的基础上，多节段颈椎模板通过固定头侧或尾侧椎体上的两个孔来建立中线。这两个点形成一条直线，确保颈椎钢板的垂直和对称的位置。a. 多节段颈椎模板固定在头侧的椎间融合器的术中照片。钻孔后，将钢板放入，固定其中一个点。钢板的尾端与尾侧的椎间融合器对齐。使钢板中线与脊柱长轴一致。b. AP 位 X 线片显示钢板位置正中对称。c. 多节段颈椎模板应用于一个三节段 ACDF 手术。颈椎模板已固定在钛合金融合器上。这张术中照片显示，尾侧椎体的孔已经打好。d. 颈椎正位片显示颈椎钢板的位置正中对称

9.38 固定螺钉与万向螺钉

万向螺钉的起源是一个引人注目的观察、试验和错误的进化故事。其核心，螺钉 – 钢板界面的发展围绕着两个概念：Wolff 定律和应力遮挡。在颈椎内固定的早期中，人们直观地认为应该使用具有刚性固定的硬钢板来固定上下椎体，促进椎间隙的融合。毕竟，非固定融合术中出现的假关节一定是由于没有固定造成的。尽管这样的概念理论上是正确的，固定两个物体可以使环氧树脂干燥或水泥固化，但值得注意的是，外科医生发现这在人类颈椎上不起作用。观察发现如果椎间植骨不能可靠地融合，螺钉和钢板就会断裂。那如何实现椎间植骨融合呢？

仔细一想，答案显而易见。外科医生不是在等

待环氧树脂或水泥的凝固，而是在等待骨骼愈合的生物过程。刚性固定的钢板阻止了椎间移植物的负重，也阻碍了骨形成所需的机械力传导，这被称为应力遮挡。一个刚性固定的钢板可以阻止任何施加在椎间移植物上的外力，虽然这是一种理想的结构，但这会严重影响椎间融合，因为刚性固定会阻碍骨愈合和骨生长。我们骨科同事们已经在许多内植物中加入了应力屏蔽预防措施，例如：动态髋螺钉可以很好地说明这一点，它可以稳定髋部骨折，同时允许患者术后负重，从而利用机械传导促进骨形成及骨愈合。

德国解剖学家兼外科医生 Julius Wolff 在 19 世纪中叶描述了骨骼生理学的观察结果。他做了一个简单的观察实验，当骨骼上的负重增加时，骨骼会随着时间的推移而自行重塑，并变得更强壮，从而抵抗该负重。骨重塑的传导信号称为机械传导，它将机械力转化为重塑骨骼的细胞级联信号。Wolff 还观察到，如果骨没有负重，则无法发生骨重塑，这就解释了为什么早期在颈椎上使用刚性钢板固定容易失败的原因。如果骨骼上的负重减少，机械传导的刺激也会相应减少，重塑骨的信号缺失会造成骨吸收增加，最终造成骨骼变脆。颈椎融合术后，如果刚性固定钢板阻碍了机械传导，骨的重塑信号也随之消失，造成椎间无法融合，椎间移植物还有被吸收的风险，如果椎间没有融合，会导致金属疲劳，最终导致钢板和螺钉断裂。

解决这个问题的一种方法是使用动力钢板，其机制是允许钢板发生平移，从而增加椎间移植物的负荷。动力钢板消除了应力屏障。另一种方法是在刚性钢板上检查螺钉 - 钢板接口。颈椎钢板的早期使用经验中已经证明，螺钉 - 钢板接口对椎间移植物可以产生应力。改变螺钉头的几何形状可能会改变螺钉与钢板的接合方式。万向螺钉的球形结构允许螺钉与钢板贴合，并在钢板内发生角度的变化，因此头侧椎体仍可以对移植物产生应力。而使用固定钉将阻止这种角度的变化，这种固定螺钉将会以一种固定的角度与钢板接合。

随着应力的变化，万向螺钉在钢板内的角度可能会发生轻微的改变，从而对移植物产生应力。本泽尔称这一现象为“可控式下沉”。在螺钉 - 钢板界面处创造了一个有利于骨愈合的环境。按照我的习惯，我只在尾侧椎体使用固定螺钉，而在头侧椎体使用万向螺钉。固定螺钉能够牢固固定钢板，而万向螺钉用于对椎间移植物施加应力。许多住院医师和同事都问我为什么不在所有的椎体上使用万向螺钉。我总是承认，在所有椎体上使用万向螺钉也是一个完全可行的选择。然而，我认为在所有椎体上使用固定螺钉与我们对骨愈合的理解正好相反，我不会这样做。

9.39 钻孔导向器和技巧

另一个力求将钢板完美地放置在中线和对称位置的原因是，它显示了整个操作过程中的技巧。颈椎螺钉置入钢板应与此主题保持一致。

我努力使颈椎侧位片的各节椎体上仅能看到一枚螺钉。为了做到这一点，钢板上的螺丝孔需要在侧位片上对齐。第一步是需要一个完美的颈椎侧位片。清晰的终板和平行的关节突关节是先决条件，这就需要可靠的放射科技术人员。颈椎钢板固定后，侧位片是检查钢板对称性的另一重要手段。如果在侧位透视图上显示清晰的终板和平行的关节突关节，而螺丝孔没有对齐，说明钢板一定是倾斜的。这时我们不需要正位片来确认的。事实上，我认为正位片可能会误导我们。如果我在侧位片上看到钢板的头、尾端螺丝孔没有对齐，我会根据标记物和椎间融合器重新评估钢板的位置。

当钢板位于中线位置时，我就使用固定角度钻头钻所有的螺丝孔，包括头侧的万向螺钉。固定角度的钻头以一个固定角度与钢板切合。我使用的钢板固定角度钻头是头、尾侧方向为 10°，中间为 6°。我发现明确的角度有助于住院医师和同事使用并掌握这个概念并体验导向器与钢板结合的明确触感。一旦锁定位置，就很难发生移动。这样我就可以确保每个螺钉的角度都是一样的，而不需要太多的术中透视。所有的螺钉都在同一平面上，且彼此平行，在侧位片上每个椎体仅显示一个螺钉。在头侧椎体及多个椎体上使用固定角度的钻头打孔，并在这些螺丝孔中使用可变角度的螺钉对椎间移植物施加应力，固定角度的钻头导向器使万向螺钉对称排列（图 9.45）。

有时，导向器无法锁入颈椎钢板。典型的原因是骨赘阻碍引导器锁入钢板孔内。可以使用钻头将

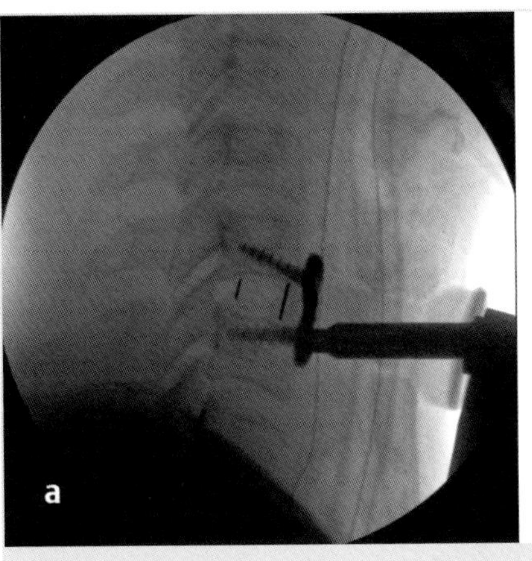
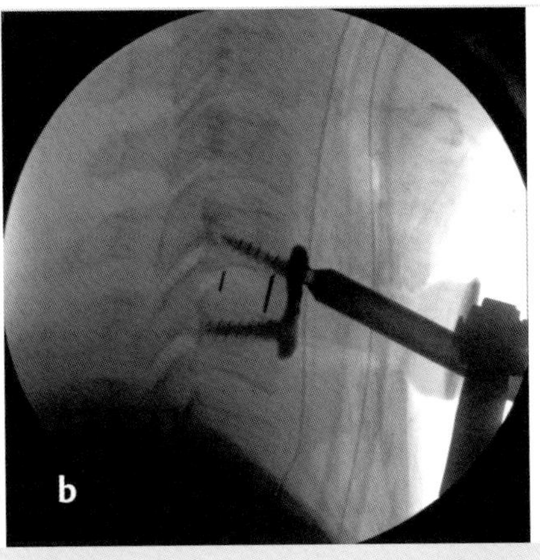
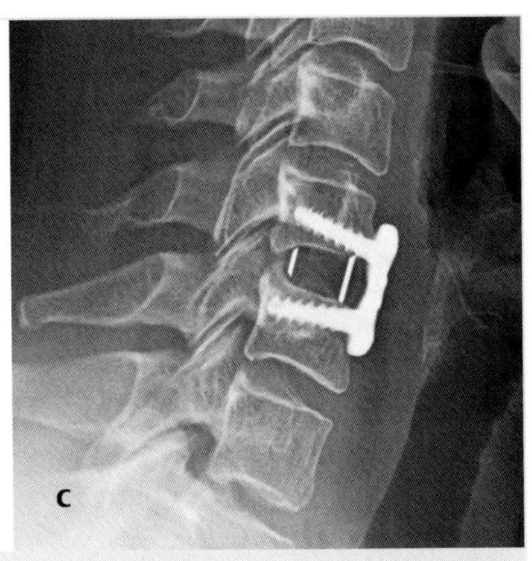

图 9.45　使用固定角度导向器钻孔。侧位透视图像显示：使用固定角度的导向器为颈椎钢板钻孔（a）。固定角度导向器与颈椎钢板结合（b），所有螺钉的头、尾角度和会聚角均相同。万向螺钉仅在头侧椎体使用，固定螺钉则用于尾侧椎体。术后侧位片显示同一椎体螺钉角度一致（c）

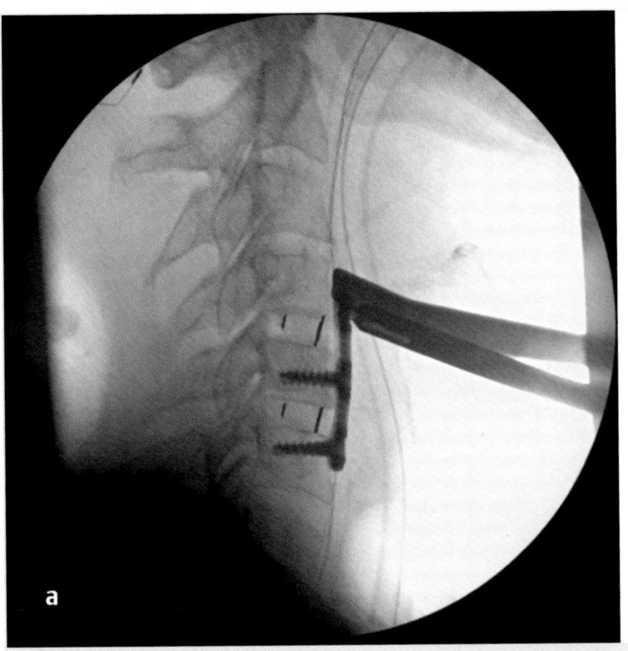
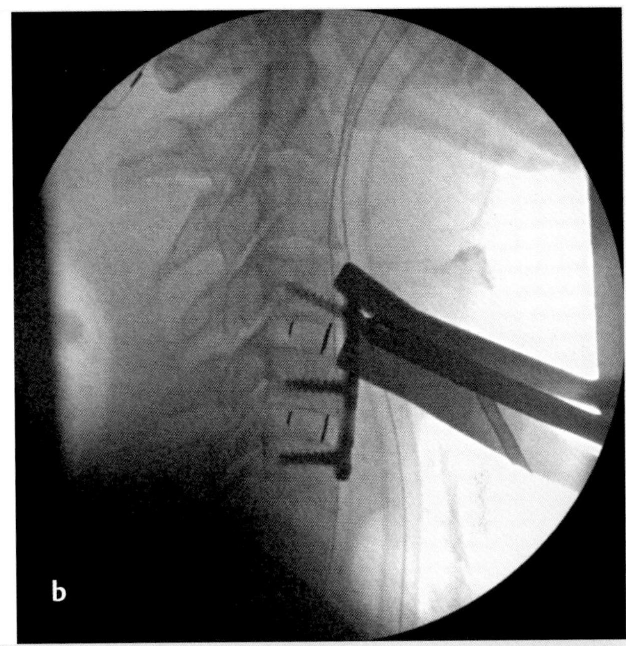

图 9.46　使用万向钻头导向器为头侧螺钉钻孔。侧位透视图像显示：10° 固定角度钻头导向器无法满足椎体最佳轨迹（a）。采用万向导向器规划最优轨迹（b）。这个轨迹与两枚螺钉的理想位置相匹配

颈椎钢板螺钉孔内的骨赘打掉，创造出一个凹槽，让钻头导向器锁定到钢板内。我发现有骨赘时，可以不移动钢板，而是使用精准的钻孔将骨赘去除，完成钻孔。

9.40　万向钻头导向器

有时，特定节段的理想钢板的尺寸，使用 10° 固定角度导向器在头尾侧可能无法打入椎体。当我怀疑这种情况时，我会拍摄颈椎侧位图像。这样就很容易看出固定角度导向器提供的角度是否是进入椎体的最佳轨迹（图 9.46）。如果轨迹不是最优的，我需要使用万向钻孔导向器，最多可以达到 18° 头尾角，并可向中间内聚最多 17° 角。需要警惕，太多的内聚会导致椎体内螺钉碰撞。

我还记得在我第一次做手术的时候，当我试图安装最后一枚螺钉时遇到了很大的阻力。但我没有意识到我的螺钉内聚过多。虽然螺钉在侧面是对齐的，但两枚螺钉发生了碰撞。我清楚地记得当时我非常困惑为什么无法插入螺钉。在浪费了几分钟之

后，一张颈椎正位透视图回答了这个问题：我试图放置的左侧螺钉碰到了过度内聚的右侧螺钉。失败是最好的老师。这是我最后一次放置螺钉失败的经历，后面每当我使用万向钻孔导向器时，我都会想起这一次经历。这一事件也说明固定角度钻头导向器的优势，一般固定角度导向器的内聚角为6°。

认识到置钉时过度内聚的风险，我会更加谨慎地使用万向导向器。为了确保椎体内螺钉的轨迹位置满意，我通常在确定轨迹方向后，拍摄第一枚螺钉的侧位透视图。然后再拍摄第二枚螺钉的透视图，以匹配两者的轨迹（图 9.46）。

9.41 螺钉长度

我会选择最长的螺钉安全地固定到每个椎体上。螺钉的最佳长度取决于椎体的轨迹和椎体的大小。有几个直观的数据可以作为参考。术前 MRI 或 CT 图像的测量通常可以让我知道患者应该使用多长的螺钉。通常我会为女性选择 12mm 椎间撑开立柱，男性选择 14mm 椎间撑开立柱。我会参考侧位透视图上立柱与椎体的长度关系来选择合适的螺钉。通常以 2mm 为增量，根据钢板系统的不同，起始长度通常为 10mm 或 11mm。

我通过带有导向器的侧位透视图来决定最终螺钉的长度。对于我所使用的钢板系统，当钻头在导向器中触底时，我就知道它们的长度。对螺钉长度有疑问时，我会拍颈椎侧位片来确认理想的螺钉长度。使用万向钻孔导向器在体积较大的椎体中可使螺钉长度达到 19mm（图 9.47）。

9.42 双切口四节段 ACDF 技术

每年大约有 6 次，一位患者带着类似于图 9.48 的 MRI 和 X 线片来到我的诊室。患者的检查显示出明显的脊髓型颈椎病的症状。对于此类患者，手术指征和手术节段很明确。唯一的问题是手术入路是前入路、后入路还是两者结合。为了达到本节的目的，我们假设前入路是首选的手术方式。

我偶然看到 Chin 等的报道，其中 Riew 医生描述了四节段 ACDF 的双切口技术，我不得不承认我不太喜欢此类病例。多年来，我在难看的颈动脉纵切口和长的横切口之间艰难选择。我和我的患者都不满意这两个入路。颈动脉纵切口并不美观，但可以充分显露整个颈前路的不同节段。然而，颈动脉纵切口并不符合 Caspar 比率的原则，该比率优化了手术目标和手术暴露。一个长的横切口会更美观，即使肌肉很松弛，头侧和尾侧的椎体也很难暴露，钢板的固定会相当困难。这两种方法都会导致术后长时间的吞咽困难，有时是永久性的吞咽困难。有一次，一位患者需要临时放置胃管。我需要找到一个更好的手术入路。理想的暴露应该可以提供颈动脉切口的暴露范围，具有横切口的美观，没有术后吞咽困难。一次双切口四节段手术的尝试，让我认识到 Chin 等找到了更好的手术技术。

采用双切口进行四节段 ACDF 手术，是将四节段 ACDF 的艰巨任务转变为两个双节段颈椎手术，只是在放置颈椎前路钢板时两个切口才会连通。在我开始尝试双切口手术后，我就不考虑其他的手术方式了。两个单独的切口使四节段椎体暴露更容易，简化了颈椎钢板的放置，优化了钢板上螺钉孔的通道，加快了整个手术过程。以下部分是对双切口技术的回顾。在我介绍双切口手术技巧时，我邀请读者直接阅读原文，阅读 Riew 在 Chin 等中的原始描述。

9.43 规划四节段 ACDF 的切口

我计划用术中透视确定两个切口的位置，就像是执行两个不同的双节段 ACDF 手术。如图 9.49 所示，将每个切口置于椎体的中心。例如，对于 C3~C4、C4~C5、C5~C6 和 C6~C7 节段 ACDF，我将第一个切口设在 C4 椎体上，第二个切口设在 C6 椎体上。头端切口长度为 20mm，尾端切口较长，约为 30mm，便于将颈椎钢板置入（图 9.50）。

9.44 手术技术

患者摆好体位，设计好手术切口后，我从头侧切口开始显露，需要暴露头端两个必要的颈椎解剖单元。为了能够清晰地描述这种技术，我使用了上述 C3~C4、C4~C5、C5~C6 和 C6~C7 病例。先切开颈阔肌，暴露下方的组织平面并向下分离至胸锁乳突肌内侧的无血管区。对各层组织进行充分松解是

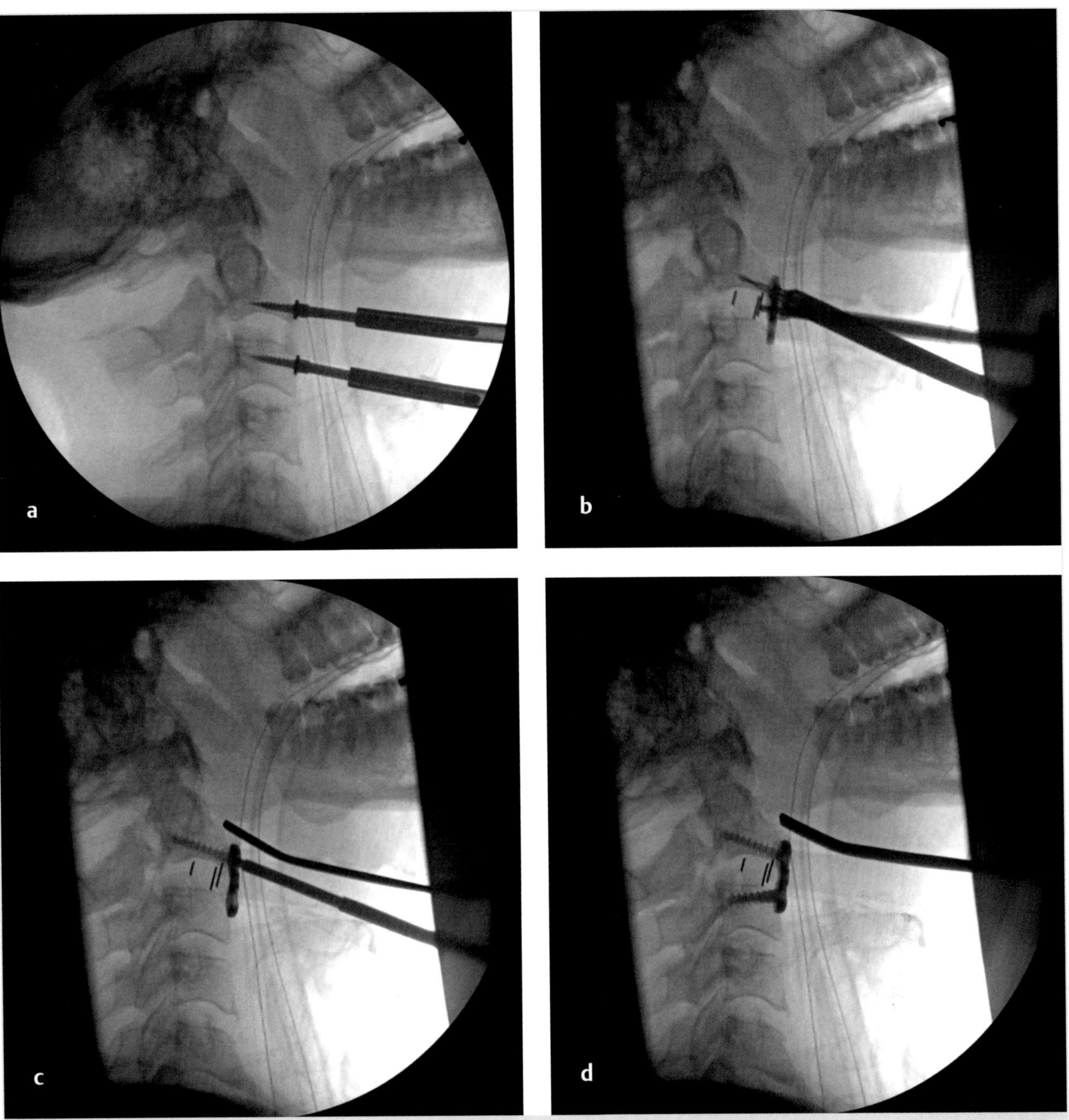

图 9.47　在 Hangman 骨折治疗中选择钢板螺钉的长度。a. 14mm 椎间撑开器立柱的侧位透视图，可以对螺钉长度进行初步预估。b. 将钻头嵌入导向器的侧位片。虽然立柱深度可作为螺钉长度的参考，但螺钉的轨迹也影响长度。在这张图片中，螺钉的轨迹是固定的，钻头导向器的长度是 11mm。方向设定好后，从钻头尖端到椎体后壁有超过 1cm 的距离，因此最终选择了 19mm 的螺钉。c. 侧位透视图显示 19mm 螺钉的位置。在锁紧螺钉前进行透视，确保与椎体后壁有足够的距离。d. 螺钉固定后的侧位透视图显示 C2 处为 19mm 螺钉，C3 处为 15mm 螺钉

非常必要的，在四节段 ACDF 手术中，需要放置一块长的颈椎前路钢板，组织松解变得更加重要。在确定节段后，我首先暴露 C3~C4 的解剖单元，然后沿着胸锁乳突肌内侧向尾侧暴露 C4~C5。我松解两个解剖单元之间的筋膜束，并保证两个节段显露的宽度均为 22mm。我用手持的颈椎牵开器完成了双节段的显露，并测量术野中的横径和纵径，确认在放置钢板时不需要进行额外的暴露。去除头侧手术切口内的牵引器，以避免持续牵拉损伤食管，我把注意力转向第二个切口。

开始显露 C5~C6 和 C6~C7 节段，和我刚刚做的 C3~C4 和 C4~C5 手术一样，就像我重新做了一个

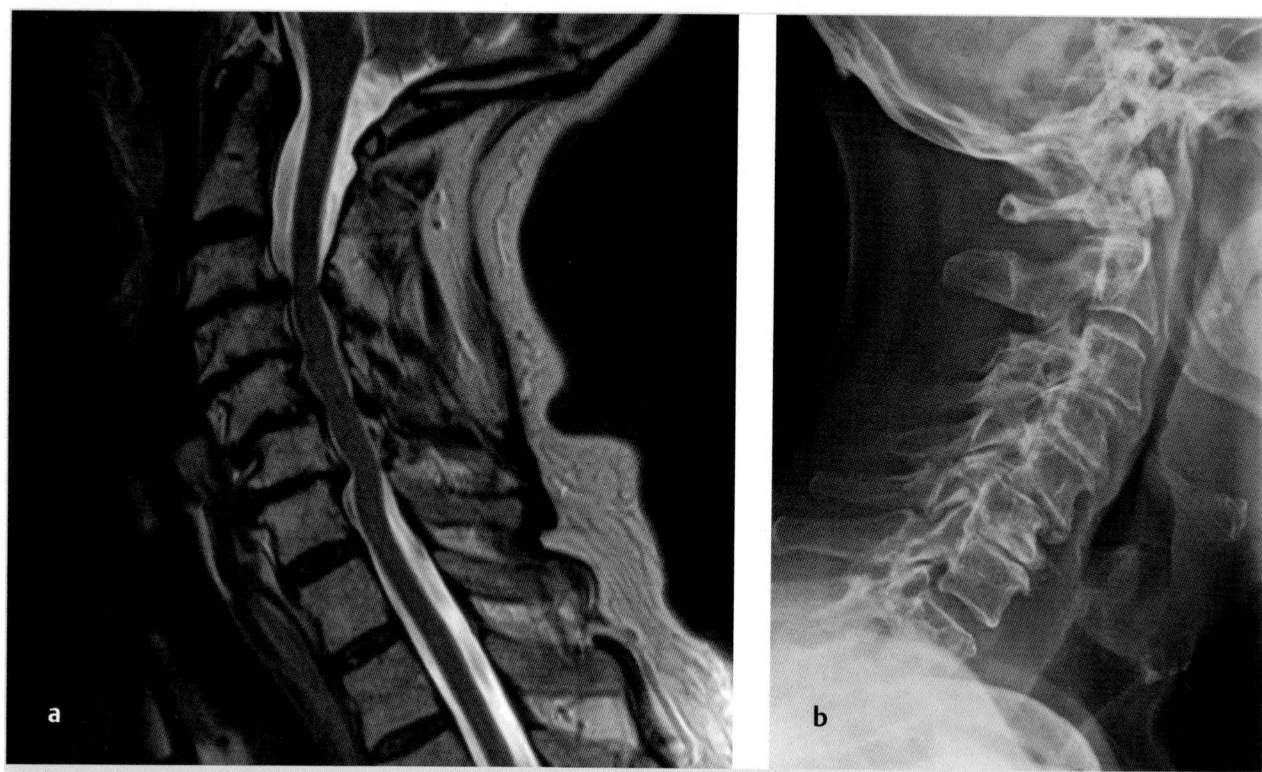

图 9.48　四节段颈椎病和椎管狭窄。a. 一名 58 岁患者矢状位 T2 加权磁共振成像，有四节段的晚期颈椎退变和脊髓压迫。患者有明显的脊髓压迫症状，由于逐渐丧失手部的灵活性而无法工作。b. 侧位 X 线片显示 C2~C3 和 C7~T1 椎间隙高度保留，但 C3~C4、C4~C5、C5~C6 和 C6~C7 处退变严重，且 C5~C6 处有滑脱。该患者唯一的手术方案是四节段 ACDF 手术。前后路联合手术是一种可行的选择

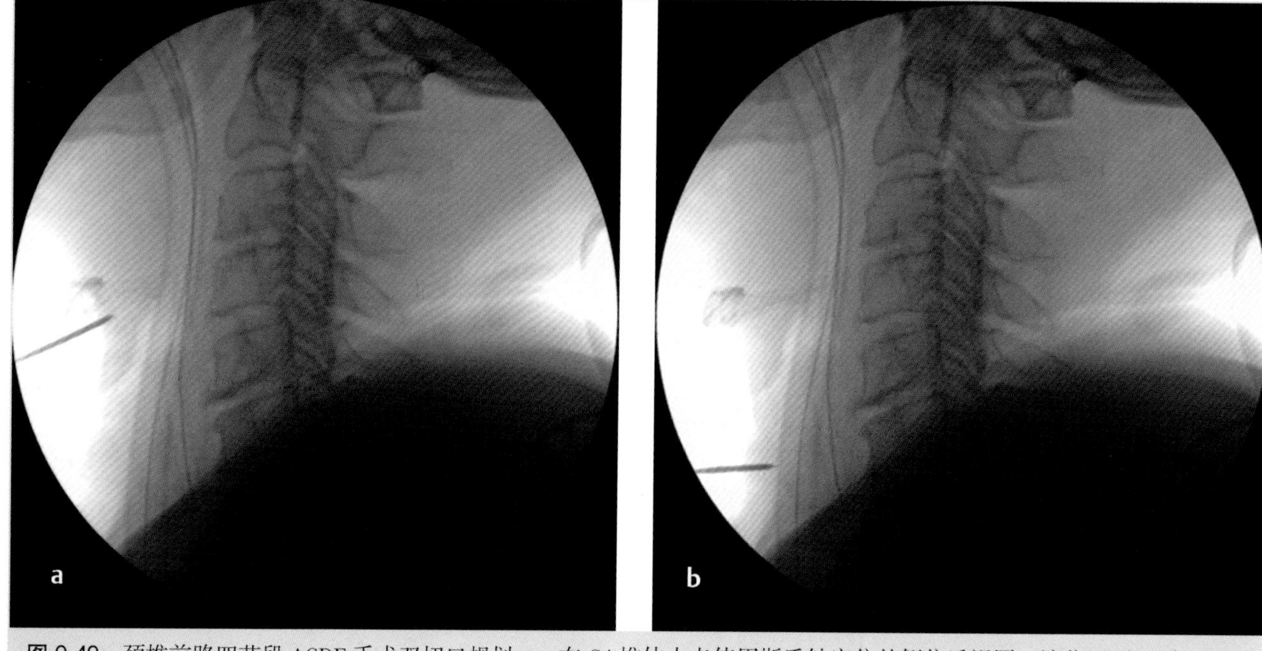

图 9.49　颈椎前路四节段 ACDF 手术双切口规划。a. 在 C4 椎体中点使用斯氏针定位的侧位透视图。该位置可显露 C3~C4 和 C4~C5 节段。b. 在 C6 椎体中点用斯氏针定位的侧位透视图。该部位可显露 C5~C6 和 C6~C7 节段

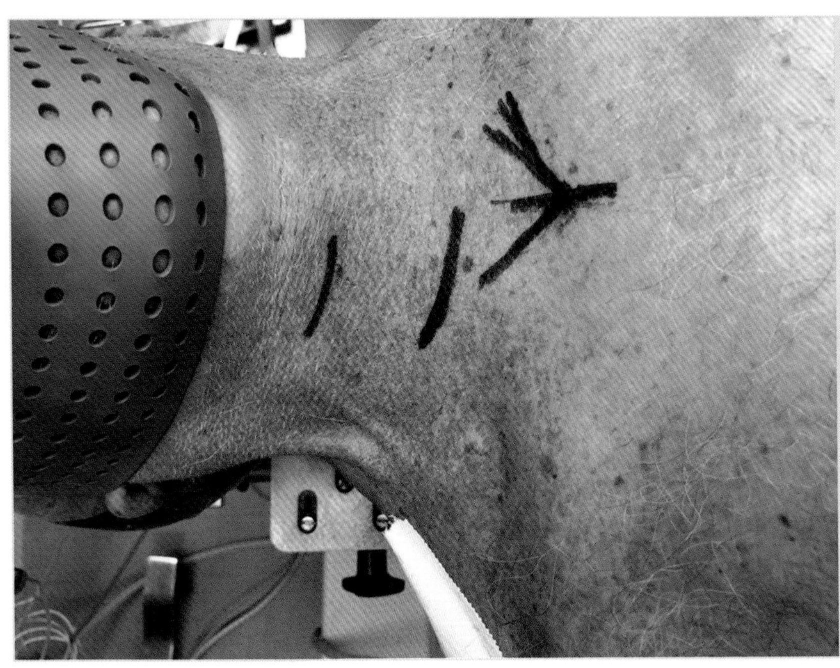

图 9.50　标记四节段颈椎前路椎间盘切除融合术（ACDF）的双切口。术中照片显示 C3~C4、C4~C5、C5~C6 和 C6~C7 ACDF 的两个切口。头侧切口长度为 20~25mm，尾侧切口长度为 30~35mm，便于颈椎钢板的置入。Riew 及其同事建议切口间距至少为 3cm

单独的双节段减压。分离颈阔肌后，显露胸锁乳突肌内侧的无血管平面，暴露 C5~C6 和 C6~C7 的必要解剖单元。当完成 C5~C6 节段暴露时，我可以触及上方切口的尾端，松解两个切口之间的软组织。在我准备进行第一节减压前，需要确认可以接触到 C3~C4 椎间隙上方 5mm 和 C6~C7 椎间隙下方 5mm 处，我还需确认每节段横径不少于 22mm。

颈椎自动牵开器固定在 C3~C4 节段上，椎间撑开器立柱分别固定在 C3 和 C4 椎体上。按照惯例，我从第一个切口开始，首先在 C3~C4 处完成减压和椎间融合器的放置，然后移除自动牵开器，只留下 C4 立柱（图 9.51）。停止对食管在这一节段的牵拉。正如第 9.25 节颈椎钢板中所讨论的，根据 C3 椎体关节突关节标记中线。一个明确的中心标记对钢板对称放置非常重要。然后我开始解剖 C6~C7 节段，将自动牵开器和椎间撑开器放置到位，完成该节段的减压和椎间融合器的置入（图 9.51）。完成后，将撑开器立柱从 C7 椎体上移除，但留 C6 椎体上的立柱。由于 C6~C7 是最尾部的节段，我使用双节段模板和固定导向器在 C7 椎体上打螺丝孔（视频 9.1）。骨蜡或其他止血剂可以控制椎体出血。用紫色记号笔在孔上做记号，以便在固定钢板时很容易地找到螺丝孔。

我回到头侧切口，使用自动牵开器，将椎间撑开器立柱打入 C5 椎体后，完成对 C4~C5 的减压和融合，然后取出 C4 立柱。此时只剩下 C5~C6 节段需要减压。在 C5 和 C6 椎体上各有一个椎间撑开器的立柱，但是两个椎体分别在不同的切口内。从逻辑上讲，尾侧切口为 C5~C6 节段提供了更加充分的显露，因此我将 C5 椎体的立柱从头侧切口取出，从尾侧切口重新插入 C5 椎体。我不得不承认，重新插入 C5 椎体后的立柱没有第一次插入时那么牢固。

双切口技术的优点之一是不会在同一位置长期牵拉食管。当我逐个处理不同节段椎间隙时，颈椎牵开器也随之变换位置。然而，双切口技术最大的优势是很容易地放置颈椎前路钢板。单一长的横向切口很难放置颈椎前路钢板，最主要的问题是，在放置钢板的时候，无法看到钢板上下方受到的软组织阻碍和椎体前方骨赘。双切口技术解决了钢板头端可视化的问题。尾侧切口较长，可由此切口放入较长的钢板。从尾侧切口放入钢板时，头侧切口能够直视钢板，并将钢板置于颈椎的几何中线处（图 9.52，视频 9.1）。

使用颈椎多节段模板在 C7 椎体上钻了两个固定角度轨迹的螺丝孔。这些孔基于椎间融合器的位置，几乎是把钢板对到中线处。确定好螺丝孔的位置后，我把一个固定螺钉打入 C7 椎体。我将 C7 螺钉扭到钢板上，但没有锁定它的位置，然后转向钢板的头侧。我通过直视或侧位透视图评估颈椎板的长度（图 9.53）。钢板的头侧距离 C2~C3 椎间隙不小于 5mm。如果钢板长度合适，我将其固定在 C3 椎体上。

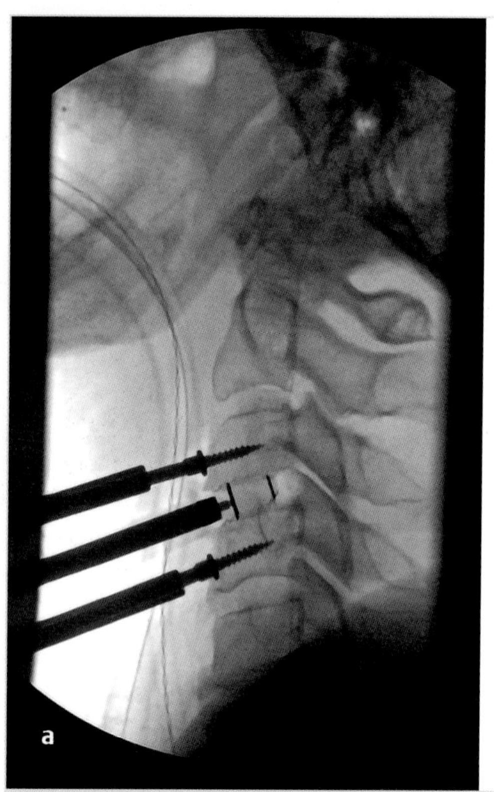

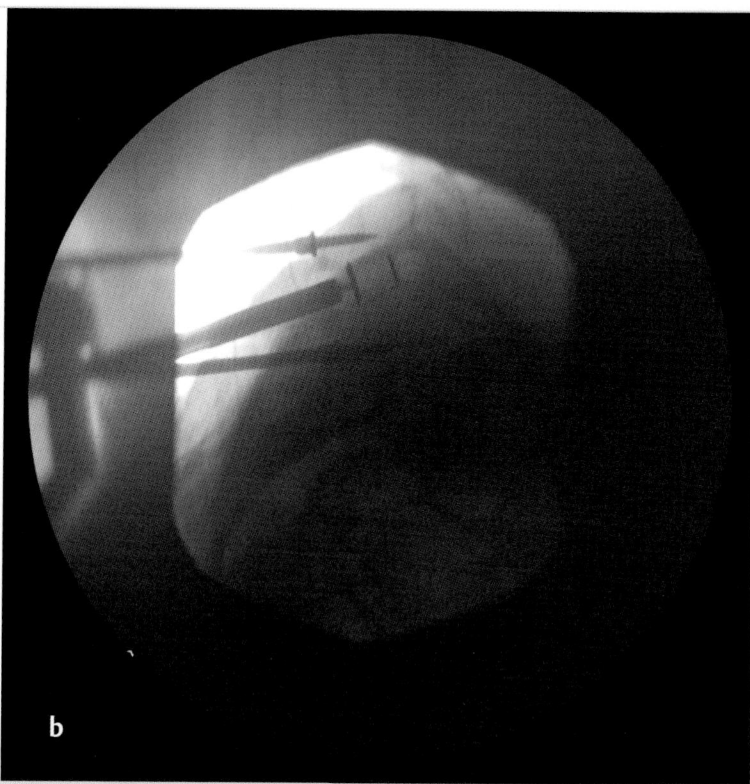

图 9.51 为减少对食管的牵拉而进行减压的顺序。a. 侧位透视图显示 C3~C4 为四节段 ACDF 手术的第一节段。重要的是突出标记 C3 中线，以便颈椎钢板在中线处对齐。b. 侧位透视图显示第二个减压节段为 C6~C7。两次减压节段不同，可减少对食管同一位置的持续牵拉，降低术后吞咽困难的可能。完成 C6~C7 减压后，使用多节段模板完成螺钉孔定位，以方便颈椎钢板的固定

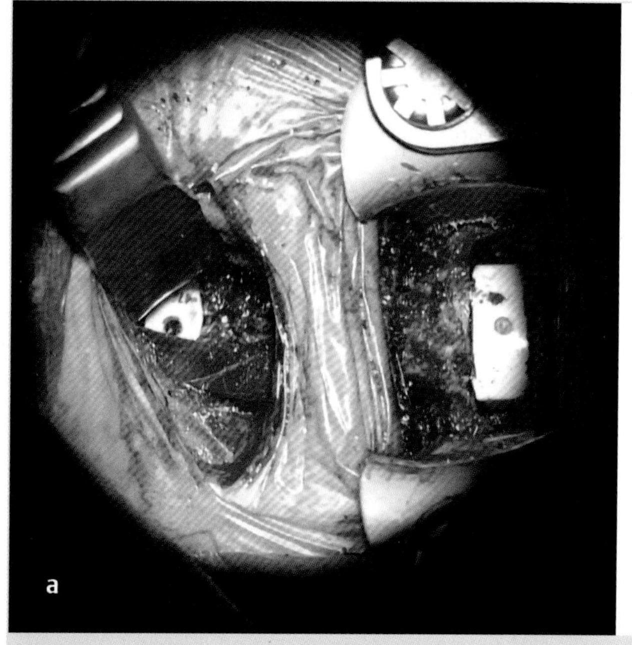

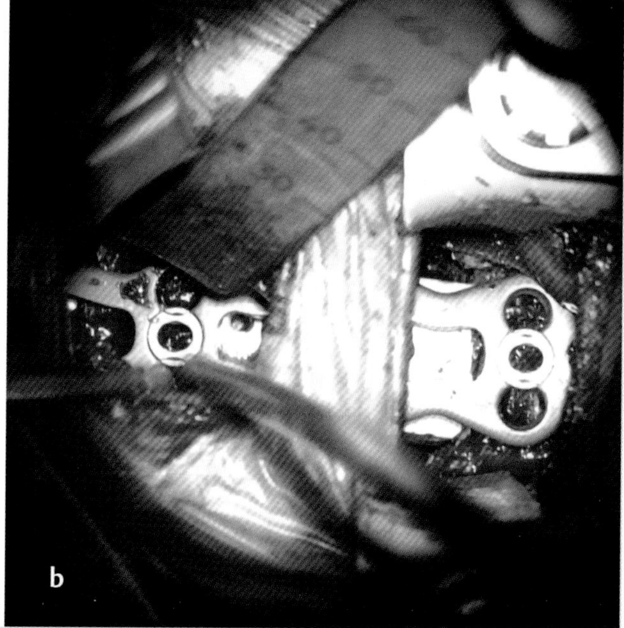

图 9.52 使用双切口技术放置四节段钢板。a. 术中照片显示自动牵开器位于 C5~C6 节段的尾端切口，而手持拉钩位于 C3~C4 节段的头侧切口。b. 术中颈椎长钢板放置过程的照片。外科医生通过头侧切口操作可以使钢板就位

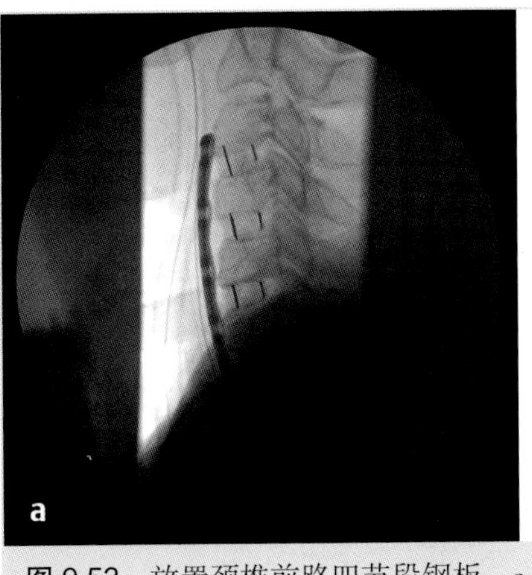
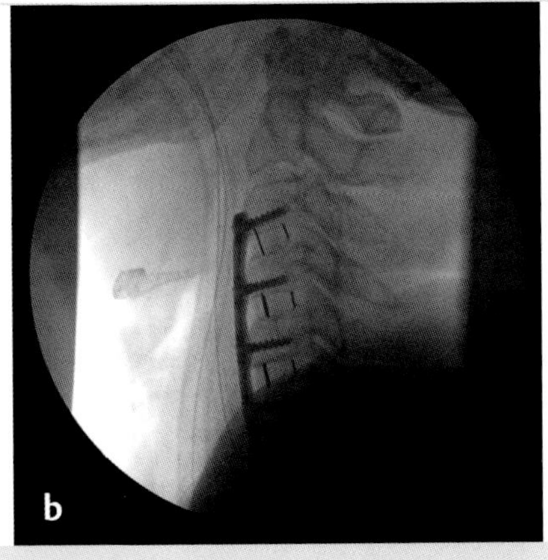
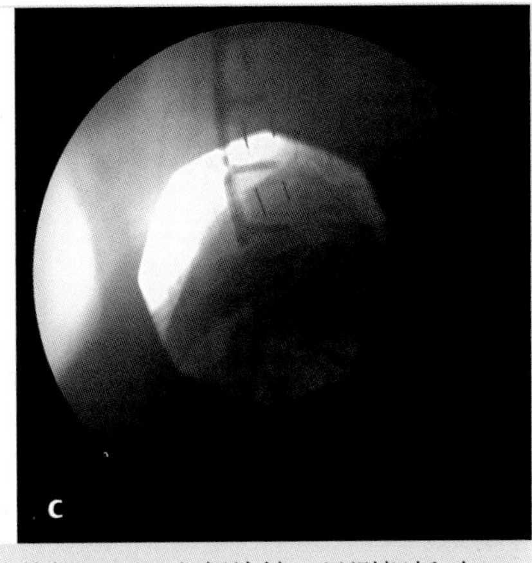

图 9.53　放置颈椎前路四节段钢板。a. 侧位透视图，钢板仅在 C7 椎体上固定了一枚螺钉，以方便旋转。目测钢板对 C3 椎体有足够的覆盖，并且钢板 – 椎间盘的距离小于 5mm。注意钢板与 C4、C5 椎体没有接触。b. 颈椎钢板全部固定后的侧位透视图。注意，椎体被螺钉拉向钢板侧，恢复了部分的前凸。c. C6~C7 的透视图，确定钢板 – 椎间盘的距离为 5mm

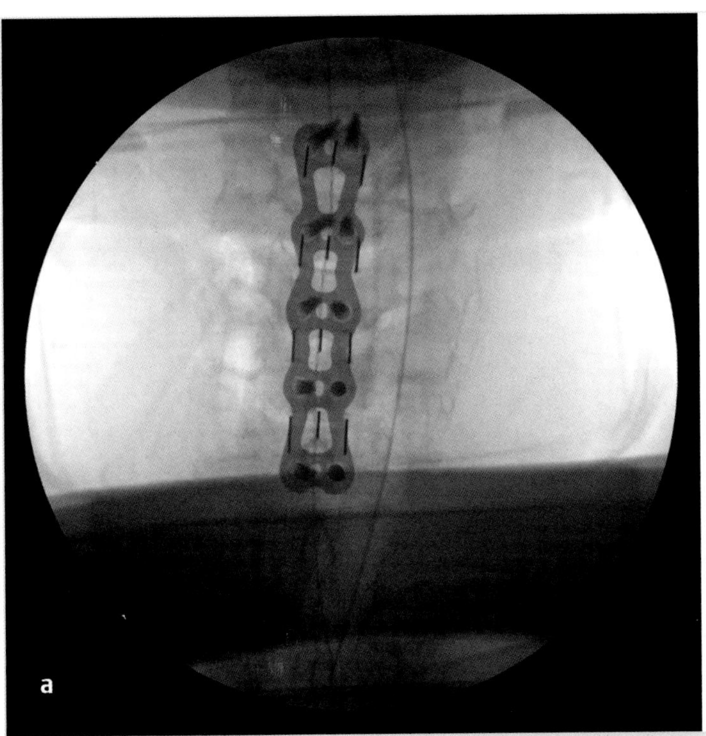
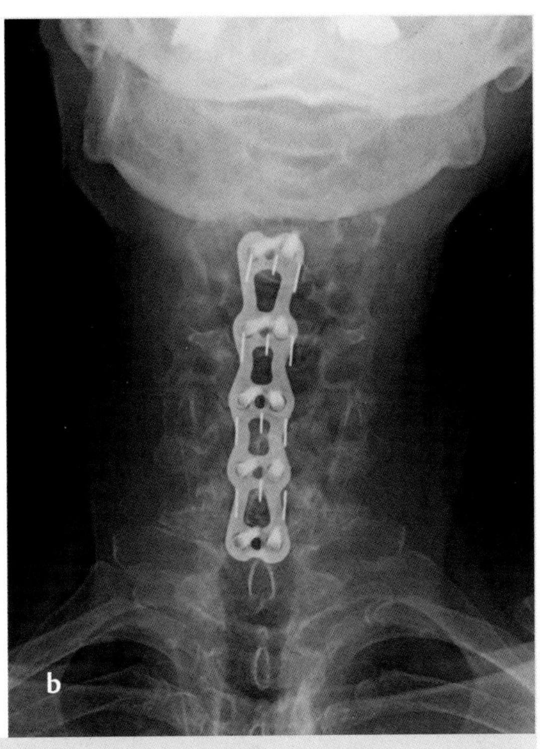

图 9.54　颈椎四节段钢板正中对称放置。a. 颈椎前路四节段 ACDF 手术后的最终正位（AP 位）透视图。以 C7 椎间融合器为参照，使用颈椎模板打孔后，并标记处 C3 椎体的中线后，无须正位透视图即可将钢板放置于椎体中线处。b. 术后 3 年颈椎正位 X 线片。在这种情况下，不需要后路固定

即使在 C7 螺钉固定的情况下，钢板仍然可以旋转。我利用钢板内的孔隙旋转钢板的头侧，将其与 C3 中线对齐，使钢板与椎间融合器及中线标记对齐，并使用固定或万向钻头导向器在 C3 椎体上打孔。一旦万向螺钉打入 C3 椎体，钢板就被锁定在这一位置上了。我发现此时不需要颈椎正位透视，相反，我只需要通过颈椎钢板的各孔隙就可以观察到钢板位于椎间融合器中线处。我在头侧切口内固定 C4 和 C5 上的钢板钢丝，在尾侧切口内固定 C6 和 C7 上的钢板螺丝。当我确认螺丝已经全部锁定后，拍摄关闭伤口前的颈椎正侧位透视图（图 9.54）。

对于四节段 ACDF 手术的知情同意应该包括可能需要颈椎后路内固定的讨论，特别是对矢状面垂轴（SVA）阳性的患者（图 9.55）。然而，在没有

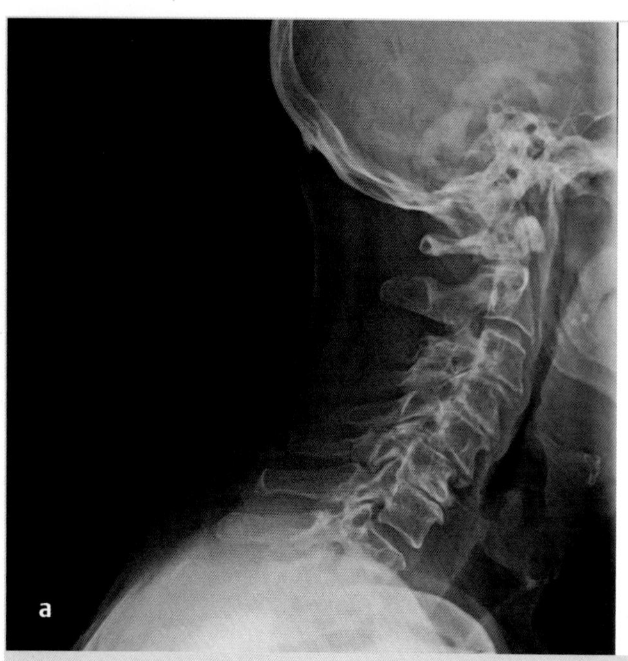

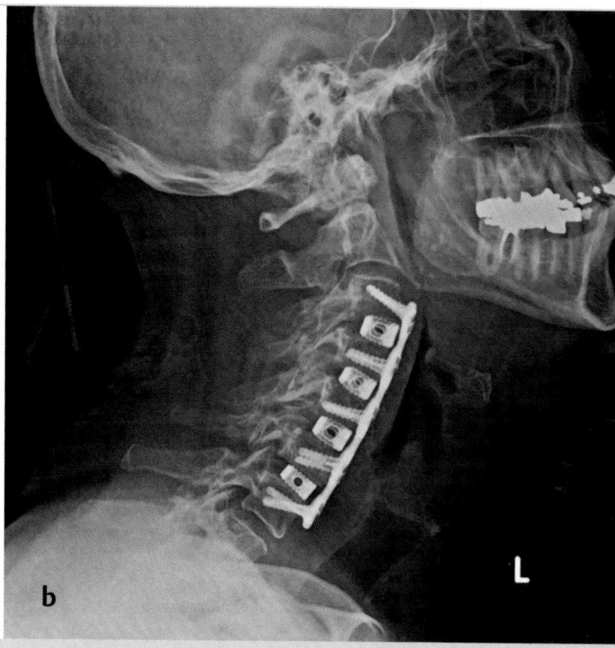

图 9.55 矢状面垂轴（SVA）阳性患者的颈椎前路四节段 ACDF 手术。患者侧位 MRI 见图 9.48。a. 术前侧位 X 线片显示颈椎多节段退变和 C5~C6 滑脱。b. 术后侧位 X 线片显示减压完成且椎间盘高度恢复，但 SVA 没有明显改善。此类患者需要长期密切观察。这张 X 线片拍摄于术后 12 个月，显示术后 SVA 无进展。不需要再次后路固定

明显畸形的情况下，四节段 ACDF 手术后，需密切观察数周或数月，以确定是否需要后路内固定（图 9.56）。文献清楚地说明了多节段颈椎融合术后，假关节的发生率会增加，因此对此类患者需要进行至少 1 年的长期随访。

我的双切口手术术后吞咽困难的经验与 Chin 和他的同事的报告一致。然而，在已报道的患者和我的系列研究中，没有对吞咽困难进行正式、客观的评估。从这个角度出发，双切口手术技术仍值得继续研究。患者对双切口术后外观满意（图 9.57）。

9.45 关闭伤口

透视颈椎正位后，关闭伤口。取出自动牵开器，并改用手持牵开器检查各层有无出血。特别需要检查颈长肌。我有一个术后血肿的病例，需要术后第 2 天手术清除血肿，我永远不会忘记。在探查的时候，我发现颈长肌有动脉出血，这无疑是由于自动牵开器牵拉引起的。从那以后，我都会花时间仔细检查椎体两侧的肌肉。

除非是外伤，单节段或双节颈椎手术，我很少放引流管。有时，在三节段手术后，我会基于术中患者止血的整体感觉来决定是否放一根引流管。我总会为四节段 ACDF 手术放一根 Jackson-Pratt 引流管，却始终无法对此做出一个合理的解释。

我用 3.0 可吸收缝线间断缝合颈阔肌和皮下组织，并用 4.0 可吸收缝线缝合皮肤。最后，在液体皮肤黏合剂干燥后，我在切口上放置一个速齐贴（3M Company，Maplewood，MN）。

9.46 术后管理

单节段或双节颈椎手术的患者不需要佩戴颈托，但三节段和四节段 ACDF 患者必须佩戴颈托，并要求术后佩戴一个月。如果可以的话，单节段或双节段 ACDF 和椎间盘置换的患者当天出院，而三节段和四节段 ACDF 患者至少需要观察 24h。所有患者都有不同程度的吞咽困难。对于椎间融合的患者，我都会跟他们解释：术后可能会由于椎间盘高度恢复、椎体对齐后造成颈椎后方的不适。而椎间盘置换术的患者很少有这种不适，因为在术中椎间盘高度没有明显变化。

我要求我的患者，术后第一个月不要举起任何重量超过 5lb（1lb=0.45kg）的东西。临床和影像学评估分别在术后第 30 天、90 天和 180 天进行。我告诉我的患者，在椎间融合之前进行影像学随访的重要性，有些患者可能需要长达一年的时间（图 9.58）。

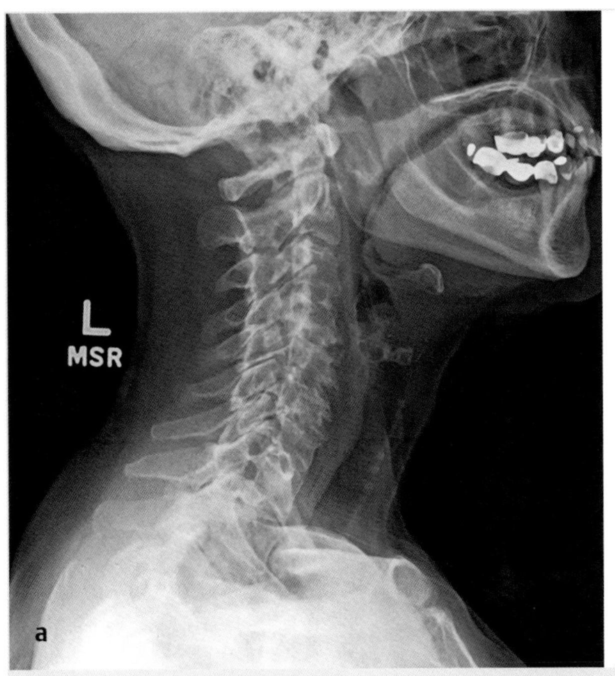

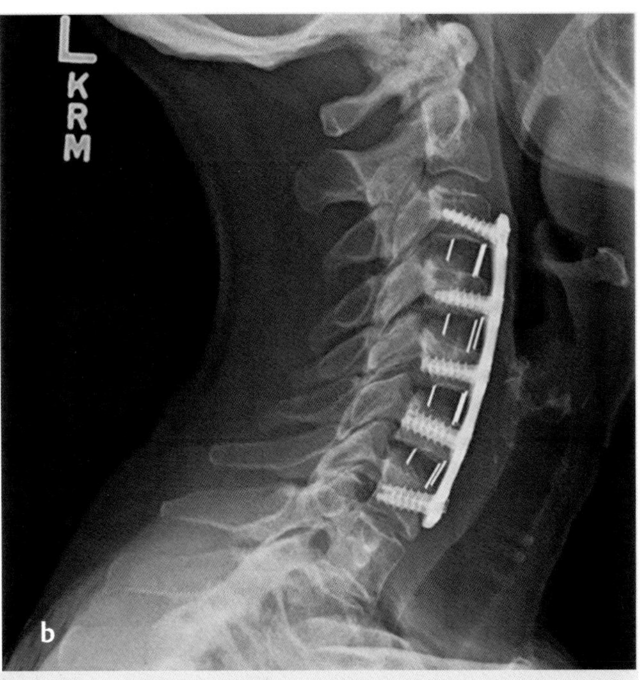

图 9.56　C3~C7 多节段颈椎退变合并脊髓型颈椎病患者的侧位片。a. 术前侧位 X 线片显示患者多节段颈椎退变伴中央管综合征。b. 使用双切口技术的术后侧位 X 线片

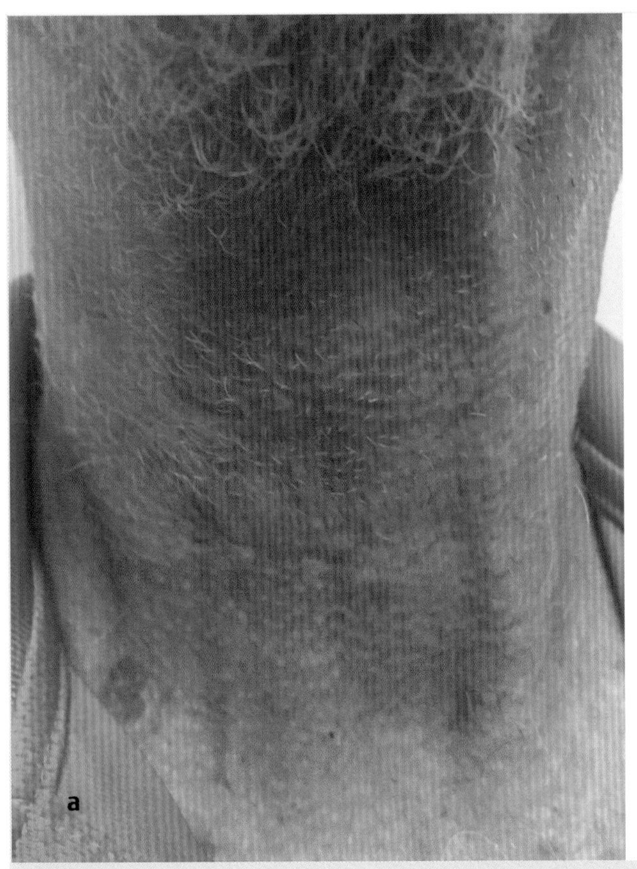

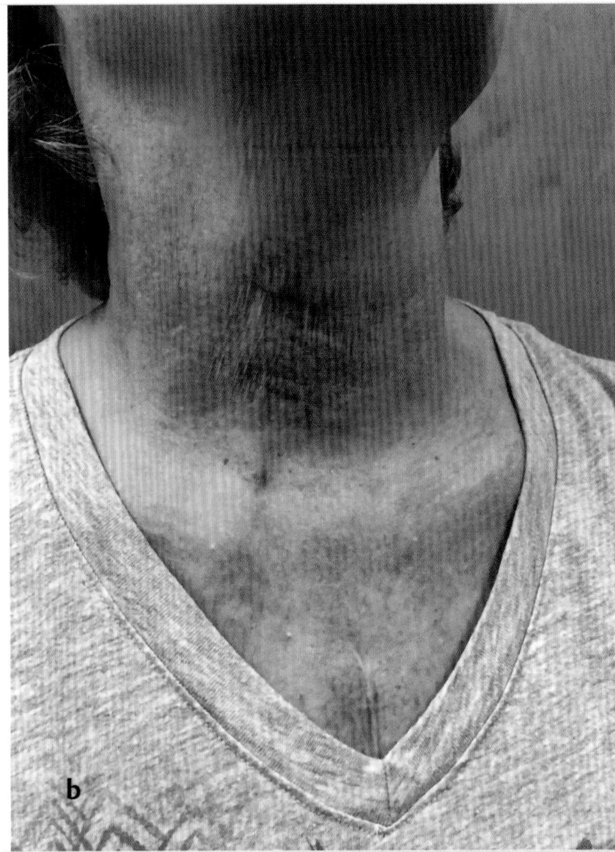

图 9.57　双切口技术的外观。a、b. 两例 C3~C7 双切口手术患者的术后颈部照片

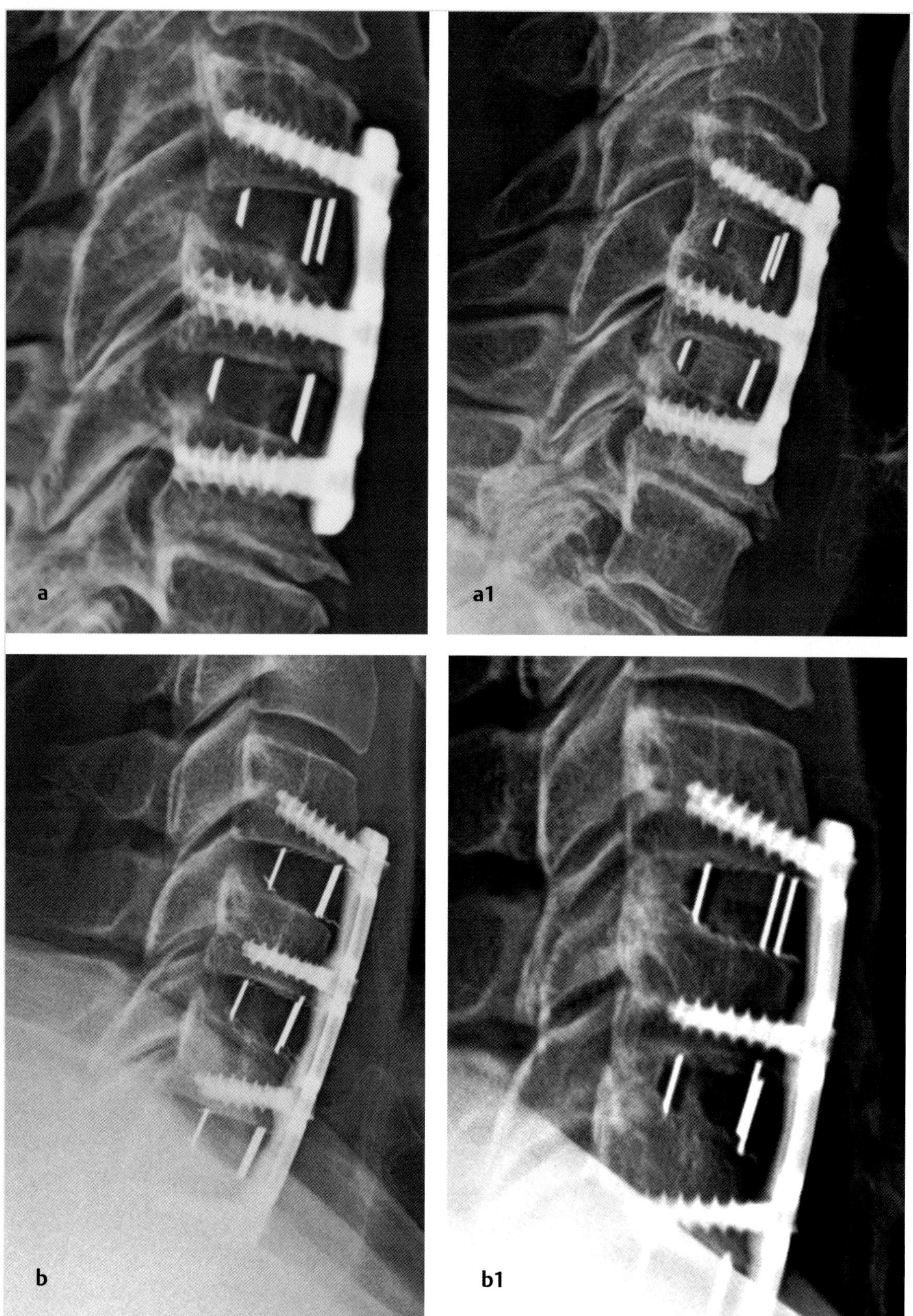

图 9.58 评估颈椎前路椎间盘切除融合术（ACDF）的侧位 X 线片。a. 在术后 30 天时评估 C4~C5 和 C5~C6 ACDF 的椎间融合度。a1. 随访 1 年时的 X 线片。注意椎间及椎间隙后的骨桥连接。b. 在术后 30 天时评估 C4~C5、C5~C6 和 C6~C7 ACDF 的椎间融合度。注意椎间隙后方完全无骨连接。b1. 术后 6 个月时评估椎间融合度。椎间融合似乎在椎间融合器后方融合得更加坚固

9.47　避免并发症

ACDF 的并发症主要分为近期、短期和长期三大类。

9.47.1　避免手术近期并发症

术后近期并发症与手术暴露和操作本身有关。喉返神经麻痹、吞咽困难、食管损伤、椎动脉损伤、神经根损伤或脊髓损伤都是潜在的手术近期并发症。大量的文献报道关于喉返神经麻痹的问题，我邀请读者回顾这些关键的参考文献。在我的临床实践中，我发现喉返神经麻痹的最大风险发生在那些有过颈部手术史的患者中，特别是右侧入路的患者，这与文献报道是一致的。以前做过颈部手术的患者在手术前，均由我的耳鼻喉科同事用喉镜检查声带内侧情况。我采用 Apfelbaum 和他同事的建议，降低颈椎牵开器对两侧软组织的压力。

食管损伤的预防是通过识别无血管平面和适当的活动组织平面来实现的。有过手术经历的患者，解剖平面上会留下瘢痕。在这种情况下，我需要从侧方进入，识别颈动脉鞘并直接向椎体解剖。幸运的是，手术时食管损伤的风险非常低。而继发于颈椎前路钢板的迟发性食管损伤的风险更大。椎动脉损伤的发生率也极低。预防椎动脉损伤的方法是仔细识别中线并反复查阅横断位 CT 片以排除血管扩张或弯曲等畸形。

9.47.2　避免手术短期并发症

术后 30 天内持续的神经根痛是减压不充分的表现，完全暴露必要的解剖单元及充分减压是预防的核心原则。颈椎后路椎间孔切开术是治疗这种问题的一种方法。

钢板相关的问题可能会在短期内浮出水面。颈椎螺钉拔出就属于这一类并发症。识别和监测这些螺钉拔出对防止潜在的食管损伤非常重要（图 9.59）。在影像片上监测食管和螺钉之间的安全距离。在放置钢板的时候就预防螺钉拔出。必须确保椎前骨赘已清除，以保证钢板完全服帖在颈椎椎体上，这样螺钉打入时就不会有明显的矢量力导致螺钉拔出。

螺钉拔出也提示该节段没有完全融合，可能形成假关节。

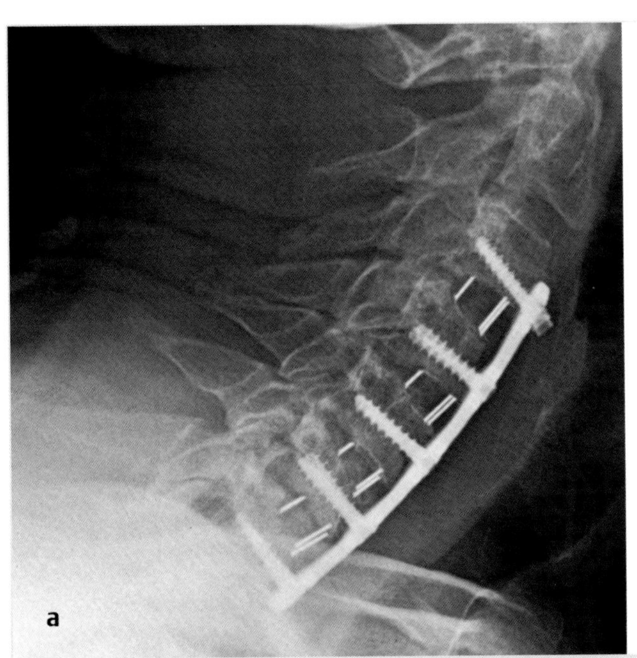

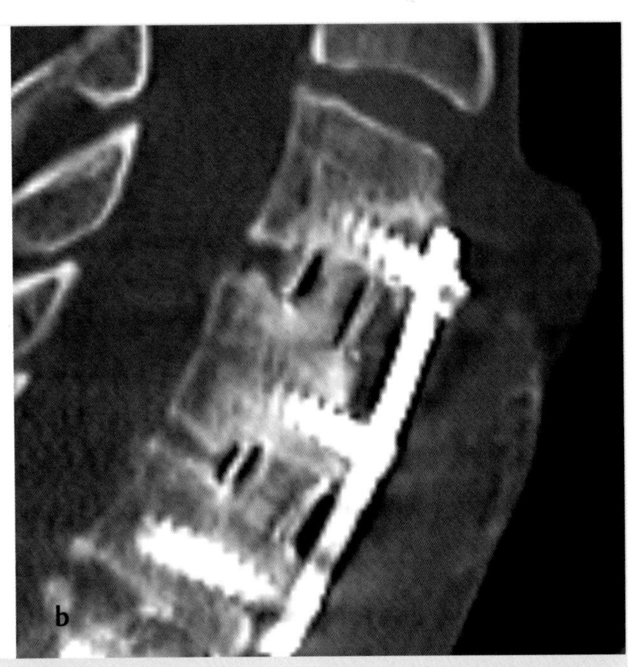

图 9.59　颈椎前路椎间盘切除融合术（ACDF）后螺钉拔出。a. 患者行四节段 ACDF 的侧位 X 线片。术中透视图和直视下均证实螺钉已经完全锁定。在 30 天的时候，顶部的螺钉开始退钉。但术后 1 年 CT 扫描证实：C3~C4 节段椎间隙仍发生融合。b. 之后随访的 X 线片显示，螺钉没有进一步拔出。螺钉与食管的距离是安全的

9.47.3 避免手术长期并发症

假关节和邻近节段退变是两种主要的长期并发症。为了提高椎间融合术的成功率，患者必须戒烟。任何移植材料或植入物表面技术都无法取代椎间上下方终板的精心制备，以及采用 Wolff 定律原则，内植物与上下终板紧密贴合。从统计学的观点来看，假关节的发生是必然的。后路侧块螺钉固定，为实现椎间融合提供保障（图 9.60）。

尽量减少相邻节段的破坏，并且最大限度地增加钢板 – 椎间盘的距离可以降低相邻节段退变的风险。为了防止邻近节段的退变，避免使用针头进行

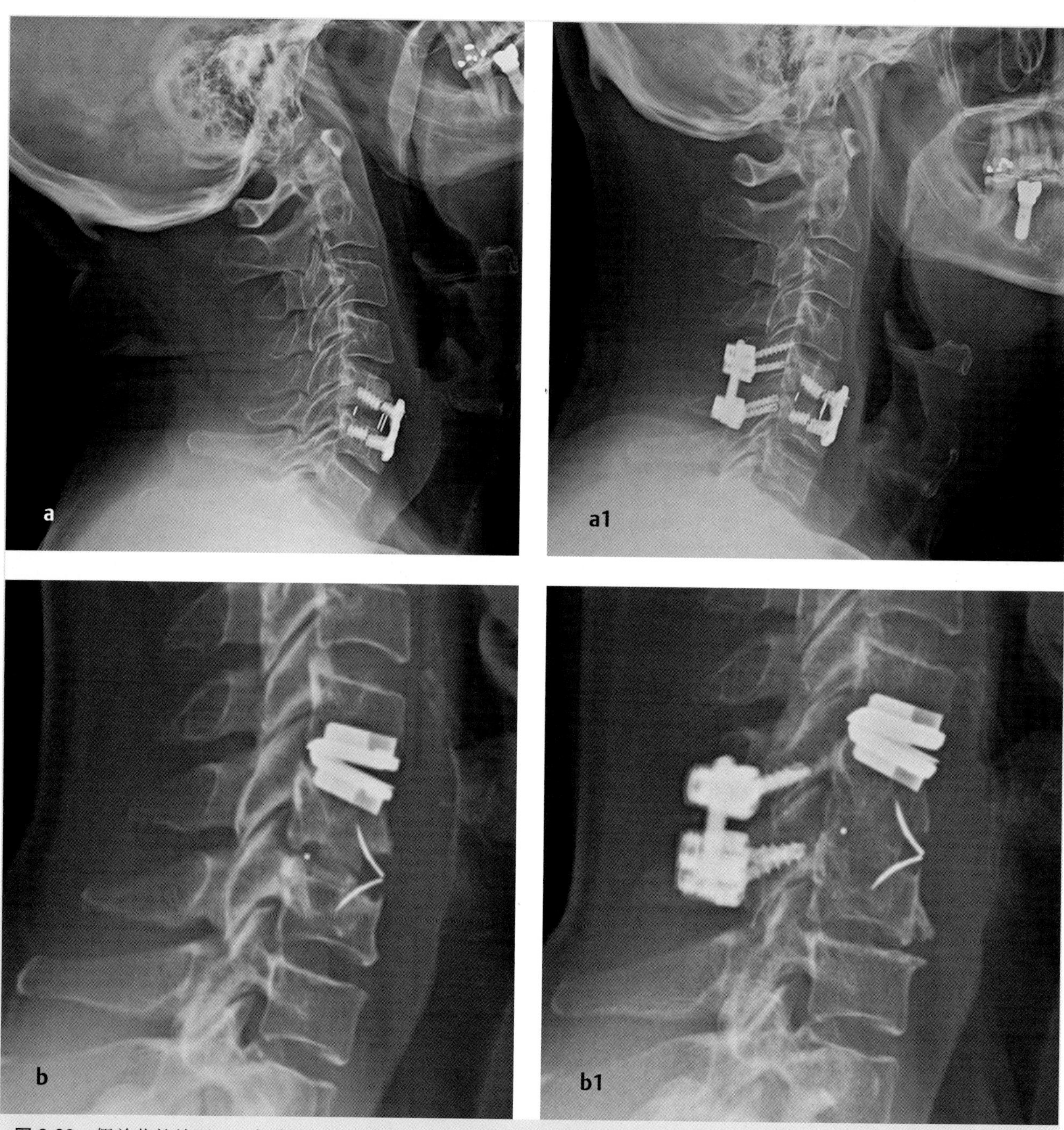

图 9.60 假关节的处理。a. 主动吸烟的患者在 C5~C6 处表现为急性椎间盘突出，行 C5~C6 颈椎前路椎间盘切除融合术，随后失访。患者术后 2 年后返回，侧位 X 线片（a1）显示椎体内所有螺钉均断裂。我们给予 C5~C6 侧块螺钉固定，但随后再次失访。在其他医院手术的患者，术后 1 年出现颈部疼痛逐渐加重。b. 侧位片显示 C4~C5 处的人工椎间盘和 C5~C6 处的椎间植入物，发生假关节。透过内植物可以清楚地看到透亮带，说明没有融合。患者行侧块螺钉固定 6 个月时，侧位 X 线片（b1）显示之前未融合的节段发生骨性融合

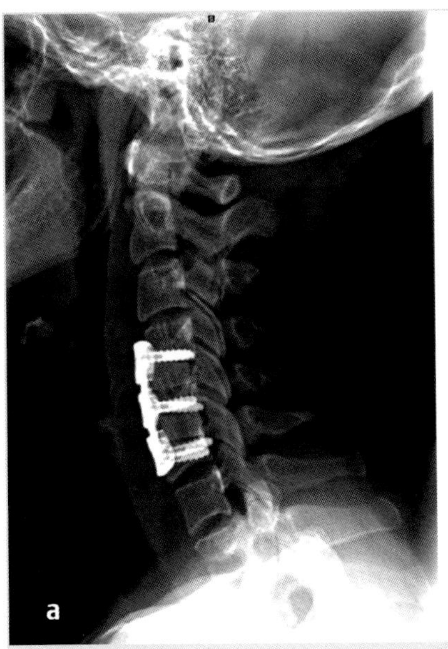
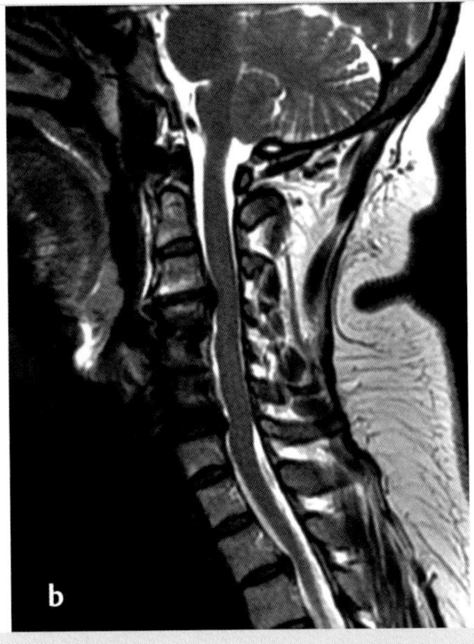
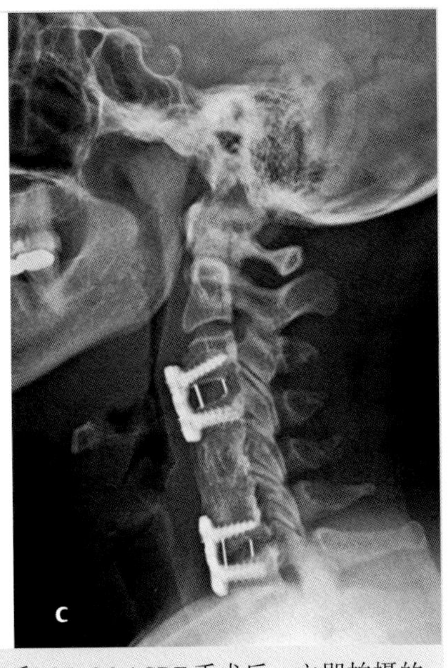

图 9.61　钢板 - 椎间盘距离（PDD）和邻近节段退变。a. 在其他医院完成的 C4~C5 和 C5~C6 ACDF 手术后，立即拍摄的侧位 X 线片。PDD 在头侧为 3mm，在尾侧为 1mm。术后 9 年后，患者再次出现颈椎病症状。b. 矢状位 T2 加权 MRI 显示相邻节段脊髓受压。c. 患者需要去除钢板，并采用双切口技术在上下节段分别完成单节段 ACDF 手术

定位，并且暴露范围限制在椎间隙上方和下方 5mm 内。在适当的时候，考虑椎间盘置换术，已证明椎间盘置换术后邻近节段退变发生率较低。如果必须进行椎间融合术，则将钢板与相邻椎间盘保持至少 5mm 的距离，以降低相邻节段退变的风险（图 9.61）。

9.48　结论

目前，用于椎间融合或保留运动节段的 ACD 手术仍然是外科医生认为的最可靠的治疗颈椎病的方法之一。该手术方式构思精良且重复性高，可全面解决脊柱的退行性、创伤性和肿瘤性疾病。ACD 也可被认为是第一个遵循 Caspar 比率的脊柱手术，手术暴露不超过手术范围。仅凭这个基准，该手术就符合微创手术的标准。与本书中其他手术不同，前路手术并没有发展成微创技术；相反，从一开始人们就认为颈椎前路不是微创手术。然而，颈椎前路解剖入路对于脊柱本身就是微创的。与此同时，腰椎和颈椎的各种开放入路确实已演变为微创入路，为 ACD 提供了一些技术，进一步完善和促进 ACD 的发展。本章的重点是将这些微创原则结合起来。使用微创牵开器稳定颈椎牵开器的叶片；使用微创钻头附件和在术者脑中重建解剖结构是 3 个微创原则的例子。因此，我希望读者已经发现这一章与本书的关系。

当这一章接近尾声时，你们在前几章中学习到的各种技巧将会在最后几章中发挥作用，即胸腰椎转移性病变以及硬膜外病变的处理。

参考文献

[1] Panjabi MM, Duranceau J, Goel V, Oxland T, Takata K. Cervical human vertebrae. Quantitative three-dimensional anatomy of the middle and lower regions. Spine. 1991; 16(8):861–869.

[2] Vaccaro AR, Ring D, Scuderi G, Garfin SR. Vertebral artery location in relation to the vertebral body as determined by two-dimensional computed tomography evaluation. Spine. 1994; 19(23):2637–2641.

[3] Chin KR, Ricchetti ET, Yu WD, Riew KD. Less exposure surgery for multilevel anterior cervical fusion using 2 transverse incisions. J Neurosurg Spine. 2012; 17(3):194–198.

[4] Cloward RB. The anterior approach for removal of ruptured cervical disks. J Neurosurg. 1958; 15(6):602–617.

[5] Smith GW, Robinson RA. The treatment of certain cervical-spine disorders by anterior removal of the intervertebral disc and interbody fusion. J Bone Joint Surg Am. 1958; 40-A(3):607–624.

[6] Swift J. Gulliver’s Travels. New York, NY: Harper; 1950.

[7] Jung A, Schramm J. How to reduce recurrent laryngeal nerve palsy in anterior cervical spine surgery: a prospective observational study. Neurosurgery. 2010; 67(1):10–15, discussion 15.

[8] Jung A, Schramm J, Lehnerdt K, Herberhold C. Recurrent laryngeal nerve palsy during anterior cervical spine surgery: a prospective study. J Neurosurg Spine. 2005; 2(2):123–127.

[9] Audu P, Artz G, Scheid S, et al. Recurrent laryngeal nerve palsy after

anterior cervical spine surgery: the impact of endotracheal tube cuff deflation, reinflation, and pressure adjustment. Anesthesiology. 2006; 105(5):898–901.

[10]Haller JM, Iwanik M, Shen FH. Clinically relevant anatomy of recurrent laryngeal nerve. Spine. 2012; 37(2):97–100.

[11]Apfelbaum RI, Kriskovich MD, Haller JR. On the incidence, cause, and prevention of recurrent laryngeal nerve palsies during anterior cervical spine surgery. Spine. 2000; 25(22):2906–2912.

[12]Nassr A, Lee JY, Bashir RS, et al. Does incorrect level needle localization during anterior cervical discectomy and fusion lead to accelerated disc degeneration? Spine. 2009; 34(2):189–192.

[13]Kim HJ, Kelly MP, Ely CG, Dettori JR, Riew KD. The risk of adjacent-level ossification development after surgery in the cervical spine: are there factors that affect the risk? A systematic review. Spine. 2012; 37(22) Suppl:S65–S74.

[14]Lee DH, Lee JS, Yi JS, Cho W, Zebala LP, Riew KD. Anterior cervical plating technique to prevent adjacent-level ossification development. Spine J. 2013; 13(7):823–829.

[15]Olivares-Navarrete R, Gittens RA, Schneider JM, et al. Osteoblasts exhibit a more differentiated phenotype and increased bone morphogenetic protein production on titanium alloy substrates than on poly-ether-ether-ketone. Spine J. 2012; 12(3):265–272.

[16]Torstrick FB, Lin ASP, Potter D, et al. Porous PEEK improves the bone-implant interface compared to plasma-sprayed titanium coating on PEEK. Biomaterials. 2018; 185:106–116.

[17]Kersten RF, van Gaalen SM, de Gast A, Öner FC. Polyetheretherketone (PEEK) cages in cervical applications: a systematic review. Spine J. 2015; 15(6):1446–1460.

[18]Mummaneni PV, Burkus JK, Haid RW, Traynelis VC, Zdeblick TA. Clinical and radiographic analysis of cervical disc arthroplasty compared with allograft fusion: a randomized controlled clinical trial. J Neurosurg Spine. 2007; 6(3):198–209.

[19]Coric D, Nunley PD, Guyer RD, et al. Prospective, randomized, multicenter study of cervical arthroplasty: 269 patients from the Kineflex|C artificial disc investigational device exemption study with a minimum 2-year follow-up:clinical article. J Neurosurg Spine. 2011; 15(4):348–358.

[20]Sasso RC, Smucker JD, Hacker RJ, Heller JG. Clinical outcomes of BRYAN cervical disc arthroplasty: a prospective, randomized, controlled, multicenter trial with 24-month follow-up. J Spinal Disord Tech. 2007; 20(7):481–491.

[21]Murrey D, Janssen M, Delamarter R, et al. Results of the prospective, randomized, controlled multicenter Food and Drug Administration investigational device exemption study of the ProDisc-C total disc replacement versus anterior discectomy and fusion for the treatment of 1-level symptomatic cervical disc disease. Spine J. 2009; 9(4):275–286.

[22]Tumialán LM. Cervical template to optimize the plate-to-disc distance in instrumented anterior cervical discectomies and fusions: instrumentation assessment. Oper Neurosurg (Hagerstown). 2019; 17(1):43–51.

[23]Wolff J. The Law of Bone Remodelling. Berlin: Springer-Verlag; 1986.

[24]Lowery GL, McDonough RF. The significance of hardware failure in anterior cervical plate fixation. Patients with 2- to 7-year follow-up. Spine. 1998; 23(2):181–186, discussion 186–187.

[25]Benzel E, Steimetz M. Benzel' s Spine Surgery: Techniques, Complication Avoidance and Management. 4th ed. Philadelphia, PA: Elsevier; 2017.

[26]Kilburg C, Sullivan HG, Mathiason MA. Effect of approach side during anterior cervical discectomy and fusion on the incidence of recurrent laryngeal nerve injury. J Neurosurg Spine. 2006; 4(4):273–277.

[27]Erwood MS, Walters BC, Connolly TM, et al. Voice and swallowing outcomes following reoperative anterior cervical discectomy and fusion with a 2-team surgical approach. J Neurosurg Spine. 2018; 28(2):140–148.

[28]Kriskovich MD, Apfelbaum RI, Haller JR. Vocal fold paralysis after anterior cervical spine surgery: incidence, mechanism, and prevention of injury. Laryngoscope. 2000; 110(9):1467–1473.

[29]Halani SH, Baum GR, Riley JP, et al. Esophageal perforation after anterior cervical spine surgery: a systematic review of the literature. J Neurosurg Spine. 2016; 25(3):285–291.

[30]Neo M, Fujibayashi S, Miyata M, Takemoto M, Nakamura T. Vertebral artery injury during cervical spine surgery: a survey of more than 5600 operations. Spine. 2008; 33(7):779–785.

第 10 章　微创减压治疗脊柱转移性疾病

摘要

高达 40% 的癌症患者在与疾病的斗争中会发生脊柱转移。多达 10% 的患者会表现出脊髓的硬膜外压迫，其中一些患者会伴有神经功能障碍。本章的目的在于介绍微创技术治疗此类脊柱转移性疾病的解剖学基础、理论基础与手术技术。这里需要提到分离手术的原则，因为它是微创减压技术的基础。本章着重关注利用透视、计算机辅助导航和术前栓塞定位胸椎病变。不同于之前的章节那样，介绍一种标准的手术技术，以及其各种应用的案例，本章节没有所谓的标准技术，原因很简单，脊柱转移性疾病是一种高度异质性的疾患。因此，本章节所介绍的案例，均是针对每个案例的特点描述其具体的手术技术。我们期望能够涵盖各种临床情景，让读者做好准备，以备将来应对在临床实践中遇到各种各样的影像学及临床表现。

关键词：硬膜外，转移，微创，神经功能损伤，放疗，分离手术，胸椎

真正的洞察力是一门能够看到别人所看不见的东西的艺术。

Jonathan Swift

10.1　引言

在微创治疗技术入门专著里有一个关于脊柱转移性疾病管理的复杂章节是不可想象的。在脊柱肿瘤外科领域，脊柱转移性疾病是一个复杂的话题，对于其治疗存在各种各样且激进的观念。幸运的是，来自脊柱肿瘤研究小组（Spine Oncology Study Group，SOSG）的工作已经为评估转移性疾病中脊柱的稳定性提供了基本的框架。作为 SOSG 的成果，脊柱肿瘤不稳定评分（Spinal Instability in Neoplastic Disease Scale，SINS）的发展可靠地定义了何时进行简单减压合适，何时除减压外还需要进行固定。对于需要处理各种脊柱转移性疾病的脊柱外科医生而言，无论是选择微创或其他治疗方式，SOSG 的工作成果是必须参阅的。

大量关于“分离手术”联合辅助立体定向放疗实现脊柱转移性疾病局部控制的文献为微创手术策略提供了令人信服的论点。分离手术与微创入路相结合，适用于脊柱转移性疾病。其理念是将病灶与脊髓分离而非完全切除病变作为手术的目标，以此来降低患者的手术风险，而剩余的病灶则由放疗负责。

在本章节中，以 SINS 分类系统为框架，以分离手术为策略，需要读者做出让步的是：我们假定，在接下来要讨论的每个病例中，单纯减压是必选的治疗方式。如果不做出让步，读者和我就会陷入生物力学、肿瘤体积以及手术入路等复杂问题的困境中。用微创技术进行脊髓减压而非生物力学是本章的重点。再次强调，SOSG 的工作成果为本章中所介绍的每个病例施行简单减压的治疗决策提供了理论基础。当然，在任何情况下绝不能忽视减压内固定与融合的重要性，它在脊柱转移性疾病的治疗中有着明确的作用，而且这也是我治疗脊柱转移性疾病更为常用的方式。然而，有时患者的脊柱稳定性良好，仅表现为脊髓单侧的硬膜外受压，存在或即将出现神经功能损伤。这类患者群体是本章重点关注的。因此，非内固定的减压是本章介绍重点的案例。当然，那些不适合进行非固定微创分离手术的患者也同样重要。

本章节的主旨内容需要围绕着案例介绍来阐述，反过来，案例介绍也是解释微创技术的基础。不像本专著的前几章内容那样，案例介绍出现在每一章的结尾，在本章中，案例介绍出现在前面与中间部分。我很乐意承认所介绍的每一个案例都可能有多种可行的治疗策略，包括内固定融合、椎体切除和前后柱重建。一些读者可能并不一定同意所采用的治疗策略。我再次强调，本章的目的不是全面综述这些不同的治疗方式。本章的目的在于介绍胸椎转移性疾病的微创减压技术。因此，本章为每位患者选择的治疗技术均是无内固定减压，这可能包括简单的椎板切除术、经椎弓根减压或两者同时进行，这取决于病变的位置。这里需要声明一点，对于造成脊髓压迫的转移灶，且出现进行性神经功能障碍的患

者，不管是否对化疗或放疗有反应，都应该视为一种需要外科手术治疗的疾病。

当掌握腰椎的微创减压技术后，才能将微创技术用于治疗胸椎转移性疾病。我在本章中强调胸椎有两个原因。第一，我们绝大多数微创技术的经验来自腰椎。在脊柱的退行性改变过程中，胸椎退变的发生率低，也不像腰椎退变性疾病那样能够简单地从手术治疗中获益。然而，将微创减压技术从腰椎转移到治疗胸椎转移性病变上，尽管复杂性提升，但也是相对可行的。与任何微创技术一样，对胸椎三维解剖的更加细致的理解是至关重要的。

第二，虽然转移性疾病可能发生在整个脊柱，但根据我的经验，需要手术干预的症状性脊髓压迫情况更多发生在胸椎，而非颈椎或腰椎。胸椎更大的表面积无疑导致了更高的统计学概率，毕竟病灶出现在 12 个胸椎中的 1 节，比出现在腰椎或颈椎中 1 节的概率更高。文献也证实了我在临床实践中的发现。在众多文献综述中，胸椎是最常见的转移部位，发生率高达 70%，其次是腰椎 20%，颈椎 10%。

当在胸椎开展微创技术时，要记住与腰椎相比，胸椎具有不同的解剖特点。尽管两者的解剖不同，但相似之处多于不同之处。了解胸椎的这些特殊的解剖要点是应用微创技术以及成功为转移性疾病进行脊髓减压的关键。

在本章中，临床病例是外科技术的核心，因此，病例将会详细讨论。不同于椎板切除术或显微椎间盘切除术等此类病例具有较强的一致性，每个转移病灶都是相对独特的。因此，不可能提出一个标准方案来治疗这些临床问题。因此，我选择了几个案例，希望通过它们之间的治疗差异来展示微创治疗技术，这可能比提出一个标准的外科治疗技术更有深度。

最后，在开始本章之前，我需要反复强调多学科治疗的重要性。在没有神经急症时，在确定治疗计划之前，必须与放射学和医学肿瘤学专家进行明确的沟通。对原发肿瘤的了解是任何治疗方案中不可分割的一部分。对于一个可能存在孤立转移灶或多发转移灶的患者，了解原发肿瘤的生物力学特性有助于确定和指导外科治疗。此外，了解肿瘤对放疗或化疗的敏感度可能会进一步影响手术的作用或效果。结合上述方法，你可以利用微创技术的优势，使其与放疗、化疗一起，共同改善患者的治疗结局。脊柱出现转移性病变并不总是意味着需要手术治疗。我见到的绝大多数患者根本不需要手术。没有神经功能损伤意味着给你的治疗争取到了时间，要充分利用它。同放射学和肿瘤学的同事交流，倾听他们对疾病的看法。这么多年来，我发现了解其他同事对患者治疗的想法，以及知晓手术如何配合整体的治疗计划是非常有价值的。

10.2 基本原理

正如我在整篇文章中多次提到的，旁中央小切口与台式通道结合可以进行重点暴露，以此代替长切口配合自维持牵开器，这种组合可以在操作过程中保证肌肉和皮肤切缘的最佳血供，减少手术后可能出现的组织坏死。因此，对于那些营养不良或接受放化疗影响伤口愈合的患者，旁中央的微创入路为伤口愈合创造了理想的环境。无须过分担心伤口愈合，微创减压术后便可立即开始辅助治疗，这便是微创技术的最大优势。

在撰写这一章节时，我回顾了过去 10 年的临床实践中脊柱转移性疾病造成脊髓压迫的形式。因硬膜外病灶压迫一侧脊髓的患者是旁中央入路微创切除术的首选适应证。有时，转移灶起源于椎体，然后侵袭至椎弓根。从椎弓根开始，病灶累及硬膜外间隙，导致脊髓的一侧受压。其他时候，病灶似乎起源于硬膜外间隙，但仍然主要造成脊髓的一侧受压。这种主要位于一侧的病灶特别适合微创入路，可以很容易地处理侧隐窝、硬膜外间隙和椎弓根。微创入路可以保留脊柱后方张力带与棘突，这两个结构是参与脊柱生物力学的重要部件，前提是脊柱后方张力带与棘突没有转移灶。如果累及棘突，那么脊柱后方的生物力学结构将变为疾病负担。如果手术不是简单的姑息性手术，应考虑传统的中线开放入路。

脊髓存在 360° 压迫的患者需要不同的治疗策略。图 10.1 描述了一位 52 岁女性，初次诊断为结肠癌后 4 年，脊髓在 T9 水平存在 360° 受压。她的肿瘤科医生建议她进行微创分离手术，但患者的病情并不适合这种治疗方法。她接受了经由正中肋横突切除入路的 T9 椎体切除、钛笼置入、T6~T11 后外侧内固定术（图 10.2）。

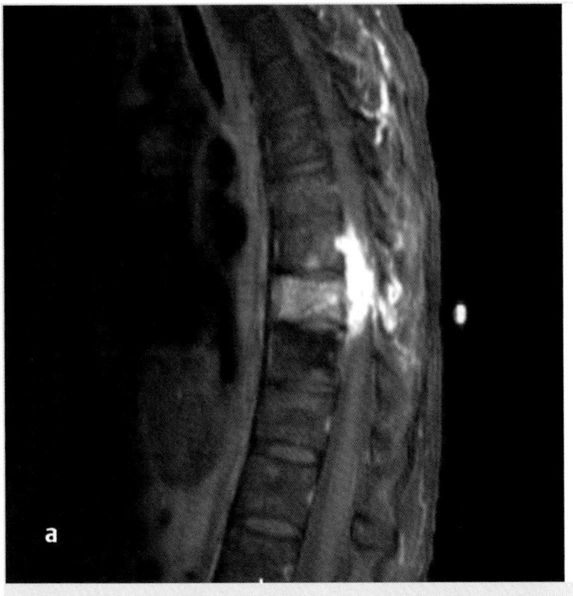

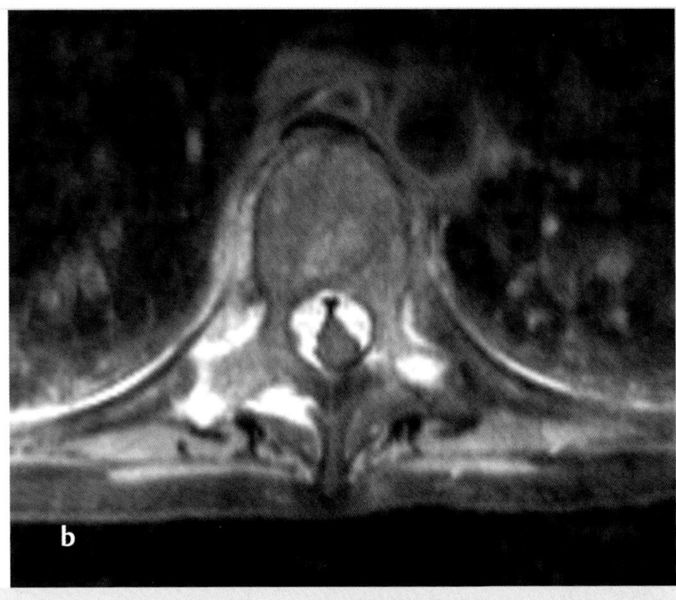

图 10.1　胸椎转移性结肠癌。a. 矢状位钆增强 T1 加权 MRI 显示一处源于 T9 椎体、位于脊髓腹侧的病灶。b. 钆增强 MRI 的轴位 T1 加权像显示脊髓受压。患者接受了经肋横突切除入路的 T9 椎体切除术、椎间融合、T6~T11 内固定

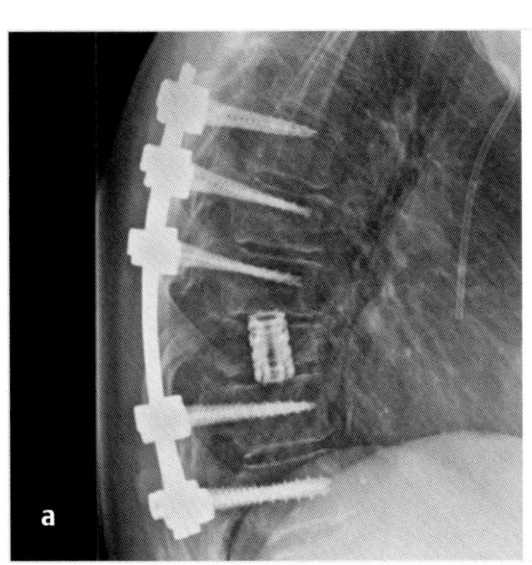

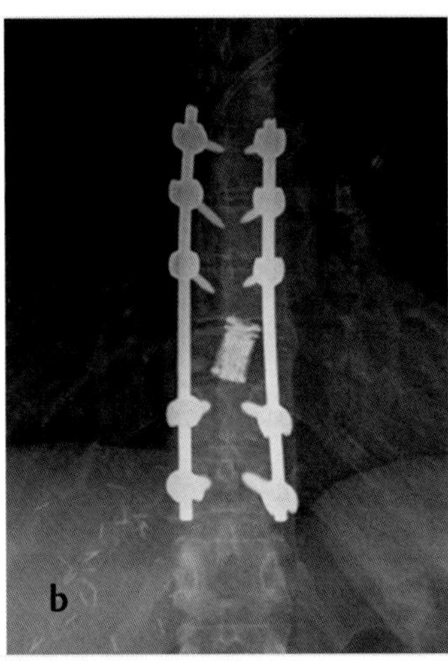

图 10.2　胸椎转移性结肠癌的手术治疗。a. 侧位 X 线片显示 T9 椎体切除术后 T6~T11 内固定融合、钛笼置入。b. 术后内固定的 AP 位 X 线片

对于所有的微创减压分离手术，我使用一种可扩展的小通道，它可以在减压过程中同时暴露内侧和外侧解剖结构。我发现更大范围的暴露也有助于止血，这在转移性肿瘤切除过程中并不是一件简单的事情。在转移灶的减压手术中，我很少能找到直径为 18mm 的微创通道，以至于我在本章的病例中没有使用固定直径的微创通道。在我的学习曲线过程中，我曾使用过固定直径的微创通道，这也使我更加坚定地使用可扩展的微创通道。我认为可扩展通道带来的好处远远大于多延长几毫米切口所带来的危害。

10.3　手术室设置

10.3.1　患者体位与定位

在考虑手术室设置之前，必须思考下确定手术节段的方法。胸椎的定位对于传统的正中入路来说不是一件容易的事情。对于微创手术而言，能够允许的误差更小，然而可以利用转移灶本身的特点可以帮助我们进行定位。具体来说，计算机辅助导航的引入，使得在 CT 图像上很容易识别溶骨性病变。在治疗脊柱转移性疾病的过程中我首先要寻找的是病灶是否改变了被用于定位的解剖结构，例如椎弓

根、椎体、横突或其他一些骨性突起。如果在脊髓压迫的水平出现了上述解剖结构的明显变化，我会用计算机辅助导航来定位、锚定以及确保我的通道放置并完成解压。导航定位还有减少辐射的额外好处。图像导航的应用极大地提高了我的定位效率，也几乎缓解了我对所操作节段是否正确的担心、顾虑。但是，如果我不能明确地辨别骨性标志点，我会使用透视。通常利用正位和侧位片中从骶骨向上计数椎体来进行透视定位。无论是通过 CT 还是传统的 AP 位透视，在术前确认 5 个不带肋骨的椎体是非常重要的。

不管采用何种定位方法，所有患者都应置于 Jackson 手术台上。不使用 Wilson 框架的原因很简单，因为在 AP 位透视图像上可以看到框架齿轮的遮挡。同样，这些齿轮也会在术中 CT 图像上造成伪影。因此，无论是透视还是计算机辅助导航，Wilson 框架可能会影响我们从透视或 CT 上观察骨骼解剖结构。

对于 T5 及以下的病变，我将患者的手臂向上置于托手板上。对于 T4 及以上的病变，手臂置于躯干两侧，以便于术者更接近手术区域。

10.3.2 计算机辅助导航定位

借助计算机辅助导航，我将克氏针放置在 T12 椎弓根上方的皮肤表面并拍摄 AP 位透视图像，此外，我将另一根克氏针放置在脊髓受压节段附近的一节或两节椎体的椎弓根上方，并拍摄 AP 位透视图像。由于透视图像通常可以包括 6~7 个椎体节段，因此只需要得到在定位椎体附近一张透视图像即可。例如，如果我在 T3 上操作，我将尝试在 T5 上方进行定位。我从 T12 椎体开始向上拍摄 1~2 张 AP 位图像来标记 T5 的棘突，也可以从最后一个不带肋骨的椎体来作为技术的起始节段。胸椎棘突的坡度可能使其定位偏离一个节段。例如，在椎弓根的水平上看到的是棘突，即在 T5 椎弓根处，AP 位图像看到的是 T4 棘突。

在胸椎术区准备好后，我会在棘突上方做一个小切口。切口的大小刚好能让导航参考柄通过并夹在棘突上。为了使夹钳 - 棘突接触得更好，我将夹钳倾斜放置，这个倾斜的角度用来模仿参考柄与棘突之间的夹角。然后我将参考框架固定在夹钳上，完成术中 CT 扫描。当图像加载到计算机辅助导航系统后，我通过识别异常的骨骼结构进行定位，然后将通道直径继续扩大到 22mm，并锚定一个可扩展的最小通道，我将在第二个病例中进一步讨论。

10.3.3 透视定位

在 AP 位和侧位图像上从骶骨开始计数是定位中胸椎至 T4 节段区间最可靠的方法。这个过程是烦琐的，但它也是定位中胸椎与下胸椎的最可靠方法。以正确的角度拍摄颈胸交界处 AP 位图像可以可靠地识别 T1。从 T1 开始，标记椎弓根并向下计数也是一种可靠的定位方法。用这种方法进行定位，在 AP 位图像上准确识别 T1 是十分必要的。如果患者的身体条件允许，建议从 C2 开始计数。我用这种方法来定位上胸椎，特别是 T1、T2 和 T3。

10.4 手术技术

10.4.1 病例 1：T9 非小细胞肺腺癌转移

临床病史及神经检查

患者 47 岁，男性，惯用右手，因左侧腹疼痛数月，行走困难 3 天，尿失禁 24h 就诊急诊。系统回顾提示持续数周的慢性咳嗽。查体发现患者下肢存在脊髓病变，髌腱反射 +++，跟腱反射亢进，Babinski 征阳性，上肢反射、感觉和肌力正常。下肢本体感觉和精细触觉减弱，个别肌群肌力正常，胸段皮节没有明显的感觉平面。

影像学评估

为评估患者的咳嗽情况，胸部 CT 提示一处 2.9cm 的肺部占位且合并胸腔积液。肝脏也发现了转移灶。进一步 CT 检查显示颈椎、胸椎和腰椎出现了广泛转移，包括整个 C3 椎体（病理性骨折），T7 左侧横突，T9 左侧的椎弓根和横突，L1 和 L2 的棘突，以及 L4 和 L5 的椎体侧方。颈椎、胸椎和腰椎的磁共振成像（MRI）显示 C3 病理性骨折（未显示），以及 T9 转移灶（图 10.3）是导致脊髓压迫的唯一责任病灶。没有脑转移的征象。活检提示原发肿瘤为肺非小细胞腺癌。

临床决策

该患者存在广泛转移，表现为胸段脊髓受压以

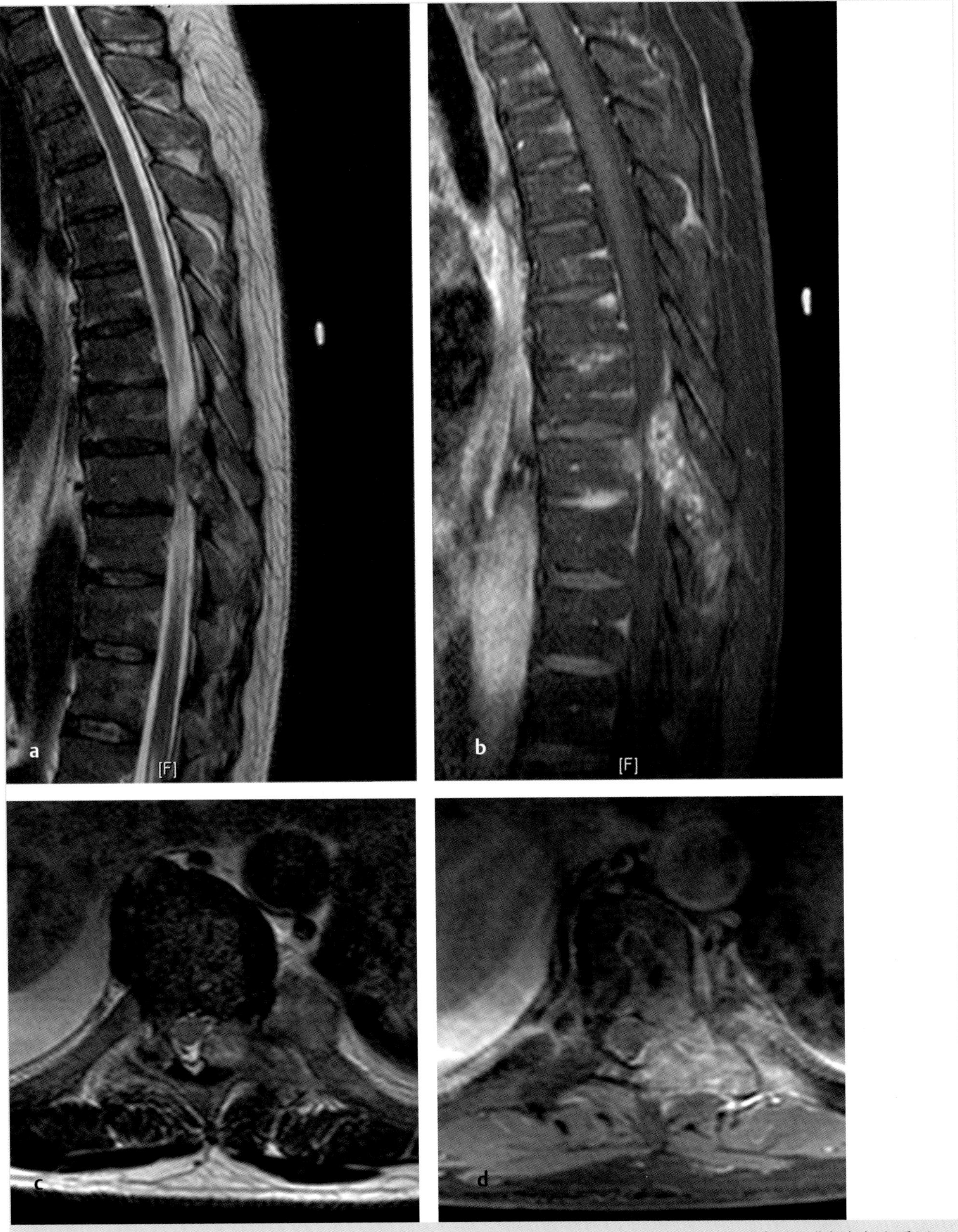

图 10.3 钆增强 / 无增强的胸椎 MRI 显示 T9 水平的转移灶。a. 矢状位 T2 加权 MRI 显示 T9 水平脊髓的背侧与侧方受压。b. 矢状位 T1 加权钆增强 MRI 显示增强的转移灶。c. 轴位 T2 加权 MRI 显示 T9 的椎板左侧、左侧椎弓根和左侧横突受累。d. 钆增强轴位 T1 加权 MRI 显示转移灶的增强表现

及即将发生的颈椎失稳。肺病变的活检明确了非小细胞腺癌的组织学诊断。与内科和放射肿瘤医生进行多学科讨论后制定了治疗计划。患者处于晚期转移阶段，预期寿命为1年，取决于患者对化疗的反应。在开始全面的化疗和放疗之前，大家普遍认为需要解决症状性脊髓压迫，以保护他的神经系统功能。患者的活动能力下降，并且开始出现尿潴留症状。在充分认识到手术并不能治愈肿瘤的前提下，对该患者治疗的核心是保留其行走、肠道以及膀胱的功能。任何外科手术的目的都是在不影响辅助治疗的前提下对脊髓进行减压。

因为他的上肢无症状而下肢有症状，因此，T9病变是导致他目前症状的最可能原因。然而，在C3病理性骨折的情况下，考虑到颈椎的稳定性，以及患者需要处于俯卧位进行胸椎减压，因此对患者进行了C3椎体切除和C2~C4融合术。

T9转移灶的位置和形态有利于施行微创入路。压迫起源于左侧椎板并侵袭至椎弓根，累及了横突和肋骨头。鉴于脊髓周围转移病灶的独特形态，我推荐施行微创半椎板切除、经椎弓根减压、联合部分肋骨横突切除手术。图10.4展示了带有通道的手术示意图。

干预

患者俯卧在Jackson手术台上。由于病变位于T9，手臂向上置于托手板上。采用透视定位节段。术前腰椎X线片证实存在5个不带肋骨的椎体。术前胸椎AP位图像显示椎弓根内有病变（图10.5）。在X线片上识别到这个表现是非常有用的，可以在术中帮助定位。正如本章所述，胸椎定位需要花费大量的精力。对于微创手术来说，更是如此。

定位

任何胸椎节段的定位都应该充分利用AP位和侧位图像，在确认5个不带肋骨的椎体后，从骶骨向上计数以确认胸椎节段。我的定位过程分为两个阶段。首先是初步的术前定位，我使用一系列穿刺针，并标记这些针的入点，这样我可以在铺单后有效地重复这个过程。

在患者正式消毒和铺单之前，为了定位，我会进行广泛的消毒准备，但不会铺单。准备区域包括腰椎和胸椎。戴上无菌手套，并准备了5根一次性穿刺针，型号为18号和20号。先触及髂前上

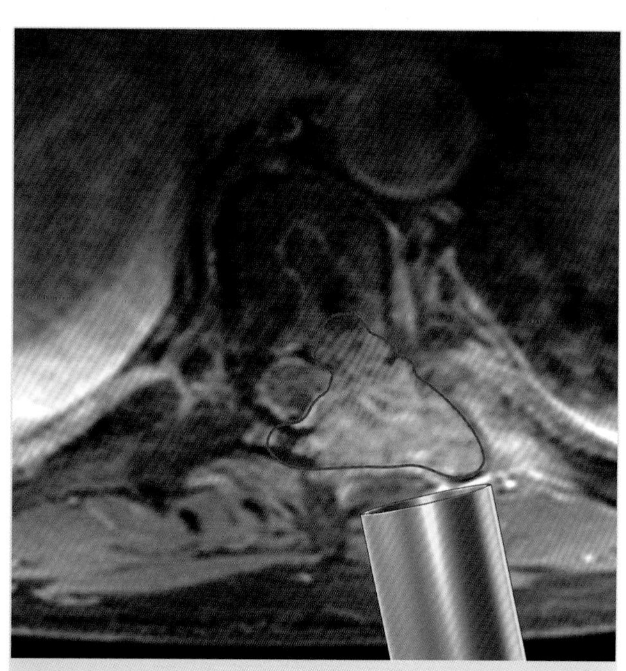

图10.4　脊髓微创减压手术计划。红色阴影区域代表减压目标。T9节段的病变形态特别适合微创入路

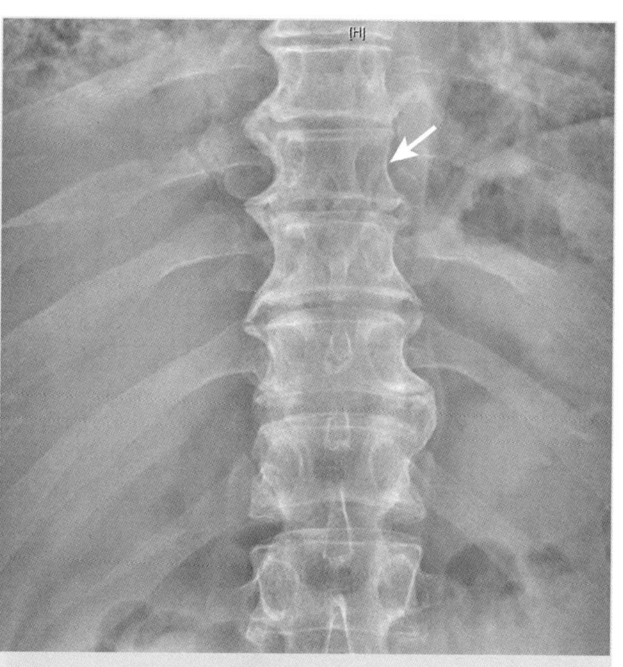

图10.5　术前胸椎前后（AP）位X线片显示T9左侧椎弓根缺失（白色箭头），提示病变所在位置。L1椎体作为第一个非肋骨椎体清晰可见。腰椎AP位和侧位X线片证实腰椎存在5个非肋骨椎体

棘所对应的棘突间隙。这个位置一般在 L4~L5 或 L3~L4。我在中线旁开 2cm 的位置插入一根针，冲向椎板－关节突关节的外侧。由于病灶在左侧，除用于定位 T9 的针外，其余定位的穿刺针均放置在右侧。从第一个间隙开始，我通过触摸棘突间隙，每隔 3 个节段，再放置一根针。我们的首要目标是确认 T12。在放置 3 根针后，我通过侧位透视图像来确定针的当前位置。在本例中，第一张侧位片显示第一根针位于 S1，第二根针指向 L3 椎弓根（图 10.6a）。然后让透视技师将透视镜向头部移动，同时将定位 L3 的针维持在视野范围内，这样就可以确认针在 T12 的位置。调增 T12 水平的穿刺针，使其与 T12 椎弓根完全平行（图 10.6b）。把针调整到此位置可以更容易地确认 AP 位图像。我拍摄了一张 AP 位图像（未显示），以确认位于第一个带肋骨的椎体。通过这种方式，我在 AP 位和侧位图像上确认了针位于 T12 节段。

我重复以上过程，将透视机器向头部移动，将 T12 水平的针移到视野底部，以便让我看到 T9。现在我将一根针插向 T9，记住这一节段存在转移灶，针头有直接穿透病变骨组织的可能。当我插入针时，我可能会间断透视，直到我觉得已经触及脊柱或可以看到我到达了脊柱的深度。一旦我在 AP 位图像上确认了 T9，就完成了术前定位。我计划在 T9 上方正中旁开 3cm 处做切口，长度为 3.0cm，并标记所有针的入针点，以便在术区消毒和铺单时进行第二次确认。

在对整个腰椎和胸椎进行术区准备和铺单后，我首先将针放入它们原来的位置，并通过 AP 位和侧位透视图像再次确认其水平。这一步目的是确保在切开和显露解剖结构后，病灶完全在我的视野中。所有的针均处于正确的位置，以引导放置最小的工作通道。图 10.6c 展示了一张侧位透视图像，穿刺针所定位的节段正在进行通道扩张。图 10.6d 显示了一张 AP 位透视图像，可扩展的最小工作通道位于病灶一侧（左侧），穿刺针位于右侧，指向 T12 水平。即使在工作通道就位后，我也会将针头留在原位，直到我能够直视病灶，以免需要再次确认节段。在我开始切除病灶后我才会取出针头。如果你发现自己处于错误的节段，那么你将会迷失在胸椎区域内孤立无援。这种细致、系统但冗余的定位方法可以将这种定位错误的风险降到最低，但永远无法消除它。

暴露

当节段确定后，我在中线旁开 3cm 处规划切口，长度为 3cm。手术切口的目标是 T9 横突，它将为我操作椎管外侧壁和椎弓根提供一个可靠入路。正如第 11 章“微创切除胸椎硬膜内髓外病变”中所提及，与腰椎相比，胸椎的解剖结构特殊。胸椎的横突伸向后方，而腰椎横突则伸向外侧。这些伸向后方的骨性标志物是撑开器置入的理想靶点（图 10.7）。

用 15 号刀片切开，用电烧打开筋膜后，我小心地朝 T9 椎体放入第一个撑开器。在脊柱转移性疾病中，我遇到过扩张器很轻易地穿透病灶骨组织的情况。我倾向于直接触摸横突，并在撑开之前评估这些骨性突出部位的稳定性。如果我对于局部骨质的坚固性及完整性不满意，我会把操作位置移到一个能够承受撑开器所带来的向下压力的骨面上。为了成功撑开和置入最小的工作通道，完整的椎板、关节突或横突是必不可少的。我只用第一个撑开器探测解剖情况来确定工作通道的位置。撑开器尖端与完整骨头相接触的那种特殊感觉，是你在腰椎和颈椎微创手术中很熟悉的。在这个病例中，横突是完整的，是一个撑开并置入撑开器的合适位置。

放入最小工作通道后，置入手术显微镜，并开始暴露。再次强调，我对电烧的使用很谨慎。一只手拿着吸引器，小心谨慎地探查骨表面，以确保它的完整性，然后才敢用电烧分离肌肉。被转移灶累及的横突、关节突或椎板有可能被电烧尖端烧灼熔化。牢记这一点，直到能够直视术野，否则使用电烧的时间尽量短，触觉反馈能辨别骨组织是否完整，以增加操作过程中的信心。

我遵从已知正常解剖到不确定异常解剖操作的原则，就像在做翻修手术一样。我的目标是在转移灶的上方或下方暴露出完整的椎板、关节突和横突。与此同时，尽可能识别出那些因转移灶累及而变得脆弱的区域，并时刻记住这些区域下方存在着脆弱的脊髓。仔细检查的轴位 T1 加权钆增强 MRI 可以帮助定位病灶（图 10.3）。在本例患者中，考虑到 T9 在 MRI 上的显像，我识别并完整暴露了 T8 椎板，并有意避开了 T9 椎板。

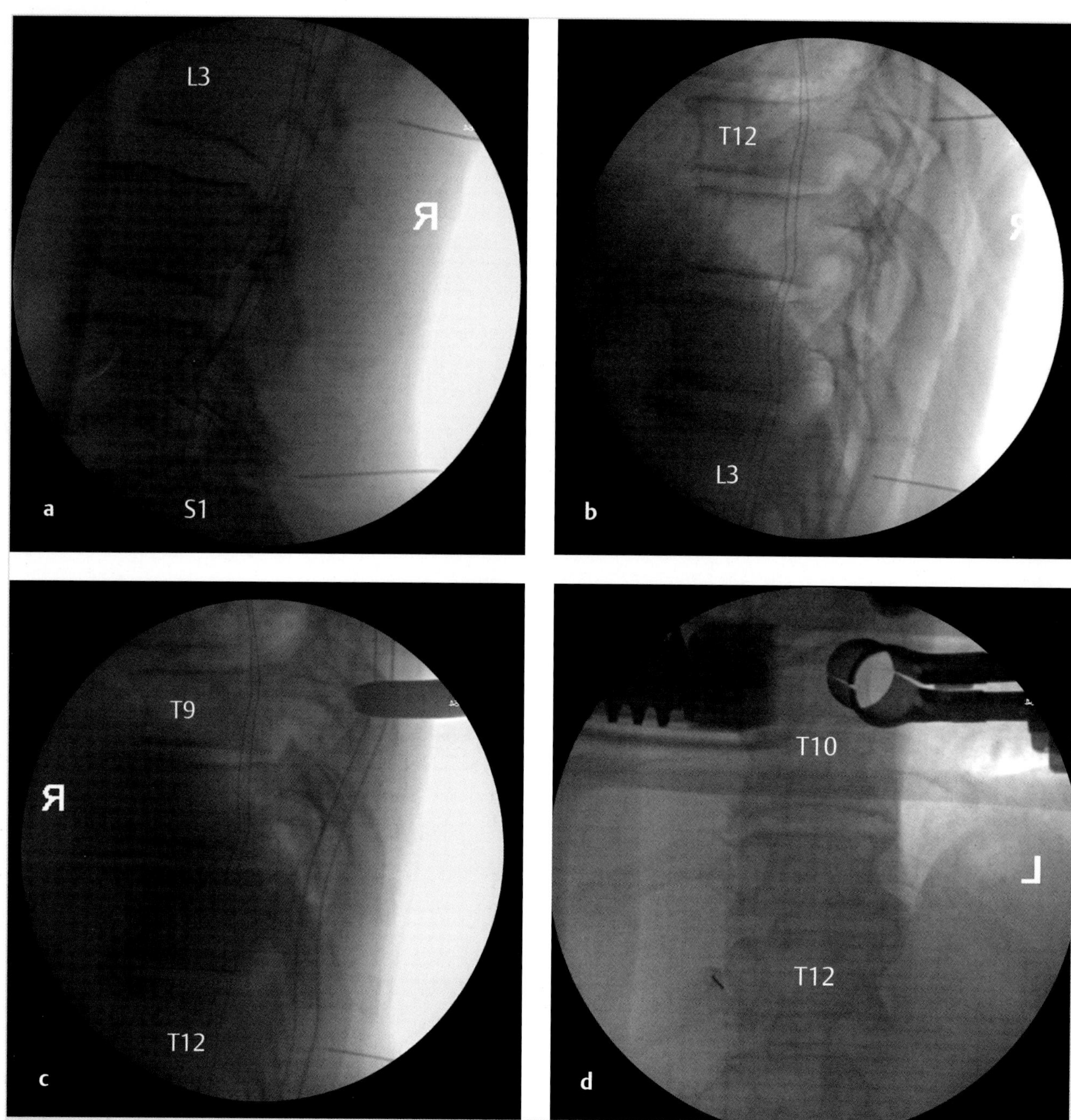

图 10.6　胸椎定位。a. 侧位透视图像显示指向 S1 和 L3 的脊柱穿刺针。b. L3 椎弓根位于侧位透视图像视野底部，可以看到指向 T12 的脊柱穿刺针。c. T12 椎体位于侧位透视图像视野底部，可以看到 T9 椎体和椎弓根。在此图像中，第二个扩张器就位。d. AP 位透视图像显示脊柱穿刺针指向 T12 右侧椎弓根，最小工作通道在 T9 椎弓根（病灶位置）的上方

减压

当我开始减压时，我的第一个目标是在没有压迫的区域确定脊髓硬脊膜（视频 10.1）。T9 水平的脊髓压迫来源于外侧结构，特别是椎板、椎弓根和横突。我的目标是识别出病灶上方中线处的脊髓，并向下朝病灶处操作。在充分观察到脊髓和转移灶后，我将减压延伸到外侧隐窝，最后处理椎弓根。

开始，先进行 T8 椎板切除，在这里能找到未受影响的脊髓。如手术视频所示，磨除 T8 椎板，显露并切除黄韧带（视频 10.1）。现在我可以看到位于正中的脊髓。从头侧到尾侧，我用一个直角球形探针在硬脊膜和病灶之间找到了一个间隙。确认间隙后，我开始用直角刮匙或 Kerrison 咬骨钳咬除 T9 椎

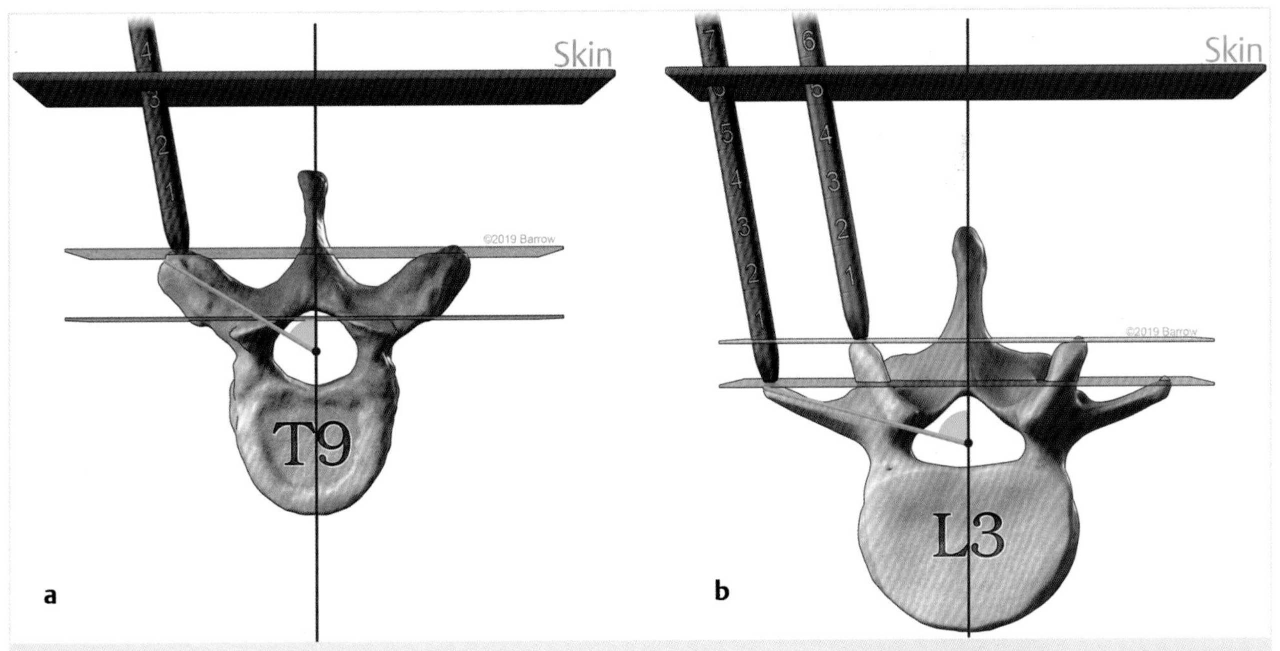

图 10.7　胸椎横突的方向。插图展示了胸椎和腰椎在横突方向上的差异。a. T9 的轴位视图，横突伸向后方。后伸的横突使其成为第一个扩张器的理想目标。b. L3 的轴位视图，横突伸向侧方。注意与 T9 的后伸横突相比，L3 的横突伸向侧方

板，直到清楚椎管中央内的转移灶。由于病灶在骨头内，对于这种情况的减压，磨钻可能并不是一个好的选择。在初步完成了椎管中央部分的减压后，我就开始朝侧向操作。

经椎弓根减压

下一个目标是侧方的解剖结构。目前已知横突和椎弓根内的转移灶累及椎体，在切除这部分病灶时，需要先识别椎弓根的内壁与上下缘。一旦确定了椎弓根的边界，我就继续磨削椎弓根。在本例中，尽管椎弓根内很大一部分都是转移灶，仍有相当多的正常骨质需要磨削。将磨钻尖端置于椎弓根内，我去除了椎弓根内的大部分骨质，直到椎弓根壁变薄到可以使用垂体咬骨钳去除的程度。或者，也可以用 Epstein 刮匙将椎弓根壁向内折叠。T9 神经根在整个手术过程中清晰可见。经椎弓根减压一直到椎体，直至看不到明显的转移灶。观察钆增强 MRI 可以帮助我决定进一步切除椎体的深度。

目视检查椎体内肿瘤没有压迫脊髓后，可用骨蜡或其他止血剂封闭该区域。在进行这个操作时，我时刻提醒自己这是一种姑息治疗手术，它绝不是用来根治肿瘤的。如本章开始所述，患者的远期生存更多的是由原发肿瘤类型和对辅助治疗的反应所决定的，而不是依赖于脊柱肿瘤细胞减灭术。该患者存在广泛的脊柱转移。切除椎体内所有的肿瘤细胞对远期生存也没有任何影响。如果切除了太多的椎体，手术节段就会存在不稳定的风险，进而需要进一步的手术治疗。手术的目的是保留神经功能，期望这种干预能改善患者的生活质量。Laufer 等报道，将脊髓与肿瘤分离，随后接受立体定向放射治疗，可实现病灶的局部控制。

在完成减压后，我花了大量的时间止血。我用骨蜡覆盖所有出血的骨面，并花大量时间烧灼软组织。对脊柱转移灶的微创切除手术，我通常使用引流管。放置一根 Hemovac 引流管（Zimmer Technology，Inc，Warsaw，IN），然后开始逐层缝合切口。

术后病程

患者在颈椎椎体切除融合术和胸椎减压术后恢复良好。术后第 1 天拔除引流管。术后 MRI 显示脊髓减压完全（图 10.8）。术后第 2 天，患者可独立行走，尿潴留症状消失，步态明显改善。患者于术后第 2 天出院，术后第 5 天开始颈椎、胸椎和腰椎放疗。他完成了放射治疗并继续进行化疗，没有出现任何伤口愈合问题。患者距最初诊断的 16 个月后死于全

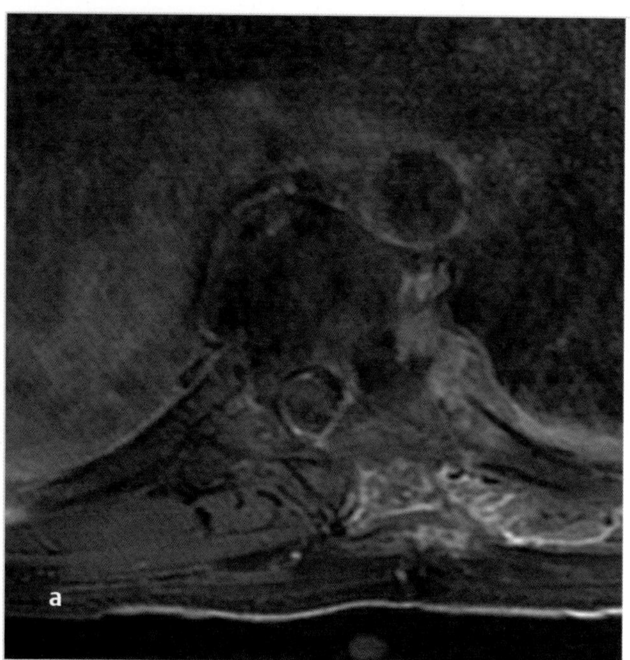

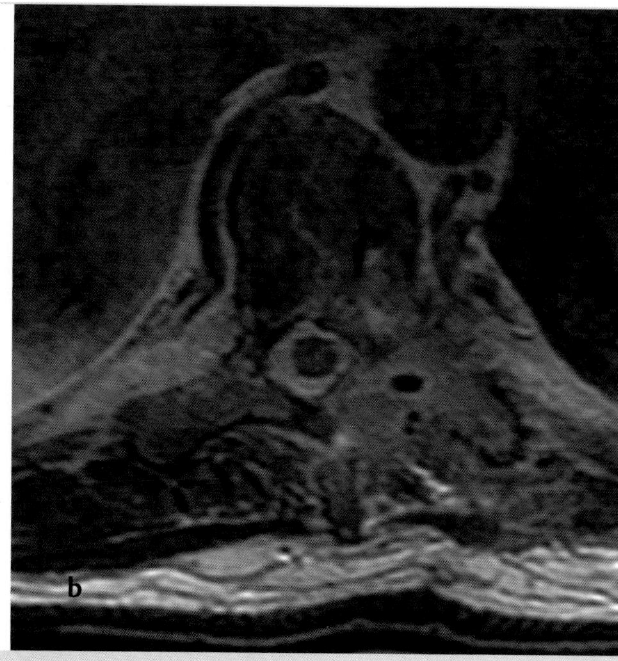

图 10.8　术后钆增强 / 无增强 MRI 展示微创减压手术的减压效果。a. 术后轴位 T2 加权 MRI 显示脊髓无受压。b. 术后轴位 T1 加权钆增强 MRI 显示增强显像肿瘤的切除范围。与图 10.3d 相比，椎弓根、椎板和椎体内的强化区域已被去除

身转移的进展。在初次诊断 15 个月后直至进入临终关怀中心之前，他一直维持着肠道和膀胱的正常功能，以及行走能力。

10.4.2　病例 2: 影像导航定位辅助转移病灶切除

转移灶可以使椎体和椎弓根变形，针对这种情况，可以利用影像导航的方式进行定位。之前的病例显示了系统而烦琐的透视定位过程。以下病例将显示计算机辅助导航下的定位和脊髓减压。在处理每一个胸椎病灶时，定位是面临的挑战之一，特别是在上胸椎。当椎体解剖发生畸变时，计算机辅助导航可以简化定位过程并指导切除范围。如果你所在的机构可以使用该项技术，那么这是一个替代透视定位的可行、可靠选择。

临床病史及神经检查

患者 78 岁，男性，6 个月前被诊断出患有小细胞肺癌，表现为行走功能的急剧下降。经检查，患者上肢运动、感觉和反射正常。患者下肢近端和远端肌力 3 级。患者乳头水平存在明显的感觉平面。患者存在持续性反射亢进和双侧 Babinski 征阳性。尽管在过去 1 周内患者的行走功能下降，但直到入院前 48h 仍能独立行走。就诊时，患者无法独立行走。

影像学评估

胸椎 MRI（图 10.9）显示 T3 椎体受累。椎体内转移灶压迫了脊髓腹侧，但脊髓的大部分受压源自右后方的硬膜外病变。患者还存在下胸椎和上腰椎受累，但是没有神经受压。T3 转移灶是造成脊髓病变的首要责任病灶。非增强与钆增强 MRI 均显示颅内右侧额叶存在两个转移灶，直径均小于 1cm（未展示）。

临床决策

本例患者的最终手术方案本应是 T3 椎体切除。在上胸椎，前方或侧方入路并不可行。对这位已经诊断为转移性小细胞肺癌 6 个月且存在脑转移的老年患者进行开胸手术，并发症风险高。因此，后方入路是最适宜的。本例患者接受后路手术的最佳方案是肋横突切除、经椎弓根椎体切除、前柱重建以及从下颈椎到中胸椎的内固定。

由于患者预期寿命不足 1 年，且疾病已扩散至

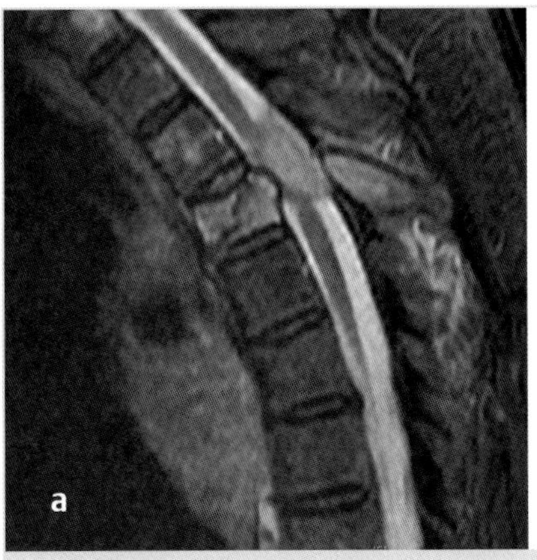

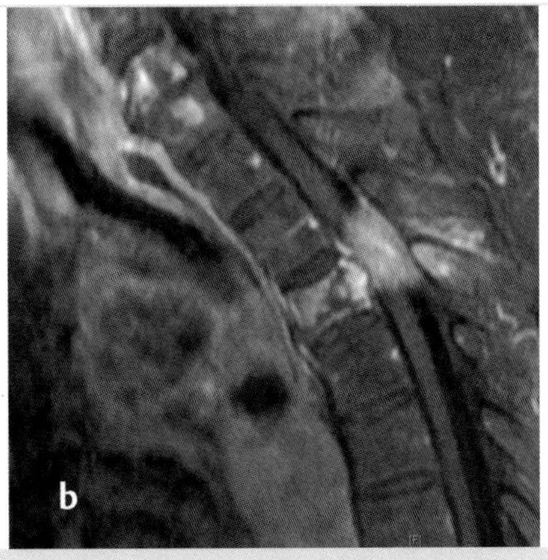

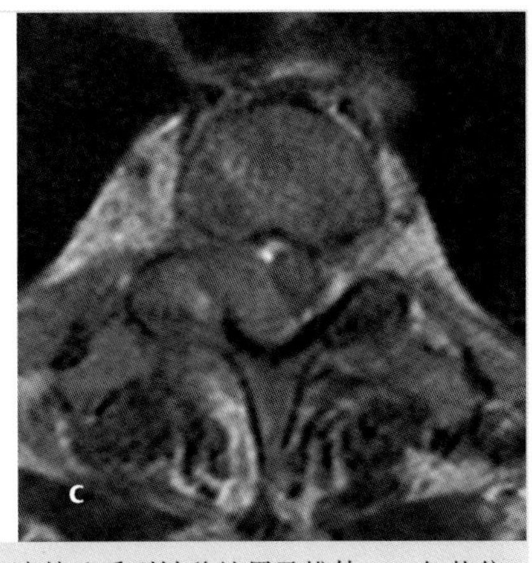

图 10.9　术前胸椎 MRI 显示 T3 病灶，脊髓的背侧压迫主要来自右侧转移灶，可以清楚地看到转移灶累及椎体。a. 矢状位 T2 加权 MRI 显示来自脊髓背侧的硬膜外压迫。b. 轴位 T1 加权钆增强 MRI 显示椎体和脊髓背侧硬膜外间隙内病变呈现强化。c. 轴位 T2 加权 MRI 显示脊髓受压主要来自右侧的转移灶（轴位 T1 加权钆增强 MRI 存在运动伪影）

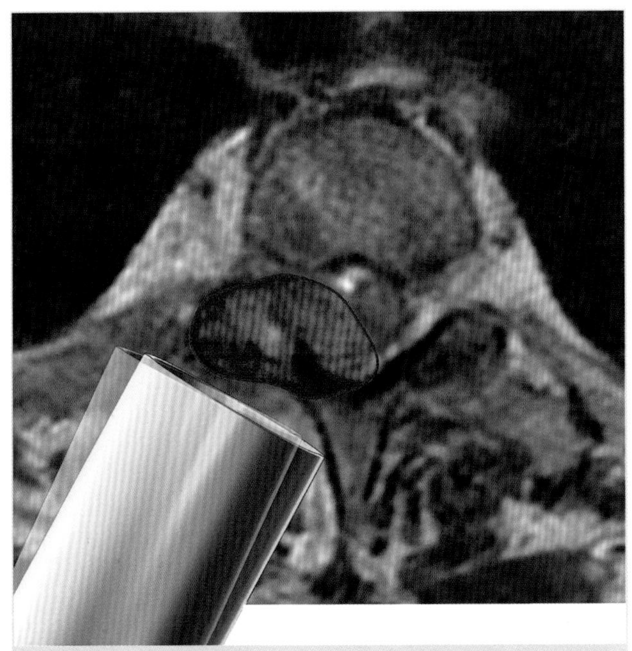

图 10.10　微创减压分离手术的解剖基础。病灶（红色阴影）从椎体累及右侧椎弓根，从右侧椎弓根累及右侧硬膜外间隙，使脊髓移位。来自一侧的脊髓压迫可以发挥微创入路的优势。轴位 MRI 图像上添加了最小工作通道的位置示意图。当按照图中所示的两个轨迹放置工作通道时，可以实现对整个病灶范围的暴露

胸椎和腰椎，因此手术的目标是使患者恢复独立行走能力。仔细观察 CT 图像，发现转移灶累及 T3 椎体不足 25%。考虑到这种情况，另一种选择是脊髓减压分离手术配合立体定向放疗。在此之前，没有对脊柱进行放射治疗。虽然 T3 存在病理性骨折，但是造成患者神经损伤的原因是硬膜外压迫。微创手术可以通过去除硬膜外转移灶进行脊髓减压。术后不久，患者便可以开始放射治疗。图 10.10 展示了带有最小工作通道的手术示意图。

准备

将患者置于 Jackson 手术台上。由于病灶位于 T3，我将患者的手臂固定在身体两侧，这使我能够比手臂前伸固定更能够接近上胸椎。矢状位 CT 重建显示了与其他节段截然不同的 T3 椎弓根和椎体外观特征（图 10.11）。鉴于这种改变的解剖结构，影像导航是一种替代透视定位的可行方法。

尽管计划使用影像导航，仍然需要一些初步的透视为放置导航参考系确定大概的节段范围。理想情况下，我把参考系放在 T5 水平。患者摆放体位后，将 Steinman 针放在皮肤上，仅根据 AP 位透视图像，从 T12 开始计数到 T5 水平。不需要同时确定 AP 位和侧位图像，因为参考系的位置只需要近似即可。换句话说，虽然我希望它能够精确到 T5 水平，但也允许错开一个节段，最好是在 T6，而不是 T4。同过识别椎弓根和椎体的外观特征，用计算机辅助导航完成椎体节段的精确定位。

定位

在我用 AP 位透视接近 T5 水平后，标记该水平，进行术区准备和铺单，并在 T5 棘突上方做一个小切口。我固定了一个参考框架，然后进行术中 CT 扫描。在完成仪器注册后，使用导航指针的轨迹视图来确

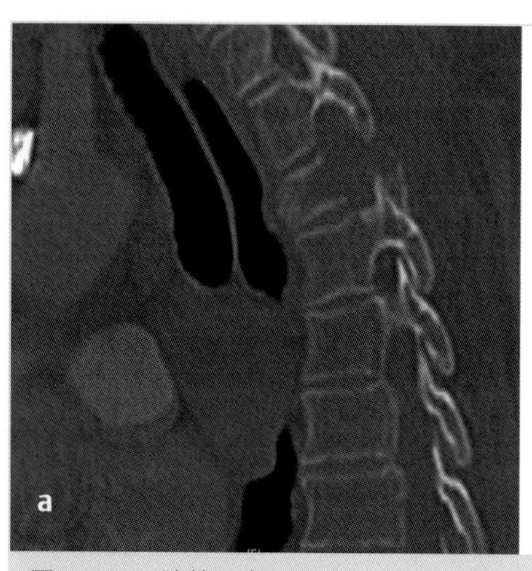

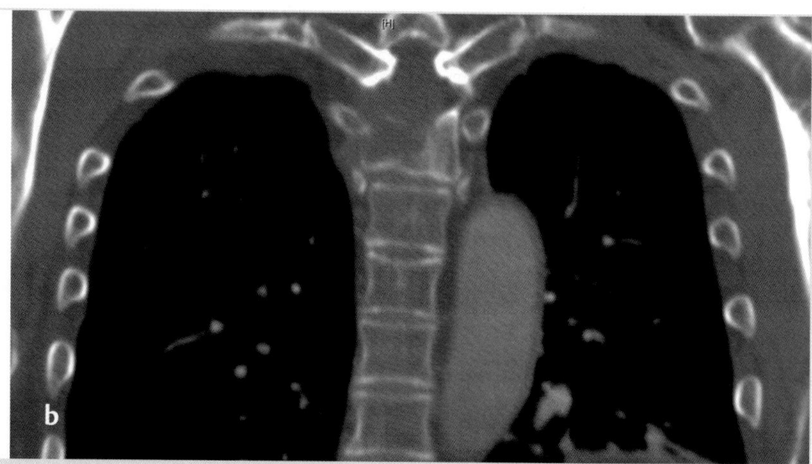

图 10.11 计算机断层扫描（CT）显示溶骨性破坏。a. 矢状位 CT 重建显示 T3 椎体后部和椎弓根受累。这种特征表现可以很容易地在影像导航识别。b. 冠状位 CT 重建再次证实椎体右侧的溶骨性破坏

定节段（图 10.12）。

椎弓根的特征性外观使我能够确定手术节段，然后依据理想的轨迹规划切口。我计划在 T3 椎弓根上方正中旁 2.5cm 处做一个 3.0cm 的切口。切开后，我用电烧切开筋膜，比皮肤切口长 25%。如前所述，在病灶上方开始扩张是不明智的。相反，应以病灶节段的上位或下位节段的椎板作为扩张锚点。在这个病例中，在术前 CT 图像上确认 T2 椎板完整，然后使用导航系统再次确认。在导航引导下，能够触及 T2 椎板并确认其完整，这是使用导航的另一个优势——能够避开病变的骨组织（图 10.13）。

减压

放置一个可扩展的最小工作通道后，我首先暴露未受累及的 T2 椎板，然后向 T3 的病变椎板暴露（视频 10.2）。尽管在 CT 和 MRI 上均显示 T3 椎板受累，但是 T3 椎板的外层皮质仍然存在。在本例患者中，病灶主要位于椎管内的右侧（图 10.9，图 10.10）。我最初的重点是确保足够的中线减压。为了达到这个目的，我磨削棘突根部并切下对侧椎板。我继续磨削椎板直至薄如虾壳的厚度。在这样的厚度下，可以看到黄韧带。用直角刮匙分离黄韧带的表层，Kerrison 咬骨钳去除残留的椎板。扩大切除椎板直至病灶水平以上的黄韧带止点。然后我开始用 Kerrison 咬骨钳切除黄韧带以暴露脊髓。我现在已经在椎管内找到了一个正常的、未受影响的区域，从这里可以开始接近病灶，这是一个需要反复提醒的要点。如果完成椎板和黄韧带切除后，仍然发现脊髓被转移灶阻挡，我会立即停止目前的操作，转移到病灶的上位或下位节段，以便识别正常的解剖结构，然后再回到病变节段。在不知道脊髓确切位置的情况下，在病灶附近操作，会给手术增加不必要的风险，也会给外科医生造成焦虑。在切除引起脊髓压迫的转移灶时，首先识别未受影响的脊髓，找到病灶与脊髓之间的平面是非常必要的。在进行病灶切除时，识别病灶 – 脊髓界面可以安全地烧灼病灶、进行止血。

一旦我确定了脊髓以及其与病灶之间的平面，就可以交替进行烧灼和切除。直角型双极在这部分操作过程中非常有用。我降低了双极的能量，使用短脉冲，用双极的尖端在脊髓与病灶的间隙操作。转移灶切除可能会大量出血。间歇性烧灼可以减轻出血量，但不能止血。超声吸引器是另一个可行的选择。烧灼后，直角刮匙可以分离甚至取出病变。在这种情况下，我继续向左侧侧隐窝操作，直至完成减压（视频 10.2）。使用导航来评估切除范围。虽然有帮助，但没有什么比直视检查脊髓本身更能证实减压程度。手术的目的是将脊髓与肿瘤分离，以便立体定向放疗能够实现病灶的局部控制。

正如第一个病例中提到的，在所有转移灶切除手术中，我通常会放置一根 Hemovac 引流管。在术区止血并检查后，关闭最小工作通道并缓慢移除，在移除的过程中进行止血。逐层缝合切口，用 UR–6 针和 0 号 Polyglactin 910 缝线缝合筋膜，用 X–1 针

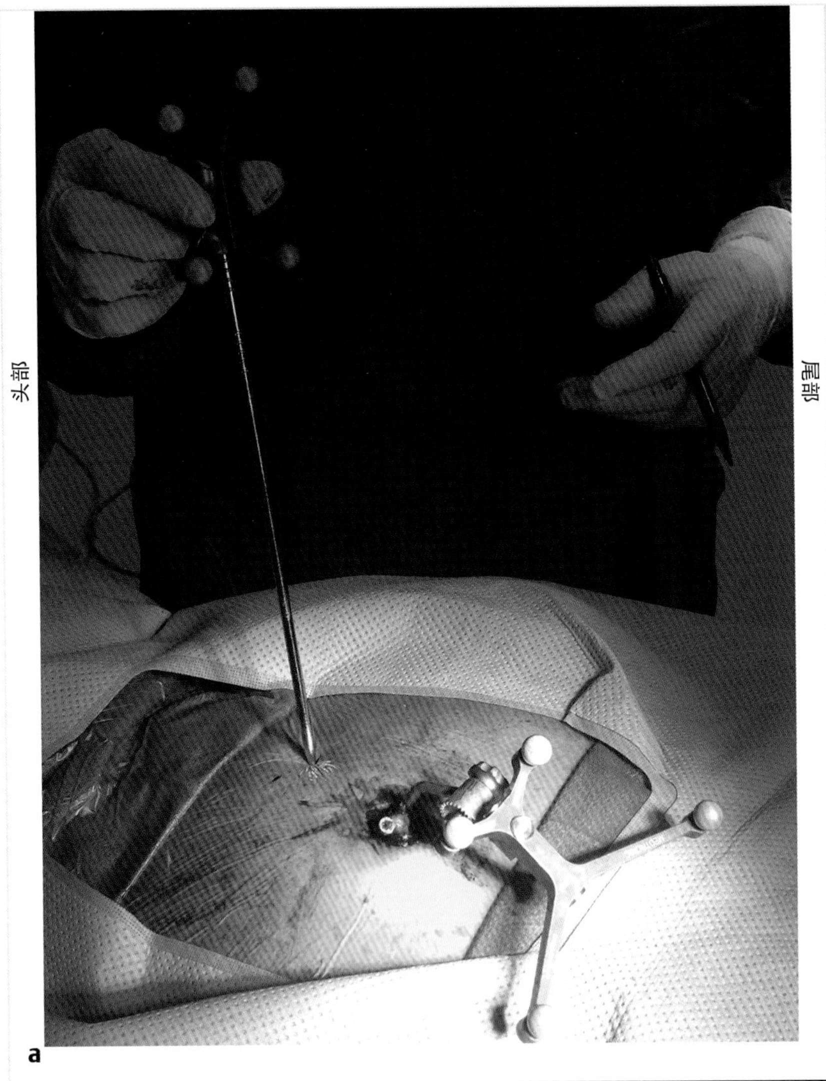

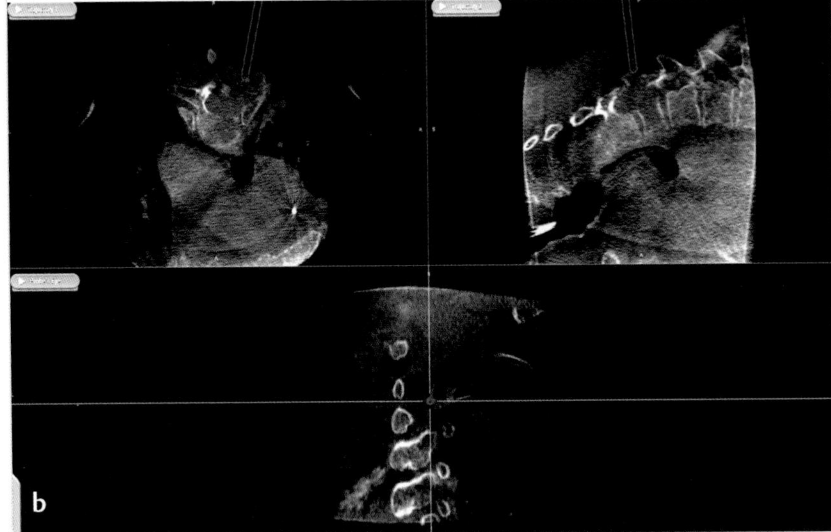

图 10.12　计算机辅助导航定位病灶。a. 术中照片展示拟减压的 T3 病灶的定位操作，参考架已固定于 T5，患者的头部在外科医生的右侧（图像左侧）。b. 截屏图像显示通过识别异常的椎弓根来定位节段，导航辅助切口规划

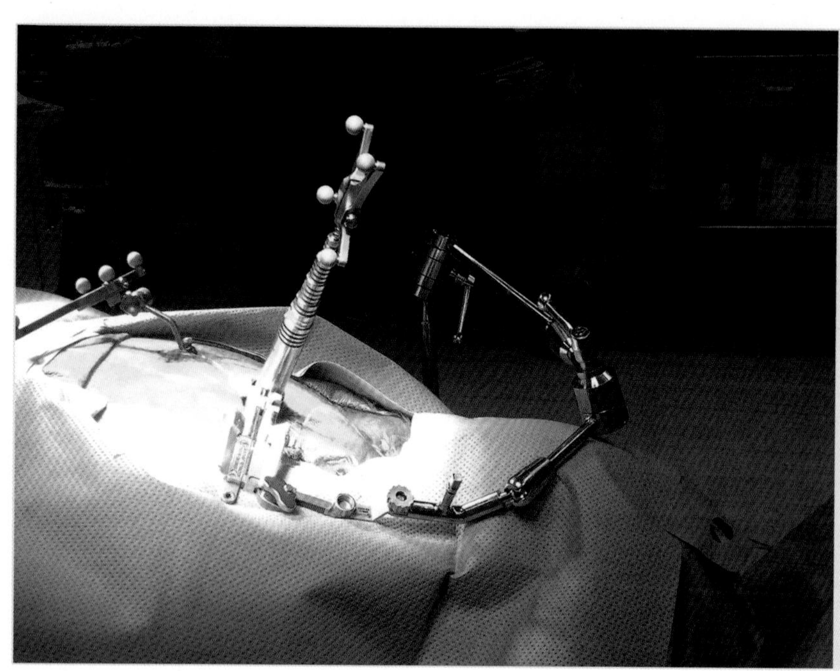

图 10.13　术中照片展示了在导航系统的引导下放置可扩展最小工作通道

和 2–0 Polyglactin 910 缝线缝合皮下，用 RB–1 针和 4–0 Polyglactin 910 缝线缝皮。我用丝线固定引流管。最后，移除参照系，缝合切口。

术后病程

患者术后无并发症。术后第 1 天拔除引流管。术后第 2 天，患者恢复了在最小辅助下的行走能力。术后第 3 天出院，开始对 T3 椎体及脊柱转移灶进行低分割、立体定向放疗。放疗 2 周后，患者恢复了独立行走能力。尽管术后很早就开始放疗，但伤口并没有出现延迟愈合。术后 6 个月的 MRI 检查显示 T3 的局部转移灶得到控制，无脊髓压迫（图 10.14）。直到病情进展导致肺功能急剧下降，并转入临终关怀中心之前，患者保持着完整的行走能力。患者在微创减压术后 14 个月，初次诊断 20 个月后死亡。

10.4.3　病例 3: 胸椎转移性睾丸癌

在前面的两个病例中，回顾了两种定位形式：透视和计算机辅助导航。在本例中，将介绍使用缟玛瑙栓塞，这不仅利于切除病变，而且有助于定位病变。

临床病史及神经检查

37 岁，男性，25 岁时诊断为睾丸癌，现出现肺、肝、胸椎和腰椎的广泛转移。患者在 15 个月前被确诊 T10 椎体存在转移灶，脊髓没有受压。当时，患者主诉疼痛，没有神经系统症状。患者接受胸椎的外束放射治疗，症状得到缓解。在过去的几个月里，患者出现进行性加重的右侧腹疼痛和行走困难。神经系统检查显示 T10 水平感觉分离，髌腱反射 3+，以及下肢持续性阵挛。下肢的近端和远端肌力为 4 级，但在助行器的帮助下仅能行走 4 步。患者否认有任何肠道或膀胱功能障碍。

影像学评估

胸椎钆增强 MRI 显示右侧 T10 椎弓根中心有破坏性病变，累及椎管，产生占位效应，致使脊髓移向左侧。病变还累及 T10 的椎体、横突（图 10.15，图 10.16）。

临床决策

患者的远期生存预后较差。在与放射科和肿瘤科医生讨论后，认为该患者的实际预期寿命不到 6 个月。在我看来，如此糟糕的预后使得患者不具备进行椎体切除和内固定的可能，这将导致长时间的住院和康复问题。此外，患者之前已经接受过脊柱放疗，在预期的手术部位附近存在持续性放射性皮炎（图 10.17）。该区域内的切口会增加延迟愈合和

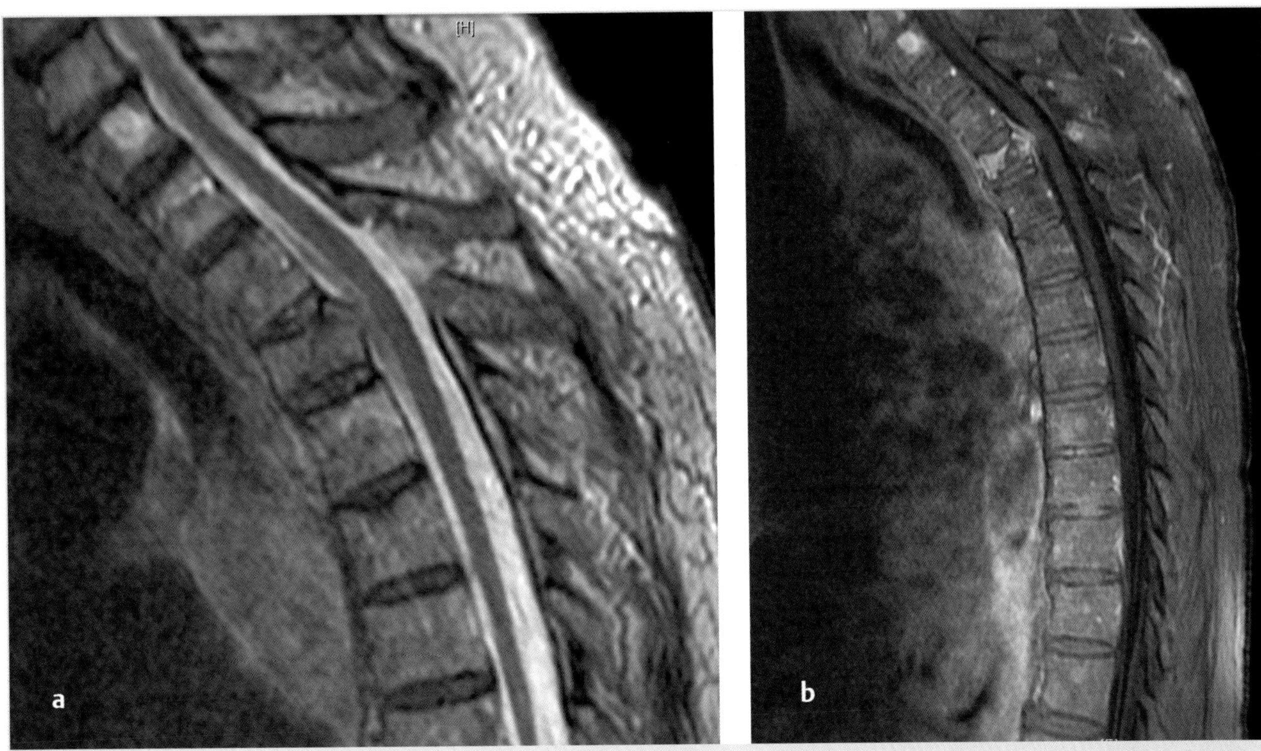

图 10.14　胸椎术后磁共振成像（MRI）。a. 轴位 T2 加权矢状位 MRI 显示脊髓背侧压迫完全去除，实现脊髓减压。b. 轴位 T1 加权钆增强 MRI 显示 T3 椎体虽仍存在强化病灶，但已去除了脊髓背侧的增强病灶。脊髓减压成功，患者恢复独立行走功能

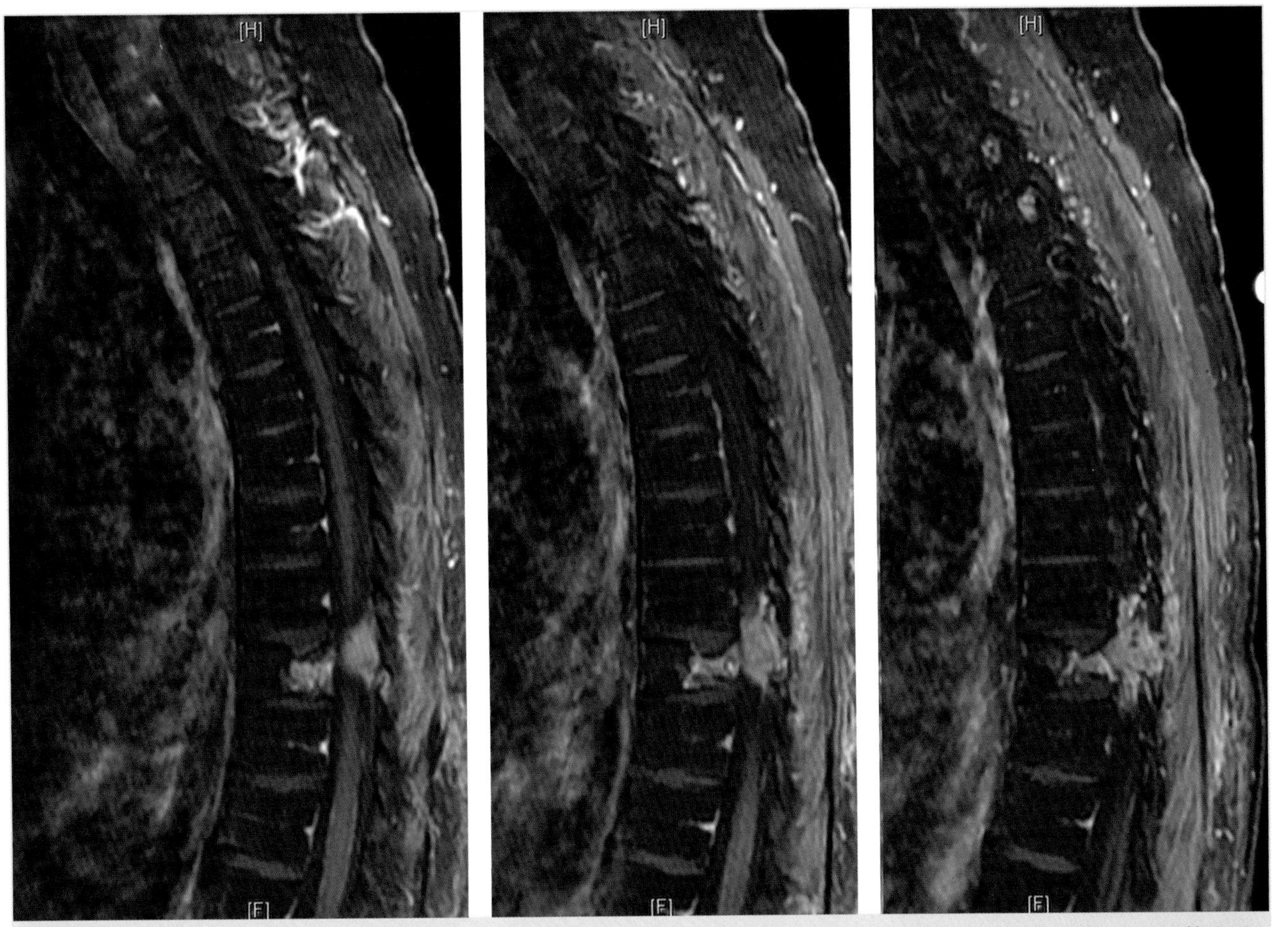

图 10.15　胸椎 T1 加权矢状位钆增强磁共振成像（MRI）。这一系列矢状位像显示 T10 水平的硬膜外病灶，从椎体内沿着椎弓根累及硬膜外间隙

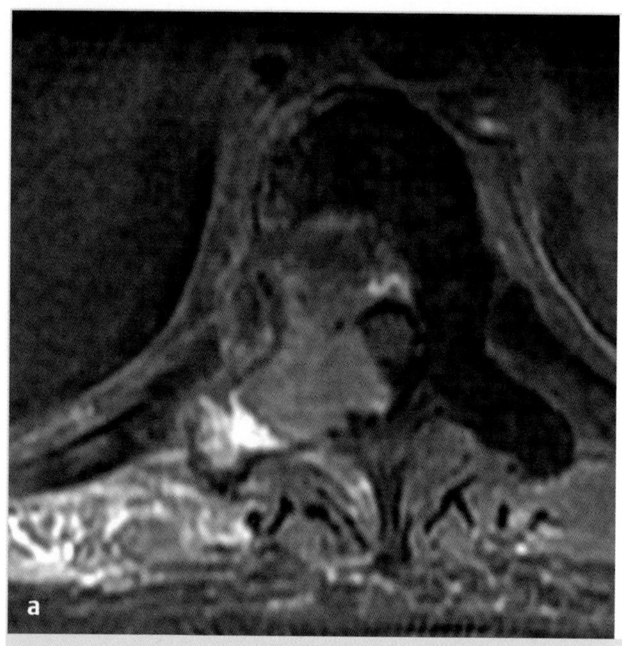

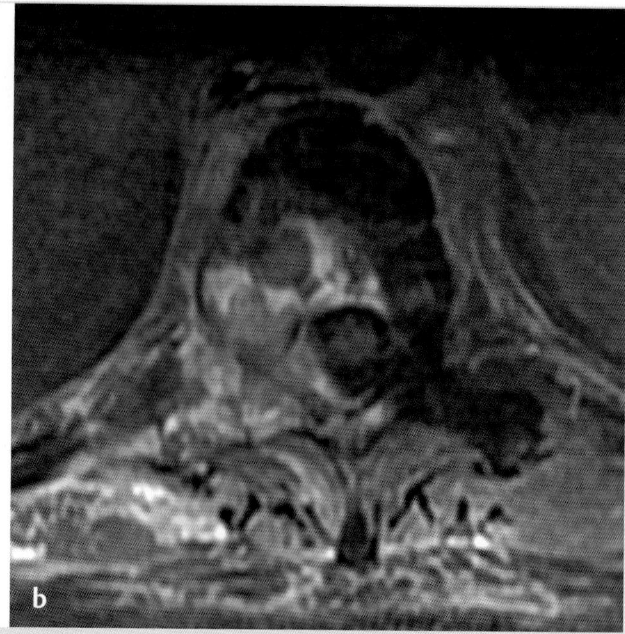

图 10.16 轴位 T1 加权钆增强 MRI。两张轴位图像显示椎弓根、椎体和横突受累。a. MRI 显示病灶对脊髓产生占位效应，椎体的左侧部分没有受累。b. 椎弓根和椎体内的不均匀信号提示病灶可能存在高度血管化，促使术前进行血管栓塞

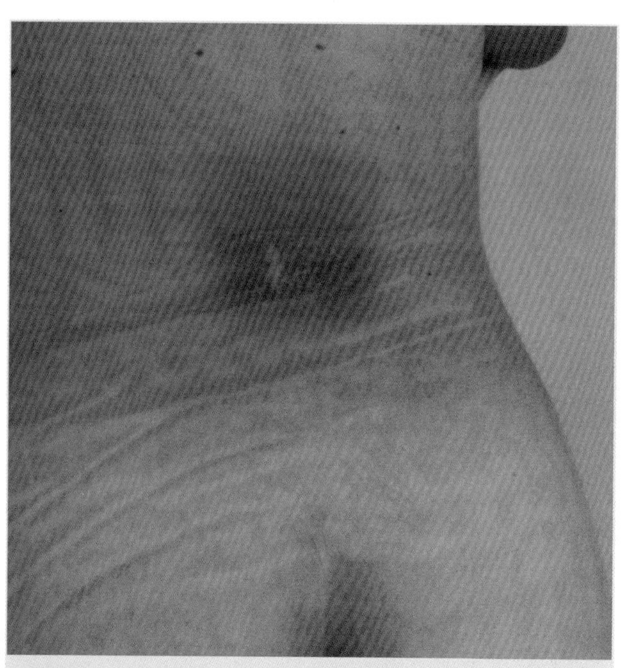

图 10.17 图片所示患者在拟手术部位存在放射性皮炎。对于这个患者，在受辐射的皮肤区域进行正中开放手术会给伤口愈合带来很大的挑战

感染的潜在风险。

任何手术干预的目的都是对脊髓进行姑息性减压，以尽可能长时间地挽救和保存患者的神经功能。患者想回家与家人在一起，而不是在医院或康复机构里度过余生。任何手术干预都需牢牢围绕这个目标。在临床决策前综合考虑所有因素，我决定为患者施行微创 T10 右侧经椎弓根减压术。这种手术可以通过一个旁正中小切口减压神经，并为先前放疗区域内的伤口愈合创造一个适宜的条件（图 10.18）。

定位

在手术前，进行血管造影和栓塞以减少术中切除的出血量。患者俯卧在 Jackson 手术台上，双臂前伸，开始按照第一个病例中描述的相同方式进行定位。更多的是出于巧合而非故意为之，栓塞产生了意想不到的效果，方便了可扩展最小工作通道的定位（图 10.19）。我仍然使用的相同方法，在术前 AP 位与侧位透视图像上，从骶骨开始计数进行定位，但是一旦确认到存在栓塞材料的节段，会使规划切口和放置可扩展最小工作通道更加有效。

减压

与第一个病例相似，脊髓的压迫源自椎管侧方和椎体（视频 10.3）。因此，采用经椎弓根入路对椎弓根和椎体进行操作，并施行半椎板切除术（图

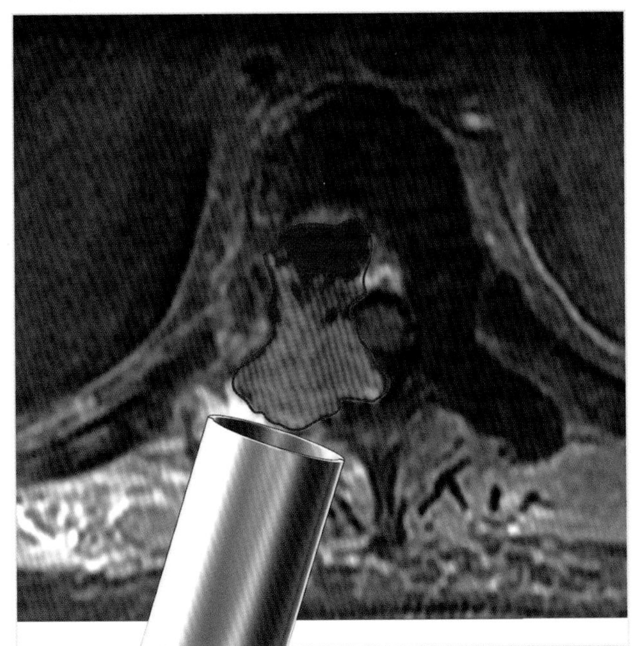

图 10.18 T10 减压的术前规划。胸椎轴位 T1 加权 MRI 显示规划的椎板切除与经椎弓根减压手术。红色阴影显示压迫脊髓的转移灶轮廓

10.18）。一如既往，向后方突出的横突是胸椎的定位标志。固定可扩展的最小工作通道并放入操作显微镜后，第一步是暴露横突。顺着横突可以找到关节突、椎板和棘突根部。在暴露过程中，我时刻牢记，骨面上布满了转移灶，需要小心，不要对骨性突出部位施加过大的压力，因为它可能无法承受如此大的力量，以致意外坍塌。从开始扩张的那一刻起，直到整个暴露过程中，都要把骨组织的这种脆弱性牢记在心。在开始磨削之前，应确认所需减压的术区已经完成暴露。

正如手术视频所示，尽管椎板和横突下方有转移灶，但椎板的外层皮质和横突仍然完整（视频 10.3）。在前述章节中，我已经介绍在向内侧暴露脊髓之前，先在外侧磨削以识别椎管的外侧部分。像转移灶这种可以导致解剖异常的情况，在横突和椎弓根的外侧操作会使我完全迷失于异常解剖结构之中，从外侧找到操作方位并保持方向是很困难的。在这种情况下，我的策略是遵循脊柱外科的老办法，即要先识别正常解剖结构，再朝着异常的解剖结构操作。因此，我选择进行椎板切除术，确定脊髓，然后从外侧向内侧操作。在这种情况下，椎板切除术是最安全、最有效的策略，并且可以防止定向困难。

将患者向我的对侧旋转，我在椎板和棘突交界处磨削，直至到达黄韧带。扩大切除椎板，进行中线减压，然后切除黄韧带。当我向椎板外侧操作时，可以看到转移灶。探查转移灶与脊髓之间的平面。明确椎管的边界，直视脊髓，我可以切除病变的关节突关节和横突，并按照经椎弓根入路进行手术。尽管已经栓塞，病灶仍然是高度血管化的。在切除过程中用直角双极进行间歇性凝血是非常必要的。一旦我能看到脊髓的外侧面，椎弓根的边界就清晰可见了。然后我继续向下磨削椎弓根，进入椎体来减压脊髓的腹侧。

完成减压后，可以从右侧看到脊髓的后方、侧方和腹侧情况。将脊髓与病灶分离的目的已经实现。在切除椎体外侧部分后，将甲基丙烯酸甲酯注入空腔中，以防止椎体出现非对称性塌陷，这当然也有封闭椎体内松质骨出血的额外好处。缝合前必须进行细致的止血。用骨蜡封闭出血的骨面，识别软组织出血与残余转移灶最好的方法是切除而不是烧灼。我发现，不出血是评估转移灶切除程度的可靠标志，这一点值得注意。因为担心肿瘤切除术后出血，无论对止血有多满意，我总在切除所有转移灶后放置 Hemovac 引流管。在术后第 2 天拔除引流管总比再次进行手术清除术后血肿更为容易。

关闭切口

我将 Hemovac 引流管的尖端放入经椎弓根入路的腔隙中，并用丝线将其固定在皮肤表面。然后开始用本章前述的方法逐层关闭切口。

术后病程

患者在术后当天可使用助行器行走，并主诉术前导致其无法活动的侧腹疼痛完全缓解。术后 MRI 显示脊髓减压良好（图 10.20）。术后第 1 天拔除引流管。术后第 2 天出院，继续辅助治疗。术后 2 周，患者在门诊可独立行走，肠道和膀胱功能正常。手术后 7 个月，患者死于病情恶化出现的多系统器官衰竭。

10.4.4 病例 4：转移性乳腺癌

到目前为止，在本章中，已经展示了多例微创手术成功治疗脊柱转移性疾病的案例。然而，并不

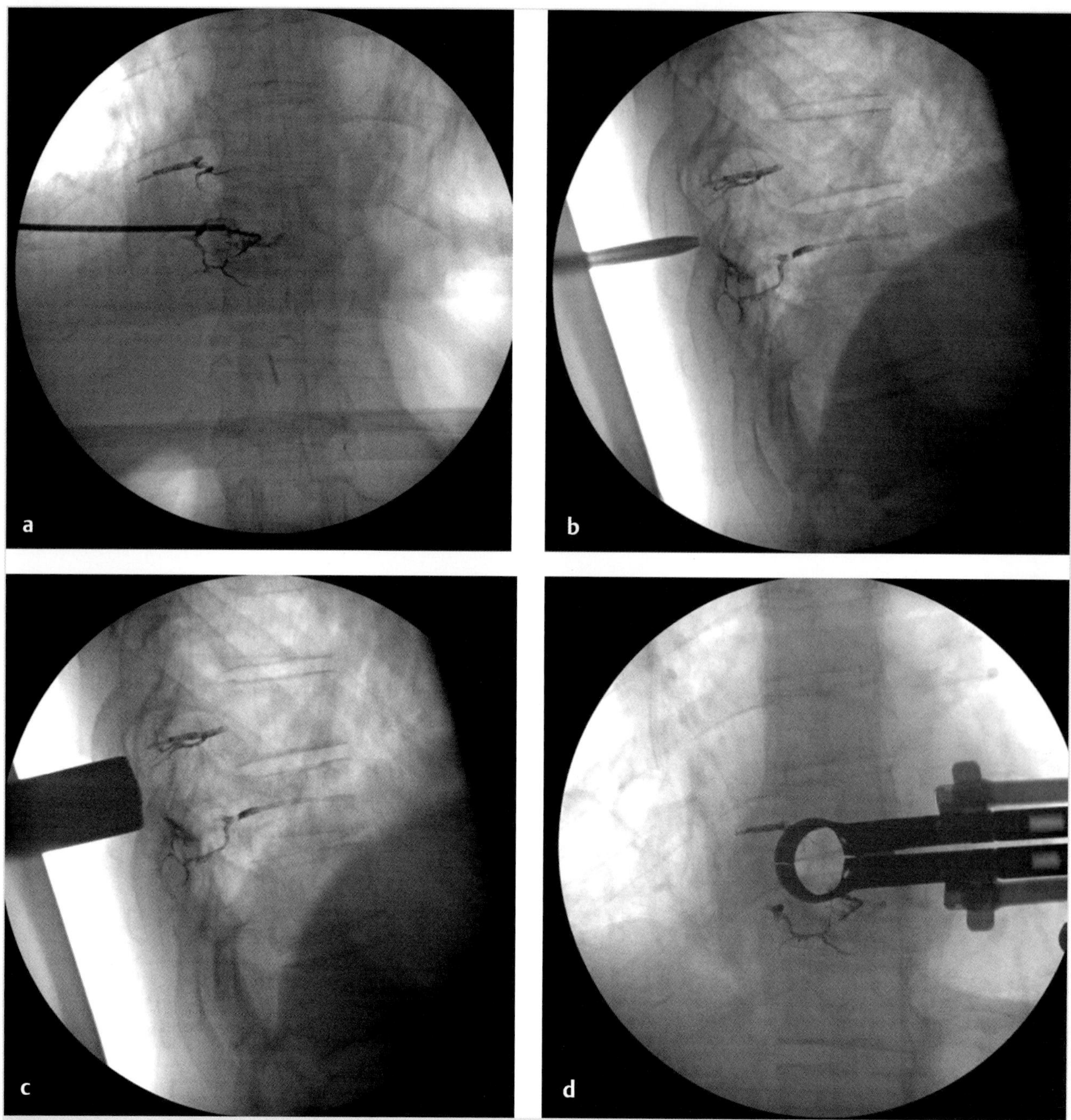

图 10.19 转移灶的栓塞。a. 前后（AP）位透视图像显示在为病灶供血的根动脉内的栓塞物质。利用 T12 水平的脊柱穿刺针，可以定位 T10 椎弓根。栓塞材料可以作为定位的参考点。b. 侧位透视图像显示第一个扩张器位于 T10 椎弓根水平。栓塞材料已成为铆钉最小通道的唯一参考点。c. 侧位透视图像显示最小工作通道就位。d. 猫头鹰眼 AP 位视图显示最小工作通道在 T10 椎弓根上方

是所有的转移灶都能接受微创手术。必须认识到微创手术的局限性，只有这样，这些技术才能被合适地应用于患者的治疗中。下面的病例就是这种情况。这位患者是我的一位肿瘤放射科同事介绍给我的，他的目的很明确，就是要进行微创手术，以便迅速开始放射治疗。然而，在回顾了影像学图像和临床病史后，我认为微创手术并不是患者的最佳选择。因此，一个通过传统正中开放入路治疗脊柱转移性乳腺癌的病例展示在这本专著中。知道什么时候不能使用微创技术与知道什么时候能够使用它都十分重要。

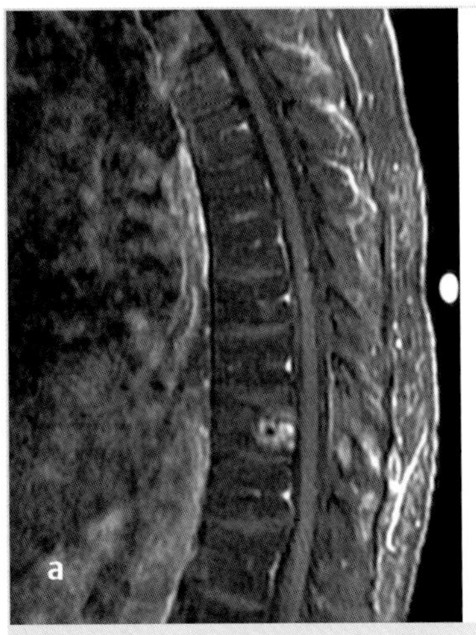

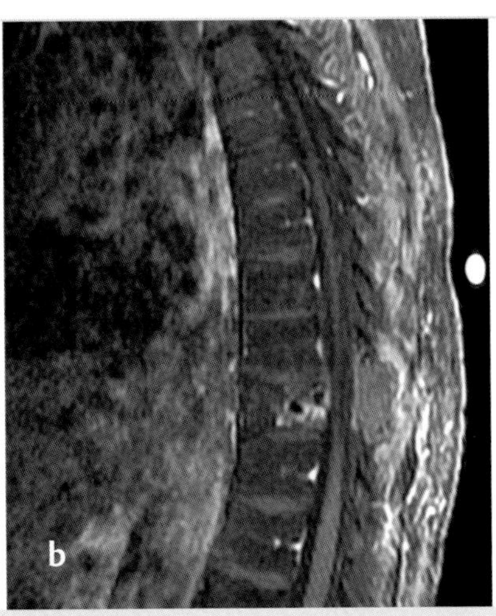

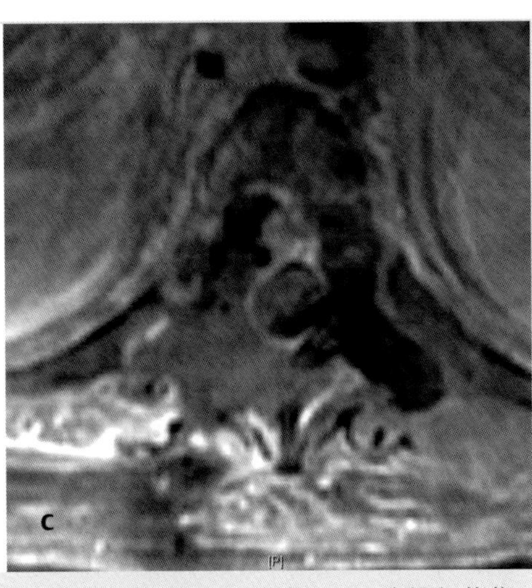

图 10.20 术后胸椎磁共振成像（MRI）。a. 胸椎矢状位 T1 加权 MRI 显示脊髓的腹侧和背侧已得到减压。b. 胸椎矢状位 T1 加权钆增强 MRI。低信号区域为甲基丙烯酸甲酯。c. 轴位 T1 加权钆增强 MRI 显示脊髓周围的强化病灶已去除

临床病史及神经检查

41 岁，女性，5 年前被诊断为浸润性导管腺癌，在一次低能量机动车辆事故后，因背痛加重就诊肿瘤科。患者在双侧乳腺切除、放化疗后病情缓解。1 年前，她的正电子发射断层扫描（PET）结果未见明显异常。查体所见，患者可独立行走，但步态不稳，下肢所有肌肉肌力均为 5 级，针刺、轻触与本体感觉均正常。患者髌腱反射 3+，双下肢持续阵挛。然而，串联步态存在明显改变。Romberg 试验阴性。

影像学检查

胸椎 MRI 显示一个巨大的硬膜外病变，位于 T6 水平，从 T5 椎体中部延伸至 T7 上部（图 10.21）。硬膜外病变的头尾长度为 4.1cm。病变累及整个棘突。矢状位 T1 加权钆增强 MRI 显示从棘突根部至尖端的强化征象（图 10.21b）。神经 MRI 检查没有发现脑、颈椎或腰椎存在其他转移灶。

临床决策

本例患者仅有一个在乳腺癌初次确诊后 5 年，由 T1 加权钆增强 MRI 发现的孤立性转移灶（图 10.21b）。轴位 MRI 显示硬膜外病变累及整个棘突。微创技术可以减压中央管并去除所有硬膜外压迫。从理论上来说，微创入路的工作范围极限是 4.5cm，这需要工作通道完全打开且金属片完全倾斜，但采用这种入路，我将无法去除整个棘突。如果没有其他转移灶的证据，任何手术的目标都应该是完全切除病变。我不认为这个手术应该是姑息性的。因此，我觉得有义务去完成转移灶的整块切除。

微创入路的优势是保留后方张力带和后柱结构，但是对于这个特殊的病例来说并非益处。旁正中入路本身阻碍了对病变棘突的切除。这例患者的最佳选择是传统的中线暴露，完全切除棘突，然后行椎板切除和硬膜外转移灶切除。患者接受了这个手术，术后反射亢进和串联步态得到改善。术后 MRI 显示脊髓得到广泛减压（图 10.22）。她在术后 21 天接受了放射治疗，并完全康复。不幸的是，在胸椎减压术后 2 年，初次诊断后 7 年，她出现了脑转移。胸椎未见肿瘤的局部复发。

10.4.5 病例 5：腰椎转移性前列腺癌

截至本章节所述内容，我之所以强调胸椎有两个原因。首先，根据我多年的经验，发现绝大多数的转移灶出现在胸椎。其次，我们对腰椎退行性疾病的处理已经很熟悉了。我们处理胸椎病变的经验有限，这使得我们对胸椎的解剖并不熟悉。本章的重点是展示胸椎有别于腰椎的独特解剖，这将在第 11 章胸椎硬膜内髓外病变的微创切除中进一步讨论。然而，我觉得如果没有一个腰椎病例，这一章就会

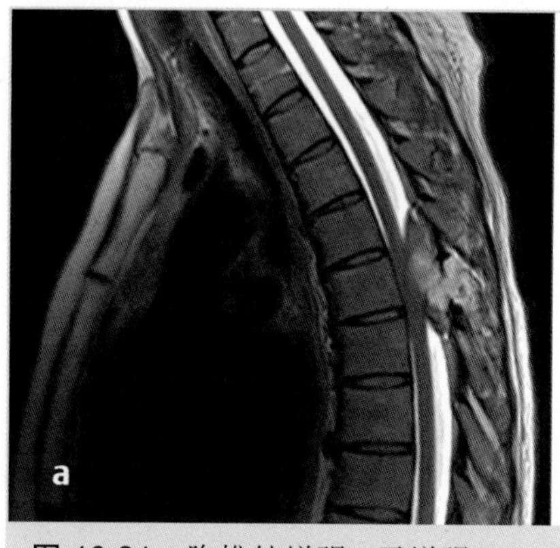
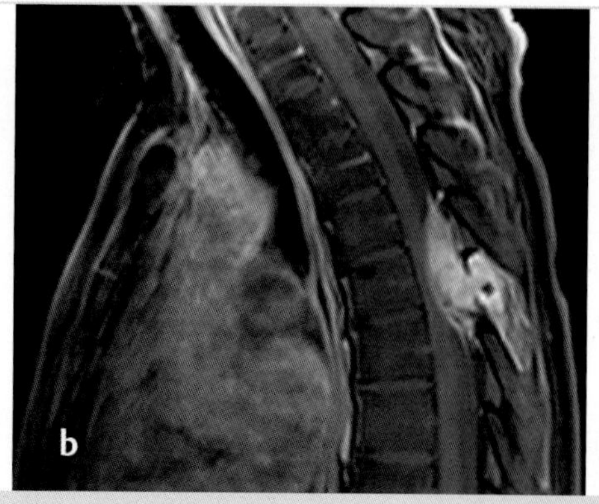
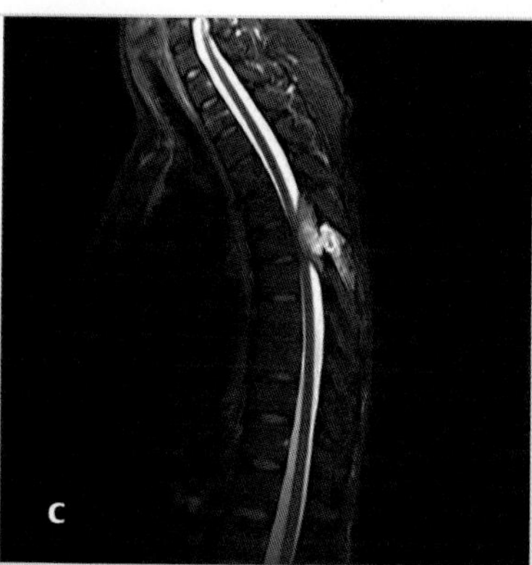

图 10.21　胸椎钆增强 / 无增强 MRI。a. 矢状位 T2 加权 MRI 显示 T5 水平脊髓因背侧的硬膜外病灶受压。棘突内可见增强信号。b. 轴位 T1 加权钆增强 MRI 显示硬膜外病灶与棘突出现强化。c. 矢状位 MRI 抑脂像显示顺延整个棘突的增强信号

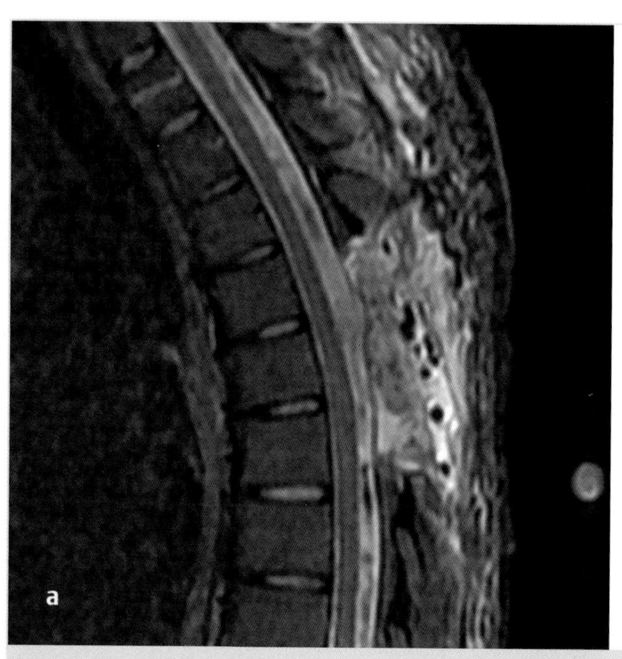
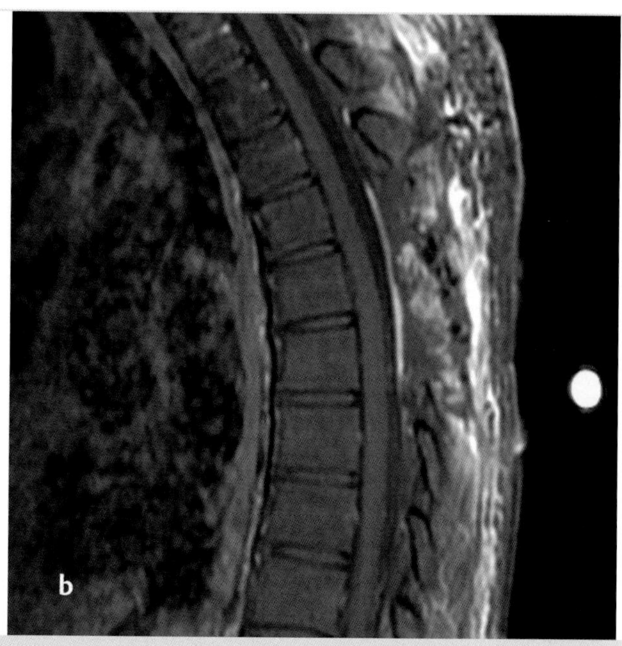

图 10.22　正中椎板切除、硬膜外病灶切除术后 MRI。a. 矢状位 T2 加权 MRI 显示硬膜外病灶及所累及的棘突全部切除。b. 轴位 T1 加权钆增强 MRI 显示切除范围周边没有残余增强信号

有一个明显的遗漏。回顾我多年来治疗脊柱转移性疾病的经历，发现胸椎转移性病变的发生率是腰椎的 3 倍。然而，腰椎也会发生转移性病变，最后的病例将介绍腰椎转移性病变的处理。

临床病史及神经查体

70 岁，男性，有前列腺癌病史。患者主诉进行性加重的轴性背疼 6 周，行走困难 2 周，尿失禁 1 天。由于双侧下肢神经根性疼痛，查体无法配合。由于下肢症状，患者不能走动，但仰卧位时下肢力量对抗检查显示双下肢所有肌肉肌力为 4 级。下肢有不对称的非皮肤源性感觉缺失。在入院时已放置 Foley 导尿管。直肠张力下降，但球海绵体反射仍存在。

影像学评估

腰椎 MRI 显示马尾背侧的病灶导致压迫。钆增强 MRI 显示一处不均匀增强的病灶使硬膜囊受压变平（图 10.23）。

临床决策

患者表现为早期马尾综合征，继发于背侧转移灶压迫神经。患者需要马尾神经的急诊减压。无关节突受累提示单纯减压术后脊柱失稳的风险较低。尽管仍然需要进行组织学诊断，但是该病变很可能就是前列腺癌转移灶。当然，第二种原发肿瘤的可能性也不能完全排除。无论如何，术后放疗是辅助治疗的一部分；因此，伤口愈合和放射治疗的时机也需要纳入治疗决策中。考虑到患者目前存在神经功能损伤，需要急诊减压，因此需要在病变正中心L3水平行微创入路，减压范围从L2延伸至L5。一个可扩展的最小工作通道能够实现上述暴露范围（图10.24）。

干预

在之前的病例中，由于病灶位于胸部，没有使用Wilson框架。腰椎的病变则可以使用Wilson框架。患者俯卧在Wilson框架上，置于Jackson手术台上。通过触及骨性标记接近L3节段。计划在旁正中25mm处做一个30mm的切口，以充分兼顾椎管的减压。用15号刀片做切口，用电烧将筋膜广泛切开。出于对椎板完整性的考虑，应在用扩张器探查前先触摸椎板。转移性前列腺癌倾向于成骨性病灶，这本应该使探查椎板完整性没有那么重要，但是继发于另一种肿瘤转移的可能性并不能完全排除。因此，我谨慎地进行这一操作，以确保椎板的完整性。在确认椎板完整性后，我将切口直径扩张至22mm，并使用一个可扩展的最小工作通道，使我既能够正中暴露病灶，也能延伸暴露至L5水平硬膜外强化病灶的位置（图10.25）。

类似于对退行性椎管狭窄进行微创腰椎椎板切除术，我开始显露外侧椎板，并向内侧暴露。本例患者中，我立刻识别出了布满转移灶的椎板。我在被累及椎板的外侧操作，尽可能识别正常的解剖结构并在其中操作。利用解剖标记进行初步定位，我将手术台旋转到远离自己的方向，向对侧椎管操作，进行了广泛的减压。我首先识别出黄韧带的止点，然后转移灶进入视野。此时，我开始识别硬膜囊，这样就能寻找病灶与硬膜囊之间的界面。有了这个界面，我就开始切除压迫硬膜囊的整个转移灶。当我对其他脊髓受压部位进行操作时，继续将可扩展最小工作通道的叶片撑开并使其成角，直到完成整个硬膜囊的减压（图10.26）。想要确认整个病灶已经完全暴露，因此我比较了矢状位T1加权钆增强MRI与手术暴露范围。虽然，我提醒自己，手术的目的仅是减压脊髓与明确组织学诊断，但我尽可能地想完整切除肿瘤。我向头端和尾端延长减压范围，直至所看到的都是正常组织（图10.26）。在移除通道前，我花了很长时间确保止血充分。如前所述，所有转移性病变术后均放置Hemovac引流管，逐层关闭切口。

术后病程

术后当日，患者就可以行走了。术后第1天拔除Foley导尿管，患者表示肠道和膀胱的功能正常。他的双腿神经根性疼痛消失了。术后第2天，患者出院，并于术后第3天开始腰椎放疗。术后2年，患者仍能完全独立活动，肠道和膀胱功能正常。尽管存在广泛转移，但是患者对放疗反应良好，并继续进行雄激素抑制疗法。术后6个月MRI显示腰椎减压良好（图10.27）。

10.5　微创前柱重建

值得注意的是，在本章中不会提到那些由SINS评分确定、因转移性疾病导致的脊柱失稳病例。存在不稳定或即将发生不稳定的转移性疾病除了进行减压外，还需要内固定。微创减压联合经皮内固定是合乎逻辑的方案。有时，转移性疾病需要进行椎体切除和前柱重建（图10.28）。这些情况仍然属于微创手术的范畴。然而，我没有把这些病例包括在本章中，因为对于一位作者来说，介绍一种在尸体上练习很多，但在患者身上操作较少的技术是不适当的。并不是所有存在脊髓360°压迫的患者都适合采用微创手术。如本章病例4所示（图10.21），如果棘突和椎板受累，则需要正中开放入路。在我的临床实践中，发现正是转移灶的具体情况和位置限制了这些病例的数量。既然我的经验更多地局限于尸体标本而不是患者，我就不能声称自己掌握了这种技术的要点。在本章节的最后，我只能介绍正处于开发阶段的技术。

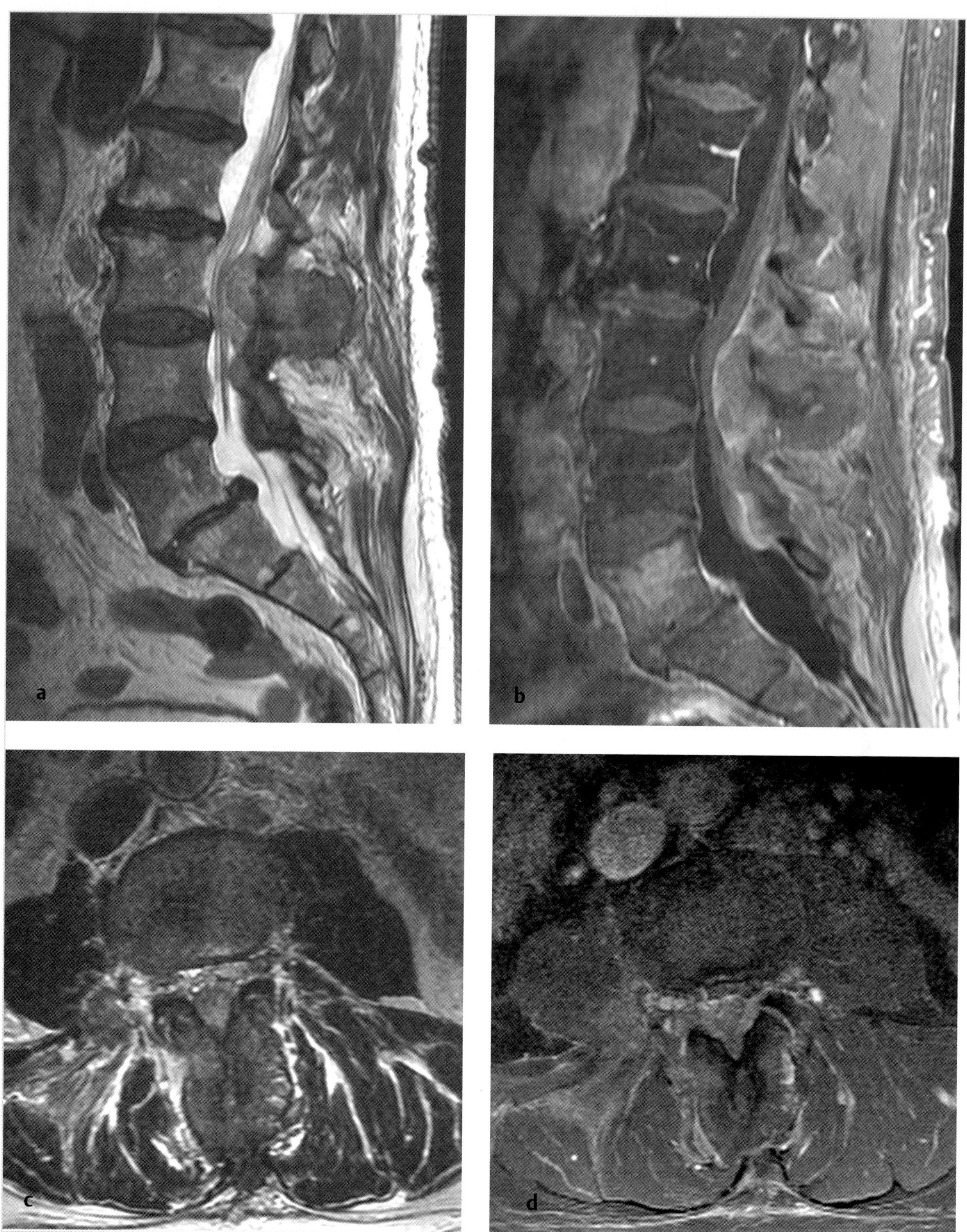

图 10.23 前列腺癌转移灶压迫马尾神经。a. 矢状位 T2 加权 MRI 显示 L3 水平病灶，压迫马尾神经。b. 轴位 T1 加权钆增强 MRI 显示病灶中心位于 L3，但其增强信号的范围向下延伸至 L5。c. 轴位 T2 加权 MRI 显示马尾受压变平。d. 轴位 T1 加权钆增强 MRI 显示病灶存在增强，主要位于脊髓背侧但略偏向右侧。在考虑如何选择微创入路的侧别时，发现病灶的偏心性特征而采用右侧入路

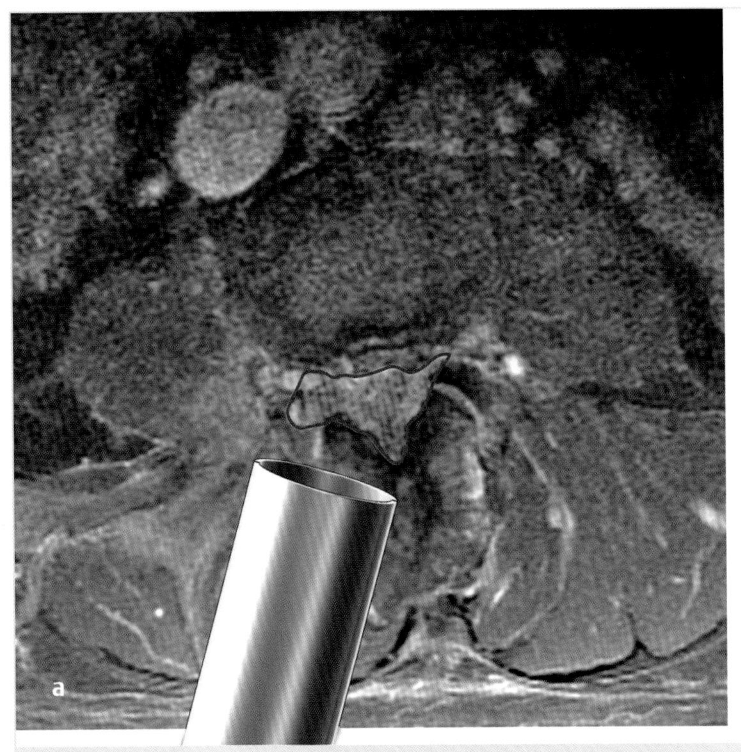

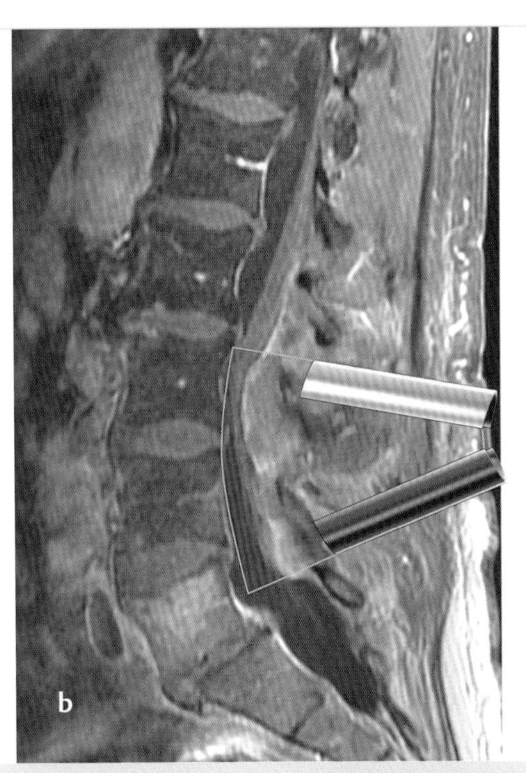

图 10.24 转移灶切除的手术规划。a. 轴位 T1 加权钆增强 MRI 显示转移灶的轮廓（红色）。尽管病灶主要位于脊髓的背侧正中，但病灶略偏向右侧。这种偏心性提示首选右侧微创入路。b. 需要进行的暴露范围（紫色），在轴位 T1 加权钆增强 MRI 上显示出最小工作通道的示意图。通过多次调整工作通道，可以使用固定直径通道实现该区域的暴露。可扩展的最小工作通道可以一次性暴露该区域

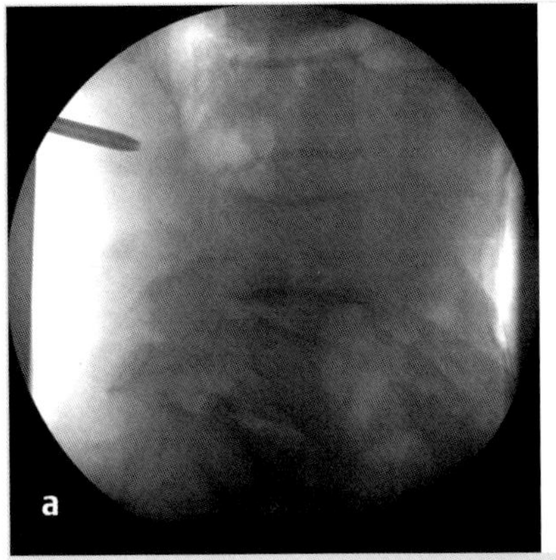

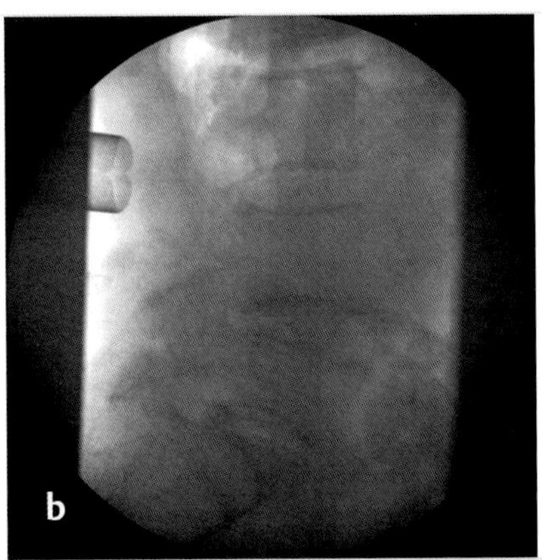

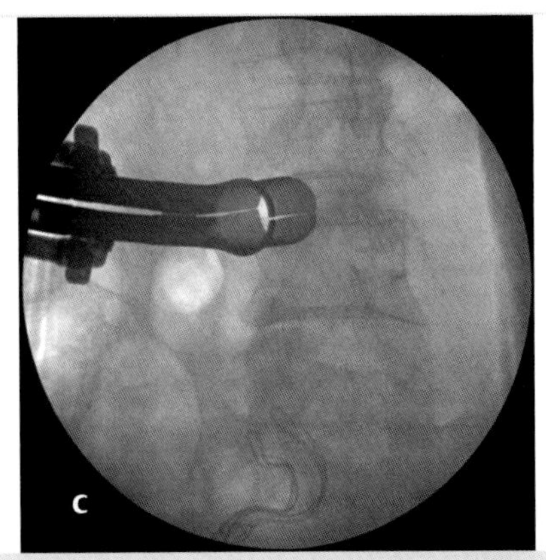

图 10.25 放置最小工作通道。a. 侧位透视图像显示在直接触诊椎板以确保其完整性后，初始扩张器紧贴于椎板。b. 侧位透视图像显示可扩展的最小工作通道就位。c. 正位斜视图显示最小工作通道位于 L3 椎板，该视图提示患者所在的手术台进行了旋转

微创经椎弓根减压联合前柱重建对操作技术有一定要求，这只有在掌握了开放肋横突切除入路以及在本专著中所介绍的微创技术后才能操作。在采用微创入路开展前柱重建之前，需要进行大量的开放前柱重建手术。我一直坚持的微创原则，即任何微创手术都必须与开放手术没有区别。因此，图 10.28 和图 10.29 中所示的微创手术是在病变累及的节段上使用双侧可扩展的最小工作通道进行的。为了对脊髓进行完全的 360° 减压，一侧采用肋横突切除入路，另一侧采用经椎弓根入路，这与图 10.28 和图 10.29 中所示的减压方法相同。经皮内固定的上下节段范围决定了经皮内固定的强度，减小了暴

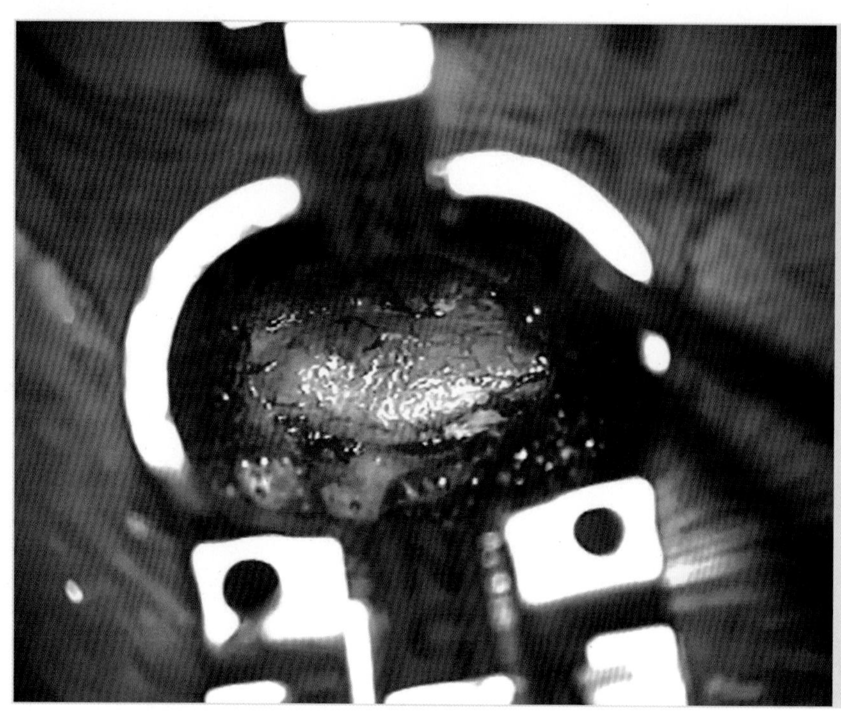

图 10.26 术中减压照片。当手术台与外科医生成 15° 角时，可以轻松实现对硬膜囊的完全减压。逐渐将工作通道的金属片倾斜成可以扩展减压和切除的手术区域

露范围，缩短了愈合时间。将开放手术与越来越适应对微创经椎弓根入路减压联合是采用这种手术技术的信心来源。本章中所描述的微创减压是这个技术联合的第一步。将微创减压与开放前柱重建经验相结合，为将这两种技术合成一种微创手术技术奠定了必要的基础。在这本书中，我强调了循序渐进的重要性，从简单的减压开始，然后过渡到内固定。在这种情况下，这种循序渐进对于成功实行转移性疾病的微创前柱重建更加重要。在这本致力于微创脊柱治疗的专著中，本章的最后两个图片对于读者来说肯定很突兀。然而，它们却准确地反映了我在 2020 年所处的微创技术状态。在未来的岁月里，我打算让这些图片继续突兀下去。

10.6 结论

脊柱转移瘤的流行病学数据是惊人的。多达 40% 的癌症患者在与疾病的斗争中会发生脊柱转移。其中，多达 10% 的患者存在硬膜外的脊髓压迫，部分患者会出现神经功能障碍。随着人口的增长和癌症治疗的长期化，作为脊柱外科医生，我们只能期待遇到更多这样的患者。当读者在他的职业生涯中遇到一个存在脊髓压迫与神经损伤的脊柱转移瘤患者时，我希望这一章的内容能够为他治疗患者做好准备。移除脊髓压迫，恢复或保留脊柱转移瘤患者的功能，保护患者的尊严。尽管每种癌症的自然史和进展情况都各不相同，但神经损伤却千篇一律。有些患者可能在诊断肿瘤转移后只能活几个月，有些人则可能活好几年。无论预期寿命如何，我们都应尽一切努力维护患者的肠道、膀胱功能以及活动能力，这些能给我们所有人带来生存的尊严。一旦患者丧失了排便排尿功能或行走能力，在任何情况下，恢复这些功能都是一项艰巨的任务。这些功能损伤可能是不可逆的，并会对患者的未来生活造成灾难性的影响。

因转移性疾病引起的脊髓压迫而出现进行性神经功能障碍时，是需要外科手术干预的。微创脊髓减压可以保护或恢复神经功能，同时也可以保护患者的尊严。越来越多的文献报道，分离手术后采用立体定向放疗可以实现脊柱转移瘤的局部控制，该方法的理念与本章所述的微创减压技术理念是吻合的。

由于肌肉扩张器的使用，使得小切口不会影响皮肤和肌肉的血液供应，进而允许术后几天内就能够及时进行化疗或放疗。因此，对颈椎、胸椎和腰椎转移性疾病造成的脊髓压迫进行微创减压是脊柱外科医生手中帮助患者与癌症斗争的有力武器。

在熟悉微创入路和胸椎暴露技术后，外科医生

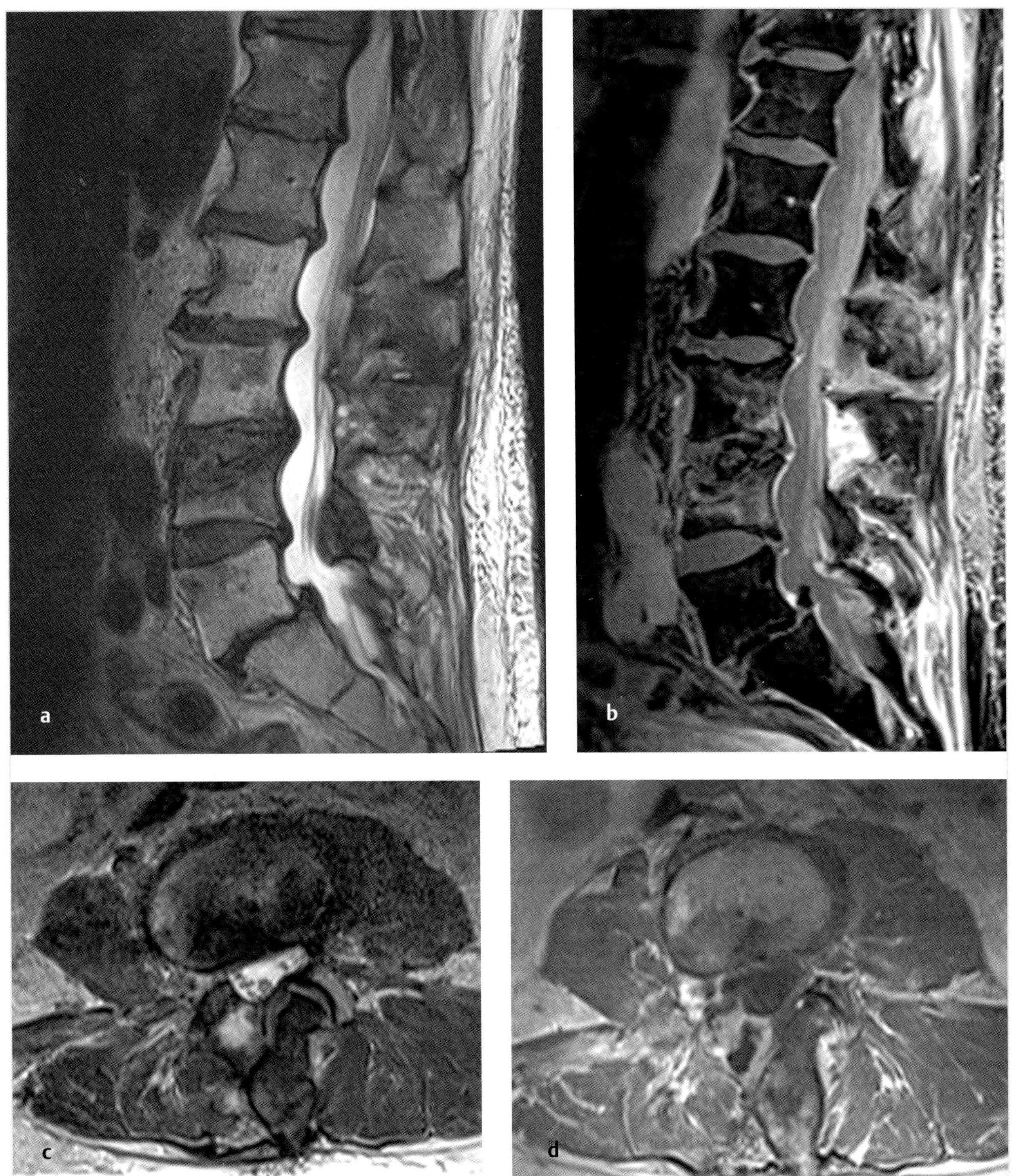

图 10.27 术后 MRI。a. 矢状位 T2 加权 MRI 显示 L3 水平的马尾神经得到完全减压。b. 轴位 T1 加权钆增强 MRI 显示硬膜外转移灶完全切除。c. 轴位 T2 加权 MRI 显示马尾神经完全减压，右侧椎板的缺损尚可接受。d. 轴位 T1 加权钆增强 MRI 再次证实切除范围中没有残留的增强信号

会自然而然地开始思考打开硬脊膜以及处理其中的病灶。在本章节的末尾，我再次强调循序渐进的重要性，以作为第 11 章“胸椎硬膜内髓外病变的微创切除”的铺垫。掌握胸椎解剖将会使得利用微创技术进行暴露、操作以及切除硬膜内髓外病变更加容易。

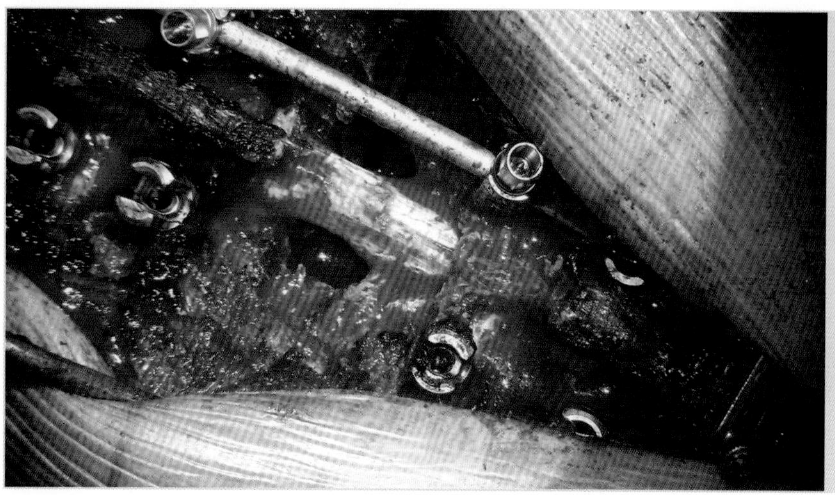

图 10.28 术中照片，经肋横突切除入路 T9 椎体切除术治疗伴有脊柱不稳和脊髓 360° 受压的结肠癌转移灶，并非所有的分离手术都可以通过微创实现

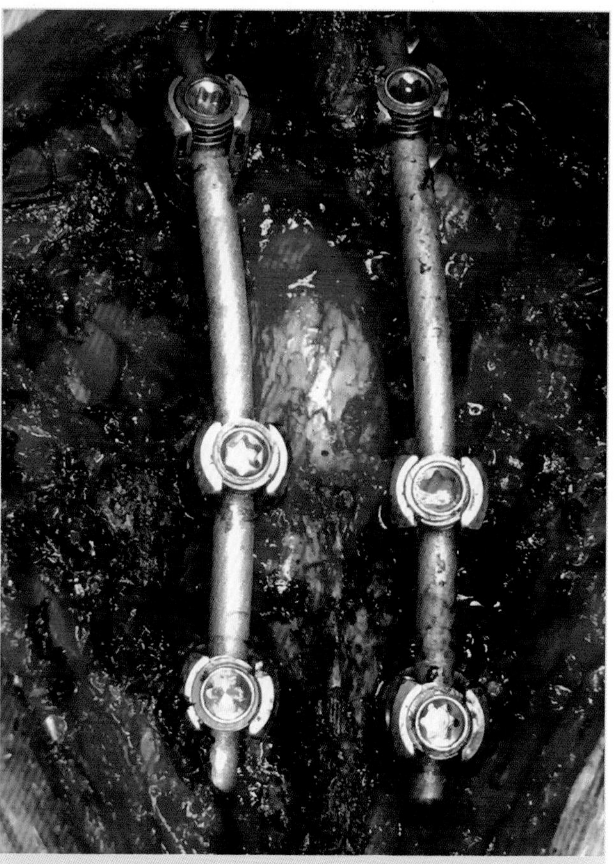

图 10.29 乳腺癌转移灶的治疗。术中照片显示一名 47 岁女性，存在乳腺癌的 T7 转移，接受了脊髓的 360° 减压。患者接受了经肋横突切除入路的椎体切除、钛笼置入、T5~T9 内固定。我希望在未来几年内能通过微创技术实现该手术

参考文献

[1] Quraishi NA, Gokaslan ZL, Boriani S. The surgical management of metastatic epidural compression of the spinal cord. J Bone Joint Surg Br. 2010; 92(8):1054–1060.

[2] Fisher CG, DiPaola CP, Ryken TC, et al. A novel classification system for spinal instability in neoplastic disease: an evidence-based approach and expert consensus from the Spine Oncology Study Group. Spine. 2010; 35(22):E1221–E1229.

[3] Fisher CG, Versteeg AL, Schouten R, et al. Reliability of the spinal instability neoplastic scale among radiologists: an assessment of instability secondary to spinal metastases. AJR Am J Roentgenol. 2014; 203(4):869–874.

[4] Fisher CG, Schouten R, Versteeg AL, et al. Reliability of the Spinal Instability Neoplastic Score (SINS) among radiation oncologists: an assessment of instability secondary to spinal metastases. Radiat Oncol. 2014; 9:69.

[5] Fourney DR, Frangou EM, Ryken TC, et al. Spinal instability neoplastic score:an analysis of reliability and validity from the spine oncology study group. J Clin Oncol. 2011; 29(22):3072–3077.

[6] Zuckerman SL, Laufer I, Sahgal A, et al. When less is more: the indications for MIS techniques and separation surgery in metastatic spine disease. Spine. 2016; 41 Suppl 20:S246–S253.

[7] Moussazadeh N, Laufer I, Yamada Y, Bilsky MH. Separation surgery for spinal metastases: effect of spinal radiosurgery on surgical treatment goals. Cancer Contr. 2014; 21(2):168–174.

[8] Laufer I, Iorgulescu JB, Chapman T, et al. Local disease control for spinal metastases following "separation surgery" and adjuvant hypofractionated or highdose single-fraction stereotactic radiosurgery: outcome analysis in 186 patients. J Neurosurg Spine. 2013; 18(3):207–214.

[9] Barzilai O, Laufer I, Robin A, Xu R, Yamada Y, Bilsky MH. Hybrid therapy for metastatic epidural spinal cord compression: technique for separation surgery and spine radiosurgery. Oper Neurosurg (Hagerstown). 2019; 16(3):310–318.

[10] Klimo P, Jr, Kestle JR, Schmidt MH. Treatment of metastatic spinal epidural disease: a review of the literature. Neurosurg Focus. 2003; 15(5):E1.

[11] Byrne TN. Spinal cord compression from epidural metastases. N Engl J Med. 1992; 327(9):614–619.

第 11 章　胸椎硬膜内髓外病变的微创切除

摘要

微创外科医生从三维角度观察椎管，棘突不再是进入中央管的障碍。应用于显微椎间盘切除术、椎板切除术和融合内固定术的旁正中经肌间隙入路逐渐将人们的思维转变为微创视角。在现代微创技术兴起之前的几十年里，中线结构的保留一直是外科医生永恒的主题。目前的微创入路促进了中线结构的保留，早期的外科医生认为这对患者来说是一个被低估的好处。处理硬膜内髓外病变的微创技术代表了在处理常见的颈椎和腰椎退行性病变时所发展起来的微创技术的顶峰。胸椎管内硬膜内髓外病变具有特别适合微创手术的关键特征。无论是位于 T11 椎体水平的脊膜瘤还是位于 T8~T9 水平的硬脊膜动静脉瘘，这些病变都具有偏侧性，且较为局限。病变偏向一侧则可以应用保留中线结构的半椎板切除入路。对于 25mm 以内的胸椎病变，可以通过扩大的微创入路以优化 Caspar 比率的方式完全暴露病变部位。本章主要介绍微创切除胸椎硬膜内髓外病变的解剖学基础和外科技术。本章最后以案例说明了微创手术的应用。

关键词：髓外，硬膜内，椎板切除术，脊膜瘤，微创，神经鞘瘤，硬脊膜动静脉瘘，胸椎

当想象力失去焦点时，你不能依靠你的眼睛。

Mark Twain

11.1　引言

当我的一位同事让我回顾胸椎的磁共振成像（MRI）时，我突然意识到我正在用一种独特的微创视角观察脊柱。该研究显示一个李子大小的硬膜内髓外强化病灶严重压迫下胸椎的脊髓。在我职业生涯的这个时候，我几乎完全将我的做法转向了微创手术。我对这些器械感到很舒适，并且对能够使用各种微创入路来实现暴露病灶很有信心。当阅读 MRI 时，我开始想象如何通过旁正中微创入路到达病变部位。我对于解剖非常熟悉以至于我能够想象出头尾侧 28~30mm 的暴露区间。通过调整截骨角度我能够获得头尾侧额外的 5~7mm 的显露。我可以想象通过结合骨刀截骨位置和旋转手术台来暴露椎管的中线。切开棘突和对侧椎板可以进入对侧隐窝。所有这些技术都类似于在微创经椎间孔腰椎融合术或腰椎椎板切除术中进行内侧减压时所实现的相同目标。唯一的区别是我在脊柱的另一个区域，暴露了硬脊膜之后还有更多的工作要做。我意识到，尽管胸椎椎管大小和椎弓根间距具有独特特征，但在第 10 章中描述的处理胸椎硬膜外转移性肿瘤的经验使我熟悉了胸椎结构，对完成必要的暴露有信心。

当我的同事向我求助时，我突然从恍惚中清醒过来。当他提到正中入路时，我清楚地记得当时我问他：“为什么不采用微创疗法呢？”在此之前，我从未通过微创手术切除硬膜内髓外病变。但我找不到一个令人信服的理由，为什么我们不应该这样做。

这种入路具有另外一种学习曲线。然而，这条学习曲线与微创脊柱外科初始学习曲线不同。这条学习曲线建立在我已经具有完善的显微椎间盘切除术、椎板切除术、颈椎椎间孔切开术和腰椎融合内固定术技能基础上，而不是发展新的技能，并习惯于新的角度来保持方向。我很快就发现了两者在放置微通道、脊髓显露和关闭硬脊膜上的细微差别。随着这些病例的积累和经验的不断增长，我认识到手术达到一定节点时，特别是当硬脑膜打开病变暴露出来时，它变得与正中入路的开放手术难以区分。在某些情况下，操作实际上变得更容易了。准确和高效的暴露使其更加容易。最后，无论暴露是通过正中入路还是微创入路，你都将使用相同的显微外科技术从脊髓中移除病变。

在这本书中，我一次又一次地引用了微创手术入路中暴露效率的概念，我把这种关系称为 Caspar 比率。在其最基本的形式中，Caspar 比率是指手术目标大小相对于手术暴露范围的百分比。我希望在这本初级读物中，我已经能够说服读者，采用微创入路暴露手术目标远远有效于开放手术。

硬膜内髓外病变的切除是 Caspar 比率的典型例

子。在硬膜内髓外病变的治疗中，直接在病变上精确定位最小术野的技巧以及确保最小术野所提供的每毫米暴露的熟练程度比我前面描述的任何其他程序更为重要。必须认识到，掌握这些技能并不需要处理数十例硬膜内髓外病变。相反，每一次微创椎间盘切除术、椎板切除术和腰椎融合内固定术都会提高这些能力。处理胸椎转移性病变进一步完善了这一技能。在这些情况下，你的大脑会毫不费力地将看不见的东西与你能看到的有限暴露联系起来。基于处理腰椎和颈椎病理特点的经验，在你的头脑中合成这些图像，你将利用这些图像对胸椎、腰椎甚至颈椎的硬膜内髓外病变进行微创切除。通过微创技术处理硬膜内髓外病变是一项高度发展的技术的顶峰。只有在掌握了前面章节中介绍的腰椎、胸椎和颈椎的各种其他微创手术之后，你才应该努力采用这种方法。

正如将在后文中讨论的那样，既往的外科大师几十年前描述了在保留中线结构的情况下切除硬膜内髓外病变。你不需要从小切口入路立即转到旁正中肌间隙入路。如 Yasargil 和 Seeger 所述，采用正中切口切除硬膜内髓外病变但保留中线结构同样具有巨大的价值。通过保留棘突的半椎板切除术暴露椎管，了解整个进入椎管的通道是逐步发展为纯微创入路的一个组成部分。重要的是，要认识到这些病变具有所有的特征非常适合进行微创通道切除。在管内生长的球形病变的本质使其具有偏侧性。病变总是将脊髓推向一侧，因为它占据了椎管另一侧的大部分。胸椎管的直径大小在任何方向上都不超过 25mm。偏侧性和局限性的结合发挥了微创手术的优势。

从第一次通过可扩展微创通道切除胸椎脊膜瘤至今已经有好几年了。处理随后遇到的 26 例硬膜内髓外病变获得的经验，使我几乎使用微创技术处理了所有这些病变。我已经到了我的头脑很难想出另一种方式来执行这些操作的地步。正如在这本初级读物中一再提到的，大脑一旦顿悟，就不会再迷失。

在本章中，我介绍了解剖学基础，然后描述了使用微创方法切除硬膜内髓外病变的技术。我强调了使用微创通道的一些细微差异，以及各种入路处理骨性结构开窗的差异。在这一章的结尾，我提供了一些通过微创技术处理的硬膜内髓外病变，其中包括脊膜瘤和硬脊膜动静脉瘘的病例插图。然而，在这一章的开头，我们很难不提及一种最终发展为本章所述微创技术的旁正中入路技术的非凡历史。

11.2 历史展望

几十年来，脊柱外科医生一直在关心脊柱肿瘤切除后脊柱的稳定性。正是由于在切除手术后的几年甚至几十年里潜在的脊柱后凸和脊柱侧凸的风险所引起的不安，促使一些外科先驱们扪心自问，是否有必要进行完整的椎板切除术来切除硬膜内病变。与那些没有将棘突视为腰椎管狭窄治疗障碍的外科医生相似，Seeger 和 Yasargil 以及他们的同事认为硬膜内的病变是可触及的，而不会破坏后方韧带复合体甚至牺牲棘突。他们在早期患者随访中发现术后胸椎后凸促使这些外科医生探索保留棘突及韧带的手术。合乎逻辑的问题是，同样的手术是否可以在较少破坏脊柱的情况下完成。合理的答案是保留棘突及韧带的单侧半椎板切除入路。但是这样有限的暴露能否为外科医生提供必要的解剖结构，以完全切除硬膜内髓外病变？

尽管这本书被认为是现代脊柱微创手术的入门读本，但我在随后描述的技术在 35 年前就被外科医生经常使用。尽管用于进入脊柱的牵开器可能不同，但技术原理惊人的相同。事实上，Yasargil 及其同事关于单侧半椎板切除术切除脊柱肿瘤的精彩手稿中的图片可以很容易地代替本章创造的一些图片（图 11.1）。Eggert 及其同事手稿中的插图也是如此（图 11.2）。

Wolfgang Seeger 博士也支持将这种保留全椎板切除技术用于硬膜内病变。此外，除了当时使用的牵开器和现在使用的微创通道之外，本章描述的方法与 30 年前 Seeger 的方法本质上没有区别（图 11.2）。

所有这些外科医生的共同主题与这本书中引起共鸣的主题是一致的：保留后方棘突及韧带。Poletti 和 Lin 认为没有理由移除棘突并破坏后方张力带进行腰椎椎板切除术；同样，Seeger 和 Yasargil 在肿瘤切除术中也没有将棘突视为进入中央管的障碍。Richard Fessler 博士及其同事在 2006 年发表的论文

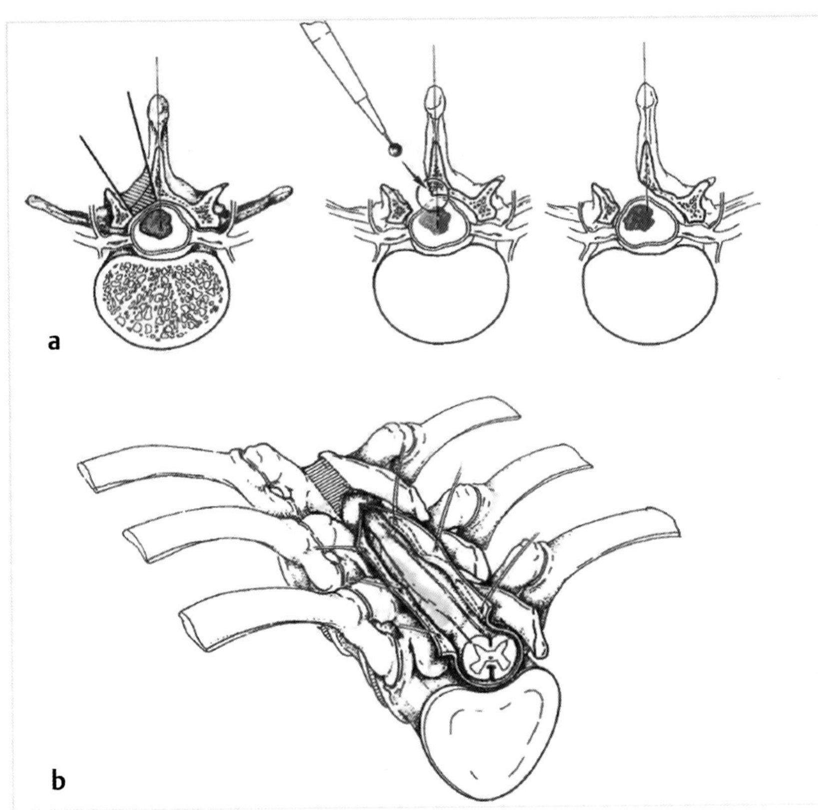

图 11.1　Yasargil 等使用单侧半椎板切除术切除硬膜内髓外病变的示意图。Yasargil 所描述的技术与几十年后现代微创脊柱外科医生所描述的技术没有什么区别。进入脊柱的路径是唯一的区别。a. Yasargil 所描述的胸椎椎板切除的轴位示意图。注意在轴位上为了进入对侧隐窝，使用磨钻磨掉椎管背侧部分棘突。b. 胸椎旋转 15° 的后视图，多节段半椎板切除后打开硬脊膜并用缝线固定。注意保留各节段棘突

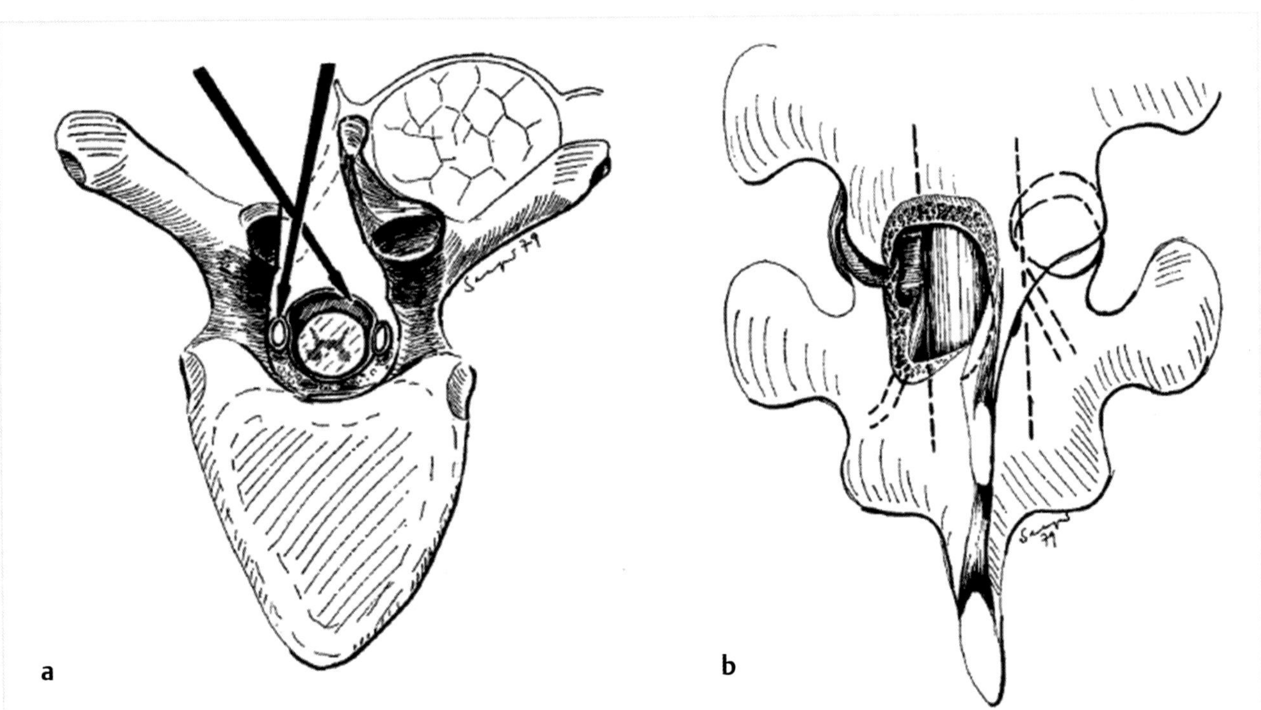

图 11.2　Eggert 及其同事的文章的插图展示了半椎板切开术用于治疗硬膜内髓外病变。a. 图中所示的轨迹（脊柱轴位）与当今微创入路中所使用的轨迹没有区别。b. 椎板切开术用于切除病变的脊柱后方示意图。这篇文章发表于 1983 年，但今天展示的椎板切除微创入路与 30 多年前的入路同样重要

中总结了他们使用现代微创技术切除硬膜内髓外病变的经验，正是这种在椎管内切除病变的理念，对脊柱本身的破坏最小。现今，由于这些外科先驱医生的努力，微创切除硬膜内髓外病变已成为全国多个中心的常规手术。

11.3 微创手术的基本原理：观察

建立微创手术入路切除硬膜内髓外病变的基本原理的第一步是仔细分析胸椎椎管的大小。根据Panjabi及其同事对人体胸椎的测量数据，在中上胸椎（T1~T9），胸椎椎管横径（椎弓根到椎弓根的距离）很少超过22mm，在下胸椎（T10~T12），很少超过24mm。胸椎椎管的前后径变化较小，介于16~18mm。与转移性病变不同，转移性病变的生长模式不易预测，破坏性更强，硬膜内髓外病变的表现更微妙，生长模式更可预测。在患者出现症状之前，胸椎椎管内的病变增长范围有限。因此，胸椎椎管的边界限制了胸椎硬膜内髓外病变的大小。应用Panjabi测量，这些病变的横径及前后径一般不超过20mm（图11.3）。我对26个连续的硬膜内髓外病变进行了维度分析来验证这个假设。

生长在胸椎管内的良性硬膜内髓外肿瘤是惰性病变，倍增时间缓慢。缓慢的生长速率允许脊髓进行代偿。我们总会在临床上惊讶地看到这些病变占据了患者整个椎管时，他们竟然只有轻微的神经功能异常。在我的早期经历中，我会凝视轴向T1加权钆增强MRI，惊愕地看到胸椎脊髓被椎管内的肿瘤完全压扁成带状。与此同时，患者会站在我旁边，看着同样的图像，然后问我怎么想。这些时候，我只能惊叹于中枢神经系统的弹性（图11.4）。

当患者出现症状时，他们已经达到了他们的脊髓所能承受的临界点。此时，神经系统症状开始出现。尽管如此，这些病变的测量在前后径及横径上都不超过15~20mm，并且病变通常呈球形。对26例硬膜内髓外病变进行测量分析，发现上下径平均长度为18.6mm（10~25mm），横径平均为13.0mm（7~18mm），前后径平均为13.6mm（9~17mm）。我们随后从另外3个方面进行了测量观察。首先，所有的病变都将脊髓挤到一侧，这就发挥了旁正中入路的作用。其次，上下端是唯一不受椎管骨结构约束的部位，这一事实使得它始终是病变的最大部位。尽管如此，

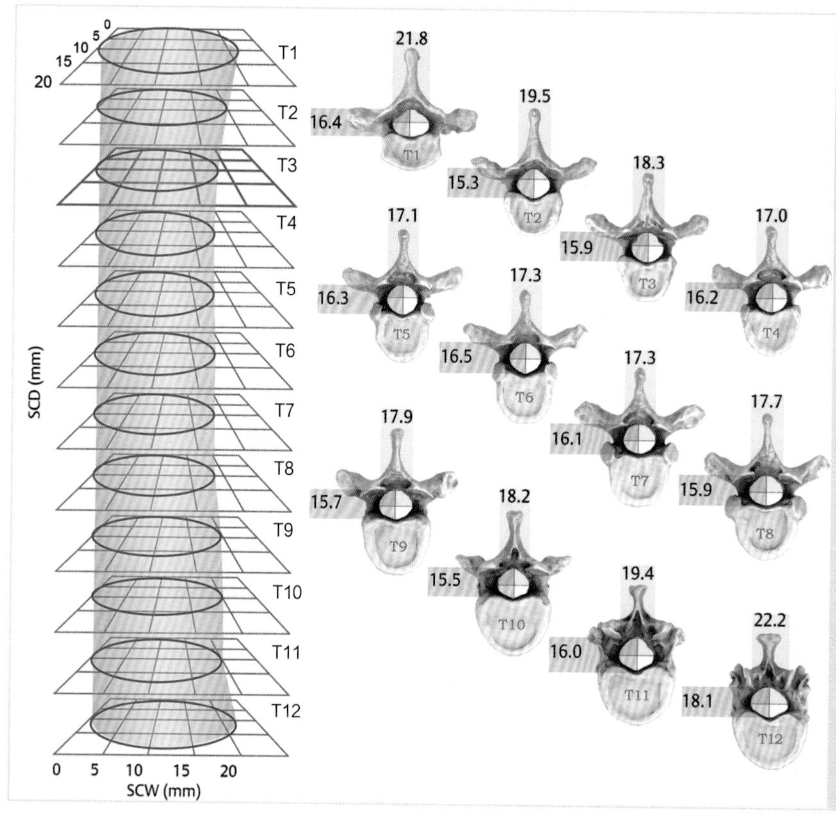

图 11.3 胸椎的轴位解剖。T1~T12中央管的前后径和横径。当硬膜内髓外病变达到胸管边界时，患者往往会出现症状，胸椎椎管的尺寸决定了病变的尺寸。SCD，椎管深度；SCW，椎管宽度

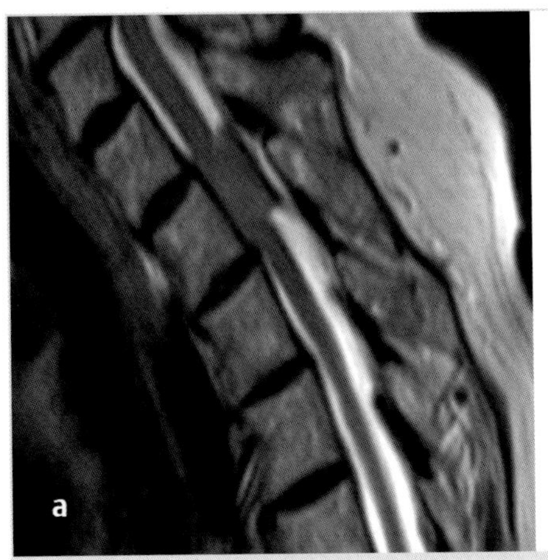

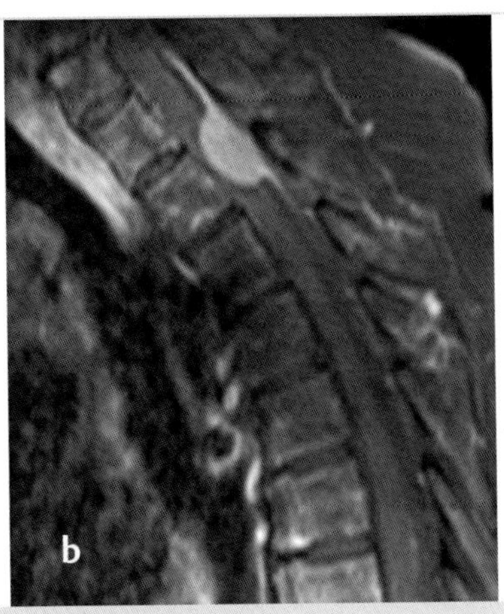

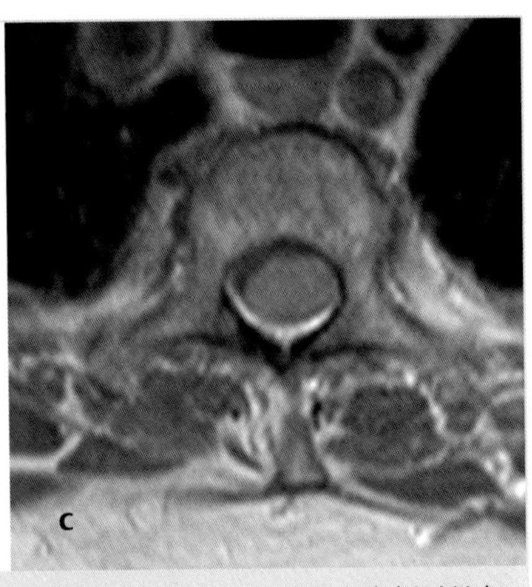

图 11.4　T3 硬膜内髓外病变。该患者有轻微的步态障碍和本体感觉减弱，但其他方面完好无损。在报道这个病例时她每天最多能够行走 5m。一位神经学家在评估患者是否患有神经病变时发现了病灶。a. 矢状位 T2 加权 MRI 显示 T3 处硬膜内髓外病变，脊髓无明显信号改变。b. 矢状位 T1 加权钆增强 MRI 显示病变均匀强化。c. 轴位 T1 加权 MRI 显示病变几乎占据整个椎管。可以看到脊髓相对于椎管的侧面是扁平的。与病变在接近椎管直径边界时出现症状的观点相一致，该病变的横径为 10mm，前后径为 16mm，上下径为 20mm。这些与 Panjabi 等报告的 T3 病变的大小范围一致。更重要的是，这样的大小在微创手术安全切除的范围内

病变的范围一般不超过 25mm，这使得微创切除成为可能。最后，没有任何病变侵犯椎板、椎间孔或椎弓根从而超过中央管的限制。这 26 个病灶的测量结果验证了先前关于椎管直径限制病变范围的预测。

建立良好的 Caspar 比率的第一个因素是确定手术靶点。这 26 例患者的平均大小提供了胸椎硬膜内髓外病变的精确大小。胸椎管内最大直径为 20mm 的近球形病变将脊髓移向一侧，其所有特点都发挥了微创方法的优势：局灶性和侧向性。确定手术暴露范围是 Caspar 比率的第二个组成部分，手术暴露范围决定了微创手术到达病灶的入路。

当胸椎病变的平均大小、胸椎管的平均大小和微创入路的口径相互叠加时，微创技术的解剖学基础变得不言而喻。图 11.5 将所有这些测量数据合并成一张图像，为这种方法奠定了坚实的解剖学基础。

11.4　腰椎与胸椎硬膜内髓外病变

腰椎病变的微创入路有一定的局限性。这种局限是由于马尾比脊髓更具调节性。脊髓的缺失使腰椎病变在出现症状之前具有更大的病灶范围。我仅在腰椎处观察到上下径超过 30mm 的病变。根据我的经验，微创手术能够处理的最大病灶的直径不超过 35mm。在这种情况下，当试图一次看到整个病变时，微创手术可能会成为一种负担而不是一种优势。

无论我是通过微创旁正中入路还是传统的正中入路处理病变，对我来说，同时看到病变的头尾端是非常必要的。当病变头尾端直径超过 30mm 时，完全显露病灶变得异常困难，而当病变头尾端直径超过 35mm 时，无法通过微创完全显露病灶（图 11.6）。虽然肯定有可能，但有限的暴露会导致需要逐段切除，这对于黏液乳头状室管膜瘤等病变来说不是一个可行的选择。如果遇到一个不能够通过扩大的微创入路完全显露的病灶，我会放弃微创旁正中入路，选择像 Yasargil 等描述的保留棘突的半椎板切除入路。话虽如此，我发现这种情况是一个罕见的例外，仅限于腰椎。胸椎的病变生长模式更加容易预测，头尾端直径不太可能超过 25mm。

11.5　解剖学注意事项：胸腰椎在形态学上的变异

我们在微创入路方面的经验主要来源于腰椎，原因很简单，腰椎退行性变需要手术干预，而退变主要发生在腰椎而不是胸椎。因此，我们对腰椎解剖学的细微之处有了非常熟悉和成熟的理解。一段时间后，当我们从上腰椎到骶骨审视腰椎解剖时，

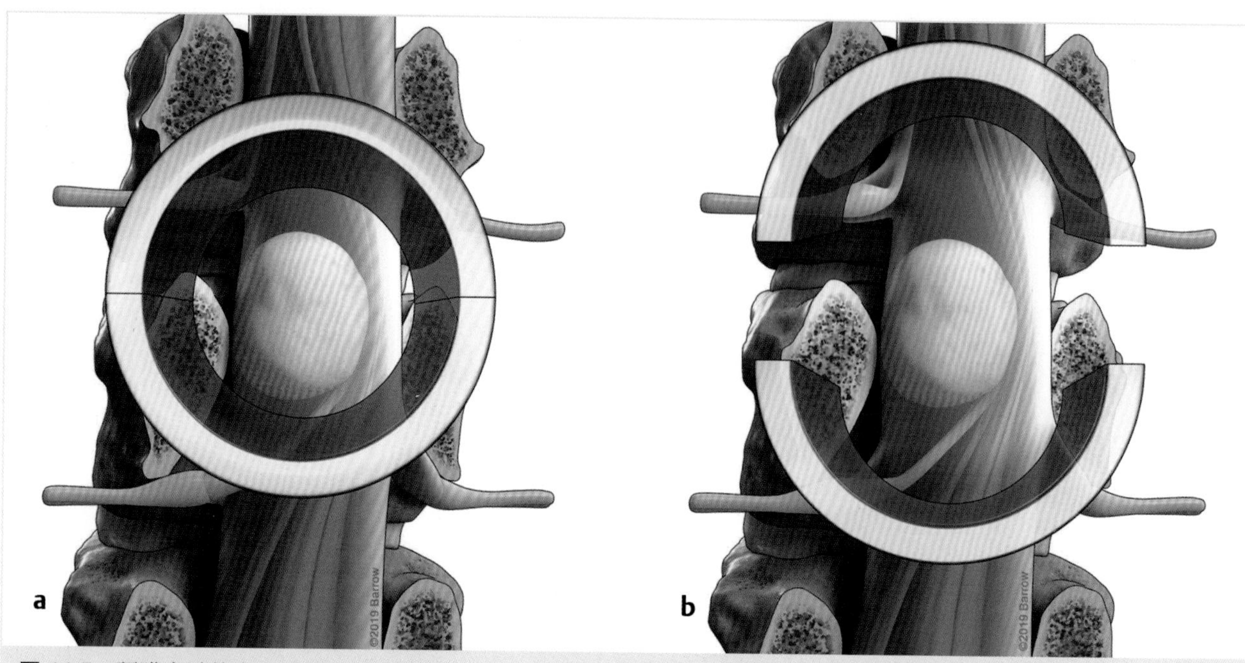

图 11.5　硬膜内髓外病变微创入路的解剖学基础。根据 26 例病变测量数据的平均值在硬膜内髓外病变上放置一个可扩张的微创通道。a. 硬膜内髓外病变的平均大小：头尾径 18.6mm，横径 13.0mm，前后径 13.6mm。如图所示，病变将脊髓移位至右侧，并占据椎管左侧。病变的偏侧性决定了微创手术的优势。一个最小直径 22mm 的微创通道可以轻松地覆盖整个病变。通过最小限度地扩大微创通道可以实现 35mm 的头尾端暴露，这足以暴露病变的头端和尾端以便进行切除

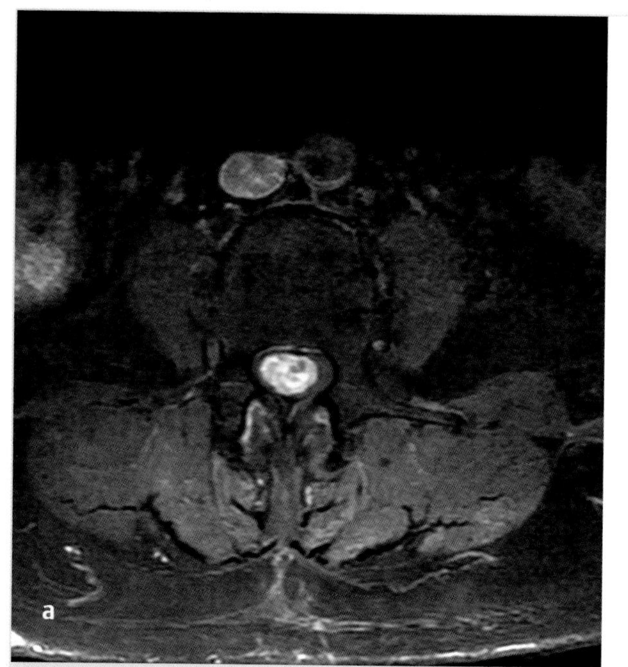

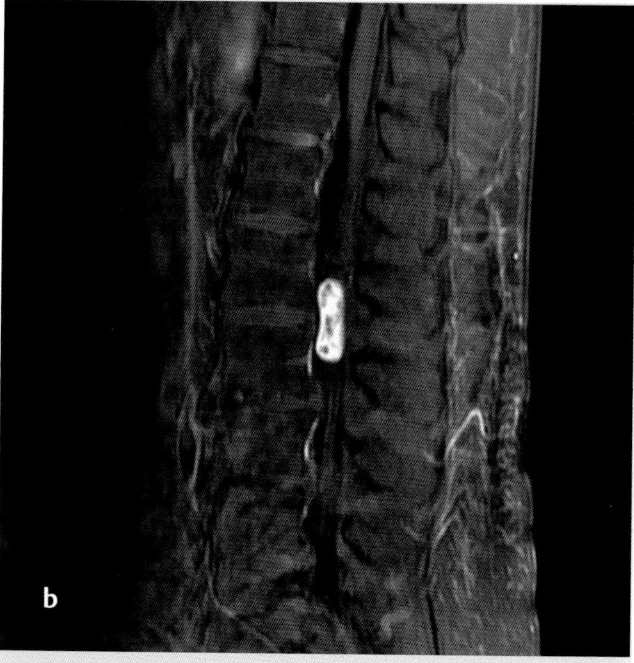

图 11.6　腰椎室管膜瘤。a. 轴位 T1 加权钆增强 MRI 显示硬膜内髓外病变，前后径为 11mm，横径为 14mm，与胸椎测量值一致。b. 矢状位 T1 加权钆增强 MRI 显示头尾径为 31mm。这种病变已经接近可以通过微创手术安全切除的上限；然而，保留棘突的旁正中半椎板切除入路仍是可行的

关节面从矢状方向到冠状方向的细微变化变得直观。

相反，我们职业生涯中处理的大多数硬膜内髓外病变位于胸椎。Seegar 等的系列研究中，256 例硬膜内髓外病变中有 152 例发生在胸椎。在 Yasargil 等的系列研究中，250 例中有 141 例发生在胸椎。这些比例与我处理这些病变的经验一致，35 例硬膜内髓外病变中有 26 例位于胸椎。因此，从微创角度来看胸椎解剖是本章的重点。

当你将微创技术应用于胸椎时，有必要强调胸椎与腰椎的独特解剖结构。在微创手术中，这一区域的解剖学标志可以发挥优势。胸椎横突就是其中之一。我们从这个骨性隆起开始讨论胸椎解剖学。

胸椎横突与椎板

腰椎横突在外侧投影比在后侧投影更多（图 11.7）。因此，腰椎横突在微创暴露和入路中作用较小，腰椎横突内侧仅作为椎弓根螺钉进针点的参考点。相反，腰椎小关节是腰椎主要的微创靶点。然而，在胸椎中，这些解剖结构的作用是相反的。胸椎小关节突关节不够突出，不能用扩张器或示指在胸椎中触摸到。回顾图 11.7 中的轴位图示，我们可以发现胸椎小关节突凹向椎板水平。但胸椎横突向后方突出，可触及且突出。因此，胸椎横突取代腰椎小关节突作为微创入路中微创通道放置的初始靶点。这一有价值的突起作为定位椎弓根和椎管的解剖学标志，同时可以协助放置微创通道。

胸椎横突向侧方投影多于后方。这种方向使得它成为微创治疗的一个极有价值的目标。在切开筋膜后，示指可以立即触摸到横突，并利用它来引导初始和后续扩张器的位置，以最终放置微创通道。胸椎横突的定位类似于腰椎关节突的定位。它是一个可靠、安全的扩张起始点。

腰椎和胸椎的另一个关键区别是椎板。胸椎椎板与棘突连接时，它往往比腰椎椎板更陡峭。这种倾斜度使通道工作直径比腰椎椎板通道更窄（图 11.8）。同时，胸椎椎板的陡度使其有更好的轨迹可以轻易地切除棘突并暴露中央硬膜囊。更陡的椎板表明胸椎管更窄，因此硬膜内工作范围更受限。通过切除部分椎弓根内侧壁，可以扩大因椎管直径受限的工作通道，我在手术技术部分强调了这一技

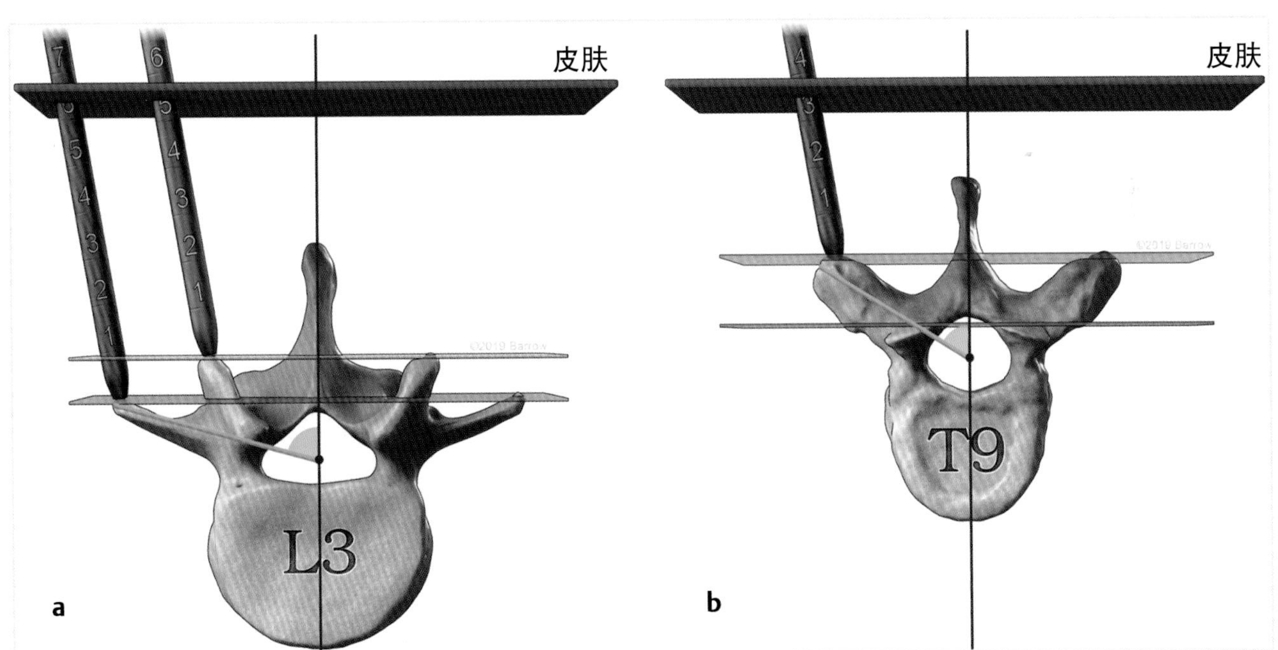

图 11.7　胸腰椎小关节与横突的区别。a. 在腰椎，横突是确定椎弓根进针点的 3 个标志之一，但它不是定位微创通道的标志。由于腰椎关节突的深度（蓝色平面）比横突（红色平面）浅，它很容易摸到，是初始扩张器的理想靶点。腰椎横突尖端到中央管中点连线与椎体中线的夹角更大（绿线形成的夹角）。b. 在胸椎，越锐利的横突投影角度（绿线形成的夹角）使其越突出且位于更高的平面上（红色平面）。因此，在胸椎，横突是穿刺靶点的理想标志。另外，胸椎关节突关节位于更深的平面（蓝色平面）。胸椎横突向后方突出且具有较高的平面是它独有的特征，使它成为一个有价值的用于定位和放置微创通道的突起

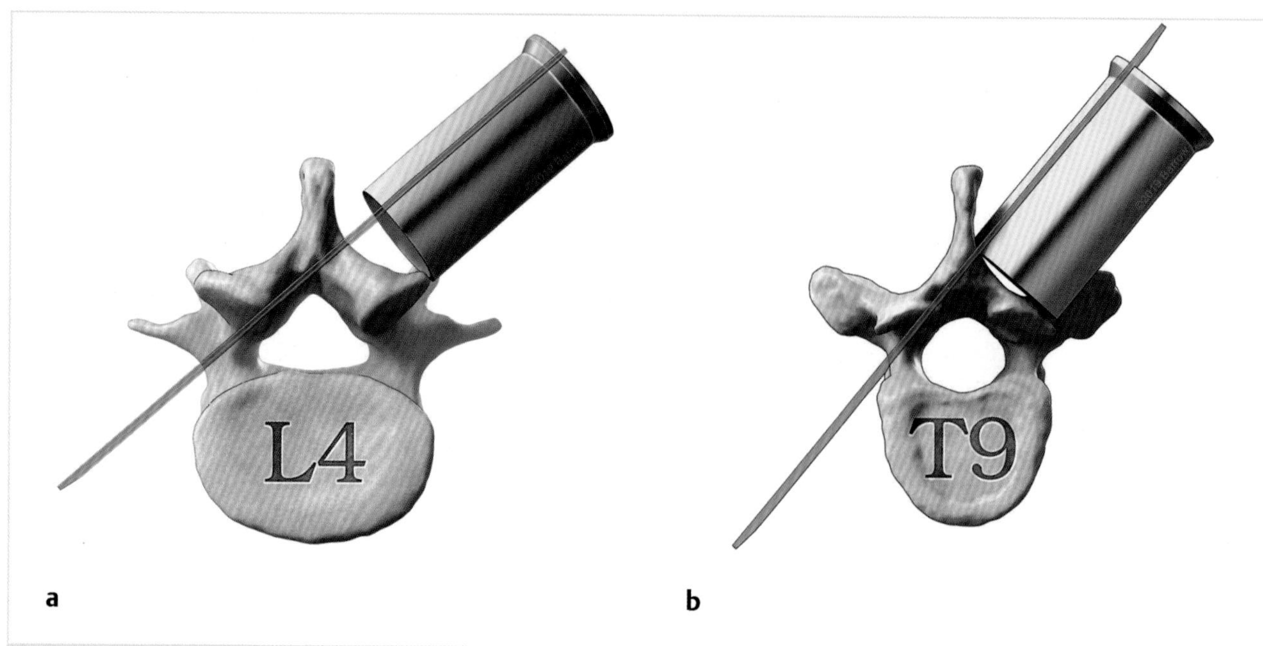

图 11.8 腰椎（a）与胸椎（b）的棘突及椎板解剖示意图。与腰椎棘突和椎板工作通道相比，更陡峭的胸椎棘突和更窄的椎板提供了一个更适度的进入椎管的工作通道。然而，同样的陡峭程度允许通过切除椎板更好地进入整个椎管

术（见 11.9 节“手术技术”）。

11.6 患者体位与定位

在任何情况下，胸椎定位都是一项具有挑战性的工作。然而，当尝试通过 30mm 切口切除硬膜内病变时，风险显著增加。一个节段的定位偏差会影响整个手术过程。与开放手术不同，在开放手术中，切口只需向一侧或另一侧延伸并将相关解剖结构暴露，在微创手术中必须移动整个手术切口，重新选择切口或者扩展切口，然后逐级扩张，将微创通道定位于合适水平并重新进行椎板切除术。胸椎正中切口开放入路更加容易接受。尽管在任何情况下都要努力正确识别胸椎节段，但在微创入路中，没有出错的余地。必须通过从骶骨向上计数来确定下胸椎病变，或从 C7~T1 间隙向下计数来确定上胸椎病变。与胸椎侵蚀性转移病灶不同，胸椎侵蚀性转移病灶可以改变椎体解剖结构，从而允许在透视图像上确认受影响的层面，或有助于在计算机辅助导航上识别改变的骨骼解剖结构，在这些特殊情况下，椎体的解剖结构丝毫没有改变。在透视或术中计算机断层扫描（CT）上均无可识别的特征性外观。

在手术室里，只能使用透 X 线的手术台，以最大限度地减少手术台对骨骼解剖结构的妨碍。我避免使用标准手术台和 Wilson 架。Wilson 架的上部组件有大的圆形齿轮，这可能会阻碍在正位透视下显示椎弓根。标准手术台的底座可以阻碍 X 线通过。和所有微创手术一样，我的首选是带有标准胸垫、臀部垫和大腿垫的 Jackson 手术台（或类似设备）。所有这些设备都是透光的。

我通过正位及侧位透视确定手术节段。所有患者都应有标准的腰椎 X 线片，并在正位图像上确认腰椎中有 5 个椎体。这些术前 X 线片也可作为查看术中透视图片时的重要参考。

对于中胸椎和下胸椎的病例，我定位两次，从骶骨向上计数。在对患者进行手术前，我先用一系列从腰骶椎到胸椎的定位针对患者进行初步定位。对于第一阶段的手术节段确认，我准备透视整个腰椎和胸椎，不是为了手术，而是为了定位。戴上无菌手套，粗略地（通过触诊）标记 L4/L5 间隙。我交替使用 5 根 18G 和 20G 的定位针来定位。交替使用针头有助于在正位和侧位图像上跟踪针头。我把第一根定位针放在 L4/L5 关节面附近。根据病变的节段，我会以大约 12.7cm 的间隔再插入 2~3 根定位针，将它们固定在椎管背侧的骨性标志的侧方。然后进行侧位透视确认定位针的节段。定位针的理

想位置是使针尖直接指向椎弓根，这是一个可以最大限度地减少正位和侧位图像混淆的位置。我努力让第二根定位针直接指向T12椎弓根，并调整它以确保我直接指向下端第一个带肋骨的椎体。一旦我调整了所有定位针的位置，使其直接指向椎弓根，就通过正位和侧位透视图像确认位置，直到我确信我处于正确的节段。我标出了病变节段，并在病变侧距中线约25mm的地方标记切口（稍后会详细介绍）。随后我标记了所有定位针的进针点。这些标记对于第二阶段的定位至关重要，在完成术前准备并铺巾准备切皮之前，我会重复整个定位过程（图11.9）。

在第二阶段的定位过程中，我首先铺巾覆盖整个胸腰椎以及手术切口。随后使用原来标记的进针点再次进行正侧位透视确定手术节段。只有在我完全确定正确的胸椎节段后才会做切口。

11.7 规划切口：病变部位的观察

定位责任节段只是手术切口规划的第一部分。第二部分则是在病变上方精确规划手术切口。这样做需要一张正位透视图像，并仔细分析病变在胸段的确切位置。当只能显露35mm的脊髓时，病变必须精确地位于切口的中心，以优化进入病变和闭合硬脑膜的途径。回顾26例硬膜内髓外病变，确定病变相对于椎间盘间隙和椎弓根的一致位置。在所有这些病例中，从T2~T3到T11~T12，病变始终位于胸椎椎弓根水平（图11.10）。相对于椎弓根的固定位置，揭示了病变的起源及其生长方式。图11.11展示了起源于神经根的病变如何从胸椎间盘平面生长到图11.10中相对固定的椎弓根平面。假设病变呈同心圆生长模式，大多数病变生长在椎弓根水平。从那里开始，病变要么沿头侧方向向椎间隙生长，要么沿尾侧方向向椎弓根下方生长。这种生长模式使病变向椎管内生长，并将脊髓推向一侧（图11.11）。正如图11.10和图11.11所示，在所有病例中，大部分病变位于椎弓根内侧。病变头端到达椎弓根有固定的方式，然而，有时病变可能在尾端方向生长并占据椎体水平。因此，切口是根据病变中心相对应的椎弓根中心进行规划的（图11.12）。骨性结构的开窗是从椎弓根水平向头端或者尾端延伸，这取决于MRI上病变的生长方向。了解病灶的起源以及生长方式是随后进行椎板切除术的基础。

规划切口的最后一步包括考虑最佳的角度，

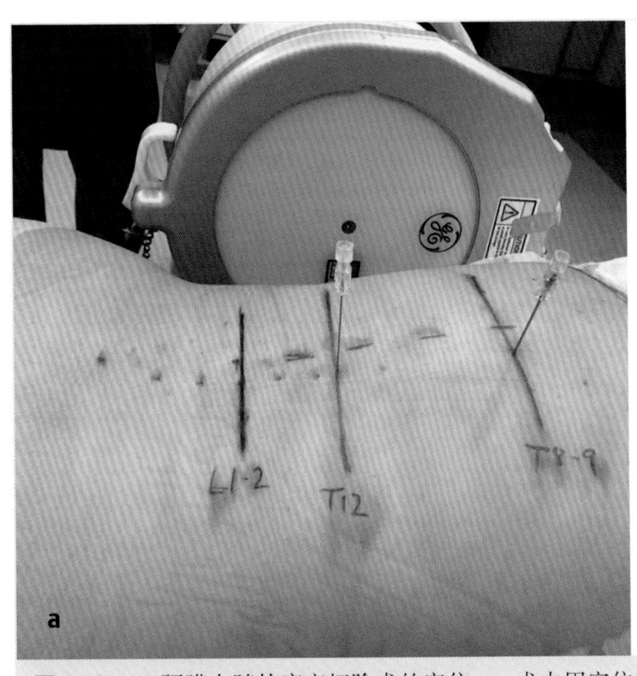

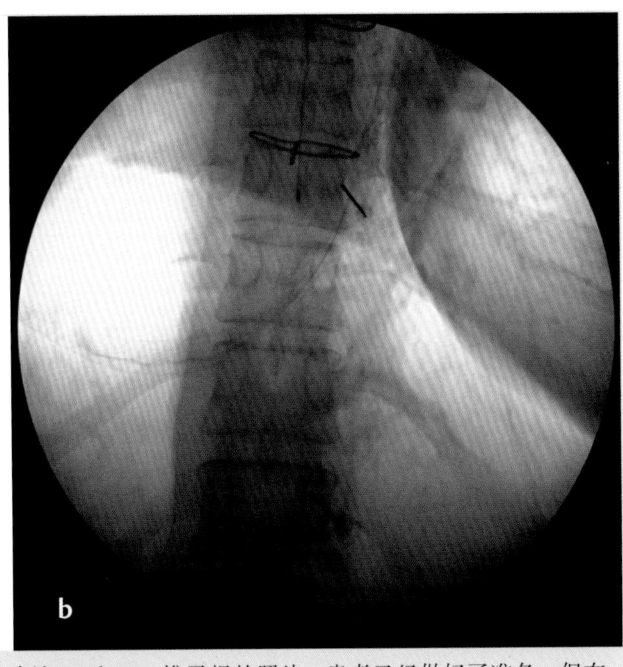

图11.9 T9硬膜内髓外病变切除术的定位。a.术中用定位针确认T9和T12椎弓根的照片。患者已经做好了准备，但在定位过程中并没有铺巾。通过正位和侧位透视可以确定T12椎弓根位置。b.图a所对应的透视图像。注意定位针直接指向椎弓根。病变位于T9右侧椎弓根的内侧。当对患者进行消毒铺巾后，再次重复定位过程

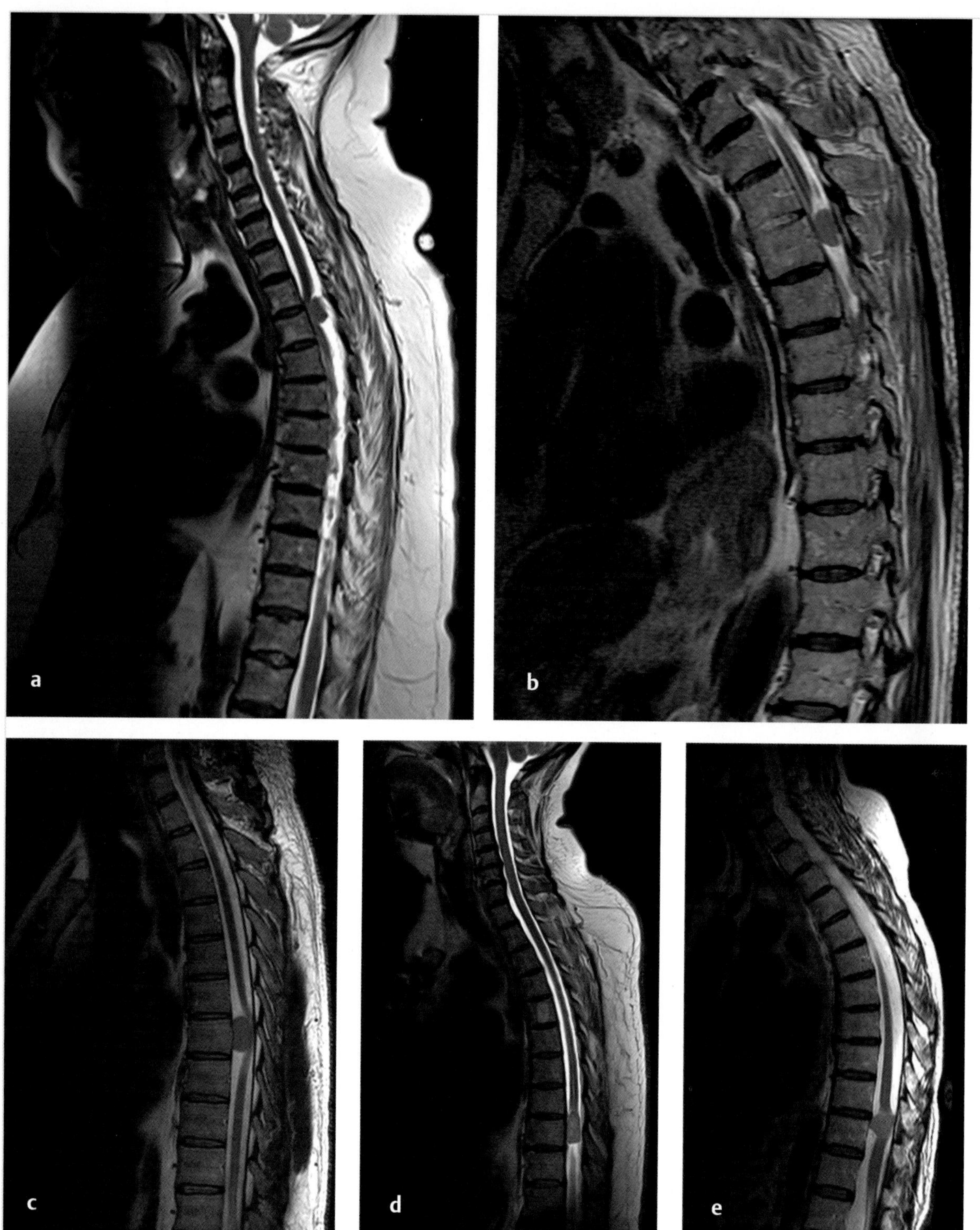

图 11.10 病变相对于椎间盘的位置。在基于透视的切口规划中，识别病变在椎管内的一致位置对于精确定位切口至关重要。a. 矢状位 T2 加权 MRI 显示 T2~T3 椎间隙病变，大部分病变位于 T3 椎体后方。b. 矢状位 T2 加权 MRI显示 T4~T5 椎间隙病变，大部分病变位于 T5 椎体后方。c. 矢状位 T2 加权 MRI 显示 T7~T8 椎间隙病变，大部分病变位于 T8 椎体后方。d. 矢状位 T2 加权 MRI 显示 T8~T9 椎间隙病变，大部分病变位于 T9 椎体后方。e. 矢状位 T2 加权 MRI 显示 T11~T12 椎间隙病变，大部分病变位于 T12 椎体后方。注意，在各种情况下，病变都是从尾端椎体椎弓根下方的神经根上生长出来的。因此，切口应以病灶对应的椎弓根为中心，如图 11.9 所示

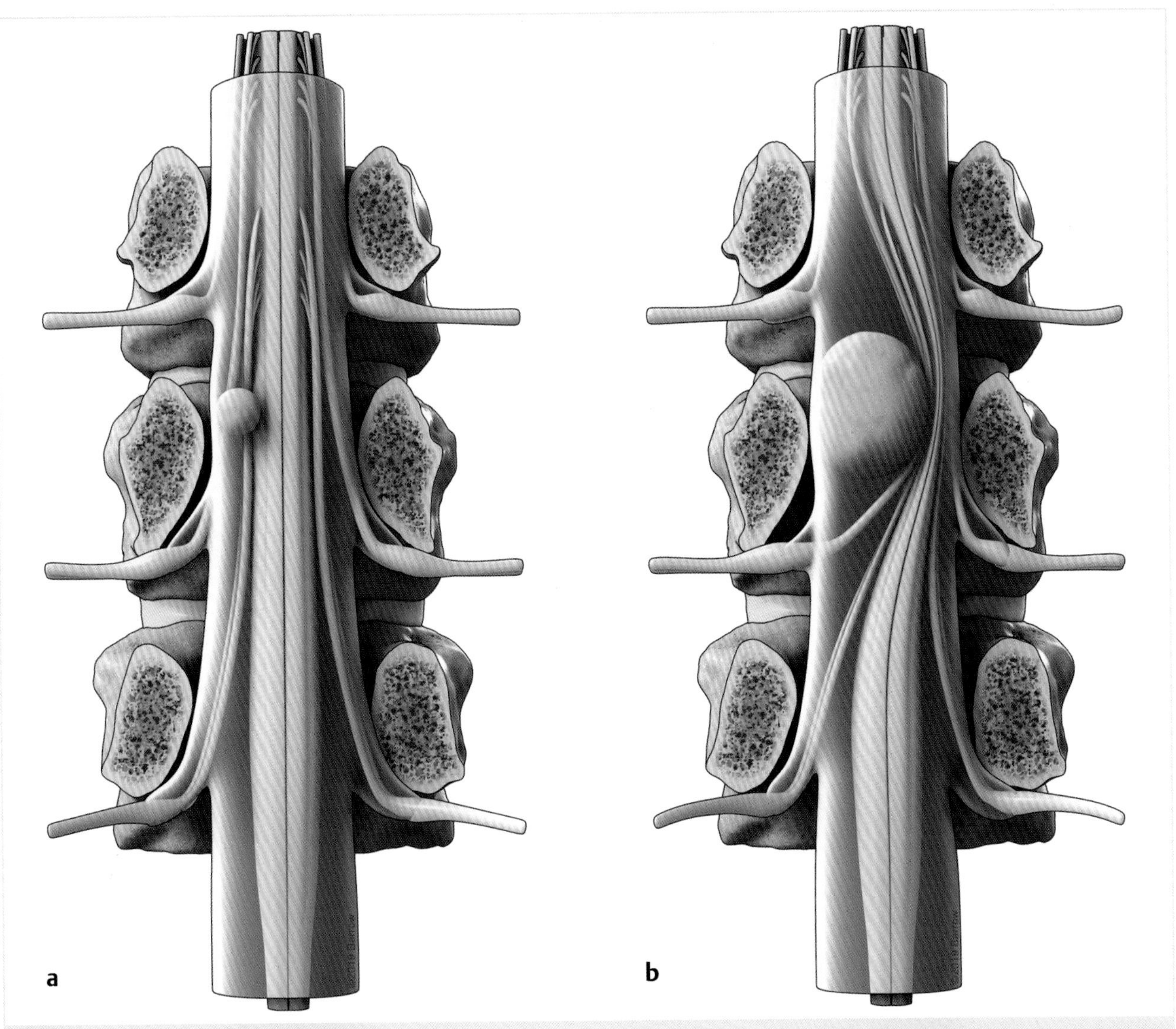

图 11.11 病变相对于椎间隙及椎弓根的位置。展示了硬膜内髓外病变的起源和生长模式。a. 脊柱后视图，显示一个直径仅为数毫米的小病变起始于椎弓根水平。b. 随着病变向周围增长，它向椎间隙扩展并向下延伸至椎弓根中部。所有 26 例硬膜内髓外病变的位置一致证实了这种生长模式的假设，这些病变被证实为神经鞘瘤或脊膜瘤，如图 11.10 所示

该角度为整个脊髓暴露提供了理想的胸椎椎板轨迹。规划过于内侧的切口限制了到达椎板的轨迹，从而限制了对椎管中线和对侧的显露。距离中线 25~30mm 的切口为进入整个椎管提供了合适的到达胸椎椎板轨迹。

11.8 微创与正中切开显露

在本书中，我强调了脊柱微创手术的基本原则是使微创手术与传统的后路开放脊柱手术几乎没有区别。硬膜内病变的微创切除也不例外。硬膜内髓外病变的后正中入路暴露 25%~30% 的硬膜囊和脊髓后部（图 11.13）。为了在微创切除术中暴露同样范围的硬膜囊，需要创建一个更侧向的工作通道。切断棘突和对侧椎板是通过扩大通道进入中央管的第一步。向下钻穿峡部、关节突和内侧椎弓根是扩大通道进入椎管的第二步。通过采取这些步骤，后正中开放入路和微创旁正中入路的横向骨性结构开窗范围没有差异。区别在于开窗时在脊柱后方的定位方式不同。毋庸置疑，后外侧入路具有保留后部结构和后方张力带的额外好处。

一旦完成后外侧骨性结构开窗，我发现大范围显露硬脊膜是可能的。这种显露是必要的，不仅是为了到达病变部位，而且是为了在切除病变后有效

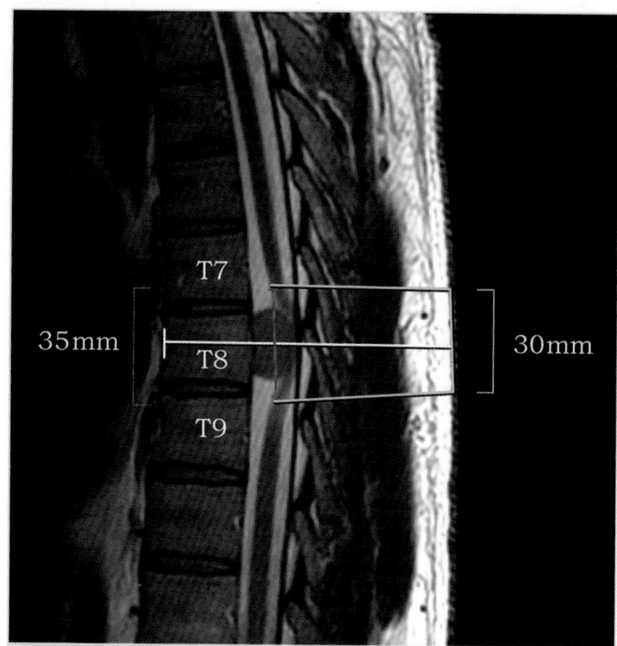

图 11.12　规划切口。胸椎矢状位 T2 加权 MRI 显示 T8 处硬膜内髓外病变。了解病变的起源和生长方式是以 T8 椎弓根为切口中心的基础（白线）。当微创通道呈一定角度打开时，以椎弓根（白线）为中心的 30mm 切口（皮肤处的蓝线）能够显露 35mm 的骨性结构（红线）

地关闭硬脊膜。与骨性结构开窗相似，微创入路和开放入路显露硬脊膜的范围没有差异。仅仅是在定位时有所差异，如图 11.13 所示。所需的显露范围进一步确定了我采用可扩张微创通道的理由。

11.9　手术技术

11.9.1　最终标记切口位置

应用对这些病变生长模式的理解，并牢记上述轨迹和定位策略的重要性，规划切口的最后一个要素是在距离后正中线 25~30mm 的椎弓根中点上精确标记一个 30mm 切口，该切口对应病变位置（图 11.14）。这些病变起源于胸椎脊神经根，病变位于椎弓根内侧。因此，病变对应的椎弓根是本次手术的“指南针”。

11.9.2　连接微创通道

一旦用上述定位方法确定了胸椎椎弓根的位置，就切开皮肤，但将切口下方所有的定位针保留，以确定微创通道的位置。在看到病变处之前，

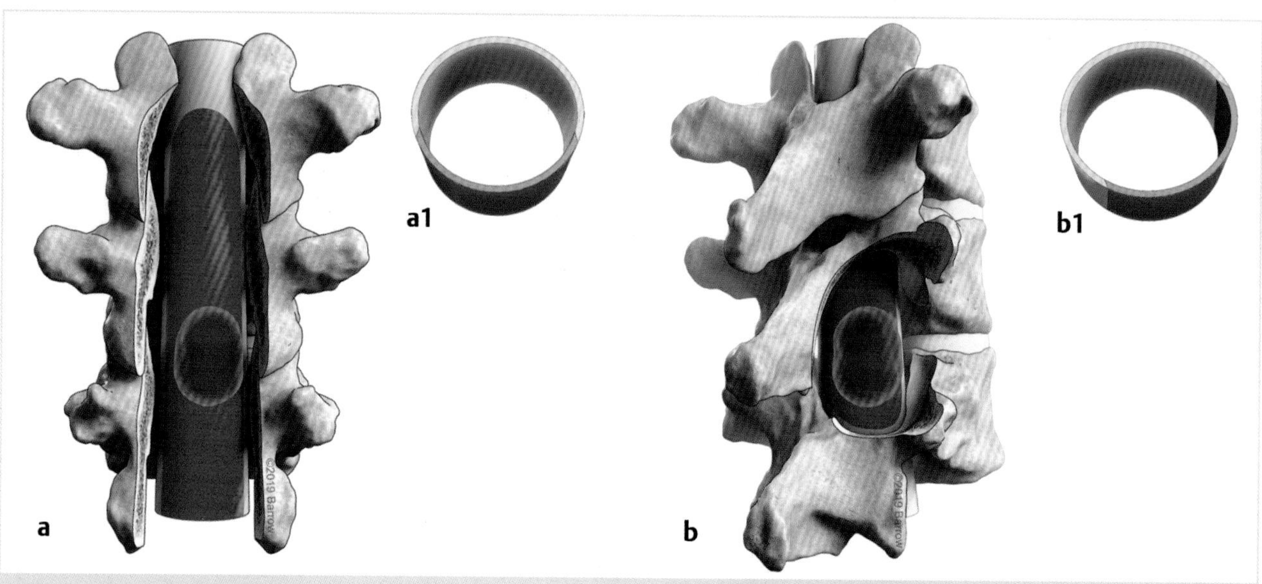

图 11.13　后正中开放入路和微创入路显露胸段脊髓相关概念。a. 传统的后正中入路胸椎暴露术是通过全椎板切除术探查硬膜内病变。到达胸段硬脊膜的通路用紫红色突出显示的硬脑膜表示；病变以橙色重影。a1. 硬脊膜环，其中紫红色与后正中入路暴露的硬脊膜范围相对应。b. 展示了微创通路显露相同节段病变的范围（橙色重影）。微创入路显露的硬脊膜范围（红色标记的硬脑膜）与开放入路显露的范围一样。当将手术台旋转向手术医生对侧时，病变就位于手术显露范围的中央。b1. 硬脊膜环，微创入路显露的紫红色标记的硬脊膜范围与开放手术显露的硬脊膜范围一致。两者之间的唯一区别是头尾侧暴露范围，在后正中开放入路中，病变上方和下方的椎板切除范围较大，但微创暴露范围有限且精确

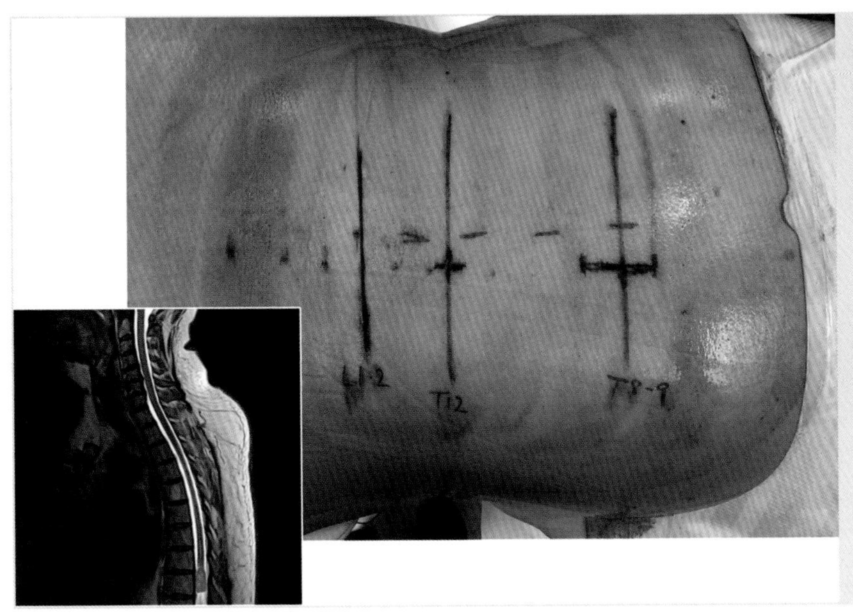

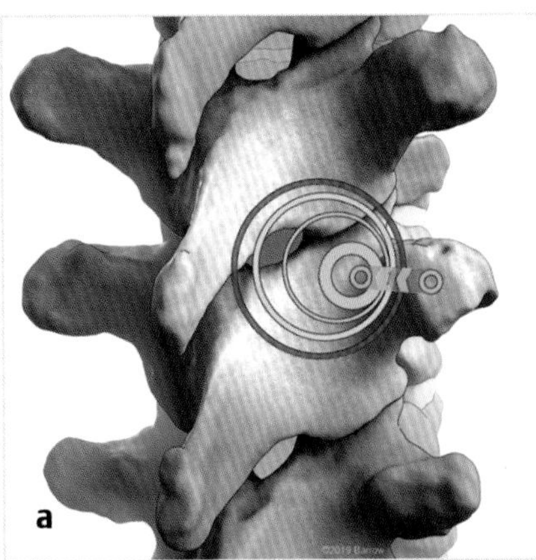

图 11.14　计划切除 T9 右侧神经鞘瘤（左下角 T2 相 MRI）的切口。在 T9 椎弓根的中点处规划一个 33mm 长的切口，切口距离后正中线 25mm。整个腰椎和胸椎都准备好并消毒铺巾，然后重复定位过程。标记 L1~L2 节段和 T12 椎弓根的位置，以便消毒铺巾后重新定位来再次确认 T9 椎弓根的位置

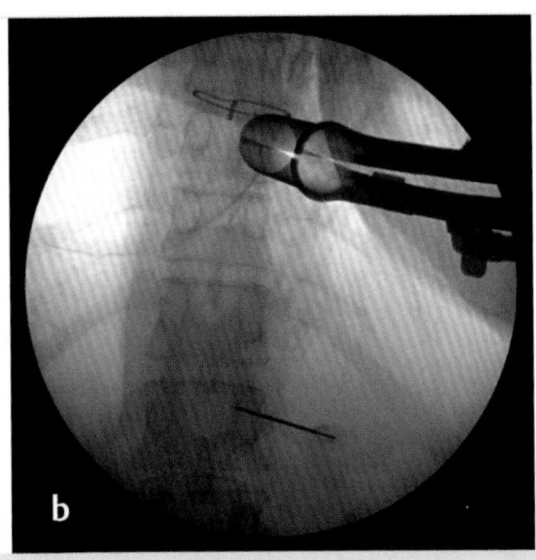

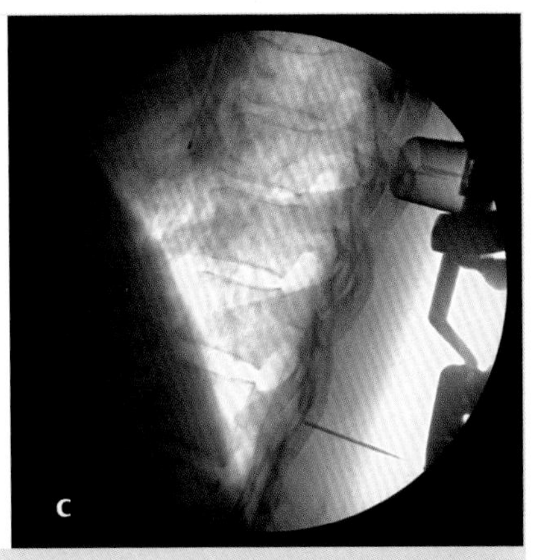

图 11.15　置入微创通道以便切除病灶。a. 以横突为靶点的逐级扩张示意图（彩色圆圈）。这些圆圈表示通道的直径逐渐增大。从横突内侧逐渐扩张至椎板内侧（绿色箭头）。直径逐渐增大的通道（绿色、蓝色、紫色圆圈）逐渐显露棘突、椎板及关节面。b. T9 椎弓根上微创通道的前后位透视图像。位于 T12 的定位针仍保留在原地以确定 T9 椎弓根位置。c. 侧位透视图像显示微创通道位于病灶正上方

我不会取出这些定位针。如果出现意外情况，我需要再次确认病变节段，这些定位针可以作为一个参考。

在局部麻醉浸润后，我用 15 号刀片切开皮肤及皮下组织，用电凝切开筋膜。与腰椎相似，当使用可扩张微创通道时，我切开筋膜的范围比皮肤切口大 25%。切开较大范围的筋膜有助于暴露到 35mm 的最大显露范围以及提供充足的操作角度及空间。其结果就是皮下暴露范围大于皮肤切口。筋膜打开后，我用第一个扩张器检查了骨性结构。我开始用扩张器的尖端触诊以识别与病变所在的椎弓根相对应的横突。如前所述，胸椎横突突向侧后方。一旦用扩张器的尖端触到它，我就沿着横突的内侧滑到椎板上。当开始扩张时，必须位于横突的内侧，以便将可能发生的肌肉损伤程度降至最低。如图 11.15 所示，逐渐增加扩张器直径时会逐渐覆盖横突内侧部分。当逐级扩张到 22mm 时，我会将微创通道固定在合适长度。合适的倾斜角度确保通道的内侧位于椎板和棘突的交汇处。理想的倾斜角为 15° ~20° ，我将微创通道使用固定臂固定在手术台上。最后通过正位和侧位透视图像确定责任节段及倾斜角度。如前所述，我将有助于定位病变的定位

针保持在原位，直到打开硬脊膜显露出病灶位置。

11.9.3 显露

当放置好了微创通道后，我开始使用显微镜。就像在腰椎椎板切除术中一样，我将手术台旋转15° 以便在病变部位获得最佳的工作角度。当第一次通过显微镜观察术野时，应该可以看到胸椎椎板。由于横突及棘突和椎板交汇处形成一个较深的凹陷，在开始时视野中不可避免地会出现一些肌肉。我已经将微创通道牢固固定在椎板上，这样在切除部分小的肌肉后，打开微创通道后就会出现明显的解剖结构。

显露的第一步是完全暴露病变节段的椎板。首先确定棘突和椎板的交汇处，然后用电刀切除椎板顶部剩余的软组织。随后从病变节段的椎板向横突显露，然后从横突向头侧小关节突显露。椎板、横突和小关节突的完全暴露允许对与病变相对应的椎弓根在头脑中重建。在我的脑海中，浮现出椎弓根的内侧面，这让我能想象出大部分病变所在的位置（图 11.16）。通常情况下，病变向头侧椎弓根上方的椎间盘生长（图 11.10）。病变也可能向尾侧生长并驻留在椎体后方（图 11.12）。我切除了 35mm 在 MRI 上看到的病灶周围的骨性结构。

我总是显露病变节段整个半椎板和横突。显露的范围的区别取决于病变生长的方向。如果病变延伸到头侧的椎间隙，应显露上位半椎板的下半部分。如果病变延伸到椎体，应显露下位半椎板的上部。然而，一切都取决于显露病变节段椎弓根。松开微创通道固定臂，然后将通道向头侧或者尾侧倾斜以完全显露术野。在开始开窗之前，应显露所有需要切除的部分（图 11.17）。以病变为中心做一个上下径 35mm 的通道有助于我们顺利进入椎管并切除病灶，然后安全地缝合硬脊膜。

11.9.4 开窗

在这些胸椎病例中，我切除椎板的策略与我做颈椎后路椎间孔切开术相同：先去除椎板外侧缘，确认椎管位置，随后向内侧显露脊髓。这种方式使得脊髓损伤的发生率降到最低。第二个原因与内侧牵开器的位置有关。如前所述，胸椎的横突向后突出，

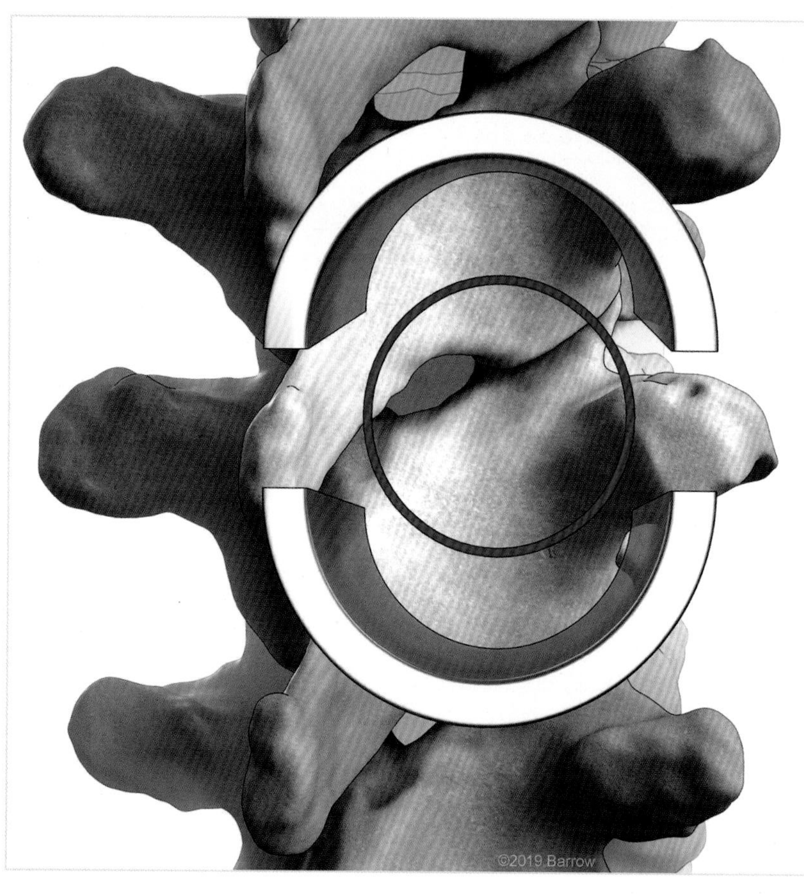

图 11.16 逐级显露椎板，关节突及横突。图片展示了最初 22mm 通道位于病变节段椎弓根正上方。显露与病变相对应的整个半椎板后，将术野延长到上位椎板的下半部分。可扩张微创通道逐级扩张，最终在椎弓根上方形成一个 35mm 直径的术野

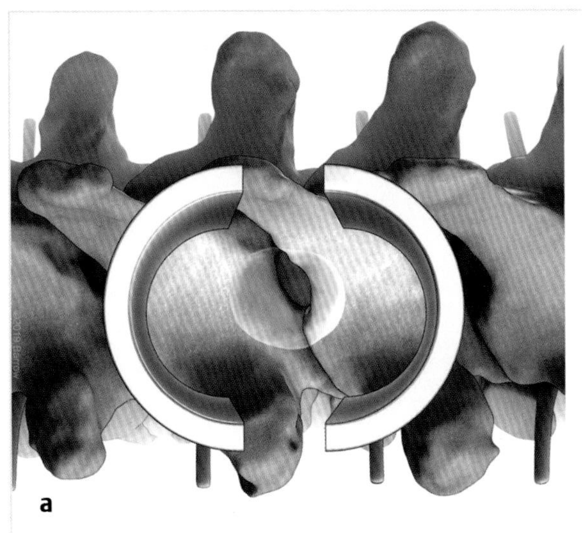

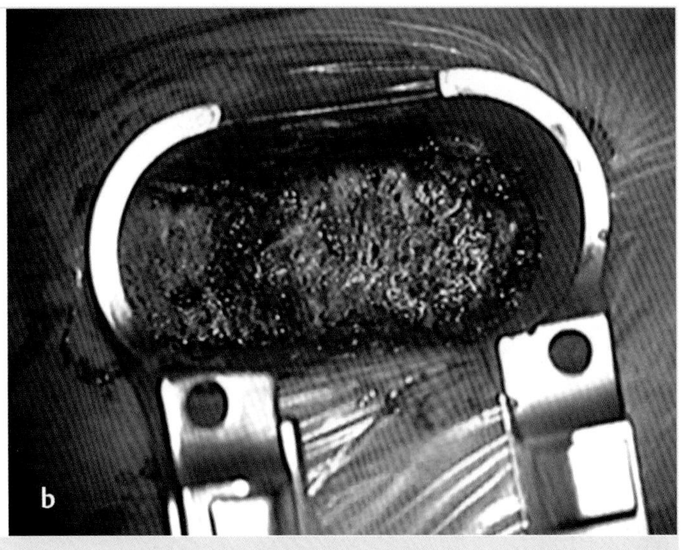

图 11.17　显露 T11 平面右侧病变棘突、椎板、关节突和横突。a. 图片显示了在开始开窗之前必须进行的显露，且病变在视野中心进行了投影。b. 术中照片显示以胸椎椎弓根为中心的 35mm 手术视野

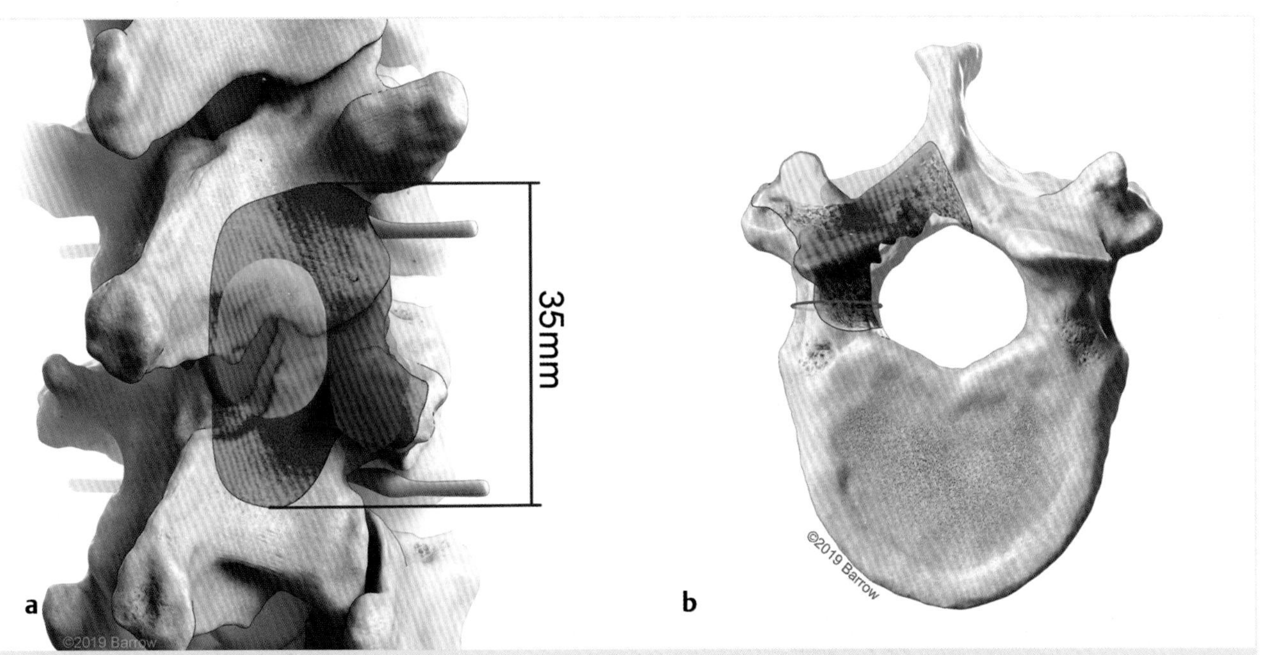

图 11.18　病变上方初步开窗范围。a. 紫色阴影部分代表病变上方初步开窗范围。椎弓根用紫色标记。从椎板侧方开始磨除骨质，直到看到椎管的外缘。在进行椎板切除术前，椎弓根的内侧壁（紫色）应当可以用直角球探触摸到。当确认了椎弓根的内侧壁及椎管外侧缘后，剩下的工作就是完成椎板切除术并去除部分棘突基底部进而显露进入椎管的通道。b. 轴位图显示开窗与椎管的位置关系。与病变相对应的椎弓根用蓝色圆圈标记。切除椎弓根内侧壁可以扩大进入椎管的通道

阻碍了内外侧牵开器的理想位置。通过磨掉部分横突，微创通道撑开器的外侧挡板现在可以暴露椎管的外缘，防止肌肉回缩，同时露出棘突的底部。因此，我选择将横突磨平。然后，将牵开器置入深部并调整倾斜角度，继续磨除骨质（图 11.18）。

图 11.19 显示在打开硬脑膜之前要做的第一阶段开窗范围。横突作为椎管和椎弓根的参考点。当我把横突磨平后，椎弓根逐渐显露出来。当在头侧显露出关节突时，椎弓根就会完全显露出来。椎弓根的中心位于横突的中点。其目的是显露椎弓根的上、下边界。在这样做的过程中，我在脑中想象了病变的位置。我避免此时钻入椎弓根，这会导致不

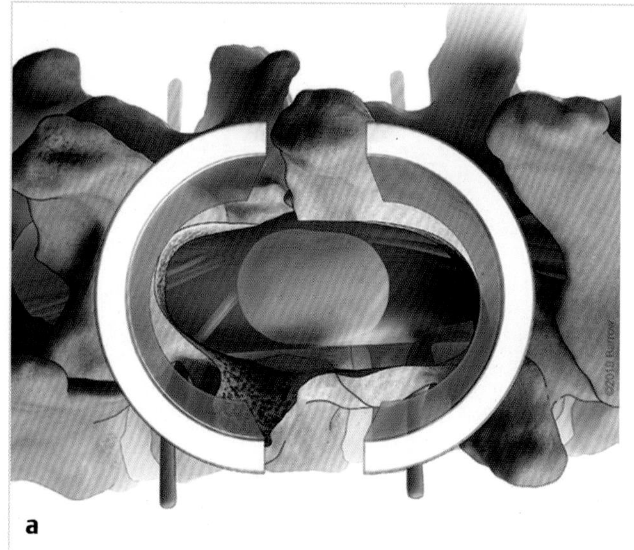

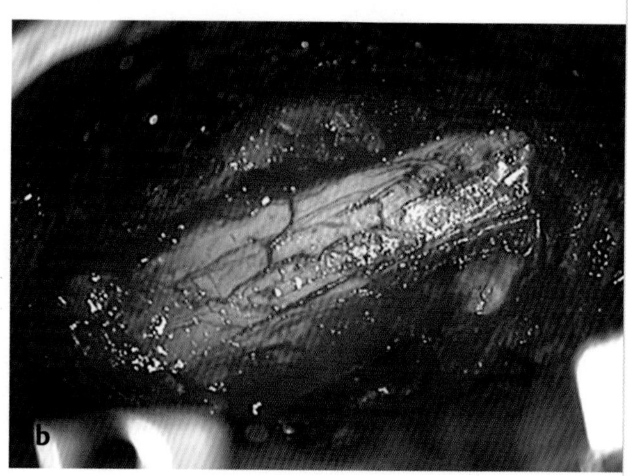

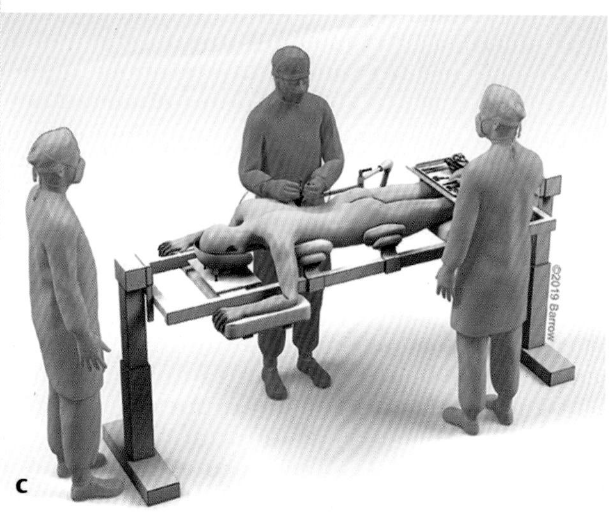

图 11.19 通过微创胸椎椎板切除术切除右侧硬膜内髓外病变。a. 图示 T12 脊膜瘤切除术的显露。T12 的整个半椎板和 T11 半椎板的下半部分已被切除。T11~T12 右侧内侧小关节切除术已经完成。T12 的横突已经钻平，T12 椎弓根的内壁已经磨除以扩大椎管的横径。可以同时看到病灶的头端及尾端。b. 本图所示的开窗范围有足够的工作通道以缝合硬脊膜。术中照片显示在显露 T12 右侧病灶之前暴露了硬脊膜。注意右侧 T11 胸椎神经根和侧方硬膜囊已完全暴露。c. 右侧显露示意图

必要的出血。相反，我使用一个直角球探来触诊椎弓根的内壁，并注意椎弓根的上和下侧面。确定椎弓根的边界在磨除骨质早期是有价值的，因为它确定了开窗的侧方边界。从椎弓根开始逐渐向内侧磨除骨质。倾斜磨钻方向去除棘突基底部骨质以便完全显露中央管。虽然黄韧带现在开始出现在视野中，类似于腰椎椎板切除术技术，但我现在不会切除它。相反，我会通过磨除病变上一节段下关节突和椎板下半部分至黄韧带表面来完成开窗。

保持黄韧带完整的最后一步操作是磨除椎弓根内侧壁，仅仅磨除椎弓根的内侧部分即可。保留椎弓根外侧壁完整对于保持椎体侧方稳定性至关重要，因为那是肋骨头部与椎体和椎弓根连接处。将椎弓根内侧壁磨至与椎体后壁平齐。这样做，扩大了椎管的横径（图 11.20）。

在完成显露侧方时，应尽一切努力保留小关节的外侧部分，但有时病变一侧的小关节会被完全切除以进入中央管。我对少数接受切除整个关节突的患者进行了 5 年的随访，并没有发现这种切除范围有不良的临床结果。从这些临床结果中，我得出结论，

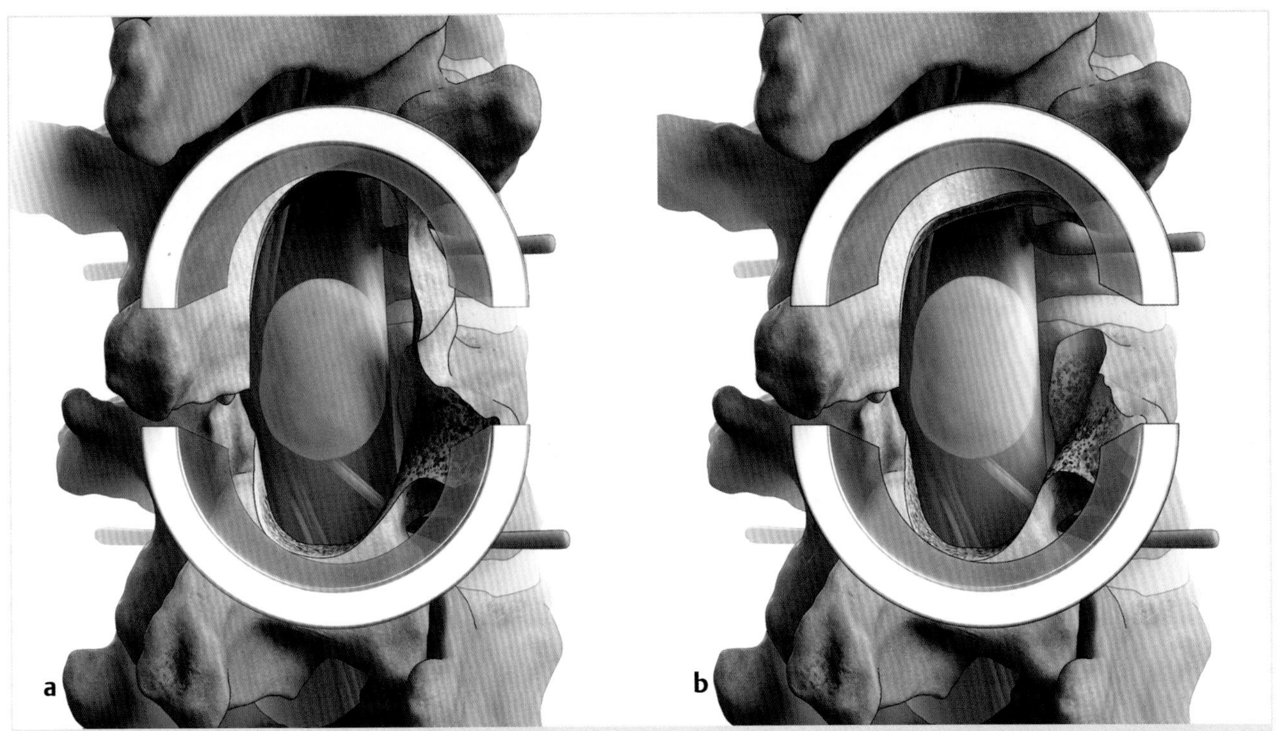

图 11.20　胸椎脊膜瘤的开窗范围。图片所示已完成了开窗。与椎弓根和病变相对应的横突被完全磨平。病灶水平的上位椎板的 3/4 已经从棘突根部到椎弓根内侧壁完全切除。尽一切努力保存内侧关节突（a）。然而，有时必须全部切除关节突以显露病灶（b）

如果需要完全切除单侧胸椎关节突，来自肋凹关节的额外支撑、对侧关节突、棘突和后方张力带的保留都有助于节段的稳定。

开窗完成后，现在可以看到该节段的整个黄韧带，整块切除黄韧带可以显露硬脊膜以及椎弓根下方的神经根。此时，开始评估是否充分显露了硬脊膜上方的内侧术野。必须切除棘突以及对侧椎板腹侧部分来完成内侧骨性显露。任何额外的内侧开窗都可以通过增加通道的倾斜角度来完成。如果我符合以上所有标准，那么头尾侧的显露应该足够了。我经常用尺子测量我切除的范围，以确定将我显露的范围精确到 35mm。对于一个前后径 20mm 的病灶，35mm 的显露范围已经足够。

11.9.5　显露病灶

与任何硬脊膜内手术一样，在打开硬脊膜之前，必须进行细致的止血。骨面出血应用骨蜡封住，硬脊膜周围可见的硬膜外静脉应电凝止血，止血材料应塞入椎板和硬脊膜之间可能存在的空隙内。

我更喜欢在硬脊膜旁侧做一个切口，而不是在正后方做两个切口。在通过切除部分椎弓根内侧壁扩大椎管横径广泛显露同侧硬脊膜的情况下，可以直接关闭硬脊膜旁正中切口。也许更重要的原因是病变在一侧，我认为最好在病变上方打开硬脊膜，这也是离脊髓最远的地方（图 11.21）。由于病变将椎管内的脊髓推向一侧，旁正中入路切开硬脊膜成为入路最安全的方式。旁正中入路并非新创。1983 年，Eggert 及其同事在一系列硬膜内肿瘤的半椎板切除术中推荐了相同的方法。在文章的总结部分，他们写到，“需要强调的是，硬脊膜只能在肿瘤上方切开以避免脊髓突出”。

病变起源于胸椎脊神经根使其正好位于椎弓根水平，因此，以椎弓根中点为参考打开硬膜囊。我们从 Panjabi 关于胸椎椎弓根参数测量的研究得知，椎弓根的上下径在上胸椎（T2~T9）不超过 11~12mm，在下胸椎（T10~T12）不超过 14~16mm。因此，从椎弓根的下壁边界开始切口并向上下各延长 7~8mm，形成一个 25mm 长的硬脊膜切口，然后在确定病变后向头侧或尾侧再延长 10mm 切口。需要记住在关闭硬脊膜时，切口末端需距离骨性边缘 3~4mm。

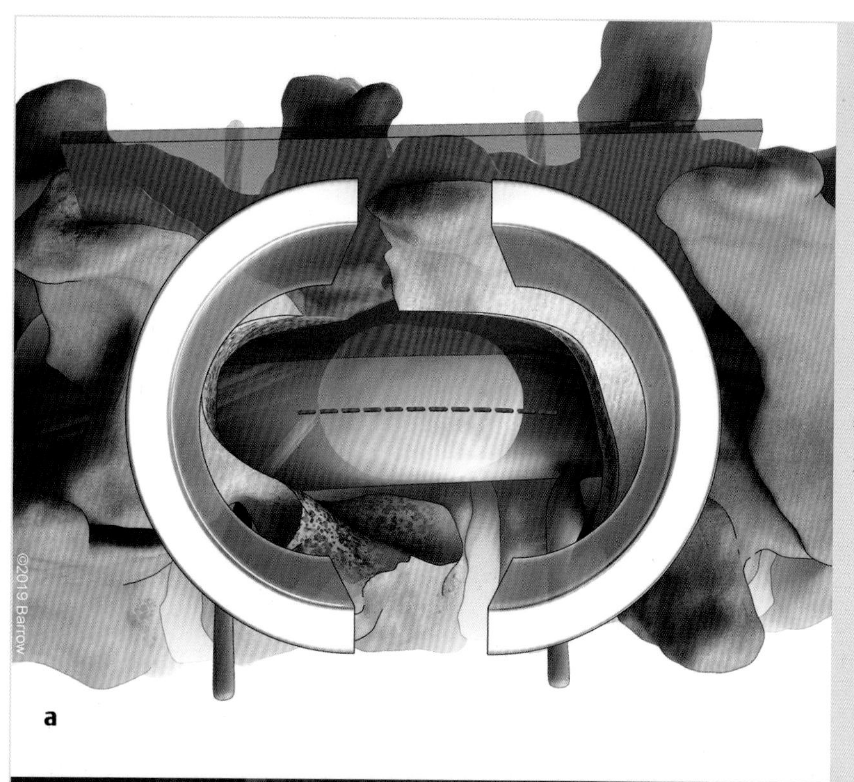

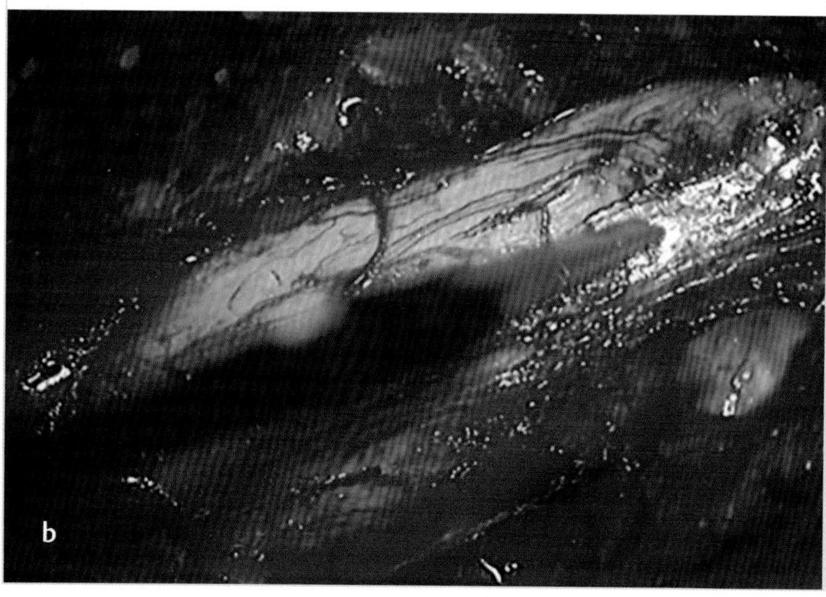

图11.21 打开硬膜囊。a. T12右侧病变。脊柱旋转 20°，以显示硬脊膜开口的位置就在病变的上方（紫红色的虚线）。中线用紫色的平面表示。紫红色虚线表示病变上方硬脊膜开口的位置。从旁正中方向切开硬脑膜有两个主要优点。第一个优点是它位于术野的中心。在骨性边缘的两侧有一个足够的工作通道以完全密封关闭硬脊膜。旁正中切口的第二个好处是病变在同一侧。因此，切开硬脊膜位置距离脊髓最远。b. 术中照片显示用11号刀片切开病变头侧的硬脊膜

11.9.6 打开硬膜囊

在预定的硬膜囊开口附近放置一条6-0聚丙烯缝线，以便在硬脊膜上施加一些向上的牵引力。然后，用11号刀片从病变稍上方切开硬脊膜，正如图11.21描述的那样。从病变上方切口让术者处于一个远离脊髓的安全位置，以便能够识别病变的上下端。打开硬脊膜后应该立即看到病变。如果硬脊膜被切开30mm仍看不见病灶，则说明定位过程出现了问题。将硬脊膜用1~2条尼龙缝线（Johnson & Johnson，New Brunswick，NJ）缝合，然后从头开始定位过程。正是这个原因，定位针需要保留在原来的位置。通过细致和系统的定位方法，打开硬脊膜而看不到病变应该是罕见的，甚至是永远不会发生的事情。根据作者的经验，硬脊膜的层次在显露和显微镜下都变得透明，因此可以通过硬脊膜看到病变。仅仅冲洗硬脊膜顶部有时就能看到下面蓝色的病变。最起码，硬脑膜有明显的扩张，这使得人们对硬脑膜下的结构毫无疑问。一旦直接观察到病变，应立即取出定位针，开始切除病变。

11.9.7　切除病灶

直到能同时看到病灶头端和尾端时我才会打开硬膜囊。我用使用 Castro–Viejo 持针器将 6.0 聚丙烯缝线固定硬脑膜边缘，将线头用纹钳固定后悬吊在微创通道侧方。重力使得缝线将硬膜囊牵开（图 11.22）。当我继续打开硬膜囊时，使用 Rhoton 解剖器和蛛网膜刀在病变和硬脑膜之间建立一个切面。有时，我发现硬脊膜钙化了。这种情况要求切除硬脊膜并使用硬脑膜补片来修复缺损。然而，需要缝合硬脊膜的情况很少（2/26 例），因为能够在硬脊膜和病变之间建立一个明确的界面。通常情况下，病变附着

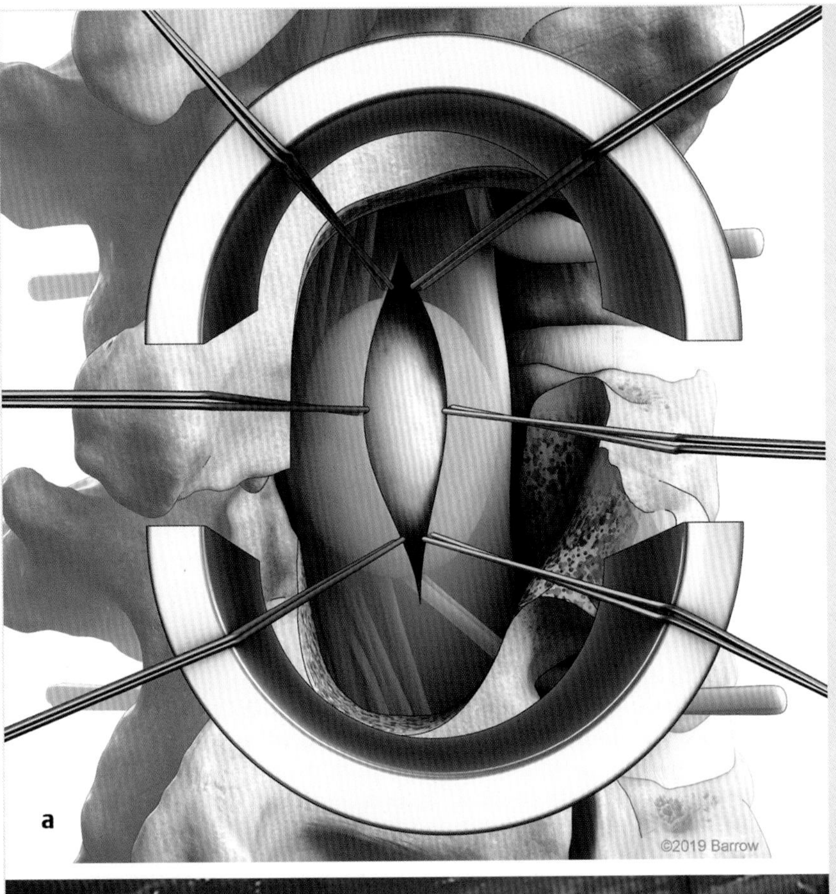

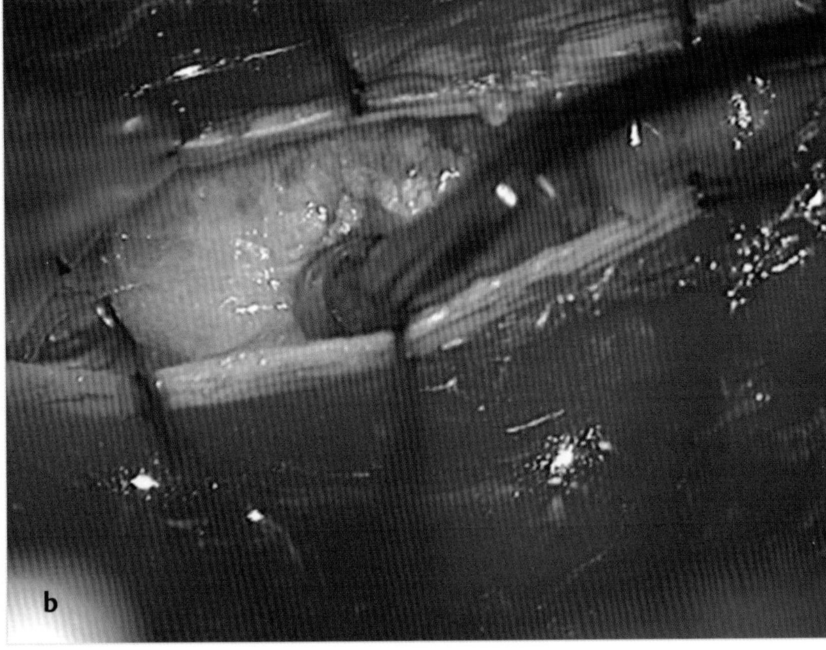

图 11.22　用硬脊膜缝线暴露病灶。a. 图示用 6.0 聚丙烯缝线缝合硬脑膜边缘。硬脊膜切口应能露出病变的头端和尾端。脊髓因病变移位而形成一个安全的通道切除病灶。b. 术中照片显示病灶

在胸神经根上，而不是硬脊膜或脊髓上。

硬脊膜固定好后，开始暴露整个病灶。随后的操作与开放手术没有任何差别。这两种手术的显微外科技术是相同的。让病灶位于视野中心，用11号刀片切开肿块中心，用髓核钳取出一个小样本进行冷冻切片。通过观察病变的头端和尾端，可以看到变平和移位的脊髓。了解脊髓相对于病变的位置是很有帮助的，但目前的首要任务不是评估脊髓。重点是去除病灶，这样我就可以避免任何与脊髓的接触。

作者更喜欢先从病灶内部开始切除病灶。双极电凝、吸引器和Rhoton解剖器的结合使用减小了病变的体积，以使病变远离脊髓。超声吸引器在这种情况下可能特别有用。在我所做过的所有病例中，我从未发现任何一个损伤是附着在脊髓上的。相反，我一直认为在脊髓和病变本身之间有一层蛛网膜。

病变内部减瘤术的主要目的是将已经占据椎管80%~90%容积且将脊髓压缩成实心的肿块转化成一个我可以处理并能安全移动的小肿块。需要记住的是，脊髓已经达到了它在椎管内占位的阈值。已经没有多余的空间给扁平的脊髓了。为了减少神经损伤的风险，不能对病变本身施加任何向下的压力，这会进一步压迫已经变平的脊髓。所有力量的方向都需要远离脊髓。病灶内部减瘤使得椎管内占位性肿块转变为更温和的实体，我可以将其从硬脊膜腔内释放出来。间歇性地交替进行内部去瘤和电凝病变外周血管可以减少病灶内侧的血供。随着时间的推移，颜色的逐渐变化变得清晰可见。阻断病变的血供会逐渐将原本丰满的深红色病变转变为更干瘪的浅红色病变。一个内部减瘤的病变让我可以用解剖器将它从脊髓中巧妙地移动出来，最后用髓核钳将它取出。联合使用阻断病变血供及内部减瘤操作使病变达到一个可以完全离开椎管并远离脊髓的临界点（图11.23）。

当大部分病变被完全移除到硬脊膜腔外时，我可以探查椎管内是否有残留病变。我检查硬脊膜的内部以确保清除了任何残留病变。我发现病灶有延伸到胸椎神经根的趋势，胸椎神经根可能是病变的起点。不管怎样，在已经切除大部分病变的情况下，我探查了硬脊膜的外侧，以确保没有残留病变和外侧硬脊膜缺损。我在显微镜最高放大倍数下检查胸椎神经根并去除任何残留病变（图11.24）。此时，随着椎管内占位性病变的清除，先前移位的脊髓开始向中线移动。

我没有试图操纵或改变脊髓的位置。相反，当我评估切除手术并寻找任何残留肿瘤时，我会花时间惊叹脊髓的弹性。我不禁想知道，当脊髓如此扁平和移位时，它是如何仍然能够进行相对正常的神经传递，以实现行走和大小便功能的。随着心脏的

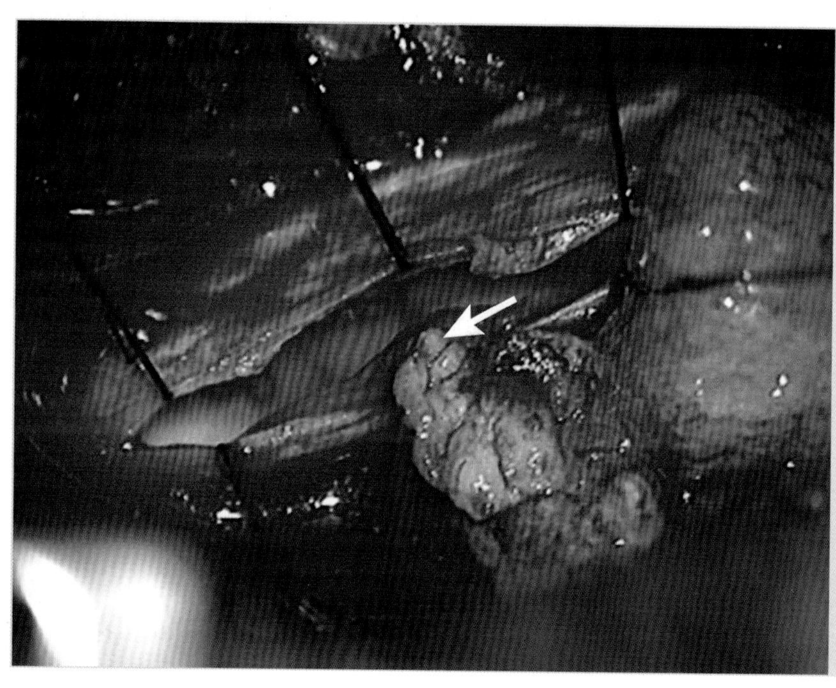

图11.23 在病灶内部减瘤后将病变带离脊髓。术中照片显示病变经初步内部减瘤后脱离脊髓。如图所示，病变黏附于T11神经根（箭头）。脊髓在椎管内具有典型的螺旋状血管

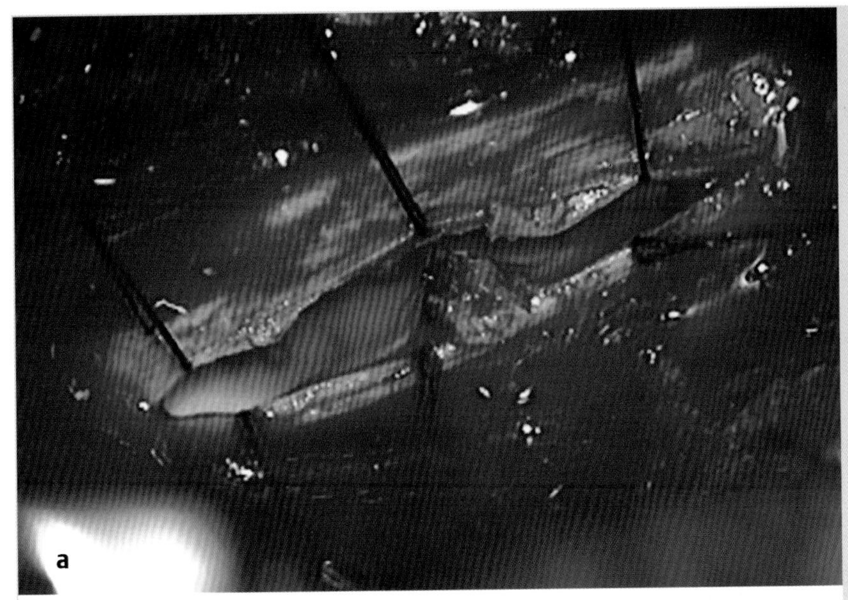

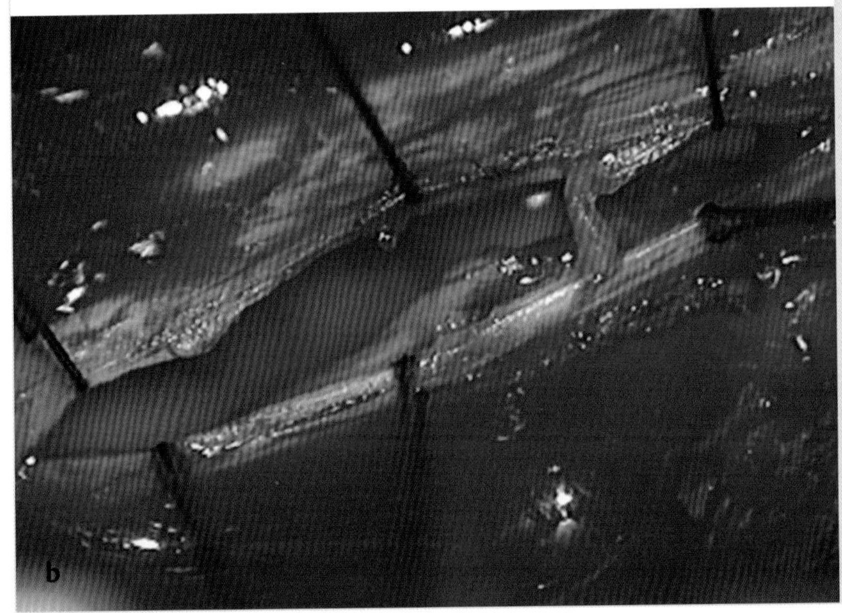

图 11.24　检查神经根处是否有肿瘤残留。a. 术中照片显示检查后确定的病变起源于胸椎神经根。b. 切除残余组织，在关闭硬脊膜前进一步检查术野是否有残余病灶

每一次搏动，现在没有负担的脊髓慢慢地移动到它在椎管中的自然位置，我开始关闭硬脊膜。

11.9.8　关闭硬膜囊

硬脊膜用 4.0 尼龙线（强生）间断缝合或 6.0 聚丙烯缝线连续缝合。如果使用 4.0 尼龙线，我首先会间断带线 8~10 针后一起打结。如果使用 6.0 聚丙烯缝线缝合，我会从两端开始连续缝合，然后在切口中间打结。由于操作通道狭窄，穿过缝线及打结都具有很大的挑战性。我会首选 Castro-Viejo 持针器和长齿镊来缝合切口。当穿过缝线后，由于切口的角度，将 6 条缝线打结具有很大的挑战。直角球形探钩可以用作推结器来打结。当我进行器械打结时，用持针器固定缝线，由助理外科医生使用直角球形探钩将结滑动下来。我直接举起缝线近端，直角球形探钩收紧结。重复以上动作至 6 个结均固定。接下来，将缝线朝着硬脊膜开口的中心进行缝合。一旦完成了两端的缝合，将缝线的两端打结固定在切口中央（图 11.25）。麻醉师提示患者进行 Valsalva 动作（深吸气后屏气，随后用力呼气）以确认硬脊膜完全密封。有时候需要补几针来完全闭合硬脊膜。喷一层纤维蛋白胶薄膜（或等效物）在切口上，随后松开并拆除微创通道。当助手拿开微创通道后，术者一手拿双极电凝一手拿吸引器止血。

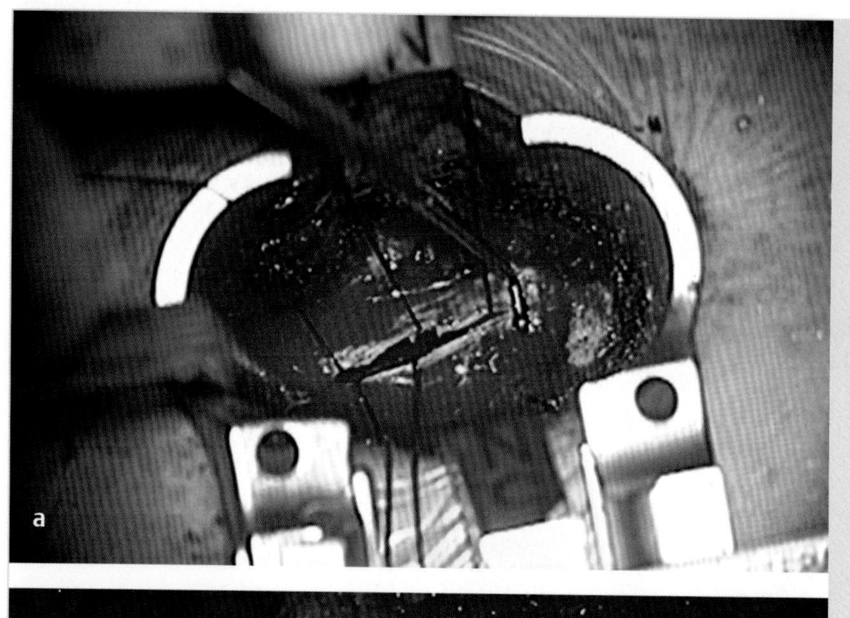

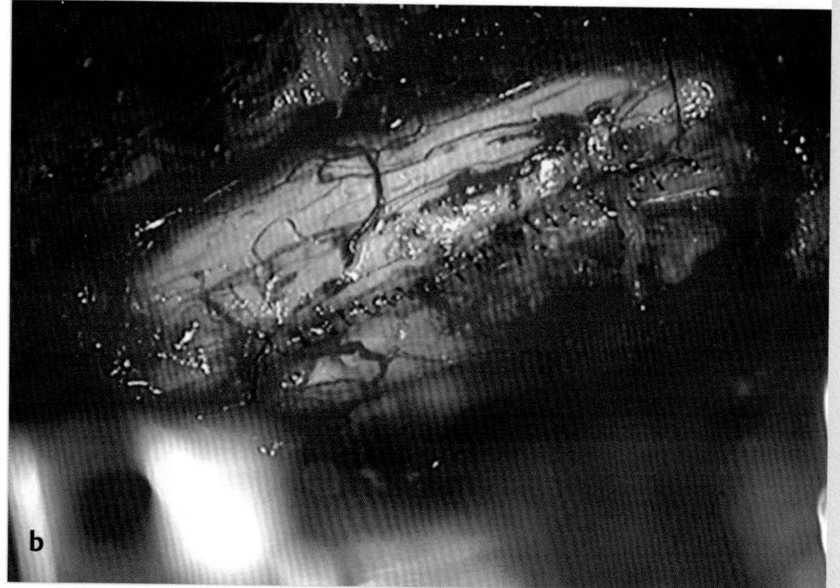

图 11.25 关闭硬膜囊。a. 术中照片显示使用直角球头探头作为推结器固定硬脊膜头侧结。b. 术中照片显示 6.0 聚丙烯缝线已完全缝合并密闭了硬脊膜

11.9.9 硬脊膜补片

如果病变与硬脊膜粘连，如钙化的脑膜瘤，则切除后可导致硬脊膜大面积缺损。如果出现此种情况，可以通过硬脊膜补片来修补硬脊膜。任何可缝合的硬脊膜替代基质或牛心包膜必须精确地修剪到缺损的大小。用 4 根 6.0 聚丙烯缝线将硬脑膜补片固定在缺损的四角。从四周连续缝合并将其打结固定是一个不小的技术壮举。相反，经常从四周围绕 4 个角落间断缝合来关闭切口。在切口上放置一块硬脊膜补片，使侧椎管与一些纤维蛋白胶一起作为切口的支撑。

11.9.10 闭合

关闭硬脊膜并移除微创通道后，用利多卡因、布比卡因混合物注入肌肉和皮肤边缘。用 UR-6 针及 0 号聚乳酸 910 可吸收缝线间断缝合筋膜，用 X-1 针及 2.0 聚乳酸可吸收缝线间断缝合皮下层，最后用 3.0 聚乳酸可吸收缝线缝合皮肤。将 Mastisol（液体黏合剂，Ferndale Laboratories，Inc.，Ferndale，MI）或者 Benzoin 放在皮肤上，使用 3M 胶条固定皮肤。在胶条上放置一小块 Telfa（KPR，U.S.，LLC，Dublin，OH），最后用利多卡因贴覆盖切口。

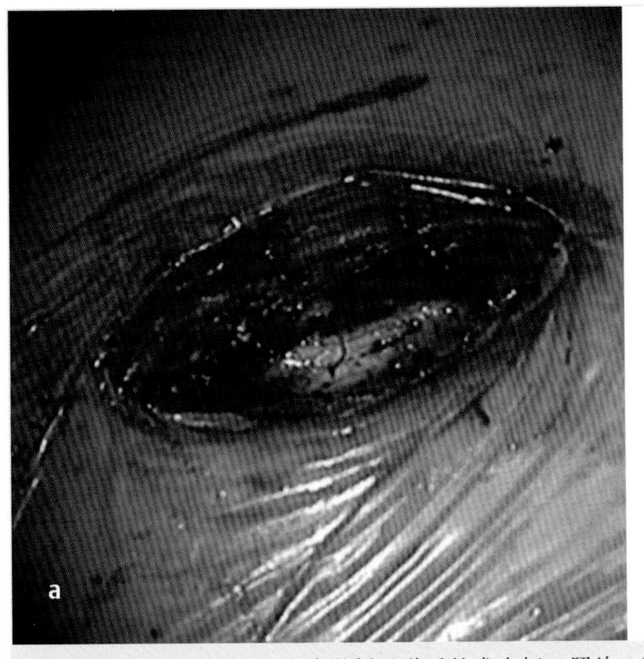

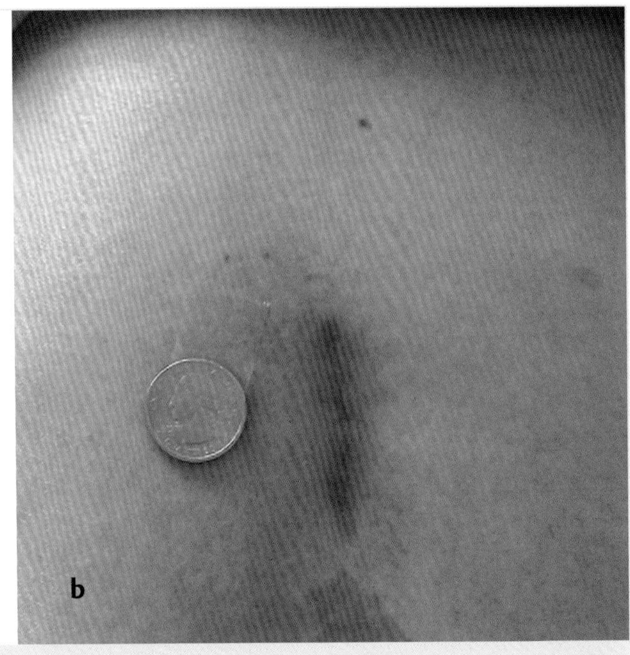

图 11.26 关闭切口。a. 去除微创通道后的术中切口照片。这个 30mm 长的切口逐层缝合。这张照片显示了一个良好的 Caspar 比率。皮肤切口只比硬脊膜切口长几毫米。此外，棘突、对侧椎板和后方张力带结构保持完整。b. 1 个月后完全愈合的切口

11.10 术后护理

患者在 ICU 病房过夜，放置动脉导管，平均动脉压维持在 60mmHg 以上。术后 12h 内进行一系列神经系统检查。床头放置在患者可耐受的位置。不应让这些患者平躺。如果患者在夜间生命体征稳定，在术后第一天进行普通或增强 MRI 检查，然后将患者转至普通病房。神经外科团队和物理治疗师对患者进行评估后发现患者没有新的并发症，也没有行走或日常生活活动障碍方面的问题就可以出院。我的 26 例患者的平均住院天数为 2.6 天（1~8 天），绝大多数在术后第 2 天出院。

患者术后 30 天需返回医院接受神经功能及伤口检查（图 11.26）。他们在 3 个月后再次评估，然后每年进行一次 MRI 检查以排除复发。

11.11 病例展示

本章的下一节将在不同的场景中应用上述技术。第一个病例展示的是另一个 T11 脑膜瘤患者的例子。从这里，我继续演示如何应用相同的标准方法切除上胸脑膜瘤（T3）。最后一个病例展示了同样的原则如何处理其他硬膜内髓外病变，特别是中胸段硬膜动静脉瘘。

这些病例插图的首要重点是展示解剖数据如何建立标准化的骨性切除范围。确定这些病变在任何方向上直径都不超过 25mm 不仅使这种标准化成为可能，而且也被证明是微创手术的解剖学基础。在以下每个病例插图中，标准的两个椎弓根显露范围足以切除硬膜内髓外病变。

11.11.1 病例 1：T11 脊膜瘤

临床病史及神经功能检查

一名 67 岁女性，因进行性行走不稳 6 个月就诊于她的家庭医生。经过反复的诊疗，包括全面的代谢检查和补充维生素 B_{12}，最终进行了胸椎 MRI 检查。经检查，患者可以单腿行走，但不能连续行走。她下肢近端及远端肌群肌力 5 级。她也没有大小便功能障碍。患者有明显的 T11 平面的感觉分离，缺乏本体感觉，完全丧失震颤觉。反射检查显示踝阵挛和双侧髌肌反射 3+。

影像学

阅读 MRI 片提示 T11 硬膜内髓外病变，钆均匀强化。由于这些病变的典型特点，在患者出现症状之前，它几乎占据了整个椎管。该病变的大小适合采用本章所述的技术。在这种情况下，病变的横径为 18mm，前后径为 17mm，最重要的是，上下径为 22mm（图 11.27）。同样，病变位于椎弓根水平，但向尾侧生长，大部分病变位于椎体后方。开窗范围需要适当调整。

微创手术的基本原理

在这种情况下，病变本质上是一个直径为 20mm 的球体并占据了整个椎管，并将脊髓移到左侧。上述测量结果表明，显露 30mm 硬膜足以同时暴露病变的头端和尾端，这是任何切除技术的标准。我们观察到病变的几何中心在 T11 椎弓根，这对于制订手术计划具有重大意义。它会把右边的 T11 椎弓根变成一个标志物，精确地引导你找到病变部位。T11 椎弓根高度为 15~17mm，一旦椎弓根的内侧壁暴露出来，就可以知道病变需要多长的硬脊膜切口。沿着下关节突切除 T11 右侧半椎板。综合考虑所有这些测量结果，我们计划在右侧 T11 椎弓根顶部距正中线外侧 25mm 处，做一个 30mm 的切口。

定位

在第 10 章中，作者详细地介绍了如何进行定位胸椎节段。必须再次强调，微创手术的本质是精确的定位。根本没有犯错的空间。如第 10 章病例展示所述，对下胸椎病变从骶骨向下胸段进行正位和侧位透视确认是非常必要的。虽然正位透视可以直接确定倒数第二根肋骨对应的椎体，但不能在正位透视上精确显示与椎弓根对应的切口位置。因此，在通过正位和侧位透视确认 T11 后，我通过侧位放大显示 T11 椎弓根，随后再次进行正位透视（图 11.28）。这样我就可以保证与椎弓根的精确对齐。

手术技术

将患者安置在 Jackson 手术台上，并将患者整个胸腰椎露出，以便用定位针进行初步定位。正位和侧位透视引导定位针放置到位并确认节段（图 11.28）。在这个初步定位的基础上，我们规划了 T11 椎弓根上方的切口，并标记了每个定位针的入针点，以便我在手术部位消毒铺巾后可以重复这个过程（图 11.29）。一旦明确确认 T11 位置，以 T11 椎弓根为中心做一个 30mm 的切口，用电刀将筋膜切开 35mm 长的筋膜层。然后触诊 T11 横突，将第一个扩张器滑至其内侧，依次扩张至 22mm 直径通道。在进行下一步之前，我将微创通道固定到位，并再次通过正侧位透视确认我的位置（图 11.30）。然后继续进行手术技术部分描述的标准骨性通道建立，这样可以暴露 35mm 的硬脊膜并切开一个 30mm 的开口用于切除病变（图 11.31，视频 11.1）。

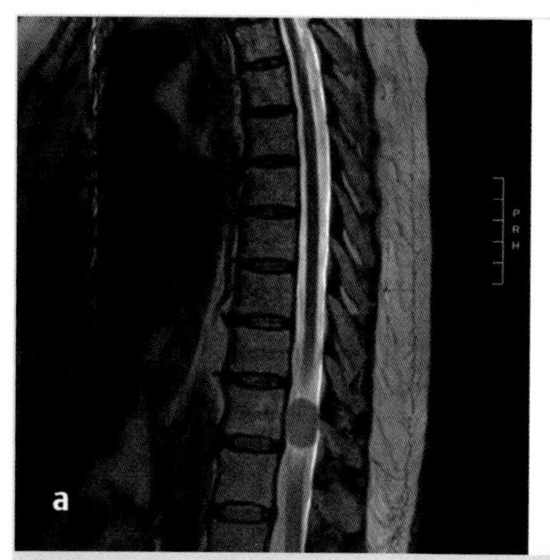

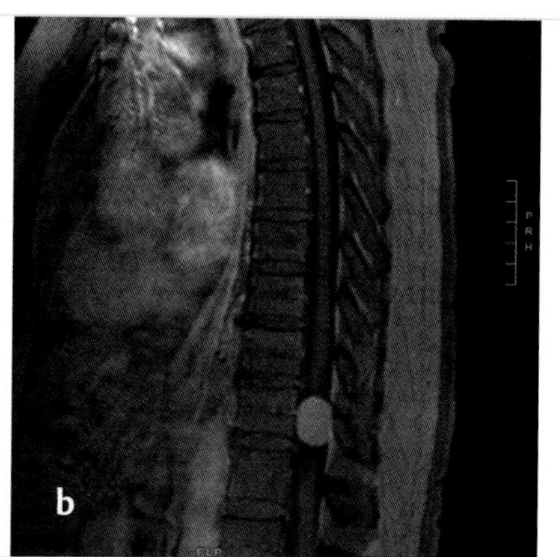

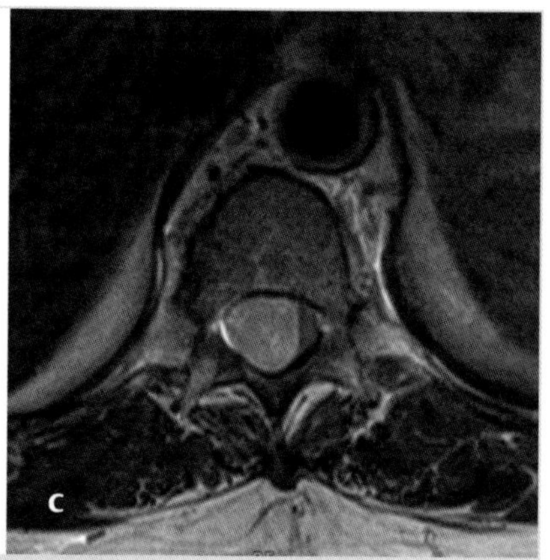

图 11.27 T11 脊膜瘤。a. 矢状位 T2 加权 MRI 显示病灶在 T11 椎弓根平面占据了整个椎管。b. 矢状位 T1 加权钆增强 MRI 显示病灶均匀强化。c. 轴位 T1 加权钆增强 MRI 显示脊膜瘤占据了整个椎管。在椎管左侧椎弓根平面脊髓被压成了新月形

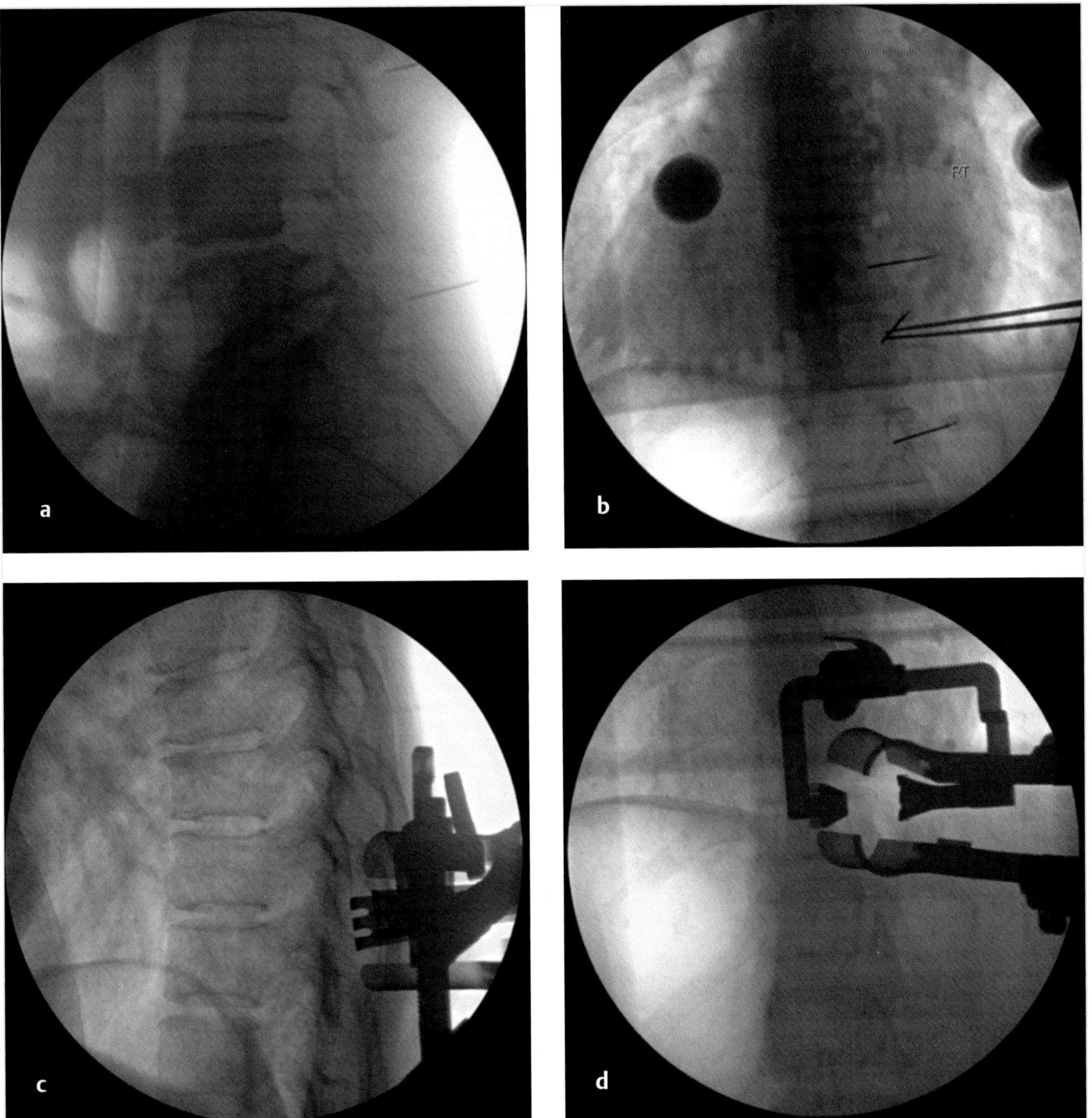

图 11.28　T11 脊膜瘤的定位和微创通道安置。a. 侧位透视图像显示从骶骨开始计数的定位针位置。b. 正位透视图像确认 T11 椎弓根是第二个有肋骨支撑的椎弓根。c. 侧位透视图像显示微创通道与 T11 椎弓根平齐。d. 正位图像显示了 T10 下半部分到 T11 下半部分的初步显露

术后护理

患者对手术的耐受性良好，并被转移到 ICU 进行术后平均动脉压监测和神经系统检查。她在术后第 1 天被转到普通病房，第 2 天回到家中。术后第 1 天患者可独立行走，行走不稳得到改善。术后 MRI 显示病灶完全切除。术后 5 年复查 MRI 未发现任何复发迹象（图 11.32）。在写这篇文章的时候，患者在 70 多岁时仍然保持着非常积极的生活方式。

11.11.2　病例 2：T3 脊膜瘤

临床病史及神经功能检查

一位 56 岁女性患者，因逐渐加重的左侧腹部疼

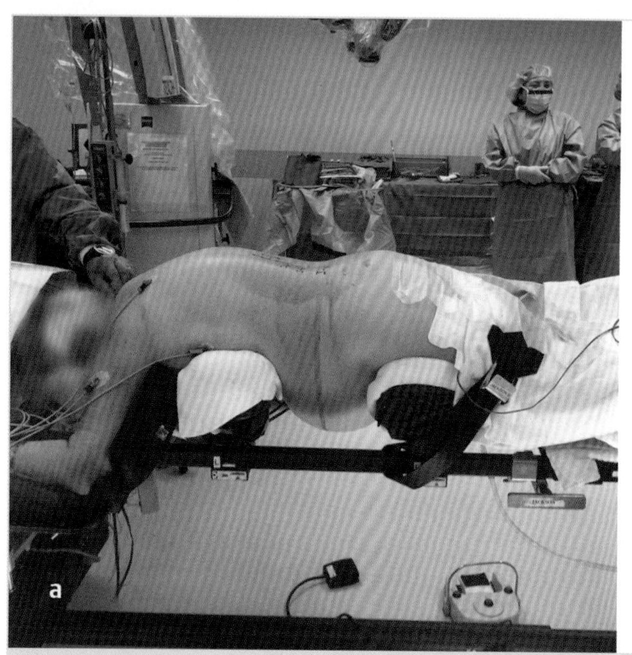
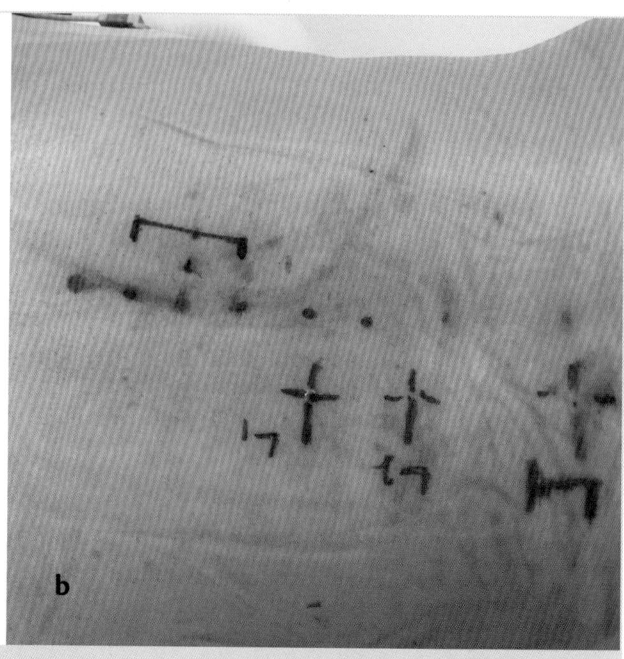

图 11.29 定位 T11 脊膜瘤。a. 术中照片显示患者躺在 Jackson 手术台上行右侧入路治疗 T11 脊膜瘤。患者已准备好初步定位并标记切口。标记后，对患者进行消毒铺巾，并用定位针再次确认切口位置。b. 标记 L4、L2、L1 椎弓根的定位针进针点。在消毒铺巾前规划切口。在术前使用之前的标记点再次确认切口节段

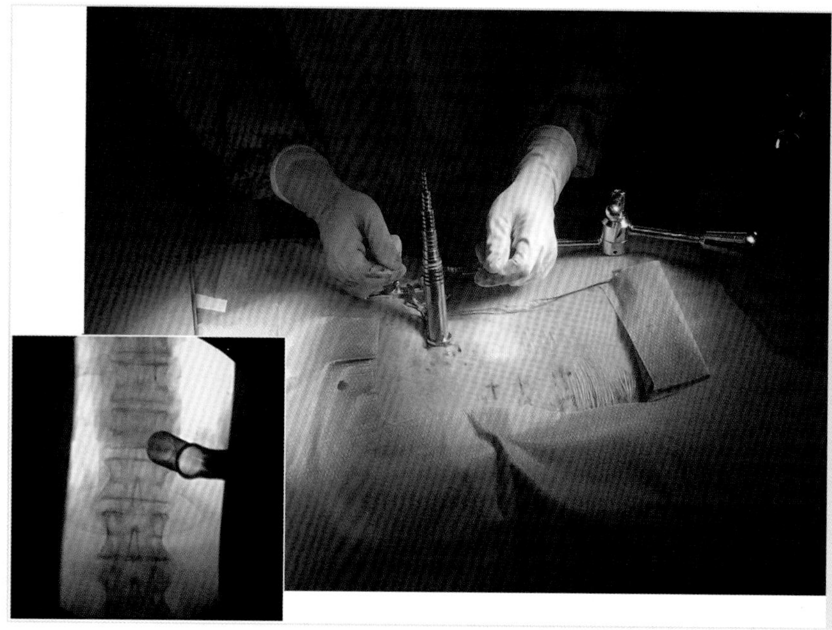

图 11.30 T11 脊膜瘤切除术中安置微创通道。术中图片显示微创通道位于 T11 椎弓根上方。插图显示了正位透视下微创通道位于 T11 椎弓根正下方，优化了到达 T11 半椎板、T10 椎板下半部分和 T12 椎板上半部分的入路

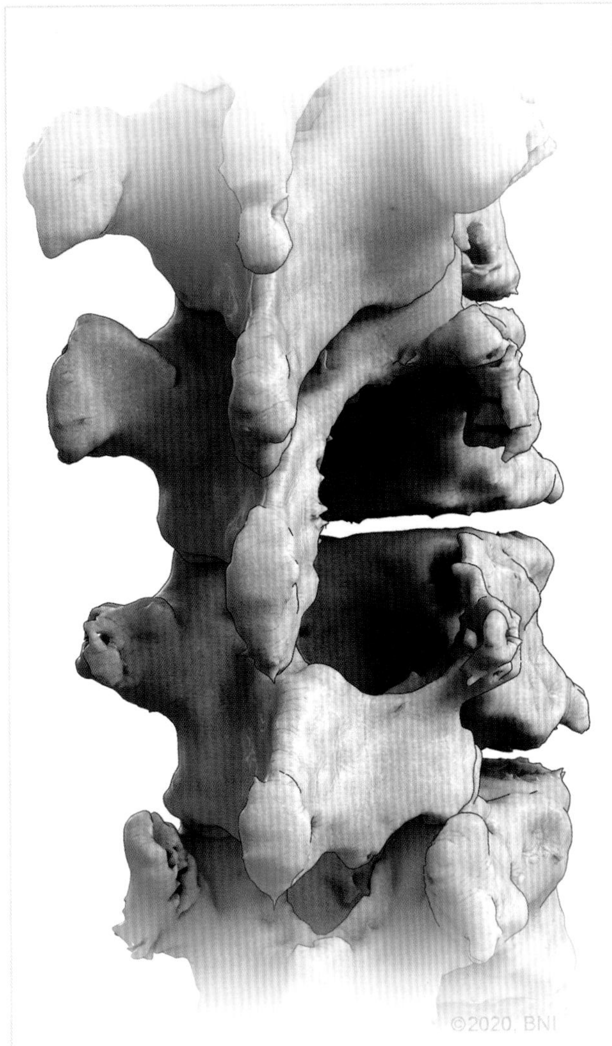

图 11.31 T11 脊膜瘤骨性切除范围。为切除病灶而进行的骨性切除范围的三维重建。这个病例的插图是利用术后的计算机断层图像创建的。从 T10 椎弓根到 T11 椎弓根的椎板切开术为切除病变和关闭硬脊膜提供了足够的工作通道。在这种情况下，进行了左侧全部关节突切除术。在这个病例中，没有因单侧关节突切除术而引起的不良临床后果。完整的棘突、后方张力带和对侧关节突为该节段提供稳定性

痛到他的家庭医生处就诊。最初诊断为肋软骨炎，在随后 1 年内患者的症状逐渐加重促使行进一步的病情诊治，最终进行胸椎 MRI 检查（图 11.28）。在整个诊断过程中患者保持全职工作，并且每周锻炼 2~3 次。经检查，她行走步态无明显异常，没有明显的行走不稳。感觉检查显示 T4 水平左侧感觉分离。本体感觉减弱。她的运动系统检查完整，双侧下肢近端和远端肌群肌力 5 级。双侧 Babinski 征阳性。髌腱及跟腱反射 3+，踝阵挛阴性。

影像学研究

胸椎 MRI 显示硬膜内髓外病变，钆均匀强化。轴位 T1 相增强 MRI 显示脊髓明显受压，病变占椎管容积 90%。脊髓在椎管前部被压扁成新月形。

微创手术的基本原理

轴位和矢状位病变分析显示，该病变的横径为 11mm，前后径为 10mm，上下径为 13mm（图 11.33）。病灶偏向左侧。与这些病变的位置和生长模式的观察结果一致，病变的几何中心位于 T3 椎弓根。这种偏向于椎管一侧且具有这些大小的病灶（在本例中为左侧）很容易接受微创治疗。以椎弓根为中心并与病变相对应的标准开窗范围提供了充分的切除通道。

手术技术

对于高位胸椎病变，将患者置于 Mayfield 头架上，将手术台倒置，类似于颈椎后路椎间孔切开术或椎板切除术（图 11.34）。使用正位透视来定位 T1 椎弓根并调整透视角度，直到视野与椎间盘平面完全平行（图 11.35）。

高位胸椎病变是少数可以仅采用正位成像定位节段的情况之一。然而，明确确认颈胸交界处是必要的。将透视机放置在视线完全平行于椎体终板的位置是正位透视的一个重要组成部分。图 11.34 显示一旦确认了 T1 椎弓根就标记手术切口位置。注意显示屏上的角度，该角度已调整为使 X 线束平行于 T2 的上终板，病变的头端位于 T2 的上终板。

具有明显特征的 T1 横突是可靠建立从颈椎到胸椎过渡的标志。如果我对辨别颈胸交界处的能力有任何疑问，我会恢复到侧位透视，将定位针放在 C5/C6 节段（或我能清楚看到的最后一个颈椎节段）上，在侧位图像上确认该位置，然后使用该参考点恢复到正位透视以确定 T1 椎弓根位置。确认这一标志现在成为进入胸椎的基础。

我在距离中线约 25mm 的位置用 15 号刀片做一个 30mm 长的皮肤切口（图 11.35）。用电刀倾斜切开分离筋膜并分离到胸椎椎板上。用手指触摸 T3 横突并将第一个扩张器放在横突处，然后让它滑到 T3 椎板上。我需要暴露一个手术区域，它横跨 T3 的整

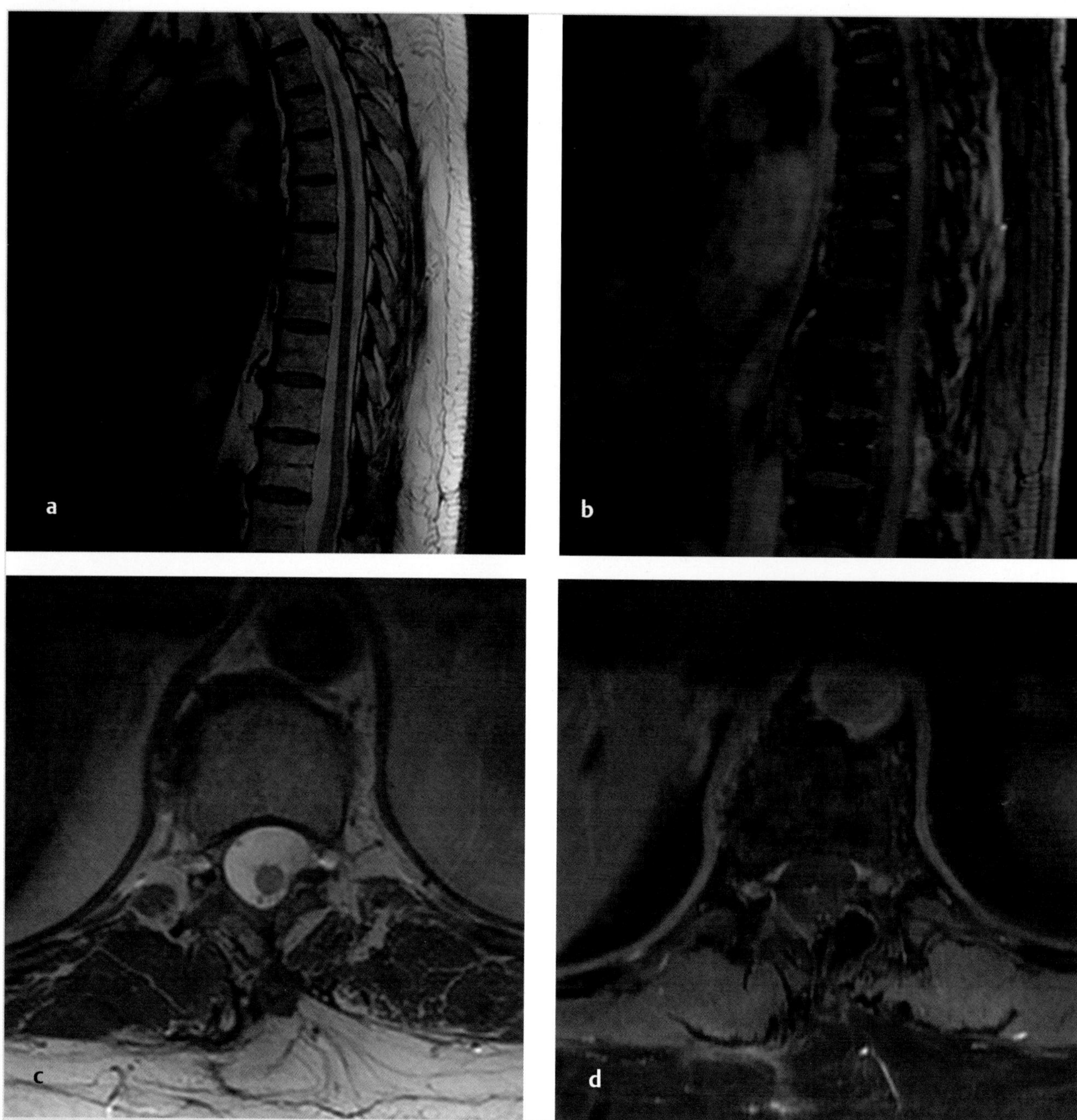

图 11.32 T11 脊膜瘤切除术后 5 年复查 MRI。a. 矢状位 T2 加权 MRI。只有一种迹象表明脊髓内存在脊髓软化症。b. 矢状位 T1 加权 MRI 显示脊髓无明显强化。c. 轴位 T2 加权 MRI 显示扩大的中央管。d. 轴位 T2 加权 MRI 显示无明显强化

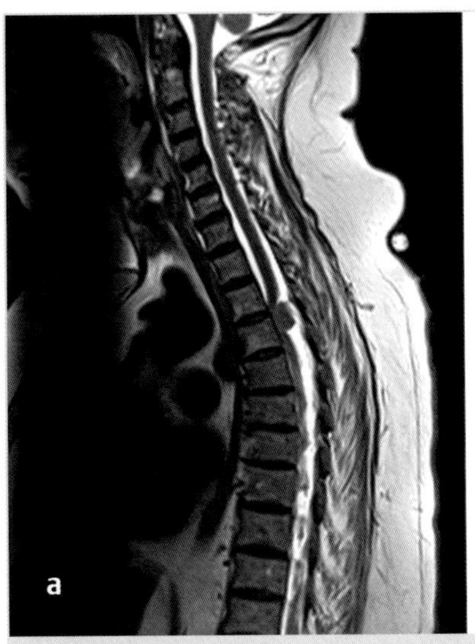
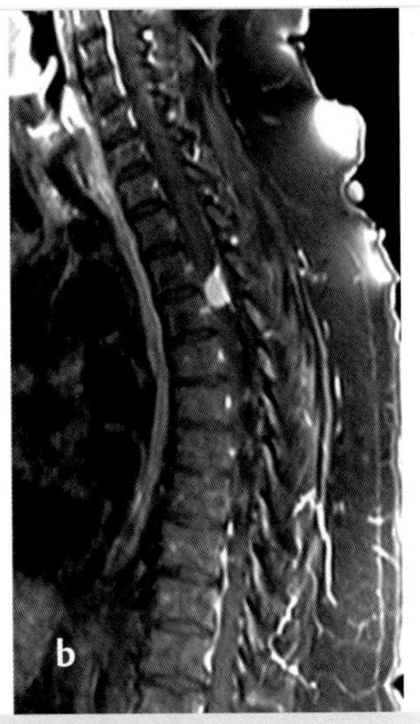
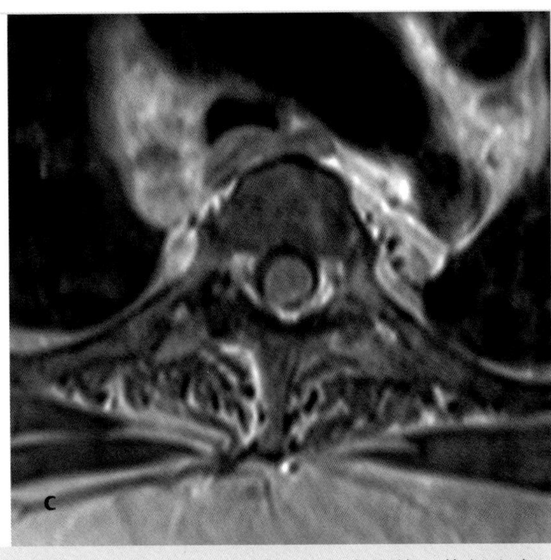

图 11.33　T3 脊膜瘤的 MRI。a. 矢状位 T2 加权 MRI 显示 T3 椎体水平的硬膜内髓外病变，几乎占据整个椎管。值得注意的是，脊髓实质内没有异常信号改变。b. 矢状位 T1 加权 MRI 显示钆均匀强化并伴有硬脊膜尾状强化。c. 轴位 T1 加权钆增强 MRI 显示病变几乎占据了整个椎管的前后径和横径

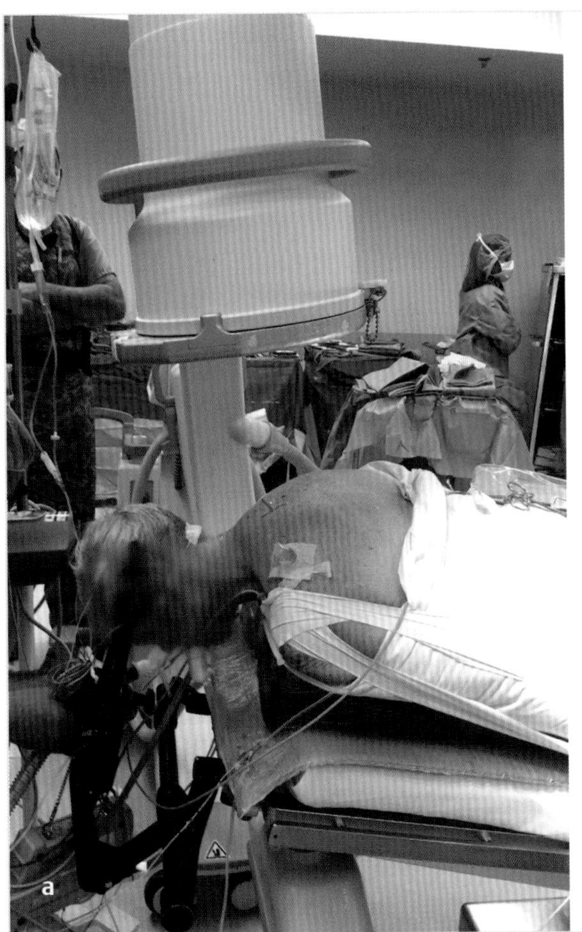
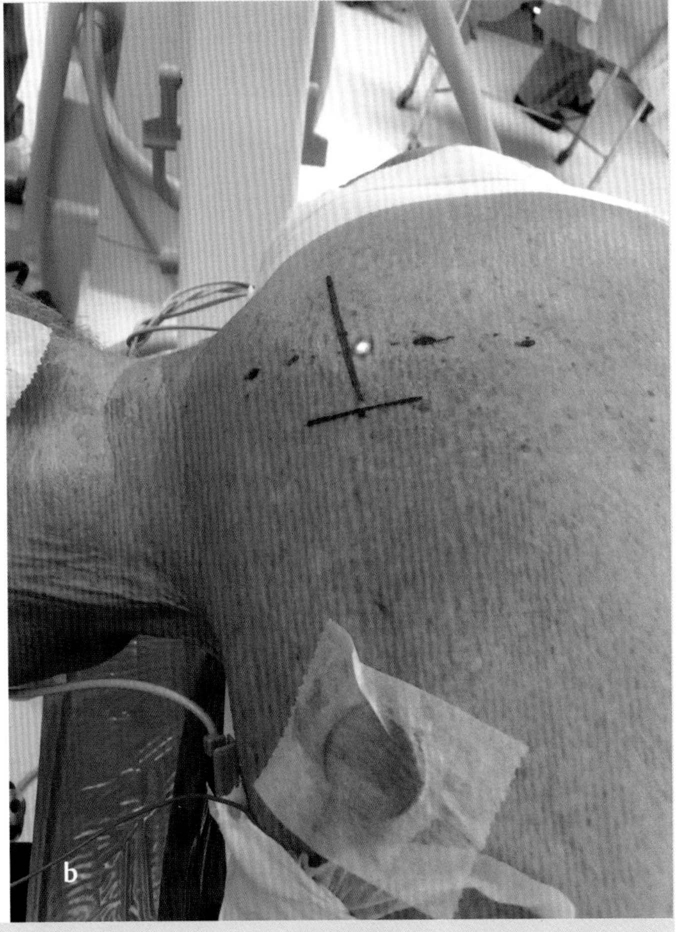

图 11.34　上胸椎椎管内病变患者体位。这个特殊的患者有一个 T2 硬膜内髓内病变。a. 患者胸部屈曲俯卧于 Mayfield 头架上。b. 正位透视用于定位 T1 椎弓根，然后在 T2 椎弓根顶部规划切口。计划在距后正中线 25mm 处做一个 33mm 长的切口

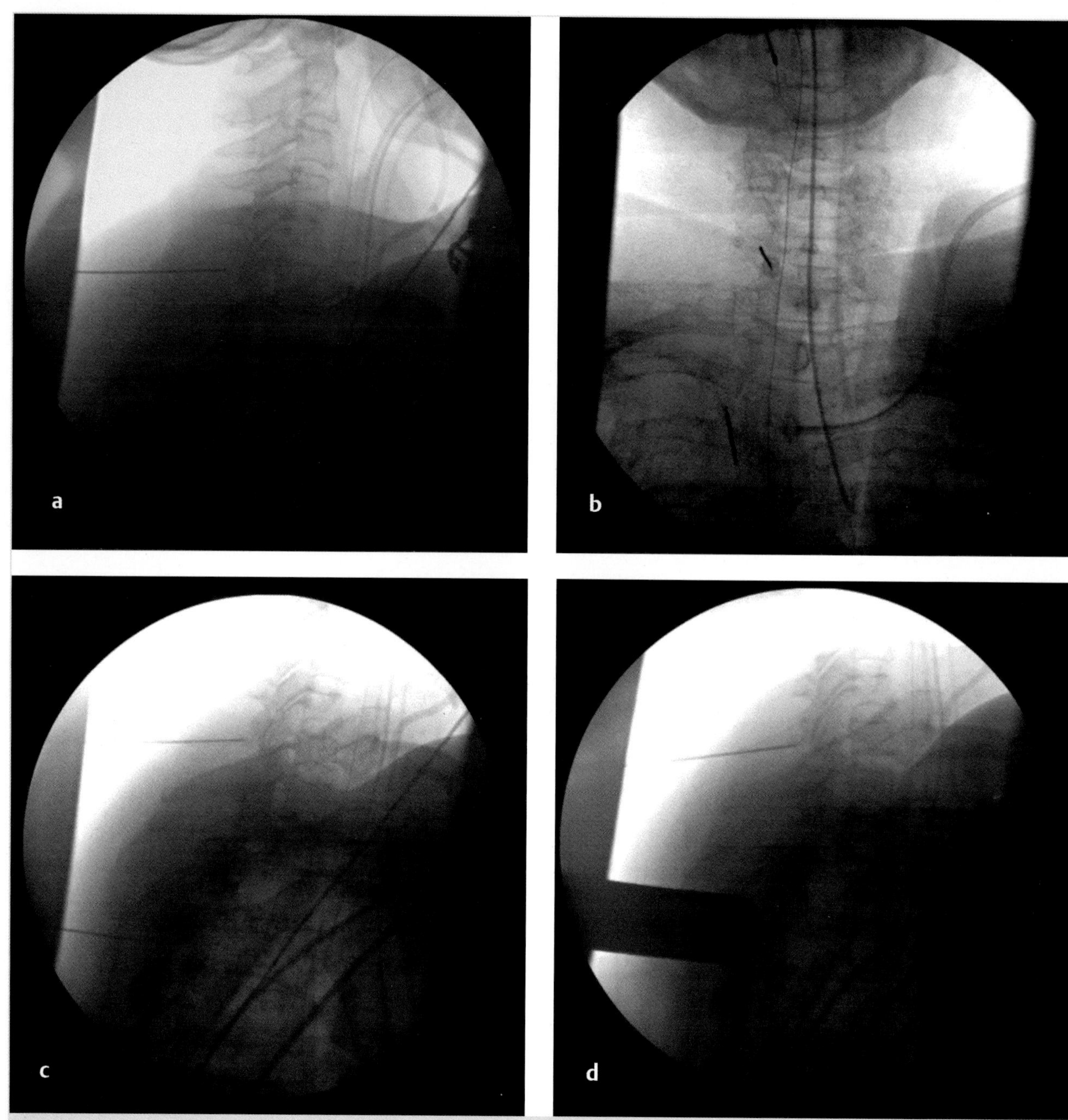

图 11.35 通过正位和侧位透视定位 T3 硬膜内髓外病变。a. 侧位透视图像显示定位针指向 C6 椎体的椎弓根。b. 随着通过侧位透视确定定位针位置，然后从正位透视上由 C6 开始向下数确定 T3 椎弓根。c. 一旦正位透视确认了 T3 椎弓根，侧位透视有助于确定切口位置。d. C6 处的定位针保持在原位，是脊柱可扩张微创通道放置的重要参考点

个椎板，并向头侧延伸到 T2 的椎板。随后的扩张器以 15°~20° 的角度进入椎板。当固定到位时，一个可扩张的通道应显露 T3 横突和椎板。

当我在 T3 将椎板暴露到棘突底部时，我继续显露解剖平面。打开微创通道并倾斜叶片有助于放置内侧 – 外侧牵开器，保持显露平面位于椎板之上。继续暴露脊柱，直到 T3 椎弓根的标志变得完全清晰，特别是 T2/T3 关节突和 T3 横突。一旦确信我已经完全暴露了足够显露 30mm 硬脊膜的椎板范围，就开始用磨钻板。就像在前面的病例说明中，在椎板凹陷处磨除骨质并识别椎管。将 T3 椎弓根内侧的 T2 下关节突磨除以扩大椎管和工作通道。在那里，从 T2 下关节突至 T4 上关节突向内侧延伸骨性切除范围暴露整个椎管。在打开硬脑膜并切除

病变之前，精确测量切除 35mm，以确认暴露范围（视频 11.2）。

冷冻切片和后来的最终病理报告证实了病变为脊膜瘤。病灶切除后，用聚丙烯缝线缝合硬脊膜。我取出了内侧 – 外侧牵开器，进行了止血，然后关闭并移除了微创通道。正如之前所述，我用 UR–6 针及 0 号 Polylactic acid 910 可吸收缝线间断缝合筋膜，用 X–1 针及 2.0 Polylactic acid 可吸收缝线间断缝合皮下层，最后用 3.0 Polylactic acid 可吸收缝线缝合皮肤。

术后护理

在 ICU 度过了一个平静的夜晚后，患者被转移到普通病房，并于术后第一天出院。患者的左腹疼痛完全缓解，且没有新的神经功能障碍。术后 14 天恢复工作，术后 5 年 MRI 监测无复发迹象（图 11.36）。

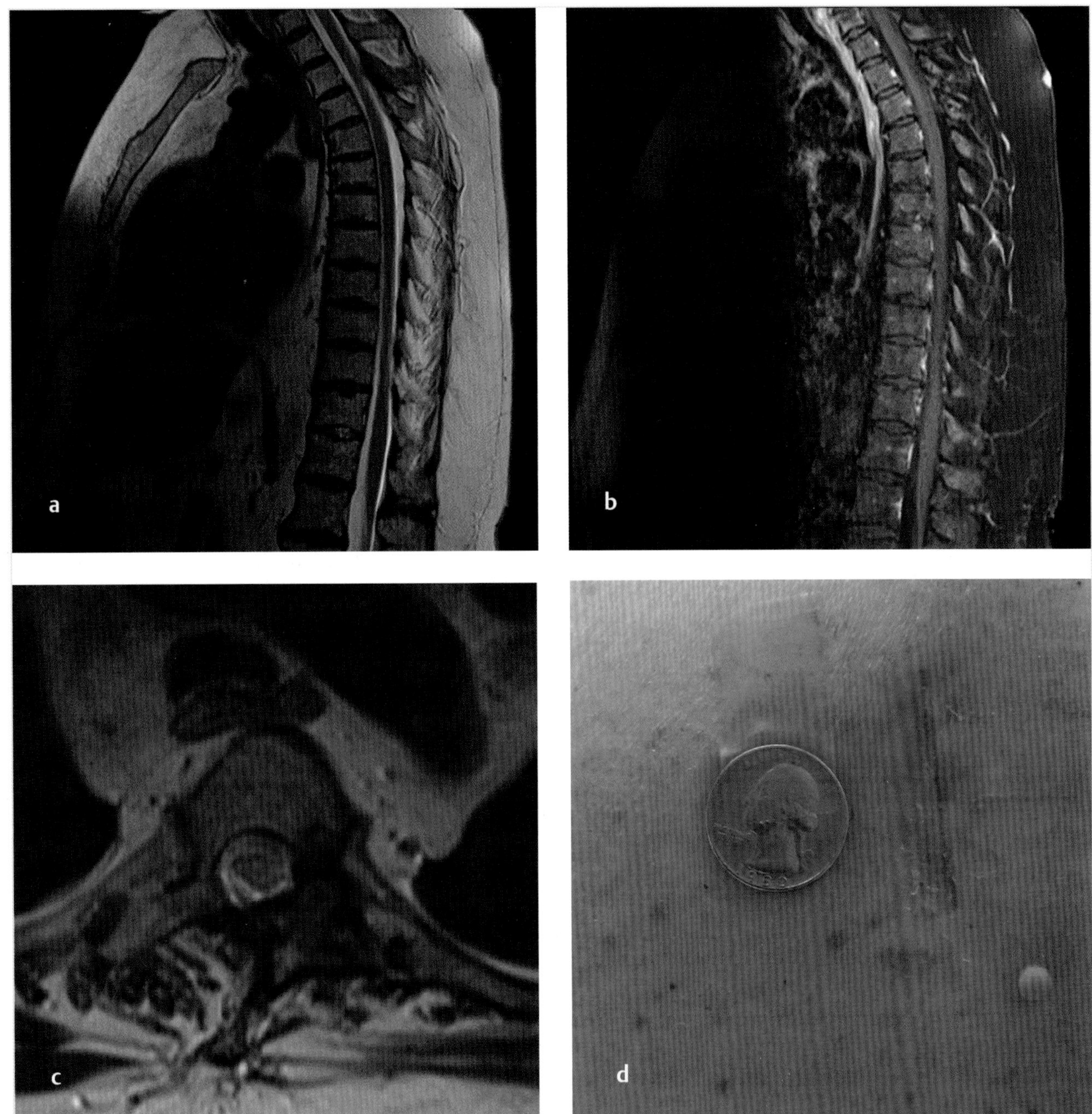

图 11.36 T3 脊膜瘤切除 5 年后复查的 MRI。a. 矢状位 T2 加权 MRI 显示病变完全切除。b. 矢状位 T1 加权钆增强 MRI 显示无强化证据。c. 轴位 T2 加权 MRI 显示脊髓直径恢复正常。左侧椎弓根和椎板的低信号区表示扩大开窗范围以及工作通道。注意保留了棘突。d. 切口照片

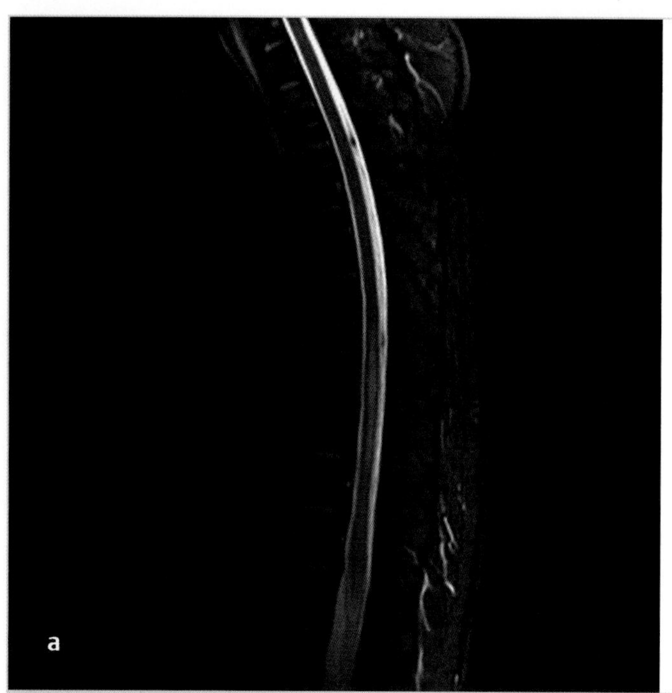

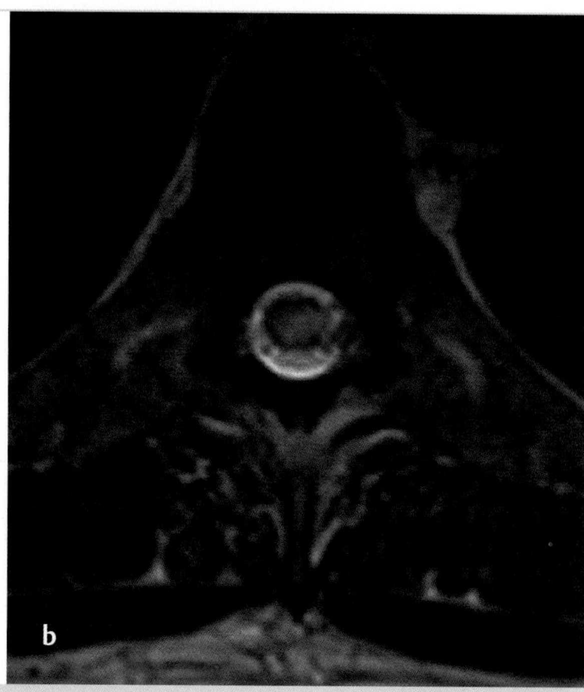

图 11.37 脊髓 I 型硬脊膜动静脉瘘。a. 矢状位 T2 加权 MRI 显示 T7~T10 的脊髓内的信号变化。该层面可见伴随脊髓扩张。b. T7/T8 水平轴位 T2 加权 MRI。脊髓水肿主要位于左侧。血管丰富提示潜在的血管畸形

11.11.3 病例 3：T8 硬脊膜动静脉瘘

临床病史及神经功能检查

一名 52 岁男性患者，因右腿麻木 1 年就诊。最初诊断为腰椎神经根病，患者被转诊进行物理治疗。症状持续进展，特别是腹部麻木和步态不稳，促使对颈椎和胸椎进行 MRI 检查。经检查，患者下肢近端和远端肌肉群力量完整。右下肢出现与神经分布区域不一致的针刺觉和浅感觉减退。双下肢本体感觉缺失。患者髌腱和跟腱反射亢进。

影像学研究

胸椎 MRI 显示脊髓水肿从 T7 延伸至 T10 并伴有脊髓轻度扩张。脊髓左侧水肿加重。没有形成瘘管的证据。在脊髓左侧靠近 T7/T8 椎间盘水平似乎有显著的血管结构（图 11.37）。

增强 MRI 显示 T7~T10 的轻度强化（未显示），且没有动静脉畸形形成的证据。然而，根据这些影像学表现，硬脊膜动静脉瘘是主要诊断，常规脊髓血管造影显示 T8 左侧存在 I 型硬脊膜动静脉瘘（图 11.38）。栓塞剂栓塞了部分节段血管，从而标记了 T8 椎弓根，极大地促进了病变的定位和放置微创通道的入路。

微创手术的基本原理

在先前的病例中，椎管内缓慢生长的肿瘤病变

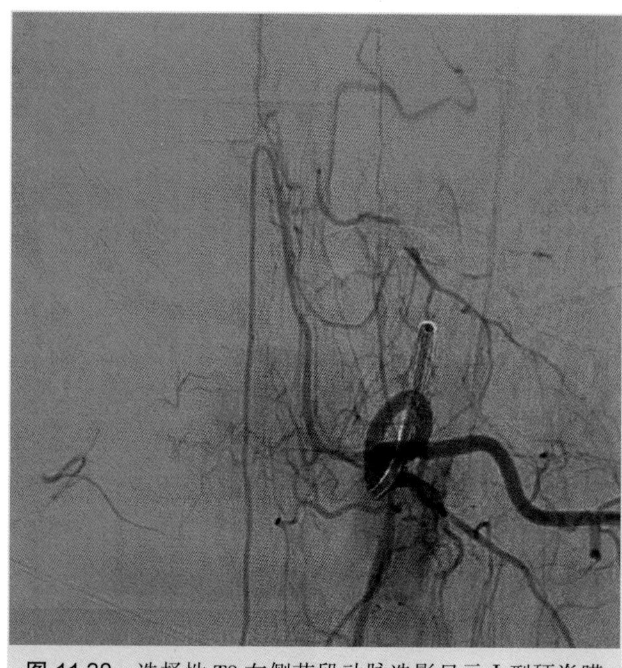

图 11.38 选择性 T8 左侧节段动脉造影显示 I 型硬脊膜动静脉瘘

的固有尺寸限制是微创方法的基础。椎管对于神经源性缓慢生长的肿瘤大小的天然限制是先前展示病例微创手术治疗的基础。在硬脊膜动静脉瘘情况下，病变的大小并不重要，更重要的是需要确定瘘本身的硬膜外和硬膜内成分。在这种情况下，病变的大小就是血管的直径。此外，就其起源而言，硬脊膜动静脉瘘也具有偏侧性。毕竟，瘘管的根本原因是来自左侧或右侧的一部分节段性血管。因此，手术治疗这类血管病变的过程中无须显露任何椎管中央结构。重点是脊髓的侧面，特别是显露节段动脉如何进入硬脊膜。具有偏侧性的局灶性病变符合本章开始时提出的微创入路的标准。从这个角度来看，有一个令人信服的从旁正中入路进入这些病变的解剖学基础。总之，这些病变的有限大小、固有的偏侧性以及对硬膜内和硬膜外成分的辨别构成了硬脊膜动静脉瘘微创治疗的基础。瘘管与胸椎神经根的关联使椎弓根再次成为手术的标志物。以椎弓根为中心的标准 35mm 开窗提供了安全有效切除病变所需的所有显露（图 11.39）。

手术技术

患者俯卧于 Jackson 手术台上，本章之前介绍的腰椎和胸椎的正位和侧位透视定位过程证实了左侧 T7~T9 椎弓根的位置。标记 T8 椎弓根的栓塞剂也是确认椎弓根的辅助标记，但并非仅用于定位。在 T8 椎弓根距离后正中线 25mm 处做一个 30mm 长的切口。用电刀切开筋膜，在 T8 横突上剥离椎旁肌及软组织显露骨性结构。随后在 T8 横突顶部放置可扩张的微创通道并逐级扩大直至可以放置微创通道（图 11.40）。

在打开微创通道之前，继续在椎板上显露解剖平面。首先显露 T8 横突。随着 T8 横突的显露，我能够建立深部的解剖结构。在头脑中想象椎弓根及椎管的位置。随后显露整个 T8 左侧椎板及棘突根部。一旦能够看到内侧棘突根部，就完成了头侧和尾侧暴露。只有在完全暴露左侧 T8 横突和 T8 的整个左

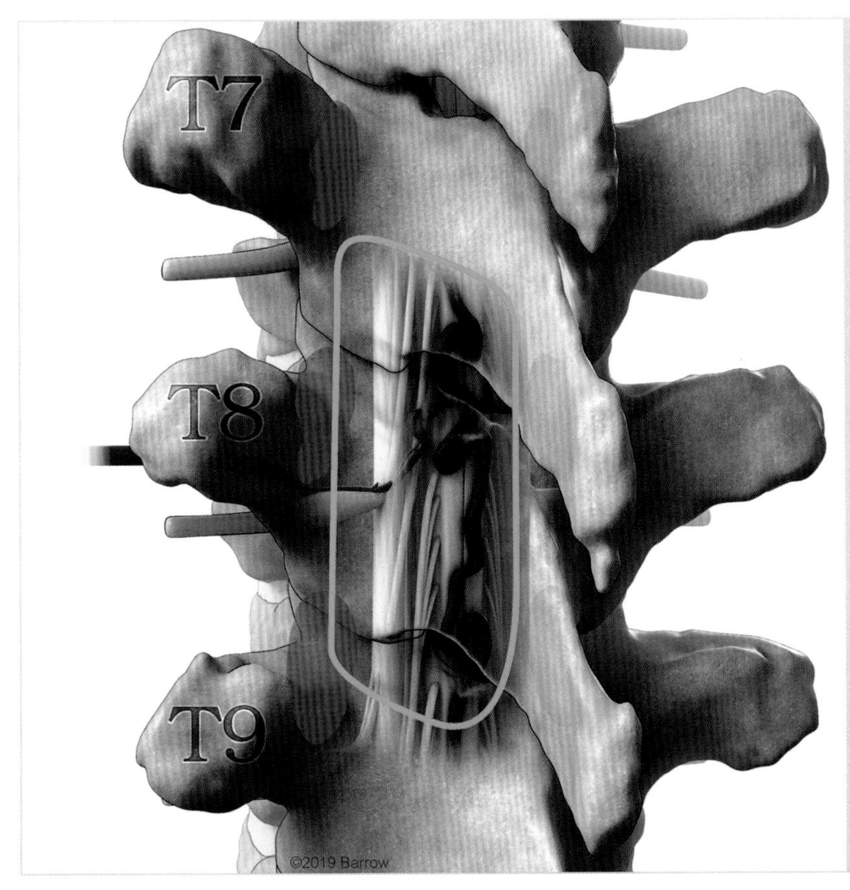

图 11.39　图示 I 型硬脊膜动静脉瘘。由于其起源于节段动脉，因此硬脊膜动静脉瘘天然具有偏侧性。硬脊膜动静脉瘘的这一特性及其局限性使其非常适合进行微创手术。在这张图中，绿线代表骨性切除范围。椎弓根用紫色标注。可见瘘管穿过硬脊膜并导致硬膜外静脉动脉化

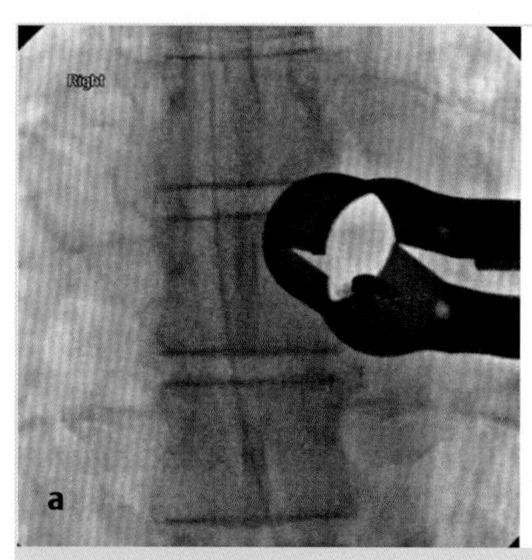

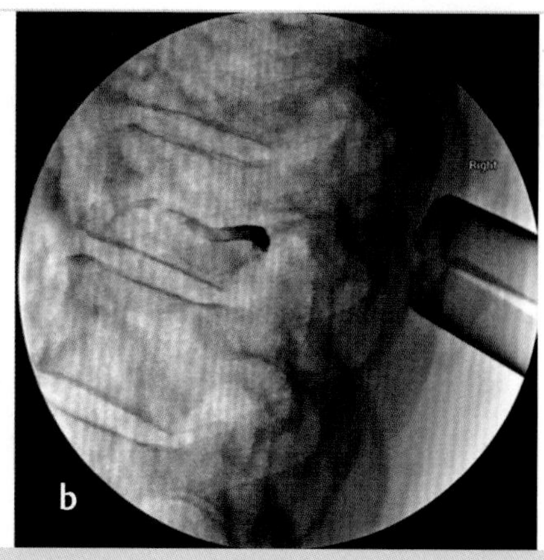

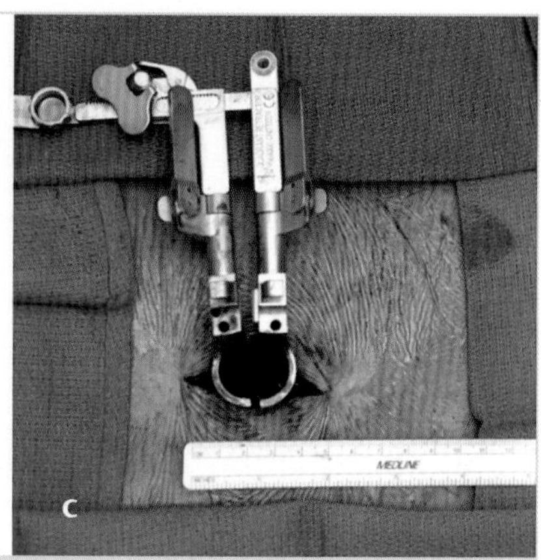

图 11.40 安置微创通道。a. 正位透视图像显示微创通道位于 T8 左侧椎弓根上方。栓塞剂标记了 T8 椎弓根，但通过透视正位和侧位从骶骨向上确定 T12 椎体仍然是有效的。b. 侧位透视图像提示微创通道的轨迹与 T8 椎弓根在同一平面上。c. 术中图片显示在暴露椎板和横突前微创通道所处的位置

侧椎板后，我才开始打开可扩张微创通道。我扩展了解剖和暴露范围以包括 T7 椎板的下半部分和 T9 椎板的上半部分。在开始用磨钻磨除椎板前，应确认至少显露了 35mm 的椎板。

从棘突底部到 T8 的横突内侧切除了半椎板，然后切除了 T7 椎板的下半部分和 T9 的上半部分。在 T8 水平，磨除椎弓根的内侧壁确保显露椎管的外侧缘。此时，有明显的节段血管神经根管处穿过硬脊膜。

当确认至少暴露了 30mm 的硬脊膜后，用 11 号刀片切开硬脊膜，并用聚丙烯线固定硬脊膜边缘。硬脊膜动静脉瘘的动脉化静脉进入眼帘。此时，仔细分析动静脉瘘是必要的。采用吲哚菁绿对血管进行荧光造影对瘘的识别和确认具有巨大的价值。手术视频以吲哚菁绿血管造影显示硬脊膜动静脉瘘。用一个微型夹子夹住瘘管，用另一个注射吲哚菁绿证实瘘管已被栓塞。然后用双极电极的尖端烧灼瘘管。尽管可以取出夹子，但将其留在瘘口所在的位置是术后血管造影的有用标志。

使用 6.0 聚丙烯缝线连续缝合硬脊膜，使用纤维蛋白胶封闭硬脊膜补片。微创通道的刀片在移除端口时收缩并止血。我分别用 UR-6 针及 0 号聚乳酸 910 可吸收缝线、X-1 针及 2.0 聚乳酸可吸收缝线、RB-1 针及 4.0 聚乳酸可吸收缝线缝合筋膜和皮下组织及皮肤。最后用 Benzoin、免缝合胶条及利多卡因贴剂覆盖伤口。

术后护理

患者术后双下肢近端及远端肌群肌力维持在 5 级。患者自觉右腿麻木较术前改善，但在术后仍持续数月。患者自述步态和平衡明显改善。患者术后立即转入 ICU 观察一晚后转入普通病变，并于术后第 2 天出院。术后 1 年，患者右小腿持续麻木，尽管与术前情况相比有所改善。他否认了存在步态及平衡问题。

11.12 结论

这一章代表了我在这本初级读物中描述的外科技术的结束，也是这项工作的适当结束。毕竟，使用微创技术切除硬膜内髓外病变是一系列技术综合应用的顶峰，该技术首先是通过微创椎间盘切除术发展起来的，然后通过椎板切除术和内固定融合技术进一步完善。你将利用所有这些技术通过微创通道安全有效地切除这些病变。硬膜内髓外病变是不常见的，因此，指望通过大量这类疾病让你发明一套特殊装置来通过微创技术切除病变是不现实的。相反，它兼顾的是普通常见的退行性疾病，如腰椎管狭窄和脊柱滑脱，这为你提供了学习这些技术的机会并将这些技术应用于硬膜内病变。当应用这些

技能的机会意外出现时，你已经做好了准备。幸运眷顾有准备的人。

本章结束时的几点结束语。不要把你已经发展的这种微创技能视为理所当然。当你达到了可以用微创方法切除硬膜内髓外病变的程度时，你的大脑就从二维角度看脊柱中解放出来了。你不再需要暴露和看到解剖结构来识别它。相反，你现在可以在不直接看到它的情况下，在充分了解深层解剖学的情况下，从三维角度观察脊柱。只有通过一次又一次地观察这些微创通道，无论是减压还是内固定，还是两者兼而有之，你才迫使你的大脑重建深部解剖结构。在整个过程中，对脊柱的认识得到了发展。由于缺乏更好的术语，正是这种第六感成为微创治疗方法中不可分割的一部分。切除硬膜内髓外病变不仅需要掌握胸椎的解剖结构，而且还需要有价值的第六感，这种第六感只有在大量微创病例积累时才能形成。

对脊柱的直观认识很难用传统的开放手术来描述，因为一旦暴露，解剖结构就一目了然。在大脑里准备微创手术方式时对脊柱的感知是不同的。重建深部解剖结构和通过小通道观察病变的技能甚至改变了你看 MRI 或 CT 的方式。你会在这些图像中比大多数人看到更多的内容。我的预测是，当你完成了向微创思维的转变后，你会发现自己正在阅读的这些图像与站在你旁边的同事看到的完全不同。你会问自己，为什么不做微创手术呢?

这本入门图书还剩下两章即将结束。你可能会惊讶地发现，最后几章与微创外科技术毫无关系。取而代之的是透视和显微镜的使用，这是脊柱微创手术的本质要求。尽管计算机辅助导航技术不断发展和进步，但我相信在可预见的未来，或许在我们余下的职业生涯中，我们将与透视继续携手同行。我希望最后两章能加深你们对透视法工作原理的理解并提高你们对辐射暴露的认识。透视的基本原理是我觉得许多脊柱教科书和下一代脊柱外科医生的教育中缺少的主题。这是我的意图，用这本入门读本的最后两章来填补这一空白。

参考文献

[1] Chiou SM, Eggert HR, Laborde G, Seeger W. Microsurgical unilateral approaches for spinal tumour surgery: eight years' experience in 256 primary operated patients. Acta Neurochir (Wien). 1989; 100(3–4):127–133.

[2] Eggert HR, Scheremet R, Seeger W, Gaitzsch J. Unilateral microsurgical approaches to extramedullary spinal tumours. Operative technique and results. Acta Neurochir (Wien). 1983; 67(3–4):245–253.

[3] Yaşargil MG, Tranmer BI, Adamson TE, Roth P. Unilateral partial hemi-laminectomy for the removal of extra- and intramedullary tumours and AVMs. Adv Tech Stand Neurosurg. 1991; 18:113–132.

[4] Poletti CE. Central lumbar stenosis caused by ligamentum flavum: unilateral laminotomy for bilateral ligamentectomy: preliminary report of two cases. Neurosurgery. 1995; 37(2):343–347.

[5] Lin PM. Internal decompression for multiple levels of lumbar spinal stenosis:a technical note. Neurosurgery. 1982; 11(4):546–549.

[6] Tredway TL, Santiago P, Hrubes MR, Song JK, Christie SD, Fessler RG. Minimally invasive resection of intradural-extramedullary spinal neoplasms. Neurosurgery. 2006; 58(1) Suppl:ONS52–ONS58, discussion ONS52–ONS58.

[7] Panjabi MM, Takata K, Goel V, et al. Thoracic human vertebrae. Quantitative three-dimensional anatomy. Spine. 1991; 16(8):888–901.

[8] Tumialán LM, Theodore N, Narayanan M, Marciano FF, Nakaji P. Anatomic basis for minimally invasive resection of intradural extramedullary lesions in thoracic spine.World Neurosurg. 2018; 109:e770–e777.

第 12 章　放射与微创脊柱外科

摘要

对脊柱微创手术的一个主要批评是，它比开放手术有更大的辐射暴露。辐射暴露也是阻碍外科医生将微创技术纳入其实践的一个因素。微创手术中有限的可视化解剖要求以某种形式进行额外的成像；但是，额外的成像和辐射暴露之间不一定有线性关系。微创脊柱外科医生需要建立一种思维方式，即更多的成像不一定等同于更多的辐射暴露。对 X 线的产生和辐射暴露的基本原理有一个全面的了解，将使他们能够开始改变他们使用的辐射量，并最终减少他们在微创手术中的电离辐射总暴露量。在这一章中，我讨论了 X 线产生的物理学，然后将这些基本的科学原理应用到透视机上。我在这一章的目的是帮助读者更好地理解在屏幕上产生脊柱图像的因素。随着对 X 线生成和透视基本原理的了解，读者将没有理由避免进行微创手术时使用比开放手术更少的辐射。

关键词：阳极，阴极，透视，图像增强器，K 特性 X 线，热电子发射，X 线管

生存就意味着改变，改变就意味着成熟，而成熟就意味着孜孜不倦地不断创造自我。

Henri Bergson

12.1　引言

我清楚地记得我作为外科实习生走进手术室进行第一例手术时的情景。当时，我是一名刚从医学院毕业几周的新医生。这是一个颈椎前路椎间盘切除融合术病例。患者被安置好后，颈椎和髂前上棘一起进行消毒铺巾。主刀医生仅仅根据胸骨切迹和甲状软骨的解剖学标志来规划和标记手术切口。然后，他用 10 号刀片切开颈部皮肤切口，而我则在髂前上棘上切开一个切口到达髂嵴，这个切口用于取自体髂骨植骨，这也是患者后期出现疼痛的位置。没有透视图像或侧位 X 线片来辅助规划切口。一旦主治医生暴露了预定的节段，主治医师就会将一根定位针插入椎间隙并进行侧位 X 线透视确定手术节段。

我们都像企鹅一样徘徊在我们认为离那台巨大的便携式 X 线机足够安全距离的地方，因为放射技师正在进行放置胶片和获取图像的复杂过程。我们都没有穿防护服。X 线机嗡嗡作响，达到高峰，咔咔作响，然后回落到低沉的嗡嗡声。

放射技师拿起胶片暗盒，把它带到大厅的显影室。便携式 X 线机被留在原地，以备需要额外的透视图像时使用。我们抱着胳膊站在一旁，尽量不污染自己，等待结果。我们需要知道定位针是否刺入了预定目标。确认手术节段似乎总是需要很长时间。透视照片的返回给房间里的所有人带来了一阵兴奋和期待。当放射技师悬挂胶片时，我们都聚集在阅片灯周围。主刀医生检查了图像，并让放射技师对肩部进行牵引以获得另一张图像，因为我们根本无法看到目标节段。30min 后，终于通过这张 X 线片确认了节段，我们可以继续进行手术了。

我接到的指令是使用一个摆锯从髂前上棘上切出一个平行的移植物。从髋部切取结构性移植物是我以前从未做过的事情。我没有问问题，照做了，并把移植物交给主治医生，他进一步修剪其以适应该节段。他用锤子将其固定在两节椎体之间的椎间隙。然后，将颈椎钢板放置在合适的位置，并用 4 枚螺钉固定。我清楚地记得他问我是否认为颈椎钢板在颈椎上的位置是直的。我仔细地检查了牵开器挡板之间位于椎体上的颈椎钢板，告诉他我真的看不出来。在关闭切口或者送入麻醉苏醒间之前必须等待正位（AP 位）和侧位透视结果。就这样，我在加州圣地亚哥海军医疗中心完成了我作为外科实习生的第一个病例。那一年是 1999 年。

在那一年里，和我一起工作的外科医生在我看到的各种脊柱手术中，几乎没有使用任何透视。椎板切除术、显微镜下颈椎间盘切除术甚至腰椎融合内固定术，都是通过参照一个或一系列侧位 X 线片进行的。我目睹了一些与器械有关的并发症，现在回想起来，如果当时有更多的成像方法，这些并发症是可以避免的。但在当时，至少在那个特定的机构里，透视技术不是不能用，就是不被脊柱手术所接受。

我在美国海军服役数年后，于 2003 年进入神经外科住院医师行列。那段时间我大部分时间都在海外，在艰苦的环境和外国医院里工作。当我到达佐治亚州亚特兰大的 Emory 大学参加住院医师培训的第一天，我明显感觉到现在的情况已经大不一样了。透视检查设备随处可见。在每个颈椎病病例开始时透视机已就绪，帮助规划切口，并在现场保持无菌状态，高效地确认节段并指导器械操作。同样地，所有腰椎或胸椎内固定病例自始至终都有透视。

颅内动脉瘤和动静脉（AV）畸形的术中血管造影已成为普遍现象。与我以前的经历相反，我发现随时可以使用透视机优化手术的效率，提高仪器操作的技术，并在术中识别潜在的仪器相关并发症，以便我们可以随时解决这些问题。据我估计，扩大透视机的使用范围是朝着正确方向迈出的一步。它对患者更安全，对手术更有效。

脊柱微创手术的兴起，恰好与我担任住院医师的时间相吻合，完全改变了手术室内透视的面貌。在传统的开放手术中透视是有帮助的但不是必需的。时至今日，一些外科医生在进行脊柱手术时只需拍一张侧位片来确认节段，然后根据解剖学标志或直接观察椎弓根和其他骨性突起继续操作。然而，微创手术是需要某种形式的附加图像引导。在大多数这些手术中，额外的图像引导是以透视的形式进行的。在过去的 10 年中，透视的增加和脊柱微创手术的普及，都增加了外科医生的电离辐射暴露。再加上现在神经外科住院医师经常进行的介入性神经血管手术，毫无疑问，这一代的神经外科医生在培训中可能会比前几代的外科医生接触到更多的透视电离辐射。这种暴露增加的后果仍不清楚。事实上，可能还要等上一代人，才能充分认识和理解这种增加暴露的后果。对我们中的一些人来说，现在做些什么都太晚了。

同时，图像导航技术的兴起与脊柱微创手术的发展同步。计算机辅助导航的使用结合各种术中计算机断层扫描成像技术，基本上消除了外科医生和手术室人员的辐射暴露。我们在使用这种技术时做出的一个让步是增加了对患者的辐射暴露。外科医生使用的理由是，这对患者来说是一次性的剂量，我认为这是一个合理的论点。

类似于世纪之交的透视，导航仪器在我们的手术室里逐渐普及。没有人会否认导航在长段融合或复杂的脊柱侧凸病例中的好处。然而，在经腰大肌入路和单节段或两节段经椎间孔入路中，导航仍然是一个有巨大争论的领域，因为在目前的技术中导航系统无法捕捉到椎间盘高度的变化。在未来的几年里，导航无疑将变得更加准确、更加高效和更加具有成本效益。我预见导航技术将在未来的脊柱手术中发挥更重要的作用。

然而，尽管导航技术带来了革命性的进步，但很难想象在目前的形势下，导航技术如何取代透视技术来进行微创手术，如微创显微椎间盘切除术、椎板切除术和颈椎前路融合术。对于那些对任何形式的图像引导依赖程度较低但仍然需要定位的手术来说，它只是太笨重了一些。因此，在可预见的未来，透视在这些微创手术中的作用仍然是影响深远的。由于我们在脊柱外科的剩余职业生涯中可能会继续与透视携手并进，因此明显的问题是“如何才能将透视的电离辐射降到最低？”

脊柱外科的发展已经到了钟摆向另一个方向摆动的时刻。下一代的微创脊柱外科医生需要尽一切努力减少对患者、手术室人员和他们自己的电离辐射量。我相信在脊柱微创手术的文化中应该发生这样的模式转变。尽量减少电离辐射剂量的第一步是了解透视的基本原理。辐射物理学是一个在医学院中经常被忽视的话题，在神经外科或骨科住院医师培训项目中也很少深入涉及。我在完成神经外科住院医师培训时，对脊柱的图像如何出现在屏幕上没有丝毫概念，只是把机器插在墙上，按了一个按钮。第二步是利用这种认识，应用低剂量方案来完成我们需要的成像。这些方案将是这本入门读本的下一章也就是最后一章的主题。

我在这一章的开头引用了法国哲学家 Henri Bergson 关于需要改变、成熟和重塑自我的一段话。仅仅在过去的 10 年里，脊柱外科已经证明了它有能力做到这一点。为了患者的利益，为了我们的员工、住院医师、我们自己和我们之后的一代外科医生的安全，我们必须不断地重塑我们的专业。脊柱微创手术、经腰大肌入路、保留运动功能和图像导航的进步就是说明这一点的完美例子。我希望脊柱微创手术中辐射意识的提高和减少辐射的努力将成为未来几年重塑的一部分。

12.2 放射技师和微创外科团队

在我的整个实习期和职业生涯的前两年，我认为透视不过是手术的一个限制手术进程的步骤。我们不是在等待放射技师带着两部机器来，就是在等待中央处理器启动，以便我们能够拍摄图像。无论哪种情况，透视似乎总是会拖延手术的进行。虽然在透视机预热时我有足够的时间考虑这个问题，但我从未考虑过当有人按下那个黄色的小按钮来生成图像时究竟发生了什么。

我会鼓励读者与放射技师交谈。一旦你开始讨论辐射的暴露和技术，你就会对他们拥有的知识感到惊讶。你会很快意识到，这些人是唯一真正有资格获取透视图像的人。进行这样的对话是值得的。多年来，我阅读了许多关于这个主题的文章和书籍章节，最终我从每天与我一起工作的放射技师那里学到了更多关于辐射和透视的知识。在本书的前言中，我系统性地讨论了微创重要性。脊柱微创手术最好由一个熟悉各方面微创手术的专业团队来完成。为此，与透视技术专家建立良好的工作关系很重要，他们可以预测、调整和修改透视仪器的位置，以优化你所需要的图像。请记住，透视机中央处理器内的算法是基于一个目标编写的：图像优化。实际上，作为脊柱外科医生，我们真正需要的不是每次都是完美的图像，而是在尽可能低的辐射剂量下获得足够的图像。你可以通过与你的透视技师紧密合作来实现这一目标。实现这一目标的第一步是了解透视的基本原理，这也是本章的目标。应用这些基础知识来减少放射线照射是本书的下一章也是最后一章的主题。

12.3 透视基本原理

在脊柱手术中，我们把透视机电源插在墙上，等待它开机，把它对准脊柱并形成图像。我多年来一直认为这个过程是理所当然的，丝毫没有体会到在屏幕上创造图像的过程是什么。在其最基本的形式中，该图像是将电能转化为电磁能的结果。正是这种电磁能产生了X线，它穿过身体然后与图像增强器相互作用形成图像。但是，在你只按下一个按钮之后，脊柱的图像是如何出现在屏幕上的呢？一个插在电源插座上的机器是如何产生X线的？产生该图像的辐射来自哪里？毕竟，X线管中没有放射性物质。还有，为什么我们在打开透视机后要等上5min才能生成图像？

要回答这些问题，我需要把你带回到一开始让你进入医学院的化学和物理课程。动能、势能和带有轨道电子的玻尔原子理论都是熟悉的概念，尽管在你的记忆中可能很遥远。我将把这些理论原则应用于透视机，使你能够理解X线管内的阴极和阳极的组成部分是如何产生X线并最终形成图像的。这些基础知识对于理解一台插在电源插座上的机器是如何产生X线并在屏幕上形成图像，从而使你能够定位一个节段或置入一枚椎弓根螺钉是至关重要的。下面，我将从X线的起源开始，然后讨论透视机的各组成部分如何共同产生这些X线。

12.4 X线起源的概述

原子内的电子从外壳到内壳的跃迁以X线的形式释放能量。在透视的情况下，中心原子元素是钨(图12.1)。因此，屏幕上形成的图像取决于围绕钨原子核旋转的外壳电子向内壳电子的跃迁。这一过程释放出形成图像的X线。这些X线在不同程度上穿透患者的身体，形成指导我们手术的图像。

但是，为什么一个外层电子会开始在钨原子内进行这种跃迁呢？它这样做是为了填补一个使原子不稳定的内部电子壳的空白。因此，X线的产生取决于在钨原子的内部电子壳中产生一个必须由外层电子来填补的空隙。内层电子壳的射出使原子变得不稳定，这就需要外层电子向内层电子壳跃迁以恢复稳定（图12.2）。

既然我们知道内壳电子的射出是产生X线的主要活动，那么下一个合乎逻辑的问题就是如何将内壳电子从钨原子中射出。答案很简单，就是用抛射物直接对准在钨原子壳内绕其轨道运行的电子来轰击钨原子，目的是把其中一个电子击出它的壳。从概念上讲，从钨原子中击出电子的理想抛射物的大小和重量与我们的电子靶相当。台球之间的碰撞(在亚原子范围内)将是一个类似的场景。有了这个类比，我们可以看到，理想抛射物的合理选择是另一个电子。如果我们能够创造出一股射出的电子流，以足够的速度和能量瞄准钨原子，将钨原子内层的一个电子击出，那么我们就可以产生那些珍贵的诊断性X线。

因此，X线产生的基本要素是一束探测电子和一个钨靶。有了对X线产生基础的基本了解，我们现在可以开始讨论透视机的组成部分（图12.3）。

12.5　透视机的组成

12.5.1　阴极灯丝及电子束

本节从X线的发源地——X线管开始。将X线管从其核心元素和功能中分离出来，将使我们能够转换到原子水平进一步研究X线的产生。在其最基本的形式中，X线管是一个具有阴极灯丝和阳极靶的二极管（图12.4）。阴极灯丝产生电子束，而电子束又被引向阳极靶，阳极含有电子束的目标钨。由于创造X线的首要任务是产生射出的电子流，我将首先关注X线管的阴极灯丝部分。

产生这种电子流的方法之一是将金属加热到相当高的温度，使电子基本上沸腾起来，这一过程被称为热离子发射。为了达到这个目的，现代透视机的开发者在阴极使用了钍钨灯丝。当我们打开透视机时，电流开始加热灯丝，使其低于电子发射所需的温度，但其温度足以使灯丝准备好迎接电压的激增，从而使灯丝加热到足以发射电子。预热烤箱准备烘烤也是类似的情况。

热离子发射要求高电压的电能通过钍钨灯丝，并达到有效蒸发钨原子外层电子所需的阈值。这些电子将形成电子束。只有高压发生器才能达到这种阈值，因此它是阴极的一个必要组成部分。当灯丝的温度高到足以使电子沸腾时，它们开始向带正电的阳极移动（图12.5）。

尽管引力正将带负电的电子拉向带正电的阳极，但所有带负电的电子都试图达到同一个带正电的目标。在这个过程中，电子的静电排斥将不可避免地导致电子束的散射。如果不加修正，电子将永远无法形成能够击中目标的可靠光束。为了形成电子束，一个带负电的聚焦杯将电子静止地限制住，从而形

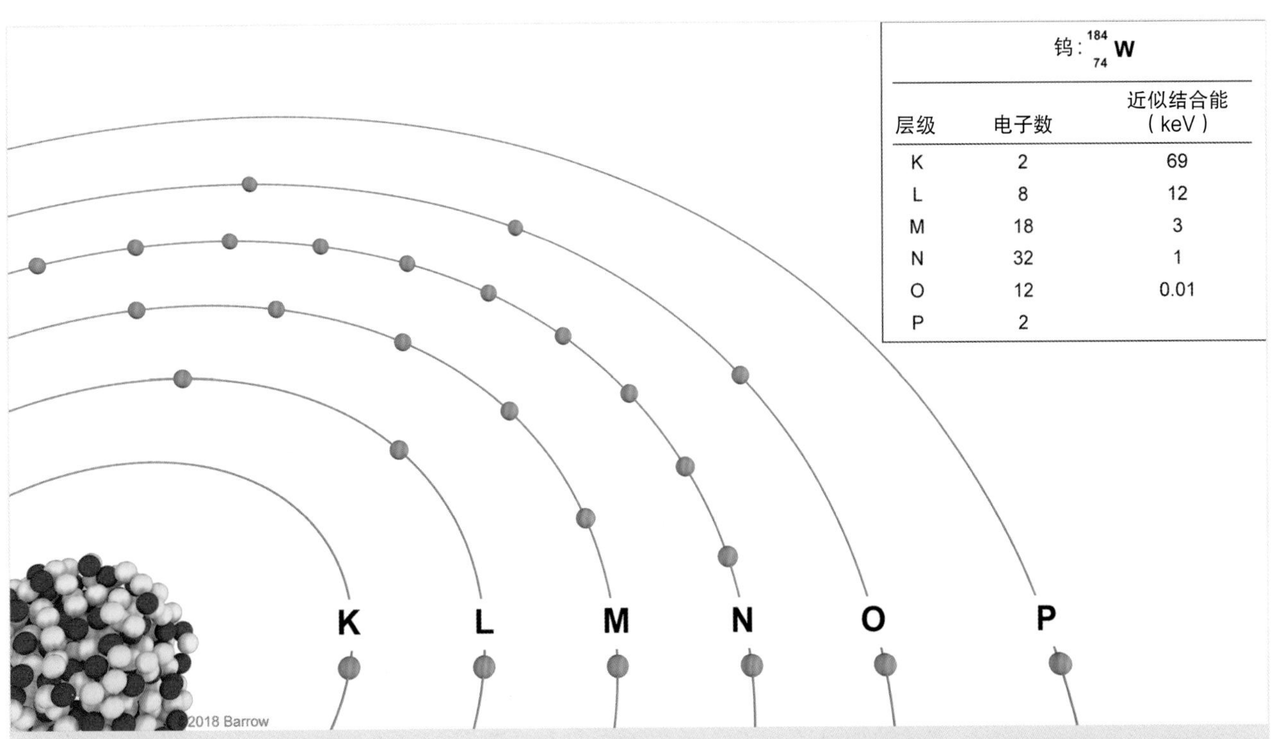
钨：$^{184}_{74}W$

层级	电子数	近似结合能（keV）
K	2	69
L	8	12
M	18	3
N	32	1
O	12	0.01
P	2	

图12.1　钨原子有74个电子围绕原子核运行。有几个电子层（K~P）。电子离原子核越近，结合能就越高。电子离原子核越远，结合能就越低。K层中最靠近原子核的两个电子具有最高的结合能。因此，从原子中移除K层电子需要最多的能量。移除一个K层电子将导致一个不稳定的原子，直到另一个电子从外壳中被拉出来取代它的位置。电子从外壳到内壳的跃迁就是产生辐射的过程

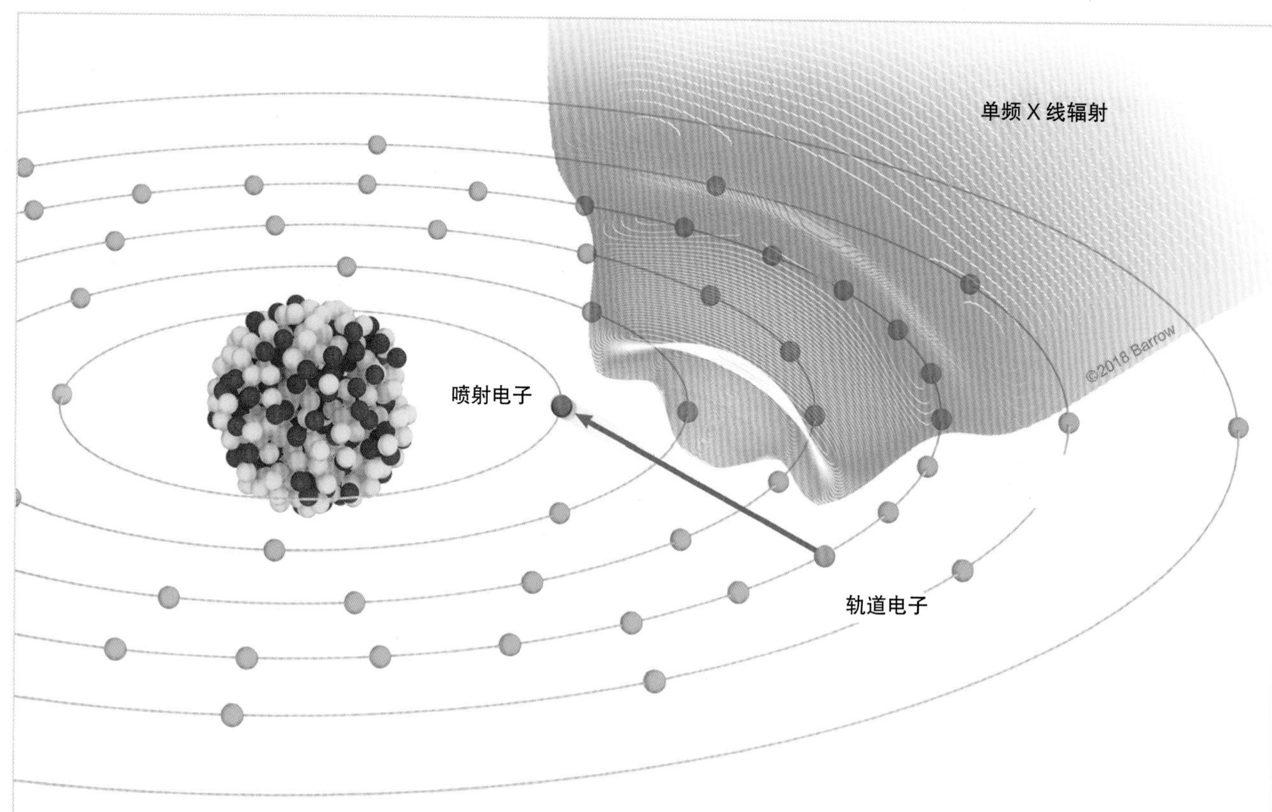

图 12.2 X 线的产生。一个电子从外壳到内壳的跃迁会释放出一束 X 线。在这张图中，一个射出的电子从钨原子中射出了一个 K 层电子，创造了一个高度不稳定的状态。一个外层电子跃迁到该空隙中（蓝色箭头），并在跃迁时释放出 X 线。尽管许多 X 线会随着电子从不同的电子层中射出而产生，但只有通过跃迁到 K 层产生的 X 线才会产生具有足够能量的 X 线，以作为诊断用的 X 线。因此，K 层电子才是主要的

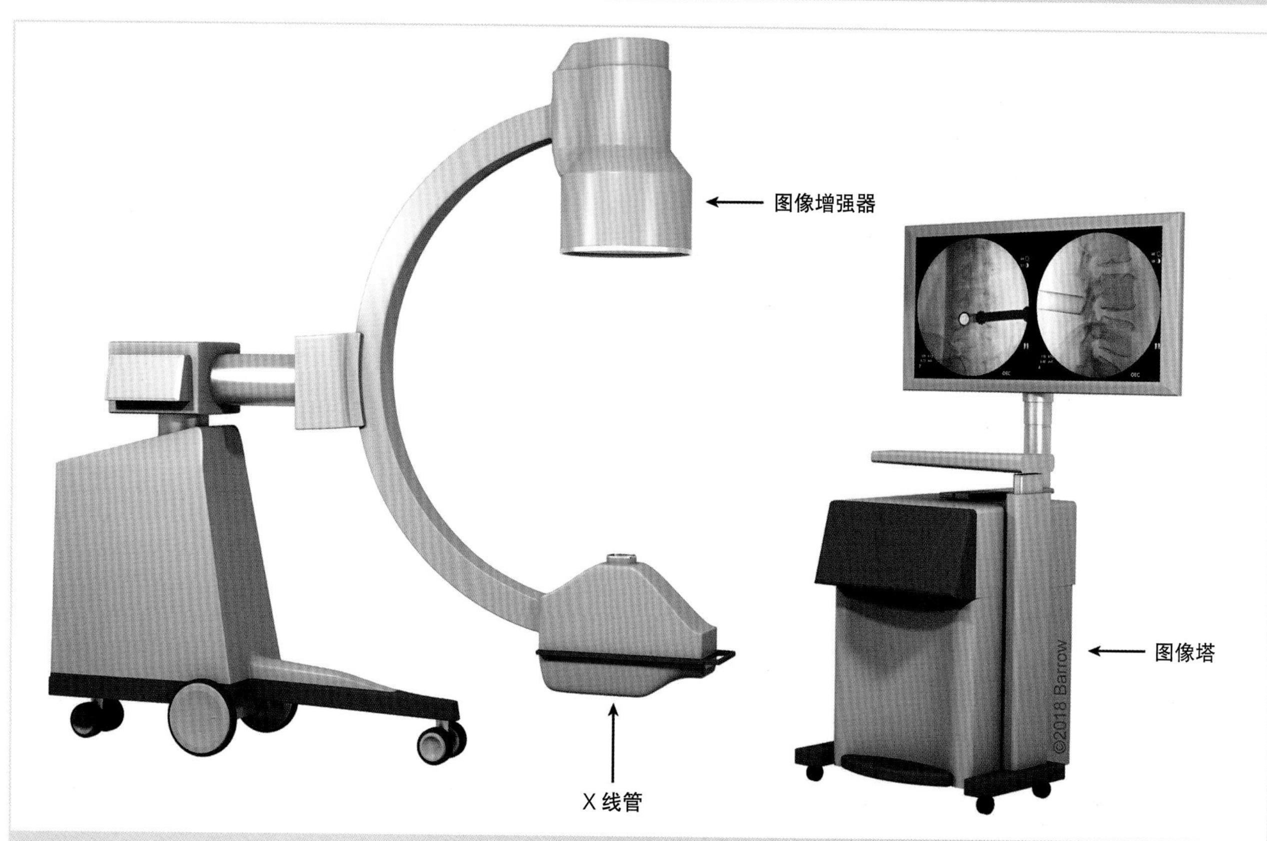

图 12.3 带有中央处理器的固定 C 臂透视机和显示屏的示意图。透视机的组成部分包括 X 线管，图像增强器以及图像塔

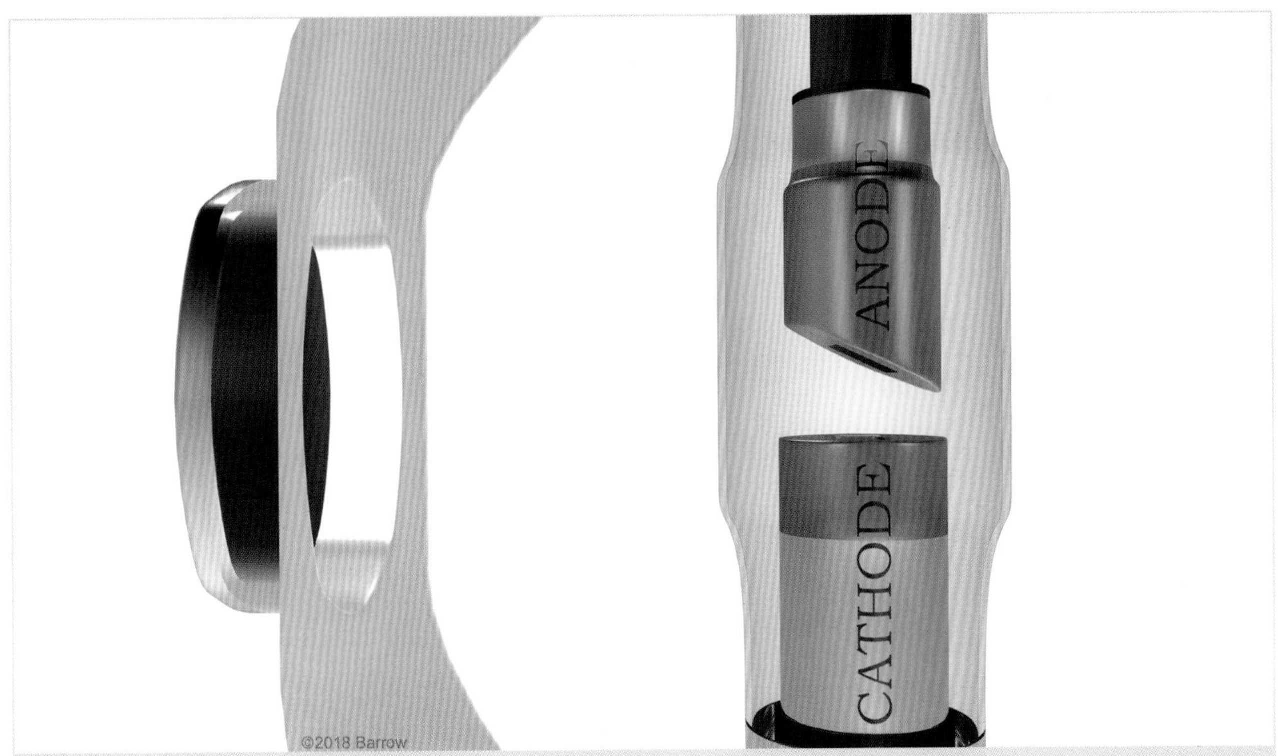

图 12.4　透视机外壳内的 X 线管的概念图。X 线管是一个由阴极和阳极组成的二极管。阴极产生电子束，而阳极包括钨靶。阴极电子束的主要目的是与钨靶碰撞，然后从钨靶上射出一个内层电子

成聚焦的电子束，并保持对准阳极的状态。

将高压发生器产生的电涌、钍钨灯丝和透视机 X 线管阴极内的聚焦杯结合起来，就能产生射出的电子流。随着电子束的形成，我们现在可以将电子束转向它的目标，即阳极靶。

12.5.2　阳极

阳极是 X 线管的正面。如图 12.5 所示，阳极内有阴极产生的电子束的靶区。正是这个电子束与阳极靶的钨原子的碰撞，才有可能产生 X 线。

这个关于 X 线产生的粗略概述为更细致地了解透视的基本原理奠定了基础，这将使你能够减少辐射暴露。回顾一下玻尔原子理论，就能为这种理解提供必要的立足点。

12.5.3　X 线的产生

你可能还记得，在你的本科学习中，玻尔原子理论包括一个被电子层环包围的原子核。就钨原子而言，它是诊断 X 线的相关原子，原子核由 74 个质子、110 个中子和 6 个电子层（K、L、M、N、O 和 P）组成，容纳 74 个电子。当电子围绕原子旋转时，电子结合能使每个电子保持在其各自的层中。电子离原子核越近，电子结合能就越高，反之亦然。因此，两个 K 层电子将是能量最高的电子，因为它们离原子核最近。对于诊断成像来说，目标是敲除这些高能量的 K 层电子，这是唯一能产生诊断性 X 线的电子层类型（图 12.6）。

值得注意的是，由阴极产生的绝大多数电子只是激发但不是移除阳极靶上钨原子中的P层外电子。但是如果没有射出的电子传递足够的能量来电离它们，就不会产生 X 线。其结果是，外层电子被暂时提升到一个较高的能量水平，然后立即回落到其正常的能量水平。对于外层电子来说，其能量的上升和下降导致了更高的红外辐射和热量的发射。事实上，来自阴极电子束的动能有 99% 被转化为热量。透视成像是一个非常低效的过程。

为了使电子束产生 X 线，射出的电子必须以足够的能量击中一个内层电子，使其在一个被称为离子化的过程中完全脱离原子。对于钨原子来说，失去一个内层电子使它变得非常不稳定，而且这个空

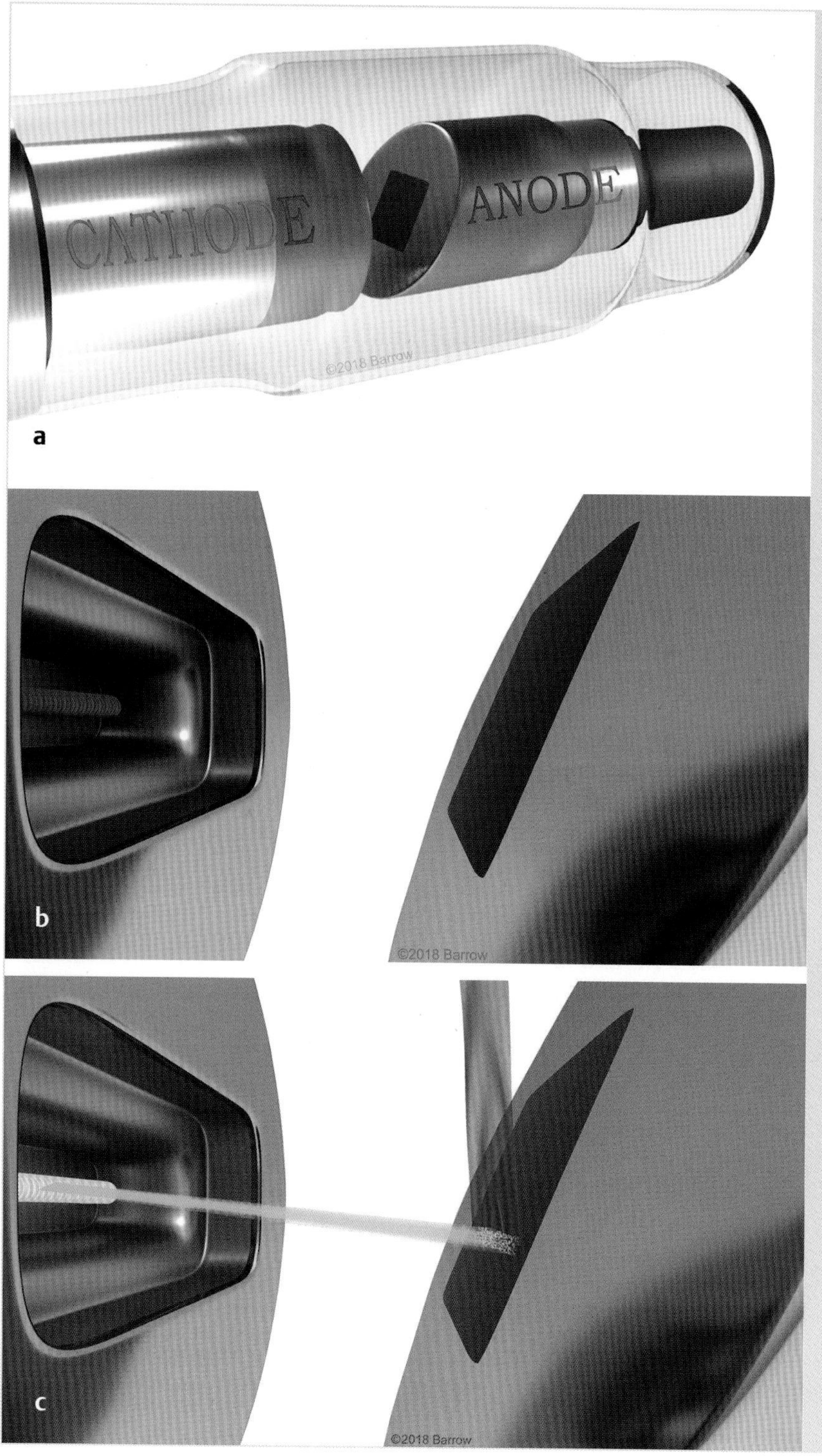

图 12.5 热离子发射的概念图。a. X 线管是一个由阴极和阳极组成的二极管。b. 阴极的特写视图。在透视机开机之前，位于阴极中心的钍钨灯丝处于室温。当透视机开机时，灯丝被加热，为产生电子束的电涌做准备。c. 插图展示了热离子发射。一股电流通过加热的钍钨灯丝，产生电子束（绿色光束）。聚焦杯（未显示）将电子束瞄准阳极，即钨靶所在的地方。射出的电子导致了钨电子层的射出。当外层电子跃迁到内壳空隙时，就会产生 X 线（紫色光束）

隙很快就被一个来自外层的电子所填补。一个外层电子填补内层空隙的跃迁从而产生了一束 X 线。X 线的能量等于轨道电子的结合能之差。图 12.7 描述了一个射出的电子对一个 K 层电子的电离。外层电子跃迁到由 K 层电子产生的空隙中会产生所谓的 K 特性 X 线。如果射出的电子电离了一个 M 层电子，那么一个外层电子进入 M 层的空隙就会产生一个 M 层特征的 X 线，以此类推。电子离原子核越近，结合能就越高，从而转化为更高能量的 X 线（即 K 特性 X 线而不是 M 特性 X 线）。这种差异与脊柱微创手术中的透视镜技术有关，因为钨的 K 特性 X 线是唯一能够产生图像的有用 X 线（视频 12.1）。

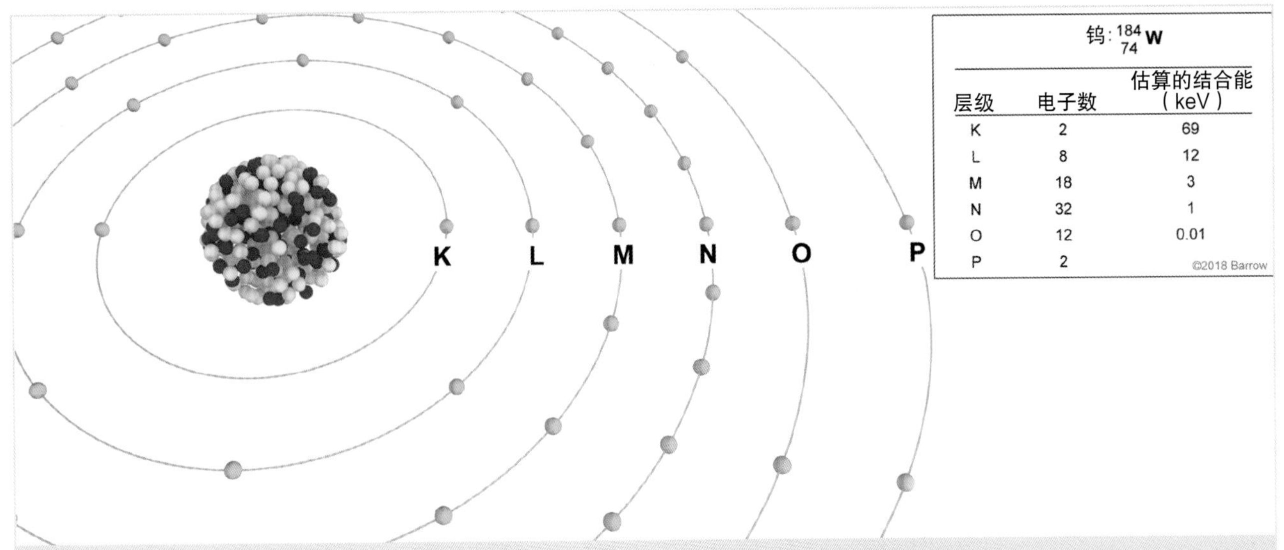

图 12.6　钨原子。K 层是具有最高结合能的最内层。尽管电子从外层到内层的任何跃迁都会产生 X 线，但从 K 层中移除一个电子会导致一个电子从外层到 K 层的转变。这种跃迁是产生具有足够能量的 X 线以进行成像的原因

在 X 线管中产生的最后一种 X 线是当射出的电子完全错过外壳和内壳电子而只穿过原子时产生的。由于原子大部分是空的，来自电子束的大部分电子将自由通过它。当这种情况发生时，带正电的原子核仍然吸引带负电的电子并改变其能量。射出的电子以一定的动能接近原子。当它进入电子层并接近原子核时，射出的电子被带正电的原子核的力量所减慢，从而改变了它的方向。然后，电子以不同的动能离开原子。你可能记得热力学第一定律，它也被称为能量守恒定律。该定律指出，在一个孤立的系统中，能量既不能被创造也不能被破坏。因此，能量是恒定的，只能从一种形式转移或改变到另一种形式。在电子通过原子的情况下，动能被改变为辐射能。

将能量守恒定律应用于以一种能量进入原子并以另一种能量离开原子的电子，需要一个定量的测量来说明能量的变化。这个定量指标就是这两种能量之间的差异。这种差异以 X 线的形式释放出来，被称为制动辐射，来自德语单词 Bremsen，意思是制动，以及 Strahlung，意思是辐射。恰当地命名，这种类型的辐射是由电子在通过暴露于原子中的质子的电磁力时减速（或制动）所释放的。由于大部分原子是空的，制动辐射构成了透视检查中产生的大部分 X 线。毕竟，与通过大部分空旷的原子相比，探针电子更不可能与各层中的电子碰撞。与特征性 X 线的离散能量不同，制动辐射可以包含一个广泛的能量范围，这取决于原子核与射出电子的相互作用（图 12.8）。

12.6　X 线发射光谱

尽管来自钨原子的 K 特性 X 线是我们唯一有用的 X 线，但当射出的电子撞击钨原子不同电子层（L、M、N 和 P）时，会产生几种不同能量的 X 线。由于每个电子层产生的每个 X 线都有不连续的能量，可以生成一个各种 X 线的图，x 轴代表每个 X 线的能量，y 轴代表 X 线的数量。展示各种能量的 X 线发射光谱图看起来就像图 12.9 中的图像。因为 K 层电子的结合能最大，所以 K 特性的 X 线会有最高能量。

然而，图 12.9 并没有显示出钨的光谱与使用透视情况下的相似性。为此，我们必须将原子内发生的所有事件纳入其中。如果我们要绘制所有电子撞击和喷出内壳与外壳电子所产生的各种能量，以及电子在通过原子时放慢速度所释放的能量，该图就会像图 12.10 一样。

正是这种发射光谱成为了解峰值千伏（kVp）、毫安（mA）和毫安秒（mAs）影响的基础，这些参数是我们每次应用透视机拍摄图像时的参数。更好地了解这些变量将作为减少辐射照射的基础，这将在下一章中讨论。

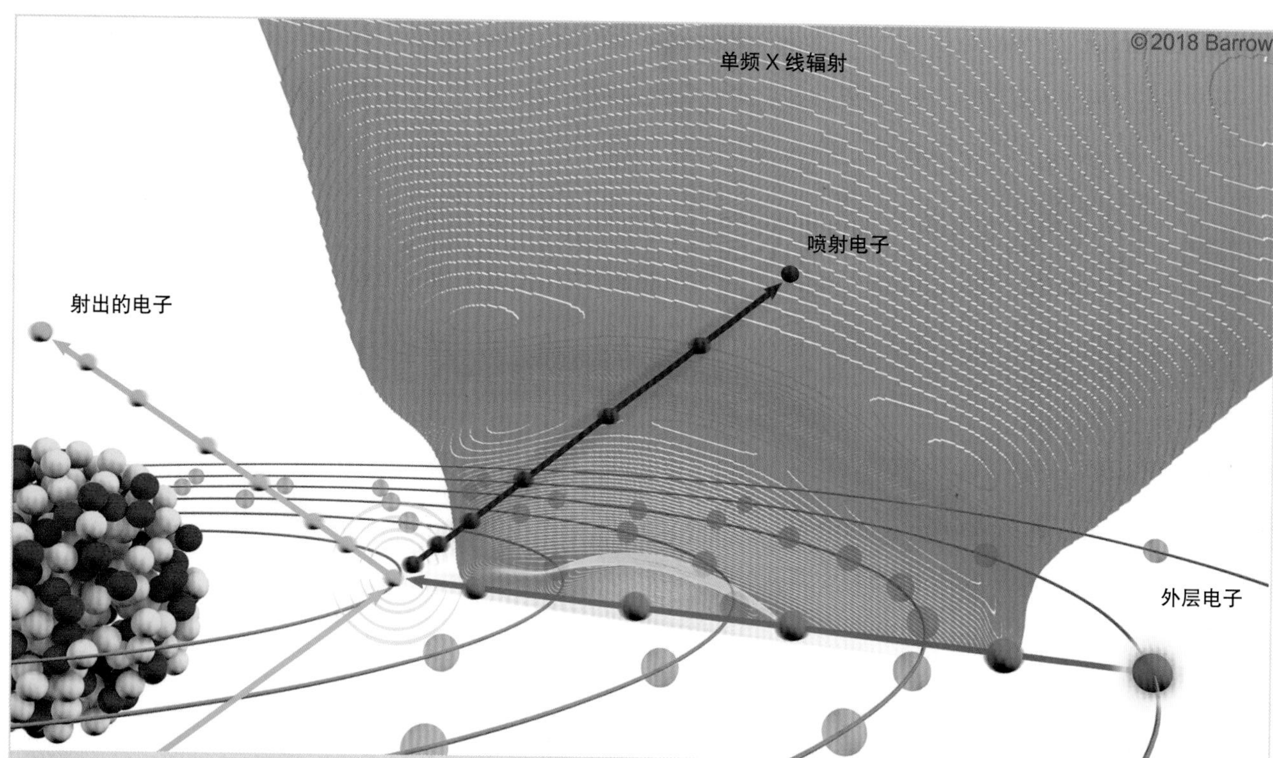

图 12.7　K 层电子的电离。插图描述了一个射出的电子与一个 K 层电子的碰撞，将 K 层电子从钨原子中抛出。这个内层电子的损失为钨原子创造了一个不稳定的状态。这种不稳定状态通过电磁力将一个电子从外层拉到 K 层的空隙中来解决。这一跃迁的能量以 X 线的形式释放出来

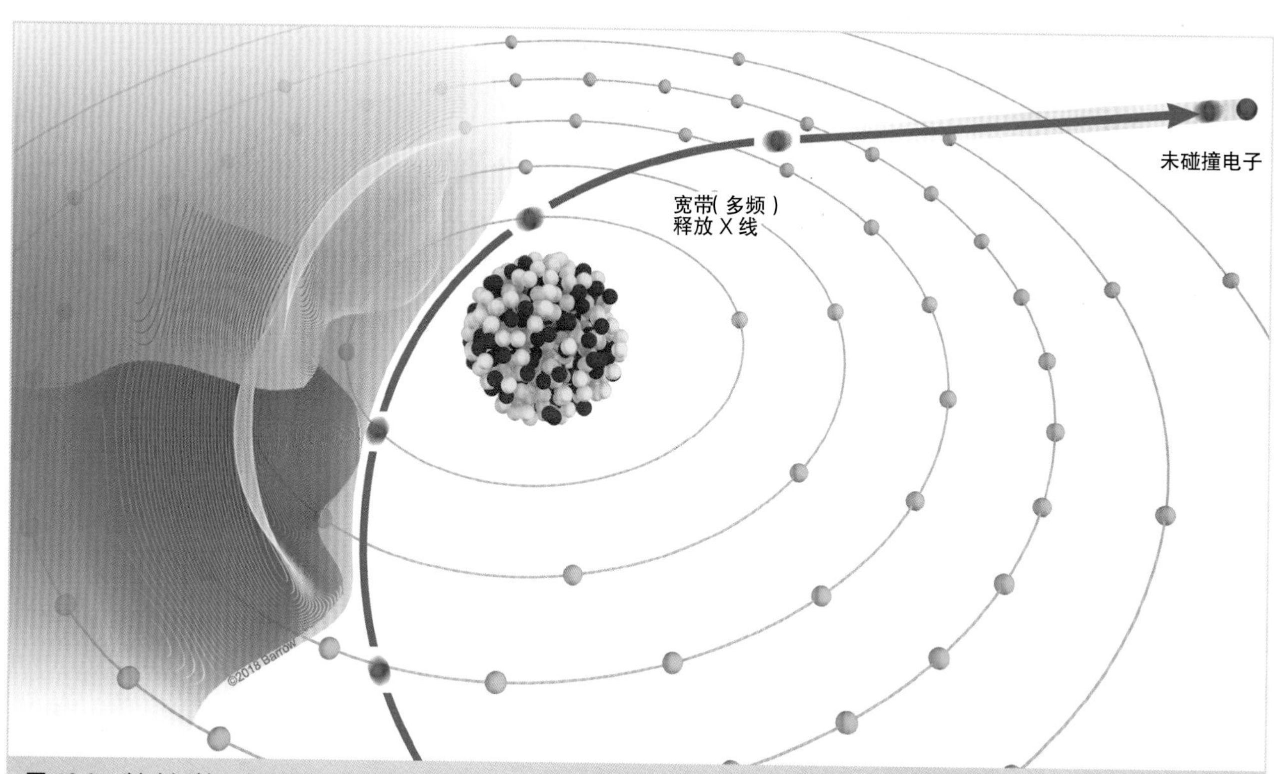

图 12.8　制动辐射。来自阴极的电子束的绝大部分电子从未击中钨电子。相反，它们直接穿过原子。带正电的原子核减慢并改变了射出电子的路线，改变了它们的能量。从入口到出口的动能差异作为制动辐射被释放出来。与电子从一个特定的层（如 K、L 和 M）中射出所产生的能量变化不同，这种能量变化将包括各种能量，取决于与原子核的电磁作用。其结果是一个广泛的发射光谱

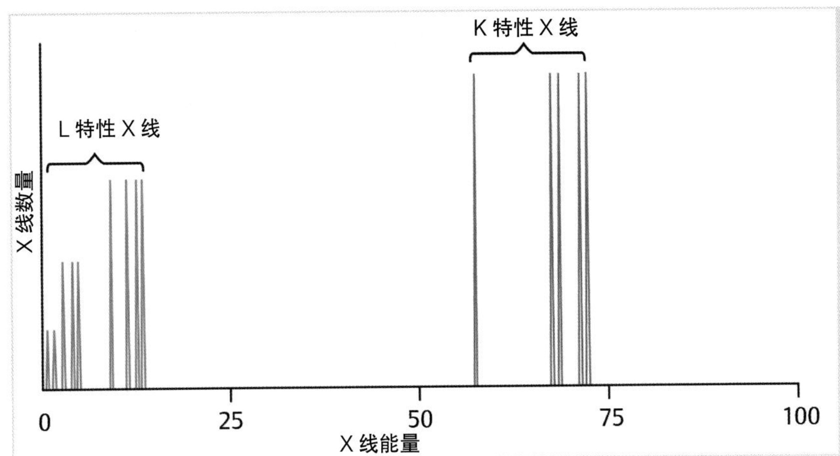

图 12.9 钨原子的 X 线发射光谱。这一光谱含有 15 种不同能量的 X 线。K 特性 X 线具有最高的能量，能够穿透人体并产生诊断性图像

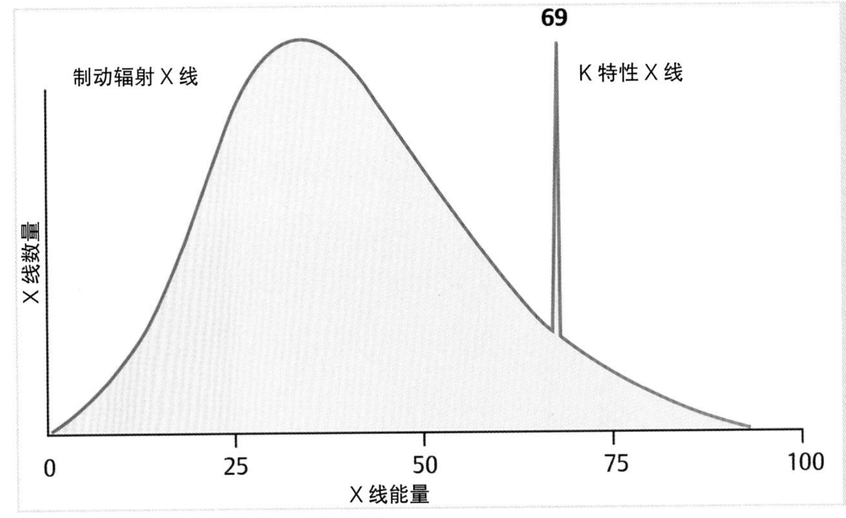

图 12.10 包含制动辐射 X 线的钨原子发射光谱。位于 69keV 的光谱代表了 K 特性 X 线

12.7 kVp、mA 和 mAs 对发射光谱的影响

当我们打开透视机时，有 3 个数值会在控制面板的表面醒目地显示出来：kVp、透视时间和 mA 或 mAs（图 12.11）。这些数值共同影响着患者、操作人员和术者自己所受到的辐射。kVp 是在 X 线管上产生的电压。mA 代表 X 线管中的电流，也被称为管电流。透视时间是累积的曝光时间，希望它总是以秒为单位而不是以分钟为单位。这 3 个数值对你所看到的图像的质量和你在整个职业生涯中的辐射量有直接影响。有了图 12.10 所示的 X 线发射光谱作为基础，我们现在可以离开理论场景，回顾一下我们所在的手术室的真实场景。

12.8 电压

我们已经确定了这样一个事实：钨的 K 特性 X 线是唯一具有足够能量从透视机获得有价值图像的 X 线。所有其他特征的 X 线都没有足够的能量穿过人体并到达图像增强器以形成图像。因此，我们必须为 X 线管选择一个电压，以产生创造有意义的图像所需的有价值的 K 特性 X 线。一方面，如果我们选择 25kVp 的电压，我们会发现不会产生有用的特征 X 线。在如此低的电压下，射出的电子不具备电离足够的 K 层电子的能量来创造一个图像。X 线束都是制动辐射和外层电子辐射。其结果是一个颗粒状的屏幕。另一方面，如果我们选择一个 100kVp 的电压，那么就会有足够的能量传输到抛射电子上以轰击钨的 K 层电子。然后可以发生外层电子的跃迁，从而产生有用的诊断性 K 特性 X 线。如前所述，

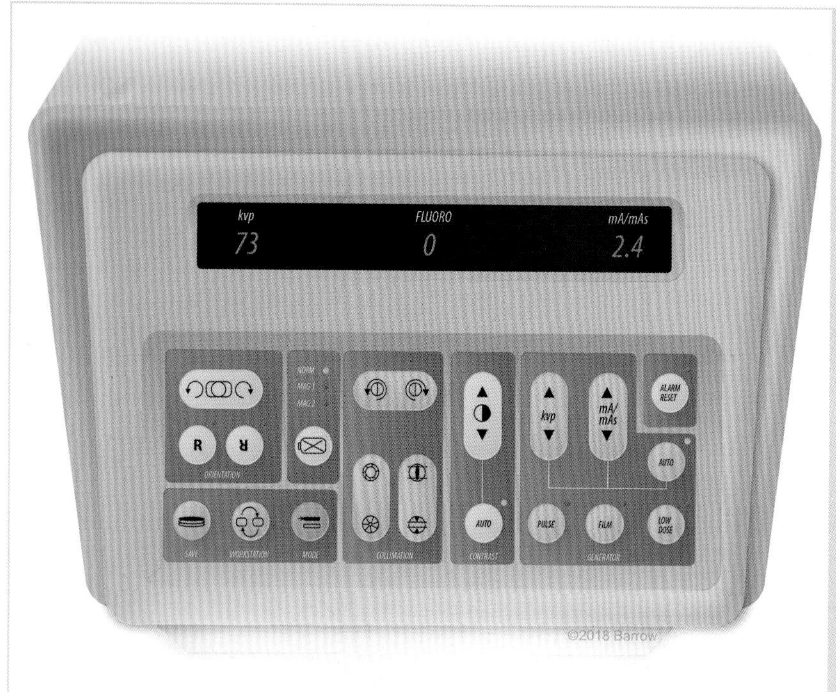

图 12.11 GE OEC 9800 透视机（通用电气公司）控制面板显示了电压、透视时间和电流（mA/mAs）值。这 3 个数值将影响显示屏上透视图像质量以及辐射暴露量

透视是一个高度低效的过程，K 特性 X 线只占 X 线束的 15%，其余的辐射是以制动辐射和其他较低能量的特性 X 线（L、M、N、O 和 P）发出的。尽管如此，这个数量不多的 K 特征 X 线将足以产生一个图像。

检查发射光谱是了解 kVp 影响的另一种方式。随着电压增加，射出电子的能量也会增加。增加的能量增大了射出电子撞出 K 层、M 层或 L 层电子并产生 X 线的可能性。其结果是增加了发射的 X 线能量的相对分布。当我们增加电压时，我们将发现更多的 K 特性 X 线和光谱中其他更高能量的 X 射线。最终结果是发射光谱向右移动，那里有更高能量的 X 线。在这些 X 线中，有更多受人追捧的 K 特性 X 线。结果是一个更高质量的图像，但代价是更多的辐射（图 12.12）。

12.9 电流

每个透视机控制面板上可见的下一个值是流经 X 线灯丝的电流（mA 和 mAs）。电流对发射光谱的影响与电压（kVp）的影响是不同的。例如，如果电流增加一倍，就会有两倍的电子从阴极流向阳极。如果电压值保持不变，电流增加一倍将导致不同能量级别的 X 线增加一倍。由于撞击阳极的射出电子的能量保持不变，发射光谱不会向右移动。对于成像的影响来说，相关的一点是将有两倍的 K 特性 X 线。同样，最终效果将是一个具有更多辐射的高质量图像（图 12.13）。

12.9.1 电压与电流

每个透视图像的目标应该是以最少的辐射量获得足够质量的图像。了解了发射光谱的基本原理，就会发现增加电压会增加高能量的 X 线的数量而不增加发射光谱中的 X 线总数。换句话说，增加电压会增加每个射出电子的能量，当它朝向阳极时，使得 K 层电子更有可能被射出，并且会出现 K 特性 X 线。

另一个增加 K 特性 X 线的方法是增加射出电子的数量。但是增加电压并不能增加击中阳极的射出电子的数量。为了增加击中目标的射出电子的数量，必须增加电流。通过增加电流，K 特性 X 线的数量将增加，因为撞击阳极的射出电子的数量将增加。这样做的结果是，撞击目标的射出电子的数量增加，发生碰撞和从所有层中射出的电子增加。辐射产生的转变将从各种外层发生到内层。其结果是光谱中所有能级的 X 线数量增加，包括 K 特性 X 线数量增加。

增加电压和保持电流不变的结果是患者对低能量 X 线的吸收减少，更多的 X 线将穿透患者并进入图像增强器以形成图像。从放射学的角度来看，电压仅仅增加 15% 就相当于增加一倍的电流。仅仅通过改变一个变量，就可以获得更高质量的图像，同时减少辐射暴露。我将在整个下一章中对这一原则进行阐述。了解电压和电流以及它们对发射光谱的影响，是在透视检查中尽量减少电离辐射的基础。

12.9.2　图像增强器

到目前为止，在本章中，我已经介绍了透视机的 X 线管内的组件情况。我已经回答了为什么我们在打开透视机后都要站着等待生成图像的问题。我已经介绍了通过热离子发射产生的诊断性 X 线，但我没有解释这些 X 线如何在屏幕上产生我们在手术中可以使用的图像。这个等式的最后一部分是图像增强器（图 12.14），它接收穿过患者的 X 线，并将其转化为可见光，最终变成图像。对图像增强器内发生的一系列事件的回顾，完成了理解在你按下按钮在透视机上获取图像后，图像如何出现在屏幕上的过程。

图像增强器是透视机的笨重的圆柱形部分，与 X 线管相对，通常放在研究人员或协助外科医生的住院医师所站的地方。它通过使用一系列的发光材料、光电阴极和阳极将 X 线转化为光子，完成将形成图像的 X 线转化为可见光的任务。穿过患者的 X 线会撞击装置的外部部件，也就是输入发光材料。构成输入发光材料的碘化铯晶体将 X 线转换成光子。光电阴极直接黏合在输入发光材料上。利用光电效应，光电阴极将输入发光材料产生的光子转化为电子。

图像增强器的尺寸和形状对于在光电阴极和阳极之间产生约 25 000V 的电位差是必要的。下次

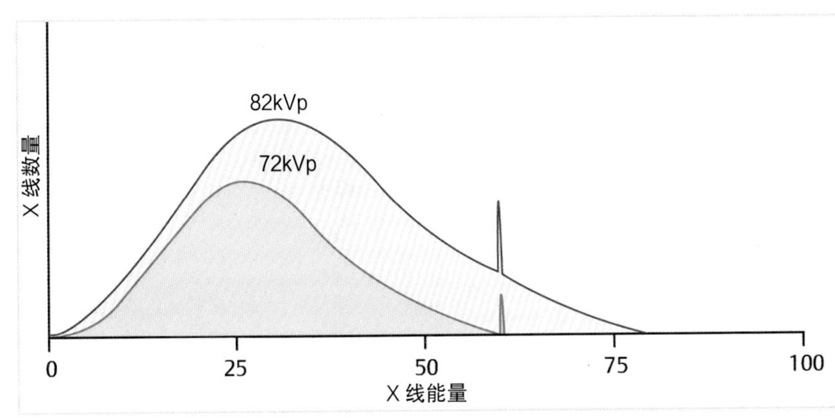

图 12.12　电压对发射光谱的影响。当电压从 72kVp（绿色区域）增加到 82kVp（蓝色区域）时，有更多的 K 特性 X 线，因此，有更好的诊断图像。该图显示了 K 特性 X 线能量的更大振幅（蓝线）。该图还显示了整个光谱向右移动，这表明有更高能量的 X 线。然而，只有 K 特性 X 线有助于生成图像

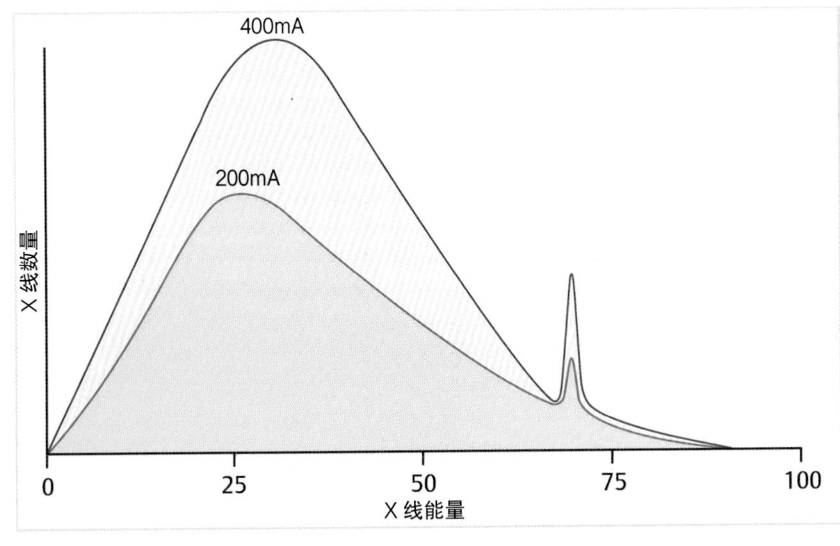

图 12.13　电流对于发射光谱的影响。X 线管电流增加一倍，从阴极流向阳极电子也将增加一倍。电流增加一倍也将使各种能量的 X 线增加一倍（蓝色区域相对于绿色区域），但不会改变任何水平能量 X 线的分布。随着更多的电子撞击阳极靶，撞击和抛射 K 层电子的可能性就会增大。其结果就是产生更多的 K 特性 X 线。该图显示在 69KeV 处 K 特性 X 线具有较大量级

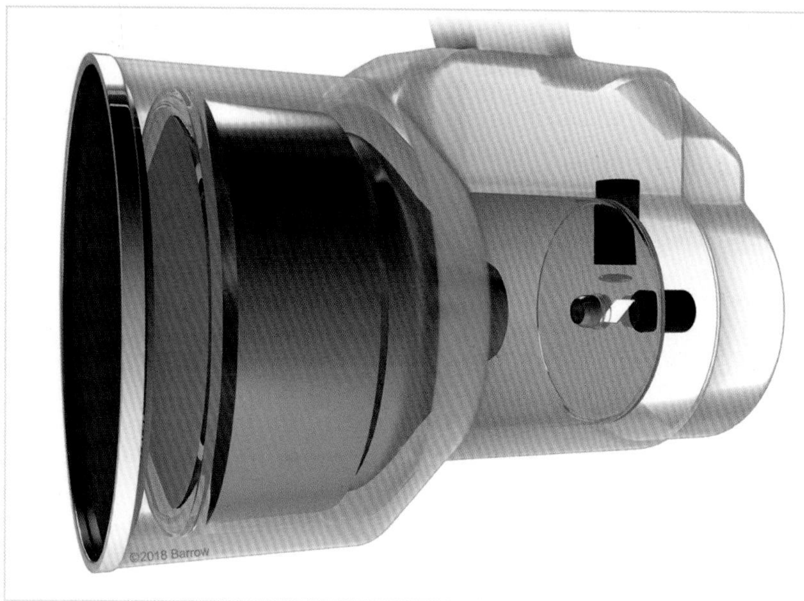

图 12.14 透视机图像增强器的概念图示。X 线穿透患者身体并进入图像增强器，通过一连串的能量转化，包括发光材料和光电阴极，最终形成脊柱的图像

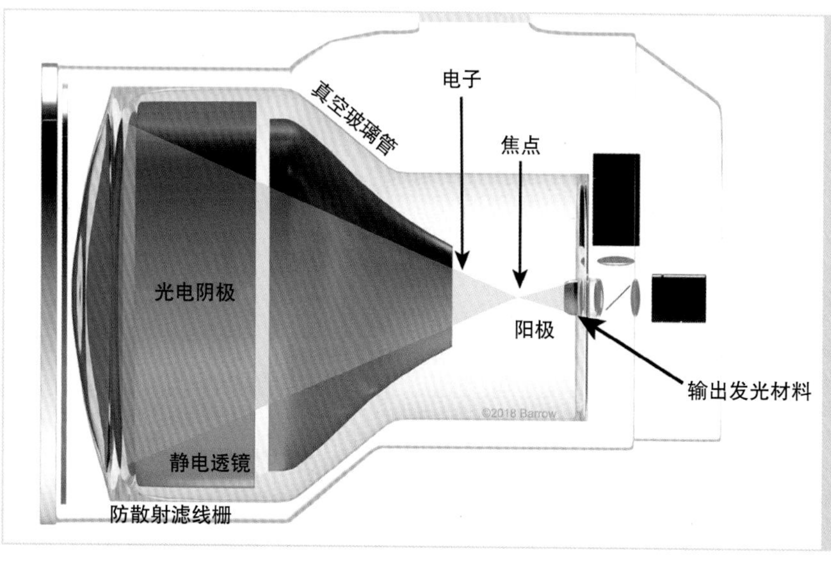

图 12.15 图像增强器的工作原理概念图。注意发光材料的顺序，它是将 X 线转换成可见光的光电阴极

当你围绕 C 臂的这一端扭曲身体时，需要牢记潜在的电压差。50cm 的长度允许电子加速到阳极。静电透镜将这些电子引导到阳极的一个焦点上（图 12.15）。在阳极内，电子到达焦点，然后撞击输出发光材料。电子与输出发光材料的硫化锌镉晶体发生作用产生可见光。最后，一个被称为 Vidicon 的专门摄像管将光子转化为视频信号，出现在屏幕上供我们所有人欣赏。通过这种方式，从放射技师按下按钮到屏幕上出现图像的周期是完整的（图 12.16）。

12.9.3 综合

本章的目的是让你在下次要求透视图像时，更清楚地了解在透视机的各个组成部分中发生了什么。当你发现自己在等待透视机开始工作时，你会发现有一个低电流通过钍钨灯丝运行。就像烘烤用的烤箱一样，电流正在慢慢地加热，并为即将到来的大电流和电压的爆发做准备，这将使钨金属中的电子沸腾起来形成电子束。你看一下电压的设置，就会知道 100kVp 的设置会给那些离开钨丝的射出电子提供足够的能量，使一个 K 层电子脱离其外壳。设置为 65kVp 时则不会。

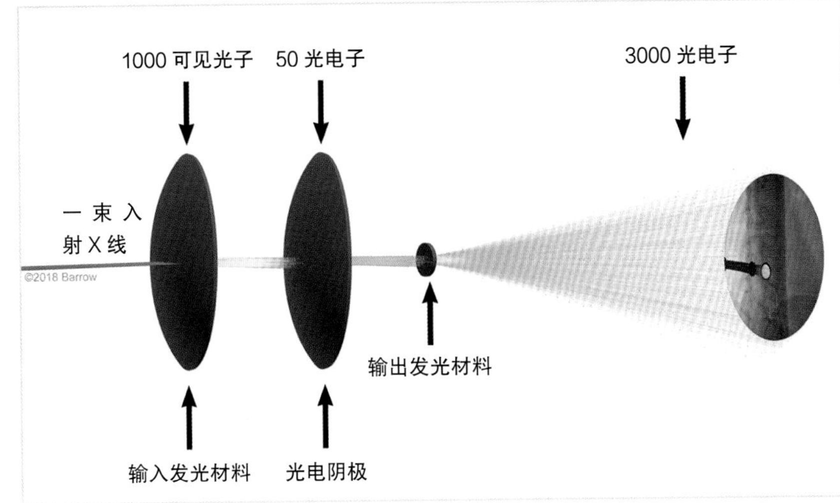

图 12.16　X线转换为可见光的示意图。该图描述了X线是如何通过一系列输入发光材料、光电阴极、阳极和输出发光材料的。在每个发光材料和光电阴极的界面上，发生从X线到光子、从光子到电子、最后从电子到光子的转换，从而产生可见图像

下次放射技师在透视机上按下按钮时，也许你会看到X线管内的高压发生器在阴极的钨丝内激增电流和电压。一旦电压和电流达到临界值，电子就开始从钨丝的顶端发射，并开始向阳极流动。当它们飞向阳极时，它们的负电荷相互排斥，导致散射，直到阴极中带负电的聚焦杯迫使它们成为一束聚焦的射出电子。

当你等待图像出现在屏幕上时，电子正在向阳极的钨原子移动。带正电的钨原子核将大部分射出的电子拉入，但除了改变它们的路径外，没有其他作用。正面的钨原子核对这些电子的吸引力会使它们减速，从而改变它们的能量。这些电子中的大多数将直接穿过钨原子，由于它们改变了速度和路线而损失的能量将以制动辐射的形式释放出来。你揉了揉眼睛，因为你知道这些电子没有一个会对你耐心等待的图像做出贡献，但它们仍然会产生辐射。

你所等待的是那些宝贵的少数射出电子，它们将在钨原子深处找到自己的归宿，并击中围绕原子核运行的两个K层电子中的一个。与其中一个电子的完美碰撞将克服保持其在原子核周围轨道的束缚能量。这种完美碰撞的力量将使电子脱离K层，并完全脱离钨原子核，导致K层中出现空隙。一个内部电子的损失创造了一个高度不稳定的状态，钨原子必须填补这个空白。当空隙的电磁力开始拉扯时，围绕原子核运行的电子开始颤抖。当这种情况发生时，来自光束的探测电子正在冲击其他钨原子中的其他电子。原子周围的电子层中都有空隙，但唯一重要的是K层中的空隙。

在这一阶段带正电的钨原子核填补了被抛弃的K层电子的空白。刚才开始震荡的那些轨道上的电子之一，现在从一个外层跌落到K层中。这一转变是你一直在等待的。一个珍贵的具有K特征的X线从原子中产生。该X线，连同由阳极中其他钨原子产生的其他K特性X线，离开X线管并进入患者体内。你对该X线有很大的信心，因为你知道K特性X线有足够的能量，可以一直穿过患者。

X线在通过患者时，会撞击到骨和软组织。骨和软组织，特别是骨，在某些区域会减弱X线束。在其他区域，X线则顺利通过。所有通过患者的X线都进入笨重的图像增强器，而同事们正站在那里试图找到一个舒适的位置。在图像增强器内，这些X线撞击发光材料，导致光子产生。光子撞击光电阴极并产生光电效应导致电子产生。静电透镜通过输出发光材料将这些电子聚焦到阳极，现在可见光提供了成像的希望。光导摄像管接收可见光并将其转化为视频信号。其结果就是屏幕上的图像。该图像确认了脊柱中的正确节段。现在你可以开始操作了。

12.10　结论

作为一名微创脊柱外科医生，了解透视的要点将是你整个职业生涯中的一笔财富。这些知识将透视机从一个决定你如何获得所需的手术图像的仪器转变为一个由你控制的仪器，以尽量减少辐射暴露。你可以决定在特定手术中所需要的图像质量，而不

是由透视机中预先确定的算法来设定辐射剂量。你可以在减少对患者、手术团队和你自己的辐射的情况下做到这一点。

本入门读物的最后一章建立在本章介绍的原则之上。但在本章结束时，应该注意到一个看似明显的遗漏。本章完全忽略了控制面板上突出显示的 3 个数值中的一个：透视时间。在透视区域，曝光时间对辐射剂量的影响最大。我并不是偶然省略了对它的讨论。本章的目的是为透视打下基础，使你能够利用这种理解并在手术时加以应用。下一章的目标是为你提供将这种应用付诸实践的基本要素。这些基本要素的核心是时间。

参考文献

[1] Zaidi HA, Montoure A, Nakaji P, Bice A, Tumialan LMA. 5-year retrospective analysis of exposure to ionizing radiation by neurosurgery residents in the modern era.World Neurosurg. 2016; 86:220–225.

[2] Abdullah KG, Bishop FS, Lubelski D, Steinmetz MP, Benzel EC, Mroz TE. Radiation exposure to the spine surgeon in lumbar and thoracolumbar fusions with the use of an intraoperative computed tomographic 3-dimensional imaging system. Spine. 2012; 37(17):E1074–E1078.

[3] Van de Kelft E, Costa F, Van der Planken D, Schils F. A prospective multicenter registry on the accuracy of pedicle screw placement in the thoracic, lumbar, and sacral levels with the use of the O-arm imaging system and StealthStation Navigation. Spine. 2012; 37(25):E1580–E1587.

[4] Tabaraee E, Gibson AG, Karahalios DG, Potts EA, Mobasser JP, Burch S. Intraoperative cone beam-computed tomography with navigation (O-ARM) versus conventional fluoroscopy (C-ARM): a cadaveric study comparing accuracy, efficiency, and safety for spinal instrumentation. Spine. 2013; 38(22):1953–1958.

参考书籍

[1] Bushing SC. Radiologic Science for Technologist: Physics, Biology and Protection. 8th ed. St. Louis: Elsevier Mosby; 2004.

[2] Halliday D, Resnick R. Fundamentals of Physics: Extended. 3rd ed. New York:John Wiley & Sons; 1988.

[3] Masterton WL, Hurley CN. Chemistry: Principles and Reactions. Philadelphia:Saunders College Publishing; 1989.

第 13 章　脊柱微创手术中电离辐射的最小化

摘要

今后的微创脊柱外科医生只需要接受一小部分辐射射线暴露就可以完成现如今相同的手术。深入了解 X 线的起源和透视的基本原理将是在未来几年实现减少辐射暴露的核心原则。本入门读本的最后一章建立在上一章介绍的基础上，并将这些基本的科学原理转化为可以立即在手术室中应用的实用技术。在本章中，我回顾了平方反比定律的原理、辐射防护的重要性以及不同类型的透视，然后深入探讨了低剂量透视在各种脊柱微创手术中的应用。最后，我对成像技术在脊柱手术中的应用前景进行了展望。毫无疑问，在可预见的未来，我们将与透视技术携手同行，但随着我们日常生活中越来越多的技术出现，透视技术不可能保持不变。在接下来的几年和几十年里，成像界面、平板探测器、图像增强和导航技术都将发生变化。总体而言，这些领域中的每一个部分都将继续取得进展，以至于今后的脊柱外科医生将可以看到通过低剂量辐射暴露获得的质量高得多的脊柱图像，这些图像如此细微，以至于我们会认为按照今天的标准是不可想象的。脊柱微创手术中透视技术的不断发展始于希望在尽可能低的辐射暴露下获得最高质量的图像。

关键词：ALARA，自动亮度控制，透视，平方反比定律，辐射暴露

以开放的思想面对事实。准备好放弃所有先入为主的观念。无论大自然带你到哪里，无论你走到什么深渊，都要谦虚地跟随，否则你什么也学不到。当事实背道而驰时，不要推出数据。

Admiral Hyman G. Rickover

13.1　引言

在脊柱上进行的所有外科手术，无论是微创的还是其他的，都需要某种形式的放射成像。无论是水平线束 X 线摄影术、透视还是术中计算机断层扫描（CT），辐射暴露都是不可避免的结果。此外，在微创手术方式中由于缺乏广泛暴露的解剖标志物，其本质决定了要求另一种形式的可视化。在计算机辅助导航之前，透视作为脊柱手术的另一种可视化形式，但它很快在脊柱微创手术（MIS）中扮演了核心角色。因此，微创手术中的辐射暴露比开放手术中的要大。在某种程度上，更大的辐射暴露似乎是应用微创技术不可避免的一个方面。

也许随着本世纪初微创外科手术的兴起，透视使用的增加，其最大的不利之处在于，这种使用的增加并没有与透视基础知识的增加成正比。没有共同努力提高辐射意识或培训。正如上一章所提到的，我完成了实习，对透视机如何产生辐射一无所知，也没有接受过任何关于如何充分保护自己免受辐射的正式培训。我从来没有收到过剂量计。我不知道我在担任住院医师期间受到的辐射量有多大。我需要的不是一件铅衣吗？

现在，无论是在住院医师培训中还是在实践中，透视机都是无处不在的。而剂量计不是这样的。虽然外科医生已经承认微创手术会增加辐射暴露，但直到最近才开始重视住院医师培训期间的辐射暴露。我在第 12 章开始时就提到了我对微创技术相关的更大剂量的辐射暴露的担忧。目前的医学文献肯定会支持这一担忧。现在的问题是我们能为此做些什么。

我对这一章的关注有两个方面。首先，我想讨论一个框架，在这个框架中，当你执行需要透视的外科手术时，可以减少你的辐射暴露。其次，我想介绍一些可以减少透视设备辐射曝光量的替代技术。第 12 章提供了透视的基本原理，这将使理解 X 线管内电压和电流设置的变化变得容易。我的首要目标是让钟摆开始向另一个方向摆动。我希望外科医生放弃微创技术需要更多辐射暴露的想法，并希望未来的脊柱外科医生能够用这样的观念来取代这种观念，即他们可以进行微创外科手术，而辐射暴露比以往任何时候都要少。

最后一章引用 Admiral Hyman G.Rickover 的话开始。当话题是辐射暴露和意识时，可能没有比 Rickover 更具权威的人了。同样，正是我在核海军担任潜水医疗官和辐射健康官的全方位服务，使我

对辐射暴露产生兴趣，这种辐射暴露可能发生在微创手术中。在本书的前几章中，我研究了几十年前外科医生的经验，为我们今天进行的各种微创手术奠定了基础。以类似的方式，我想把 Rickover 上将的管理目标作为微创脊柱外科医生放射治疗工作的框架。

Rickover 的管理目标：

- 要求提高充分性标准。
- 从技术上讲要自给自足。
- 面对事实。
- 即使是少量的辐射也要尊重。
- 要求坚持全面负责的理念。
- 培养从经验中学习的能力。

多年来，当我听到我的一些同事贬低辐射意识的重要性，并草率地驳斥我为尽量减少暴露所做的努力时，我经常反思 Rickover 在本章开始的那句话。一直以来，我们越来越能说出过早死于癌症的脊柱外科医生的名字，包括最近我在医学院的一位导师，他最初引导我对脊柱研究感兴趣。我欣然承认，相关性并不意味着因果关系，但越来越多的证据表明，这个故事可能还有更多的原因，这对我来说已经变得越来越困难。Rickover 引述的最后一句话一直萦绕在我的脑海中，“当事实背道而驰时，不要推出数据。”我看到我在核潜艇上的剂量计读数与我在透视机旁进行脊柱微创手术时的剂量计读数并列在一起。虽然我最初很想摒弃 MIS 的这种不便和纠缠的因素，但我发现我做不到。我相信，当谈到管理信息系统和辐射暴露时，我们必须听从海军上将的建议，按照事实朝着他们的方向前进。我们应该尊重哪怕是少量的辐射。无论方便还是不方便，我们都不应该把任何事情放在一边。我们应该努力使自己在技术上自给自足，使我们对透视足够理解。总体而言，这些努力将提高管理信息系统中关于辐射暴露的充分性标准。这最后一章的内容代表了我为坚持这位海军上将的至圣名言所做的毕生努力。

13.2 辐射防护与安全最优化：ALARA 原则

没有安全的辐射剂量。为此，国际辐射防护委员会（ICRP）采用了一种系统的方法来限制从事辐射工作人员的辐射暴露。我们在 MIS 的职业把我们坚定地归类在辐射工人的类。ICRP 建议的核心原则是，每次遭遇辐射时，都要尽可能降低可达到的范围（ALARA），而不是关注数量或剂量。ALARA 原则包括 3 个核心要素：剂量限制、剂量调整和剂量优化。在每一次涉及透视的手术中应用 ALARA 原则是在你的整个职业生涯中最大限度地减少你在脊柱手术中暴露于电离辐射的核心原则。

13.3 剂量限制

平方反比定律

当你在一个空房间里敲击钢琴的中间 C 键时，声波会从音源向四面八方传播。你站得离钢琴越近，声音就越大；离钢琴越远，声音就越柔和。当这些声波在远离钢琴的空间中传播时，会发生几何稀释，从而产生更柔和的声音。如果你与钢琴的距离增加 1 倍，中间 C 键的强度就会降低到 1/4。如果你把距钢琴的距离减半，击键的声音强度将是原来的 4 倍。支配这一现象的定律被称为平方反比定律：

$$\text{强度} \propto 1/r^2$$

其中 r 是球体的半径，等于到声源的距离。

这一物理定律不仅适用于声音，也适用于光和辐射。因此，辐射强度与距辐射源距离的平方成反比。当透视机的 X 线管为手术中的图像发出辐射时，辐射从放射源穿过空间，就像从空房间的钢琴中传出 C 键的声音一样。当辐射在空间中传播时，几何稀释以各向同性的方式发生（图 13.1）。这种辐射的强度随着离震源距离的增加而直线下降。平方反比定律可能是考虑剂量限制时需要遵守的最重要的原则。只要有可能，请始终与辐射源保持尽可能远的距离。

防辐射服

在本章的这一点上，你可能会惊讶地发现，剂量限制最重要的方面不是防辐射长袍或甲状腺围脖，而是在 X 线管获得图像时尽可能地远离它。然而，平方反比定律并不能取代防辐射服的重要性。穿戴防辐射长袍和甲状腺围脖始终是剂量限制的固有要求。请注意，我故意避免使用铅这个词，它已经成为手术室里辐射防护服和盾牌的通用语。为了保护

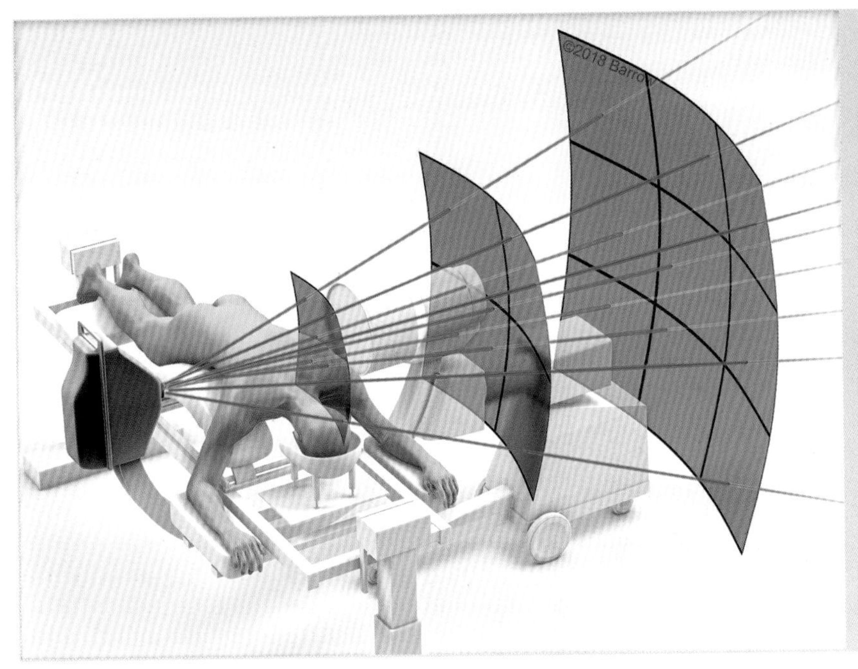

图 13.1 显示了随着与 X 线源距离的增加，辐射产生的几何稀释。在与放射源距离的 3 倍处，辐射剂量是放射源曝光量的 1/9。与站在图像增强器旁边的桌子一侧相比，站在 X 线管旁边的桌子一侧会使外科医生暴露在更高剂量的辐射中。平方反比定律是在职业生涯中尽量减少暴露在电离辐射中的核心原则之一

那些需要一次穿上几个小时这种衣服的人的脊柱，制造商已经开发出了更轻的替代品，以取代含铅的长袍，其中大多数根本不含铅。无论你的防辐射长袍是否含有铅，没有什么比购买你自己的辐射防护装备（包括一副防辐射眼镜）更好的投资了。

13.4 剂量计

在我完成的多年住院医师培训中，对自己受到的辐射暴露程度一无所知。当时，我培训项目中的住院医师没有发放剂量计。然而，如果不是因为我抵达圣地亚哥海军医疗中心时海军发给我的剂量计，我永远无法将这些剂量计读数与我在快速攻击核潜艇水牛号（USS Buffalo）上的剂量计读数进行对比。如果没有这些数据点的显著差异，我对辐射暴露的担忧就不会出现。如果没有这些数据，我永远不会想到有必要撰写这本入门读物的最后两章。剂量计提供有关辐射暴露的有价值的数据。对数据的了解提高了人们的意识，并潜在地改变了人们的行为。每个暴露在辐射下的外科医生，无论是在培训中还是在实践中，都应该有机会接触到剂量计。佩戴和监测剂量计的最终决定权留给了外科医生，但监测曝光的能力必须具备。

剂量计的目的是在没有穿辐射防护服的情况下监测暴露情况。出于这个原因，剂量计应该戴在围裙或甲状腺围脖的外面。正如我在海军的经历所了解到的那样，一台剂量计只体现在你能从中提取的数据。佩戴剂量计本身并不能防止辐射暴露的相应后果。理想情况下，剂量计的数据是按季度和按年收集和记录的。你应该在实践中年复一年地努力减少辐射暴露。如果没有这些显而易见的价值，完成这个任务是不可能的。

13.5 准直

在第 12 章中，我解释了 X 线管是如何产生 X 线的，然后 X 线通过患者到达图像增强器，从而产生图像。我没有解释的是，那些离开 X 线管的 X 线并不都能穿过患者。事实上，它们有 3 种命运：它们将直接通过患者，它们将被患者完全吸收，或者它们将与组织和骨骼相互作用，进行反射和散射。那些直接穿过患者而没有相互作用的 X 线直接组成了屏幕上出现的脊柱图像。这些 X 线的恰当名称是成像 X 线。显然，被患者完全吸收的 X 线对图像没有任何贡献。一种被称为 Compton 相互作用的现象：反射和散射的 X 线会带走图像。散射的 X 线会降低对比度，并导致图像出现颗粒状。更重要的是，反射和散射的 X 线会增加外科医生和手术室工作人

员的辐射暴露。对于站在X线管一侧的人来说，辐射暴露显然是最大的，在那里，从患者发出的光束立即反射到外科医生和其他手术室工作人员身上；站在图像增强器一侧的人受到的辐射明显较少（图13.2）。

在一个完美的世界里，只有穿过患者而没有相互作用的X线才会到达图像增强器。但完全吸收和Compton散射是X线与物质相互作用的必然结果。因此，我们面临着创造一种环境，在这种环境中，我们优化对图像有贡献的成像X线，同时最小化从图像中带走的散射X线。优化成像X线和最小化散射X线的一种方法是缩小辐射范围。用来描述这一点的术语是准直。

准直是指透视机内的快门缩小视野的过程，类似于相机上的光圈限制进入镜头的光线（图13.3）。准直X线束的结果是双重的。首先，准直的X线束减少了患者暴露在辐射下的表面积，避免了不必要的邻近组织暴露。其次，患者暴露在X线束下的体积越小，入射到探测器上的X线散射就越少。减少Compton散射可提高图像对比度。最终结果是减少了对患者的辐射暴露，减少了对外科医生和手术室工作人员的X线散射，并增加了成像X线的比例。准直X线束将产生更少的辐射和更高质量的图像。通常情况下，我总是将视线对准分段的最小视场。几乎所有商用透视机都具备准直图像的能力。

13.6 合理性

每次决定获取图像时，都应该查找只能由透视图像提供的信息。例如，对于通过可扩展的微创通道置入椎弓根螺钉，透视图像不需要识别椎弓根螺钉进针点。相反，你应该通过暴露解剖学标志来确定椎弓根螺钉进针点。这是有区别的。我们的目标是将你对透视的依赖从透视转向直接可视化，这是我反对经皮穿刺技术的论点的基础。当你对解剖学有了直接的可视化后，你在脑海中重建的脊柱的三维解剖比任何可以获得的透视图像都更有价值。在清楚地显示解剖学标志并确定进针点后，透视图像对于确定进针点和建立进入椎弓根的理想轨迹很有价值。

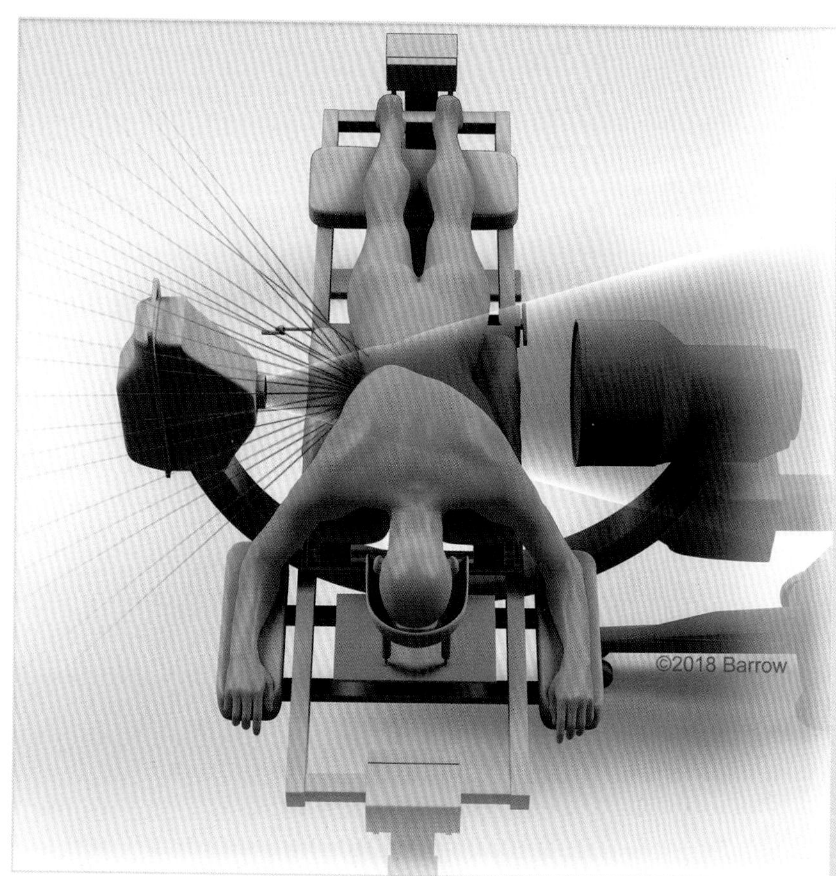

图 13.2 Compton效应。当X线与物质相互作用时，它们有3种命运：①它们穿过患者并形成脊柱的图像，②它们被患者吸收或③它们击中患者并散射。这张插图展示了X线的Compton散射，这可能会导致外科医生的辐射暴露。散射X线在X线片上没有提供有用的信息，反而降低了图像对比度。Compton散射是X线管侧辐射暴露最高的另一个原因

手术节段的确认是一个例子，其中透视图像是唯一可以提供所需信息的方式以推进手术。然而，后续图像的价值有限。我看过住院医师和同事进行显微椎间盘切除、椎板切除或融合内固定术时在同一位置将扩张器放到脊柱上获得一张又一张图像，而在插入微创通道之前，最初扩张器的一张图像就是所需的全部图像。这些额外的照片是不必要的，因为它们没有提供任何可采取行动的信息来证明拍摄这些图像是合理的。我也看到过同样的住院医师和同事在攻丝锥每转 1/4 圈就要求拍摄一张图像。当我问他们在寻找什么时，我还没有得到令人满意的答案。一旦你已经探测了椎弓根，并通过透视图像建立了椎弓根的轨迹，在螺纹被埋入之前不需要进一步的成像，除非你想要确定椎弓根螺钉的最佳长度。如第 4 章微创经椎间孔腰椎融合术（TLIF）所述，在获取了器械处于理想位置的图像后，随着器械的推进，我将保持微创通道刀片的相对位置。如果该位置保持不变，则后续图像不会提供可操作的信息。但是，攻丝锥螺纹完全进入椎弓根时的图像将提供有价值的信息，能帮助确定所需的椎弓根

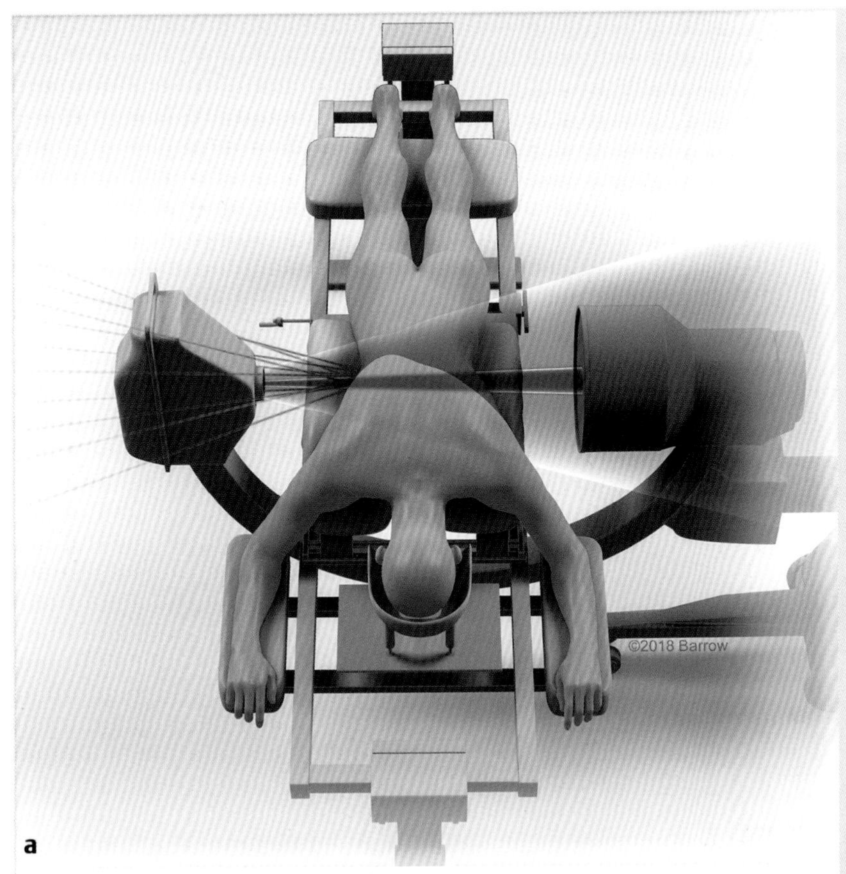

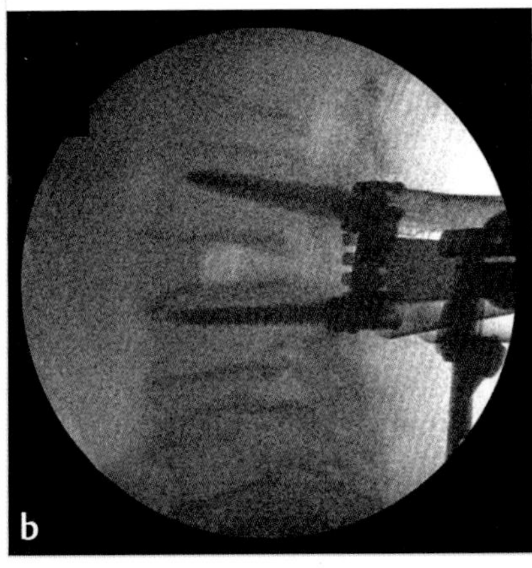

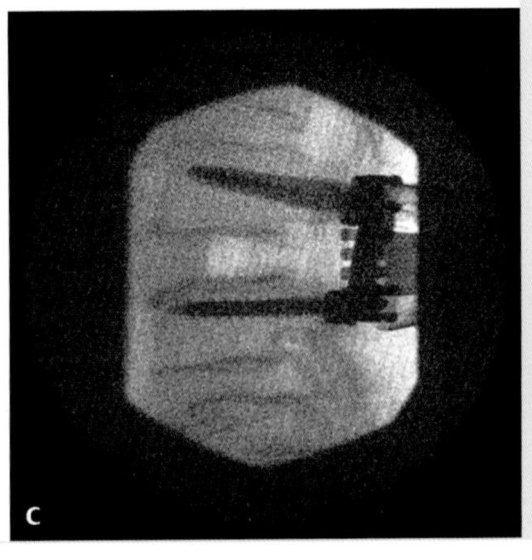

图 13.3　有用 X 线束的准直。透视 X 线管内的快门用于减少对邻近组织的照射。a. 插图显示了 Compton 散射的减少。减少的 Compton 散射减少了 X 线管侧的辐射暴露。其结果是在较低的辐射剂量下获得更高质量的图像。b. 无准直的微创腰椎融合术的侧位透视图像。c. 使用准直光束拍摄相同的侧位透视图像。Compton 散射的减少使图像变得清晰和明亮，同时减少了患者的散射和对外科医生的辐射暴露。两张图像都是在相同的电压和电流下采集的

螺钉的长度。攻丝锥沿着同一轨迹穿过椎弓根的图像价值有限，不符合 ALARA 原则的调整部分。

不用说，患者的安全应该是你最关心的问题。你需要获取安全执行这些步骤所需的成像。我很乐意承认，微创学习曲线的最初部分确实涉及对透视的严重依赖。然而，随着时间的推移，当你发展出在你的脑海中重建解剖学的能力时，需要过渡到最基本透视。为了与提高充分性水平的主题保持一致，将每个手术过程（微创或其他）的透视图像数量最小化应该是你实践中的一个中心主题。在手术中用较少的透视引导做更多事情的能力本身就是一项技能，因此应该积极发展。扩张器的触觉或解剖结构的直接可视化可以取代透视图像可能会填补的空白。在获取每一张图像之前，问问自己你在寻找什么信息，以及你将如何处理这些信息。随着时间的推移，整个职业生涯中每一张照片的合理性对于减少辐射暴露至关重要。

13.7 经皮椎弓根螺钉

由于在经皮置入椎弓根螺钉时无法直接显示解剖结构，因此需要在置入的每一步都进行成像。当计算机辅助导航引导经皮放置椎弓根螺钉时，对外科医生和手术室工作人员的辐射暴露成为一个有争议的问题。然而，在没有图像引导的情况下，辐射暴露开始上升。已发表的文献表明经验丰富的医生置入每一枚椎弓根螺钉进行透视的时间范围为 22~29s，辐射剂量高达 10.3mREM。此外，该手术过程的本质要求外科医生必须接近 X 线源，手持器械，从而限制了平方反比定律对外科医生的有利作用。不可避免的结果是，与在间断透视引导下直接显示解剖学标志的椎弓根螺钉置入相比，经皮椎弓根螺钉透视置入有更多的暴露辐射。再加上无法直接看到 Smith-Petersen 截骨后的小关节或后外侧融合的横突，这种更大的辐射暴露使我越来越难以使用经皮椎弓根螺钉进行单节段和两节段融合。

13.8 优化

1984 年，Wesenberg 和 Amundson 发表了首次详细介绍使用低剂量透视方案的文章。他们关注的重点是接受诊断成像的儿童的辐射暴露。他们担心的根本问题是特定程序（例如，心导管插入术、膀胱尿道造影和上消化道评估）所需的辐射剂量和透视时间。Wesenberg 和 Amundson 想要减少这些辐射暴露，因为辐射在生长发育中的儿童中导致随后发生恶性肿瘤的固有风险。他们 1984 年的手稿以一个发人深思的句子开始，这句话在今天仍然与信息管理系统相关，就像它当时对小儿成像一样："诊断放射学的目标是用最少的辐射和对患者最小的风险做出最准确的诊断……这特别适用于儿科放射学。"

多年来，随后的作者继续开发以最大限度地减少辐射暴露同时仍为儿童提供足够的诊断成像的技术。儿科心脏病学文献特别关注这一主题。当人们将同一时期的儿科放射学文献和管理信息系统文献并列时，引人注目的是同一主题上的轨迹是如何截然相反的。儿科放射科医生不断记录明显减少的照射，而微创脊柱外科医生则不断发表相反的报告。由于对脊柱微创手术中辐射暴露的担忧成为这些技术应用的障碍，从儿科放射学文献中吸取经验是合乎逻辑的一步。事实上，当脊柱外科医生最终应用儿科放射学文献中经过验证的透视方案时，辐射暴露和透视次数都显著减少而不会影响手术的安全性。

本章的其余部分主要在 ALARA 原则的最后一个要素：优化的背景下探索这些低剂量方案。在接下来的几页中，我将讨论儿科放射学几十年来一直使用的通过透视减少辐射暴露的技术。应用这些方案需要了解透视的类型，特别是采集时间的重要性。将你对峰值千伏电压（kVp）和毫安（mA）的了解融入这些方案中作为背景，将帮助你充分利用这些参数。你会发现，只要改变透视技术或手动调整电压和电流，就会对每个图像所需的辐射曝光和图像质量产生直接影响。在为脊柱微创手术进行脊柱成像时，我们最好采用 30 多年前 Amundson 和 Wesenberg 对待儿科患者的态度。在辐射曝光和图像质量之间取得平衡是优化的本质。

13.9 透视类型

让我们回到手术室，你在那里等待透视技师

打开透视机，这样你就可以开始手术了。当技术人员最终插入透视机电源并打开它时，软件开始加载到中央处理器（CPU）中，钨灯丝开始升温，为即将到来的电涌做准备。当进度箭头填充屏幕时，会加载透视算法。这些被提前预置的程序在点击按钮并获取图像时，电压和电流将自动确定，从而得到具有理想亮度和对比度的最佳图像。实现这一理想图像的透视类型被称为连续交错透视，或仅仅是连续透视。这是默认设置，只需打开透视机即可。很可能，这些设置就是你在手术中一直使用的设置。

连续透视提供了可靠的图像，而不必操纵任何参数。顾名思义，X线束是连续的。当技术人员按下按钮时，连续的X线束每秒产生30张图像，这些图像变得交错，从而产生合成图像。电压和电流最初由CPU内的算法确定。自动亮度控制（ABC）通过反馈机制根据患者的大小进一步调整这些参数。图像增强器内部的传感器监控亮度。当由于患者大小导致图像亮度不足时，ABC算法首先增加电压。其结果是，击中钨靶的投射电子数量增加，进而增加了诊断X线的数量。高能X线数量的净增加导致更大比例的X线能够更好地穿透人体并作为成像X线。颈椎的直径比腰椎小，所以穿透需要的X线数量较少。因此，颈椎成像需要较低的电压。

在CPU建立电压之后，算法增加电流。增加管电流将增加击中目标的电子数量，并导致更多的X线总数。最终的结果是一个更明亮的图像。由于连续透视所呈现的理想图像取决于反馈回路的完成情况，因此每张图像的采集时间为1~3s。获得的第一张图像通常具有最长的采集时间，因为通过反馈环路调整电压和电流来优化亮度和对比度。在ABC优化了图像质量之后，如果透视单元没有移动，后续图像的采集时间将会更短。如果你移动透视以及患者发生变化时，ABC反馈回路将不得不再次执行，这将再次延长采集时间。

当你考虑每张图像的采集时间为1~3s时，总透视时间和曝光有可能迅速累积起来。例如，如果你要在使用此技术的整个腰椎融合内固定病例中获得40张图像，则透视时间将为40~120s，这在已报道的微创融合术的透视时间范围内。可以理解的是，许多作者认为辐射量是一种不利因素，出于明显的原因，它已成为批评微创技术的主要理由之一。处理辐射的一种方法是使用计算机辅助导航，这可以减少辐射暴露。另一种方法是使用由儿科放射学医生介绍的替代透视技术。完全接受这种几十年的老技术可以迅速消除这些批评。

13.10　脉冲透视

X线照射的时间越短，患者、外科医生和手术室工作人员受到的辐射就越少。对透视机上的设置进行两个简单的修改即可完成此任务。第一步是关掉ABC。没有这种控制消除了反馈回路和完成回路所需的额外的辐射曝光时间。但是，它也排除了自动确定理想电压和电流以优化图像的算法。禁用ABC等同于资产和负债。每张图像都将在默认的电压和电流设置下采集。缺点可能是需要手动增大或减小这些值以查看适当的图像。好处是大大减少了辐射暴露。与放射技师密切合作以确定这些设置能够在最低的辐射曝光量下获得足够的图像。

第二个改良是在图像捕获过程中间歇性地关闭X线束。打开和关闭X线束将减少辐射曝光量，而不是使用连续的光束来捕获图像。这种设置称为脉冲透视(图13.4)。X线束脉冲明显降低了辐射曝光量，但也降低了图像质量。引导X线束脉冲的两个关键参数是：脉冲宽度和脉率。脉冲宽度是脉冲本身的持续时间，具体地说，就是X线束在关闭之前为图像捕获打开了多长时间。较短的脉冲宽度具有辐射较少的明显优势，但也限制了有助于成像的X线的数量。成像X线穿透患者的数量越少，图像质量就越低，辐射曝光量也就越低。

脉率是每秒生成的透视图像帧数。对于静态对象（如脊柱）的成像，脉搏频率并不重要。高脉率对于研究运动解剖学是必要的，例如评估膈肌运动、心脏瓣膜或食管运动。这种被称为时间分辨率的现象对于研究运动中的解剖学至关重要。因为我们的主体是静止的脊柱，所以几乎不需要时间分辨率。因此，降低脉率不会对静止对象的图像产生显著影响。应用脉冲透视设置将大大减少脊柱外科手术的辐射暴露。关闭ABC和脉冲透视相结合，除了每帧的剂量外，还可以通过减少采集时间来进一步减少辐射暴露。这些低剂量和短采集时间的折中是图像

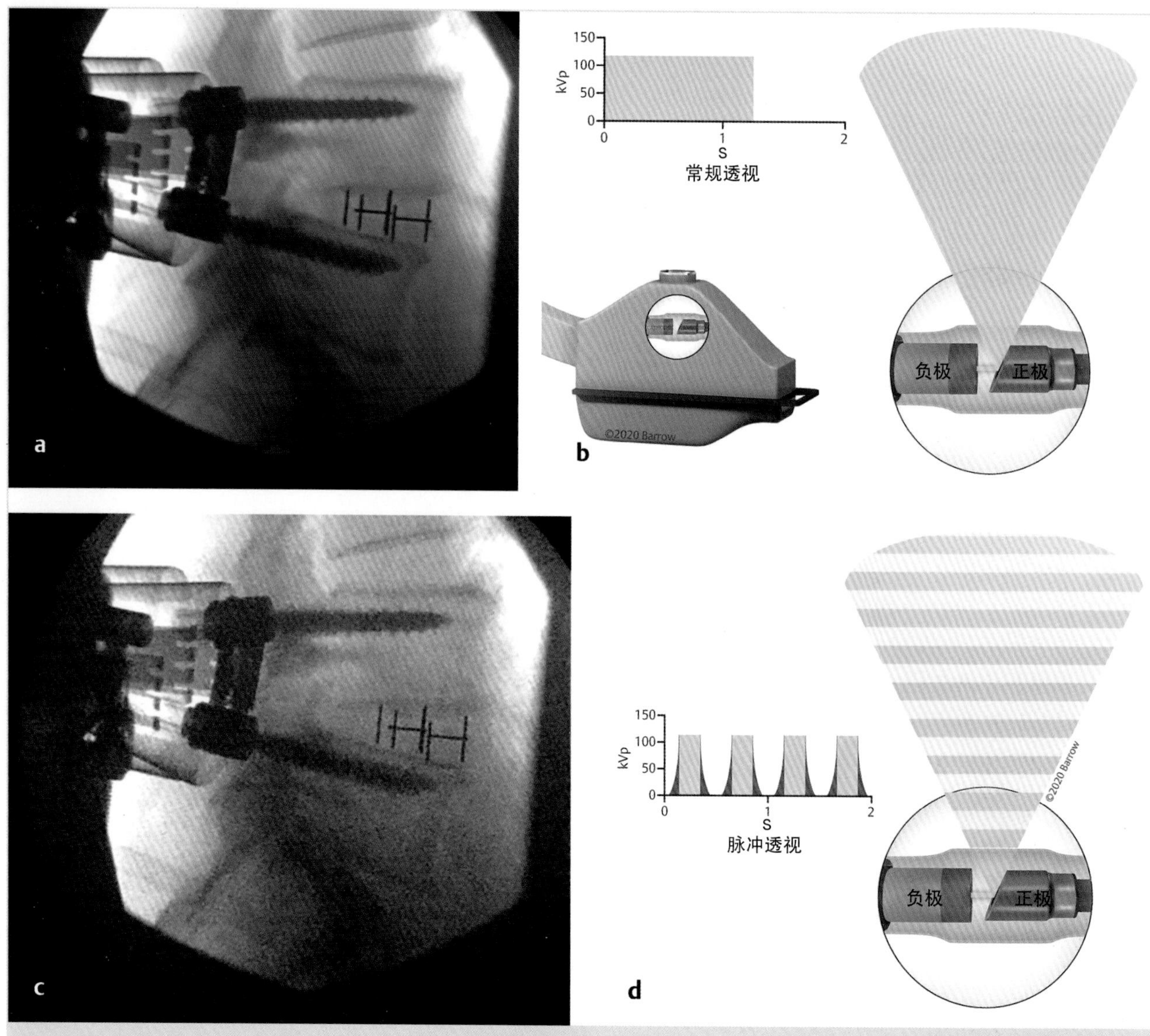

图 13.4 常规透视与脉冲透视的比较。a. 使用常规透视在 118kVp 和 5.48mA 下拍摄的腰椎融合完成时的侧位透视图像。常规透视需每秒采集 30 帧来创建合成图像。这张图像的采集时间是 1.2s，这表明合成这张图像使用了超过 30 帧图像。b. 使用常规透视时辐射暴露量的示意图。c. 用脉冲 X 线束在 114kVp 和 2.44mA 时获得的脊柱同一区域的脉冲透视图像。虽然图像的质量较低，但解剖学的分辨率对于内固定和椎间植入来说已经足够了。采集时间为 0.15s。脉冲透视能以较少的辐射产生足够的图像，所需时间仅为常规透视所需时间的 1/10。d. 使用脉冲低剂量透视时辐射暴露的示意图

的质量和清晰度。所附视频（视频 13.1）演示了脉冲宽度和脉率的概念。

13.11 采集时间和数字斑点技术

与连续透视甚至脉冲透视类似的场景是使用智能手机拍照。你选择的不是照片选项，而是视频选项。随着视频捕获的激活，相机开始聚焦于目标区域。传感器在智能手机摄像头内提供反馈机制以调整图像的亮度和对比度，最终呈现出完美的图像。在 3s 的视频中，最后几毫秒具有完美的对比度、亮度和焦距。连续交错透视以类似的方式呈现图像。现实情况是，我们并没有使用大部分的镜头。最后一帧是我们实际看到的全部，但前几秒是必要的，因为这是获取图像的过程。亮度、对比度和焦距的调整发生在图像采集的最初几分钟。对于这一张图像来说，采集时间相当长，最后几毫秒的镜头拍摄的帧数也很高。合乎逻辑的问题是，我们为什么要用这种方式拍摄静态图像？为什么我们不使用即时获取单帧的照片选项？

值得注意的是，前面描述的过程正是我们大多数人在脊柱手术时使用传统透视的方式。使用连续透视创建的图像默认为“最后图像保留”，即放射源关闭时保留在屏幕上的图像。该图像是多帧图像的整合。所保存最后图像的辐射曝光量是用于获取这些帧的辐射曝光量的帧数的倍数。实际上，我们是在视频格式中捕获数百个不必要的帧，以便在反馈机制结束时获得一张静态合成图像。在此过程中，我们正在增加对辐射的暴露。相反，我们的目标应该是用最少的帧和尽可能短的采集时间来捕获脊柱的图像。因此，我们的真正目标应该是使用照片设置而不是视频设置来拍摄脊柱的图像。

然而，透视每秒获得 30 帧来生成图像是有原因的。图像中的噪声量与用于获取该图像的光子数的平方根成反比。如第 12 章所述，产生图像的光子数与投射到图像增强器上的诊断 X 线数成正比。由于人眼 - 大脑反应的内部滞后特性，以每秒 30 帧的速度生成的实时图像序列比单一静态透视图像的噪声要小得多。换句话说，3~5 帧透视的合成图像将比单帧透视看起来更清晰、更明亮。

数字斑点成像解决了采集时间和需要创建一个合成图像的问题（图 13.5）。这相当于使用照片设置而不是视频设置来拍照。数字斑点图像是即时曝光，但单次曝光的结果是，这一过程需要的辐射剂量比单幅透视所需的辐射剂量高得多。然而，它是在低采集时间（通常为 0.15s）下拍摄的单帧图像，图像质量和分辨率比脉冲透视图像要好得多。虽然在单个数字斑点中有相当大的辐射量，但它必须与获取的帧数量相平衡，才能获得与透视相同的解剖视图。在这种情况下，数字斑点图像具有较大的优势，特别是当仪器需要更清晰的图像时。

13.12　综合应用

如果这些透视技术和我们新发现的关于辐射的知识不能常规应用在手术室中，那么它们就没有意义。毕竟，本章的最终目标是为你提供在整个职业生涯中减少辐射暴露所需的工具。创建一种将辐射降至最低的可持续指南的唯一方法是以团队为基础的透视方法。最重要的因素是在你的医院确定一组放射技师，他们将致力于与你合作，并致力于学习和应用这些不同的替代透视技术以减少辐射暴露。与任何新技术一样，将会有一个学习曲线。然而，与微创技术的学习曲线一样，这将是一项值得投入时间的投资。毫无疑问，你会对放射技师所拥有的知识以及他们愿意帮助你实现较低的辐射暴露感到

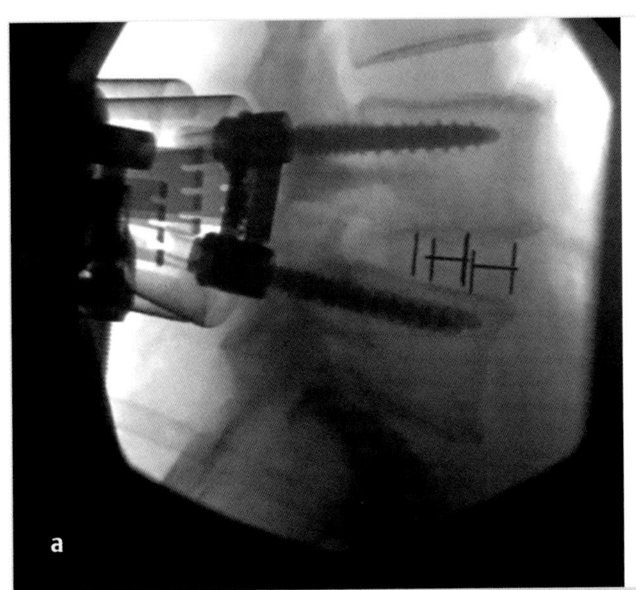

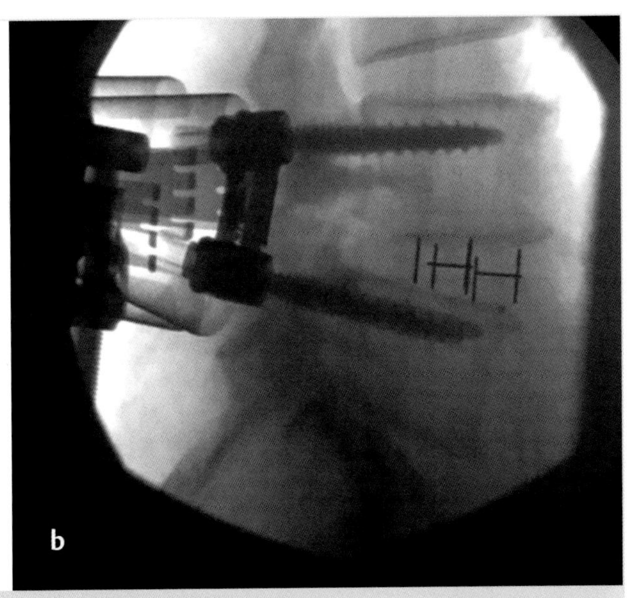

图 13.5　常规透视与数字斑点透视的比较。a. 在 118kVP 和 5.48mA 下拍摄的腰椎融合完成时图 13.2 的侧位常规透视图像。常规透视每秒采集 30 帧以创建合成图像。这张图像的采集时间是 1.2s，这表明超过 30 帧才合成图像。b. 用数字斑点技术获得的相同的侧位透视图像。采集时间为 0.15s，120kVp，21.60mA。虽然剂量要高得多，但图像是以单帧的形式拍摄的。这两张图像在亮度、对比度和清晰度上几乎无法区分。然而，数字斑点技术的采集时间要短得多

惊讶。以我的经验，放射技师是自己选择的。那些真正了解透视的基本原理和理解你的想法的人将被吸引到与你一起工作，并将帮助你实现目标。与此同时，那些不感兴趣的人也会减少对你的病例的关注。如果没有这样一个团队，你对透视机的工作原理和最小化辐射的理解将会停留在你的大脑中，而不能完全付诸实践。在本书的前言中，我强调了微创组合的重要性，在该组合中，护士、胶片冲洗技师和放射技师都齐心协力，充分了解并推进手术的进程。要最大限度地减少电离辐射对患者、手术室团队和你自己的暴露，需要一名能够发挥核心作用的放射技师。因此，为你的脊柱手术招募一名可靠的放射技师是至关重要的。

当你开始采用这些低剂量的技术时，一定要问问自己，为了安全地进行手术你真正需要在图像上呈现多少细节。从这个角度来看，每名外科医生都会有不同的视角，最重要的因素是患者的安全。外科医生应该获得他们所需要的质量的图像，以自信地确认脊柱的解剖结构。许多外科医生会同意，一张模糊的图像足以定位一个节段，但可能需要一个更清晰的图像来确认椎弓根螺钉进针点或放置椎间融合器。在适当的操作阶段调整图像的质量与平衡辐射剂量和图像质量是一致的，在现实中，没有外科医生要求手术的每个步骤都在最高剂量的辐射下获得最高质量的图像。将这种心态应用于透视检查是减少终生辐射剂量的重要第一步。

在手术开始时，数字斑点透视图像或全剂量常规透视图像将确保椎弓根的适当对齐。C 臂的摆动可以通过调整这些更高质量的图像以确保完美的侧位图像。在 C 臂位于最佳位置后，可以通过改变透视技术，使用每张图像的最低剂量以保持足够的质量来显示解剖结构（图 13.6 和图 13.7）。对于这些最初的高剂量图像，没有理由不让你和 X 线源之间保持尽可能远的距离。我更喜欢在透视最初高剂量图像时退到手术室角落里。

一旦透视处于获得高质量定位图像的理想位置，它将在关闭 ABC 的情况下开始以脉冲低剂量技术捕获图像。再说一次，关闭 ABC 需要注意的是，放射科技术人员必须手动将电压和电流调整到能够提供足够图像的最低剂量。手动设置这些参数是对时间和曝光的投资。一旦设置好，就可以在没有 ABC 的情况下每秒采集 20 帧脉冲透视图像。如图 13.4 和图 13.8 所示，低剂量的脉冲设置足以扩张到小关节或通过腰大肌，然后固定微创通道。

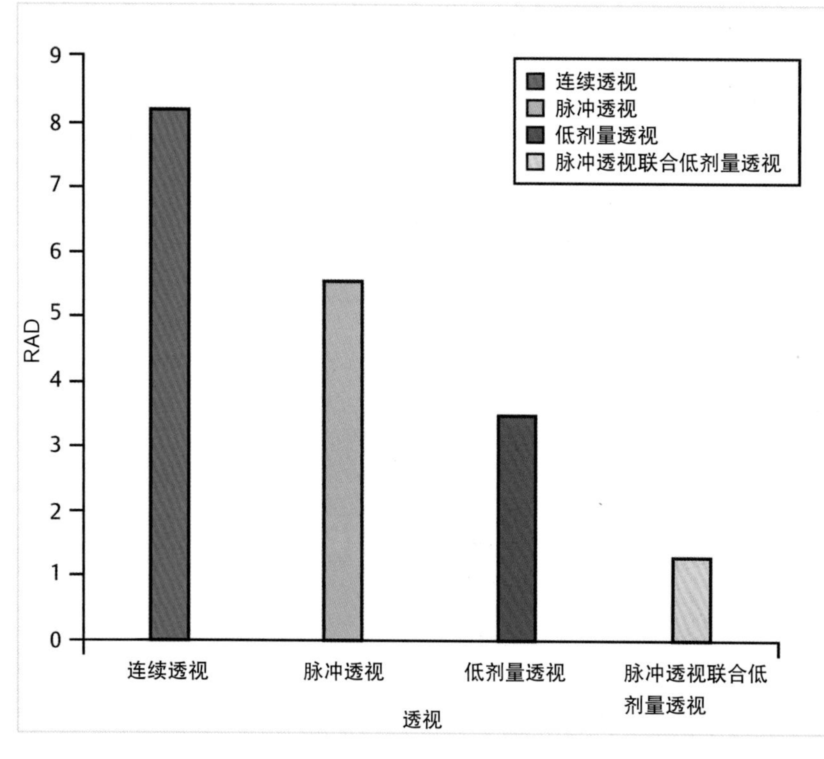

图 13.6 各种类型的透视所吸收的辐射剂量。这张图显示了从传统的透视技术到脉冲低剂量技术捕获每张图像所需的辐射吸收剂量逐渐减少。在你的职业生涯中，低剂量技术对总辐射吸收剂量的影响可以减小一个数量级。RAD，辐射吸收剂量

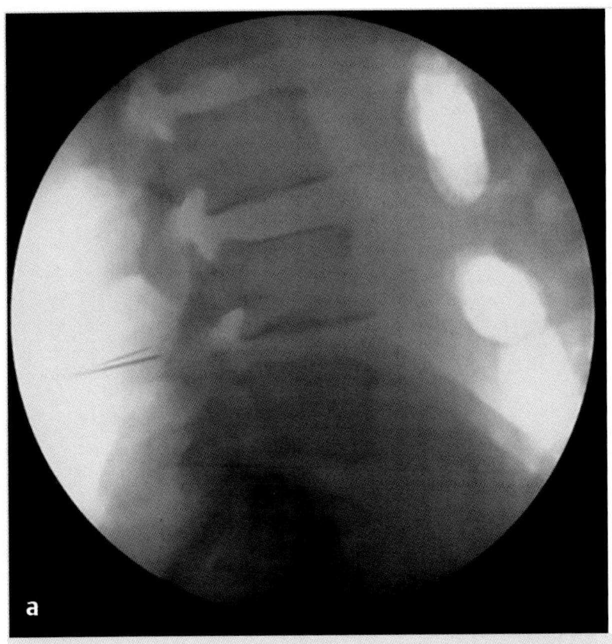
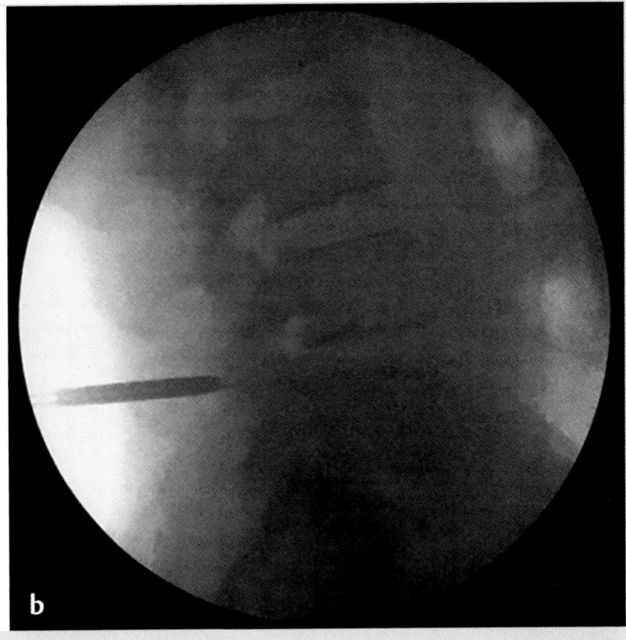

图 13.7 无自动亮度控制的数字斑点透视与脉冲透视的比较。a. 采用数字斑点透视定位 L4/L5 微创经椎间孔腰椎融合术的节段。虽然这张图像的采集时间很短，但辐射暴露仍然很高。图像的质量为解剖学标志提供了清晰度，这允许理想的透视装置配置，特别是对椎弓根的对齐。然而，这样高质量的图像对于肌肉扩张或固定牵开器是不必要的。b. 关闭自动亮度控制的脉冲透视成像以减少采集时间。解剖结构清晰可见，特别是与定位数字斑点图 a 并置进行比较。有了高质量的脉冲透视图像，可以安全地进行扩张椎旁肌肉和固定牵开器的步骤

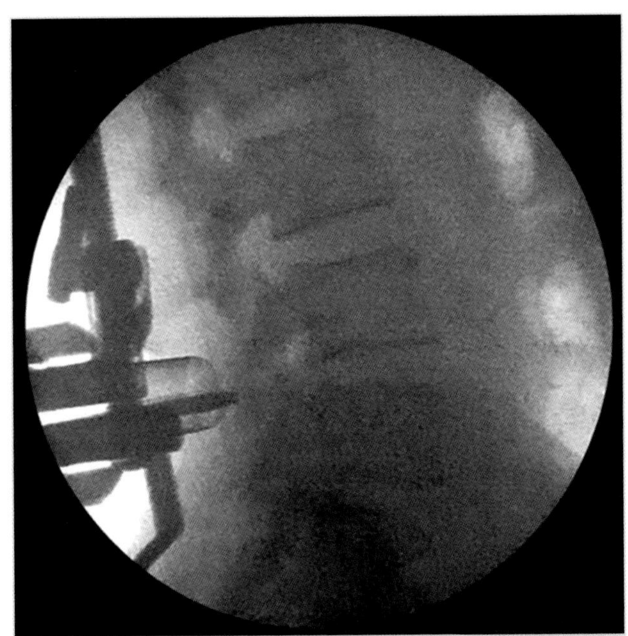

图 13.8 使用脉冲透视获得的侧面透视图像和连接微创通道。电压和电流被最小化到图像模糊但仍然是可接受的地步。在这样的设置下，40 张图像在不到 3s 的总透视时间内获得，最重要的是，整个病例的辐射剂量＜ 10mGy

随着操作的进行，有时需要更高质量的图像。无论是为了确保清晰的终板图像用于椎间融合器置入，还是为了确认椎弓根螺钉进针点，从脉冲低剂量图像到数字斑点图像的来回转换都将根据需要产生更高质量的图像，同时将不需要精确解剖可视化的图像（如攻丝锥的轨迹）的辐射降至最低。图 13.9a 展示了一个数字斑点图像，其椎弓根由于辐射剂量增加及噪声减少被清晰地勾勒出来。确认进钉点后，返回到噪声较大的图像（图 13.9b），就足以探查、攻丝并将椎弓根螺钉固定到椎弓根内。

13.13 病例展示

以下病例展示的目的是回顾低剂量透视的应用。在每种情况下，我都强调应在手术过程中记录获得的图像数量、透视设置、透视时间和辐射暴露。我提供这些细节的目的是在脊柱上的几个不同的过程中演示该方案的使用，并显示它对辐射暴露的影响。

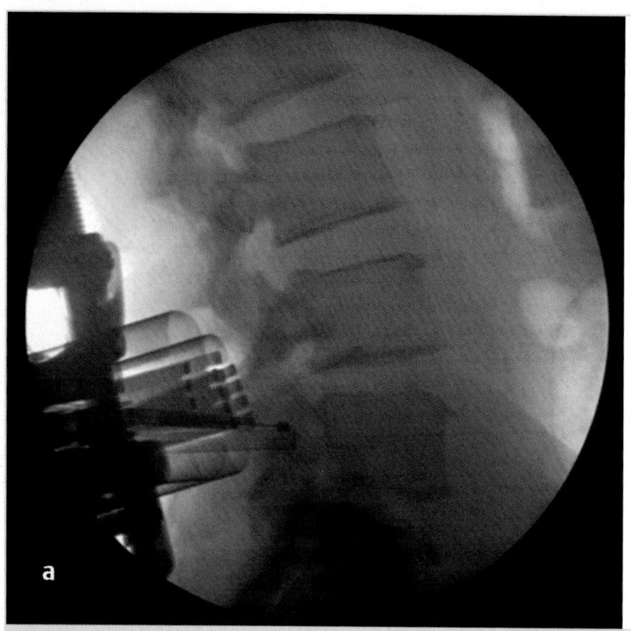

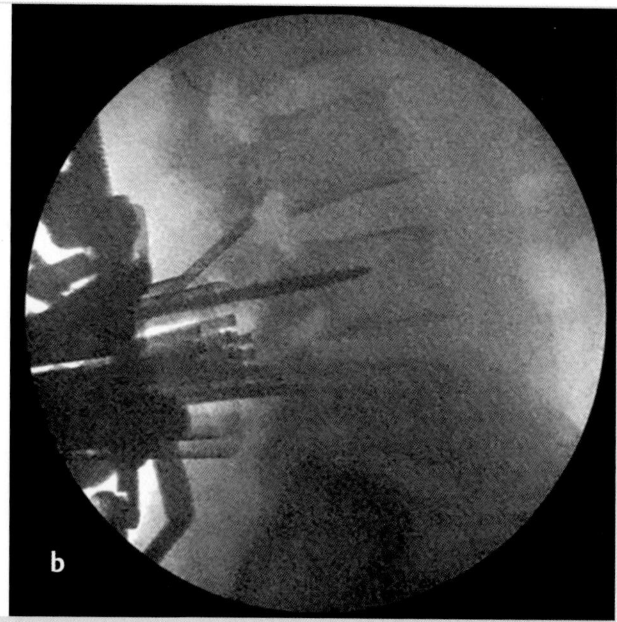

图 13.9 交替使用数字斑点透视和脉冲透视。a. 数字斑点图像用于确认通过直接可视化解剖学识别的进针点。较高的辐射曝光量降低了噪声，并提供了清晰的椎弓根图像。b. 一旦确认了进针点，噪声较大的图像就足以确定探针或攻丝锥进入椎弓根的轨迹

13.14 显微椎间盘切除术和椎板切除术

在外科医生和文献中，辐射暴露的焦点一直是微创腰椎融合术。但微创显微椎间盘切除术的辐射暴露并非无关紧要。已发表的报告清楚地表明，与开放手术相比，微创椎间盘切除术的辐射暴露显著增加。这种差异是可以理解的，当你考虑到为了确保微创通道理想的轨迹时需要外科医生接近X线源，而在开放手术中，外科医生可以完全接受平方反比定律，并在 Penfield 解剖器放置在该节段后尽可能远离放射源。在我看来，微创椎间盘切除术不仅是进入微创领域的完美途径，也是开始应用低剂量放射治疗方案的理想手术。

当患者准备手术时，将透视机放在患者膝关节水平的侧方。我没有获得任何手术前的透视图像。取而代之的是，我通过触诊与髂前上棘相对应的棘突间隙来确定 L4~L5 节段并标记预定的切口。将透视机位于术野的部分利用无菌巾包裹，随后将一根 20G 的定位针穿过腰椎后方从椎板间隙进入。当遇到椎板时，我得到了我的第一张透视图像。因为定位针可以保持原地不动，所以我可以接受平方反比定律，远离 X 线源。

透视机设置为“脉冲”和“低剂量”模式。首先，打开 ABC，这样我就可以为 kVp 和 mA 确定一个合理的值。在得到了一张合适的图像后，我关掉了 ABC。从那里，我手动调整 kVp 和 mA，以在尽可能低的辐射下获得足够的图像。例如，对于图 13.10 中描绘的显微椎间盘切除术，第一张图像确认了我的切口水平和轨迹。113kVp 和 2.3mA 的脉冲低剂量图像会产生模糊但足够辨认结构的图像（图 13.10a）。这些数值与患者的尺寸有着内在的联系。在这种情况下，患者的体重指数［体重（kg）除以身高（m）的平方］为 $32kg/m^2$。我现在可以关闭 ABC，减少后续每次透视图像的采集时间。定位针的轨迹不太理想，我对其进行了调整，获得了另一张图像（图 13.10b）。当调整了切口后，就有了一个理想的到达椎间隙的轨迹。下一步，沿着定位针道逐层注射一种局部麻醉剂，然后做切口。在电刀切开筋膜后，通过第一个扩张器触诊脊柱，并将扩张器牢牢固定在椎板 - 小关节交界处。在继续使用剩余的扩张器之前，将获得另一张图像以确认责任节段（图 13.10c）。我将在没有任何额外的透视图像的情况下，完成扩张过程并确保微创通道位于正确位置。最终通过侧位透视图像确保微创通道与椎间隙平行，通过正位透视图像确保微创通道内倾轨

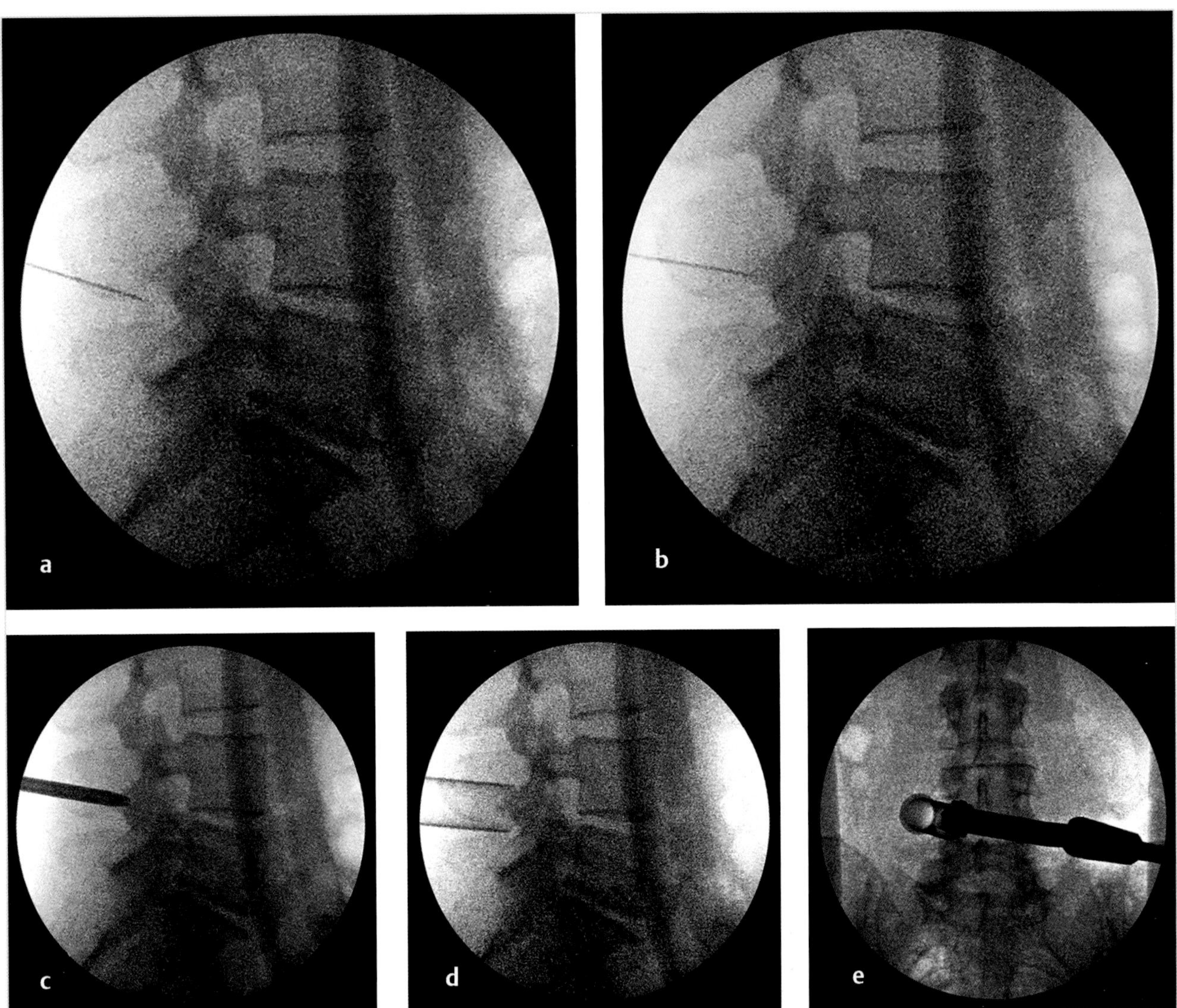

图 13.10　微创显微椎间盘切除术的脉冲低剂量透视顺序。a. 用脉冲透视在 113kVp 和 2.3mA 下获得的带定位针的侧位透视图像。虽然结果是低分辨率的图像，但对于定位来说已经足够了。建立这些设置后，可以关闭自动亮度控制以缩短采集时间。b. 定位针重新定位的侧位透视图像，以优化在腰椎上的轨迹。c. 第一个扩张器在椎板 – 小关节交界处的侧位透视图像。一旦通过成像确认，扩张器将保持固定位置，不需要在扩张器横穿脊柱时进行后续成像。d. 最终侧位透视图像确认微创通道处于理想位置。e. 设置较低的 kVp 和 mA 透视非必要的正位图像确认通道充分内倾，因为正位图像需要穿越的身体辐射剂量较少

迹（图 13.10d、e）。由于固定臂在两张透视图像中均固定了微创通道，所以我再次完全应用平方反比定律，离开了 X 线源。确认微创通道位置的总透视时间为 0.9s。更重要的是，获得这 5 张图像的辐射剂量为 1.04mGy。其顺序与微创椎板切除术相同。

13.15　颈椎前方入路

我发现，在颈椎前路手术中完全没有任何关于辐射暴露的担忧，这真的很令人困惑。我观察到，那些在微创入路中表现出更高的辐射暴露意识的外科医生似乎没有注意到他们在颈椎前路中的辐射暴露。外科文献进一步反映了这种担忧的缺乏，因为迄今为止还没有一份研究颈椎前路手术和辐射暴露的论文发表。在颈椎前路椎间盘切除融合术（ACDF）中，如果没有一个微创通道，就好像为我们消除了辐射暴露的任何危险。我很乐意承认这个手术不像其他微创手术那样依赖透视。此外，由于颈椎区域的解剖性质，与腰椎相比，辐射暴露更低。但这两个因素的结合仍不能使辐射暴露值为 0。颈椎前路

手术的现实情况是，脊柱外科医生在颈椎中使用的透视比他们意识到的要多。收集和分析我自己关于颈椎前路放射暴露的数据真的很有启发性。我鼓励本章的读者也这样做。虽然这些暴露可能比腰椎微创入路低，在符合 ALARA 原则的前提下，我们没有理由不尽一切努力来减少这种方法的辐射暴露，就像任何腰椎微创手术一样。下面的病例展示了为此所做的努力。

当我试图将颈椎前路的辐射暴露降到最低时，我问自己的第一个问题是，我需要什么样的图像来进行手术。表 13.1 中的数值代表了我认为单节段 ACDF 手术所需的最少（也是最大）图像数量。请注意，当需要透视成像以推进手术操作时，它标识了 ACDF 的步骤。

我列出了定位过程所需的两张图像，一张图像用于规划切口，另一张图像用于确定显露后的节段（图 13.11）。正如第 9 章所述，不使用定位针进行定位，不仅因为有报道显示被刺穿的椎间盘出现加

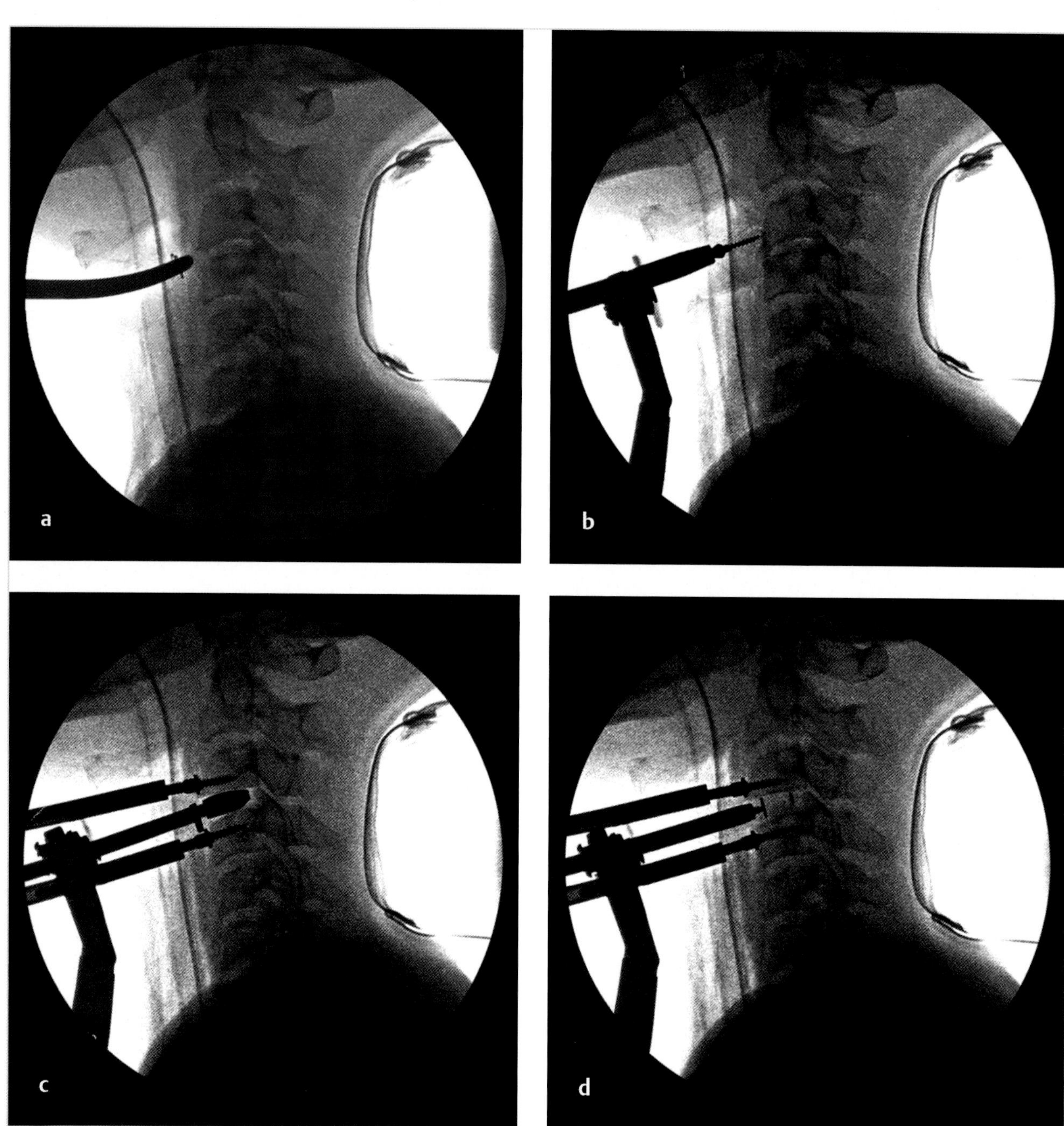

图 13.11　脉冲侧位透视图像序列。a. 用 Kittner 解剖器定位。b. 置入一根 Caspar 针。c. 评估椎间隙试模。d. 放置椎间融合器。虽然所有这些图像都是颗粒状的，但它们足以为外科医生提供继续手术的信息

速退变，而且还因为最高的标准：如果它是我自己的颈椎间盘，如果它不是要手术处理的节段，我宁愿它不被刺穿。拿着一个 Kittner 解剖器放在椎间盘上，需要我靠近X线源，因此不能接受平方反比定律。同样，要遵守 Caspar 针完全垂直于后壁，椎体不到一半的放置标准，每根针的放置至少需要一张图像。同样地，要观察 Caspar 针完全垂直于后壁且不超过椎体一半的放置标准，每次放置至少需要一张图像。

确认椎体不需要外科医生靠近 X 线源，因此提供了一个接受平方反比定律的机会。在确认了椎间隙试模后，远离放射源。将椎间融合器敲入椎间隙可能需要图像来确保它完全进入椎间隙，但不要过度深入椎间隙。同样，对于这张图像，外科医生没有必要靠近 X 线源。

将最短的钢板放置在距椎间隙上下至少 5mm 的位置，有时需要侧位图像来确定合适的可变角度，并使第二枚螺钉的角度与第一枚螺钉相同。图 13.12a 展示了可变角度钻头导向装置的位置和获得的图像，以确认进入椎体的合适角度。在我放置可变角度螺钉后，我将获得另一张带有与角度匹配的可变角度钻头导轨的图像（图 13.12b）。最终的正位和侧位透视图像不需要外科医生靠近 X 线源（图 13.12c）。

在这种情况下，我使用脉冲低剂量透视获得了 10 张图像。在 65kVP 和 0.53mA 的设置下，使用 ABC 拍摄了初始图像，而放弃使用 ABC 的后续图像。在辐射剂量为 0.52mGy 的透视下，在 2.1s 内拍摄所有图像。

13.16 侧方经腰大肌入路腰椎椎间融合术

经腰大肌入路到达腰椎比其他任何微创手术需要更多的透视图像，且外科医生离 X 线源更近。虽然计算机辅助导航可以消除外科医生的辐射暴露，但它不能纠正手术期间在椎间隙内操作时发生不可避免的脊柱移位。我所看到的最糟糕的椎间融合器的图像都是用导航来完成的。定位节段，确定椎间隙在正位和侧位的精确位置，切除对侧纤维环，测试椎间隙试模和固定椎间融合器，这些都是依赖于图像的步骤。因此，除非有意识地努力将辐射暴露降至最低，否则辐射暴露可能会迅速失控。

与前面 ACDF 例子中所做的类似，分解手术步骤并确定所需的透视并在透视指引下推进手术进程时开始系统地提取手术中那些关键节点。在收集了我在过去几年中在手术的不同阶段获得的图像数量之后，我已经能够大致计算出经腰大肌手术各个阶段所需的图像数量的范围。表 13.2 的第一列标识了需要图像来推进手术进程的节点。第二和第三列提供了需要满足的射线照相目标的范围。我完全认识

表 13.1 单节段 ACDF 所必需的透视

透视目标	最少透视图像的数量	最多透视图像的数量
定位	2	2
插入 Caspar 针	2	2
椎间隙试模（平方反比定律）	2	4
置入椎间融合器	2	4
放置钢板	0	2
最终正位和侧位图像（平方反比定律）	2	2
合计	10	16

ACDF，颈椎前路椎间盘切除融合术

表 13.2 单节段侧方经腰大肌入路腰椎融合术所需的透视

透视目标	最少透视图像的数量	最多透视图像的数量
术前正位和侧位优化（平方反比定律）	10	20
术前切口规划	4	8
穿过腰大肌，放置克氏针，放置微创通道	5	10
分离对侧纤维环	3	5
椎间隙试模	5	10
置入椎间融合器	3	5
最终正位和侧位图像（平方反比定律）	2	4
合计	32	62

到，没有两个案例是相同的。一些单节段退行性变的病例可能很简单，而其他复杂的畸形病例可能很有挑战性。患者的安全是手术最重要的方面，因此，安全地进行手术所需要的任何成像都是首要的。下面的病例说明了在L4~S1融合节段上的L3~L4处处理邻近节段退变所必需的透视图像。

13.17 术前影像优化和切口规划

在经腰大肌入路中，成像是从患者处于最佳体位来规划切口开始的。应尽一切努力使患者在手术台上完全横向放置，然后将患者牢牢固定在该位置以最大限度地减少移动。患者在达到最佳位置后出现的任何移动都将导致需要在手术台上进行额外的成像和调整。锁定那个位置的重要性应该向护理人员和我们的麻醉同事传达，因为只有习惯使用更多的胶带才能做到这一点。一个固定良好的患者将带来更有效的成像、更有效的手术，从而减少辐射暴露。

按照惯例，我不会在所有的经腰大肌间隙入路病例中使用“前后”和“横向”这两个术语，因为这些术语可能会对放射科技术人员、手术室团队和我造成潜在的混淆。我们都习惯于C臂位于水平位置产生侧位图像，而C臂位于垂直位置产生正位图像。患者处于侧卧位时C臂位于水平位置和垂直位置产生的图像相反。为了消除手术室团队的任何潜在误解，我在整个病例获取图像时使用了“水平”和“垂直”两个术语（图13.13）。

从一开始就获得理想的水平位（正位）和垂直位（侧位）图像是一项投资（图13.14）。

根据畸形程度的不同，它可能需要10~20张图像来完成这项任务。如果我发现自己不得不过度旋转手术台才能获得理想的水平位（侧位）图像，患者在手术台上没有处于最佳位置，我会松开所有的束缚带使手术台回到中立位置并开始重新安置患者体位。在运气好的时候，我可以获得理想的水平（正）位图像，只要对手术台进行最小的调整，就可以获得清晰的终板和排列良好的椎弓根，然后将C臂旋转到垂直位（侧位）图像的水平位置，这应该会显示出与椎弓根等距离的棘突和完整的终板。虽然可能需要10~20张图像才能实现这一目标（表13.2），但在获取这些图像时，不需要靠近X线源的任何地方。在操作的这一阶段，使用平方反比定律有利。

13.18 穿过腰大肌和固定微创通道

当患者和透视定位到理想的图像时，手术就可以继续进行，用下一系列的图像来确认节段，穿过腰大肌，进入椎间隙。这一系列步骤可能只需5张图像即可完成，但也可能需要多达10张图像。水平位（正位）和垂直位（侧位）成像确定了导杆的理想位置，然后腰大肌的扩张可以随着微创通道的放置而进行（图13.15）。

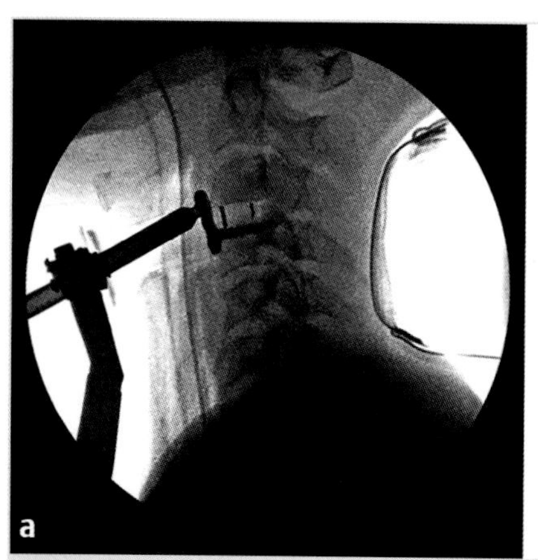

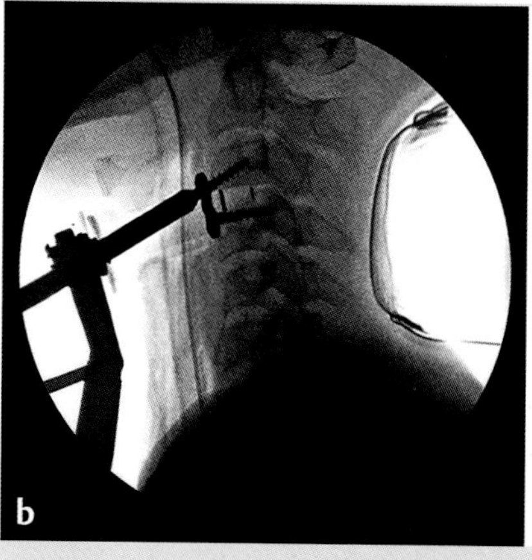

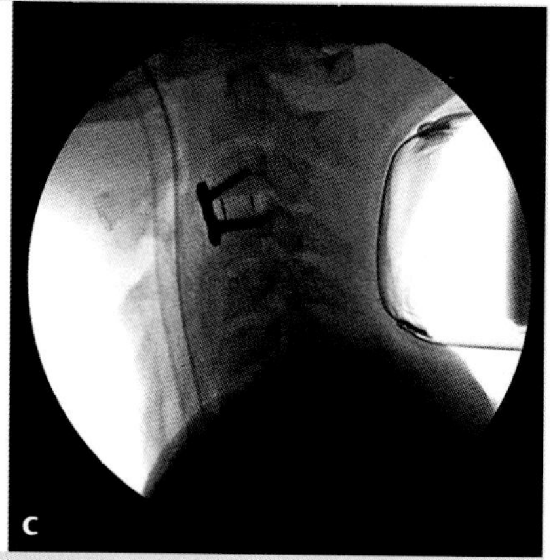

图13.12 固定颈椎钢板的透视图像。a. 侧位脉冲低剂量透视图像用于确定可变角度螺钉的轨迹，以便使用最短的钢板。b. 放置第二枚螺钉的角度与导向器和另一侧位脉冲低剂量图像角度相匹配。c. 采用平方反比定律获得的最终侧位脉冲低剂量图像

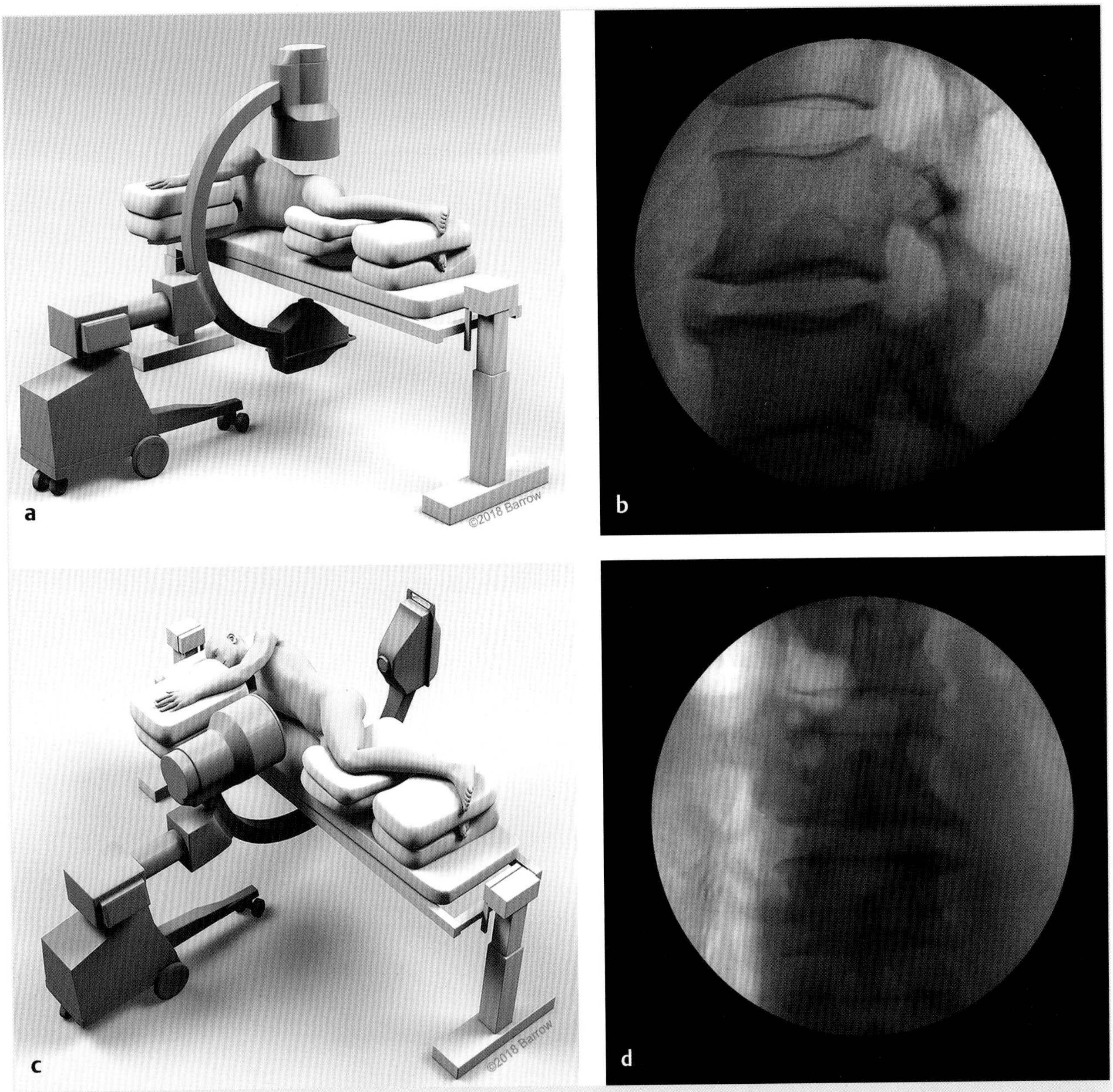

图 13.13　模型说明了在经腰大肌间隙入路病例中透视机相对于患者体位的垂直和水平位置。透视机的垂直位置（a）提供侧位图像（b），而水平位置（c）提供正位图像（d）。如果患者处于俯卧位在这些相同的位置使用透视机，则会产生相反的结果

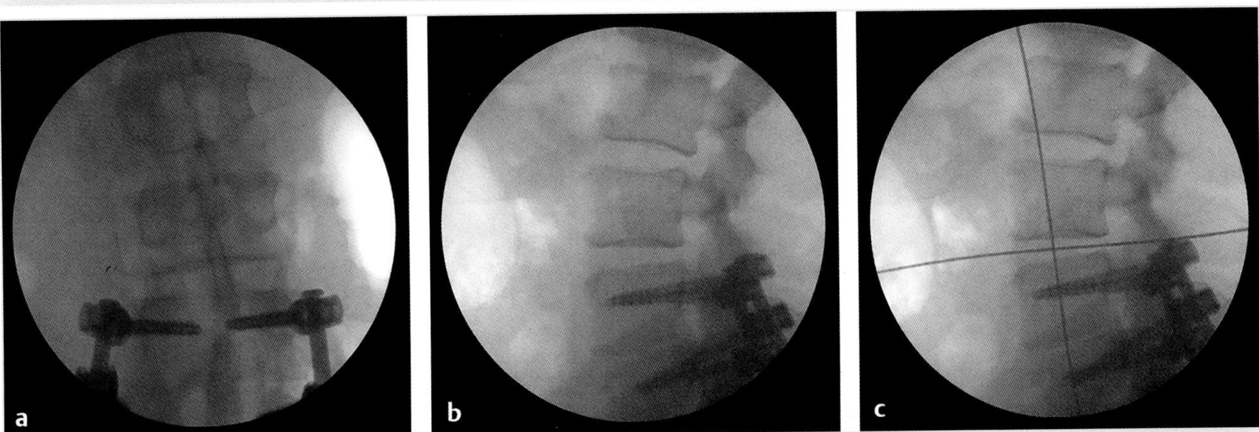

图 13.14　透视下术前切口计划。a. 理想的水平位（正位）图像也使用脉冲低剂量透视。b. 脉冲低剂量透视获得理想的垂直位（侧位）图像。需要多张图像才能获得理想的侧位图像。c. 切口位置用垂直位（侧位）图像标记，一根克氏针用来标记 L3~L4 椎间盘间隙，另一根用来标记脊柱的长轴

13.19 去除对侧纤维环

一旦确定了一条穿过腰大肌的安全通道，就可以直接可视化地完成大部分工作而不需要透视。用带刃的 Penfield 解剖器扩大通道，用神经根拉钩拉开腰大肌，可以直接显露纤维环，切开纤维环，开始切除椎间盘和处理终板。在对侧纤维环松解之前，不需要额外的透视图像（图 13.16）。

对侧纤维环的松解主要是一个可视化步骤，但用肉眼及透视图像进行确认是有价值的。椎间盘切除完成后，Cobb 剥离器可以靠在对侧纤维环上，通过用锤子敲击插入的 Cobb 来完成松解。正如第 6 章中提到的，有一种明显的落空感。肉眼确认是有价值的，它证明了图像的合理性。上方和下方插入松

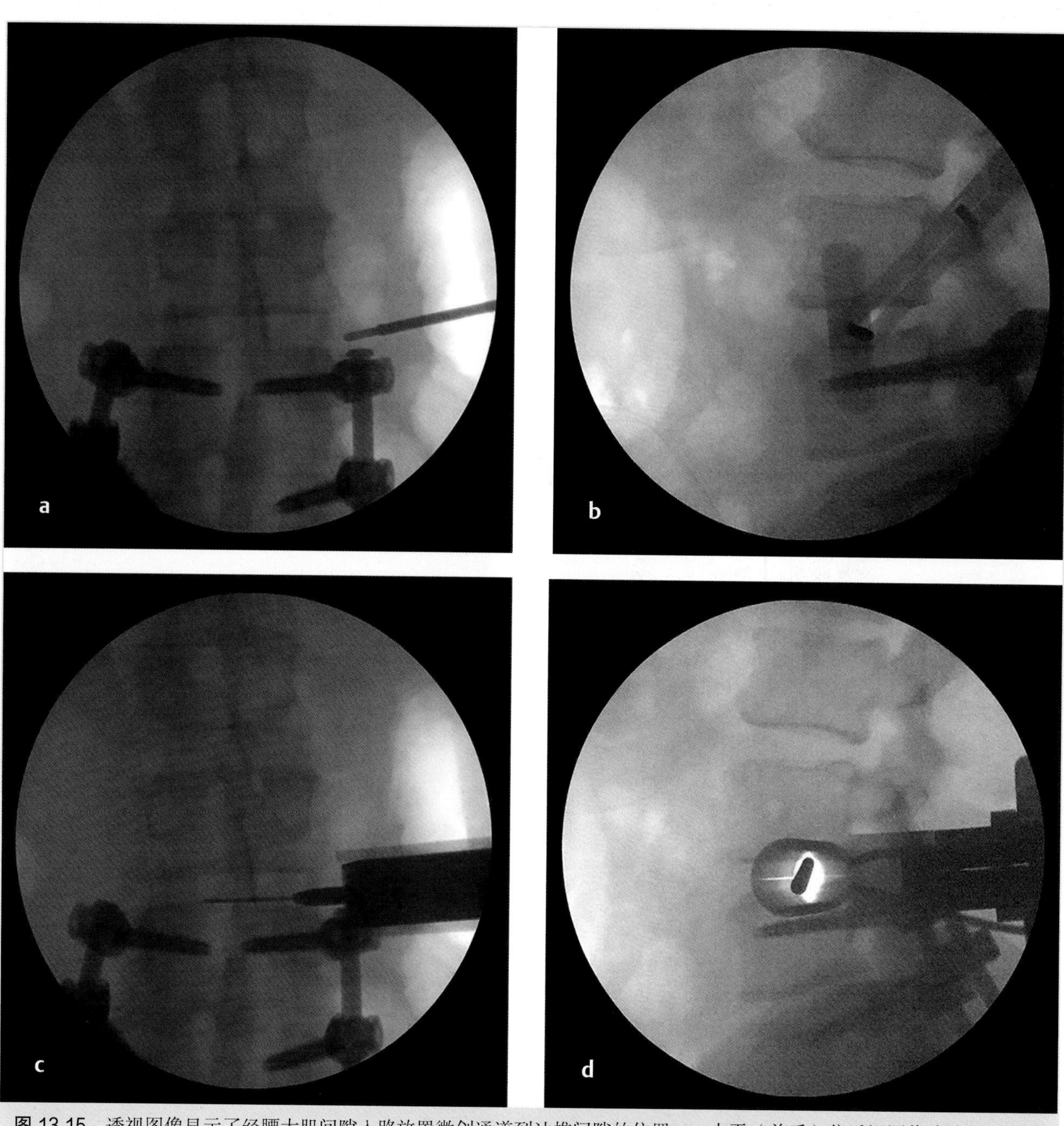

图 13.15 透视图像显示了经腰大肌间隙入路放置微创通道到达椎间隙的位置。a. 水平（前后）位透视图像确认导杆穿过腰大肌时的节段。b. 垂直位（侧位）透视图像确认 L3~L4 椎间隙的中点。c. 水平（前后）位透视图像能够在扩张器仍然就位的情况下定位微创通道。d. 垂直位（侧位）透视图像确认导杆在椎间隙内处于理想位置。一旦确定了理想的位置，在切除对侧纤维环之前，几乎不需要透视

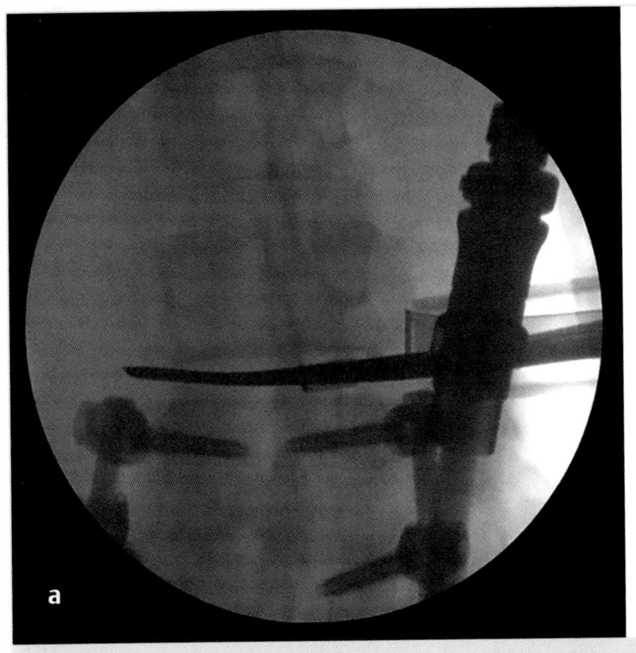
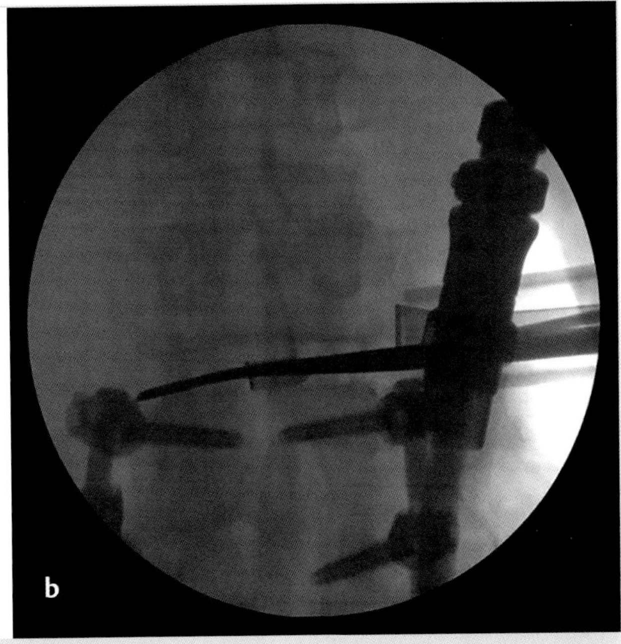

图 13.16　对侧纤维的松解。纤维环的松解主要是一种触觉上的落空感，当用锤子敲击 Cobb 后就会发生这种感觉。肉眼确认是有价值的，这证明了透视图像确认松解是合理的。获得的水平（前后）位低剂量脉冲图像显示松解对侧上方纤维环（a），以及松解下方纤维环（b）

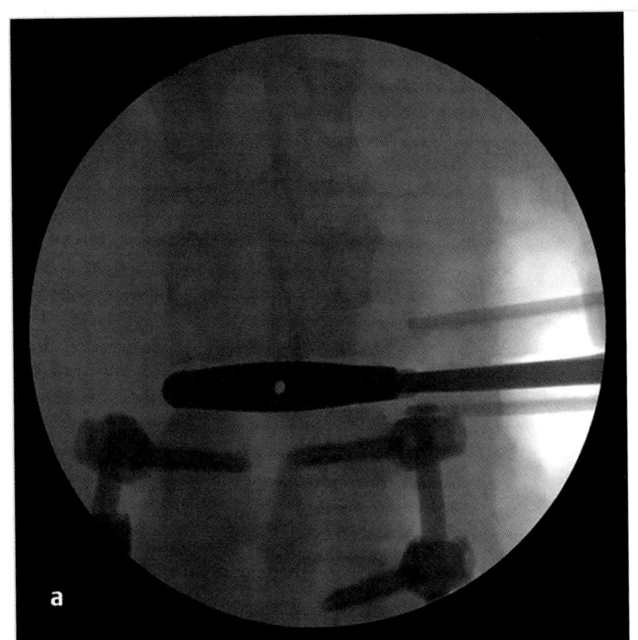
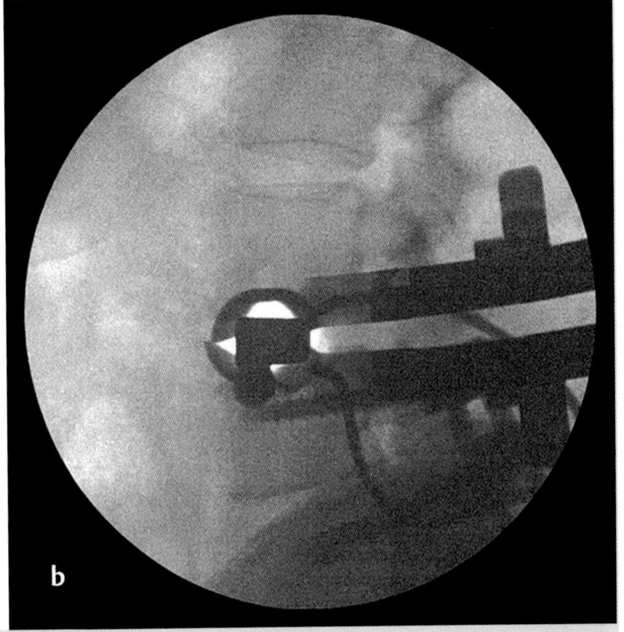

图 13.17　椎间隙试模。a. 水平位（AP 位）低剂量脉冲图像，显示试模在椎间隙几何中心的理想位置。b. 垂直位（侧位）低剂量脉冲图像，显示椎间融合器位于椎间隙的前半部分

解后从而产生两个额外的图像。

13.20　椎间隙试模和置入融合器

在手术的这些阶段，唯一需要进行透视的就是确保椎间融合器的轨迹（图 13.17）。因此，根据试模次数的不同，只需要 5~10 张图像。如果从一开始就选择了合适的试验，那么图像的数量将接近 5 张。如果使用多次试模来确定理想的椎间融合器大小，那么图像的数量将接近 10 张。在这个阶段增加

1~2 张图像是有价值的，因为试模大小决定了融合器的大小。确保完美的轨迹进入椎间隙是一项投资。一旦试模到位，就利用另一个机会接受平方反比定律。

椎间融合器的置入只需要 3 张图像就可以确保将其放置在最理想的轨迹和位置上。根据我的经验，这个范围是 3~5 张（图 13.18）。

最终的水平位和垂直位（正位和侧位）图像可以在移除微创通道之后及关闭切口之前获得。我已经放弃了获取包含微创通道的水平位（正位）图像，除非我认为它已经偏离了固定试模的位置。我一次又一次的经验是，放置试模的位置就是最终放置椎间融合器的位置。这是另一个多保留 1~2 张图像的机会。我会尽量远离 X 线源，因为透视最后 2 张图像无须注意无菌原则，这样，手术的透视部分就完成了（图 13.19）。

上面的病例展示是在4.8s的透视时长下完成的，但更重要的是，在 88kVp 和 9mA 的条件下，脉冲设置为每秒 8 个脉冲，仅有 8.16mGy 辐射剂量。手术在透视了 36 张图像后结束，完全在表 13.2 预测的范围内。

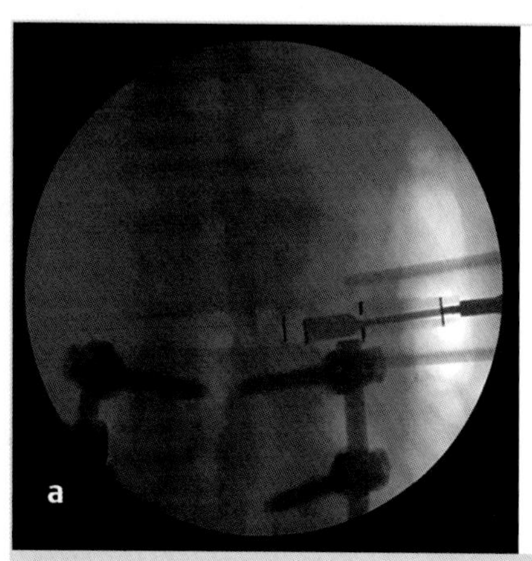
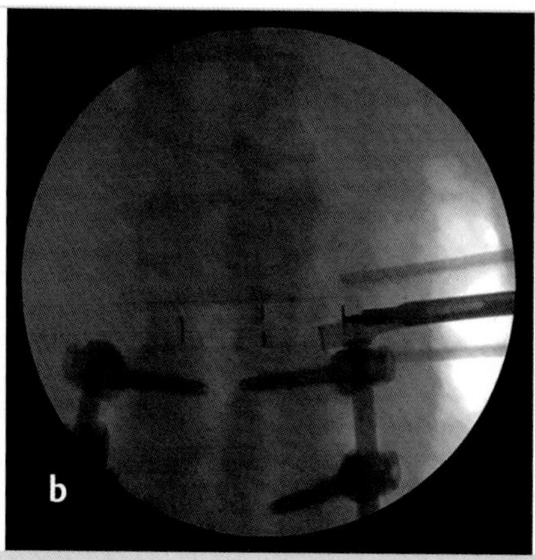
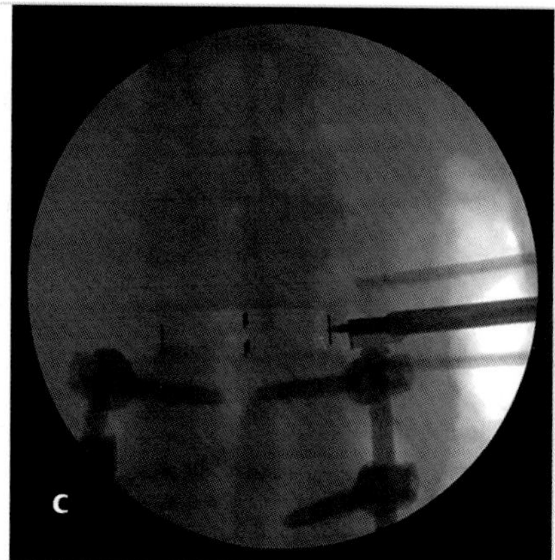

图 13.18 置入椎间融合器。这一系列脉冲低剂量水平位（AP 位）图像展示了用于置入椎间融合器的 3 张图像。a. 为确认轨迹而透视的图像。b. 为显示融合器到达中线而透视的影像。c. 为确认椎间融合器的理想位置而透视的图像

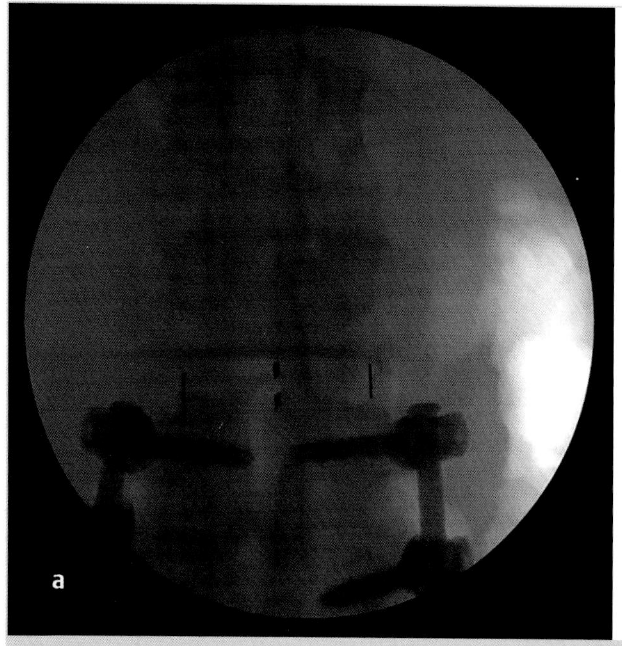
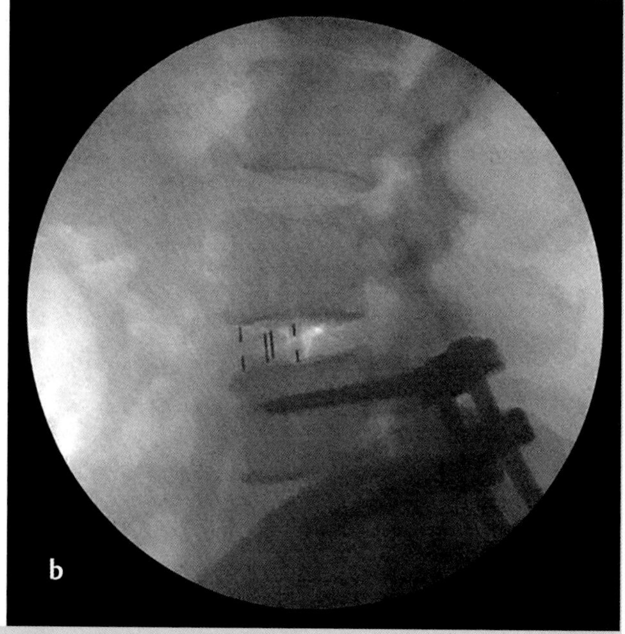

图 13.19 最终的水平位（AP）和垂直位（侧位）图像。移除微创通道并使外科医生尽可能远离 X 线源时，可获得最终的脉冲低剂量 AP 位（a）和侧位（b）图像

13.21　微创经椎间孔腰椎融合术

在有关辐射暴露的文献中，很少有手术比 MIS TLIF 得到更多关注。关于这种手术的辐射暴露的文献远远超过了目前关于经腰大肌间隙入路手术的文献，更是缺少关于二者辐射剂量的对照文献。是 MIS TLIF 第一次让我注意到我在探索经皮穿刺技术并在学习曲线上取得进展时所暴露的辐射量。我在这个过程中对辐射暴露进行的观察是我在儿科文献中发现这些低剂量辐射方案的推动力。因此，将 MIS TLIF 作为本章的最终病例说明再合适不过了。

下面的案例展示汇集了最后两章中涵盖的所有材料，并为在实践中减少 MIS TLIF 期间的辐射暴露的系统方法奠定了基础。

应该注意的是，我在显微椎间盘切除术、ACDF 和经腰大肌入路腰椎融合术中避免使用数字斑点技术，这种技术在高辐射剂量的情况下提供更高分辨率的图像。在这些病例中，仅使用脉冲低剂量透视。然而，在 MIS TLIF 中，每当脉冲透视的分辨率不足时，我通常使用数字斑点技术来确认椎弓根螺钉进针点。表 13.3 说明了当需要透视以推进该过程时 MIS TLIF 的各种操作过程。

我已经将 MIS TLIF 手术分解为各个步骤，其中需要透视以推进表 13.3 中的步骤。与前面的病例展示一样，我提供了一个范围，充分认识到没有两个案例是相同的。在第 4 章中，我的重点是描述手术技术，并参考一些低剂量方案。然而，对于这个病例展示，透视是中心焦点。

表 13.3　单节段 MIS TLIF 所必需的透视

透视目标	最少透视图像的数量	最多透视图像的数量
定位	2	4
扩张和固定微创通道	4	8
置入 4 枚椎弓根螺钉	16	25
椎间融合器试模	4	8
置入椎间融合器	5	10
最终前后位和侧位图像（平方反比定律）	2	2
合计	33	57

MIS TLIF，微创经椎间孔腰椎融合术

13.22　定位与扩张

定位和安置微创通道需要足够而不是完美的图像来显示腰骶交界处并允许确认责任节段。根据解剖学标志大致规划切口无须任何术前透视成像，可节省时间并减少辐射暴露。这种方法的基本原理是，任何术前透视都不能减少切开后进行透视的需要。如第 4 章所述，我将在中线外侧 4cm 处标出两个 28mm 的切口，然后准备消毒铺巾。下一步，将一根 20G 的定位针放在一侧小关节突上确认责任节段。一旦图像确认第一根定位针在正确的节段，就将一根 18G 的定位针刺到对侧的小关节上。我将对切口进行必要的调整使皮肤上的入口在与椎间盘间隙完全平行的轨迹上（图 13.20）。

13.23　器械

下一阶段的手术需要很少的透视检查。相反，重点是完全显露小关节、峡部和横突，以优化解剖的直接显露。在显露峡部、横突和小关节交界处后，每个椎弓根只需 1~2 张透视图像即可确定进针点。在手术的这个阶段，最大限度地减少对透视需要的关键是明确地识别横突的上下缘。理想的椎弓根螺钉进针点往往在横突的中点，紧靠小关节的外侧。如图 13.7 所示，如果脉冲低剂量透视图像的分辨率不够高，则可能需要使用数字斑点透视进行单侧透视确认进针点。在本例中，脉冲低剂量透视为置入椎弓根提供了足够的分辨率。一旦从进针点钻入椎弓根，Lenke 探头的尖端就会去探查椎弓根内的松质骨。必须感觉到探头尖端进入松质骨的明确感觉，否则将需要另一张透视图像来确认探头的位置和轨迹。如果探针进入椎弓根，透视图像的唯一作用将是可以确认平行于终板的轨迹。

在我取出椎弓根探针后，一个球头探针确认了椎弓根的完整性，轻敲一下就为椎弓根螺钉形成钉道。记录下椎弓根探头相对于微创通道的位置，如第 4 章所述，有助于用攻丝锥和椎弓根螺钉获得理想的椎弓根轨迹。在这一点上，任何额外的图像更

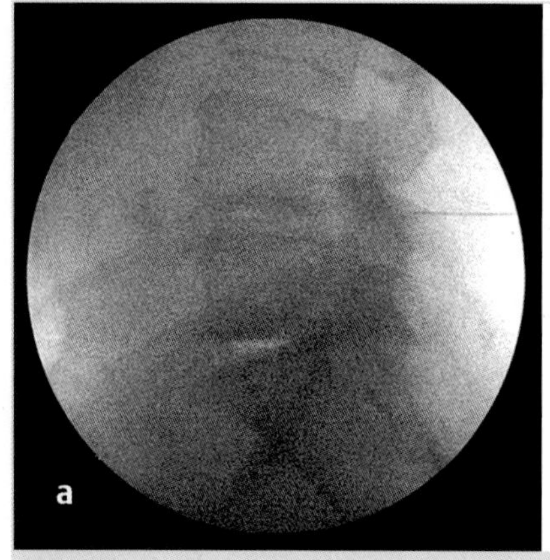
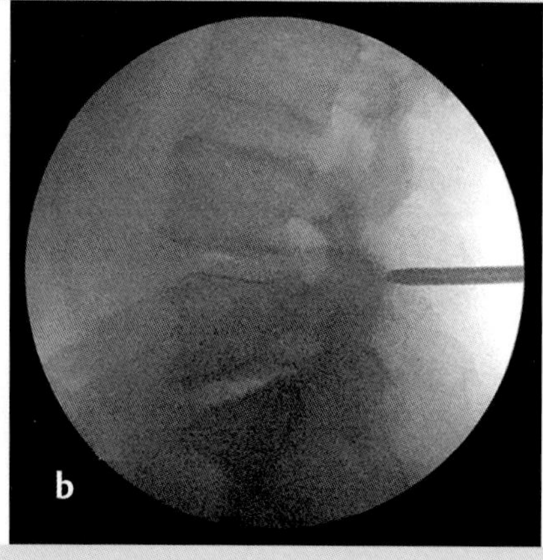
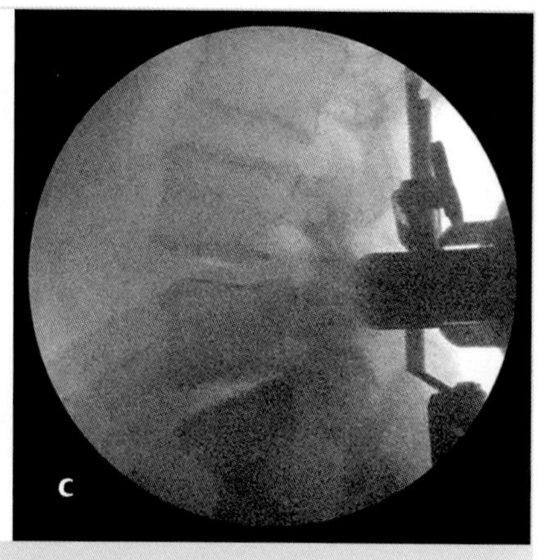

图 13.20 定位和扩张。a. 根据解剖学标志放置定位针进行脉冲低剂量透视，以确认手术节段。定位针位于高于椎间隙中点的轴向平面上。为了优化节段上的轨迹，在尾部方向略微调整了切口。虽然图像不是最清晰的，但对于定位来说已经足够了。b. 用较高的 kVp 来进行脉冲低剂量透视以降低干扰。请注意，与图 a 相比，图 b 中的分辨率提高了。该图像提供了足够的分辨率来放置微创通道。保持扩张器的初始位置可以减少后续再次透视的需要，因为椎旁肌已扩张。c. 在固定微创通道在最终位置之前，可以利用侧位脉冲低剂量透视图像定位微创通道轨迹及确定最终的位置

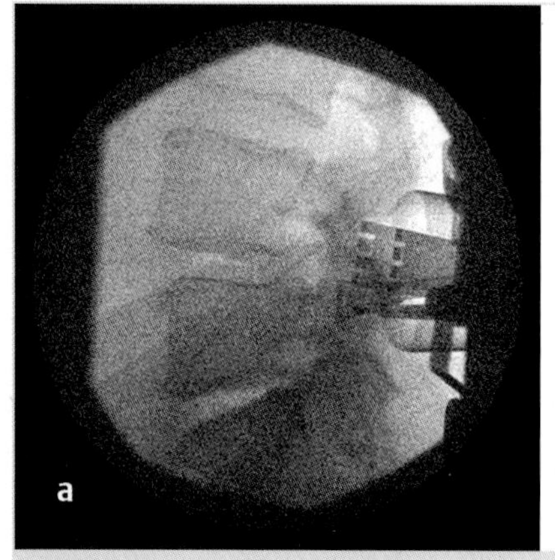
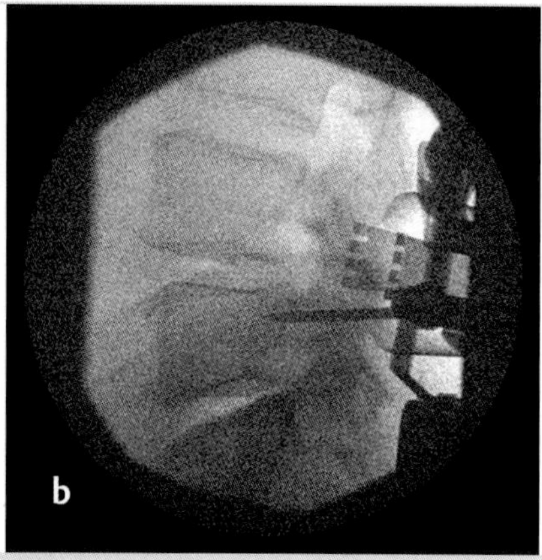
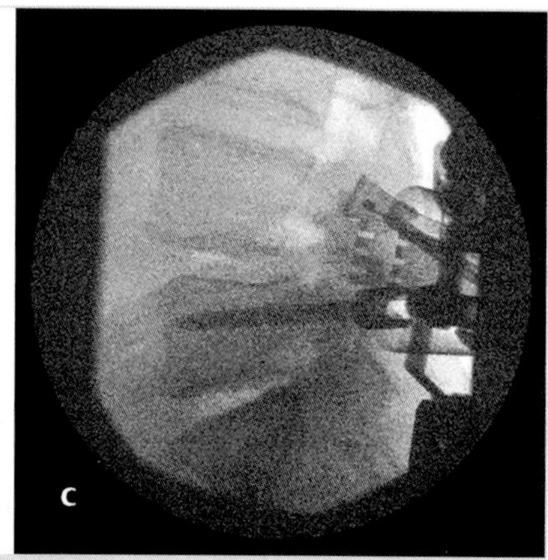

图 13.21 脉冲低剂量准直透视下置入椎弓根螺钉。a. 侧位透视图像确定椎弓根螺钉进钉点。在这例病例中，脉冲低剂量透视提供了足够的椎弓根分辨率。b. 确认 Lenke 探头平行于终板的轨迹。c. 置入椎弓根螺钉（未演示置入攻丝锥）

多地是为了安心而不是必要的。认识到在这一点上没有真正的成像需求将帮助你最终摆脱获得额外图像的需要。用直观的肉眼观察椎弓根螺钉的底部而不是用成像是一个需要养成的很有价值的习惯。毕竟，一旦椎弓根螺钉攻丝后，它进入其他路线的可能性很低，但并不是没有。当椎弓根螺钉进入钉道时，花时间直接观察椎弓根螺钉的尖端几乎是不可能的，无论你得到的是 1 张图像还是 10 张图像（图 13.21）。

在这个病例中，作为唯一的外科医生，一次只做一侧手术。因此，在同侧放置两枚椎弓根螺钉后，我在对侧重复了这个顺序。需要 16 张侧位脉冲剂量透视图像来置入 4 枚椎弓根螺钉，之后需要 5 张图像来确认节段并固定微创通道。

13.24 椎间融合器试模和置入椎间融合器

在置入椎弓根螺钉后，以及完成椎板切除、小关节切除、减压和椎间盘切除手术步骤之前，不需要额外的透视。事实上，在进行椎间融合器试模前不需要下一张透视图像。如果没有处理终板和撑开椎间隙，对成像的需求也很低。完全塌陷的椎间隙则是个例外。传统的椎间器械无法进入椎间隙，可能需要用骨刀撬开椎间隙。使用骨刀需要与椎间隙完全对准以防止潜在的终板损伤。透视是确保获得理想轨迹

的最可靠方法，因此需要它来安全地推进手术。幸运的是，这种临床情况并不常见。置入椎间融合器试模可能需要一张或两张附加图像来确认轨迹。随着试模大小的增加，偶尔可能需要额外的透视图像。放置旋转到位的椎间融合器需要 2~3 张额外的图像来引导椎间融合器旋转到理想位置（图 13.22）。

如果使用嵌套椎间融合器技术，只需要 1~2 张额外的图像，因为第二个椎间融合器往往会找到它的路径到第一个椎间融合器的后部（图 13.23）。放置第二个椎间融合器几乎没有阻力，因为第一个椎间融合器保持椎间的高度。此外，当第二个椎间融合器进入椎间隙时，它会自动嵌套到第一个椎间融合器中。因此，几乎不需要额外的透视检查。我在远离 X 线源的情况下获得了一张最终的前后位图像，因为我需要进行无菌检查。我放置最后的连接杆和固定螺帽，我扭紧它们来完成整个操作。在这例病例中，完成整个手术用了 3.2s 的透视时间和 9.87mGy 的放射剂量。

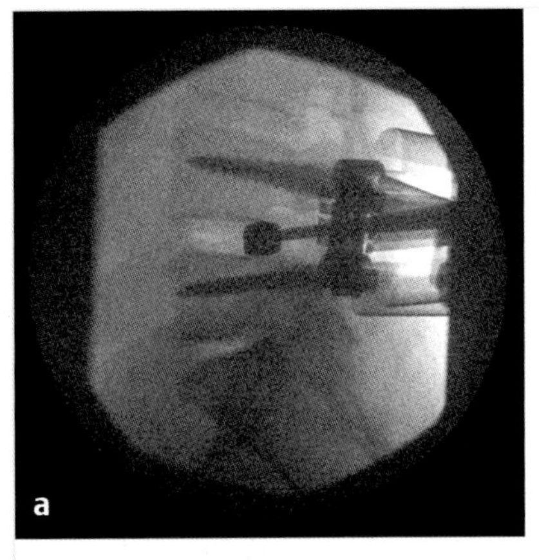

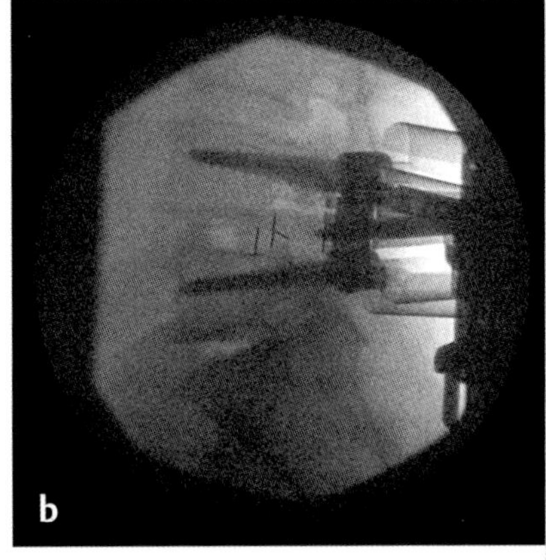

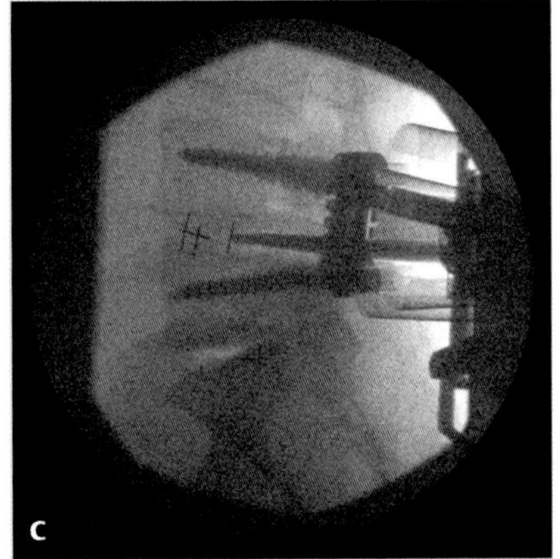

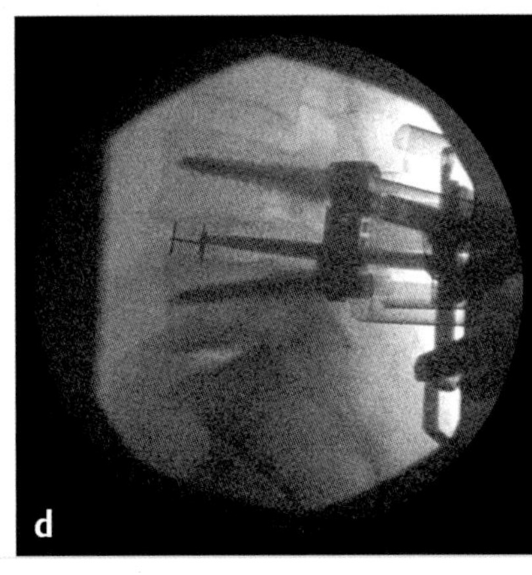

图 13.22 使用脉冲低剂量透视图像置入椎间融合器。a. 侧位透视图像确认椎间融合器试模进入椎间隙时的轨迹。b. 侧位透视图像再次确认椎间融合器进入椎间隙的轨迹。c. 椎间融合器在椎间隙内的旋转。d. 完成旋转进入椎间隙的前部

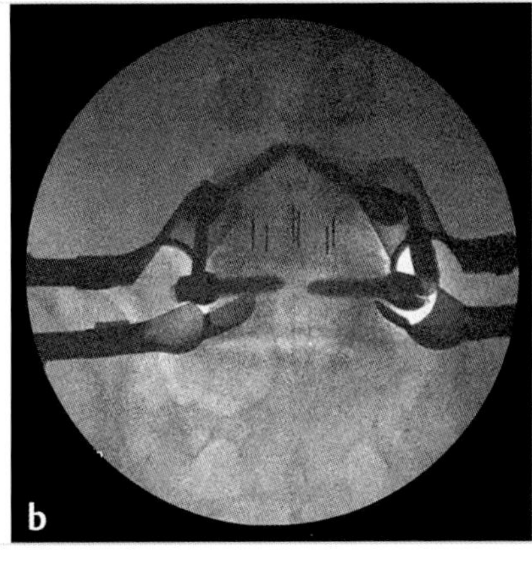

图 13.23 L4~L5 微创经椎间孔腰椎融合术的最终侧位（a）和正位（b）透视图像。这两张图像都是使用脉冲低剂量透视获得的。对于最终的正位图像完全可以应用平方反比定律

13.25 低剂量透视方案在微创脊柱外科手术中的总结

在本入门读本的前言里，我提出了 MIS 不一定等同于更高剂量辐射的概念。尽管文献已经证明了步骤越多辐射剂量越大，但减少辐射的意识应该会降低而不是增加辐射暴露。微创脊柱外科医生必须摒弃这样一种理念，即他们的手术方法需要更多的成像，因此需要更多的辐射。相反，我建议我们采取一种理念，即我们的外科手术应该比以往任何时候都需要更少的辐射剂量，当然也应该比开放手术更少。采用这种理念代表着文化的改变，这种改变建立在教育、意识和发展的需要之上。这本入门读本的每一章的主题都强调了管理信息系统是脊柱外科不可避免的发展的一部分。辐射意识、教育和最小化必须是这一演变的一部分。图像导航技术的不断发展，透视算法的进一步完善，以及图像增强软件的使用，将在很长一段时间内推动这一目标的实现。如果脊柱外科采用这种理念，下一代脊柱外科医生受到的辐射将比他们之前的任何一代都要少。

与此同时，使用我们的儿科心脏病学和泌尿外科同事几十年前开发的透视技术是实现这一目标的最可靠途径。表 13.4 总结了常见的脊柱微创手术中的辐射暴露目标。我的手术步骤并不总是在这些参数的范围内。有些病例比其他病例更难，但我在每一个病例中都努力达到这些目标。有时，当我在规定的目标下完成手术时，我会感到惊讶。然而，最重要的因素不是病例结束时辐射剂量的数值，而是对辐射暴露的认识，这种意识来自这样一种理念，即为了安全有效地实现手术目标，你应该获得一张尽可能低辐射暴露的充足图像。有了这样的理念，你会在手术室里随着病例增加逐渐体验到一种文化的改变。

表 13.4 总结了常见微创手术的辐射暴露目标。最重要的数值是曝光，而最不重要的是时间。我更喜欢 5mGy 加 10s 的透视，而不是 10mGy 加 5s 的透视。图像数量是指导原则，可帮助你采取仅在必要时才获取图像的理念，以推进操作。完成一例手术所需的透视图像数量会随着你在脑海里重建深部解剖的能力的发展而减少。

13.26 脊柱成像技术在脊柱微创手术中的应用前景

如果没有对脊柱成像未来的一些猜测，我很难结束这一章和这本入门读本，尤其是在创新速度只会继续增加的时候。我可能会在 2038 年做我作为脊柱外科医生的最后一次手术。我经常在想，那个手术室和我现在待的有什么不同。毋庸置疑，图像导航技术将取得巨大进步，并将与手术室的功能无缝连接。整个过程将不知不觉地退到后台，而不是我们今天所知的笨拙的本地化和注册过程。也许，当患者进入手术室时，登记扫描就会发生，解剖学的可视化就会与嵌在眼镜或虚拟现实头盔中的头戴式显示器相连，而不是显示器。

读者应该不会感到惊讶，因为我猜测的对象大多是透视机。到 2038 年，手术室里还会存在吗？我大胆地猜测，尽管导航技术取得了更大的进步，但透视机仍然可以很好地应用到未来。对我来说，更紧迫的问题是它将是什么样子的，它将如何发挥作用。

我预测的第一件会消失的东西，那就是体积庞大的真空管图像增强器。平板探测器，今天主要在血管造影室中使用，未来将在手术室变得司空见惯。平板探测器的固有设计比图像增强器效率更高，因此每个图像需要的辐射更少。其结果是，随着图像质量的提高，患者、外科医生和手术室工作人员受到的辐射将大大减少。

图像增强技术的普及是我对今后手术室中透视

表 13.4 减少辐射暴露的目标

手术	总暴露剂量 /mGy	图片数量	数字斑点透视图片数量	总曝光时间
微创显微椎间盘切除术	<1	5	0	1
单节段 ACDF	<1	10	0	2
侧方经腰大肌腰椎间融合术	10	50	5	10
MIS TLIF	10	35	5	5

ACDF，颈椎前路椎间盘切除融合术；mGy，吸收剂量单位；MIS，微创手术；MIS TLIF，微创经椎间孔腰椎融合术

的第二个预测。在撰写本文时，已经有各种形式的基于全剂量透视图像的图像增强技术，然后可以将其叠加到以低得多的曝光量获得的较低质量的图像上。这些技术将与其他形式的图像增强技术一起继续发展。本章病例展示中的各种图像都是颗粒状的低分辨率图像。虽然这些图像足以满足预期目标，但没有理由不能改进。目前，最先进的2020年图像增强技术已经有能力将这些图像转换为高分辨率图像。我看不出有什么理由，到2038年，我们中的任何人都将不得不看到嘈杂的、颗粒状的图像。由平板探测器捕获用极低剂量的辐射获得的透视图像并通过图像编辑软件进行增强将成为常态。

我最后的预测是，透视机将与手术台整合在一起。每天，我们都会在手术台上为一位一动不动的患者做手术。虽然桌子可以上下移动，透视机可以滑到床头或床尾，但患者位置保持不变。尽管患者一动不动，但为了获得最初的理想图像而无用的透视图像数量太多而无法计数。我们在减少这些近似图像方面的技术突破涉及在地板上使用胶带。尽管我们在地板上放了很多胶带，调整所有手术台到相近的高度，但无用的图像还是不断出现。如果能将定位信标结合在透视机和手术台上，以及在患者的责任节段上，不仅可以防止无用图像的发生，而且可以确保每次都能获得理想的图像。

由信标和近场技术引导的精确图像将不需要技术人员进行操作。事实上，人类的参与可能是一种负担。集成式手术台——未来的手术室里无疑会有透视机。同样的人工智能可以扫描大型数据库，并从监控视频中识别出该数据库中数千张人脸中的一张人脸，也可以用来识别次优的颈椎侧向图像，并对其进行完美校正，每次都是如此。透视机与手术台的集成将允许透视机自动旋转手术台或调整C臂的摆动。这不是外科医生或透视技术专家从一个方向或另一个方向做出的有根据的猜测。尽管我们的猜测是经过深思熟虑的，无论是手术台或者C臂或者二者均被移动后，它们肯定会产生3~4张额外的图像。取而代之的是，我们关于移动什么以及移动到什么程度的猜测将被基于透视的人工智能大脑所知道的完美的侧位或正位图像的精确调整所取代。所有先前对患者的相关解剖的骨骼成像都将被输入到人工智能透视机大脑中。例如，在一个脊柱侧凸患者中，36in的AP位和侧位X线片已经成为透视机记忆的一部分。这些图像将为自动化人工智能透视机器人在手术时根据其数据库中的数千张图像精确成像做好准备。

在整个图像优化过程中，外科医生和放射技术专家将从安全距离批准术前图像，在批准图像之前，可能会从平板电脑上查看这种增强型透视生成的图像。在手术时，将再次采集图像，而不用胶带或铅笔标记手术室的地板。

如果因为轮班结束而更换了放射技师，则不会影响外科医生要求的下一张图像。每一次，信标和近场技术都能完美地引导AP位和侧位透视。即使是手术后脊柱的细微变化，也会被识别出来，并在整个手术过程中进行调整以获得最佳图像。对图像的获取将与今天一样。然而，语音识别技术将把透视机带入手术视野以获得所需的正位或侧位图像。有了这样的自动化，放射技师的角色就产生了问题。仍然需要这样一位技术专家的专业知识，但一位技术专家很可能需要同时监控几个房间。

可悲的是，所有这些技术都存在于今天，但却不存在将这些现有技术引入我们当前手术室的桥梁。也许随着人们越来越意识到减少辐射暴露的重要性，再加上当今不断扩大和越来越丰富的技术，这座桥的建设就会开始。这种桥梁可以跨越手术室之外的现代技术之间的鸿沟，并可能取代昨天仍然限制我们如今过时的外科手术技术。只有时间才能证明这些预测的准确性。也许这本入门读物的读者会在2038年参与那个手术室的开发，我将在那里进行最后一次手术。毕竟，大脑一旦顿悟，就不会再迷失。

参考文献

[1] Mariscalco MW, Yamashita T, Steinmetz MP, Krishnaney AA, Lieberman IH, Mroz TE. Radiation exposure to the surgeon during open lumbar microdiscectomy and minimally invasive microdiscectomy: a prospective, controlled trial. Spine. 2011; 36(3):255–260.

[2] Zaidi HA, Montoure A, Nakaji P, Bice A, Tumialán LMA. A 5-year retrospective analysis of exposure to ionizing radiation by neurosurgery residents in the modern era.World Neurosurg. 2016; 86:220–225.

[3] Abdullah KG, Bishop FS, Lubelski D, Steinmetz MP, Benzel EC, Mroz TE. Radiation exposure to the spine surgeon in lumbar and thoracolumbar fusions with the use of an intraoperative computed

tomographic 3-dimensional imaging system. Spine. 2012; 37(17):E1074–E1078.

[4] Spitz SM, Sandhu FA, Voyadzis JM. Percutaneous "K-wireless" pedicle screw fixation technique: an evaluation of the initial experience of 100 screws with assessment of accuracy, radiation exposure, and procedure time. J Neurosurg Spine. 2015; 22(4):422–431.

[5] Wesenberg RL, Amundson GM. Fluoroscopy in children: low-exposure technology. Radiology. 1984; 153(1):243–247.

[6] Campbell RM, Strieper MJ, Frias PA, et al. Quantifying and minimizing radiation exposure during pediatric cardiac catheterization. Pediatr Cardiol. 2005; 26(1):29–33.

[7] Belanger B, Boudry J. Management of pediatric radiation dose using GE fluoroscopic equipment. Pediatr Radiol. 2006; 36 Suppl 2:204–211.

[8] Bindal RK, Glaze S, Ognoskie M, Tunner V, Malone R, Ghosh S. Surgeon and patient radiation exposure in minimally invasive transforaminal lumbar interbody fusion. J Neurosurg Spine. 2008; 9(6):570–573.

[9] Cohen MD. Optimizing the use of pulsed fluoroscopy to reduce radiation exposure to children. J Am Coll Radiol. 2008; 5(3):205–209.

[10] Tumialán LM, Clark JC, Snyder LA, Jasmer G, Marciano FF. Prospective evaluation of a low-dose radiation fluoroscopy protocol for minimally invasive transforaminal lumbar interbody fusions. Oper Neurosurg (Hagerstown). 2015; 11(4):537–544.

[11] Clark JC, Jasmer G, Marciano FF, Tumialán LM. Minimally invasive transforaminal lumbar interbody fusions and fluoroscopy: a low-dose protocol to minimize ionizing radiation. Neurosurg Focus. 2013; 35(2):E8.

[12] Mroz TE, Abdullah KG, Steinmetz MP, Klineberg EO, Lieberman IH. Radiation exposure to the surgeon during percutaneous pedicle screw placement. J Spinal Disord Tech. 2011; 24(4):264–267.

[13] Taylor AJ. Impact of digital spot imaging in gastrointestinal fluoroscopy. AJR Am J Roentgenol. 1999; 173(4):1065–1069.

参考书籍

[1] Rockwell T. The Rickover Effect: The Inside Story of How Adm. Hyman Rickover Built the Nuclear Navy. Naval Institute Press; 1992.

[2] Oliver D. Against the Tide: Rickover' s Leadership Principles and the Rise of the Nuclear Navy. Naval Institute Press; 2014.

后记

你面前的这本入门级读物与其说是设计出来的，不如说是偶然产生的。虽然听起来令人惊讶，但我从未打算从头到尾写一本像这样的书。谁会自愿地、有意识地让自己承受这样的负担呢？相反，编写本书的目的是为有好奇心的住院医师和研究人员提供一些信息，介绍一些常用的脊柱微创手术的原理、解剖学基础和手术技术。对现有的各种脊柱微创手术教材的回顾表明，我需要写一本有关这个主题的实用的入门读本。我希望能填补这一空白。我最初考虑只讨论 3 种手术：显微椎间盘切除术、椎板切除术和经椎间孔腰椎融合术。一开始，我设想是一本小册子，里面有几页，其中有 1~2 张图片。

多年来，住院医师和研究人员提出了越来越多的棘手问题，问我如何以及为什么在一个步骤中做某些事情，而在其他步骤中不做，这迫使我长时间努力思考来回答他们的问题。为回答这些问题而进行的研究使我草草写下的天真而简陋的提纲变成了名副其实的章节，一下子就有了值得一读的潜力。我的朋友和同事 Peter Nakaji 博士偶然发现了其中一些刚起步的章节，并鼓励我向 Thieme 出版社的编辑介绍这一理念。我对这本入门级读物的理念受到的热烈欢迎感到惊讶，并认真地开始了编写工作。这一年是 2015 年。

不言而喻，我对这些住院医师和研究人员最初提出的问题、反馈、深思熟虑的意见和评论感到非常感激。Drs. Laura Snyder、Justin Clark、David Fusco 和 Mark Mahan 博士是 Barrow 神经研究所早期的住院医师，他们带着对脊柱微创手术的好奇心深深地影响着我。在我学习曲线的早期，他们的存在不仅使我成为一个更好的外科医生，而且为我的这项工作创造了灵感。我也很感谢和我一起工作的研究员们，他们中的许多人阅读了不同章节的早期版本，并向我提供了重要的反馈，告诉我哪些比喻和隐喻对于传达信息是有价值的，哪些是平淡的。Carson Fairbanks、Ryan Godinsky、Samuel Rosenbaum、Keven Burns、Nicholas Scarcella 和 John McElroy 都拥有令人难以置信的洞察力，这些洞察力为本书做出了巨大的贡献。还要特别感谢 John McElroy，他在研究期间系统地阅读了整本书的初稿。最后，我也要感谢 Thieme 出版社的编辑 Timothy Hiscock 和 Sarah Landis 无尽的耐心。

如果我不承认 Georgetown 大学医学院以及它在未来医生的发展中所培养的不可思议的文化，那将是我的失职。在某些方面，Georgetown 大学为这项工作奠定了基础。我感谢来自招生办公室的 Donna Rae Sullivan 女士，她看到了我的潜力。我感谢骨科的成员们，感谢他们为像我这样的医生的教学所投入的时间。我永远不会忘记与 John Delahay 博士一起进行的教学之旅，其中介绍了患者护理的全景视角。我也不会忘记已故的 Bill Lauerman 博士，他是第一个教我如何评估腰椎 X 线片的人。如果不是因为我的室友 Michael Ronald Vaughan 和 Derrick Joseph Fluhme 博士，就不会有我在 Georgetown 大学取得的成功。在我们相处的 4 年里，Derrick 和 Michael 帮助我把有价值的信息灌输到我迟钝的头脑里，为我的行医奠定了基础。Anthony M. Turkiewicz 博士，我的系统解剖学伙伴，将我的知识打磨得熠熠生辉，并且一直持续到今天。谢谢 Michael、Derrick 和 Anthony。

如果不是圣地亚哥海军医疗中心的 Karl Schultz 博士和 Catalino Dureza 医生，我就不会走上神经外科的道路。“Kip”和“Cat”都培养和鼓励了我对神经外科的兴趣，对此我将永远感激。一路上，Timothy Mickel 和 Scott Carlson 博士在我的外科实习期间给予了我支持。

我始终相信，Emory 大学的神经外科学系为寻求神经外科培训的住院医师提供了最好的环境。我非常感谢该系为我提供了在这样一个令人难以置信的机构接受培训的机会。我很幸运，有 Bryan Barnes 和 Patrick Tomak 博士作为住院总医师，指导我这个刚从手术室出来的迷茫的小住院医师度过神经外科住院医师的第一年。我同样幸运地同 Christopher J. Farrell 博士和 Sanjay Dhall 博士同时成为住院医师。没有人比 Jeremy Ciporen 博士更适合做联合住院医师了。

在 Emory 大学，Daniel Louis Barrow 博士所倡导

的外科思维方式真正将住院医师转变为名副其实的神经学家。Nelson Oyesiku 博士所宣扬的解剖学上的信条，Jeffrey Olson 博士的方法，以及 Robert Gross 博士教给我的对神经元通路的复杂理解和如何进行手术改变这些通路，都是塑造神经外科医生的基石。在 Emory 大学的 Grady 纪念医院担任住院总医师的经历是革命性的。我很感谢 Sanjay K. Gupta 博士，因为他愿意和我一起承担每一个病例。2006 年，正是在 Emory 医院，我在 Praveen Mummaneni 博士的指导下第一次进行了微创经椎间孔腰椎融合术。Mummaneni 博士在那些早期的病例中表现出的耐心是无以言表的，并激发了我对脊柱微创手术的兴趣。也是在 Emory 医院，在 Gerald Rodts 博士的指导下，我突然意识到脊柱外科手术将是我的职业道路。Rodts 博士为我和其他住院医师树立了榜样，他对脊柱解剖学的掌握、外科手术的专业知识以及与患者和同事的沟通都是我今天努力的方向。“行医是一种特权，永远记住要有所回报。”这是在结束脊柱外科轮转时 Rodts 博士留给我的话。多年来，我经常想起这句话，尤其是在最困难的时候。我希望本书能在某种程度上履行这一义务。

当我从 Emory 大学毕业后到海军服役时，Wayne Gluf、Martin Holland、Arnett Klugh 和 Min Park 博士是圣地亚哥海军医疗中心的神经外科医生。在那个部门的相互学习对我这个外科医生来说是一种变革。如果没有那两年在海军中与我的战友们一起工作，很难想象我现在的职业生涯。圣地亚哥 Balboa 海军医疗中心也是我能够与 Georgetown 的同学 Anthony Riccio 博士重逢并合作的地方。我很感谢我的朋友 Nicholas Theodore 博士，他招募我加入他在凤凰城的工作项目，从而使这本书成为可行的项目。

我在这本书中没有试图掩饰我对专业历史的真正兴趣。对历史的热爱是我母亲给我的礼物，在我小时候，她会用她百科全书式的文学和历史知识给我讲述一个又一个关于罗马战争和希腊神话的故事。她会不厌其烦地背诵 Pedro Calderón de la Barca，Rubén Darío 和 José Martí 的整首诗。正因为如此，她激发了我对阅读历史和文学的终生渴望。我的母亲总是能找到一本完美的书放在我的手中，直到今天仍是如此。尽管我的编辑们表达了他们的担忧，但他们对历史和文学的偏爱在每章都留下了痕迹。

如果不是我的父亲，我永远不会找到只有医学这个职业才能提供的成就感和满足感。我一直很欣赏他为外科医生提供的对病例进行深思熟虑的病理分析。他让我了解到解剖学的力量。他告诉我，知识是真正的视觉器官。正是他榜样的力量引导我获得了这个社会赋予我们的殊荣，成为医生。在我的一生中，我的妹妹们 Carmen 和 Rosa，一直在为她们的哥哥不懈地打气。为此，我永远感激。

在编写这本书的整个过程中，我的妻子 Andrea 所提供的坚定支持一直在激励着我，尤其是在我怀疑这本书是否能见天日的时候。Andrea 似乎从未怀疑过。有一件事是值得肯定的：如果没有她的爱和支持，这本书就不会出版。在我多年的住院医师培训和临床工作中，特别是在这本书的创作过程中，Andrea 一直是我情感上的指路明灯。一个更强大的女人能够轻松地处理和自然地管理家庭、学校、社区和生活中这么多具有挑战性的问题，对我来说是难以想象的。感激、敬畏、钦佩和无微不至的爱是我能回报给她的。

我很感谢我的儿子 Julian Manuel、Andreas Jorge 和 Lucian Galen，他们在这本书的写作过程中表现出了极大的耐心。这些年轻人能够耐心地等待开始足球训练或棒球训练，而我只是完成一个段落。我珍视我的女儿 Alexandra Soledad，当我写作时，她用优美的钢琴演奏填满了整个房间。她灵活的小手指在完美的时间里灵巧地敲击着钢琴键，给了我一些启发，我在第 13 章中使用了一个类比，来描述不仅支配声音而且支配辐射的平方反比定律。

已故作家 Kurt Vonnegut Jr. 有一个启示：大多数作者写作是为了取悦一个他们非常熟悉的人，即使他们在写作时没有意识到他们正在这样做。当我与编辑们争论我在一篇科学文章中的一些非常规写作时，我意识到 Vonnegut 是对的。虽然我一开始没有意识到，我是为了取悦一个特定的人而写作：我的哥哥。我把这本书献给我的哥哥 Jorge。多年前他的离去仍然是我心中的一道伤痕，尽管时间流逝，却一直不愿意愈合。令人惊讶的是，写这本书已成为这个伤口的一剂良药。Jorge 是个文字高手，他用艺术性的句子组合出丰富多彩的论点的能力无人能及。他一直是我的主编，经常把我不充分的散文转变成精炼的文学珍珠。Jorge 最后编辑的一段是我在申请神经外科住院医师项目时使用的个人陈述。他总能找到那个神奇的词或完美的短语来强调一个观点或启迪心灵。他总是能让我微笑。因此，如果读者在这本入门读物中发现有一句话似乎不合适，但却能引发微笑，你应该知道这是为 Jorge 写的一句话。对我来说，他以这种方式活着。

Luis Manuel Tumialán
Phoenix，Arizona
December 2019

索引

D

E

F

G

H

I

J

K

L

M

N

O

P

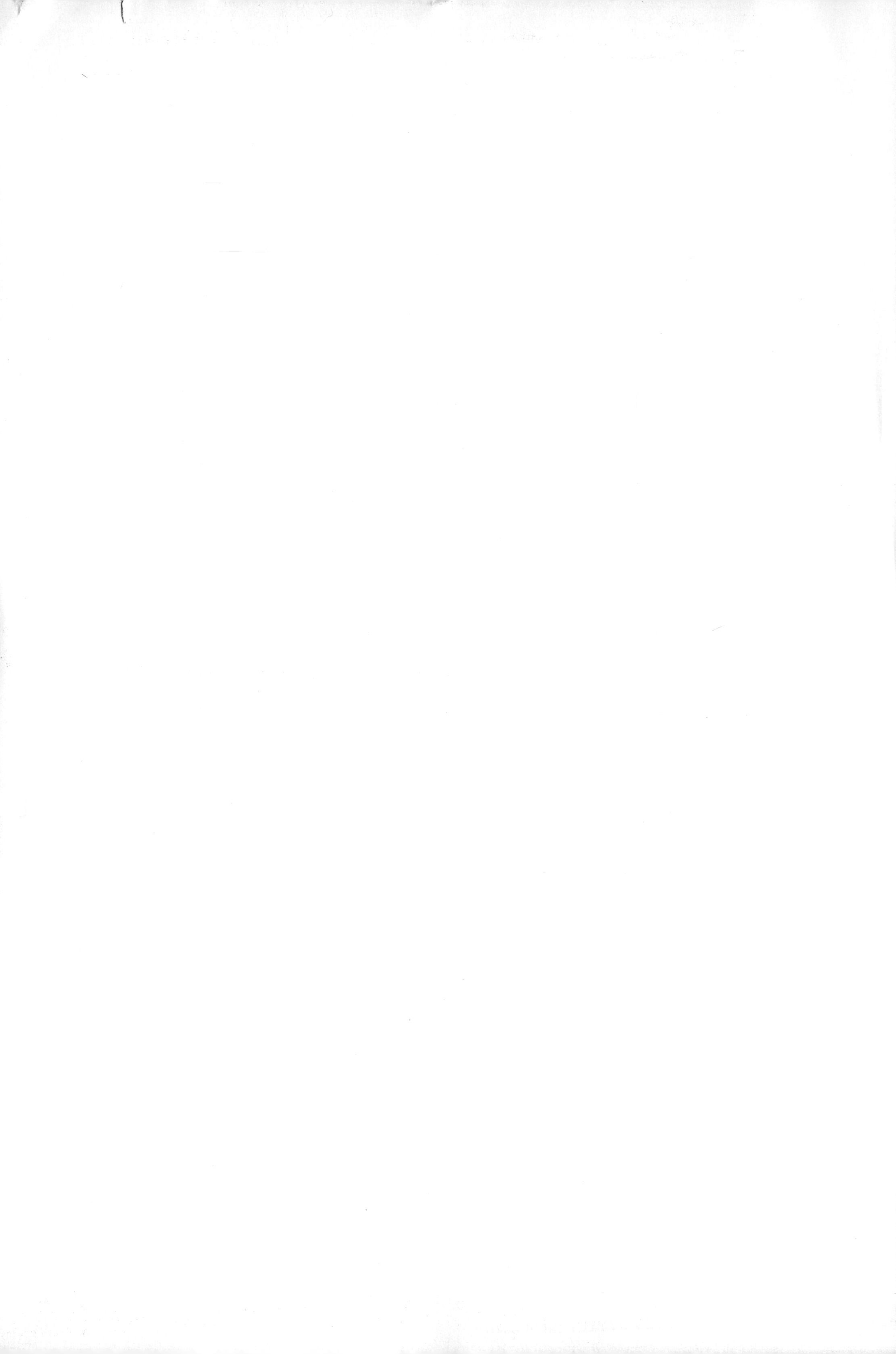